Beiträge zur Ethik in den Biowissenschaften
Herausgegeben vom
Deutschen Referenzzentrum für Ethik in den Biowissenschaften

Band 1

BONN
UNIVERSITY PRESS

Honnefelder / Lanzerath (Hg.)
Klonen in biomedizinischer Forschung und Reproduktion
Cloning in Biomedical Research and Reproduction

Klonen in biomedizinischer Forschung und Reproduktion
Wissenschaftliche Aspekte – Ethische, rechtliche und gesellschaftliche Grenzen

Cloning in Biomedical Research and Reproduction
Scientific Aspects – Ethical, Legal and Social Limits

Beiträge der internationalen Konferenz
vom 14. – 16. Mai 2003
in Berlin

Herausgegeben von
Ludger Honnefelder und Dirk Lanzerath

in Zusammenarbeit mit
Eve-Marie Engels und Claudia Wiesemann

Gedruckt mit Unterstützung des Bundesministeriums für Bildung und Forschung (BMBF)
Printed with support of the Federal Ministry for Education and Research (BMBF)

Bibliografische Information Der Deutschen Bibliothek

Die Deutsche Bibliothek verzeichnet diese Publikation in der Deutschen Nationalbibliografie; detaillierte bibliografische Daten sind im Internet über <http://dnb.ddb.de> abrufbar.

ISBN 3-86529-001-9

Redaktion: Martin Booms, Ulrike Schmitt

Übersetzung: Arend+Sharpe, Kelkheim
Korrektorat: Björn Janßen, Rainer Noske
Einbandgestaltung: Bonn University Press
Satz: Bonn University Press
Druck: gebr. molberg GmbH, Bonn

Die Tagung wurde im Auftrag des BMBF durchgeführt und in diesem Rahmen wurde dieser Tagungsband erstellt.
Das BMBF war an der Abfassung der Aufgabenstellung und der wesentlichen Randbedingungen beteiligt.
Das BMBF hat das Ergebnis nicht beeinflusst; der Auftragnehmer trägt allein die Verantwortung.

The conference was conducted on behalf of the BMBF and the documentation was established in this framework.
The BMBF was involved in the definition of the goals and boundary conditions.
The BMBF did not influence the result; the contractor alone carries the responsibility.

Der Abdruck der Konferenzbeiträge erfolgt in deutscher und englischer Sprache.
Die Originalbeiträge sind im Inhaltsverzeichnis jeweils mit einem * ausgewiesen.
(Der Beitrag von Axel Kahn wurde aus dem Französischen übersetzt.)

The printed conference contributions are in German and English.
The original contributions are marked with an asterisk * in the table of contents.
(The contribution of Axel Kahn was translated from French.)

Vorwort der Herausgeber

Der vorliegende Band dokumentiert die Beiträge der internationalen Konferenz „Klonen in biomedizinischer Forschung und Reproduktion", die vom 14.-16. Mai 2003 in Berlin stattfand. Die wissenschaftliche Konferenz wurde von der Bundesministerin für Bildung und Forschung Frau Edelgard Bulmahn initiiert und unter der wissenschaftlichen Verantwortung des *Deutschen Referenzzentrums für Ethik in den Biowissenschaften* (DRZE) in Bonn in Zusammenarbeit mit dem *Institut für Wissenschaft und Ethik* (IWE), Bonn, dem *Interfakultären Zentrum für Ethik in den Wissenschaften* (IZEW) der Universität Tübingen und der *Abteilung Ethik und Geschichte der Medizin / Akademie für Ethik in der Medizin* der Universität Göttingen geplant und durchgeführt.

Über die wissenschaftliche Intention der Konferenz, die für eine verantwortliche Erörterung des Themas erforderlichen Informationen, Aspekte und Positionen in ihrer Breite und Verschiedenheit zur Sprache zu bringen, informiert die nachfolgende Einführung in die Thematik. Das Programm umfasste 38 Beiträge eingeladener Referenten aus insgesamt 11 Ländern; über 400 Teilnehmer waren der Einladung zur Teilnahme an der Konferenz gefolgt. Die Dokumentation im vorliegenden Band folgt der Programmabfolge der Konferenz und spiegelt die genannte Intention in der Fülle ebenso wie in der Divergenz der behandelten Aspekte.

Das *Deutsche Referenzzentrum für Ethik in den Biowissenschaften* hofft, dass die Beiträge der Konferenz einen wichtigen Dienst auf dem Weg zur dringlich erforderlichen weltweiten Grenzziehung für die Anwendung von Klonierungsmethoden im Humanbereich zu leisten vermögen. Wenn es ein Ergebnis der Konferenz gibt, das Einvernehmen für sich beanspruchen kann, dann die Erkenntnis, dass wir mit der Möglichkeit der Anwendung von Klonierungsmethoden auf den Menschen vor einer ethischen, rechtlichen und gesellschaftlichen Herausforderung stehen, deren Lösung nur überzeugen kann, wenn sie alle wissenschaftlichen Aspekte und Möglichkeiten in den Blick nimmt und zugleich unverkürzt dem gebotenen Schutz der Würde des Menschen entspricht.

Bonn, im August 2003

Ludger Honnefelder
Dirk Lanzerath

Grußwort der Bundesministerin für Bildung und Forschung, Edelgard Bulmahn

Vom 14. bis 16. Mai 2003 fand in Berlin auf meine Einladung die internationale Konferenz zum Thema „Klonen in biomedizinischer Forschung und Reproduktion“ statt, an der mehr als 400 Teilnehmer aus der ganzen Welt teilnahmen. Die internationale Konferenz verfolgte das Ziel, den Stand von Wissenschaft und Technik beim Klonen im Lichte der neuesten Entwicklungen aufzuzeigen und die damit verbundene ethische Diskussion darzustellen. Zu diesem Zweck präsentierten hochrangige Experten die unterschiedlichen Zielsetzungen und Anwendungsperspektiven der verschiedenen Klonierungsmethoden beim Tier und beim Menschen und analysierten die damit verbundenen ethischen, rechtlichen und sozialen Aspekte im interdisziplinären Kontext.

Bei allen Beteiligten gab es einen einhelligen Konsens in der Ablehnung des reproduktiven Klonens. Allerdings wiesen die dafür gewählten ethischen, rechtlichen oder philosophischen Begründungen erhebliche Unterschiede auf.

Die Betrachtungsweisen und Regelungsansätze für die Problematik des Forschungsklonens erweisen sich weltweit als sehr unterschiedlich. Trotz unterschiedlicher kultureller und rechtlicher Hintergründe gibt es aber durchaus Gemeinsamkeiten. Diese beruhen auf allgemein anerkannten Prinzipien, vor allem dem der Menschenwürde. Mit den auf der Tagung gewonnen Erkenntnissen wurde die Basis für eine Verständigung gelegt. Die Dokumentation der Tagung soll dazu beitragen, diese Erkenntnisse weiter zu verbreiten und helfen, Verständnis für die verschiedenen Haltungen zu entwickeln. Eine internationale Regelung zum Klonen muss vor allem die in unterschiedlichen historischen und kulturellen Zusammenhängen gewachsenen Überzeugungen und Regelungen respektieren.

Grußwort der Vorsitzenden des Lenkungsausschusses für Bioethik des Europarates (CDBI), Ruth Reusser

Ich freue mich sehr, hier in Berlin zu sein und Ihnen die allerherzlichsten Grüße des Lenkungsausschusses für Bioethik des Europarates überbringen zu dürfen.

Ihnen, Frau Bundesministerin, gratuliere ich zu Ihrer Initiative, das besonders aktuelle und äußerst brisante Thema des Klonens in Forschung und Reproduktion auf einer internationalen Tagung aus verschiedenen Blickwinkeln – d. h. aus wissenschaftlicher, ethischer, rechtlicher und gesellschaftlicher Sicht – zur Diskussion zu stellen, um eine Standortbestimmung vorzunehmen.

Den Organisatoren dieser Tagung gratuliere und danke ich, weil es ihnen gelungen ist, ein äußerst vielversprechendes Programm mit sehr kompetenten Referenten aus nicht weniger als 11 Ländern und vier Kontinenten zusammenzustellen. Ich bin überzeugt davon, dass Ihre Tagung einen wichtigen Beitrag insbesondere auch im Hinblick auf die laufenden Diskussionen zum Klonen in den Vereinten Nationen leisten wird.

Aber auch für den Europarat, in dessen Rahmen heute 45 europäische Staaten mit unterschiedlichen Kulturen und Traditionen um gemeinsame Haltungen und Lösungen in bioethischen Fragen ringen, sind Ihre Arbeiten von hohem Interesse. Die Erkenntnisse und die Ergebnisse Ihrer Tagung werden unzweifelhaft in die weiteren Debatten des Lenkungsausschusses für Bioethik einfließen, dies nicht zuletzt, weil die hochkarätige deutsche Delegation an den Debatten sehr aktiv teilnimmt und immer wieder wichtige Impulse liefert.

Der Europarat kann für sich in Anspruch nehmen – als gegenwärtige Präsidentin des Lenkungsausschusses für Bioethik sage ich dies mit etlichem Stolz –, sich schon früh mit dem Thema ihrer Tagung zuerst indirekt und dann direkt befasst zu haben. Das, was sich nach zähen Verhandlungen und Debatten als gemeinsamer Nenner herauskristallisiert hat, ist in internationales Recht umgegossen worden. Der Europarat begnügt sich also nicht wie verschiedene andere internationale Organisationen mit Deklarationen und Resolutionen, sondern versucht angesichts der biologischen Revolution die Menschenrechte weiterzuentwickeln. Damit stehen wir vor dem äußerst spannenden Prozess des Heranwachsens neuer Menschenrechte auf dem Hintergrund der biotechnologischen Herausforderungen.

Das Europäische Übereinkommen über Menschenrechte und Biomedizin ist im April 1997 in Oviedo zur Unterzeichung und Ratifikation aufgelegt worden. Bis heute haben es 31 europäische Staaten unterzeichnet, 16 davon haben es ratifiziert. In anderen Staaten wie beispielsweise der Schweiz wird die Ratifikation zur Zeit vorbereitet.

Längerfristig gesehen ist zu hoffen, dass wie bei der Europäischen Menschenrechtskonvention kein europäischer Staat abseits stehen wird. Das Übereinkommen ist ja insofern flexibel, als es Vorbehalte zulässt und es jedem Staat freistellt, in seiner eigenen Rechtsordnung ein höheres Schutzniveau vorzusehen.

Das Übereinkommen über Menschenrechte und Biomedizin verbietet es – um nur die zwei wesentlichsten Punkte zu nennen –, Embryonen zu Forschungszwecken herzustellen. Soweit das nationale Recht zudem Forschung an Embryonen *in vitro* zulässt, muss es einen angemessenen Schutz gewährleisten. Hier finden wir somit bereits Schranken gegen das Klonen menschlicher Lebewesen.

Zur Forschung am Menschen wird der Lenkungsausschuss für Bioethik übrigens in der kommenden Junisession ein Zusatzprotokoll zu Händen des Ministerkomitees verabschieden, das Grundsätze auf hohem Schutzniveau enthält und das in vielen Staaten eine große Lücke füllen dürfte.

Zurück zum Klonen. Nachdem die Weltöffentlichkeit im Februar 1997 durch die Geburt des geklonten Schafes Dolly aufgeschreckt worden war, handelte der Europarat rasch. Im Juni 1997 legte der Lenkungsausschuss für Bioethik den Entwurf für ein Zusatzprotokoll zur Biomedizinkonvention vor, das ein Verbot des Klonens menschlicher Lebewesen statuierte. Das Ministerkomitee verabschiedete das Protokoll im November 1997, also noch im gleichen Jahr, nachdem sich die Parlamentarische Versammlung positiv geäußert hatte. Bis heute haben 29 Staaten dieses Zusatzprotokoll unterzeichnet, 13 Staaten haben es ratifiziert.

Dieses erste Zusatzprotokoll zur Biomedizinkonvention verbietet jede Intervention, die darauf gerichtet ist, ein menschliches Lebewesen zu erzeugen, das mit einem anderen lebenden oder toten menschlichen Lebewesen genetisch identisch ist. Dieses Verbot gilt vorbehaltlos. Es gibt keine Gründe, die es einem Vertragsstaat erlauben, das Klonen menschlicher Lebewesen zu rechtfertigen.

Aus der Entstehungsgeschichte ergibt sich ferner, dass das Zusatzprotokoll nicht nur das reproduktive Klonen verbietet, sondern menschliches Leben auch in den Stadien vor der Geburt schützt. Allerdings überlässt es das Übereinkommen den einzelnen Staaten, festzulegen, ab welchem Zeitpunkt ein menschliches Lebewesen vorliegt. Das mag als Vorteil, kann aber auch als Schwäche des Übereinkommens bezeichnet werden. Trotzdem steht fest, dass das Zusatzprotokoll nicht nur auf das reproduktive Klonen ausgerichtet ist. Was die »blosse« Stammzellforschung betrifft, so setzt das Zusatzprotokoll aber keine Schranken.

Zwar ist dieses Zusatzprotokoll auf einer Tagung in Deutschland im Jahr 2000 von einem Referenten als überstürzter Akt des Europarates nach dem Motto »wehret den Anfängen« kritisiert worden. Es bekämpfe Gefahren, die in Wirklichkeit nicht bestehen würden.

Aber selbst wenn man aus heutiger Sicht die Begründung der festgelegten Grundsätze wohl besser schreiben könnte, zeigt die Wirklichkeit und die heutige politische Diskussion, dass die Entscheide des Europarates im Jahr 1997 richtig waren. Das Zusatzprotokoll über das Klonen menschlicher Lebewesen ist ein wichtiger Baustein im internationalen Menschenrechtsschutz.

Es versteht sich indessen von selbst, dass internationale Rechtstexte zur Biologie und Medizin immer wieder im Licht wissenschaftlicher Entwicklungen überprüft und nötigenfalls geändert oder ergänzt werden müssen. In der Biomedizinkonvention selber ist festgelegt, dass die erstmalige Überprüfung fünf Jahre nach dem Inkrafttreten erfolgt. Und hier schließt sich wieder der Bogen zur heutigen Tagung, die eine wichtige Vorarbeit zu dieser Überprüfung leistet.

Es ist im Übrigen auch wichtig, dass wir auf internationaler Ebene nicht Maximalprogramme formulieren, sondern uns über jeden Schritt, der gemeinsam getan werden kann, freuen. In dieser Hinsicht bedaure ich es, dass im Rahmen der UNO nicht rasch ein Verbot des reproduktiven Klonens festgeschrieben wird, sondern viel Zeit mit Diskussionen über das therapeutische Klonen vertan wird, bei dem die Meinungen in der Welt wohl geteilt sind und geteilt bleiben dürften.

Die heutigen Biowissenschaften sind tief in die Geheimnisse von Leben und Sterben eingedrungen. Das erweckt auf der einen Seite Ängste und auf der anderen Seite Hoffnungen. Auch wenn wir uns wohl alle bewusst sind, dass menschliche Neugier, menschlicher Forschungsgeist sich durch generelle Verbote nicht einfach zurückbinden lässt, sind die staatlichen Gemeinschaften aufgerufen, sinnvolle Grenzziehungen vorzunehmen, Leitplanken zu setzen, um das, was gemacht wird, in vertretbare Schranken zu weisen. Das muss aber mit behutsamer Hand geschehen. Notwendig sind die Klärung der wissenschaftlichen Grundlagen und die Durchführung eines demokratischen Meinungsbildungsprozesses. Notwendig sind aber auch die internationale Zusammenarbeit und der Respekt vor unterschiedlichen Kulturen und Auffassungen. Diese Tagung ist in diesem Sinne konzipiert.

Ludger Honnefelder

Klonen in biomedizinischer Forschung und Reproduktion. Einführung in die Thematik der internationalen Konferenz

Kaum ein anderes Handlungsfeld, das moderne biowissenschaftliche Forschung und Technologie erschlossen haben, beschäftigt die Öffentlichkeit weltweit so stark und so anhaltend wie die Klonierung von höher organisierten Säugetieren – vor allem im Hinblick auf ihre mögliche Anwendung auf den Menschen. Die Gründe hierfür liegen auf der Hand: Wenn das *Baersche Gesetz*, dem zufolge jede Differenzierung biologischen Daseins mit einem irreversiblen Verlust von Potenzen verbunden ist, nicht mehr uneingeschränkt gilt, dann werden uralte Träume und zugleich ebenso alte Schreckensvorstellungen freigesetzt: Träume, erkranktes Leben mit den Kräften des eigenen Lebens heilen zu können; Schreckensvorstellungen, menschliche Lebewesen mit einem vorbestimmten individuellen Genom ins Leben zu bringen oder zu Zwecken von Forschung und Therapie zu erzeugen.

Seitdem die Klonierung von Säugetieren mit der Erzeugung des Schafes Dolly (1997) in die Zone des real Möglichen rückte und Klonierung als biomedizinische Forschungsmethode mit der ersten Identifizierung menschlicher embryonaler Stammzellen (1998) in den Blick geriet, hat die Frage nach Möglichkeiten und Grenzen der Anwendung des reproduktiven wie des so genannten »therapeutischen Klonens im Humanbereich« die weltweite bioethische Diskussion in mehreren aufeinander folgenden Wellen nachhaltig geprägt. Allzu frühe Ankündigungen von therapeutischen Szenarien, die sich eher dem publizistischen Wettbewerb als wissenschaftlicher Seriosität verdankten, sowie marktschreierische Behauptungen erster vermeintlich erfolgreicher Anwendungen der Erzeugung klonierter Menschen haben das ihre getan, um die Diskussion und die ethisch-rechtliche Entscheidungsfindung unter Druck zu setzen. Doch ist nicht dies der Grund für die Heftigkeit der Diskussion. Die Brisanz liegt in der Sache selbst, und sie ist mit nicht wenigen Fragen verbunden.

Diese Fragen beginnen mit Blick auf das aus Labor- und Tierexperiment bekannte Verfahren selbst: Was heißt überhaupt Klonierung? Was bedeutet sie in der Perspektive der biowissenschaftlichen Forschung, und welche Bandbreite der Anwendung lässt sie zu? Vor allem: Wie weit ist das Verfahren bereits wissenschaftlich verstanden, insbesondere wenn es um die Erzeugung eines Lebewesens durch Transfer eines Zellkerns in eine entkernte Eizelle geht? Wie sind die möglichen Folgen biologisch und medizinisch einzuschätzen, und was lässt sich derzeit über die Entwicklungs- und Anwendungsmöglichkeiten sagen? Kurzum: Wie lautet eine realistische Zwischenbilanz im Feld der Forschung selbst?

Eine zweite, ganz andere Ebene der Fragen ist mit der möglichen Anwendung des Verfahrens auf den Menschen selbst verbunden, vor allem wenn es um die ethischen und rechtlichen Grenzen geht, denen alle die Klonierungsverfahren unterliegen, die durch Transfer eines Zellkerns in eine entkernte Eizelle zum Zweck der Fortpflanzung oder der Forschung erfolgen. Der weltweiten, weitgehend intuitiv erfolgenden Abwehrreaktion auf diese Möglichkeit ist eine breite philosophische, theologische, sozial- und rechtswissenschaftliche Diskussion gefolgt.

Einig ist man sich in dieser Diskussion nicht nur darin, dass nach derzeitigem Stand eine *Anwendung des reproduktiven Klonens auf den Menschen* – sowohl nach den Grundsätzen der Forschungsethik als auch nach denjenigen der medizinischen Ethik – unvertretbar wäre. Einig ist man sich darüber hinaus, dass diese Anwendung mit Fragen verbunden ist, die über die Regeln der Forschungsethik und der medizinischen Ethik weit hinausgehen und die Grundannahmen berühren, die unserer Moral und unserem Recht zugrunde liegen und unsere Vorstellungen von Sozialität und Fortpflanzung berühren.[1]

Für *R. Dworkin*, den anglo-amerikanischen Menschenrechtstheoretiker, wird mit diesem Verfahren nichts Geringeres berührt als die Grenze, die „das Rückgrat unserer Ethik und unserer Moral"[2] darstellt, weil von ihr alle Einschätzungen und damit das System unserer intrinsischen Werte abhängen. Es ist dies die Grenze zwischen *chance* und *choice*: zwischen dem, was die Natur aus uns Menschen macht, und dem, wofür wir selbst verantwortlich sind. Auch Befürworter einer liberalen Eugenik wie die renommierten amerikanischen Autoren *A. Buchanan, D. W. Brock, N. Daniels* und *D. Wikler* sehen (in ihrer gemeinsamen Studie *From Chance to Choice*)[3] von Verfahren wie der reproduktiven Klonierung von Menschen die maßgeblichen Grundlagen unserer universalistischen Moral betroffen. Nach *J. Habermas* geht es um die „Selbstbehauptung unseres gattungsethischen Selbstverständnisses"[4], von dem das Selbstverhältnis autonomer Subjekte und ihre wechselseitige Anerkennung, also die Voraussetzungen von Moral und Recht, abhängen. Und der *US-amerikanische Ethikrat* sieht von der Möglichkeit der Klonierung die „basic goods"[5] berührt, an denen sich unser Verständnis von Sozialität und Fortpflanzung orientiert.

Strittig ist freilich in dieser Debatte, auf was denn im Einzelnen zurückzugreifen ist, wenn man der Herausforderung von Ethik und Recht erfolgreich begegnen will, die mit der Möglichkeit der Klonierung von Menschen verbunden ist. Genügt der Rückgriff auf Individualrechte und die etablierten Grundrechte, wie Dworkin und die erwähnten amerikanischen Autoren meinen? Oder bedarf es des Rückgriffs auf eine fundierende „Gattungsethik"[6], auf ein von allen geteiltes „moral image of the world"[7] oder auf das „common good"[8], das unsere Vorstellung von Sozialität und Fortpflanzung bestimmt?

Längst ist deshalb, wie diese Weisen des Rückgriffs deutlich machen, die Diskussion des reproduktiven Klonens zu einer Vergewisserung über die Grundlagen unserer Moral und unseres Rechts geworden, und dies über die Grenzen der Kulturen, Religionen, Philosophien und Rechtssysteme hinweg. Dabei macht sich trotz der Vielschichtigkeit der Debatte und ungeachtet aller Unterschiede in den Lösungsansätzen die Auffassung breit, dass „wir noch nicht gründlich genug nachgedacht [haben]"[9], um der Herausforderung auf der Höhe zu begegnen, auf der sie sich uns stellt. Intuitive moralische Abwehr ist eine Antwort von unschätzbarem Wert. Doch um die „Weisheit"[10] und Tragweite einer solchen Intuition zu Tage zu fördern, bedarf es erheblicher reflexiver und argumentativer Arbeit. Ohne sie wird sich der weltweite von UNESCO, Europarat, Weltgesundheitsorganisation, Europäischer Union (Grundrechte-Charta) und vielen weiteren Gremien ausgesprochene Konsens in der Ablehnung der Klonierung von Menschen nicht dauerhaft sichern lassen.[11]

Weit dringlicher noch ist die Vergewisserung über die zu ziehenden Grenzen indessen, wenn es um das (so genannte) *therapeutische Klonen bzw. das Klonen in der biomedizinischen Forschung* geht. Während in der Debatte um das Fortpflanzungsklonen die Begründung der Grenzziehung, nicht dagegen ihre Notwendigkeit strittig ist, bezieht sich die Kontroverse beim Forschungsklonen durchaus auf die Frage der Legitimität des Verfahrens selbst. Schon Abgrenzung und Terminologie machen hier Schwierigkeiten: Denn auch das »reproduktive Klonen« ist – wenn überhaupt auf den Menschen übertragbar – zunächst nicht anders denn als »Forschung« möglich. Und umgekehrt ist auch das Klonieren zu Zwecken biomedizinischer Forschung, jedenfalls wenn es in der Form des so genannten therapeutischen Klonens erfolgt, »reproduktiv«, insofern dabei ein Embryo erzeugt wird, dem im Blastozystenstadium pluripotente Stammzellen zu Zwecken der Forschung entnommen werden. Doch mehr noch: Nach dem naturwissenschaftlichen Sprachgebrauch, der auch im Titel der Konferenz benutzt wird, umfasst Forschungsklonen nicht nur Verfahren, in denen ein menschliches Lebewesen erzeugt und für die Forschung verbraucht wird, sondern auch alle die Verfahren, die die angestrebten Ziele der biomedizinischen Forschung durch Klonen auf andere Weise als durch die des viel diskutierten »therapeutischen« Klonens, d. h. durch Kerntransfer und Embryonenerzeugung, erreichen.

Wenn aber über die ethische und rechtliche Bewertung des so genannten therapeutischen Klonens weltweit noch kein Konsens erzielt werden konnte und das Spektrum des Forschungsklonens Alternativen kennt, die ethisch und rechtlich anders zu bewerten sind, liegen die zu klärenden Fragen auf der Hand: Wird das Verfahren des so genannten therapeutischen Klonens – von den ethischen Fragen ganz abgesehen – überhaupt auf den Menschen anwendbar sein, und wenn ja, wie realistisch sind die darauf bezogenen biowissenschaftlichen und medizinischen Erwartungen?

Ist dieses Verfahren – unabhängig von seiner ethischen Bewertung – im Hinblick auf die angezielten Intentionen notwendig, oder welche Alternativen mit welchen Aussichten sind nach dem derzeitigen Stand der Forschung denkbar?

Wie – so ist in ethischer und rechtlicher Perspektive zu fragen – hängen reproduktives und so genanntes therapeutisches Klonen hinsichtlich ihrer Bewertung zusammen? Was kann eine Abgrenzung nach *Ziel*setzungen leisten, wenn das *Mittel*, nämlich die Herstellung eines menschlichen Embryos durch Zellkerntransfer, jeweils identisch ist?

Was sind die Gründe für die international unterschiedliche ethische und rechtliche Bewertung des so genannten therapeutischen Klonens, und wie ist mit diesem Dissens umzugehen?

Vor allem aber: welche Türen öffnen sich für alternative Verfahren des Forschungsklonens, die die angestrebten Ziele ohne die Herstellung von Embryonen verfolgen und damit die ethischen und rechtlichen Dilemmata vermeiden?

Mit diesen Fragen ist der *Gegenstand* der Konferenz umrissen. Was aber ist ihre *Zielsetzung*? Wie es dem Charakter eines *Statusseminars* entspricht, will die Konferenz nicht mehr und nicht weniger als eine *Zwischenbilanz* der wissenschaftlichen Entwicklung und ihrer ethischen und rechtlichen Bewertung vermitteln: Deshalb fragt sie nach dem Stand der Forschung und nach der realistischen Einschätzung von Zielen, Folgen und Aussichten.

Zugleich fragt sie nach den ethisch und rechtlich zu respektierenden Grenzen, den für die Grenzziehung maßgeblichen Argumenten und den damit verbundenen übergreifenden Werteinstellungen und Rechtsprinzipien.

Mit diesen Fragen möchte die Konferenz trotz ihrer Kürze den Versuch verbinden, das lebenswissenschaftlich Neue ebenso wie die darin liegende ethische und rechtliche Herausforderung zum angemessenen Verständnis zu bringen, ihre sozialen und moralischen Implikationen deutlich zu identifizieren und sowohl nach den Chancen eines – zumindest partiellen – Konsenses als auch nach den über die bestehenden Kontroversen hinausführenden Alternativen zu fragen.

Zwei kurze Bemerkungen seien angefügt.

Die Konferenz hat einen *wissenschaftlichen* Charakter. Sie möchte den Beitrag erheben, den die gesellschaftliche Debatte und die politische Entscheidungsfindung, vor allem mit Blick auf die weltweit zu treffenden Regelungen, von der *Scientific Community* zu Recht erwarten darf. Sie kann und will aber diese Debatte nicht ersetzen.

Wissenschaftlich aber ist eine Konferenz nur zu nennen, wenn sie den Versuch unternimmt, *alle* relevanten Aspekte und Argumente zur Sprache zu bringen – die gemeinsam geteilten und die differierenden. Daher muss sie aus der Perspektive der *verschiedenen* Wissenschaften erfolgen, und das heißt *auch* aus der normativen Sicht von Ethik und Recht, und sie muss, nicht zuletzt angesichts der Internationalität der betroffenen Handlungsfelder, die *internationale* Debatte in den Blick nehmen. Deshalb gilt vor allem den ausländischen Gästen besonderer Dank für ihr Kommen und ihr Mitwirken an dieser Konferenz. Von der Konferenz bleibt zu hoffen, dass sie trotz aller unvermeidlichen Begrenzungen als ein hilfreicher Beitrag zur anstehenden wichtigen Debatte um die Klonierung in biomedizinischer Forschung und Reproduktion, ihre Möglichkeiten und ihre Grenzen, betrachtet werden kann.

Anmerkungen

1 Vgl. ausführlicher: Honnefelder, L. (2002): *Bioethik und Menschenbild*, in: Jahrbuch für Wissenschaft und Ethik 7, 33-52.

2 Dworkin, R. (2000): *Sovereign Virtue. The Theory and Practice of Equality*, Cambridge (Massachusetts), 444.

3 Buchanan, A., Brock, D. W., Daniels, N., Wikler, D. (2000): *From Chance to Choice: Genetics and Justice*, Cambridge.

4 Habermas, J. (2002): *Die Zukunft der menschlichen Natur. Auf dem Weg zu einer liberalen Eugenik?*, 2. Aufl. (mit Postscriptum), Frankfurt a. M., 49.

5 The President's Council on Bioethics (2002): *Human Cloning and Human Dignity. The Report of the President's Council on Bioethics*, New York, 18.

6 Vgl. Anm. 4.

7 Putnam, H. (1999): *Cloning People*, in: Burley, J. (ed.): The Genetic Revolution and Human Rights. The Oxford Amnesty Lectures 1998, Oxford, 1–13, 4.

8 The President's Council on Bioethics 2002, 207.

9 Habermas 2002, 127.

10 The President's Council on Bioethics 2002, 187.

11 Vgl. hierzu das Dossier *Klonen beim Menschen* des Deutschen Referenzzentrums für Ethik in den Biowissenschaften (DRZE), Bonn 2003.

Klonierung: Begriffsbestimmung und Verfahrensweisen

Eve-Marie Engels

Philosophische und ethische Herausforderungen des Klonens beim Menschen

Meilensteine auf dem Weg zu dieser Konferenz

Es gibt mehrere Meilensteine in den Naturwissenschaften und in der Reproduktionsmedizin, die zum Thema dieser Konferenz führen. Ich werde vier von ihnen erwähnen, weil sie meiner Meinung nach die wichtigsten sind. Denn die Fragen und Probleme, die wir in den kommenden zwei Tagen erörtern werden, würden sich nicht ohne die folgenden Meilensteine in der Medizin und der biomedizinischen Forschung stellen:

1. Die Transplantationsmedizin, praktiziert seit Beginn des 20. Jahrhunderts, die im Laufe der Zeit eine Vielzahl komplexer Organe einschloss.[1]

2. Der Erfolg der menschlichen In-vitro-Fertilisation, erstmals berichtet von Patrick C. Steptoe und Robert G. Edwards 1978 in ihrem kurzen Beitrag in der Fachzeitschrift *The Lancet* in der Rubrik „Letters to the Editor"[2].

3. Der Erfolg des Klonens eines Säugetiers durch somatischen Zellkerntransfer (SCNT), die so genannte »Dolly-Methode«, zuerst veröffentlicht von Ian Wilmut, A. E. Schnieke, J. McWhir, A. J. Kind und K. H. S. Campbell im Februar 1997.[3]

4. Der Erfolg der Gewinnung von embryonalen Stammzelllinien aus menschlichen Blastozysten, zuerst veröffentlicht von James A. Thomson und seiner Gruppe im November 1998[4], und der Erfolg der Gewinnung von embryonalen Keimzellen aus menschlichen primordialen Keimzellen, zuerst veröffentlicht von John Gearhart zum gleichen Zeitpunkt.[5] Obwohl embryonale Keimzellen und embryonale Stammzellen viele Ähnlichkeiten aufweisen, werden embryonale Keimzellen so bezeichnet, um einen Hinweis auf ihren Ursprung zu geben.

Obgleich uns die Gewinnung von embryonalen Keimzellen aus primordialen Keimzellen von abgetriebenen Embryonen und Föten mit anderen biologischen und ethischen Fragen konfrontiert als die Gewinnung von embryonalen Stammzelllinien aus menschlichen Blastozysten, könnte sie dennoch eine bedeutende Option im Rahmen der Bereitstellung von Zellen und Gewebe für therapeutische Zwecke werden. Aus diesem Grunde erwähne ich sie hier unter den Meilensteinen.

Jeder dieser Meilensteine wird nach wie vor von intensiven Diskussionen über die ethischen, philosophischen, juristischen und soziokulturellen Aspekte (neben den biologischen und medizinischen Gesichtspunkten) begleitet, weil jedes dieser Verfahren eigene Fragen aufwirft. Die in Erwägung gezogene Möglichkeit, sie miteinander zu verbinden, führt zu weiteren Fragen und Problemen und macht es erforderlich, sie *im Voraus* zu erörtern, d. h. bevor sie ggf. medizinische Praxis werden.

Während dieser Konferenz werden wir Gelegenheit haben, die diesbezüglichen Fragen im Einzelnen zu diskutieren. Ich möchte Ihnen eine kurze Einführung in einige Aspekte geben, die ich im Hinblick auf eine Bestandsaufnahme für wichtig halte.

Schritte, die eine besondere Herausforderung darstellen

Es gibt – mindestens – zwei Schritte, die eine besondere Herausforderung darstellen und im Vergleich zu den bisherigen Erkenntnissen der Biologie und Medizin mit einem qualitativen Sprung verbunden sind. Der *erste Schritt* besteht darin, dass Lebewesen oder Prozesse, die bereits aus *natürlichen Zusammenhängen* bekannt sind, auf eine *neue Art und Weise* erzeugt werden und in *neue Zusammenhänge* gestellt werden. Ein Beispiel ist die in-vitro-Fertilisation. Statt einer *in-vivo*-Befruchtung erfolgt die Fertilisation künstlich im *extrakorporalen Kontext* eines Reagenzglases im Labor (Beispiel: Louise Brown).

Der *zweite Schritt* ist die Erzeugung *neuer* Lebewesen durch künstliche Methoden, von Entitäten, die als solche *nicht* in der Natur vorkommen. Obwohl das Klonen in der Natur bei Pflanzen, Protozoen und anderen einfachen Organismen stattfindet, erfolgt es nicht bei Organismen, die sich geschlechtlich fortpflanzen, wie etwa Säugetiere. In diesem Zusammenhang können wir uns fragen, welchen biologischen oder sogar »ontischen« Status Klone haben (Beispiel: Dolly, das Schaf).

Definition von »Klon«

Für die Zwecke unserer Diskussion wird ein Klon als Lebewesen definiert, dessen Zellkerngenom identisch ist mit dem Genom eines anderen lebenden oder toten Wesens und das durch künstlich induzierte, ungeschlechtliche Fortpflanzung erzeugt worden ist.

Überlegungen zur Terminologie

Die Begriffe »reproduktives Klonen« und »therapeutisches Klonen« sind weitverbreitet, aber diese Unterscheidung und insbesondere der Begriff »therapeutisches Klonen« werfen einige Probleme auf. Der Zweck des *reproduktiven Klonens* ist die Erzeugung eines *Kindes*, die *Geburt* des Klons, während der Zweck des so genannten *therapeutischen Klonens* die Entwicklung einer *Therapie* für den Patienten ist, dessen somatische Zellen verwendet werden, und bei der es zu einer *Vernichtung* des geklonten Embryos kommt. Der Begriff »therapeutisches Klonen« verschleiert diesen fundamentalen Unterschied und ist zumindest unter drei Gesichtspunkten irreführend:

1. Zu Beginn können »reproduktives« und »therapeutisches Klonen« nicht voneinander unterschieden werden, weil die Methoden oder Verfahren die gleichen sind. »Therapeutisches Klonen« beginnt ebenfalls mit der Erzeugung eines Embryos nach der Dolly-Methode, einem geklonten Embryo, was bedeutet, dass es mit einem *reproduktiven Verfahren* beginnt. Die Unterscheidung zwischen »reproduktivem« und »therapeutischem Klonen« bezieht sich somit auf eines der *Ziele*, um die es geht (Abbildung 1).

2. Die Therapie wird nicht auf den Klon angewandt, wie der Begriff in Anlehnung an »reproduktives Klonen« nahelegen könnte, sondern findet Anwendung bei einem Patienten, wobei der geklonte Embryo vernichtet wird.

3. Aus mehreren biologischen und medizinischen Gründen steht überhaupt nicht fest, ob die Entwicklung des Verfahrens und seine Anwendung jemals als Therapie möglich sein werden. Die Begriffe »Klonen, um Kinder zu erzeugen« und »Klonen für die biomedizinische Forschung« sind als Ersatz für »reproduktives Klonen« und »therapeutisches Klonen« vorgeschlagen worden.[6] Meiner Meinung nach ist jedoch Klonen für biomedizinische Forschung oder Klonen für Forschung eine dritte Kategorie, weil es die Voraussetzung für die Entwicklung von Klonen für Therapie *und* für Klonen zur Erzeugung von Kindern ist. Wenn man diesen Begriff nur als Ersatz für »therapeutisches Klonen« vorschlägt, könnte dies andeuten, dass »reproduktives Klonen« ein bereits funktionierendes, ausgereiftes Verfahren ist, was jedoch nicht der Fall ist.

Um Missverständnisse wie dieses zu vermeiden, wäre es weniger irreführend, die Begriffe »Klonen für Forschung«, »Klonen zur Erzeugung von Kindern« und »Klonen zur Entwicklung von Therapien« zu verwenden:

Klonen für Forschung		
Klonen zur Entwicklung von Therapien	Klonen zur Erzeugung von Kindern	Klonen für andere Zwecke

Die Forschung kann unterschiedliche Ziele haben, wie etwa biomedizinische Zielsetzungen, Forschung für die Entwicklungsbiologie und Forschung zur Ermittlung von Mechanismen zur Kernreprogrammierung usw.

In diesem Zusammenhang möchte ich insbesondere die Tatsache hervorheben, dass *derselbe* geklonte Embryo in den frühesten Stadien seiner Entwicklung, der Blastozyste, *alternativ entweder* als Quelle für die Gewinnung von embryonalen Stammzellen als Grundlage für die Erzeugung von Zellen und Gewebe für einen Patienten, von dem der somatische Zellkern stammt, verwendet, *oder* aber in den Uterus einer Frau übertragen und das geklonte Kind desselben Patienten werden kann. Die Entitäten beim Klonen zur Entwicklung von Therapien auf der einen Seite und beim Klonen zur Erzeugung von Kindern auf der anderen Seite sind dieselben.

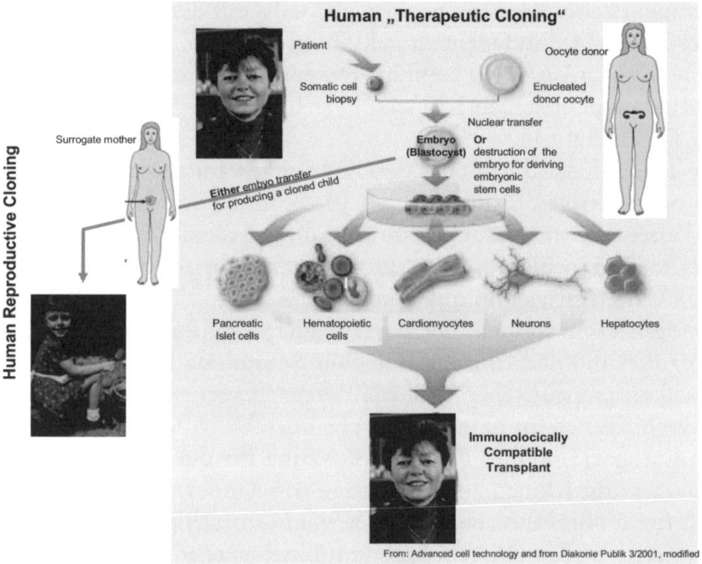

Abbildung 1

Jeder dieser Klonierungszusammenhänge wirft biologische, medizinische, ethische, rechtliche und sonstige Fragen auf. In meiner kurzen Einführung zu diesem Teil der Konferenz kann ich nur einige wenige ethische Fragen ansprechen.

Die Rolle der Natur und der Natürlichkeit im Kontext des Klonens
a) Was ist ein »naturalistischer Fehlschluss«?

Natur und Natürlichkeit haben einen »schweren Stand« in den Diskussionen über den Umgang mit neuen Technologien. Die Bezugnahme auf Natur und Natürlichkeit im Zusammenhang mit der Bewertung neuer Verfahren führt oft zum Einwand des *naturalistischen Fehlschlusses*, ein Einwand, der sich gegen die Ableitung von Werten, Prinzipien oder Normen aus der Beschreibung oder Erklärung von natürlich vorgegebenen Fakten ergibt. Dabei wird argumentiert, dass die Natur nicht als Leitprinzip für menschliches Handeln im täglichen Leben, in der Wissenschaft und Technik dienen kann, weil die einzige korrekte Art und Weise der Darstellung natürlicher Zustände eine deskriptive Sprache ist und man nicht »sollte« aus »ist« ableiten kann. In vielen Zusammenhängen wird damit jedoch vorausgesetzt, was erst noch zu erweisen ist, und der Kontext der Bewertung von neuen oder prospektiven Technologien ist einer davon. Das Argument des naturalistischen Fehlschlusses wird sehr oft als »Killerargument« verwendet, um eine rationale Diskussion über entscheidende Fragen der Ethik, der philosophischen Anthropologie und der Naturphilosophie, die sich im Zusammenhang mit neuen oder prospektiven Technologien stellen, zu vermeiden. Aber nicht jede Bezugnahme auf die Natur impliziert den naturalistischen Fehlschluss.

1. Bezugnahmen auf die Natur in dem Sinne, dass die Natur, ihre Prozesse und Mechanismen *berücksichtigt* werden, sind weise und angebracht, um uns vor unbeabsichtigten Wirkungen zu schützen, die aus einem mit spezifischen Zielsetzungen erfolgten technischen Handeln resultieren. Wir müssen in unseren Technikfolgenabschätzungen zum Zwecke unseres eigenen Schutzes und des Schutzes der Natur mit deren Dynamik rechnen. Das bedeutet nicht, dass wir ein »Sollen« aus dem »Sein« ableiten, aber es bedeutet, dass wir, sobald wir definierte Werte, Grundsätze und Ziele unserer Handlungen und des Lebens haben, die wir für ethisch gerechtfertigt und wünschenswert halten, abwägen müssen, ob sie »in Übereinstimmung mit« der Natur in dem Sinne sind, dass ihre unbeabsichtigten Wirkungen uns nicht schädigen, dass die Natur unsere Pläne nicht »durchkreuzt«. Diese Formulierungen implizieren nicht eine Personifizierung der Natur. Sie verweisen lediglich auf die Dynamik natürlicher Prozesse und Mechanismen, die besonders schwer zu handhaben sind, je weiter man sich von natürlichen Prozessen entfernt.

2. Es gibt keine naturalistischen Fehlschlüsse *als solche*. Das Auftreten oder das Vermeiden von naturalistischen Fehlschlüssen hängt von impliziten oder expliziten ontologischen oder metaphysischen Annahmen und Prämissen ab.[7] Nur wenn die Natur als wertneutral betrachtet wird, lässt sich kein »Sollen« aus dem »Sein« ableiten. Wenn wir jedoch denken, dass die Natur als solche einen Wert hat, oder wenn wir spezifische Werte mit der Natur oder mit bestimmten ihrer Prozesse und Mechanismen auf der Grundlage eines langen Erfahrungsprozesses verbinden, gibt es keinen naturalistischen Fehlschluss.

Was bedeutet dies im vorliegenden Zusammenhang mit Klonen? Die geschlechtliche Fortpflanzung ist spezifisch für zahlreiche Organismen, auch für den Menschen. Sie hat einen langen Prozess evolutionärer Erfahrungen durchlaufen und hat sich als erfolgreich erwiesen. Wenn wir diesen Prozess durch Klonierungstechniken überspringen und versuchen, die Natur in diesem Sinne »auszutricksen«, sind ernsthafte Schwierigkeiten vorhersehbar. Etwa dreihundert Versuche waren erforderlich, um ein Schaf Dolly zu erzeugen, und bei vielen anderen Spezies weist das Klonen nur geringe Erfolgsraten auf. Diese Experimente sind bereits unter tierethischen Aspekten fraglich. Darüber hinaus würden Klonexperimente mit Menschen grundsätzliche ethische Prinzipien und Werte verletzen. Klonen für Forschung als Grundlage für Klonen zur Erzeugung von Kindern und Klonen zur Entwicklung von Therapien setzt eine enorme Verschwendung an menschlichen Blastozysten voraus. Selbst wenn man einen lebensfähigen menschlichen Klon erzeugen könnte, wären ernste Gesundheitsprobleme von Anfang an wahrscheinlich, und geklonte Menschen würden einem hohen medizinischen Risiko ausgesetzt werden.

b) Wechselnde Eigenschaften und Schutz in Abhängigkeit vom Kontext?

Die Stammzelldebatte und die Debatte über das Klonen durch somatischen Zellkerntransfer (SCNT) haben zu einer intensiven Diskussion über die Bedeutung der Begriffe »Totipotenz« und »Pluripotenz« sowie über die Definition von »Embryo« geführt. Sowohl unter ethischen als auch unter rechtlichen Gesichtspunkten sind diese Fragen von entscheidender Bedeutung. Gemäß den ethischen Intuitionen zahlreicher Menschen ist eine totipotente Zelle der Entwicklungsbeginn eines Individuums. Vor der Möglichkeit des SCNT wurden nur der Embryo ab dem Zustand des befruchteten Eies (Zygote) und die ersten Blastomeren des frühen Embryos als totipotent eingestuft, weil sie dieses Entwicklungspotential aufweisen, wobei davon ausgegangen wird, dass die erforderlichen Voraussetzungen für die Entwicklung gegeben sind. Aber was sind die »erforderlichen Voraussetzungen«? Sind »erforderliche Voraussetzungen« identisch mit »natürlichen Voraussetzungen«, und verdienen Reagenzglas-Embryonen und -Blastomeren deshalb weniger Schutz als Embryonen, die sich unter natürlichen Bedingungen in einem Uterus entwickeln? Ich teile diese Auffassung nicht, weil Totipotenz auch unter den künstlichen Bedingungen des Reagenzglases auftreten kann, zum Beispiel, wenn die Blastomeren geteilt und in eine künstliche Zona pellucida eingehüllt werden, sowie nach somatischem Zellkerntransfer (SCNT) in eine entkernte Oozyte. Andernfalls wäre Dolly nicht möglich gewesen.

Ich denke, dass wir uns mit dem Gedanken anfreunden müssen, dass das Spektrum dessen, was wir zu schützen haben, durch diese reproduktiven Techniken *erweitert* wird. Es wäre inkonsistent, wenn wir auf der einen Seite totipotenten

Zellen und Embryonen, die nach der Dolly-Methode erzeugt werden – nennen wir sie »Klonbryonen« – den Schutz versagen würden, nur weil sie künstlich, biotechnologisch, erzeugt wurden und wir sie auf der anderen Seite als äquivalente Substitute für natürliche Entitäten erzeugen würden. Die in ethischer und rechtlicher Hinsicht herausfordernde Frage ist hier die nach den Kriterien für die Angabe *normativ relevanter Voraussetzungen* zur Verwendung des Begriffs »Totipotenz«, nachdem die Grenzen zwischen natürlich und künstlich induzierten Prozessen fließend geworden sind.

Der moralische Status des Embryos

Die Frage des moralischen Status des Embryos ist im Zusammenhang mit dem Klonen genauso wichtig wie in anderen Zusammenhängen. Ich kann nicht alle Argumente und Stellungnahmen wiederholen, die es zum moralischen Status des menschlichen Embryos gegeben hat.[8] Erfolgreiches Klonen würde bei allen zuvor genannten Zwecken zahlreiche Klonierungsexperimente, ein Verschwenden geklonter Blastozysten, voraussetzen. Selbst wenn man sich dafür entscheiden sollte, einen neuen Begriff für geklonte Embryonen zu prägen, und wenn man den Begriff »Embryo« durch »Klonbryo« ersetzen würde, würde dies die ethischen Probleme nicht lösen, weil dadurch die Tatsache, dass menschliche Klone menschliche Wesen sind, nicht aufgehoben werden würde. Wenn Klonen zur Erzeugung von Kindern in einigen Jahrzehnten möglich wäre und Klone dann unter uns wären, würden wir sie nicht einmal als Klone erkennen, wenn wir nicht ihr Elternteil, den/die somatische(n) Zellkernspender(in) kennen würden. Auch wenn man Klonbryonen für die Zwecke der Forschung oder der Entwicklung von Therapien erzeugen würde, müsste man sich mit der Frage des moralischen Status des Klonbryos auseinandersetzen.

Soziokulturelle Probleme, das Bild der Frau in der Gesellschaft

Es ist zu erwarten, dass die Erzeugung von Klonen, sofern sie möglich wäre, eine ernste Herausforderung für unsere Familienstrukturen darstellen würde. Das Elternteil des Klons wäre gleichzeitig sein Bruder/seine Schwester sowie sein Vater/seine Mutter. Ein anderes ernstes Problem, das oft ignoriert wird, ist die Tatsache, dass Klonen eine hohe Anzahl von Oozyten voraussetzt. Oozytenbiopsie ist ein stark belastender Eingriff in den weiblichen Organismus, verbunden mit Gesundheitsrisiken für die Spenderfrauen. Darüber hinaus könnte diese Technik die Rolle der Frauen in der Gesellschaft verändern, indem Frauen als Oozytenbanken betrachtet werden und ungebührender Druck auf sie ausgeübt wird, indem an ihren Altruismus appelliert wird. Ich hoffe, dass wir diese Fragen während der Konferenz im Einzelnen erörtern können.

Anmerkungen

1 Schlich, Th. (1998): Transplantation. Geschichte, Medizin, Ethik der Organverpflanzung, München.

2 Steptoe, P. C., Edwards, R. G. (1978): *Birth after the Reimplantation of a Human Embryo*, in: The Lancet, 12.8.1978, 366.

3 Wilmut, I., Schnieke, A. E., McWhir, J., Kind, A. J., Campbell, K. H. S. (1997): *Viable offspring derived from fetal and adult mammalian cells*, in: Nature 385, 810–813.

4 Thomson, J. A., Itskovitz-Eldor, J., Shapiro, S. S., Waknitz, M. A., Swiergiel, J. J., Marshall, V. S., Jones, J. M. (1998): *Embryonic Stem Cell Lines Derived from Human Blastocysts*, in: Science 282, 1145–1147.

5 Gearhart, J. (1998): *New Potential for Human Embryonic Stem Cells*, in: Science 282, 1061–1062.

6 The President's Council on Bioethics (2002): *Human Cloning and Human Dignity, An Ethical Enquiry,* Washington, 37–55.

7 Engels, E.-M. (1993): *George Edward Moores Argument der »naturalistic fallacy« in seiner Relevanz für das Verhältnis von philosophischer Ethik und empirischen Wissenschaften*, in: Eckensberger, L. H., Gähde, U. (Hg.): Ethische Norm und empirische Hypothese, Frankfurt a. M., 92–132.

8 Zur Diskussion siehe: Engels, E.-M. (2003): *Der moralische Status des Embryos*, in: Hüsing, B., Engels, E.-M., Frietsch, R., Gaisser, S., Menrad, K., Rubin, B., Schubert, L., Schweizer, R., Zimmer, R.: Menschliche Stammzellen. Studie des Zentrums für Technologiefolgen-Abschätzung beim Schweizerischen Wissenschafts- und Technologierat. TA 44/2003, Bern, 154–164.

Jean-Paul Renard

Begriffsbestimmung und Verfahrensweisen beim Klonen: Was wissen wir, was können wir tun?

Seit dem Bericht über die Geburt des Schafes Dolly[1], veröffentlicht im Jahre 1997 in der wissenschaftlichen Fachzeitschrift *Nature*, ist der Begriff »Klonen« zu einem zweideutigen Begriff bei der Anwendung in Bezug auf Tiere geworden. Er bezieht sich entweder auf das Ergebnis einer ungeschlechtlichen Fortpflanzung oder die Erzeugung von genetisch identischen Organismen. Im ersten Sinn entspricht der Begriff »Klon« dem griechischen Ursprung *klon*, mit der Bedeutung »Zweig, Schößling«. Er verweist auf die Fähigkeit der meisten Pflanzen und Bäume, sich ohne Gametenverschmelzung fortzupflanzen, indem ganz einfach ein einzelnes Stück eines gebrochenen Zweiges gepflanzt wird. Klonen ist damit ein ungeschlechtlicher reproduktiver Prozess, der jetzt bei Säugetieren angewandt werden kann. Die zweite Bedeutung von Klonen bezieht sich eher auf die Vermehrung als auf die Reproduktion. Sie verweist auf die Fähigkeit von Zellen, die vom gleichen Genom, embryonalen oder somatischen Ursprungs, gewonnen werden, mehrere Organismen zu erzeugen. Diese Organismen werden häufig als »genetisch identisch« bezeichnet, weil sie das Ergebnis einer einzigen Kombination von Kerngenen sind, die vom Spender bereitgestellt werden. Ihr Identitätsgrad hängt jedoch von der Art und Weise ab, wie sie erzeugt worden sind, und das Ziel ist nicht so sehr, eine Kopie des Spenderorganismus bereitzustellen, sondern vielmehr einen Satz von Zellen, Geweben oder Tieren zu erzeugen, die die gleichen funktionalen Eigenschaften aufweisen. Das Ausmaß, in dem diese zwei verschiedenen, wenn auch miteinander verbundenen, Ziele erreicht werden können, hängt vom Verfahren ab, das eingesetzt wird, um Klone zu erzeugen.

Technische Verfahren: Nutzung der biologischen Eigenschaften der frühen embryonalen Entwicklung

Bei Säugetieren können identische Zwillinge durch die Dissoziation eines frühen sich teilenden befruchteten Eies in einzelne Zellen, gefolgt von ihrem Transfer in den Empfänger, erhalten werden. Dieser Ansatz nutzt die Tatsache, dass nicht nur das befruchtete Ei, sondern auch die Zellen, die aus der ersten Teilung hervorgehen, die Fähigkeit behalten, alle Prozesse der embryonalen und fötalen Entwicklung zu durchlaufen. Diese Zellen werden als »totipotent« betrachtet, weil jede von ihnen das Potential hat, einen adulten Organismus zu erzeugen. Bei Rindern, zum Beispiel, konnten Vierlinge durch die Dissoziierung eines Vierzellstadium-Embryonen erhalten werden.[2] Diese Eigenschaft geht aber nach der zweiten oder dritten Eiteilung schnell verloren, so dass der Anwendungsbereich dieses Ansatzes eingeschränkt wird.

Eine zweite Möglichkeit zur Erzeugung von Klonen ist die Teilung des Embryos vor der Implantation in einen Uterus. In diesem Stadium haben die ersten zellulären Differenzierungen bereits stattgefunden und der Embryo, der als Blastozyste bezeichnet wird, sieht wie eine kleine Kugel mit ein- bis mehreren hundert Zellen aus. Der Teilungsprozess ist ähnlich wie derjenige, der gelegentlich unter natürlichen Bedingungen eintritt, wenn der Embryo seine dünne Schutzhülle aus Glykoproteinen durchbrechen muss, bevor der Implantationsprozess initiiert wird. Diese Art der Erzeugung von Zwillingen nutzt die regulativen Eigenschaften des frühen Embryos, der sich nach der Entfernung der Hälfte seiner Zellen normal weiterentwickeln kann! Es konnte in Rindern nachgewiesen werden, dass dies mit einer Zwillingsbildungsrate von etwa 50% statt einigen wenigen Prozenten, die unter natürlichen Bedingungen beobachtet werden, kompatibel ist.[3]

Eine dritte Technik zur Erzeugung von genetisch identischen Organismen nutzt nicht nur die regulierenden Eigenschaften des Embryos in der frühen Entwicklungsphase, sondern auch die Fähigkeit seiner Zellen, sich an verschiedenem Gewebe der Nachkommen zu beteiligen. Unter geeigneten Kulturbedingungen können diese Zellen kontinuierlich *in vitro* in einem undifferenzierten Zustand gehalten werden. Sie werden als ES-Zellen (embryonale Stammzellen) bezeichnet. Wenn sie in eine Blastozyste eingeführt oder mit den Zellen eines jüngeren Embryos aggregiert werden, können ES-Zellen an unterschiedlichen Geweben der Nachkommen beteiligt werden, und unter bestimmten Umständen können sie eine vollständige fötale Entwicklung unterstützen.[4] Sie sind aber nicht wirklich totipotent, da sie die Hilfe von anderen embryonalen Zellen brauchen, um einen vollständigen Organismus zu erzeugen. Aber sie haben eine funktionale Totipotenz insofern beibehalten, als sie in der Lage sind, zu irgendeinem Gewebe des adulten Organismus, einschließlich der Keimbahn, beizutragen. Aus diesem Grunde werden sie als »pluripotent« betrachtet.

Ein vierter Weg zur Erzeugung von Klonen ist schließlich der Kerntransfer. Dieser Ansatz besteht in der Einführung eines Kerns einer differenzierten Spenderzelle in eine entkernte Empfängeroozyte. Dies erfordert eine mehrstufige Mikromanipulation der Zelle und der Oozyte und wird bereits seit einigen Jahrzehnten in der Forschung, hauptsächlich an Amphibien, eingesetzt, um die Fähigkeit eines larvalen oder somatischen Kerns zur Reorganisation in einem embryonalen Kern zu untersuchen. Diese Technik ist inzwischen weit verbreitet, weil sie die attraktive/repulsive, wenn auch immer noch theoretische, Möglichkeit einer unbegrenzten Quelle von kultivierten Zellen mit der gleichen genetischen Beschaffenheit nutzt, um »Scharen von Klonen« zu erzeugen, wie von den Herausgebern von *Nature* auf der Titelseite der Ausgabe mit dem ersten Bericht über das Schaf *Dolly* behauptet. So ist der »Kerntransfer« inzwischen fast synonym mit »Klonen« geworden.[5] Dies ist auch weitgehend auf die Tatsache zurückzuführen, dass der Kerntransfer eine einzigartige Möglichkeit zur Analyse von zeitabhängigen Ereignissen, die zur Reorganisation eines somatischen Kerns in einen embryonalen Kern führen, bietet. Diese Inversion des biologischen Zeitablaufs impliziert sowohl eine strukturelle als auch eine funktionale Reorganisation des fremden Kerns durch das umgebende Zytoplasma. Die Wirkungen des Kerntransfers auf die Entwicklung von rekonstruierten Embryonen bleibt jedoch weitgehend unkontrolliert. Es gibt zahlreiche Abweichungsfaktoren, die den Ausgang der Kerntransplantation beeinträchtigen können, wie etwa technische Aspekte im Zusammenhang mit der Embryorekonstruktion, die Behandlung der Spenderzelle vor dem Kerntransfer, die Art der Spenderzelle und die Quelle der Oozyten. Demzufolge bleibt die fötale und perinatale Entwicklung schwach und äußerst variabel zwischen den Versuchsserien.

Unabhängig von der Methode, die verwendet wird, um eine Kopie eines Spenderorganismus bereitzustellen oder einen Satz von Zellen, Geweben oder Tieren mit den gleichen funktionalen Eigenschaften zu erzeugen, wissen wir immer noch wenig über die biologischen Prozesse, die zur Erzeugung von Klonen beitragen. Alle weiter oben genannten Techniken nutzen eine kaum verstandene und damit erstaunliche Plastizität der frühen Säugerembryonen, d. h. ihre einzigartigen Eigenschaften, sich an dramatische Veränderungen ihrer Umgebung oder ihrer Beschaffenheit anzupassen. Dies trifft insbesondere auf die Kerntransfertechnik zu, bei der Änderungen der biochemischen Umgebung somatischer Spenderzellen und Empfängeroozyten mit bedeutenden Änderungen der Kernzytoplasma-Wechselwirkungen im Einzellstadium kombiniert werden. Was kann mit dieser Technik heute getan werden und was sind ihre Grenzen?

Reproduktives Klonen: Können Klone normal sein?

Reproduktives Klonen bedeutet die Erzeugung eines Tieres aus einem von somatischen Zellen adulten (oder sogar fötalen) Ursprungs isolierten Kern. Diese Form der ungeschlechtlichen Fortpflanzung erfordert einen Kerntransfer und dessen Effizienz ist äußerst niedrig, da nur einige wenige Prozent der rekonstruierten Embryonen in der Lage sind, sich nach ihrem Transfer in Empfängerorganismen vollständig zu entwickeln. Reproduktives Klonen durch somatischen Kerntransfer ist jedoch inzwischen bei mindestens neun verschiedenen Säugetierarten (Schafe, Rinder, Schweine, Ziegen, Pferde, Katzen, Kaninchen, Mäuse und Ratten) Realität.

Die Geburt von lebensfähigen Tieren nach somatischem Kerntransfer zeigt, dass das Zytoplasma des entkernten Empfängerzytoplasmas die epigenetischen Veränderungen, die zur Wiederherstellung eines totipotenten Zustands führen, auslöst. In diesem Sinne sind die Aktivitäten des somatischen Kerns vollständig »reprogrammiert« worden. Dieser Begriff bezieht sich auf das Konzept des »Programms«, das vor mehr als 40 Jahren von F. Jacob und J. Monod geprägt wurde, um eine genombegrenzte und zeitabhängige kontrollierte Sequenz von vorbestimmten Ereignissen im Hinblick auf Proteinsynthese zu gestalten.[6] Der Kerntransfer befasst sich mit der Reversibilität dieses Programms und damit dem Zeitmanagement während der Entwicklung eines komplexen Lebewesens. Die Reprogrammierung durch Kerntransfer zeigt die kritische Rolle des Zytoplasmas auf und kann besser definiert werden als „die molekulare Dominanz eines bestimmten Zelltyps über einen anderen, die zur Transformation des biegsamen Kerns (des somatischen Kerns) in den dominierenden Typ (die Oozyte) führt"[7]. Diese Definition lässt die Frage offen, ob vollständiges Reprogrammieren die Reakquisition eines zygotenähnlichen funktionalen Zustands erfordert und ob es sich eher um einen sich schlängelnden Weg voll tödlicher Hindernisse während der Entwicklungszeit handelt. Im ersten Fall können sich nur die wenigen Embryonen, in denen der somatische Kern vollständig in einen embryonalen Kern ummodelliert wird, zu normalen adulten Tieren entwickeln. Im zweiten Fall sind adulte Tiere, die aus dem somatischen Kerntransfer hervorgehen, diejenigen, die in der Lage gewesen sind, das Stigma ihrer embryonalen und fötalen Geschichte zu umgehen.

Eine Analyse der neueren Literatur deutet darauf hin, dass es wahrscheinlich die zweite Situation ist, die den Erfolg des Klonens erklärt. Inzwischen gibt es neue Erkenntnisse zu den molekularen und zellulären Wechselwirkungen, die die Entwicklung eines Embryos auslösen.

Die erste Entwicklungsfunktion des Embryos besteht in der Ausbildung seines eigenen einzigartigen und funktionalen Genoms. Dies erfordert die Erzeugung einer einzigen Chromatinstruktur, die die Transkription regulieren kann, so dass die Gene anschließend rechtzeitig und in den richtigen Zellen exprimiert werden. Eine zunehmende Menge an Daten[8] zeigt, dass eine der Herausforderungen bei Kerntransferembryonen darin besteht, das somatische Expressionsmuster zurückzudrängen und die embryonalen und parentalen Muster korrekt zu aktivieren. Dies erfolgt durch eine komplexe Reihe von Ereignissen, die verschiedene epigenetische Markierungen von (Gruppen von) Genen induzieren, von denen die Methylierung die am häufigsten untersuchte ist. Obwohl somatische Merkmale in der Methylierung und den Genexpressionsmustern bis zum Blastozystenstadium fortbestehen, entwickeln sich viele Embryonen zu morphologisch normalen Blastozysten. Diese frühen Deregulierungsereignisse verhindern natürlich nicht die Bildung von Blastozysten,[9] obwohl nicht bekannt ist, ob sie eine bedeutende Wirkung auf die spätere Entwicklung haben. Eine sorgfältige Untersuchung dieser Blastozysten zeigt, dass sie in Wirklichkeit unter verschiedenen Aspekten anormal sind. Die meisten somatischen NT-Blastozysten bei Mäusen zeigen, zum Beispiel, ein anormales Expressionsmuster und eine anormale Methylierung von Genen, auch bei denen, die morphologisch normal aussehen.[10]

Während der nachfolgenden morphogenetischen Ereignisse des Embryos, die im kritischen Stadium der Gastrulation stattfinden, können aber nur einige wenige sich wiederholende Muster von Anomalien statt des gesamten Spektrums, das erwartet werden könnte, wenn epigenetische Fehler stochastisch verteilt wären, beobachtet werden.[11] Dies deutet darauf hin, dass nur einige wenige entscheidende Regulierungsgene hauptsächlich betroffen sind und zu unbeständigen Phänotypen führen.

Defekte in der Plazentaentwicklung von NT-Embryonen werden heute als eine bedeutende Ursache für die Mortalität von Klonen betrachtet.[12] Die Plazenta ist das erste Organ, das sich während der Embryogenese bildet und sie bestimmt die Ontogenie mehrerer fötaler Schlüsselfunktionen, wie etwa die Gefäßbildung.[13] Eine anormale Expression mehrerer Familien von Genen wurde bei Plazentas, die von lebenden neugeborenen Mäusen gewonnen wurden, ermittelt[14], aber es ist immer noch nichts bekannt über die Beziehungen zwischen der langfristigen Lebensfähigkeit eines Klons und dem Expressionsmuster in seiner entsprechenden Plazenta.

Schließlich ist über eine Reihe unterschiedlicher Syndrome bei adulten Klonen, wie etwa Leberversagen oder schwere Pneumonie, die zu vorzeitigem Tod geführt haben, berichtet worden.[15] Diese langfristigen Beschwerden bei adulten Klonen stammen hauptsächlich aus plazentaren Anomalien, da die fötale Anpassung an plazentare Fehlfunktionen und fehlerhafte Nährmediumversorgung die Stoffwechselaktivität von Organen im Erwachsenenstadium beeinträchtigen kann.[16] Diese Syndrome sind bei Mäusen häufiger und stärker ausgeprägt als bei anderen Spezies. Kälber, die durch somatischen Kerntransfer geboren werden, sind während einer kritischen Periode von ein bis vier Wochen anfälliger als geschlechtlich reproduzierte Kälber. Trotz allem können sie sich zu gesunden Adulten weiterentwickeln. Dies konnte durch Speziesunterschiede im Plazentabildungsprozess im Zusammenhang mit der fötalen Entwicklung erklärt werden.

Die kurze Übersicht über neuere wissenschaftliche Literatur zum reproduktiven Klonen deutet darauf hin, dass die Reprogrammierung als interaktiver und dynamischer Prozess gesehen werden muss, der nur in den ersten Spaltungen, aber auch nach der ersten Ausdifferenzierung bis zum Einsetzen der Embryoorganisation andauert. Tiere, die aus Kerntransfer hervorgegangen sind, zeigen Variationen der Genexpression und der Methylierungsmuster. Sie können nicht als genetisch identisch mit dem Spendergenom oder miteinander betrachtet werden. Ob überlebende Adulte als phänotypisch (und damit physiologisch) »normal« betrachtet werden können, bleibt umstritten.[17]

Deshalb sollte nicht nur aus den offensichtlichen ethischen Gründen, die im weiteren Verlauf dieser Konferenz analysiert werden, sondern einfach auch aufgrund der weiter oben genannten biologischen und wissenschaftlichen Nachweise das reproduktive Klonen beim Menschen verboten werden. In der Zwischenzeit bietet es der Forschung eine einzigartige Möglichkeit zur Analyse, wie die gleichen ersten Sätze von Kerngenen, die von *in vitro* gewachsenen somatischen Zellen gewonnen werden, die zeitabhängigen Ereignisse durchlaufen können, die zur Bildung von komplexen Lebewesen, wie etwa Säugetieren, führen.

Therapeutisches Klonen: Verbot oder nicht?

Wie bereits aufgezeigt, können ES-Zellen in der Maus verwendet werden, um genetisch identische Tiere nicht nur durch Kerntransfer, sondern auch von Aggregationschimären zu erzeugen. Neben ihrer Fähigkeit, kontinuierlich in einem undifferenzierten Zustand gehalten zu werden, können sie auch *in vitro* in verschiedene Zellarten ausdifferenziert und verwendet werden, um so unterschiedliche Zellarten, wie Herzmuskelzellen, Blutzellen, Gefäßendothelzellen oder neuronale Zellen, zu erzeugen. Diese ES-Zellen werden aus der Kultur von Embryonen im Blastozystenstadium gewonnen. Wenn geklonte Blastozysten von den somatischen Kernen eines Spenders verwendet werden, um eine ES-Zelllinie *in vitro* abzuleiten, haben diese ES-Zellen somit die gleiche genetische Beschaffenheit wie der Spender. Die Zellarten, die *in vitro* von diesen ES-Zellen abgeleitet werden, könnten dann als Quelle für Transplantate verwendet werden, um beschädigtes Gewebe des Spenders ohne das Hindernis der Immunabstoßung zu ersetzen. Ein grundsätzlicher Nachweis dieses Ansatzes ist jetzt in der Maus geliefert worden.[18] Diese Ergebnisse haben potentiell erhebliche Konsequenzen für therapeutische Anwendungen, weil (und überraschenderweise genug) ES-Zellen heute routinemäßig aus der Kultur von menschlichen Blastozysten gewonnen werden können, während dies bei anderen Säugetierarten, mit Ausnahme der Maus (und in einem gewissen Maße des Affen), immer noch nicht der Fall ist. Aber die Konsequenzen sind auch ethischer Natur, da diese Anwendungen das Klonen von menschlichen Embryonen erfordern würden, um geklonte Blastozysten zu erzeugen.

Über eine streng utilitaristische Sichtweise der Verwendung von menschlichen Embryonen für medizinische Anwendungen hinaus, gibt es zwei bedeutende ethische Argumente, die gegen therapeutisches Klonen sprechen. Erstens, jeder technische Fortschritt, der bei der Erzeugung von geklonten Blastozysten erzielt wird, nutzt dem reproduktiven Klonen und schwächt damit das bereits in einigen Ländern verhängte Verbot ab. Zweitens, therapeutisches Klonen würde nicht nur zur Instrumentalisierung des Frauenkörpers für die Bereitstellung von Oozyten führen. Es würde auch die Erzeugung von Embryonen, die als Quelle von Zellen und nicht als »potentieller Mensch« verwendet werden würden, mit sich bringen, wodurch die Menschlichkeit, die bereits in jedem Embryo nach der Befruchtung gegeben ist, verwehrt und der Embryo zu einem Produkt werden würde. Diese

Argumente werden in den Unterlagen, die vor dieser Konferenz zusammengestellt wurden, dargelegt und umfassend analysiert. Weitere Analysen sind in den vorliegenden Proceedings enthalten. Im Sinne der Klarheit der Diskussion zwischen Wissenschaft und Moral ist es jedoch wichtig, die folgenden beiden Punkte zu berücksichtigen.

Erstens, die Techniken zum Tierklonen erfahren nach wie vor Fortschritte. Dies ist nicht so sehr auf die blinde Kumulierung von Mikromanipulationsexperimenten in zahlreichen Laboren weltweit als eher auf die Verwendung von neuen Konzepten aus der Postgenomforschung zurückzuführen, die jetzt vorgeschlagen werden, um das autoregulierende Potential von komplexen biologischen Systemen zu definieren.[19] Diese Konzepte haben sich bereits als hilfreich erwiesen, um die molekularen und zellulären Aspekte der „Reprogrammierung“[20] zu untersuchen, und führen zu hohen Ausbeuten an geklonten Blastozysten. In diesem Zusammenhang stellt sich die Frage, ob Tierforschung mit Kerntransfer in Bezug auf frühe embryonale Entwicklungen bei Säugern eingeschränkt oder sogar verboten werden sollte, um eine mögliche Ausdehnung auf menschliche Embryonen zu verhindern. Mit anderen Worten, wie kann ein „Recht auf Nichtwissen“[21] operativ definiert werden? Im vorliegenden Fall bietet der Kerntransfer eine einzigartige Möglichkeit, um zu verstehen, wie molekulare und zelluläre Informationen, die im Zytoplasma einer Oozyte gespeichert sind, einen Kern reorganisieren können. Dieses maternale Erbe der Oozyte treibt nicht nur die ersten Stufen eines Embryos an, sondern kann auch längerfristige Auswirkungen auf den Fötus, mit medizinischen Folgen im Erwachsenenstadium, haben. Die wichtigsten Faktoren, die dieses molekulare und zelluläre Erbe bestimmen, sind zur Zeit unbekannt. Aufgrund ihrer biologischen Bedeutung, und selbst wenn die zugrundeliegenden Mechanismen zwischen den Spezies aufrechterhalten werden, wird der Zeitpunkt kommen, wenn das Grundwissen, das bei Tieren gewonnen wird, in anderen Spezies bestätigt werden muss. Kann ein Verbot der Forschung an menschlichen Embryonen heute zu Lasten künftiger Erkenntnisse über frühe embryonale Entwicklungen, von denen die Risikobewertung von inzwischen klassischen Reproduktionstechnologien, wie *In-vitro*-Fertilisation, unmittelbar profitieren könnte, durchgesetzt werden?

Zweitens, therapeutisches Klonen ist heute nur eine Hoffnung für die Medizin und nicht so sehr eine zentrale Frage der Grundlagenforschung. Unabhängig von alternativen Strategien, die für biomedizinische Anwendungen betrachtet werden, wird Kerntransfer ein bedeutendes Instrument auf der Ebene der Forschung bleiben. Es gibt inzwischen Hinweise darauf, dass Zellen, die aus einem adulten Organismus isoliert werden, *in vitro* das gleiche Differenzierungspotential wie ES-Zellen aufweisen können.[22] Dies bietet eine attraktive Möglichkeit, um diese adulten Stammzellen für therapeutische Zwecke einzusetzen, und damit dem ethischen Dilemma des Einsatzes von menschlichen Embryonen aus dem Weg zu gehen. Aber dies bedeutet auch, dass Ergebnisse, die bereits mit ES-Zellen etabliert sind, auf diejenigen mit adulten Stammzellen ausgeweitet werden können. Der vor kurzem erbrachte Nachweis, dass Maus-ES-Zellen *in vitro* differenziert werden können, um Oozyten zu erzeugen, die sich zu blastozystenähnlichen Embryonen entwickeln, könnte auf adulte Stammzellen angewandt werden![23] Und unter der Annahme, dass diese Oozyten sich nach dem Kerntransfer entwickeln können, würden menschliche adulte Stammzellen dann eine neue Quelle von Zellen für therapeutisches Klonen darstellen, ohne Instrumentalisierung des Frauenkörpers, weil die Embryonen vollständig *in vitro* erzeugt werden würden. Wie soll man einen Embryo bezeichnen, der vollständig aus *in vitro* kultivierten Zelllinien gewonnen wird, wenn die Möglichkeit einer vollständigen Entwicklung nach dem Transfer in einen Empfänger nicht formell ausgeschlossen werden kann? Und wenn das maternale Erbe der Oozyte die Totipotenz des Embryos nicht bestimmt, könnte sogar die Propagierung von Teilen zu einer Veränderung der Säugerreproduktion führen! Wenn dies der Fall ist, wäre die Implantation und nicht die Fertilisation entscheidender für die Betrachtung der Menschlichkeit eines menschlichen Embryos.

Was als rein provokative Spekulation betrachtet werden kann, könnte in der näheren Zukunft eine Arbeitshypothese werden. Die Büchse der Pandora ist geöffnet worden und ist immer noch offen. Der vor kurzem erbrachte Nachweis, dass ein adultes fruchtbares Weibchen in der Maus ohne Beitrag eines paternalen Gameten erzeugt werden kann (Kono, 2003, persönliche Mitteilung), wird möglicherweise bald dazu führen, dass wir die tatsächliche Bedeutung der Geschlechtsdifferenzierung in Säugern etwas anders sehen. In der Zwischenzeit ist es ein zusätzliches Beispiel dafür, dass unsere Akzeptanz dessen, was der Embryo ist, weitgehend durch die wissenschaftlichen Erkenntnisse in Bezug auf Mechanismen, die die frühe Entwicklung und reproduktiven Prozesse in Säugetieren bestimmen, verändert wird.

Statt Verbote in Bezug auf Forschung für noch hypothetische biomedizinische Anwendungen auszusprechen, würde eine bessere Einstellung darin bestehen, den Austausch zwischen Biologen, Philosophen, Juristen und Ethikern zu fördern und aufrechtzuerhalten. Dies wird durch diese internationale Konferenz über Klonen auf eine vorbildliche Art und Weise getan. Mehr denn je bleibt jede wissenschaftliche Tätigkeit, auch wenn sie sich auf grundlegende zelluläre und molekulare Mechanismen konzentriert, eine durch und durch gesellschaftliche Aktivität. Und jeder Wissenschaftler ist jederzeit auch ein Bürger.

Anmerkungen

1 Wilmut, I. et al. (1997): *Viable offspring derived from fetal and adult mammalian cells*, in: Nature 385 (6619), 810–813.

2 Johnson, W. H. et al. (1995): *Production of four identical calves by the separation of blastomeres from an in vitro derived four-cell embryo*, in: The Veterinary Record 137 (1), 15–16.

3 Ozil, J. P., Heyman, Y., Renard, J. P. (1982): *Production of monozygotic twins by micromanipulation and cervical transfer in the cow*, in: The Veterinary Record 110 (6), 126–127.

4 Nagy, A. et al. (1990): *Embryonic stem cells alone are able to support fetal development in the mouse*, in: Development 110 (3), 815–821.

5 Vogelstein, B., Alberts, B., Shine, K. (2002): *Genetics. Please don't call it cloning*!, in: Science 295 (5558), 1237.

6 Jacob, F. (1976): *The logic of life*, New York.

7 Western, P. S., Surani, M. A. (2002): *Nuclear reprogramming – alchemy or analysis?*, in: Nature Biotechnology 20 (5), 445–446.

8 Cf. Vignon, X., Zhou, Q., Renard, J. P. (2002): *Chromatin as a regulative architecture of the early developmental functions of Mammalian embryos after fertilization or nuclear transfer*, in: Cloning and Stem Cells 4 (4), 363–377.

9 Zhou, Q. et al. (2001): *Developmental potential of mouse embryos reconstructed from metaphase embryonic stem cell nuclei*, in: Biology of Reproduction 65 (5), 412–419.

10 Mann, M. R. et al. (2003): *Disruption of Imprinted Gene Methylation and Expression in Cloned Preimplantation Stage Mouse Embryos*, in: Biology of Reproduction, May 14 [Electronic publication is ahead of print].

11 Jouneau, A., Renard, J. P. (2003): *Reprogramming in nuclear transfer*, in: Current opinion in Genetics and Development (in Druck).

12 Chavatte-Palmer, P. et al. (2002): *Clinical, hormonal, and hematologic characteristics of bovine calves derived from nuclei from somatic cells*, in: Biology of Reproduction 66 (6), 1596–1603.

13 Rossant, J., Cross, J. C. (2001): *Placental development: lessons from mouse mutants*, in: Nature Review in Genetics 2 (7), 538–548.

14 Humpherys, D. et al. (2002): *Abnormal gene expression in cloned mice derived from embryonic stem cell and cumulus cell nuclei*, in: Proceedings of the National Academy of Sciences USA 99 (20), 12889–12894.

15 Ogonuki, N. et al. (2002): *Early death of mice cloned from somatic cells*, in: Nature Genetics 30 (3), 253–254.

16 Cf. Godfrey, K. M. (2002): *The role of the placenta in fetal programming – a review,* in: Placenta 23 (Suppl A), S20–S27.

17 Wilmut, I. (2002): *Are there any normal cloned mammals?*, in: Nature Medicine 8 (3), 215–216.

18 Rideout, W. M. et al. (2002): *Correction of a genetic defect by nuclear transplantation and combined cell and gene therapy*, in: Cell 109 (1), 17–27.

19 Hasty, J., McMillen, D., Collins, J. (2002): *Engineered gene circuits*, in: Nature 420 (6912), 224–230.

20 Gao, S. et al. (2003): *Somatic cell-like features of cloned mouse embryos prepared with cultured myoblast nucle*, in: Biology of Reproduction 69 (1), 48–56.

21 Jonas, H. (1974): *Philosophical essays: from ancient creed to technological man*, Englewood Cliffs, NJ.

22 Verfaillie, C. M. et al. (2003): *Unexpected potential of adult stem cells*, in: Annals of the New York Academy of Science 996, 231–234.

23 Hübner, K. et al. (2003): *Derivation of oocytes from mouse embryonic stem cells*, in: Science 300 (5623), 1251–1256.

Anna M. Wobus

Therapeutisches Klonen und Stammzell-Technologie

Das Ziel des »therapeutischen Klonens« ist die Entwicklung von Zelltherapien für die regenerative Medizin. Da »therapeutisches Klonen« sowohl Reprogrammierungsprozesse adulter Zellen nach Kerntransfer in enukleierte Eizellen als auch die Stammzelltechnologie umfasst, hängen Fragen zum »therapeutischen Klonen« unmittelbar von Entwicklungen auf dem gesamten Gebiet der Stammzellforschung ab. Obwohl beim »therapeutischen Klonen« kein lebensfähiger Organismus entsteht, ist die Anwendung der Technik vom ethischen Standpunkt problematisch, und aus wissenschaftlicher Sicht sind noch viele Fragen unbeantwortet. Für die weitere Entwicklung regenerativer Zelltherapiestrategien ist Forschung auf allen Gebieten der Stammzellforschung erforderlich. Das schließt auch Untersuchungen über die Mechanismen der Reprogrammierung somatischer Zellkerne in Eizellen ein.

Die Entwicklung der Strategie des »therapeutischen Klonens«[1] ist letztlich auf Probleme der Transplantationsmedizin zurückzuführen. Weltweit hat der Bedarf an Spenderorganen seit Mitte der 80er Jahre kontinuierlich zugenommen. Dagegen ist die Anzahl der Organtransplantationen nahezu konstant geblieben, trotz zunehmender Wartelisten für Spenderorgane.

In den letzten Jahren haben Forschungsergebnisse mit embryonalen und somatischen Stammzellen des Menschen[2] neue Perspektiven für die Transplantationsmedizin aufgezeigt: Aus humanen Stammzellen entwickelte Zellen und Gewebe könnten zumindest teilweise den Bedarf an Spendermaterial für Gewebetransplantationen decken. Dies trifft insbesondere für komplexe Organsysteme, wie das Nervensystem, zu. So stehen bei Erkrankungen des Zentralnervensystems derzeit noch keine befriedigenden Zelltherapien zur Verfügung[3]. Ebenso könnten Krankheiten des Herzens (Herzinfarkt), der Bauchspeicheldrüse (Diabetes), der Muskulatur (Muskeldystrophie), des Knochensystems (Arthrose, Osteoporose) oder Verletzungen des Rückenmarks potentiell mit Hilfe von Stammzellen behandelt werden. Voraussetzung ist, dass es in Zukunft gelingen wird, grundlegende Fragen der Stammzellbiologie zu lösen.

Bevor Stammzellen für Zelltherapien eingesetzt werden können, müssen bestimmte Kriterien erfüllt sein. So müssen sich Stammzellen in Kultur vermehren lassen, und sie sollten ihre Entwicklungsfähigkeit und genetische Stabilität auch nach Langzeitkultur behalten. Die aus Stammzellen gebildeten Gewebe sollten mit dem Empfängerorganismus kompatibel (autolog) sein und sich gewebespezifisch integrieren und funktionieren. Das Transplantat darf weder zur Tumorbildung führen, noch mit viralen Erregern (z. B. Retroviren) kontaminiert sein.

Keine der verschiedenen Stammzell-Typen des Menschen – d. h. weder embryonale, fetale oder adulte Stammzellen – erfüllen derzeit diese Anforderungen.

Ein grundlegendes Problem der Forschung an humanen Stammzellen ist, ihre Vermehrung und Differenzierung außerhalb des Organismus zu kontrollieren. Die Lösung dieser Frage stellt insbesondere für adulte Stammzellen eine große Herausforderung dar. Methoden zur Identifizierung, Isolierung und Aufreinigung der verschiedenen adulten Stammzelltypen sind zu entwickeln. Vor allem muss das Problem von Abstoßungsreaktionen bei immunologisch fremden Gewebespendern und -empfängern (allogene Transplantation) gelöst werden.

Zur Lösung des letzteren Problems wurde die Strategie des »therapeutischen Klonens« vorgeschlagen[4], mit deren Hilfe die Herstellung körpereigener (autologer) Zelltransplantate möglich wäre. Danach würden Zellkerne somatischer Zellen eines Patienten mit entkernten menschlichen Eizellen verschmolzen, wobei der somatische Zellkern im Kontakt mit dem Zytoplasma der Eizellen reprogrammiert und zur Bildung eines Embryos befähigt würde.

Die Strategie des »therapeutischen Klonens«, die in tierischen Systemen bereits erfolgreich praktiziert wurde, birgt für die Anwendung beim Menschen eine Fülle von offenen Fragen. Neben den ethischen Problemen (z. B. dem unbegrenzten Bedarf an menschlichen Eizellen oder der Entwicklung potentiell entwicklungsfähiger – totipotenter – Embryonen) sind auch aus wissenschaftlicher Sicht noch zahlreiche Fragen offen. Ein nach der Methode des »therapeutischen Klonens« gewonnenes Transplantat würde letztlich aus embryonalen Stammzellen generiert werden und könnte zur Bildung von Tumoren führen, wenn das Transplantat noch mit undifferenzierten Stammzellen verunreinigt ist. Offen ist weiterhin, ob das (mit Hilfe von Körperzellen von erwachsenen, zumeist älteren Patienten gewonnene) Transplantat durch die Reprogrammierungs-Prozesse tatsächlich auch genetisch wieder »verjüngt« werden kann. Genetische Schäden (Mutationen), die in somatischen Zellen während der Zellalterungsprozesse zunehmen, müssten durch Reprogrammierung ebenso reversibel sein.

Die notwendigen Forschungsarbeiten zur Analyse grundlegender Mechanismen der Reprogrammierung somatischer Zellen können an tierischen Systemen durchgeführt werden. Dabei sollten Trans-Spezies-Experimente vermieden werden, d. h., Zellkerne aus somatischen Zellen der Maus sollten nur in entkernte Oozyten der Maus, somatische Zellen des Rindes nur in Rinder-Oozyten übertragen werden etc.

Eine kürzlich publizierte Arbeit[5] hat erstmals gezeigt, dass aus Maus-ES-Zellen *in vitro* Eizellen gebildet werden können. Allerdings fehlte den Oozyten ein Protein der zona pellucida, so dass sie sich nicht auf normalem Wege in den Uterus implantieren könnten. Inwieweit diese Eizellen befruchtungsfähig sind, bzw. ob die Bildung von Keimzellen prinzipiell auch aus humanen (h)ES-Zellen *in vitro* möglich ist, ist noch offen. Hinsichtlich des »therapeutischen Klonens« eröffnen sich jedoch neue Perspektiven: Sollte die Bildung von Eizellen aus hES-Zellen gelingen, wäre hiermit eine relativ unproblematische Quelle zur Gewinnung von menschlichen Eizellen gefunden. Vorausgesetzt, die Technik der Oozyten-Gewinnung aus Maus-ES-Zellen ist auf hES-Zellen übertragbar, würden die Eizellen dann nur aus der Zellkultur gewonnen werden. Die ethisch problematische Gewinnung von Oozyten nach Superovulation wäre dann nicht erforderlich.

Diese *in vitro* entwickelten Oozyten könnten darüber hinaus zur Identifizierung von Reprogrammierungsfaktoren dienen, was es langfristig ermöglichen würde, die entsprechenden Signalmoleküle für die Reprogrammierung adulter Zellen einzusetzen.

Ein »therapeutisches Klonen« nach dem klassischen Verfahren[6] ist aus derzeitiger Sicht nicht als geeignetes, klinisch anwendbares Verfahren anzusehen (Gefahr der Tumorbildung des Transplantats, aufwändige Methode, derzeit noch problematische Eizellgewinnung), doch bietet die Methode nach Hübner et al.[7] eine erste Möglichkeit für die Entwicklung von alternativen Konzepten zur »klassischen« Strategie des »therapeutischen Klonens«.

Ein besonderes Problem beim »therapeutischen Klonen« wird darin gesehen, dass zumindest transient ein totipotentes Embryonalstadium entsteht. Totipotenz definiert die Fähigkeit zur Bildung eines kompletten Organismus und setzt den Nachweis der Befähigung zur vollständigen Entwicklung eines Individuums voraus. Ein Nachweis der Totipotenz humaner ES-Zellen verbietet sich von selbst (somit kann Totipotenz von humanen ES-Zellen – obwohl dieser Begriff eine strafrechtlich relevante Schlüsselstellung im Embryonenschutzgesetz einnimmt – experimentell nicht überprüft werden).

Aber auch aus anderen Gründen ist der Begriff »Totipotenz« im deutschen Embryonenschutzgesetz überholt (und als Kriterium eines Strafgesetzes ungeeignet). Mit der Schaffung des Klonschafs »Dolly«[8] und in zahlreichen Arbeiten mit anderen Säugern wurde in den letzten Jahren gezeigt, dass die Spezialisierung eines somatischen Zellkerns in einer entkernten Eizelle wieder »aufgehoben« werden und der künstlich hergestellte Embryo volle Entwicklungsfähigkeit erlangen kann. Danach käme im Prinzip jeder Körperzelle das Potenzial zur allseitigen Entwicklung zu.

Es ist evident, dass die Ergebnisse der Forschung an humanen ES-Zellen die Arbeiten zur zukünftigen Nutzung adulter Stammzellen für Zelltherapien voranbringen werden. Insbesondere Erkenntnisse der Genom- und Proteomforschung werden die Forschung mit adulten Stammzellen befruchten. Derzeit wird intensiv daran gearbeitet, mit Hilfe der Genomanalyse Faktoren zu identifizieren, die eine Stammzelle (d. h., ihre stemness) definieren[9]. Ein derartiger Faktor, der die Pluripotenz embryonaler Stammzellen der Maus kontrolliert, wurde kürzlich identifiziert[10].

Weiterhin gilt es bei adulten Stammzellen, insbesondere hämatopoetischen Stammzellen (HSC), das Problem der fehlenden bzw. ungenügenden Proliferation zu lösen. In diesem Zusammenhang konnte erstmals ein Signalmolekül (Wnt3a) identifiziert werden, welches die Vermehrung (self-renewal) von HSC *in vitro* reguliert[11].

Im Unterschied zu HSC sind mesenchymale Stammzellen in der Lage, sich in Kultur zu vermehren und in verschiedene mesenchymale Zelltypen, wie Knorpel, Knochen oder Sehnen zu entwickeln[12]. Inwieweit und in welchen Größenordnungen Gewebe anderer Organe (z. B. neurale oder kardiale) durch Stammzellen des Knochenmarks regeneriert werden können, ist derzeit durch mehrere umstrittene Publikationen und wegen des Phänomens von Zellfusionen zwischen Spender- und Empfängerzellen noch nicht eindeutig geklärt[13].

Die Isolierung eines pluripotenten und proliferierenden Zelltyps, der so genannten multipotenten adulten Progenitorzellen (MAPCs) aus Knochenmark[14], als auch die Identifizierung vermehrungsfähiger pluripotenter Vorläuferzellen aus Hautgewebe[15] eröffnen Perspektiven für den Einsatz adulter Stamm- und Vorläuferzellen in der regenerativen Medizin (möglicherweise auch ohne den Einsatz des »therapeutischen Klonens«).

Dennoch besitzen humane ES-Zellen nachweislich das größte Entwicklungspotenzial *in vitro*. So ist davon auszugehen, dass Arbeiten mit hES-Zellen (sowie mit ES-Zellen der Maus) die Grundlage für die Entwicklung von Differenzierungssystemen sowie für die Identifizierung von Differenzierungsfaktoren bilden, die letztlich auch der Forschung an humanen somatischen Stammzellen zugute kommen.

Ein besonderer Vorteil embryonaler Stammzellen liegt in der Möglichkeit, gezielt therapeutisch relevante Gene in ES-Zellen einzuführen. Dies wurde kürzlich mit Hilfe der homologen Rekombination in hES-Zellen gezeigt[16]. Darüber hinaus werden (nicht-genetische) Verfahren zur Manipulation von Stammzellen mit Hilfe der Protein-Modifikation eine weitere – möglicherweise noch interessantere – Alternative bieten[17].

Zusammenfassend ist festzustellen, dass nur fundierte Forschung an allen humanen Stammzellsystemen (embryonalen, fetalen und adulten) die erforderlichen Kenntnisse erbringen werden, die für die Entwicklung von Zelltherapien erforderlich sind. Bezüglich einer klinischen Anwendung ist autologen Stammzellen zur Geweberegeneration der Vorzug zu geben. Der gegenwärtige begrenzte Wissensstand auf dem Gebiet der somatischen Stammzellen erfordert parallel Forschung mit humanen ES-Zellen. Ebenso kommt Arbeiten, die zur Aufklärung der Mechanismen der Reprogrammierung von Körperzellen des Menschen beitragen, eine besondere Bedeutung zu.

Anmerkungen

1 Lanza, R. P., Cibelli, J. B., West, M. D. (1999a): *Human therapeutic cloning*, in: Nature Medicine 5, 975–977. Lanza, R. P., Cibelli, J. B., West, M. D. (1999b): *Prospects for the use of nuclear transfer in human transplantation*, in: Nature Biotechnology 17, 1171–1174.

2 DFG-Report (2003): *Forschung mit humanen embryonalen Stammzellen, Research with Human Embryonic Stem Cells*, Wiley-VCH, Weinheim. NIH-Report (2001) http://www.nih.gov/news/stemcell/scireport.htm.

3 Freed, C. R., Greene, P. E., Breeze, R. E., Tsai, W. Y., DuMouchel, W., Kao, R., Dillon, S., Winfield, H., Culver, S., Trojanowski, J. Q. et al. (2001): *Transplantation of embryonic dopamine neurons for severe Parkinson's disease*, in: The New England Journal of Medicine 344, 710–719.

4 Lanza et al. 1999a; Lanza et al. (1999b).

5 Hübner, K., Fuhrmann, G., Christenson, L. K., Kehler, J., Reinbold, R., De La Fuente, R., Wood, J., Strauss, J. F., Boiani, M., Schöler, H. R. (2003): *Derivation of Oocytes from Mouse Embryonic Stem Cells*, in: Science 300, 1251–1256.

6 Lanza et al. 1999a; Lanza et al. 1999b.

7 Hübner et al. 2003.

8 Wilmut, I., Schnieke, A. E., McWhir, J., Kind, A. J., Campbell, K. H. S. (1997): *Viable offspring derived from fetal and adult mammalian cells*, in: Nature 385, 810–813.

9 Anisimov, S. V., Tarasov, K. V., Tweedie, D., Stern, M. D., Wobus, A. M., Boheler, K. R. (2002): *SAGE identification of gene transcripts with profiles unique to pluripotent mouse R1 embryonic stem cells*, in: Genomics 79, 169–176. Ivanova, N. B., Dimos, J. T., Schaniel, C., Hackney, J. A., Moore, K. A., Lemischka, I. R. (2002): *A stem cell molecular signature*, in: Science 298, 601–604. Ramalho-Santos, M., Yoon, S., Matsuzaki, Y., Mulligan, R. C., Melton, D.A. (2002): *„Stemness": transcriptional profiling of embryonic and adult stem cells*, in: Science 298, 597–600.

10 Chambers, I., Colby, D., Robertson, M., Nichols, J., Lee, S., Tweedie, S., Smith, A. (2003): *Functional expression cloning of nanog, a pluripotency sustaining factor in embryonic stem cells*, in: Cell 113, 643–655.

11 Reya, T., Duncan, A. W., Ailles, L., Domen, J., Scherer, D. C., Willert, K., Hintz, L., Nusse, R., Weissman, I. L. (2003): *A role for Wnt signalling in self-renewal of haematopoietic stem cells*, in: Nature 423, 409–414.

12 Pittenger, M. F., Mackay, A. M., Beck, S. C., Jaiswal, R. K., Douglas, R., Mosca, J. D., Moorman, M. A., Simonetti, D. W., Craig, S., Marshak, D. R. (1999): *Multilineage potential of adult human mesenchymal stem cells*, in: Science 284, 143–147.

13 D'Amour, K. A., Gage, F. H. (2002): *Are somatic stem cells pluripotent or lineage-restricted?* in: Nature Medicine 8, 213–214. Holden, C., Vogel, G. (2002): *Stem cells. Plasticity: time for a reappraisal?*, in: Science 296, 2126–2129. Morshead, C. M., Benveniste, P., Iscove, N. N., van der Kooy, D. (2002): *Hematopoietic competence is a rare property of neural stem cells that may depend on genetic and epigenetic alterations*, in: Nature Medicine 8, 268–273. Wagers, A. J., Sherwood, R. I., Christensen, J. L., Weissman, I. L. (2002): *Little evidence for developmental plasticity of adult hematopoietic stem cells*, in: Science 297, 2256–2259. Wang, X., Willenbring, H., Akkari, Y., Torimaru, Y., Foster, M., Al Dhalimy, M., Lagasse, E., Finegold,

M., Olson, S., Grompe, M. (2003): *Cell fusion is the principal source of bone-marrow-derived hepatocytes*, in: Nature 422, 897–901.

14 Jiang, Y., Jahagirdar, B. N., Reinhardt, R. L., Schwartz, R. E., Keene, C. D., Ortiz-Gonzalez, X. R., Reyes, M., Lenvik, T., Lund, T., Blackstadt, M. et al. (2002): *Pluripotency of mesenchymal stem cells derived from adult marrow*, in: Nature 418, 41–49.

15 Toma J. G., Akhavan, M., Fernandes, K. J., Barnabe-Heider, F., Sadikot, A., Kaplan, D. R., Miller, F. D. (2001): *Isolation of multipotent adult stem cells from the dermis of mammalian skin*, in: Nature Cell Biology 3, 778–784.

16 Zwaka, T. P., Thomson, J. A. (2003): *Homologous recombination in human embryonic stem cells*, in: Nature Biotechnology 3, 319–321.

17 Noguchi, H., Kaneto, H., Weir, G. C., Bonner-Weir, S. (2003): *PDX-1 protein containing its own antennapedia-like protein transduction domain can transduce pancreatic duct and islet cells*, in: Diabetes 52, 1732–1737. Peitz, M., Pfannkuch, K., Rajewsky, K., Edenkofer, F. (2002): *Ability of the hydrophobic FGF and basic TAT peptides to promote cellular uptake of recombinant Cre recombinase: A tool for efficient genetic engineering of mammalian genomes*, in: Proceedings of the National Academy of Sciences (USA) 99, 4489–4494.

Ulf R. Rapp

Alternativen zum therapeutischen Klonen: Induktion von Pluripotenz

Problematik therapeutischer Klonierungszyklus

Die Arbeiten aus der Arbeitsgruppe von Rudi Jaenisch aus Cambridge haben eindrucksvoll bewiesen, dass ein vollständiger therapeutischer Klonierungszyklus bei der Maus durchlaufen werden kann[1]. Die Problematik dieses methodischen Ansatzes ist offensichtlich: So werden für den somatischen Kerntransfer immer wieder frisch gewonnene, hochqualitative Oozyten benötigt. Zusätzlich ist der zeitliche und experimentelle Aufwand, der notwendig ist, um diesen Zyklus erfolgreich durchlaufen zu können, gegenwärtig noch relativ hoch. Rudi Jaenisch wird darauf sicherlich noch näher eingehen. Ob und wie dieser Klonierungszyklus auf den Menschen übertragen werden kann und soll, ist eine zentrale Frage dieser Veranstaltung.

Die Probleme des therapeutischen Klonens sind, wie bereits gehört, äußerst vielschichtig. Zunächst müssen für solche Analysen eine hohe Anzahl hochqualitativer Oozyten gewonnen werden. In diesem Zusammenhang möchte ich Sie auf eine aussichtsreiche Möglichkeit der Oozyten-Erzeugung hinweisen, die kürzlich in der Arbeitsgruppe von Hans Schöler aus Philadelphia beschrieben wurde[2]. Er konnte erstmalig aus Maus ES-Zellen Oozyten bzw. Blastozysten ähnliche Strukturen generieren. Weitere Experimente müssen jedoch noch zeigen, ob diese ES-Zellderivate auch befruchtet und als Ausgangsmaterial für ES-Zellinien nach Kerntransfer eingesetzt werden können. Ob es zukünftig möglich sein wird, auch aus menschlichen ES-Zellen funktionelle Oozyten zu gewinnen, wird wohl die Zukunft zeigen.

Ein weiteres Problem des therapeutischen Klonens ist die geringe Klonierungseffizienz, die je nach Organismus und Technik zwischen ca. 0,5 und 5% schwankt. Unter der Klonierungseffizienz verstehen wir die Anzahl lebend geborener Tiere, ausgedrückt als prozentualer Anteil der Oozyten, bei denen der Kerntransfer durchgeführt wurde. Es hat sich gezeigt, dass es auf jeder Stufe der experimentellen Vorgehensweise vom Kerntransfer bis zur Geburt zum Abort kommt. Aber selbst noch nach der Geburt treten zahlreiche Störungen auf, darunter Wachstumsanomalien und Stoffwechseldefekte wie zum Beispiel Fettleibigkeit bei geklonten Mäusen oder aber auch, wie gerade gehört, Immunsystemdefekte.

Unter anderem diese Beobachtungen motivierten den »Dolly-Vater« Ian Wilmut im letzten Jahr zu einem Kommentar[3] in der Zeitschrift *Nature* mit dem Titel: *Are there any normal cloned mammals?*

Versuche des Kerntransfers bei nicht-menschlichen Primaten sind bisher erfolglos geblieben oder konnten nicht reproduziert werden. Hierzu gibt es eine aktuelle Publikation. Die Arbeitsgruppe um den Reproduktions-Experten Gerald Schatten aus Pittsburgh führte Kerntransfers in Rhesusaffen-Oozyten durch[4]. Hierbei wurden Kerntransfers bei 716 Rhesus-Oozyten durchgeführt und ein Teil der sich entwickelnden Embryonen auf Leihmütter übertragen. Trotz partieller embryonaler Entwicklung konnten keine lebenden Rhesus-Nachkommen erzeugt werden. Eine molekulare Ursache hierfür war die Ausbildung von fehlerhaften Mitosespindeln, die zu einer unregelmäßigen Verteilung der Chromosomen und nachfolgend zu Aneuploidie führte. Selbstverständlich ist die Produktion überschüssiger Embryonen auch ein ethisches Problem. Dazu werden wir nachfolgend sicherlich noch mehrere Sprecher hören.

Stammzellen: Neue Entwicklungen

Eine zentrale Anwendung des Therapeutischen Klonens ist die Gewinnung von Ausgangsmaterial für zelluläre Therapien. Wie Sie wissen, wird das Therapiepotential embryonaler und adulter Stammzellen in der Öffentlichkeit, aber auch unter Fachleuten, recht unterschiedlich diskutiert. Nach meiner Meinung ist es gegenwärtig noch zu früh, um sich auf eine der beiden Richtungen festzulegen. Hinzu kommt, dass es mit großer Wahrscheinlichkeit am Ende so sein wird, dass im Rahmen zellulärer Therapien für die eine Krankheit Zellderivate aus ES-Zellen, für die andere Krankheit adulte Stammzellen besser geeignet sein werden. Aus den zahlreichen aktuellen Ergebnissen im Bereich Stammzellbiologie sind für mich die Ergebnisse von Freda Miller aus Toronto besonders interessant. Sie konnte erstmalig Stammzellen aus Hautbiopsie-Material junger und alter Mäuse isolieren[5]. Zwischenzeitlich hat sie ihre Versuche auch auf menschliche Zellen ausgedehnt. Diese aus der Haut abgeleiteten Vorläuferzellen können mehr als fünfzigmal passagiert und in Kultur je nach Wachstumsbedingungen in unterschiedliche neuronale und mesodermale Zelltypen differenziert werden. Wenn noch der erfolgreiche Einsatz dieser Zellen in Transplantationsversuchen gezeigt werden könnte, wäre eine leicht zugängliche Quelle autologer Stammzellen für einige zelluläre Therapien gefunden.

Reprogrammierung differenzierter Zellen

Möglichst viele Zellen mit gewünschten Eigenschaften zu erhalten ist das primäre Anliegen anwendungsorientierter Stammzellforschung. Dies kann aber nicht nur durch Differenzierung von ES-Zellen oder adulten multipotenten Vorläuferzellen, sondern auch durch Reprogrammierung bereits differenzierter Zellen erreicht werden. Diesen Gedanken möchte ich nun weiter ausführen.

Erfolgreiche Reprogrammierungen von Zellen gibt es in der Natur zum Beispiel bei der Befruchtung oder aber auch, wie gerade gehört, beim therapeutischen Klonierungszyklus. Damit Reprogrammierungen erfolgreich ablaufen, muss in das epigenetische Programm der Zelle eingegriffen werden. Das Ziel hierbei ist die Wiederherstellung zellulärer Pluripotenz. Hierbei sind gezielte Beeinflussungen der DNA, des Chromatins und der Chromosomen denkbar und möglich[6].

Doch wo treten Reprogrammierungen auf und können wir diese gezielt nutzen? Eine Reprogrammier-Methode ist zum Beispiel die kontrollierte Fusion von ES- Zellen mit bereits differenzierten, somatischen Zellen. Dadurch können multipotente Vorläuferzellen erzeugt werden. Diese experimentelle Strategie wurde von Tada und Mitarbeitern erstmalig an Mauszellen durchgeführt[7]. Durch die Fusion von ES-Zellen mit Thymozyten entstanden pluripotente, tetraploide Hybrid-Zellen, die vom Aussehen und Wachstumsverhalten eher ES-Zellen entsprachen, jedoch auch typische T-Zell-Eigenschaften exprimierten. Ebenso wurde in den Hybridzellen auch OCT-4, ein typischer ES-Zellmarker, reexprimiert. ES-Zellen haben folglich die Eigenschaft, den Epi-Phänotyp somatischer Zellen zu beeinflussen. Ob dieses Verfahren jemals im Rahmen zellulärer Therapien Anwendung finden wird, kann gegenwärtig noch nicht beurteilt werden.

Eine weitere Methode der Reprogrammierung ist die *in vitro*-Reprogrammierung. Diese Methode wurde in der Arbeitsgruppe von Philippe Collas aus Oslo entwickelt[8]. Dabei werden Zellen, wie zum Beispiel Fibroblasten, mit Streptolysin O membrandurchgängig gemacht und mit Extrakten aus Zellen eines anderen Zelltyps, wie zum Beispiel reifen T-Zellen, vermischt. Nach kurzer Zeit werden die Zellmembranen wieder verschlossen und die Zellen in Kultur weitergezogen. Mittels dieser Methode konnte eine partielle Reprogrammierung der Ausgangszellen erreicht werden. Das bedeutet, dass die Fibroblasten nach Anwendung dieser Methode auch einige T-Zell-Eigenschaften exprimieren. Mit dieser Methode kann nun Reprogrammierung im Detail untersucht werden und vielleicht gelingt es sogar, einzelne Reprogrammierfaktoren zu isolieren.

Auch an meinem Institut in Würzburg sind wir an Reprogrammierungsprozessen interessiert. In der Arbeitsgruppe von Albrecht Müller konnte zum Beispiel vor kurzem gezeigt werden, dass das Entwicklungspotential adulter Stammzellen durch Chromatin-modifizierende Substanzen erweitert werden kann. Er behandelte genetisch markierte neurale Stammzellen der Maus kurzzeitig mit DNS-Methylierungs- und Histon-Acetylierungs-Inhibitoren in vitro und transferierte diese dann zurück in sublethal bestrahlte Mäuse. Nach einigen Wochen wurden die Mäuse analysiert und es stellte sich in FACS-Analysen der Blutzellen heraus, dass ein Teil der Blutzellen aus den neuralen Stammzellen hervorgegangen ist. Dadurch konnte er zeigen, dass durch eine Kurzzeitbehandlung der Stammzellen mit Substanzen, die das epigenetische Programm beeinflussen, das Entwicklungsspektrum von Stammzellen deutlich erweitert werden kann.

Auch meine eigene Arbeitsgruppe ist an Reprogrammierung interessiert. Wie sie vielleicht wissen, komme ich aus dem Gebiet der experimentellen Krebsforschung und habe mich intensiv mit zellulären Signalprozessen auseinandergesetzt. Im Bereich Stammzellforschung untersuchen wir die Signalwege, die Proliferation bzw. Selbsterneuerung und Differenzierung von Stammzellen regulieren. Zum anderen gelang uns vor kurzem die Verknüpfung zwischen klassischen Signalkaskaden und dem epigenetischen Zellgedächtnis. Wir konnten eine direkte Interaktion zwischen *MAPKAP-Kinasen* und Mitgliedern der Polycomb Proteine charakterisieren. Polycomb Proteine sind am epigenetischen Gedächtnis der Zelle beteiligt. Durch das bessere Verständnis der Regulierung epigenetischer Prozesse erhoffen wir, zukünftig Zugang zur Reprogrammierung und deren gezielten Beeinflussung zu erhalten.

Fazit und Ausblick

Doch lassen Sie mich hier schließen. Zusammenfassend kann gesagt werden, dass der Einsatz von embryonalen als auch adulten Stammzellen zu Therapiezwecken ein realistisches, mittelfristiges Ziel biomedizinischer Forschung ist. Dies schließt auch den Transfer von adulten somatischen Kernen in Oozyten zur Gewinnung menschlicher ES-Zellen ein. Während in der Öffentlichkeit aber auch in der Fachliteratur immer wieder das Potential dieser neuen Technologien hervorgehoben wird, muss eins ganz klar gesagt werden: vor dem klinischen Einsatz benötigen wir deutlich mehr Grundlagenforschung! Die jetzt anstehenden primären Forschungsfelder sind für mich:

(1) Verbesserung der Klonierungseffizienz im Zyklus »Therapeutisches Klonieren« und Erschließung neuer Quellen für Eizellen

(2) Erzeugung von Keimzellen aus ES-Zellen

(3) Identifizierung und Charakterisierung von Reprogrammierfaktoren

(4) Entschlüsselung von Signalwegen und Regelkreisen, die direkt in Entwicklungs- und Regenerationsvorgänge eingreifen.

Anmerkungen

1 Rideout, W. M., Hochedlinger, K., Kyba, M., Daley, G. Q., Jaenisch, R. (2002): *Correction of a genetic defect by nuclear transplantation and combined cell and gene therapy,* in: Cell 109 (1), 17–27.

2 Hübner, K., Fuhrmann, G., Christenson, L. K., Kehler, J., Reinbold, R., De La Fuente, R., Wood, J., Strauss, J. F., Boiani, M., Schöler, H. R. (2003): *Derivation of oocytes from mouse embryonic stem cells,* in: Science 300 (5623), 1251–1256.

3 Wilmut, I. (2002): *Are there any normal cloned mammals?,* in: Nature Medicine 8 (3), 215–216.

4 Simerly, C., Dominko, T., Navara, C., Payne, C., Capuano, S., Gosman, G., Chong, K. Y., Takahashi, D., Chace, C., Compton, D., Hewitson, L., Schatten, G. (2003): *Molecular correlates of primate nuclear transfer failures,* in: Science 300 (5617), 297.

5 Toma, J. G., Akhavan, M., Fernandes, K. J., Barnabe-Heider, F., Sadikot, A., Kaplan, D. R., Miller, F. D. (2001): *Isolation of multipotent adult stem cells from the dermis of mammalian skin,* in: Nature Cell Biology 3 (9), 778–784.

6 Shi, W., Zakhartchenko, V., Wolf, E. (2003): *Epigenetic reprogramming in mammalian nuclear transfer,* in: Differentiation 71 (2), 91–113.

7 Tada, M., Takahama, Y., Abe, K., Nakatsuji, N., Tada, T. (2001): *Nuclear reprogramming of somatic cells by in vitro hybridization with ES cells,* in: Current Biology 11 (19), 1553–1558.

8 Hakelien, A. M., Landsverk, H. B., Robl, J. M., Skalhegg, B. S., Collas, P. (2002): *Reprogramming fibroblasts to express T-cell functions using cell extracts,* in: Nature Biotechnology 20 (5), 460–466.

Søren Holm

Heiligt der Zweck die Mittel?[1]

Die Frage, die ich in diesem Vortrag versuche zu beantworten, ist, wie wir ein Forschungsprogramm ethisch bewerten können, wenn es ethisch umstrittene Fragen am Anfang eines solchen Forschungsprogramms gibt und der künftige Nutzen noch ungewiss und unvorhersehbar ist. Als Forschungsprogramm definiere ich eine Reihe von Forschungsaktivitäten, die durch eine zentrale Hypothese und/oder eine oder einige wenige zentrale Techniken zusammengehalten werden. Ein neues Forschungsprogramm kann somit entweder das Ergebnis einer theoretischen Entwicklung sein, die zu einer neuen, potentiell fruchtbaren Hypothese führt, und/oder durch wissenschaftlich/technologische Entwicklung entstehen, die zu einer Reihe neuer Techniken mit einer potentiell breiten Anwendbarkeit führt.

Neuere Forschungsprogramme im Bereich der Medizin umfassen Gentherapie, anti-angiogene Behandlung, embryonale Stammzellforschung und adulte Stammzellforschung.

In diesem Vortrag benutze ich den Begriff des »therapeutischen Klonens«[2], d.h. der Erzeugung embryonaler Stammzellen durch Zellkernaustausch, als Beispiel für ein neuartiges biotechnologisches Forschungsprogramm.

Das allgemeine Problem von Zweck und Mittel

Das Problem der ethischen Bewertung von Situationen, in denen wir ethisch lobenswerte Zwecke durch Einsatz von ethisch problematischen Mitteln erreichen, ist ein sehr altes und sehr allgemeines ethisches Problem. Es ist ein Problem, das bei allen ethischen Theorien auftritt, außer bei einfachen Formen von Konsequentialismus (jeder zweistufige Konsequentialismus wird jedoch eine Fassung des Problems aufweisen), und Beispiele dafür gibt es bei zahlreichen Entscheidungen auf politischer Ebene.

Im Falle des therapeutischen Klonens tritt das Problem auf, weil 1) mit den bestehenden Methoden zur Erzeugung von embryonalen Stammzellen eine Erzeugung und nachfolgende Vernichtung von Embryonen verbunden ist, 2) Zellkernaustausch zum Problem des Dammbruchs bei Zellkernaustausch für reproduktive Zwecke führt und 3) das Ziel der Erzeugung von Zellen mit einem Nutzen für die Humantherapie ein moralisch gutes Ziel ist.[3] Die Mittel, um dieses gute Ziel zu erreichen, sind deshalb moralisch umstritten und für viele einfach moralisch schlecht.

Es gibt zwei radikal verschiedene Ansichten in Bezug auf das, was man in einer solchen Situation tun sollte. Laut einer Ansicht (der konsequentialistischen) ist die Unterscheidung zwischen Zweck und Mittel bedeutungslos. Wir brauchen nur das Ergebnis zu bewerten, es mit anderen möglichen Ergebnissen zu vergleichen und uns für die Handlung zu entscheiden (was immer sie auch sein wird), die zum moralisch besten Ergebnis führt. Obwohl es damit konzeptionell unmöglich ist, dass die gewählten Mittel moralisch schlecht sind, wenn die Handlung richtig ist, könnte der Konsequentialist akzeptieren, dass es Situationen geben kann, in denen die Mittel von vielen als schlecht betrachtet werden, aber dies wäre irrelevant, außer wenn damit der Nutzen des Ergebnisses beeinflusst werden würde.

Laut der anderen Position (der deontologischen) ist es nie richtig, etwas Falsches zu tun, um zu einem guten Zweck zu kommen.

Aber das Bild ist komplexer, als diese diametral entgegengesetzten Ansichten es andeuten. In vielen Fällen ist es schwierig, die Mittel so vom Zweck zu trennen, dass wir beide getrennt bewerten können. Sowohl die konsequentialistische als auch die deontologische Analyse befassen sich nicht mit der Bedeutung der Intention und dem expliziten Zweck in unserer Bewertung von Handlungen. Ist die „Erzeugung von embryonalen Stammzellen mit Zellkernaustausch zur Entwicklung einer neuen und wirkungsvollen Antifaltencreme“ die gleiche Handlung wie „die Erzeugung von embryonalen Stammzellen mit Zellkernaustausch zum Zwecke der Entwicklung einer neuen und wirkungsvollen Behandlung der Parkinson-Krankheit“? Alles, was ich in beiden Fällen tue, kann genau das Gleiche sein, aber dennoch scheint es sich um zwei verschiedene Handlungen mit zwei verschiedenen ethischen Beurteilungen zu handeln. Der Konsequentialist könnte jetzt beanstanden, „aber das ist nur der Fall, weil Sie jetzt eine Beschreibung des Ergebnisses in die Beschreibung der Handlung aufgenommen haben“, aber dies ist keine valide Beanstandung, denn berücksichtigt wurde eine Beschreibung des beabsichtigten Ergebnisses. Es kann sein, dass der erste Forscher unfreiwillig über eine Behandlung der Parkinson-Krankheit stolpert und nicht eine Antifaltencreme entwickelt, aber das ändert nichts an der Art seiner Handlungen oder der Rechtfertigung ihrer Durchführung zum Zeitpunkt ihrer Durchführung.

Genauso können die Mittel, die eingesetzt werden, um bestimmte Ziele zu erreichen, auch weiterhin unsere Bewertung der Ziele beeinflussen. Nehmen wir an, dass wir zwei äquipotente Behandlungen haben, jeweils mit einer adulten Stammzelllinie: eine Behandlung, die von einem Arzneimittelunternehmen entwickelt wurde, das dafür einen seiner Mitarbeiter umgebracht hat, den es als jemanden mit besonders wertvollen Stammzellen ermittelt hat, und eine andere Behandlung, die von einem Arzneimittelunternehmen von einem lebenden Probanden abgeleitet wurde. Würde ich als Patient moralische Gründe haben, um eine dieser Behandlungen zu bevorzugen? Ich denke schon und ich denke, dass die unethischen Mittel, die in einem dieser Fälle eingesetzt werden, auch weiterhin bei unserer moralischen Bewertung „unter Berücksichtigung aller Aspekte" des (an sich absolut guten) Produkts von Bedeutung sind.

Die Darstellung, wann und wie Mittel und Zweck in eine bestimmte Wechselwirkung treten, damit wir sie getrennt bewerten können, geht über den Rahmen dieses Vortrags hinaus. Hier reicht die Schlussfolgerung, dass es nicht immer möglich ist, sie getrennt zu bewerten.

Das Problem der Ungewissheit

Ungewissheit macht die Entscheidungsfindung schwieriger. Wenn ich genau weiß, was passiert, wenn ich auf eine bestimmte Art und Weise handle, ist die Entscheidungsfindung einfach (die Handlung entsprechend meiner Entscheidung kann natürlich immer noch schwierig sein. Ich kann unter Akrasie leiden usw.).

Ungewissheiten können unterschiedlicher Art sein und das Nicht-Wissen, die sie implizieren, kann unterschiedliche Ausmaße haben. Es gibt sowohl bekanntes Unbekanntes (d. h. Dinge, von denen wir wissen, dass wir sie nicht wissen) und unbekanntes Unbekanntes (d. h. Dinge, von denen wir nicht wissen, dass wir sie nicht wissen). Ist unsere Entscheidung mit etwas unbekanntem Unbekanntem verbunden (wenn es eine Ungewissheit der zweiten Ordnung gibt), kann man dies nicht bei irgendeiner Entscheidungsfindung berücksichtigen, indem man sich auf Aufzählung, Bewertung und Vergleich aller möglichen Ergebnisse verlässt. Gehen wir dennoch zunächst davon aus, dass das Problem der Ungewissheit der zweiten Ordnung in unserer ethischen Bewertung neuer Biotechnologien eingeklammert werden kann, um zu untersuchen, wie weit wir kommen, wenn es nur bekannte Ungewissheit gibt.

In diesem Fall können wir die Ungewissheiten in ethische und faktische Ungewissheiten unterteilen. Beim therapeutischen Klonen haben wir es mit beidem zu tun.

Betrachten wir zunächst die größte ethische Ungewissheit. Eine der wichtigsten ethischen Fragen, die im Zusammenhang mit der Stammzellforschung diskutiert werden, ist auf die Tatsache zurückzuführen, dass embryonale Stammzellen aus Embryonen gewonnen werden müssen, die im Laufe des Prozesses vernichtet werden. Dies bedeutet, dass Stammzellforschung die Frage aufwirft, ob es irgendwelche ethischen Grenzen in Bezug auf die Erzeugung und Vernichtung von menschlichen Embryonen zu Forschungs- oder Therapiezwecken gibt, sowie die grundlegendere Frage des moralischen Status des menschlichen Embryos.

Falls menschliche Embryonen irgendeinen moralischen Status haben, brauchen wir eine gute Rechtfertigung, um sie zu vernichten, und je höher ihr moralischer Status, um so bedeutender oder gewichtiger hat die Rechtfertigung zu sein.[4]

Die Frage des moralischen Status des Embryos wurde während der Abtreibungsdebatte oder im Rahmen der Debatten über verschiedene Formen assistierter Reproduktionstechniken nicht gelöst. Es ist unwahrscheinlich, dass sie in den laufenden Debatten über Stammzellen gelöst wird, da es keine wirklich neuen Argumente zu geben scheint.[5] Jede Seite hat in dieser Debatte Argumente, die sie als einleuchtend betrachtet, und kann im Allgemeinen nicht verstehen, warum die andere Seite das Problem nicht genau so sehen kann. Innerhalb der jeweiligen Positionen gibt es keine Ungewissheit bezüglich des moralischen Status des Embryos und es gibt somit kaum Ungewissheit darüber, ob die Erzeugung von Embryonen als Teil der therapeutischen Klonierungsforschung moralisch annehmbar ist. Aber zwischen den Positionen gibt es eindeutig tiefe Klüfte, die selbst in Gesprächen zwischen aufrichtigen und geduldigen Gesprächspartnern nicht überbrückbar sind. Wir befinden uns somit in einer Situation, in der die moralische Strittigkeit des Embryos (paradoxerweise) durch moralische Gewissheit auf allen Seiten der Debatte geschaffen wird.

Eine weitere bedeutende Ungewissheit ist wissenschaftlicher Art und besteht aus zwei Teilen. Die erste Ungewissheit ist einfach Ungewissheit darüber, ob therapeutisches Klonen sein Versprechen hält.

Die öffentliche Darstellung des Nutzens der Stammzellforschung wurde als Versprechen eines erheblichen unmittelbaren Nutzens charakterisiert. Wie bei zahlreichen anderen wissenschaftlichen Durchbrüchen wurde der Öffentlichkeit ein tatsächlicher Nutzen innerhalb von 5–10 Jahren versprochen, d. h. in diesem Fall, signifikante Stammzelltherapien in normaler klinischer Anwendung.[6] Etwa 5 Jahre der Zeitspanne von 5–10 Jahren sind inzwischen vergangen und die versprochenen Therapien sind bisher nirgendwo auch nur annähernd Routineanwendungen in der Klinik. Es gibt Ähnlichkeiten in Bezug auf die ersten enthusiastischen Darstellungen der Gentherapie Ende der achtziger Jahre und die späteren Probleme, die angetroffen wurden, und es gibt somit Grund zu befürchten, dass Stammzelltherapien eine ähnlich große Wegstrecke zwischen der theoretischen Möglichkeit und der klinischen Praxis zurücklegen müssen. Es ist wahrscheinlich, dass zahlreiche Patienten, die heute unter den Krankheiten leiden, für die Stammzelltherapien versprochen worden sind, bereits lange tot sein werden, wenn die Therapien zur Verfügung stehen, und dass Stammzelltherapien letzten Endes für viele Zielanwendungen, die zur Zeit als vielversprechend betrachtet werden, nicht entwickelt werden.[7]

Die Bewertung dieser Ungewissheit auf eine Art und Weise, die es ermöglicht, sie in die Entscheidungsfindung einzubinden, ist äußerst schwierig, weil wir uns in einem sehr frühen Stadium der Entwicklung dieses Forschungsprogramms befinden. Wir wissen, was theoretisch möglich sein kann, aber wir wissen nicht, wie schwierig es sein wird, dies in die Praxis umzusetzen, oder welche praktischen Hindernisse wir auf dem Weg vorfinden werden.

Die zweite Form der wissenschaftlichen Ungewissheit ist noch schwieriger zu erfassen. Für irgendeine bestimmte Krankheit brauchen wir nur eine wirksame Behandlung oder Behandlungsmodalität und es ist ungewiss, welches der zahlreichen konkurrierenden Forschungsprogramme letzten Endes als erstes diese Behandlung anbieten wird.

Dies wird in der Regel als ein internes Problem zwischen verschiedenen Arten von Stammzellforschung gesehen (so wie ich es weiter unten tun werde), aber das Problem ist allgemeiner Art. Therapeutisches Klonen konkurriert nicht nur mit adulten Stammzellen, sondern auch mit Gentherapie, traditionellen Arzneimitteln der »kleinen Moleküle« (können durch verschiedene Arten von »-omik«[8]-Wissen entwickelt werden), nanowissenschaftlichen Entwicklungen usw.

Zum jetzigen Zeitpunkt steht nicht fest, welche (wenn überhaupt) der drei Hauptlinien der Stammzellforschung, adulte, embryonale und Zellkernaustausch, am erfolgreichsten sein wird in Bezug auf a) Herbeiführung von wissenschaftlichen Erkenntnissen über die Zellbiologie und b) Entwicklung neuer Therapien auf der Grundlage von Stammzellen für allgemein verbreitete Krankheiten. Die Tatsache, dass zumindest zum jetzigen Zeitpunkt jede als valider Ansatz in Bezug auf die Therapie gesehen wird, wird dadurch belegt, dass zahlreiche Biotechnologiefirmen gegründet wurden, die jeden dieser Ansätze verfolgen möchten.[9]

Die Frage ist wichtig, weil argumentiert worden ist, dass es nicht erforderlich ist, ethisch umstrittenere Wege der Erzeugung von Stammzellen zuzulassen, wenn der gleiche Nutzen gewonnen werden kann, indem man weniger umstrittene Stammzellen, entweder adulte Stammzellen oder Stammzellen aus abgetriebenen Föten, einsetzt.[10]

Welche Faktoren können wir anführen, um zu entscheiden, ob eine Forschungsrichtung vielversprechender ist als eine andere?[11] Eine Möglichkeit ist, darüber nachzudenken, welche charakteristischen Merkmale eine Stammzelle haben sollte, um therapeutisch von Nutzen zu sein, und dann zu versuchen, zu entscheiden, welches der Forschungsprogramme am ehesten in der Lage sein wird, zur Erzeugung solcher Zellen zu führen. Und falls mehr als eines der Programme zu den erforderlichen Zellen führen kann, ist zu entscheiden, welches am schnellsten zu diesem Ziel gelangen kann. Wir kennen (zum Teil) die charakteristischen Merkmale, die eine therapeutisch optimale Stammzelle aufweisen sollte:

- keine immunologische Abstoßung
- sofortige Verfügbarkeit
- Verfügbarkeit in großen Mengen
- kontrollierte Ausdifferenzierung der gewünschten Zellen
- kontrollierte Integration in bestehendes Gewebe und biologische Nischen, die zu einer normalen Funktion führen
- keine sonstigen biologischen Risiken

Unter theoretischen Gesichtspunkten sollten embryonale Stammzellen, die durch Kernaustausch erzeugt werden, in der Lage sein, die meisten dieser Anforderungen zu erfüllen. Wir wissen, dass sie sich zu allen Zellarten entwickeln können, und wir wissen, dass sie immunologisch absolut kompatibel sind. Wir sind aber noch nicht in der Lage, ihre Ausdifferenzierung zu allen gewünschten Zellarten zu kontrollieren, und es kann Situationen von akutem Organ- oder Zellversagen geben, in denen wir nicht genug Zeit haben, um eine ausreichende Anzahl an Zellen zu erzeugen, um die Therapie rechtzeitig zu initiieren.

Embryonale Stammzellen, die anders gewonnen werden, haben den Nachteil, dass sie immunologisch nicht absolut kompatibel sind, aber andererseits haben sie den Vorteil, dass sie potentiell sofort aus einer Stammzellbank in den erforderlichen Mengen verfügbar sind.

Adulte Stammzellen sind immunologisch kompatibel, aber es ist immer noch ungewiss, ob wir alle Zellarten aus adulten Stammzellen gewinnen können, und es kann auch sein, dass sie in akuten Fällen nicht in ausreichenden Mengen zur Verfügung stehen.

Keine Stammzellart erfüllt somit alle Kriterien einer therapeutisch optimalen Stammzelle. Wie sollen wir diese Tatsachen bewerten, um zu entscheiden, welche Forschungsprogramme verfolgt werden sollten? Ist dies eine objektive Frage?

Die amerikanische National Bioethics Advisory Commission und eine britische Regierungsexpertengruppe haben die entsprechenden Fakten mehr oder weniger zum gleichen Zeitpunkt bewertet und sind zu zwei unterschiedlichen Schlussfolgerungen gekommen. Die Schlussfolgerung der National Bioethics Advisory Commission lautete: „Wir glauben, dass das Gewebe von toten Föten und Embryonen, die nach Unfruchtbarkeitsbehandlungen überzählig sind, eine angemessene Versorgung mit Forschungsressourcen für Bundesforschungsprojekte an menschlichen Embryonen sicherstellen. Embryonen, die für spezifische Forschungszwecke erzeugt werden, werden zur Zeit deshalb nicht benötigt, um bedeutende Forschungsprojekte in diesem Bereich durchzuführen. [...] Wir kommen zum jetzigen Zeitpunkt zur Schlussfolgerung, dass angesichts der Tatsache, dass andere Quellen die Zellen bereitstellen können, die für die vorläufigen Forschungsstadien erforderlich sind, keine Bundesfinanzierung bereitgestellt werden sollte, um ES-Zellen aus dem Zelltransfer somatischer Zellen (SCNT) zu gewinnen. Der medizinische Nutzen und der wissenschaftliche Fortschritt dieser Forschungsrichtung sollten jedoch genau überwacht werden.“[12]

Während die Expertengruppe des britischen Chief Medical Officer zur folgenden Schlussfolgerung gelangte: „Für einige Menschen, insbesondere diejenigen, die unter Krankheiten leiden, die von Behandlungen profitieren würden, die entwickelt werden könnten, ist die Tatsache, dass Forschung zur Erzeugung von Embryonen durch Zellkernaustausch eine erforderliche Maßnahme ist, um zu verstehen, wie adulte Zellen reprogrammiert werden können, um verträgliches Gewebe zu erzeugen, eine ausreichende ethische Rechtfertigung, um die Durchführung dieser Forschungsprojekte zuzulassen.“[13]

Was als Fakt von einer Expertengruppe gesehen wurde, war eindeutig kein Fakt für die andere. Worum es hier geht, ist eine unterschiedliche Bewertung der verfügbaren wissenschaftlichen Nachweise, aber möglicherweise auch ein unterschiedlicher Ansatz bei der Entscheidung, ob eine Forschungsrichtung als »erforderlich« betrachtet werden sollte oder nicht. Ist eine bestimmte Forschungsrichtung nur erforderlich, wenn es die einzige Möglichkeit ist, um das Wissen, das wir für Stammzelltherapien brauchen, zu erlangen, oder ist sie erforderlich, wenn der wissenschaftliche Fortschritt ansonsten verlangsamt und kostspieliger sein wird, aber letzten Endes ohnehin zu Stammzelltherapien führen wird, selbst wenn diese bestimmte Forschungsrichtung nicht weiter verfolgt wird?[14] Es liegt auf der Hand, dass, wenn wir eine bestimmte Art von Forschung nicht zulassen, wir eine bestimmte Art von Wissen, das nur eine bestimmte Art von Forschung uns erschließen kann, nicht erhalten werden, aber das Gewinnen von »reinem Wissen« (das heißt in diesem Fall, Wissen ohne den Aspekt des therapeutischen Nutzens) ist ein schwächerer Grund, um ein Forschungsprogramm weiter zu verfolgen, als die Erzeugung von therapeutischem Nutzen.

Der politische Entscheidungsträger ist somit mit einem sehr schwierigen Problem konfrontiert. Wenn wir wüssten, dass adulte Stammzellforschung oder andere Alternativen zum therapeutischen Klonen zu Therapien führen könnten für alle Krankheiten, bei denen Stammzelltherapie eine Möglichkeit zu sein scheint, würde es ein direktes politisches Argument geben, um nur dieses ethisch unstrittige Forschungsprogramm zu unterstützen. Wenn das gleiche Ziel auf zwei Arten und Weisen erreicht werden kann und wenn eine davon weniger strittig ist als die andere, ist es politisch sinnvoll, die unstrittige Alternative zu wählen. Falls andererseits unzweifelhaft feststeht, dass Forschung an embryonalen Stammzellen für die Entwicklung von Stammzelltherapien für eine oder mehrere bedeutende Krankheiten erforderlich ist, würde ein verhältnismäßig starkes konsequentialistisches Argument auf der Grundlage eines moralischen Imperativs sich anbieten, um das menschliche Leiden zu lindern, und dies könnte verbunden werden mit einer Forderung nach konsequenten Bestimmungen in den Gesetzgebungen, in denen es bereits einige Formen von Embryonenforschung gibt.

Weil es wissenschaftliche Ungewissheit gibt, werden beide Argumentationen jedoch erheblich geschwächt, da ein Gegner immer auf die Ungewissheit der zugrundeliegenden empirischen Prämissen, ob embryonale Stammzellforschung erforderlich ist oder nicht, verweisen kann.

Gesellschaftliche Regulierung angesichts der Ungewissheit

Was sollte eine Gesellschaft tun, wenn sie mit den weiter oben genannten Ungewissheiten konfrontiert ist? Eine Möglichkeit wäre die Anwendung des von Neuman-Morgenstern entwickelten Ansatzes hinsichtlich des erwarteten Nutzens bei rationaler Entscheidungsfindung und der Versuch, die verschiedenen möglichen Optionen zu ermitteln, allen eine entsprechende Wahrscheinlichkeit zuzuordnen sowie Nutzenwerte in Bezug auf das Ergebnis festzulegen. Ein solcher Ansatz wäre strukturell isomorph in Bezug auf die Analyse, eine Handlung, die ein Konsequentialist vornehmen würde, obwohl der Nutzen, der den einzelnen Ergebnissen zugeordnet werden würde, sich in Abhängigkeit von den spezifischen Merkmalen der Wertetheorie des Konsequentialisten unterscheiden könnte.

Die Situation kann mit einem Straßenbahnwagen verglichen werden. Unser Straßenbahnwagen fährt die Schienen runter und wir nähern uns einer Kreuzung, wo wir uns zwischen zwei Gleisen entscheiden müssen, die beide in der Ferne verschwinden. Auf dem ersten Gleis liegen Menschen in regelmäßigen Abständen auf den Schienen, die wir töten werden, und es sitzen Menschen neben den Schienen, die verletzt und leidend sind, denen wir nicht helfen werden; auf dem anderen Gleis, Gleis 2, sieht es genauso aus, aber es liegen noch mehr Menschen auf den Schienen. Es gibt jedoch ein großes Schild, auf dem geschrieben steht, dass es möglich ist, dass wir lernen können, wie wir den Straßenbahnwagen irgendwo auf den Schienen zum Stehen bringen können und so vorgehen können, dass wir sowohl diejenigen, die auf den Schienen liegen, als auch diejenigen, die daneben sitzen, retten können. Für welches Gleis sollten wir uns entscheiden? Auf dem einen Gleis werden wir Menschen töten und Menschen ohne Hilfe zurücklassen, auf dem anderen Gleis werden wir noch mehr Menschen töten und die gleiche Anzahl von Menschen ohne Hilfe lassen, aber wir werden die Möglichkeit haben, dass dies zu irgendeinem Zeitpunkt durch unser Lernen in Bezug auf das Anhalten des Straßenbahnwagens ausgeglichen wird und wir dann Hilfe leisten können. Ein Gleis hat ein gewisses Ergebnis, ein anderes ein Ergebnis, das besser oder schlechter sein kann als das grundsätzlich gewisse Ergebnis. Unsere Bewertung in Bezug auf die erforderliche Handlung hängt von einer Reihe von Faktoren ab, darunter 1) von unserer Einschätzung der Wahrscheinlichkeit, dass wir lernen können, wie wir den Wagen stoppen, und der Zeitspanne, bis wir dies gelernt haben werden, 2) von unserer Bewertung der Wahrscheinlichkeit, dass andere Dinge eintreten, die einige Menschen von den Schienen entfernen und den Notbedürftigen an der Seite helfen werden, 3) unserer temporalen Diskontrate und 4) von unserer Bereitschaft, Risiken zu vermeiden.

Es kann natürlich verlockend sein, darauf hinzuweisen, dass die Risikovermeidung keine Rolle bei der rationalen Entscheidungsfindung spielen sollte,[15] aber angesichts der Tatsache, dass die Wahrscheinlichkeiten, über die wir hier reden, nicht streng quantifizierbar sind, bedeutet das Negieren einer separaten Rolle unserer Einstellung zum Risiko nur, dass wir unsere (angeblich nicht voreingenommene) Wahrscheinlichkeitsrechnung abändern, um diese Verhaltenskomponente zu berücksichtigen.

In der Situation, die wir hier betrachten, wäre es rational, sich für Gleis 2 zu entscheiden, das »ungewisse« Gleis, wenn in unserer Bewertung Wahrscheinlichkeit 1 ausreichend hoch, Wahrscheinlichkeit 2 ausreichend niedrig, die vorhersehbare Zeitspanne bis zum Stoppen niedrig, die temporale Diskontrate niedrig und wir risikoneutral oder nicht sehr risikoscheu sind. Es gibt somit ein relativ großes Cluster an Schätzungen für diese Wahrscheinlichkeiten, auf deren Grundlage es rational ist, sich für Gleis 2 zu entscheiden.

Wir machen das Ganze aber jetzt noch komplizierter, indem wir uns vorstellen, dass wir nicht mit diesen zwei Optionen konfrontiert sind, sondern dass es einen dritten Weg gibt. Es gibt ein weiteres Gleis, Gleis 3, mit der gleichen Anzahl an Menschen auf den Schienen und seitlich von den Schienen, wie bei Gleis 1, dem »gewissen« Gleis, aber es gibt ein großes Schild, auf dem geschrieben steht, dass es möglich ist, dass wir unterwegs lernen können, wie wir den Wagen anhalten können, und dann sowohl diejenigen, die auf den Schienen liegen, retten, als auch denjenigen, die seitlich davon sitzen, helfen können, wobei das Schild außerdem darauf hinweist, dass die Wahrscheinlichkeit geringer als bei Gleis 2 sein kann, aber dass die Informationen, die erforderlich sind, um zu sagen, ob und inwieweit sie geringer ist, zu dem Zeitpunkt, zu dem wir die Wahl zu treffen haben, nicht zur Verfügung stehen.

Da das dritte Gleis nicht schlechter ist und besser sein kann als das erste, gewisse Gleis, wissen wir, dass wir niemals das erste Gleis wählen sollten, sondern die Wahl zwischen den zwei ungewissen Gleisen wird sehr kompliziert und hängt entscheidend von unserer Bewertung der verschiedenen Wahrscheinlichkeiten ab.

Da wir den derzeitigen Stand der Stammzellforschung modellieren, haben wir jedoch eine weitere Option. Wir können mehr als einen Straßenbahnwagen über die Gleise schicken. Sollten wir zwei Straßenbahnwagen auf Gleis 2 und 3 schicken? Die Wahl zwischen einem Straßenbahnwagen nur auf Gleis 3 und mehreren Straßenbahnwagen auf Gleis 2 und 3 hängt entscheidend davon ab, wie wir die Wahrscheinlichkeit des Eintretens von einem der folgenden Szenarien bewerten: 1) Unser Fortschritt beim Finden einer Möglichkeit, den Straßenbahnwagen auf Gleis 2 zum Halten zu bringen, ist so viel schneller im Vergleich zu Gleis 3, dass damit der zunächst auftretende höhere Verlust an Leben weniger relevant ist oder 2) auf Gleis 2 lernen wir etwas darüber, wie wir den Notleidenden helfen können, was wir nicht auf Gleis 3 lernen können. Übertragen wir das jetzt wieder zurück auf die Stammzellforschung, wo Gleis 2 destruktive Forschung ist und Gleis 3 alle Arten von nicht destruktiver Forschung. Falls Embryonen einen moralischen Status haben, zeigt unsere Analyse, dass wir nur destruktive Forschung verfolgen sollten (an allen beliebigen Menschen), wenn 1) diese Forschungsrichtung schneller zu verwertbaren therapeutischen Ergebnissen führt als irgendeine der verschiedenen nicht destruktiven Forschungsrichtungen oder 2) falls destruktive Forschung der einzige Weg ist, um Heilungen oder Behandlungen für bestimmte Krankheiten zu entwickeln.

Dieser rationalistische Ansatz bei der Entscheidungsfindung basiert auf unserer Fähigkeit, den verschiedenen Ergebnissen Wahrscheinlichkeiten und Nutzen zuzuordnen. Es ist äußerst fraglich, ob dies wirklich getan werden kann, wenn wir es mit den Ungewissheiten zu tun haben, mit denen wir oft am Anfang eines Forschungsprogramms konfrontiert sind. Beim therapeutischen Klonen würden wir mit mindestens vier Problemen konfrontiert werden.

Wir sind zunächst in einer Situation wissenschaftlicher Unwissenheit, die es unmöglich macht, Erfolgswahrscheinlichkeiten (d. h. Stammzelltherapien aufgrund von therapeutischem Klonen) allen Zweigen unseres Entscheidungsbaums mit dem therapeutischen Klonen zuzuordnen.

Zweitens, viele der konkurrierenden Forschungsprogramme sind in einem vergleichbaren Anfangsstadium ihrer Entwicklung, und wir können deshalb dem Erfolg der Alternativen ebenfalls keine Wahrscheinlichkeiten zuordnen.

Drittens, wir sind nicht die einzigen Entscheidungsträger und unsere Entscheidungen beeinflussen deshalb diese Wahrscheinlichkeiten auf unvorhersehbare Art und Weise, weil unsere Entscheidungen die Entscheidungsfindung anderer Entscheidungsträger, Länder, internationaler Organisationen, industrieller Entscheidungsträger usw., beeinflussen.

Viertens, aufgrund der weitgehenden ethischen Uneinigkeit können wir den Zweigen des Entscheidungsbaums keine Nutzenwerte zuordnen. Alle Zuordnungen von Nutzenwerten sind kontrovers und umstritten.

Wir müssen uns dennoch Gedanken machen, denn die Fortsetzung des Status quo ist auch eine Entscheidung.

In einer solchen Situation, wo es eine dominierende „beste Entscheidung unter Berücksichtigung aller Aspekte“ gibt, darf der politische Entscheidungsträger Kompromisse suchen oder eine abwartende Haltung einnehmen. Die genauen Merkmale des »richtigen Kompromisses« können nicht im Detail spezifiziert werden, aber eine Komponente davon muss ein ehrlicher Versuch sein, die Ungewissheit zu verringern, die zur Notwendigkeit eines Kompromisses geführt hat, indem die Forschungsbemühungen erhöht werden im Hinblick auf die Klärung des Potentials der fraglichen Technik und der konkurrierenden Techniken (vorzugsweise auf eine Art und Weise, die nicht zu einer Aufrechterhaltung der ethischen Meinungsverschiedenheiten führt).

Schlussfolgerung

In diesem Vortrag habe ich argumentiert, dass es gewisse Umstände gibt, unter denen es sehr schwierig (oder unmöglich) wird, eine ethische Bewertung eines neuen biotechnologischen Forschungsprogramms vorzunehmen, insbesondere, wenn diese Bewertung auf gesellschaftlicher Ebene angesiedelt ist (d. h. als Teil der Betrachtung einer neuen Gesetzgebung oder Verordnung vorgenommen wird). Diese Schwierigkeiten treten auf, wenn das neue Forschungsprogramm charakterisiert wird durch 1) weitgehende ethische Meinungsverschiedenheit in Bezug auf die Bewertung der eingesetzten Mittel (oder der Ergebnisse), 2) wissenschaftliche Ungewissheit in Bezug auf die Chancen, die Zwecke zu erreichen, und 3) wissenschaftliche Ungewissheit in Bezug auf das Verhältnis zwischen diesem und anderen Forschungsprogrammen zur Lösung der gleichen Probleme.

In einer solchen Situation ist es nicht irrational oder hypokritisch, wenn ein politischer Entscheidungsträger eine vorsichtige Politik verfolgt, bis die zwei Arten von wissenschaftlicher Ungewissheit verringert worden sind. Insbesondere, wenn eine Entscheidung gleichzeitig getroffen wird in Bezug auf die Unterstützung von Forschung, die erforderlich ist, um das Wissen herbeizuführen, das die Ungewissheit verringern kann.

Anmerkungen

1 Dieser Beitrag basiert auf zwei früheren Veröffentlichungen: Holm, S. (2002): *Going to the roots of the stem cell controversy*, in: Bioethics 16(6), 293–507; Holm, S. (2003): *The ethical case against stem cell research*, in: Cambridge Quarterly of Health Care Ethics 12(4), 372–383. Meine Gedanken zu diesen Themen wurden durch die Teilnahme am EUROSTEM-Projekt angeregt, das von der Europäischen Kommission unterstützt und von meinem Kollegen, Professor John Harris, koordiniert wurde.

2 Dies ist ein problematischer Begriff unter vielen Gesichtspunkten, insbesondere, weil die Technik implizit mit reproduktivem Klonen verbunden wird, aber es ist ein Begriff, der viel kürzer ist als „Erzeugung von embryonalen Stammzellen durch Zellkernaustausch", der eine Alternative wäre.

3 Es ist wichtig, darauf hinzuweisen, dass die Stammzellforschung auch eine Reihe von weiteren Zielen verfolgt. Dies sind auch gute Ziele, sie wären aber weitaus weniger überzeugend, wenn sie die einzigen Ziele des Forschungsprogramms wären. Dazu gehört die Bereitstellung von wissenschaftlichem Grundwissen über die menschliche Entwicklung und Krankheiten sowie die Entwicklung von Stammzelltechniken für die Erzeugung von Stammzellen für die industrielle Nutzung, zum Beispiel beim Screening und Testen von Arzneimitteln und anderen chemischen Verbindungen.

4 Doerflinger, R. M. (1999): *The ethics of funding embryonic stem cell research: a Catholic viewpoint*, in: Kennedy Institute of Ethics Journal 9(2), 137–150.

5 Harris, L. H. (2000): *Ethics and politics of embryo and stem cell research: Reinscribing the abortion debate,* in: Women's Health Issues 10(3), 146–151; Wertz, D. C. (2002): *Embryo and stem cell research in the USA: a political history*, in: TRENDS in Molecular Medicine 8 (3), 143–146.

6 Ohne Verfass. (1998): *Taking stock of spin science*, in: Nature Biotechnology 16(13), 1291.

7 Albert, B. (2000): *Presentation to the All-Party Disablement Group – July 25th 2000.* Nicht veröffentlichtes Manuskript.

8 Genomik, Proteomik, Metabonomik usw.

9 Axelsen, N. (2001): *Commercial interests in stem cell,* in: Nordic Committee on Bioethics. The Ethical Issues in Stem Cell Research. Nordic Council of Ministers, Copenhagen, 79–80.

10 Meyer, J. R. (2000): *Human embryonic stem cells and respect for life*, in: Journal of Medical Ethics 26(3) 166–170; Branick, V., Lysaught, M. T. (1999): *Stem cell research: licit or complicit? Is a medical breakthrough based on embryonic and fetal tissue compatible with Catholic teaching?*, in: Health Progress 80(5), 37–42.

11 Diese Debatte hat sich vornehmlich auf die therapeutischen Nutzungen von Stammzellen konzentriert. Bezüglich der „rein" wissenschaftlichen Wissenserzeugung über Zellbiologie liegt es auf der Hand, dass jedes der Forschungsprogramme zumindest einige einzigartige Wissensbestandteile liefern wird, und alle diese Wissensbestandteile müssen deshalb zusammengetragen werden, wenn vollständiges wissenschaftliches Wissen das Ziel ist.

12 National Bioethics Advisory Commission (1999): *Ethical Issues in Human Stem Cell Research – Volume 1*, Rockville, Maryland, 71–72.

13 Chief Medical Officer's Expert Group (2001): *Stem Cell Research: Medical Progress with Responsibility – A Report from the Chief Medical Officer's Expert Group Reviewing the Potential of Developments in Stem Cell Research and Cell Nuclear Replacement to Benefit Human Health,* Department of Health, London, 40

14 Holm, S. (2001): *European and American ethical debates about stem cells – common underlying themes and some significant differences,* in: Nordic Committee on Bioethics. The Ethical Issues in Stem Cell Research. Nordic Council of Ministers, Copenhagen, 35–45.

15 Dies ist zum Beispiel ein zentraler Punkt im Streit zwischen John Rawls und den konsequentialistischen Kritikern über seine Argumentation, dass ein rationaler Entscheidungsträger angesichts von Nicht-Wissen die maximale Entscheidung treffen würde in Bezug auf die Verteilung von Grundgütern.

Ludwig Siep

Bemerkungen zum Verhältnis von Technik, Praxis und Status bei der Beurteilung von Klonierungsverfahren

Thema dieser Sektion der Konferenz ist das Verhältnis von Mitteln und Zwecken bei der ethischen Beurteilung von Klonierungsverfahren. Dazu sollen hier zwei Fragen erörtert werden: Erstens, ob sich die Trennung von Zwecken und Mitteln bei modernen medizinischen Techniken noch aufrecht erhalten lässt (1.); zweitens die Frage nach der ethischen Beurteilung von medizinischen Techniken angesichts der Ungewissheit künftiger Güter bzw. Übel als Resultat dieser oder alternativer Techniken (2.).

Zu beiden Fragen möchte ich einige Überlegungen im Blick auf zukünftige Entwicklungen anstellen.

1.

Es ist zweifellos richtig, dass in der modernen Wissenschaft und Technik die Erfindung von technischen Verfahren ganz neue Ziele eröffnet. So sind zahlreiche Fragestellungen der modernen Biologie durch Techniken der Analyse und der Veränderung von genetischen Programmen ausgelöst worden. In der Medizin haben neue diagnostische und operative Techniken neue Ziele möglich gemacht. Im Bereich der Klontechniken sind viele dieser Ziele zwar erst am fernen Horizont sichtbar, aber ethisch und rechtlich muss über ihr Gewicht und damit über ihr Verhältnis zu den Mitteln schon heute nachgedacht werden.

Die Tatsache, dass Ziele erst durch Techniken möglich werden, bedeutet aber nicht, dass sich Techniken von selber durchsetzen und ihre Ziele sozusagen ihre Folgen sind. Es wird zwar immer wieder behauptet, dass Menschen das technisch Machbare auch machen. Ich sehe für diese These aber weder systematisch noch historisch durchschlagende Begründungen – jedenfalls wenn es über einmaliges »Machen« hinaus um gesellschaftlich etablierte Techniken geht. Techniken setzen sich nur durch, wenn sie Nutzen bringen, ihre Resultate als wertvoll erfahren werden oder verbreitete Interessen befriedigen. Das gilt um so mehr in einer Zeit, in der technische Innovationen enorme finanzielle Investitionen voraussetzen und staatliche Unterstützung im Bereich der Infrastruktur und der rechtlichen Regelung benötigen. Natürlich sind gewisse Techniken im Bereich der Unterhaltung oder der Fortbewegung als Selbstzwecke interessant. Das gilt aber nicht für medizinische Techniken.

Klonierungstechniken können sich daher auch auf Dauer nur durchsetzen, wenn sie wichtige Zwecke erfüllen und Interessen befriedigen können. Das kann man für das reproduktive Klonen selbst für den Fall bezweifeln, dass es einmal zu gesunden Kindern mit normaler Lebensspanne führen könnte. Nicht nur überwiegen auch dann voraussichtlich noch die Belastungen für Eltern, Kind und Gesellschaft[1], sondern es ist auch zweifelhaft, ob das faktische Interesse ein massenhaftes sein wird. Daher sind die Dammbruchgefahren vielleicht nicht so groß, wie oft angenommen wird. Auf den Status von Dammbruchargumenten gehe ich am Ende des zweiten Abschnittes ein.

Anders steht es mit dem therapeutischen Klonen. Das gilt für den Bereich der Forschung über die menschliche Entwicklung und ihre Rückschlüsse für die Medizin wie für Therapien, etwa im Stammzellenbereich, wenn sie denn realisierbar werden sollten. Es gibt daher in diesem Bereich nicht die Gefahr, dass eine Technik sich bloß durchsetzte, weil sie nun einmal erfunden ist. Es handelt sich vielmehr um die Übertragung und Abwandlung einer Technik aus einem Bereich (Tierzucht) in einen anderen um objektiv wie subjektiv gewichtiger Zwecke willen.

Ob die Mittel zu diesen Zwecken für sich verwerflich sind, hängt daher wesentlich von den Statusfragen ab. Die Mittel der Herstellung (evtl. durch Zellkerntransfer) und des Verbrauches von Embryonen vor Abschluss der Nidation sind ja nur schlecht, wenn sie ein menschliches Individuum in einem Status zerstören, der unbedingten Lebensschutz verdient. Ich kann hier nicht auf die gesamte Statusdebatte eingehen. Zu unserem besonderen Thema gehört aber die Frage, ob der Status gänzlich unabhängig von Handlungsweisen und Techniken ist.

Das gilt insoweit, als unser technischer Umgang natürlich in vielen Fällen nicht festlegt, was das Objekt dieser Technik tatsächlich ist oder wie es zu bewerten ist. Aber zwischen Techniken, lebensweltlichen Praktiken und normativen Statuszuschreibungen gibt es doch Wechselwirkungen. Der normative Status eines Handlungsobjektes wird nicht ausschließlich durch theoretische Erkenntnisse bestimmt, sondern auch durch die Handlungen selber, die wir auf Dauer und mit guten Gründen als legitim ansehen. Das bedeutet keinen Projektivismus, keine bloße Statusverleihung, denn wir erfahren und beurteilen die Angemessenheit der Handlung an ihrem Gegenstand. Mir scheint, dass sich das auch an der Einschätzung des Status des Embryo in vielen Kulturen zeigen ließe. Er wird nicht allein durch theologische, metaphysisch-apriorische oder naturwissenschaftliche Begriffe, sondern auch durch lebensweltliche Erfahrungen und Handlungsweisen bestimmt.

Durch die technischen Handlungsmöglichkeiten der Gegenwart verändert sich vor allem ein für den Status des frühen Embryo entscheidender Aspekt: das Entwicklungspotential, das ihm selber bzw. seinen Zellen zugesprochen wird. Angesichts der Reprogrammierungstechniken erhalten immer mehr menschliche Zellen immer umfassendere passive Potenz. Passive Potenz ist das, was aus einem Material bzw. Gegenstand gemacht werden kann.[2] Unter aktiver Potenz ist dagegen die Eigenentwicklung zu verstehen, in der sich ein Lebewesen auf einen bestimmten Zielzustand hin befindet. Ohne äußere Störungen und Fehlentwicklungen würde es diesen Zustand (im Falle des Embryo: die Geburt) erreichen. Wenn »Totipotenz« die Möglichkeit einer Zelle bedeutet, sich zu einem ganzen Menschen zu entwickeln, dann könnte *passive* Totipotenz in Zukunft möglicherweise nicht nur den frühen Embryonalzellen, sondern auch anderen, bereits weiter differenzierten Zellen zukommen. Sie könnten durch geeignete medizinisch-technische Maßnahmen für die Entwicklung zu einem vollständig ausgebildeten Menschen »reprogrammiert« werden.[3]

Der Schutz der totipotenten Zellen in der bisherigen Gesetzgebung hat offenbar zwei Ziele: Zum einen, sie vor Manipulationsmöglichkeiten im Umkreis einer geplanten Menschenzüchtung zu schützen; zum anderen, die Entwicklungschancen eines frühen Embryo auf dem Weg zu einem selbständig lebensfähigen Menschen zu wahren. Die erste Art des Schutzes muss offenbar auch passiv totipotenten Zellen zukommen. Nicht so klar ist, ob dies auch für die Entwicklungschancen zu einem selbständigen (»geborenen«) Menschen gilt.

Nicht zuletzt die Entwicklung der Reproduktionsmedizin hat dazu geführt, dass die Chance eines frühen Embryo, sich zu einem vollständigen Menschen zu entwickeln, mehr und mehr von Techniken und bewussten Handlungsweisen abhängt. Nicht jede befruchtete Eizelle wird einer Mutter eingepflanzt und auf den Weg zur Geburt gebracht. Das gilt auch in Deutschland, wenn Mütter diese Implantation verweigern. Der Staat kann diesen Embryonen ebenso wenig die weitere Entwicklung garantieren wie befruchteten Eizellen, die mittels Nidationshemmern an der Einpflanzung gehindert werden. Wir haben also bereits eine Rechtspraxis, in der der volle Schutz der ungestörten Entwicklung von Embryonen zu geborenen Menschen eigentlich erst nach der Nidation bzw. Implantation einsetzt – wenn von den Formen des straffreien (§ 218) oder des nicht einmal rechtswidrigen (§ 218 a) Schwangerschaftsabbruches abgesehen wird.

Moderne Gesellschaften haben dem autonomen und geplanten Umgang mit der menschlichen Reproduktion bereits derart Raum gegeben, dass nicht jede im Sinne der biologischen Entwicklungsmöglichkeit totipotente Zelle absoluten Schutz im Sinne eines individuellen Rechtes auf Leben genießt. Darin liegt keine bloße Resignation bzw. Anpassung an »schlechte Sitten«, sondern diese Entwicklung lässt sich auch mit Gründen rechtfertigen. Sie war aber nicht Ergebnis theoretischer Erkenntnis oder rein »konventioneller« Setzung, sondern der allmählichen Billigung einer Praxis – einer Billigung, die vor allem auf geänderte gesellschaftlichen Einstellungen zur Rolle der Frau zurückging. Für diese Änderungen gibt es aber auch gute ethische und rechtliche Gründe.

Wenn nun auch noch die technischen Möglichkeiten der Herstellung bzw. Züchtung entwicklungsfähiger, evtl. sogar totipotenter Zellen zunehmen, wird fraglich, ob auf die Dauer wirklich jeder Zelle oder jedem Organismus mit solchen Entwicklungsmöglichkeiten der rechtliche Status eines Individuums zugesichert werden kann, das auf seinem Weg zur Geburt zu schützen ist. So wirken sowohl die in einer Gesellschaft akzeptierten und rechtlich zumindest tolerierten wie die technisch möglich gewordenen Handlungsweisen auf unser Verständnis des Status früher Embryonen und embryonaler Zellen zurück. Eine solche Sicht lässt sich aber auch durch biologische und medizinische Konzeptionen der menschlichen Entwicklung stützen.[4]

Die Ziele des Embryonenschutzes werden dadurch nicht hinfällig. Sie müssen aber in näherer oder fernerer Zukunft vielleicht auf andere Weise verfolgt werden. Für den Schutz vor Manipulation und Menschenzüchtung käme es vor allem darauf an, die Handlungssphären der Reproduktion einerseits und den Umgang mit frühen menschlichen Zellen zu anderen medizinischen Zwecken andererseits deutlich voneinander zu trennen. Es dürfen keine Embryonen eingepflanzt werden, die zu einem anderen Zweck als der Geburt eines Menschen hergestellt oder sogar verändert worden sind.[5] Das schließt natürlich auch die Implantation von Embryonen aus, die etwa einmal zu hochrangigen therapeutischen Zwecken auf dem Wege des Zellkerntransfers hergestellt werden könnten. *Nach* der Nidation oder Implantation darf das Recht des Embryos auf Weiterentwicklung allenfalls noch durch Rechte der Mutter eingeschränkt werden. Jetzt besitzt er *aktive* Totipotenz und genießt individuellen Lebensschutz auf seinem »Weg zur Geburt«.

Praktiken im weiten Sinne, die Techniken einschließen, aber nicht allein von ihnen abhängen, beeinflussen unsere normativen Statuszuschreibungen. Wenn das so ist, dann erscheint aber auch ein medizinischer Umgang mit Embryonen vor der Implantation, die nicht für den »Weg zur Geburt« bestimmt und von sich aus dazu auch nicht fähig sind, ethisch nicht völlig abwegig – und Staaten, die das zulassen, auch nicht schlichtweg als »barbarisch«.

2.

Einige kurze Bemerkungen zur zweiten Frage. Die Abwägung ungewisser zukünftiger Güter und Übel wird sicher noch schwieriger, wenn die Ethik es – wie hier argumentiert wurde – mit einem Prozess des Wandels gesellschaftlicher Praktiken zu tun hat, der auch den Status der davon Betroffenen nicht unberührt lässt. Auch die Resultate dieses Wandel sind ja keineswegs sicher vorherzusehen.

Man kann argumentieren, dass das auch nicht notwendig und relevant sei. Ethische Forderungen gelten auch, wenn die Mehrheit sich nicht nach ihnen richtet. Das ist gewiss in vielen Fällen richtig. Aber von langfristigen, dauerhaften und begründbaren Änderungen der menschlichen Handlungsweisen und Einstellungen wäre die Ethik nur dann ganz unabhängig, wenn sie auf einem rein metaphysischen oder apriorischen, gänzlich erfahrungsunabhängigen Fundament beruhte.

Nach meiner Auffassung lässt sich aber zeigen, dass der überwiegende Teil unserer Werte und Normen sich gemeinsamen historischen Erfahrungen verdankt.[6] Von vielen darunter sind wir zwar überzeugt, dass sie für die Zukunft irreversibel bleiben. Aber gerade im Bereich der menschlichen Sexualität und Reproduktion, dem Verhältnis der Geschlechter und dem medizinischen Umgang mit dem menschlichen Körper sind viele Wandlungsprozesse auch im Bereich grundlegender Wertungen eingetreten. Wir sehen heute, dass verschiedene Staaten und Religionsgemeinschaften unterschiedliche Wertungen vertreten und entsprechend unterschiedliche Normen sanktionieren, auch im Bereich der Statuszuschreibung an menschliche Embryonen. Philosophische Ethik nach wissenschaftlicher Methode muss aber ernsthafte Positionen auch ernst nehmen und ihre mögliche Rechtfertigung prüfen. Nur auf diese Weise dient sie einem rationalen interkulturellen Dialog.

Nicht nur zukünftige Güter, sondern auch zukünftige Praktiken und Wertungen sind nicht sicher abschätzbar. Noch weniger sicher sind aber Dammbruchgefahren, vor allem, wenn wir nicht auf klare kollektive Erfahrungen zurückgreifen können. Die Bedeutung von Dammbruchargumenten ist daher sehr verschieden in politischen, juristischen oder philosophisch-ethischen Diskursen. *Politisch* ist es legitim, zur Vermeidung zukünftiger Übel – etwa der Menschenzüchtung oder der staatlichen Eugenik – Dämme zu errichten. Allerdings müssen auch hier die Gefahren eine hohe Wahrscheinlichkeit haben, wenn durch solche Maßnahmen absehbare, wenngleich noch unsichere zukünftige Güter im Bereich der Medizin verhindert werden.

Auch *rechtlich* sind die Gefahren des Missbrauchs bei jeder Einführung oder Änderung einer Regelung ein wichtiger Gesichtspunkt. Andererseits dürfen aber individuelle Rechte, deren Ausübung andere nicht schädigt, nicht ohne weiteres zugunsten »missbrauchssicherer« gesetzlicher Dämme eingeschränkt werden. Die mit der Metapher des Dammbruches suggerierte Unvermeidlichkeit oder zumindest wachsende Schwierigkeit der Grenzziehung besteht ja nicht generell. Die ständige Korrektur von Regelungen, die zu erheblichen Missbräuchen geführt haben, ist die »normale« Aufgabe der rechtswissenschaftlich unterstützten Gesetzgebung.

In prinzipiellen *ethischen* Überlegungen der Philosophie spielen Dammbruchargumente, die auf unsicheren Schätzungen beruhen, keine bedeutende Rolle. Hier geht es um die Beurteilung von Werten und Normen, die Abwägung von Gütern und Lasten, die Verletzung von Rechten etc. Natürlich spielen auch erwiesene Missbräuche und dauerhafte Verletzungen von Rechten und Gütern für die Ethik eine Rolle. Es ist aber derzeit nicht erwiesen, dass alle Formen der Klonierungstechnik unwiderstehlich zum reproduktiven Klonen führen. Daher wird eine erfahrungsoffene Ethik nicht dazu raten, zukünftige Entwicklungen und mögliche Güter im Bereich dieser Techniken durch umfassende und ausnahmslose Verbotsgesetze unmöglich zu machen.

Anmerkungen

1 Vgl. dazu Siep, L. (1999): *Klonen. Die künstliche Schaffung des Menschen?*, in: Aus Politik und Zeitgeschichte. Beilage zur Wochenzeitung *Das Parlament*, B 6/99, 5.2.1999, 22–29.

2 Ich benutze hier das Begriffspaar »aktive« und »passive Potenz« in Anlehnung an Aristoteles, aber nicht in strenger Interpretation seiner Texte. Vgl. zur aristotelischen Begrifflichkeit auch den Beitrag von Ch. Rehmann-Sutter in diesem Band.

3 Zur jüngsten Debatte über Totipotenz vgl. inzwischen auch das Protokoll der Sitzung des Nationalen Ethikrates vom 12.6.2003.

4 Vgl. dazu neuerdings die Dissertation von Hans Jost: *Die menschliche Keimesentwicklung – ein Kontinuum? Ein Beitrag zur ontologischen Bewertung des Beginns menschlichen Lebens* (Münchner Hochschule für Philosophie/Philosophische Fakultät SJ).

5 Dass auch Embryonen, die zur Geburt bestimmt sind, nicht »verbessert« werden dürfen, etwa durch »genetic enhancement«, ist auf andere Weise zu begründen. Vgl. zu dieser Begründung Siep, L. (2003): *Normative Aspects of the Human Body*, in: The Journal of Medicine and Philosophy 28 (2), 171–185.

6 Vgl. dazu Siep, L., *Konkrete Ethik*. Frankfurt a. M., vorauss. Februar 2004.

Marcus Düwell

Klonen – Dimensionen ethischer Reflexion

Einführung

Die Diskussion um die moralische Beurteilung des Klonens beschränkt sich häufig auf Perspektiven, die sich einer dramatischen Erwartung hinsichtlich der Entwicklung dieser Technologie verdanken. Die Hoffnung auf spektakuläre Therapiedurchbrüche steht dann dem Schreckgespenst einer seriellen Reproduktion von genetisch identischen Menschen gegenüber. Die moralische Beurteilung orientiert sich entsprechend an einigen zentralen Fragen: Werden Menschenwürde und Individualrechtsschutz durch die Anwendung von Klonierungstechnologien verletzt? Ist nicht schon jetzt absehbar, dass Menschen geklont werden und ein fragwürdiges Spiel mit der biologischen Ausstattung von Nachkommen getrieben wird? Sind große Durchbrüche in der Therapie etwa neurodegnerativer Erkrankungen zu erwarten?

Statt diese Fragen direkt anzugehen, will ich erst eine etwas umfassendere Skizze der relevanten Beurteilungsgesichtspunkte vorschlagen. Diese Skizze ist recht schematisch und auch in vielen Hinsichten nicht spezifisch für das Klonen. Es geht mir um eine Art Feldbeschreibung, die ein möglichst umfassendes Bild der moralisch relevanten Gesichtspunkte anstrebt. Die Unterscheidungen beziehen sich teilweise auf den *Beurteilungsgegenstand* und teilweise auf die *Beurteilungskriterien*. Die Überlegungen zu den Beurteilungskriterien sind natürlich nicht spezifisch für das Klonen. Vielmehr spielen hier eine Reihe von Grundlagenfragen der Ethik im Allgemeinen und der Technikethik im Besonderen hinein. Die Unterscheidungen im Blick auf den Beurteilungsgegenstand beziehen sich spezifischer auf das Klonen, wenngleich sich bei vergleichbaren Technologien ähnliche Gesichtspunkte ergeben würden. Da es sich um eine Technologie im Entwicklungsstadium handelt, sind viele Aspekte, die für die Beurteilung relevant sind, nur schwer oder gar nicht abschätzbar. Auch dieser Entwicklungsoffenheit begegnen wir bei anderen Technologien. Die ethische Diskussion steht vor der Herausforderung, Kriterien für die Beurteilung von Technologien zu entwickeln, von denen wir noch nicht wissen, was für Perspektiven sich mit ihnen verbinden. Dabei steht auch zur Diskussion, ob wir die Forschung überhaupt so weit entwickeln wollen, dass wir das Wissen letztendlich zur Verfügung haben. Um diese Frage kommt man nicht herum, denn wenn man ihr ausweicht, um erst zu einem späteren Zeitpunkt der Technikentwicklung die Frage der Wünschbarkeit ihrer Anwendung zu diskutieren, dann hat man implizit bereits eine Entscheidung für die Technikentwicklung getroffen.

Klonen – Ziele und Voraussetzungen

Im Hinblick auf unseren *Gegenstand* möchte ich folgende Dimensionen unterscheiden: (a) *Forschungsziele*, (b) *notwendige Mittel und Voraussetzungen der Forschung*, (c) *notwendige Implikationen der Anwendung* und (d) *relevante Kontexte der Anwendung*. Es geht also kurz gesagt um folgende Fragen: Was will man mit der Forschung erreichen? Welche Mittel und Wege werden benötigt, um dies erfolgreich tun zu können? Welche moralisch relevanten Aspekte sind stets mit der Anwendung dieser Technologie verbunden? Was für weitere Umstände sind relevant (wobei ich hier etwa an die Frage der rechtlichen und politischen Aspekte der Anwendung denke)?

Wichtig ist es zu betonen, dass diese Unterscheidungen idealtypisch sind, aber – so scheint mir – für die moralische Beurteilung des Klonens relevant. Ferner ist allerdings vor einigen Kurzschlüssen zu warnen. Mit diesen Unterscheidungen ist noch nicht impliziert, auf welcher Ebene sich moralische Fragen ergeben. Wenn man analytisch zwischen Zwecken/Zielen und Mitteln/Voraussetzungen/Instrumenten unterscheidet, so ist damit weder gesagt, wie das Verhältnis zwischen Mitteln und Zwecken konkret aussieht noch wie Zwecke und Mittel zu beurteilen sind. Das Verhältnis von Zwecken und Mitteln kann bei verschiedenen Technologien ganz anders aussehen. Bestimmte technische Instrumente können ein breites Spektrum an potentiellen Zwecken realisieren, andere Technologien hingegen sind in ihren Zwecken festgelegt. Mit einem Messer kann man Brot schneiden, Reifen aufschlitzen und einen Menschen töten. Ein Kernkraftwerk hingegen ist in seinem Zweck stärker festgelegt. Noch weniger ist jedoch mit der Unterscheidung zwischen Zwecken und Mitteln bereits festgeschrieben, dass etwa technische Mittel moralisch neutral seien, während moralisch lediglich die Zwecke ihrer Anwendung diskutiert werden müssen. Statt solche vorschnellen Urteile abzugeben, schlage ich vor, die verschiedenen Dimensionen im Hinblick auf das Klonen zu unterscheiden und anschließend die Frage zu stellen, wo sich moralische Fragen ergeben.

(a) Forschungsziele

Klonierungstechnologien zielen darauf ab, biologische Entitäten verschiedener Art identisch zu reproduzieren. Die denkbaren Anwendungsdimensionen reichen von der Reproduktion sehr spezifischer Körperzellen bis zur Klonierung eines ganzen menschlichen Organismus. Wie bei jeder Technologie, die noch in der Entwicklung ist, sind die Anwendungsdimensionen nur begrenzt absehbar. Einige – recht naheliegende – Anwendungsmöglichkeiten werden jedoch in der Diskussion recht häufig erwähnt, so etwa das Klonieren eines ganzen Menschen oder das Klonieren von einzelnen Zellen mit dem Ziel, einen Ersatz von solchen Zellen zu ermöglichen, deren Inaktivität für Erkrankungen, wie etwa im Falle von Morbus Parkinson, verantwortlich ist.[1] Welche Anwendungsperspektiven das Klonen von Körperzellen darüber hinaus noch haben kann, ist schwer absehbar. Das wird etwa auch von Entwicklungen in anderen Forschungsbereichen abhängen. Auch die Möglichkeiten einer Klonierung von befruchteten Eizellen sind von Entwicklungen in Entwicklungs- und Molekularbiologie abhängig.[2] Wir haben es also mit einer Technologie mit einem offenen Anwendungsspektrum zu tun. Dabei können wir über die Ziele der Anwendungen und ihre Realisierbarkeit derzeit noch wenig aussagen.

Gerade wegen dieser Entwicklungsoffenheit erscheint jedoch eine terminologische Dichotomie nach dem Vorbild »reproduktives« vs. »therapeutisches« Klonen problematisch. Eine solche Dichotomie unterstellt, man kenne bereits alle denkbaren Anwendungsziele, was offenkundig nicht der Fall ist. Mit der Dichotomie wird unterstellt, dass *alle* Anwendungen, die nicht auf die Reproduktion eines ganzen menschlichen Organismus abzielen, therapeutische Anwendungen sind. Das ist wenig sachangemessen, nicht allein, weil bislang noch gar kein therapeutischer Erfolg zu verbuchen ist. Es ist vielmehr noch gar nicht bekannt, was für einen Zellersatz man mittels Klonierungstechnologien erreichen kann. Noch weniger kann man hingegen etwas darüber aussagen, ob all diese Anwendungsmöglichkeiten einen therapeutischen Wert haben. Noch unreflektierter ist es natürlich, mit der Einführung der Opposition reproduktiv-therapeutisch zugleich zu unterstellen, dass eine sei moralisch verwerflich, während das andere geradezu moralisch geboten sei.

Es ergeben sich im Hinblick auf das Klonen jedoch naheliegende Ziele, die moralisch in der Tat unterschiedlich zu beurteilen sind. Die Klonierung eines ganzen Menschen ruft bereits Fragen im Hinblick auf das Ziel selbst hervor. Ist eine Handlung moralisch vertretbar, die das Ziel hat, einen ganzen Menschen zu klonen? So ist die Frage, warum man so etwas tun sollte. Wenn es darum geht, dass ein Klon ein verstorbenes Geschwister ersetzen soll, so macht man seine Existenz doch stark abhängig von dem Vergleich mit dem Original. Wenn es darum geht, dass der Klon eine identische Kopie des Erzeugers sein solle, so fließen auch hier fragwürdige Ziele in die genetische Bestimmung des Nachkommens ein. Selbst wenn der Klon erzeugt wird mit dem Ziel, Spendergewebe für ein erkranktes Geschwister bereitzustellen, so wird doch die biologische Konstitution des Klons sehr stark von dem Verhältnis zum Original bestimmt.[3]

Wenn die Forschungsziele jedoch darin bestehen, eine Zellersatztherapie bereitzustellen, sind die Ziele an sich moralisch anders zu bewerten. Diese Ziele scheinen an sich moralisch wünschenswert. Abhängig von der Moraltheorie kann es sogar moralisch geboten erscheinen, diese Ziele zu verfolgen. Allerdings stellt sich die Frage, ob die Realisierung dieser Ziele weitere moralische Fragen aufwirft.

(b) Notwendige Mittel und Voraussetzungen der Forschung

Im Hinblick auf die notwendigen Mittel ist es diskussionsbedürftig, dass nicht allein für vielfältige Anwendungen des Klonens der Verbrauch von befruchteten Eizellen erforderlich ist. Das ist einerseits diskussionsbedürftig im Hinblick auf den moralischen Status von befruchteten Eizellen und Embryonen. Wenn man also zu dem Ergebnis kommt, dass befruchteten Eizellen kein moralischer Schutz zukommt, stellt sich in dieser Hinsicht kein Problem. Kommt man zum Ergebnis, dass die befruchtete Eizelle bereits im vollen Umfang moralisch schutzbedürftig ist, verbietet sich die ganze Forschung. Es hängt allerdings von der normativen Theorie ab, die man zugrundelegt, inwiefern der Schutz Abwägungen zulässt oder nicht. Aber auch für Theoretiker, die der befruchteten Eizelle einen abgestuften Schutz zusprechen, ergibt sich die Frage, ob die Forschung an Embryonen mit dem Ziel, Klonierungstechniken zu entwickeln, legitim ist.[4]

Die Forschung mit befruchteten Eizellen ist aber auch moralisch diskussionsbedürftig im Hinblick auf die Frage, wo denn die Eizellen herkommen. Sowohl in der Experimentierphase als auch im Hinblick auf die Anwendung des Klonens zu möglichen therapeutischen Zwecken, sind immer wieder größere Mengen von Eizellspenden erforderlich. Diesen Punkt muss man umso mehr betonen, als die Diskussion um das Klonen sehr stark auf den moralischen Status von befruchteten Eizellen und Embryonen konzentriert ist. Es kann jedoch moralisch nicht gleichgültig sein, dass zur Gewinnung dieser Eizellen ein Eingriff in den weiblichen Körper erforderlich ist. Dabei geht es nicht allein um einige, wenige Eizellen, die von der Forschung benötigt werden. Sollte das Klonen je zu einer therapeutischen Anwendung kommen, so wären vielmehr regelmäßig Eizellspenden erforderlich. Die Frage ist also, ob der Forschung und Anwendung dieser Technik nicht notwendig eine Funktionalisierung des weiblichen Körpers inhärent ist. Natürlich kann man Regelungen entwickeln, um die Freiwilligkeit einer Eizellspende sicherzustellen. Doch es ist davon auszugehen, dass eine Nachfrage vor allem in Verwandtschaftsverhältnissen entsteht, bei der mit einem recht deutlichen Erwartungsdruck gerechnet werden muss. Es ist klar, dass dieser Aspekt abgewogen werden muss gegen andere Aspekte der Technologie. Allerdings ist es ein wichtiger Gesichtspunkt, der auch im Falle eines Gelingens einer therapeutischen Nutzung des Klonens dauerhaft mit der Technologie verbunden sein wird.[5]

(c) Notwendige Implikationen der Anwendung

Von den Zielen und Mitteln sind die Implikationen der Anwendung einer Technologie zu unterscheiden. Der Verweis auf den notwendigen Rückgriff auf den weiblichen Körper ist bereits eine Implikation, die sich jedoch auf die Mittel der Technologie bezieht. Mit der Anwendung selbst sind jedoch weitere Implikationen verbunden. Das trifft etwa zu bei einem Klonen, das auf die Reproduktion eines ganzen Individuums abzielt. Die technischen Probleme bei der Erzeugung des Klonschafs Dolly geben einen Hinweis darauf, dass mit einer erhöhten Schädigung bei der Klongeneration zu rechnen ist. Bei der Erzeugung von humanen Klonen wäre damit ebenfalls zu rechnen. Das ist ein Problem, dem auch durch noch so viele Tierversuche nicht zu entkommen ist. Zumindest bei den ersten Klonierungsexperimenten hätte man es stets mit weitreichenden Experimenten mit der ganzen biologischen Existenz eines Wesens zu tun.

(d) Relevante Kontexte der Anwendung

Den letzten Aspekt der moralischen Beurteilung des Klonens habe ich mit dem Begriff *Kontext* umschrieben. Damit ziele ich auf den weiteren Umkreis der Anwendung dieser Technologie ab, insofern es um notwendige mit dem Klonen verbundene Dimensionen geht und nicht um wechselnde kontingente Kontextmomente. Dazu zähle ich die Möglichkeiten der rechtlichen Regulierung. Inwiefern ist eine effektive Kontrolle eines Verbots des Klonierens mit Reproduktionsabsicht realisierbar? Ich gehe einmal davon aus, dass sich die verschiedenen Anwendungen des Klonierens technisch nicht wesentlich unterscheiden, unabhängig von den verschiedenen Anwendungszwecken. Nun handelt es sich ja um eine Technologie, für deren Realisierung keine eminenten technischen Voraussetzungen notwendig sind. Anders als etwa bei der Atomkraft, für deren Gewinnung technische Großanlagen erforderlich sind, die schwerlich einer staatlichen Kontrolle entzogen werden können. Beim Klonen stellt sich hingegen die Frage, wie die einmal entwickelte Technologie effektiv (auch international) kontrolliert werden soll. Diese Problematik ist keineswegs spezifisch für das Klonen, in dem Sinne, dass sie nicht auch bei anderen Technologien auftreten würde. Abhängig davon, für wie problematisch man die Realisierung des Klonierens mit Reproduktionsabsicht einschätzt, wird man bei der Entwicklung der Technologie als solcher die Frage beantworten müssen, ob man eine effektive Kontrolle für möglich und realisierbar hält. Ist dies nicht der Fall, dann wäre das auch für die Frage moralisch relevant, inwiefern man die Technologie entwickeln will. Es ist dabei wichtig zu betonen, dass dieses Argument kein Slippery-slope-Argument ist. Bei einem Slippery-Slope-Argument wird unterstellt, dass die Anwendung einer Technologie an sich unproblematisch ist. Habe man jedoch einmal diese Handlung zugelassen, so könne man nicht verhindern, dass eine Entwicklung hin zu einer moralisch problematischen Handlung einsetzt.[6] Das von mir skizzierte Argument wirft eher die Frage auf, ob sich die Anwendung einer Technologie erfolgreich auf diejenigen Anwendungsaspekte beschränken lässt, die zu einer Legitimierung dieser Technologie genannt werden.

Darüber hinaus kann man unter dem Stichwort »Kontexte« zudem noch an langfristige kulturelle und soziale Dimensionen denken, die mit der Entwicklung des Klonens verbunden sein können. Ludwig Siep hat etwa auf die Auswirkungen auf unser Verständnis von Natur und der menschlichen Natur aufmerksam gemacht.[7] Mir scheint, diese Dimension bioethischer Diskussionen noch weitgehend unterentwickelt zu sein. Die Schwierigkeit liegt zum einen darin, dass diese Auswirkungen technologischer Entwicklungen schwer einschätzbar sind. Zum anderen ist jedoch ihre moralische Dimension nicht eindeutig. Wollte man versuchen, die zunehmende Verfügbarkeit der Natur als Hebel zu gebrauchen, um die Technologieentwicklung grundlegend zu verurteilen, so ist das Argument viel zu pauschal um für konkrete Technologiebeurteilungen instruktiv zu sein. Zugleich ist jedoch deutlich, dass wir es hier mit wesentlichen Dimensionen moralischer Beurteilung zu tun haben, die kaum ausgeblendet werden können.

Dieser kurze, schematische Durchgang durch moralische Beurteilungsaspekte zielt nun keineswegs auf Vollständigkeit ab. Es kann gar nicht sinnvoll darum gehen, alle moralischen Aspekte einer solchen Technologie vollständig erfassen zu wollen. Vielmehr geht es mir darum, das Spektrum an moralischen Aspekten, die hier eine Rolle spielen können und sollen, nicht im vorhinein zu eng zu fassen. Eine ethische Reflexion sollte sich stets bemühen, die Komplexität der Anwendung einer solchen Technologie zu erfassen. Dabei können – um es noch einmal zu wiederholen – moralische Probleme darin bestehen, dass die Ziele der Forschung moralisch fragwürdig sind, dass die notwendigen Mittel moralisch bedenklich sind oder dass die Implikationen und weiteren Voraussetzungen der Anwendung einer solchen Technologie moralische Probleme aufwerfen. Wenn ich hier moralische Probleme konstatiere, so habe ich das bislang sehr vorläufig getan und allein anhand einiger Aspekte die Beurteilungsdimensionen illustriert. Ob es sich bei den genannten Problemen überhaupt um moralisch relevante Gesichtspunkte handelt oder nicht bzw. wie diese Aspekte gegenüber anderen moralisch relevanten Gesichtspunkten zu gewichten sind, hängt weitgehend von moralphilosophischen Annahmen ab, auf die ich im Folgenden zu sprechen kommen will.

Moralische Beurteilungskriterien

Man ist bei der moralischen Beurteilung des Klonens mit all den moralischen Fragen konfrontiert wie bei anderen Fragen der Angewandten Ethik. An erster Stelle ist hier zu nennen: Wie kann man mit der Pluralität moralischer Überzeugungen und ethischer Theorien umgehen? Wir können nicht umhin zu konstatieren, dass Ethik und Moral faktisch nur im Plural vorkommen, und zwar in einem durchaus relevanten Sinne für die moralische Beurteilung. In unserem Zusammenhang besonders zentral ist natürlich die Frage nach der moralischen Beurteilung von befruchteten Eizellen und Embryonen. Für Ethiker, die den frühen Formen menschlichen Lebens keinen moralisch relevanten Schutzstatus zusprechen, fallen zumindest alle moralischen Argumente nicht ins Gewicht, die sich direkt aus einer moralischen Schutzwürdigkeit der befruchteten Eizelle oder des Embryos herleiten. Dieser Dissens relativiert sich aber beim Thema Klonen in mehrfacher Hinsicht. Das Klonen mit dem Ziel, einen genetisch identischen Menschen zu reproduzieren, ist auch unabhängig von der Bewertung des Status von Embryonen fragwürdig, weil (a) nicht erkennbar ist, welches moralisch relevante Ziel ein solches Klonexperiment verfolgen sollte, (b) weil die Lebensbedingungen für den Klon in verschiedener Hinsicht fraglich sind und weil (c) die Implikationen der Anwendung dieser Technologie problematisch sind, wie etwa die Unsicherheiten hinsichtlich der Auswirkungen der Technologie für die Wahrscheinlichkeit einer Erzeugung körperlicher Schädigungen.

Die Divergenzen hinsichtlich der moralischen Bewertung von befruchteten Eizellen und Embryonen werden hingegen sehr wohl bedeutsam, wenn es um Klonierungsexperimente geht, die nicht den Zweck verfolgen, Menschen zu reproduzieren. Hier wird jedoch bedeutsam, wie genau der moralische Status von befruchteten Eizellen und Embryonen bestimmt wird. Habermas argumentiert dafür, dass zwar kein moralischer Schutz der individuellen Eizelle zu fordern ist, weil damit der Schutzbereich der Menschenwürde empfindlich überstrapaziert würde, jedoch ein Schutz der Gattung in diesem Zusammenhang greift.[8] Dieses Argument steht vor dem Problem, dass der Schutz der Gattung moralphilosophisch schlecht begründet werden kann, ohne wiederum den Individualschutz in Anspruch zu nehmen. Wenn man sich nämlich fragt, was die Besonderheiten des Menschen sind – das, was den Menschen so einmalig macht, dass er einen besonderen Schutz verdient, den wir mit »Menschenwürde« und »Menschenrechten« umschreiben, dann ist dies nicht begründbar aus irgendwelchen biologischen Besonderheiten der Spezies homo sapiens, sondern vielmehr allein aus moralisch relevanten Qualitäten wie Reflexionsfähigkeit, Moralfähigkeit oder Handlungsfähigkeit des Menschen. Wer nicht in irgendeiner Weise auf diese personalen Dimensionen des Menschen rekurriert, wird kaum den moralischen Sonderstatus des Menschen begründen können. Daraus ergibt sich jedoch nicht schon unmittelbar, dass dem Menschen in allen Phasen seiner Existenz die gleiche moralische Schutzwürdigkeit zukommt. Wenn man sich jedoch fragt, was die Besonderheit der frühen Phasen der menschlichen Existenz ausmacht, so wird man feststellen müssen, dass alle genannten moralisch relevanten Eigenschaften hier noch nicht gegeben sind. Das gilt allerdings nicht nur für die befruchtete Eizelle, sondern auch für das Neugeborene. Selbst wenn man annimmt, dass personale Wesen einen moralisch besonderen Status haben und fühlende, aber nicht-personale Wesen einen gewissen, schwächeren moralischen Status haben, so bleibt doch festzustellen, dass auch das Neugeborene hinsichtlich seiner Wahrnehmungs- und Leidensfähigkeit vielen Säugetieren nachsteht. Selbst wenn wir der Tatsache Rechnung tragen, dass wir nicht präzise wissen, wann bestimmte personale Eigenschaften denn in der menschlichen Frühentwicklung eintreten und ein Vorsichtsprinzip in Anschlag bringen, selbst dann sind die Gründe, dem Neugeborenen innerhalb der ersten Monate mehr Schutz zukommen zu lassen als vielen Säugetieren, nicht sehr stark. Wir können natürlich darauf abheben, dass das Neugeborene für seine Umwelt eine Bedeutung hat, doch dann würden wir seine moralische Wertschätzung in problematischer Weise von den moralischen Gefühlen und Wertschätzungen der Eltern abhängig machen. Was jedoch den Embryo und Neugeborenen von anderen Wesen unterscheidet, ist der Entwicklungszusammenhang mit personalen Wesen. Diese Potentialität der Entwicklung macht auch die frühen Phasen menschlicher Entwicklung schutzwürdig, jedoch nicht in gleicher Weise wie Personen.[9] Methodisch wichtig bei der angedeuteten Argumentation ist, dass sich zunächst die Frage stellt, was die Grundlage für moralischen Schutz darstellt. Wenn – was ich unterstelle – diese Grundlage mit der Handlungsfähigkeit und Personalität zusammenhängt, dann stellt sich die Frage, inwiefern vor-personales menschliches Leben moralisch schutzwürdig ist, wie dieser moralische Status im Verhältnis zu dem von Personen zu bestimmen ist und welche Abwägung sich im Hinblick auf die oben genannten moralisch relevanten Aspekte des Klonens ergibt.

Die skizzierten Überlegungen machen deutlich, dass man bei der moralischen Beurteilung nicht darum herumkommt, bestimmte moralphilosophische Festlegungen zu treffen. Wenn der moralische Schutz sich nicht aus der Personalität ergibt, so ist die potentielle Personalität moralisch nicht weiter interessant. Sollte es moralphilosophisch einzig wichtig sein, Leidenszustände in eine Abwägung zu bringen, so kommt man um das Faktum nicht umhin, dass befruchtete Eizellen und Embryonen nicht empfindungsfähig sind. Die Ethik kann diesem faktischen Dissens zwischen verschiedenen moralphilosophischen Ausgangspunkten nicht ausweichen. Das bedeutet, dass ethisch ein Konsens nicht schnell zu erwarten ist. Keine Theorie eines »overlapping consensus« oder einer Minimalethik kann über diese Dissense hinwegtäuschen.

Nun stellt sich darüber hinaus die Frage, wie die vielfältigen Dimensionen der Entwicklung und Anwendung des Klonens, die ich oben unterschieden habe, im Lichte moralischer Kriterien beurteilt werden können. So stößt man immer wieder auf Unterscheidungen der verschiedenen Argumente in »kategorisch« vs. »pragmatisch« oder »deontologisch« vs. »konsequentialistisch«.[10] Unter *kategorischen Argumenten* werden dann in der Regel Argumente verstanden (Klonen verstößt gegen die Menschenwürde, weil Individuen instrumentalisiert werden), die unabhängig von den Anwendungskontexten diese Technologie verwerflich erscheinen lassen. *Pragmatische Argumente* hingegen rekurrieren auf bestimmte moralisch bedenkliche Aspekte der Anwendung (Wer therapeutisches Klonen zulässt, kann reproduktives Klonen kaum verhindern), sind aber nicht geeignet, die Technologie in jeder Hinsicht zu verdammen. Die Dichotomie deontologisch-konsequentialistisch wird häufig analog verwendet. Häufig zeigt sich, dass kategorische Argumente nicht sehr tragfähig sind und pragmatische Argumente zu einer Zulassung der Technologie unter bestimmten Auflagen führen.

Mir scheint nun das ganze Beurteilungskonzept fragwürdig zu sein. Zunächst einmal zielen Unterscheidungen wie die zwischen deontologischen, konsequentialistischen oder teleologischen Ethiken in der Moralphilosophie nicht auf die Unterscheidung von Argumenten, sondern auf die Kategorisierung von ethischen Theorien.[11] Es geht dabei etwa um die Frage, ob ethische Theorien ihr Moralprinzip daraus herleiten, dass die Maximalisierung eines nicht-moralisch Guten als moralisch richtig angesehen wird, oder dass ein deontisches Moralprinzip zur Verfügung steht. Damit unterscheiden sich teleologische und deontologische Theorien nicht dadurch, dass die einen Handlungsfolgen berücksichtigen und die anderen nicht. Vielmehr unterscheiden sie sich durch ihr Moralprinzip oder das zentrale Kriterium der moralischen Beurteilung. Ich will hier nicht auf alle Schwierigkeiten und Undeutlichkeiten dieser Terminologie eingehen. Wichtiger ist mir der Gesichtspunkt, dass man im Hinblick auf diese Unterscheidung gar nicht Argumente als solche den Rubriken deontologisch und konsequentialistisch zuordnen kann. Der Verweis auf bestimmte Handlungsfolgen kann durchaus im Rahmen einer komplexeren deontologischen Argumentation eine Rolle spielen, vorausgesetzt, dass man diese Handlungsfolgen im Lichte eines deontologischen Moralprinzips beurteilt. Wenn das Moralprinzip etwa gebietet, das vernünftige Wesen stets als Zweck an sich selbst zu behandeln, dann stellt sich die Frage, ob eine Technologie wie das Klonen in all diesen Anwendungsdimensionen dem entspricht oder nicht.

Abschluss

Die Bioethik sollte sich von bestimmten Stereotypen verabschieden. Anspruchsvolle Diskussionsfronten verlaufen nicht so, dass die einen Klonen als unnatürlich, gegen den Willen Gottes o. ä. ansehen und – so sie dies nicht mehr verteidigen können – nur noch pragmatische Regularien übrigbleiben, um Missbrauch zu verhindern. Es geht nicht um Ethik des Lebensschutzes vs. Heilen und Helfen. Vielmehr stellt sich die Aufgabe, das Spektrum von Aspekten, die mit der Anwendung einer Technologie verbunden sind, im Lichte reflektierter moralischer Prinzipien zu beurteilen. Die Ethik kann nichts anderes tun, als die moralphilosophischen Voraussetzungen ihrer moralischen Beurteilungen zu explizieren und zu verteidigen. Bioethik ist deshalb ein so schwieriges Unterfangen, weil sich hier der Dissens über die Grundlagen moralischer Beurteilungen ebenso niederschlägt wie die Komplexität von Gesichtspunkten, die mit der Entwicklung neuer Technologien zusammenhängen. Eine moderne Kultur kann dieser Komplexität jedoch nicht ausweichen.

Anmerkungen

1 Einen guten Überblick gibt das Wortprotokoll der Diskussion zum Thema im Nationalen Ethikrat in seiner Öffentlichen Sitzung vom 23.01.2003.

2 So ist etwa noch nicht klar, was die Entdeckungen von Karin Hübner und Hans Schöler, die aus einer Stammzelle eine Eizelle gewonnen haben, für die weitere Entwicklung des Klonens bedeuten werden. Vgl. Stollorz, V. (2003): *Die Abschaffung der Keimbahn,* in: Frankfurter Allgemeine Sonntagszeitung 4.5.2003 (18), 55.

3 Holm, S. (2001): *A Life in the Shadow. One Reason Why We Should Not Clone Humans*, in: Ruse, M., Sheppard, A. (eds.): Cloning: Responsible Science or Technomadness? New York, 189–193; Lanzerath, D. (2003): *Der geklonte Mensch: Eine neue Form des Verfügens?,* in: Düwell, M., Steigleder, K. (Hg.), Bioethik – eine Einführung, Frankfurt a. M., 258–266.

4 Zur Diskussion: Damschen, G., Schönecker, D. (2003) (Hg.): *Der moralische Status menschlicher Embryonen. Pro und contra Spezies-, Kontinuums-, Identitäts- und Potentialitätsargument*, Berlin, New York; Düwell, M. (2002): *Moralischer Status*, in: Düwell, M., Hübenthal, C., Werner, M. H.: Ethik. Ein Handbuch, Stuttgart, 417–423.

5 Schneider, I. (2003): *„Reproduktives" und „therapeutisches" Klonen* in: Düwell, Steigleder (Hg.) 2003, 267–275.

6 Guckes, B. (1997): *Das Argument der schiefen Ebene*, Stuttgart; Burg, W. van der (1998): *Slippery Slope Arguments*, in: Chadwick, R. (ed.), Ethics of New Technologies, San Diego, 383–395.

7 Siep, L. (1998): *„Dolly" oder Die Optimierung der Natur,* in: Ach, J. S., Brudermüller, G., Runtenberg, C. (Hg.): Hello Dolly? Über das Klonen, Frankfurt a. M., 191–198.

8 Habermas, J. (2001): *Die Zukunft der menschlichen Natur. Auf dem Weg zu einer liberalen Eugenik?* Frankfurt a. M.

9 Ausführlicher dazu: Düwell, M. (2003): *Der moralische Status von Embryonen und Feten*. in: Düwell, Steigleder (Hg.) 2003, 221–229.

10 Etwa: Gordijn, B. (1999): *Das Klonen von Menschen. Eine alte Debatte – aber immer noch in den Kinderschuhen*, in: Ethik in der Medizin 11, 12–34.

11 Frankena, W. A. (1963): *Ethics*, Englewood Cliffs, NJ. 1963; Rawls, J. (1971): *A Theory of Justice*, Cambridge, 30.

Otfried Höffe

Klonen beim Menschen? Zur rechtsethischen Debatte. Eine Zwischenbilanz[1]

I. Drei Argumentationsfehler

Lediglich als Grenzwächter und Vetoinstanzen treten die Ethik und das Recht nicht auf. Für die Lebenswissenschaften rechtfertigen sie zuerst Handlungsräume: Das Recht erhebt die Forschungsfreiheit in den Rang eines Rechtsgutes, das wie ein Trumpf andere Interessen aussticht; es ist ein Grundrecht. Und die philosophische Ethik sieht in der Wissbegier eine Höchstform von Vernunft, in der vom Nutzen entlasteten Form sogar eine zweite Art von Forschungsfreiheit, eine Wissbegier nämlich, die nicht in fremden, sondern in eigenen Diensten steht. Sie beginnt – dies kann man bei Säuglingen beobachten – bald nach der Geburt und setzt sich, wenn man wie Albert Camus Glück hat, in der Grundschule fort: „In Monsieur Germains Klasse", so lesen wir in der Autobiographie *Der erste Mensch*[2], „fühlten sie zum ersten Mal, daß sie [...] Gegenstand höchster Achtung waren: Man hielt sie für würdig, die Welt zu entdecken." Stellt sich die Forschung dagegen in Dienste, so befinden sich die Lebenswissenschaften in der komfortablen Lage, sich auf das interkulturell anerkannte Hilfsgebot berufen zu können, das im Fall des Arztes sogar Teil des hippokratischen Eides ist. Es ist kein Zufall, dass der Helfer für offensichtliche Not, der Arzt, das höchste Sozialprestige genießt, in Deutschland mit 72% Zustimmung doppelt so renommiert wie der Zweitplazierte, der Pfarrer.[3] Das Klonen beim Menschen bringt freilich andere Grundrechtsgüter, also konkurrierende Trümpfe, ins Spiel. Ihretwegen sind Recht und Ethik als Wächter der Grenzen gefordert, die zu Handlungsräumen immer dazugehören; denn es gibt keine Legitimation ohne Limitation. Kompromisslos sagt der hippokratische Eid: primum nil nocere, auf keinen Fall schädigen.[4]

Ein sachgerechtes Nachdenken muss drei Fehler vermeiden. Die ersten zwei Fehler wollen die notwendige »Kooperation« von Biologie und Ethik einseitig aufkündigen; der dritte Fehler verkennt eine Randbedingung, die im Prinzip schon immer galt, heute aber eine besondere Aktualität hat. Der erste, der Sein-Sollens-Fehler, droht eher seitens der Naturforscher, etwa dort, wo sie die Demarkationslinie zwischen dem Erlaubten und dem Unerlaubten aus einem rationalen Verständnis der Natur, hier der Biologie, gewinnen wollen. Man braucht nicht einmal die formale Logik, um diesen »biologistischen Fehlschluss« zu entlarven und einzusehen, dass die Lebenswissenschaften uns über eine – bewundernswert komplexe – Wirklichkeit belehren, aber über keinerlei Sollen. Wer genau hinsieht, entdeckt versteckte Grundsätze, beispielsweise als normative Zielgröße die Anpassungsfähigkeit unserer Gattung. Dem Sein-Sollens-Fehler erliegt jedoch auch, wer umgekehrt Forschungsgrenzen mit dem Hinweis begründet, der Mensch sei nicht Schöpfer, sondern Geschöpf. Der Hinweis ist zwar richtig, für den einen aus religiösen, für den anderen aus evolutionsgeschichtlichen Gründen. Als *Be*schreibung der Conditio humana enthält er aber kein Potential für *Vor*schriften. Dieses fehlt auch dort, wo man neue Optionen mit dem Satz tabuisiert, der Mensch dürfe »nicht Gott spielen«. Abgesehen davon, dass der biomedizinischen Forschung das Versprechen neuartiger Diagnosen und Therapien kein Spiel, sondern existentieller Ernst ist, sind die wissenschaftlichen Kenntnisse und Fertigkeiten zwar enorm gestiegen. Insbesondere werden die Bausteine, mit denen man arbeitet, immer elementarer; bei Craig Venter sind es einzelne Genbuchstaben. Weil die Forscher auf Vorgaben angewiesen sind, bleiben sie aber von der göttlichen Gestalt der Schöpfung, der aus dem Nichts, durch einen Abgrund getrennt. Zur subdivinen Schöpfung dagegen, zur Nachschöpfung, sind sie als Ebenbild Gottes sowohl befähigt als auch – im Rahmen von Recht und Ethik – berechtigt. Und weil die Nachschöpfungen in der Regel unvollkommen sind, gehen sie im Unterschied zur göttlichen Primärschöpfung nie zu Ende; auch die biomedizinische Forschung ist ein unabsehbarer Prozess.

Dem entgegengesetzten Fehlschluss, dem Sollen-Seins-Fehler, erliegen Moralisten, die ihre Verbote ohne hinreichende Kenntnis der biologischen Sachverhalte aufstellen. Sie sprechen beispielsweise pauschal über das Klonen, ohne unterschiedliche Zwecke und Verfahren zu unterscheiden. Oder sie halten das Klonen für einen bloß künstlichen, menschengemachten Vorgang. In Wahrheit kommt es schon in der Natur vor, bei Pflanzen in so wörtlichem Sinn, dass von dort der Ausdruck »Klon: Sprössling« stammt. Aber auch einfache Tiere klonen, etwa Schwämme, Polypen und Wasserflöhe, ebenso Blattläuse, die aber wegen der Nachteile chromosomen-identischer Kopien sich lieber zusätzlich sexuell vermehren. Wegen des generellen »Interesses« an Diversität zieht die Natur bei komplexeren, »höheren« Tieren ohnehin die sexuelle Fortpflanzung vor.

Der dritte bioethische Fehler verstößt gegen unsere politische Lebenswelt, die innerstaatlich in einer liberalen, pluralistischen Demokratie und im globalen Maßstab in einer noch vielfältigeren Koexistenz von Weltanschauungen und Religionen besteht. In dieser Situation verbietet es sich, partikular gültige Grundsätze generell verpflichtend zu machen, indem man etwa von einer obsoleten Metaphysik oder von konfessionsgebundenen Prämissen ausgeht. Die philosophische Ethik beruft sich dagegen nur auf die allgemeine Menschenvernunft, auf ebenso allgemeinmenschliche Erfahrungen und im Rahmen einer angewandten Ethik wie der Bioethik auf so allgemein anerkannte Rechtsgrundsätze wie die Grund- und Menschenrechte.[5]

II. Erzeugung von Kindern?

Wo Neues erscheint, blüht rasch ein Zwillingspaar auf, dem freilich die genetische Identität fehlt: Hoffnung und Furcht. Lange Zeit wurden sie in der Biomedizin vornehmlich von entgegengesetzten Seiten genährt: die Hoffnungen von den Forschern, die Furcht von einer alarmierten Öffentlichkeit. Glücklicherweise ist diese Arbeitsteilung inzwischen überwunden. Wo man ohne Scheuklappen forscht, melden sich nämlich die Gefahren wie von selbst: Das Schaf Dolly war nicht übermäßig vital. Selbst beim Modellorganismus für Säuger, der Maus, so berichtet Rudolf Jaenisch[6], gelingt die Manipulation der Eizellen nur bei ein bis vier Prozent. Sogar bei den erfolgreichen Manipulationen laufen Dutzende wichtiger Gene des transferierten Zellkerns aus dem Ruder. Und nach Gerald Schatten[7] sind die Versuche mit Rhesus-Affen, die man bewusst als Stellvertreter des Menschen gewählt hatte, rundum gescheitert. (Nach dem bisherigen Wissen war es übrigens schon zu erwarten!) Von 716 manipulierten Eizellen hat sich keine einzige zu einem Embryo, geschweige denn zu einem fertigen Rhesusaffen entwickelt. Und von den 33 erzeugten Embryonen, die man befruchtungsfähigen Affenweibchen übertragen hat, gingen alle Klone früh zugrunde. Die vermutliche Ursache: Schon bei den ersten Zellteilungen ordnen die Chromosomen sich nicht korrekt an, da mangels wichtiger Proteine die so genannten Spindelapparate desorganisiert, folglich genetische Fehlsteuerungen so gut wie unvermeidlich sind. Die Forscher resümieren: „Mit den gegenwärtigen Verfahren könnte sich das Herstellen von embryonalen Stammzellen mit der Kerntransfertechnik bei nichtmenschlichen Primaten als schwierig erweisen – und das reproduktive Klonen als unerreichbar."[8]

Stirbt also eine übereilte Hoffnung, mit ihr auch die Bedrohung dahin, so dass Ethik und Recht sich als Grenzwächter arbeitslos melden können? Mittlerweile gibt es zum Verbot des Fortpflanzungsklonens sowohl unter Naturforschern als auch in der Ethik und dem Recht eine überwältigende Zustimmung: Jaenisch und der »Dolly-Vater« Ian Wilmut erklären an prominenter Stelle, in der Zeitschrift *Science:* „Don't Clone Humans!"[9] Der Bioethikrat des US-Präsidenten, die Kass-Kommission, entscheidet sich im Bericht zu *Human Cloning and Human Dignity* einstimmig, beim Menschen ein auf die Erzeugung von Kindern ausgerichtetes Klonen auf unbegrenzte Zeit streng zu verbieten.[10] Schon fünf Jahre vorher spricht sich das Europäische Parlament, sechs Wochen später eine französische Kommission, wieder sechs Wochen später eine US-Kommission und im November desselben Jahres 1997 die Vollversammlung der Vereinten Nationen für ein Verbot des menschlichen Klonens aus, teils für ein umfassendes Verbot, teils für eins des Fortpflanzungsklonens.[11] Trotzdem fragt der Philosoph lieber nach. Denn wenn die Argumente nicht stichhaltig sind, wird der Konsens brüchig. Immerhin gab es in der Debatte der 60er und 70er Jahre auch Befürworter[12], denen sich noch vor einem Jahrzehnt knapp zwei Dutzend hochrangiger Forscher anschlossen.

Drei Argumente für das Verbot liegen auf der Hand: Erstens ist schon bei höheren Tieren das Klonen nicht bloß enorm kompliziert, sondern zusätzlich enorm riskant; die weitaus meisten Versuche enden in Fehlgeburten oder Missbildungen. Zweitens haben im Fall des Menschen selbst Schwerstbehinderte das volle Lebensrecht. Drittens wäre es furchtbar langweilig, wenn die Menschen alle gleich wären; jeder will doch etwas Eigenes sein.

Auf den ersten Blick drängt jedes der Argumente, vor allem aber deren Verbindung, auf ein absolutes Verbot. Auf den zweiten Blick, bei der Rückfrage nach der Tragweite der Argumente, bleibt aber nur ein relatives Verbot übrig. Das mittlere, rechtliche und moralische Argument ist unstrittig. Es kann sogar ein zivilrechtlicher Gesichtspunkt hinzukommen, der allerdings umstritten ist: Entsteht beim Klonen ein Behinderter, so hat er einerseits ein volles Lebensrecht, und kann er andererseits, selber oder über einen Stellvertreter, auf Schadensersatz klagen, so dass man auch deshalb, wegen des entsprechenden Risikos, ein Klonen scheut.

Für das erste Argument, die Tatsachenannahme »enorm riskant«, gibt es zwar so gute biologische Gründe, dass man mit der Nobelpreisträgerin Christiane Nüsslein-Volhard[13] von einem „Widerstand der Natur“ sprechen und das Verfahren „in hohem Grade unnatürlich“ nennen darf. Trotzdem kann es einen Zeitindex an sich tragen: zur Zeit, vielleicht sogar sehr lange, aber nicht notwendig »auf ewig« riskant. Für den heutigen Gesetzgeber folgt freilich ein klares Gebot, mit dem hippokratischen Eid »nil nocere« als normativem Hintergrund: Das gelegentlich propagierte Recht auf Fortpflanzungsfreiheit[14] ist deutlich rangniedriger als die Verantwortung für das voraussehbar (!) hoch gefährdete Wohlergehen des künftigen Kindes. Ein Intimbereich wie die Fortpflanzung verlangt vom Gemeinwesen ein Höchstmaß an Zurückhaltung. Ein Gedankenexperiment zeigt aber, dass eine absolute Zurückhaltung, eine uneingeschränkte Freiheit bei der Fortpflanzung (»reproductive freedom«) absurd wäre: Man stelle sich Eltern vor, die aus einem kaum verständlichen Zynismus sich Mühe geben und in einem noch gesteigerten Zynismus es mit anderen absprechen, höchstwahrscheinlich schwerstbehinderte Kinder zu bekommen: Sollte das Gemeinwesen hier tatsächlich untätig bleiben? Ein hoch riskantes Klonen verstößt nicht erst gegen die Grundsätze einer biomedizinisch spezifischen, sondern schon gegen die einer allgemeinen Ethik der Humanexperimente. Wenn jedoch aufgrund einer enormen Verbesserung von Wissen und Können das Risiko der Behinderung »extrem gering« wird, eventuell sogar erheblich geringer als bei der natürlichen Zeugung – alles biologische Wissen spricht freilich dagegen –, verlöre das Klon-Verbot einen Rechtfertigungsgrund.

Das dritte Argument, erneut eine Tatsachenannahme, trifft kaum auf alle Kulturen und Epochen gleichermaßen zu. In unserer Kultur dürfte jedoch ein Wille auf Besonderheit bzw. Differenz die Regel sein. Trotzdem drängen sich zwei kleine Fragezeichen auf. Zum einen kommen genetisch identische Menschen schon natürlicherweise, als eineiige Zwillinge, vor, ohne deshalb die Chance auf Besonderheit zu verlieren. Denn die menschliche Individualität lässt sich nicht auf die Chromosomenausstattung verkürzen. Und selbst bei vollständiger Übereinstimmung der Gene, bei eineiigen Zwillingen, kann man aus der Kenntnis der Eigenschaften des einen keine sicheren Voraussagen über die des anderen machen. Hinzu kommt neben kleineren Spezifikationen durch das Zytoplasma und die Schwangerschaft ein bunter Strauß von kulturellen und sozialen Faktoren. Vor allem liegt es an beiden Seiten: am Einzelnen, wie er sich zu den teils biologischen, teils sozialen Vorgaben verhält, und an den anderen, wie bei ihnen die Vorgaben und das, was man aus ihnen macht, ankommen.

Offensichtlich unterhöhlt dieser Umstand das Rechtfertigungspotential für ein absolutes Verbot einmal mehr. Er unterhöhlt freilich auch die Gegenseite, die Erwartung der Eltern. Ihnen kommt es ja nicht auf etwas so Abstraktes wie genetisch identische Nachkommen als vielmehr konkret auf Kinder an, die etwa in manuellen und sozialen, intellektuellen oder künstlerischen Hinsichten besonders erfolgreich sind. So etwas vermag ein Klonen aber nicht im Entferntesten sicherzustellen. Ebenso wenig kann es dafür sorgen, dass die gewünschten Fähigkeiten im künftigen sozialen Umfeld genauso hoch wie derzeit eingeschätzt werden, und zwar sowohl objektiv, von der Gesellschaft, als auch subjektiv, in den Lebensvorstellungen des Kindes. Vor allem stellt das Klonen das wichtigste Ziel verantwortlicher Eltern nicht sicher, also keinen Narzissmus, keine Ehr- oder Herrschsucht, sondern das für ein gelungenes Leben erforderliche Maß an Selbst- und Fremdachtung. Der Traum von Unsterblichkeit wiederum ist utopisch im strengsten Sinn des Nirgendwo. Denn das spendende Individuum »stirbt«, während man für die Alternative, ein Fortleben in Kindern, des Klonens nicht bedarf. Dasselbe gilt für verstorbene Partner und Kinder: Sie sind weit mehr als ein genetisches Programm, wobei das Mehr dem Klonen grundsätzlich verwehrt ist.

Von Kant stammt nicht nur das große Wort der Menschenwürde, sondern auch der pragmatische Vorschlag eines Gedankenexperimentes: Um ein Urteil auf mehr als private Gültigkeit zu prüfen, solle man „an der Stelle jedes anderen denken"[15]. Wer sich ein Klonen überlegt, muss sich daher fragen, ob er lieber als Klon geboren wäre, also nicht mit der üblichen Offenheit (1) für sein Selbstbild, (2) für seinen Lebens- und Zukunftsentwurf, (3) für seine Selbstachtung und (4) für die Achtung durch andere. In jeder dieser vier Hinsichten würde er auf ein Vorbild verpflichtet, dem als gravierender Einschränkung seiner Optionen und Chancen er kaum zustimmen wird. Denn nicht im genetischen Duplikat unterscheiden sich Klone von eineiigen Zwillingen, sondern in der Herkunft des Duplikats: Dort liegt sie bei einer anonymen und verantwortungsfreien Instanz, dem biologischen Zufall, hier bei einer Person, die einen Namen hat und der man Vorwürfe machen darf: dafür, dass man überhaupt eine genetische Kopie, vielleicht auch dafür, dass man eine ungeliebte, gewissermaßen die falsche Kopie ist.

Als Klon entwickelt man sich zum genetischen Zwilling nicht zeitlich parallel, infolgedessen offen, sondern nach einem Vorbild, an dem man eventuell sogar nachdrücklich gemessen wird: Für die Freiheit eines anderen zahlt man mit einem hohen Maß an Unfreiheit, obwohl dem anderen genug Optionen offen stehen, so dass diese Freiheitseinschränkung schwerlich zu rechtfertigen ist. In Habermas' Pointierung ist der Klon eine Art Sklave, weil er einen „Teil der Verantwortung, die er sonst selbst tragen müßte, auf andere Personen abschieben kann“[16]. In jedem Fall lastet sich der Elter eine Verantwortung auf, die er vorhersehbar nicht tragen kann, daher nicht übernehmen darf.

Ein interkulturell anerkanntes, von den Vereinten Nationen feierlich bekräftigtes Rechtsprinzip besteht in der Menschenwürde. Dass ein durch Klonen produziertes Kind diese Würde besitzt, steht außer Zweifel, denn sie kommt dem Menschen, bloß weil er Mensch ist, zu. Die Zweifel richten sich auf etwas anderes, auf die bloße Instrumentalisierung des Klons für fremde Interessen. Die in der Menschenwürde enthaltene Selbstzwecklichkeit fordert dagegen, von der nötigenden Willkür anderer unabhängig zu sein, was allein der biologische Zufall wahrt. Ein anderes Gegenargument, die genetische Vielfalt als Überlebensbedingung für unsere Gattung[17], ist nicht stichhaltig. Weil es nämlich etwa 3 bis 4 Promille eineiiger Zwillinge gibt, leben schon jetzt, in einer Welt von bald sieben Milliarden Menschen, viele Millionen genetischer Duplikate. Selbst Tausende von Klonen würden sie, biologisch gesehen, so gut wie belanglos vermehren.[18] Nicht das Kollektiv, die Gattung, ist zu schützen, sondern die Instanz, die letztlich allein zählt, die einzelne, aber nicht vereinzelte Person.

Stichhaltig sind dagegen zwei weitere Gegenargumente: Einerseits bilden Klonkinder die erste Stufe von Design-Kindern, also nicht eine Vorstufe von Eugenik, sondern selber schon deren Teil, auch wenn man eine »negative Eugenik«, die gewisse Erbkrankheiten auszumerzen versucht, gegen eine positive abzusetzen hat, die wünschenswertes Erbgut auswählt. Andererseits darf man den Wert stabiler Familienbeziehungen für das Wohlergehen der Kinder nicht unterschätzen. Beim Klonen würden die ohnehin schon bestehenden Gefährdungen derartiger Beziehungen noch einmal verstärkt: Väter können zu Zwillingen ihrer Söhne, Großeltern zu genetischen Eltern ihrer Enkelkinder werden und Mütter einen genetischen Zwilling von sich zur Welt bringen. Gewiss, manche der heutigen Gefährdungen sind schwer zu vermeiden; reproduktives Klonen würde sie aber leichtfertig, überdies erheblich erhöhen. Da unsere Gesellschaften Solidargemeinschaften sind, die notfalls für die Folgen einstehen, ist die rechtsethische Bilanz offensichtlich: Sowohl aus Schutz der Kinder als auch aus Selbstschutz der Gesellschaft könnte sogar ein medizinisch risikoarmes Klonen nur von einem unverantwortlichen Gesetzgeber erlaubt werden.

III. Exkurs: Geschenk, nicht Besitz

Michael Sandel erinnert in seinem Vortrag zu Recht daran, dass Kinder als „ein Geschenk, nicht Besitz“ zu behandeln sind. Er hält diesen Gesichtspunkt für eine

Alternative zur »Sprache« der Grund- und Menschenrechte und fährt fort, dass schon jetzt gegen »sein« Kriterium einer sachgerechten Beziehung zu Kindern vielfach und häufig verstoßen wird. Zwei Rückfragen stellen sich:

Erstens ist zu fragen, ob jeder, auch der kleinste Verstoß derart rechtserheblich ist, dass zunächst der Gesetzgeber, sodann im Rahmen der Gesetzgebung die Exekutive und im Streitfall das Gericht eingreifen dürfen, vielleicht sogar sollen. Die Antwort dürfte ähnlich wie bei der Fortpflanzung ausfallen: Die Erziehung der Kinder ist ein Intimbereich, in den die Rechtsordnung nur im äußersten Fall eingreifen darf, etwa bei Verwahrlosung oder bei physischer, eventuell auch psychischer Gewalt. Dass ehrgeizige Eltern ihre Kinder zu früh und zu stark zu Leistungen »drillen«, sollte eher Verwandte und Freunde, auch die öffentliche Meinung zu Widerspruch als die Rechtsordnung zu Zwangsmaßnahmen veranlassen. Weil kaum jeder Verstoß rechtserheblich ist, braucht es ein Abgrenzungskriterium. Und dafür empfiehlt sich denn doch die »Sprache«, gegen die Sandel skeptisch ist, die der Grund- und Menschenrechte, einschließlich Grundrechten von Kindern. Das hindert nicht, dass man, wie angedeutet, zusätzlich in Form einer Sozialkritik auch jenes Besitzdenken gegenüber Kindern scharf kritisiert, das noch nicht das Eingreifen der zwangsbefugten Rechtsordnung erlaubt. Die Rechtsethik deckt sich nämlich nicht mit der gesamten Sozialethik, sondern macht nur einen unverzichtbaren Kernbereich aus.

Die zweite Rückfrage richtet sich auf die Rechtfertigung der Ethik „Geschenk, nicht Besitz". Für die Frage, warum Kinder kein Besitz sein dürfen, bietet sich erneut die Sprache der Grund- und Menschenwürde an. Ohnehin ist im Instrumentalisierungsverbot der Menschenwürde das Verbot enthalten, Menschen, folglich auch Kinder, nur für fremde Zwecke einzusetzen, also zu missbrauchen.

IV. »Therapeutisches Klonen« oder »Forschungsklonen«?

Bei der zweiten Art des Klonens entfallen viele Einwände; statt dessen beginnen die Schwierigkeiten schon bei der Semantik: Soll man vom »therapeutischen Klonen« sprechen oder lieber vom »Forschungsklonen« oder noch lieber von einer gezielten Vermehrung eines »totipotenten Zellverbandes«?

Der Ausdruck »therapeutisches Klonen« enthält ein Heilungsversprechen, dem die Forscher persönlich dienen mögen, das ihnen zudem die Unterstützung der Gesellschaft erleichtert, das die aktuelle Forschung aber nicht abdeckt. Er bezeichnet eine ferne Hoffnung, noch nicht annähernd die Wirklichkeit. Wer das verdrängt, erliegt einem humanitaristischen Fehlschluss. Denn die Forschungen befassen sich mit (a) den Vorarbeiten für (b) neue Möglichkeiten einer (c) konkreten Therapie; es sind lediglich Präliminarien für Präliminarien einer kommenden Hilfe.[19] Um Vorarbeiten handelt es sich allerdings in der Tat. Denn nicht so sehr die Grundlagenforschung erwartet hier neue Einsichten als eine an medizinischer

Hilfe orientierte Forschung, die mit embryonalen Stammzellen letztlich Krankheiten wie Kinderdiabetes, Morbus Parkinson und multiple Sklerose therapiefähig machen will. Die Ausdrücke »Zellvermehrung« und »Zellverband« dagegen wahren die Argumentationshoheit der Biologie. Sie klingen nämlich nach reiner Naturwissenschaft, ohne Anlass für jene rechtlich-moralischen Rückfragen zu geben, die manche scheuen. Denn menschliche Embryonen setzen der Forschung nach dem geltenden Recht, dem Embryonenschutzgesetz, Grenzen: aber auch mit guten Gründen. Menschliches Leben darf man nicht töten – auch nicht zu Forschungszwecken oder in therapeutischer Absicht. Der Ausdruck »therapeutisches« Klonen beansprucht also zu viel, »gezielte Zellvermehrung« besagt zu wenig. Daher empfiehlt es sich, der Kass-Kommission zu folgen und von einem »Klonen für biomedizinische Forschung«, eventuell auch von einem »Klonen für therapeutische Forschung«, in Kurzform aber von »Forschungsklonen« zu sprechen.

Was unterscheidet es vom Fortpflanzungsklonen, mit der Zusatzfrage: Sind es Faktoren, die hinreichend entlasten, so dass die Forschung rechtlich und ethisch unbedenklich wird? Das Fortpflanzungsklonen verfolgt eine private, nicht immer respektgebietende Absicht, das Forschungsklonen dagegen ein durchaus öffentliches und auf weite Sicht humanitäres, medizinisches Interesse. Es dient dem Fortschritt an Anwendungs-Wissen, das gute Chancen hat, langfristig ärztlichen Aufgaben zu dienen. Das Verfahren selbst ist jedoch zunächst einmal identisch, so dass man sich fragen muss, ob die Absicht die Handlung so verändert, dass sie die rechtlich-moralische Wertigkeit umpolt: von einem Minus auf Plus, zumindest auf Neutral.

Die aktuelle Ethik- und Rechtsdebatte ist sich hier uneinig. Auch in der Kass-Kommission verhindern die zwei konkurrierenden Positionen eine gemeinsame Stellungnahme. Die eine Seite, die utilitaristische Befürwortung, argumentiert in sechs Schritten: Sie hält erstens Embryonen im frühen Stadium für zwar schützenswert, aber nicht uneingeschränkt. Sie sieht daher zweitens eine utilitaristische Güterabwägung als zulässig an. Sie bestreitet drittens eine destruktive Absicht („not created for destruction") und hebt viertens einen hochrangigen Zweck hervor, den Dienst am Leben und der Medizin, auch wenn sie fünftens ihn ehrlicherweise, wenn auch fast versteckt, als nur möglich qualifiziert („may come from it"). Daraus zieht sie sechstens den Schluss, dass das etwaige große Gut mehr Gewicht als moralische Einwände habe. Die andere, gern deontologisch genannte Position hält das Forschungsklonen jedoch für ein moralisches Unrecht, da man werdendes menschliches Leben ausbeute und zerstöre, was selbst bei guten Absichten verwerflich sei.[20]

Für eine ethische Beurteilung der Kontroverse sind drei Fragen wichtig. Allen dreien geht es nicht wirklich um den Gegensatz von Utilitarismus und Deontologie, so dass die beliebte Entlastungsstrategie hinfällig wird, wenn die Moralphilosophen sich hier nicht einigen können, steht es frei, Deontologe oder aber Utilitarist zu sein.

finis operis – finis operantis

Für die erste Frage, die nach der Erheblichkeit des Zweckes, ist zwischen einem handlungsinternen und einem handlungsexternen Zweck zu unterscheiden. Dort ist der Zweck handlungswesentlich bzw. handlungskonstitutiv, hier ist er es nicht. Wenn ich jemandem Geld gebe, ist es wesentlich, ob ich damit seine geleistete Arbeit entlohne oder ihn zur Verletzung einer Amtspflicht bewegen will. Dort nehme ich eine Bezahlung, hier eine Bestechung vor. In beiden Fällen gehört der Zweck in die Definition der Handlung selbst; er ist ein handlungsinterner bzw. handlungskonstitutiver Zweck, ohne den die Handlung unterbestimmt bleibt. Anders sieht es mit dem (weiteren) Zweck aus, den ich *mit* der Bestechung verfolge. Er mag gut oder schlecht sein, ist aber handlungsextern und ändert nicht den Umstand, dass erstens eine Bestechung vorliegt, die zweitens sowohl ethisch als auch rechtlich verwerflich ist. Ähnlich ist eine wissentliche Unwahrheit, eine Lüge, verwerflich, selbst wenn sie, in einer Notlage geäußert (»Notlüge«) Nachsicht findet. Die Antwort auf die erste Frage fällt somit leicht: Beide, Fortpflanzung und Forschung, sind keine handlungskonstitutiven Zwecke, sondern dem Vorgang des Klonens extern. Auch einem zur wahrhaft therapeutischen Forschung hergestellten Klon kann man nicht absprechen, im Fall befruchteter menschlicher Eizellen das Frühstadium eines menschlichen Embryos zu sein. Folglich kann hier der Zweck die moralische Wertigkeit nicht umpolen, wohl aber bei einem tatsächlich therapeutischen Klonen für Nachsicht plädieren. Der humanitäre Zweck entlastet also das Forschungsklonen nicht, zumindest nicht hinreichend.

Anders sähe es aus, wenn das Forschungsklonen – so die zweite Frage – sich unabhängig von seinem äußeren Zweck, also »kloneninterne«, vom Fortpflanzungsklonen unterscheidet. Hier fällt die Antwort nicht so leicht, da mehrere Punkte unstrittig sind, einer aber strittig bleibt. Unstrittigerweise liegt nach abgeschlossener Befruchtung ein *Lebe*wesen vor, nämlich ein Wesen, das aus sich heraus lebt, das sich selbst gemäß seinem eigenen individuellen Genom organisiert und repliziert. Ebenso unstrittig ist es kein subhumanes Wesen. Denn ob *in vitro* oder *in vivo*: das sich entwickelnde Wesen gehört *unserer* Gattung und keiner anderen an. Schließlich ist unstrittig, dass im Rahmen einer komplexen Entwicklung die Einnistung in die Gebärmutter wichtig ist, da sie Nahrung und Schutz gewährt, vermutlich auch Aktivierungssignale aussendet, auch wenn dieses m. W. noch nicht in aller Schlüssigkeit nachgewiesen worden ist. Strittig ist erst die rechtliche Erheblichkeit.

Bedenken gegen eine Überbewertung der Entwicklung beginnen beim *biologischen* Umstand, dass Fortpflanzungs- und Forschungsklonen dasselbe Zwischenprodukt haben. Das wiederum ist aus sich heraus für das Einpflanzen in eine Gebärmutter, also die Verwendung zum Fortpflanzungsklonen offen, was unsere Einsicht bekräftigt, dass der Klonzweck nicht konstitutiv ist. Ein zweites Bedenken geht von der *rechtlichen* Seite, der für den Menschen charakteristischen Schutzwürdigkeit, aus. Für sie ist wesentlich, dass sie weder von einer bestimmten Leistung oder Eigenschaft noch von einer Zuerkennung durch Dritte abhängt. Als schutzwürdig gilt das menschliche Leben allein schon deshalb, weil es *menschlich* ist. In dieser Hinsicht erscheint das Forschungsklonen sogar als bedenklicher. Denn es erzeugt *menschliche* Embryonen mit dem Ziel, ihnen nach einiger Zeit die Möglichkeit der Weiterentwicklung zu verwehren. Damit wird menschliches Leben klarerweise für Dritte instrumentalisiert, was sich deshalb schwerlich rechtfertigen lässt, weil unsere Rechtstradition nur im Ausnahmefall, dass Leben gegen Leben steht, eine Güterabwägung zulässt.

Jedenfalls lautet die dritte und entscheidende Frage: Welchen Status hat das für die Fortpflanzung und die Forschung noch offene Zwischenprodukt?[21] Die bloße Frage bestätigt, dass der Streitpunkt, außerhalb der Differenz von utilitaristischer und deontologischer Ethik, beim Rechtsstatus des humanen Zellverbandes liegt. Wenn er von Anfang an ein menschliches Leben ist, so hat die utilitaristische Güterabwägung kein Recht, andernfalls doch. Wann also beginnt das zu schützende menschliche Leben?

Die Befürworter des Forschungsklonens räumen einen Schutzwert, freilich nur einen relativen ein. Dem widerspricht die Gegenseite mit dem Argument, das, was manche als »bloßen Zellhaufen« abtun wollen, trage von Anfang an, als befruchtete Eizelle mit dem doppelten Chromosomensatz, das volle Lebensprogramm für die Entwicklung eines Menschen in sich. Im Unterschied zu einer Blumenzwiebel oder zu den Eiern, die von Fischen, Fröschen und Vögeln gelegt werden, bedarf es zwar bei Säugetieren und auch beim Menschen einer anspruchsvollen Umwelt, der Gebärmutter. Das Lebensprogramm ist aber eindeutig ein menschliches; ebenso eindeutig hat das Programm seine Entwicklung schon begonnen. Es braucht keine Nachbesserung, sondern verläuft in dieser Hinsicht in einem Kontinuum: aufgrund einer Selbststeuerung, nicht nach fremden Gesetzen oder Programmen, sondern dem eigenen Gesetz und Programm unterworfen. Weil nur im Rahmen dieser basalen Kontinuität jene Relativierung stattfindet, die der Gegner etwa unter Hinweis auf die Leistungen der Gebärmutter vornimmt, bleibt das Forschungsklonen ethisch und rechtlich bedenklich. Alle drei, unsere Rechtsordnung, der hippokratische Eid und die Moralphilosophie, unterscheiden zwischen einer Rechtsmoral, deren Anerkennung die Menschen einander schulden, und freiwilligen Mehrleistungen einer Tugendmoral. Und sie ergänzen, dass man im Namen des (tugendmoralischen) Hilfsgebotes kein menschliches Leben töten darf. Von Notwehr abgesehen, darf man es nicht einmal schädigen.

Glücklicherweise tauchen neuerdings Möglichkeiten des Reprogrammierens auf, die den Weg über den menschlichen Embryo vermeiden, folglich die entsprechenden Bedenken arbeitslos machen. Aus diesem Grund und auch deshalb, weil der Weg von embryonalen Stammzellen zu wirksamen Therapien noch sehr lang ist, überdies selbst Fachleute gegen dessen therapeutisches Potential skeptisch sind, löse man sich von der Fixierung auf die bisherigen Verfahren und setze die wissenschaftliche Kreativität, die einleitend genannte Wissbegier, für ethisch-rechtlich unbedenkliche Methoden frei.

Anmerkungen

1 Überarbeitete Fassung meines Vortrags vom 14.–16. Mai 2003 in Berlin.

2 Camus, A. (1994): *Der erste Mensch (Le premier homme)*, Hamburg 1997, 154.

3 Vgl. Allensbacher Berufsprestige-Skala 2003 (= Allensbacher Berichte 2003, 7), http://www.ifd-allensbach.de/news/prd_0307.html.

4 Zur Ethik generell vgl. Höffe, O. (2002): *Lexikon der Ethik*, 6. Aufl. München; zur Ethik im Zeitalter der Biomedizin vgl. Höffe, O. (2003): *Medizin ohne Ethik?*, 2. Aufl. Frankfurt a. M., dort Literatur.

5 Einen guten Einblick in die Debatte bieten: Deutsches Referenzzentrum für Ethik in den Biowissenschaften (DRZE) (Hg.) (2003b): *Klonen in biomedizinischer Forschung und Reproduktion. Wissenschaftliche Aspekte – ethische, rechtliche und gesellschaftliche Grenzen (Reader)*, Bonn; Forum Diderot (1999): *Faut-il vraiment cloner l'homme?*, Paris, McLaren, A. (ed.) (2002): *Cloning*, Council of Europe, Straßburg; auch The President's Council on Bioethics (2002): *Human Cloning and Human Dignity. An Ethical Inquiry*, Washington, D.C., Chap. 5–6.

6 Bortvin, A., Eggan, K., Skaletsky, H. et al. (2003): *Incomplete Reactivation of Oct-4 Related Genes in Mouse Embryos Cloned from Somatic Nuclei*, in: Development 130, 1673–1680.

7 Simerly, C., Dominko, T., Navara, C. et al. (2003): *Molecular Correlates of Primate Nuclear Transfer Failures*, in: Science 300, 11.4.2003, 297.

8 Ibid. (Übersetzung des Autors).

9 Jaenisch, R., Wilmut, I. (2001): *Don't Clone Humans!*, in: Science 291, 30.3.2001, 2552.

10 The President's Council on Bioethics 2002.

11 Vgl. das ausführliche Dossier Deutsches Referenzzentrum für Ethik in den Biowissenschaften (DRZE) (2003a): *Klonen beim Menschen*, Bonn.

12 Z. B. Fletcher, J. (1974): *The Ethics of Genetic Control. Ending Reproductive* Roulette, New York.; kritisch Jonas, H. (1972): *Biological Engineerong – A Preview*, in: Jonas, H.: Philosophical Essays. From Ancient Creed to Technological Man, Englewood Cliffs, NJ., 141–167.

13 Nüsslein-Volhard, C. (2003): *Wann ist der Mensch ein Mensch? Embryologie und Gentechnik im 19. und 20. Jahrhundert*, Heidelberg, 10.

14 Procreative autonomy: Dworkin, R. (1996): *Freedom's Law*, Oxford, 104 f.

15 Kant, I. (1790): *Kritik der Urteilskraft*, § 40, in: Gesammelte Schriften, hg. v. d. Königlich Preußischen Akademie der Wissenschaften V, Berlin 1902 ff., 165–485.

16 Habermas, J. (1998): *Sklavenherrschaft der Gene. Moralische Grenzen des Fortschritts*, in: Süddeutsche Zeitung, 17./18.1.1998, 13.

17 Zimmer, D. E. (1998): *Eineiige Zwillinge sollen Zufall bleiben*, in: Die Zeit, 12.2.1998, 28.

18 Vgl. schon Merkel, R. (1998): *Die Fürsorge maskiert den Egoismus*, in: Die Zeit, 5.3.1998, 37–38.

19 Vgl. Höffe 2003, 44 ff., dort die vierte Fehlschlussart.

20 The President's Council on Bioethics 2002.

21 Zur biologischen Seite vgl. Nüsslein-Volhard 2003; zur rechtlichen und ethischen Seite siehe Höffe, O. et al. (2002): *Gentechnik und Menschenwürde. An den Grenzen von Ethik und Recht*, Köln; zur umfassenden Pro- und Kontra-Debatte vgl. Damschen, G., Schönecker, D. (Hg.) (2003): *Der moralische Status menschlicher Embryonen. Pro und contra Spezies-, Kontinuums-, Identitäts- und Potentialitätsargument*, Berlin, New York.

Michael J. Sandel

Die ethischen Implikationen des Klonens beim Menschen[1]

In dieser Abhandlung werde ich auf die Ethik des reproduktiven und therapeutischen Klonens eingehen. Doch zugleich soll eine allgemeine Behauptung aufgestellt werden: Die Problematik der Klonierung und die damit zusammenhängenden Debatten über Gentechnik werden die Art und Weise verändern, wie Philosophen über ihr eigenes Gebiet nachdenken. Ein großer Teil der Debatte über Klonen und Gentechnik wird in der bekannten Sprache von Autonomie, Einwilligung und Individualrechten geführt. Vertreter der »liberalen Eugenik« argumentieren, dass es den Eltern freigestellt sein sollte, die genetischen Merkmale ihrer Kinder zur Verbesserung ihrer Lebensaussichten zu optimieren.[2] Ronald Dworkin argumentiert zum Beispiel, dass es kein unberechtigter Ehrgeiz ist, „das Leben künftiger Generationen von Menschen zu verlängern und mit mehr Talent und damit mehr Leistung auszustatten."[3] Er behauptet, dass in der Tat der Grundsatz des ethischen Individualismus entsprechende Bemühungen obligatorisch macht. Zahlreiche Gegner des Klonens und der Gentechnik bestehen auf der Autonomie des Menschen und seinen daraus resultierenden Rechten. So sorgt sich Jürgen Habermas zum Beispiel, dass selbst positive genetische Verbesserungen die Autonomie und die Individualität von Kindern beeinträchtigen könnten, weil sie auf ganz bestimmte Lebensoptionen ausgerichtet werden, wodurch ihr Recht auf selbstbestimmte Wahl ihres Lebensentwurfs verletzt wird.[4]

Aber die Diskussion über die Autonomie des Menschen und seiner Rechte geht nicht auf die eigentlichen Fragen ein, die sich im Zusammenhang mit dem Klonen stellen. Um uns mit den ethischen Implikationen von Klonen und Gentechnik auseinanderzusetzen, müssen wir uns mit Fragen befassen, die in der modernen Welt schon lange keine Aktualität mehr haben – Fragen über den moralischen Status der Natur und über die richtige Einstellung des Menschen zu einer vorgegebenen Welt. Da diese Fragen auch die Theologie betreffen oder zumindest eine bestimmte Ansicht über die beste Art und Weise nahelegen, wie Menschen ihr Leben gestalten sollen, neigen Philosophen und Politologen gegenwärtig eher dazu, diese Fragen nicht anzugehen. Aber unsere neuen biotechnologischen Möglichkeiten machen sie unvermeidbar.

In den Vereinigten Staaten verbietet heute kein Bundesgesetz das Klonen beim Menschen – sei es für Reproduktionszwecke oder zum Zweck der biomedizinischen Forschung. Dies ist nicht deshalb so, weil die meisten Menschen für reproduktives Klonen sind. Ganz im Gegenteil, die öffentliche Meinung und fast alle gewählten Politiker sind dagegen. Aber es gibt einen Dissens darüber, ob man das Klonen für biomedizinische Forschung genehmigen sollte. Und die Gegner des Klonens für biomedizinische Forschung sind bisher nicht bereit, ein separates Verbot für reproduktives Klonen zu unterstützen, wie es in Großbritannien bereits umgesetzt wurde. Aufgrund der geschilderten Pattsituation ist bisher kein bundesweites Verbot des Klonens in den Vereinigten Staaten umgesetzt worden.

Die Ethik des reproduktiven Klonens

Ich wende mich zunächst der Ethik des reproduktiven Klonens und dann dem Klonen für biomedizinische Forschung zu. Argumente für ein Verbot des reproduktiven Klonens beim Menschen sind nicht schwer zu finden, zumindest zum jetzigen Zeitpunkt. Die meisten Wissenschaftler sind sich einig, dass dieses Verfahren unsicher ist und aller Wahrscheinlichkeit nach zu ernsten Anomalien beim Menschen und zu Geburtsfehlern führt. Aber nehmen wir an, dass eines Tages die Erzeugung eines Kindes durch Klonen nicht mehr riskanter wäre als die natürliche Reproduktion. Viele glauben – und ich stimme ihnen zu –, dass das Klonen dann immer noch ethisch zu beanstanden wäre. Aber es ist nicht einfach, zu sagen, warum.

Das Autonomieargument gegen das Klonen ist nicht überzeugend, weil es fälschlicherweise impliziert, dass Kinder, wenn sie nicht von ihren Eltern genetisch entworfen werden, ihre physischen Merkmale selbst auswählen können. Aber niemand von uns hat die Möglichkeit, sich seine eigene genetische Ausstattung auszusuchen. Die Alternative zu einem geklonten oder genetisch optimierten Kind ist nicht ein autonomes Kind, sondern ein Kind, das der Lotterie der Genetik ausgeliefert ist.

Einige argumentieren, dass Klonen falsch ist, weil es sich von der natürlichen, geschlechtlichen Fortpflanzung entfernt.[5] Aber auch dieser Einwand geht nicht auf den Kern der Sache ein. Was reproduktives Klonen moralisch bedenklich macht, ist, dass sein primärer Zweck die Erzeugung von Kindern einer bestimmten Art ist. In diesem Sinne ist dies vergleichbar mit anderen Formen der Gentechnik, durch die Eltern versuchen, die Merkmale ihrer Kinder auszuwählen – Geschlecht, Augenfarbe, vielleicht eines Tages sogar ihre intellektuellen Fähigkeiten, sportlichen Leistungen oder musikalischen Neigungen. Obwohl einige exzentrische Narzissten es für erstrebenswert halten könnten, ein genetisches Abbild von sich selbst zu erzeugen, liegt der wahre Markt für Designerkinder woanders – nämlich auf der Ebene des Wunsches von Eltern, Kinder mit genetischen Merkmalen zu zeugen, die ihren eigenen überlegen sind.

Der Wunsch, die genetischen Merkmale der Nachkommen zu kontrollieren, trifft das Zentrum der ethischen Problematik. Das moralische Problem des reproduktiven Klonens liegt nicht in seinem ungeschlechtlichen Charakter, sondern im Angriff aus das Verständnis von Kindern als Geschenke, statt Besitztümer oder Entwürfe unseres eigenen Willens oder als Vehikel für unser eigenes Glück.

Darauf könnte erwidert werden, dass sich Klonen und Gentechnik nicht grundsätzlich von anderen Wegen unterscheiden, die von Eltern mühsam beschritten werden, um bestimmte Kinder oder »Designerkinder« zu zeugen. Doch diese Feststellung liefert keine Gründe, die für das Klonen sprechen, sondern gibt Anlass zur Besorgnis über die derzeitigen Praktiken des Aufziehens von Kindern.

Was beim menschlichen Klonen und an der Biotechnik am meisten beunruhigt, ist nicht, dass sie einen radikal anderen Ansatz darstellen, sondern dass sie bereits vorhandene besorgniserregende Tendenzen in unserer Kultur voll zum Ausdruck bringen, insbesondere in Bezug auf die Art und Weise, wie wir unsere Kinder sehen und behandeln. Wir sind in unserer Haltung, Kinder als Vehikel für unsere eigenen Ambitionen oder Erfüllungen zu betrachten, bereits ziemlich weit fortgeschritten. Dazu braucht man nur die entmutigende Diskrepanz der Geschlechtsverhältniszahlen in China, Südkorea und Teilen Indiens zu betrachten, wo es inzwischen 30% mehr Jungen als Mädchen gibt.[6] Aber denken Sie auch an den enormen Druck, den Eltern auf ihre Kinder in den USA und zahlreichen anderen westlichen Gesellschaften ausüben, damit sie sich für die besten Schulen qualifizieren – nicht nur auf der Hochschulebene, sondern selbst, zumindest in Manhattan, auf Vorschulebene (also im Alter von drei Jahren).

Der Ehrgeiz, erfolgreiche Kinder zu bekommen, beginnt manchmal sogar noch früher. Die Campus-Zeitung in Harvard hat vor kurzem eine Anzeige veröffentlicht, in der ein Paar eine Eizellenspenderin suchte. Sie wollten nicht irgendeine Eizellspenderin. In der Anzeige hieß es präzise, dass die Spenderin attraktiv, sportlich, mindestens 1,75 m groß sein und ein Abschlusszeugnis von mindestens 1.400 Punkten oder mehr haben sollte. Für Eizellen von einer Spenderin, die diese strengen Anforderungen erfüllen würde, war das Paar bereit, 50.000 US$ zu zahlen![7]

Der Antrieb zur Erzeugung von Designerkindern ist allgegenwärtig – als Versuchung und als soziale Praktik. Der Begriff des Lebens als Geschenk, voll von Mysterien und Grenzen, wird in Frage gestellt. Klonen, zur Erzeugung von Kindern, ist bedrohlich, weil es diese Tendenzen und Neigungen zu ihrer endgültigen Ausdrucksform bringt.

Die Vorstellung, dass das Projekt von Beherrschung und Auswahl bestimmten Grenzen unterworfen ist, entspricht nicht dem Geist des zeitgenössischen Liberalismus. Deswegen versuchen viele, die sich im Hinblick auf das Klonen beim Menschen unwohl fühlen, ihre Einwände über den Status von Autonomie und Rechten zu formulieren, und argumentieren deshalb, dass die Auswahl von Merkmalen eines Kindes, durch Klonen oder sonstwie, diese Rechte verletzt. Der

Europarat hat zum Beispiel darauf hingewiesen, dass das Klonen beim Menschen falsch ist, weil es Menschenrechte verletzt. Aber die Sprache der Rechte verfehlt den eigentlichen Punkt. Das Problem ist nicht, dass Eltern die Autonomie des Kindes, das sie gestalten, missbrauchen. Es ist nicht so, als ob das Kind ansonsten sein Geschlecht, seine Größe und Augenfarbe selbst wählen könnte. Das Problem ist in der Hybris der Eltern zu sehen, in ihrem Bemühen, durch genetischen Eingriff das Geheimnis der Geburt zu beherrschen. Selbst wenn diese Hybris die Eltern nicht zu Tyrannen ihrer Kinder macht, wird die Beziehung zwischen Eltern und Kindern beeinträchtigt. Die Eltern haben nicht mehr die Bescheidenheit und das große menschliche Mitgefühl, um für ein unerwünschtes »Anderssein« unserer Nachkommen offen zu sein.

Wie der Einwand der Autonomie, verfehlt auch das Argument, das sich auf den ungeschlechtlichen Charakter des reproduktiven Klonens konzentriert, den eigentlichen Punkt. Wenn man das Klonen einfach als eine Aufgabe der geschlechtlichen Fortpflanzung versteht, würde es keine ernsthafte Bedrohung darstellen. Das Geschlecht kann auch allein weiterleben – ohne die Hilfe einer Bundesgesetzgebung. Der Sinn des Lebens als eines Geschenks, das wir nicht bestimmen oder kontrollieren können, ist jedoch anfällig und fragil. Angesichts des prometheischen Drangs zur Beherrschung, der in modernen Gesellschaften besteht, braucht die Schätzung des Lebens als eines Geschenks eine ständige Unterstützung.

Die Ethik des Klonens für die biomedizinische Forschung

Ich komme jetzt zur Ethik des Klonens für die biomedizinische Forschung. Hier gibt es den größten Dissens. Der Senat der Vereinigten Staaten ist zwischen denjenigen gespalten, die das Klonen generell verbieten möchten, und denjenigen, die reproduktives Klonen, aber nicht das Klonen für die Stammzellforschung und regenerative Medizin, verbieten möchten.[8] Wie beim reproduktiven Klonen können die Konzepte von Autonomie und Rechten allein nicht die moralische Frage beantworten. Dies ist darauf zurückzuführen, dass wir, um die moralische Zulässigkeit des Klonens für die Stammzellforschung bewerten zu können, den moralischen Status des frühen Embryos bestimmen müssen. Falls der sechs Tage alte Präimplantationsembryo (oder die Blastozyste) moralisch gleichwertig mit einer Person ist, ist es falsch, Stammzellen daraus zu entnehmen, selbst wenn es der Bekämpfung von verheerenden Krankheiten wie Parkinson, Alzheimer oder Diabetes dient. Falls der Embryo eine Person ist, dann sollte nicht nur jegliches therapeutisches Klonen verboten werden, sondern auch jegliche embryonale Stammzellforschung.

Bevor ich auf den moralischen Status des Embryos zu sprechen komme, möchte ich mich mit einem einflussreichen Argument gegen das Klonen für die biomedizinische Forschung befassen, das gegen die embryonale Stammzellforschung überhaupt vorgebracht werden könnte. Einige Gegner des Klonens für Forschungszwecke unterstützen die embryonale Stammzellforschung, soweit »überzählige« Embryonen aus Befruchtungskliniken verwendet werden. Sie fühlen sich gestört durch die gewollte Erzeugung von Embryonen für Forschungszwecke. Da aber In-vitro-Fertilisations-(IVF)Kliniken (zumindest in den Vereinigten Staaten) mehr befruchtete Eizellen erzeugen, als letzten Endes implantiert werden, argumentieren einige, dass es nicht falsch wäre, diese überzähligen Eizellen für Forschungszwecke zu verwenden: Falls überzählige Embryonen ohnehin entsorgt würden, warum sollten sie dann nicht (mit der Zustimmung der Spenderin) für möglicherweise lebensrettende Forschung verwendet werden?

Dies scheint eine sinnvolle Unterscheidung zu sein. Aber einer näheren Prüfung hält sie nicht stand. Die Unterscheidung versagt, weil sich die Frage stellt, ob die »überzähligen« Embryonen überhaupt erzeugt werden sollten. Denn man bedenke folgendes: Falls es unmoralisch ist, Embryonen für die Heilung oder Behandlung von verheerenden Krankheiten zu erzeugen und zu opfern, warum ist es dann nicht auch verwerflich, überzählige IVF-Embryonen aus der Behandlung von Infertilität zu erzeugen und zu entsorgen? Man betrachte aber dieses Argument von der anderen Seite: Falls nämlich die Erzeugung und Opferung von Embryonen bei IVF moralisch annehmbar ist, warum ist dann nicht auch die Erzeugung und Opferung von Embryonen für die Stammzellforschung annehmbar? Denn beide Praktiken dienen letzten Endes einem wertvollen Zweck, und die Heilung von Krankheiten wie Parkinson, Alzheimer oder Diabetes ist mindestens genauso wichtig, wie unfruchtbare Paare in die Lage zu versetzen, genetisch verwandte Kinder zu haben.

Bioethik betrifft natürlich nicht nur Zwecke, sondern auch Mittel. Diejenigen, die gegen die Erzeugung von Embryonen für Forschungszwecke sind, argumentieren, dass dies ausbeuterisch ist und den Embryonen nicht der ihnen gebührende Respekt erwiesen wird. Aber das gleiche Argument könnte gegen Fertilitätsbehandlungen vorgebracht werden, bei denen es zu überzähligen Embryonen kommt, die zur Vernichtung anstehen. In einer neueren Studie wurde festgestellt, dass etwa 400.000 gefrorene Embryonen in den amerikanischen Fertilitätskliniken liegen, weitere 52.000 in Großbritannien und 71.000 in Australien.[9]

Wenn meine Argumentation richtig ist, zeigt dies nur, dass die Stammzellforschung an überzähligen IVF-Embryonen und diejenige an Embryonen, die für Forschungszwecke erzeugt werden (natürlich oder geklont), moralisch auf einer Ebene angesiedelt sind. Diese Schlussfolgerung kann von denjenigen akzeptiert werden, die unterschiedliche Auffassungen in Bezug auf den moralischen Status des Embryos haben. Falls das Klonen für die Stammzellforschung den dem Embryo gebührenden Respekt verletzt, dann gilt dies auch für die Stammzellforschung an überzähligen IVF-Embryonen und auch für jede Form von IVF, die zu überzähligen Embryonen führt, die anschließend entsorgt werden. Wenn diese Praktiken, moralisch gesehen, zusammen stehen oder fallen, bleibt die Frage, ob sie stehen oder fallen. Und das hängt wiederum vom moralischen Status des Embryos ab.

Der moralische Status des Embryos

Es gibt drei Möglichkeiten, um den moralischen Status des Embryos zu betrachten – als Ding, als Person oder als etwas dazwischen. Wenn man den Embryo als reines Ding betrachtet, offen für alle Nutzungen, die wir uns wünschen oder vorstellen können, bedeutet dies, meiner Meinung nach, dass man seine Bedeutung als werdendes menschliches Leben negiert. Man braucht einen Embryo nicht als vollwertige Person zu betrachten, um davon auszugehen, dass ihm ein bestimmter Respekt gebührt. Personalität ist nicht die einzige Gewähr für Respekt: Wir betrachten es als Mangel an Respekt, wenn ein gedankenloser Wanderer seine Initialen in einen alten Sequoia-Baum ritzt – nicht, weil wir den Mammutbaum als eine Person betrachten, sondern weil wir davon ausgehen, dass es sich um ein Naturwunder handelt, das geschätzt und bewundert werden soll – eine Betrachtungsweise, die nicht vereinbar ist mit der Behandlung dieses Baums als Plakatwand oder seiner Entstellung zum Zwecke kleinlicher Eitelkeit. Respekt für einen alten, gewachsenen Wald bedeutet nicht, dass Bäume nicht für menschliche Zwecke gefällt werden dürfen. Respekt für den Wald kann vereinbar mit seiner Nutzung sein. Aber die Zwecke sollten bezogen auf das Naturwunder gewichtig und angemessen sein.

Eine Möglichkeit, sich gegen eine herabsetzende, objektivierende Einstellung zum werdenden menschlichen Leben zu wenden, ist, dem Embryo volle Personalität zuzugestehen. Ich bezeichne dies als die Sichtweise des »gleichen moralischen Status«. Eine Möglichkeit, diese Ansicht zu bewerten, ist, ihre vollen Implikationen zu untersuchen, um deren Plausibilität einzuschätzen. Betrachten wir dazu folgende Hypothese: Angenommen, dass ein Brand in einer Befruchtungsklinik ausbricht. Sie haben genug Zeit, um entweder ein fünf Jahre altes Mädchen oder zehn aufbewahrte Embryonen zu retten. Wäre es falsch, das Mädchen zu retten?

Eine weitere Implikation des gleichwertigen moralischen Status ist, dass die Gewinnung von Stammzellen aus einer sechs Tage alten Blastozyste genauso moralisch verwerflich ist, wie die Entnahme von Organen aus einem Säugling. Aber ist dies wirklich so? Wenn ja, ist die Strafe, die dafür im US-amerikanischen Anti-Klonierungs-Gesetzesentwurf vorgesehen ist – Bußgeld von einer Million Dollar und zehn Jahre Haft – jämmerlich unangemessen. Falls die embryonale Stammzellforschung moralisch gleichwertig ist mit dem Entfernen von Organen aus Säuglingen, sollte sie als eine grässliche Form von Mord betrachtet werden und der Wissenschaftler, der diese Forschung durchführt, sollte mit lebenslanger Haft oder (wie in einigen amerikanischen Bundesstaaten) mit der Todesstrafe bestraft werden.

Eine weitere Quelle von Schwierigkeiten in Bezug auf den Standpunkt des gleichwertigen moralischen Status ist in der Tatsache begründet, dass sich bei natürlichen Schwangerschaften mindestens die Hälfte aller Embryonen nicht einnistet oder auf andere Weise verlorengeht. Es könnte darauf hingewiesen werden, dass eine hohe Kindersterblichkeit nicht die Kindstötung rechtfertigt. Aber die Art und Weise, wie wir auf den natürlichen Verlust von Embryonen oder auch frühe Fehlgeburten reagieren, deutet darauf hin, dass wir dies unter moralischen oder religiösen Gesichtspunkten nicht als gleichwertig mit Kindersterblichkeit sehen. Würden wir nicht sonst die gleichen Begräbnisrituale beim Verlust eines Embryos vornehmen, wie wir dies beim Tod eines Kindes tun?

Die Überzeugung, dass der Embryo eine Person ist, wird nicht nur durch bestimmte religiöse Doktrinen gestützt, sondern auch durch die Kantische Annahme, dass das moralische Universum in zwei Bereiche geteilt ist: Alles ist entweder eine Person, die Respekt verdient, oder ein Ding, das frei verwendet werden kann. Aber dieser Dualismus ist übertrieben.

Die Art und Weise, wie man den Instrumentalisierungsimpuls der modernen Technologie und des Handels bekämpfen kann, besteht nicht darin, dass man auf einer Alles oder Nichts-Ethik des Respekts für Personen besteht, wodurch der Rest des Lebens einer Kosten-Nutzen-Rechnung ausgesetzt wird. Eine solche Ethik läuft Gefahr, jede moralische Frage in einen Streit über die Grenzen des Menschseins zu verwandeln. Es wäre besser, wenn wir eine höhere Wertschätzung des Lebens als Geschenk vornehmen würden, da diese unsere Achtung vor dem Leben leitet und unser Nützlichkeitsdenken einschränkt. Klonen beim Menschen, wodurch Designerbabys erzeugt werden, ist der ultimative Ausdruck der Hybris, die den Verlust der Achtung vor dem Lebens als Geschenk dokumentiert. Aber die Stammzellforschung zur Heilung von aufzehrenden Krankheiten mit sechs Tage alten Blastozysten, geklont oder nicht geklont, ist eine edle Ausübung unserer menschlichen Genialität zur Förderung von Heilung, und um unsere Rolle bei der Reparatur der bestehenden Welt zu spielen.

Diejenigen, die vor Dammbrüchen, Embryofarmen und der Kommodifizierung von Eizellen und Zygoten warnen, haben Recht, sich Sorgen zu machen, aber Unrecht, wenn sie davon ausgehen, dass das Klonen für die biomedizinische Forschung notwendigerweise diese Gefahren mit sich bringt. Statt die Stammzellklonierung und andere Formen der embryonalen Forschung zu verbieten, sollten wir zulassen, dass diese Forschung weitergeführt wird, unter Beachtung von Regelungen, die die moralischen Schranken beinhalten, die angesichts des Geheimnisses der ersten Anzeichen von menschlichem Leben angemessen sind. Entsprechende Regelungen sollten Zulassungsanforderungen für embryonale Forschungsprojekte und Fertilitätskliniken umfassen, Einschränkungen der

Kommodifizierung von Eizellen und Sperma enthalten sowie Maßnahmen zur Verhinderung einer patentrechtlichen Monopolisierung des Zugangs zu Stammzelllinien vorsehen. Dieser Ansatz bietet meiner Meinung nach beste Aussichten zur Vermeidung ungewollter Nutzungen des werdenden menschlichen Lebens, um so diese biomedizinischen Fortschritte als Segen für die Gesundheit, statt als eine Episode in der Erosion unserer menschlichen Sensibilität zu erhalten.

Anmerkungen

1 Dieser Beitrag basiert auf einem öffentlichen Vortrag, gehalten in Berlin, am 14. Mai 2003. Sandel ist Mitglied des US President's Council on Bioethics; dieser Beitrag gibt jedoch nur seine persönlichen Ansichten wieder.

2 Siehe Agar, N. (1999): *Liberal Eugenics*, in: Kuhse, H., Singer, P. (eds.): Bioethics, Oxford; Buchanan, A., Brock, D. W., Daniels, N., Wikler, D. (2000): *From Chance to Choice: Genetics and Justice,* Cambridge; Dworkin, R. (2002): *Playing God: Genes, Clones, and Luck*, in: Dworkin, R.: Sovereign Virtue: The Theory and Practice of Equality, Cambridge, 427–452.

3 Dworkin ibid., 452.

4 Habermas, J. (2003): *The Future of Human Nature,* Cambridge, U. K.

5 Kass, L. R.,Wilson, J. Q. (1998): *The Ethics of Human Cloning,* Washington, D. C., wobei Kass die Entfernung von der geschlechtlichen Fortpflanzung betont.

6 Nicholas Eberstadt, Aussage vor dem President's Council on Bioethics, 17. Oktober 2002, unter www.bioethics.gov/transcripts/oct02/session2.html.

7 Kolata, G. (1999): *$ 50,000 Offered to Tall, Smart Egg Donor*, in: The New York Times, 3.3.1999, 10.

8 Bezüglich der amerikanischen Debatte über das Klonen bei Menschen siehe: Kass, L. R. (ed.) (2002): *Human Cloning and Human Dignity: The Report of the President's Council on Bioethics,* New York.

9 Wade, N. (2003): *Clinics Hold More Embryos Than Had Been Thought*, in: The New York Times, 9.5.2003, 24.

Klonierung und Reproduktion

Harry Griffin

Erfahrungen bei der Herstellung von Klontieren

Das erste, von einer adulten Zelle geklonte Säugetier wurde am 5. Juli 1996 im Roslin Institute in Schottland geboren.[1] Dolly, das Schaf, wurde durch Verschmelzung einer Milchdrüsenzelle eines sechsjährigen weiblichen Schafes mit einer Eizelle, deren Kern entfernt worden war, erzeugt. Die Ankündigung der Geburt im Februar 1997 führte in den Medien und in der breiten Öffentlichkeit zu Faszination in Bezug auf alles Geklonte, eine Faszination, die auch nach sechs Jahren noch nicht nachgelassen hat.

Für Wissenschaftler stellte die Geburt des ersten adulten Klons die grundlegenden Lehren der Entwicklungsbiologie in Frage. Alle Säugetiere werden normalerweise von einer einzelnen diploiden Zelle, die aus der Befruchtung einer Eizelle durch ein Spermium resultiert, abgeleitet. Während der frühen Entwicklung teilt sich diese eine Zelle und vermehrt sich; wenn dann der implantierte Embryo sich zu einem Fötus entwickelt, spezialisieren sich die Zellen allmählich in unterschiedliche Zellarten und Gewebe. Und wenn das Tier auf die Welt kommt, enthält es Milliarden von Zellen von mehr als 200 verschiedenen Zellarten. Die meisten Wissenschaftler glaubten, dass diese Differenzierung irreversibel ist, und dass, sobald eine Zelle eine Muskelzelle, eine Nervenzelle oder eine Brustdrüsenzelle wurde, die Rolle dieser Zelle festgelegt war.

Die Geburt von Dolly – und seitdem von Hunderten von adulten Klonen – hat diese Annahme widerlegt und gezeigt, dass die Zellen in unseren Körpern vielseitiger sind, als jemals angenommen wurde.

Für die Presse und die Medien – und bedauerlicherweise für einige wissenschaftliche Kommentatoren – läutete die Geburt von Dolly eine „schöne neue Welt“ von geklonten Kindern und »Designer-Babys« ein.[2] Die Unterscheidung zwischen Fakt und Fiktion sowie zwischen sinnvollen Vorhersagen über die Zukunft und ungeheuerlichen Spekulationen hat in den vergangenen Jahren meine Zeit und die meiner Kollegen am Roslin Institute erheblich in Anspruch genommen.

In diesem Beitrag gehe ich auf den Fortschritt (oder wie auch immer man dies bezeichnen mag) in der Kunst des Kerntransfers seit 1996 ein.

Fortschritte AD (After Dolly – nach Dolly)

Dolly war zunächst ein einziger Klon und es gab Spekulationen darüber, ob ihre Erzeugung wiederholt werden könnte oder ob sie vielleicht sogar ein »Fehler« war. 1997 berichtete eine Gruppe aus Hawaii über die Erzeugung von mehr als fünfzig Mäusen, die aus Cumuluszellen geklont worden waren.[3] Seitdem haben Forscher weltweit Mäuse, Schafe, Rinder, Ziegen, Kaninchen und eine Katze geklont. Im Gegensatz dazu – und trotz gleichermaßen kompetenter Bemühungen – ist noch nicht über einen Erfolg beim Klonen von Ratten, Hunden oder Affen berichtet worden.

Die Erfolgsrate des Klonens ist insgesamt niedrig, mit nur 1–2% der durch Kerntransfer erzeugten Embryonen, die zu einer Lebendgeburt führen. Versagen ist möglich und kommt auf allen Stufen der Entwicklung vor.[4] Einige geklonte Embryonen teilen und vermehren sich nicht normal oder entwickeln sich nicht zu Blastozysten. Wenn geklonte Embryonen implantiert werden, kann es zu einem Versagen der fötalen Entwicklung in allen Stadien der Schwangerschaft, bis zur Geburt und kurz danach kommen. Eine hohe Anzahl von geklonten Tieren stirbt innerhalb von wenigen Wochen nach der Geburt.

Geklonte Tiere weisen ein breites Spektrum an Anomalien auf, die sich je nach Spezies oder sogar Zellart unterscheiden.[5] Geklonte Kälber und Schafe sind häufig größer als normale Tiere. In Mäusen, in die geklonte Embryonen implantiert werden, kann die Plazenta dreimal oder noch schwerer sein als in Muttertieren bei normaler Paarung. Eine Postmortem-Untersuchung von Klonen, die vorzeitig starben, hat Anomalien bei verschiedenem Gewebe, einschließlich Nieren, Herz und Lungen aufgezeigt. Ein geklontes Lamm, das 2001 im Roslin Institute geboren wurde, hyperventilierte ab der Geburt und musste nach zehn Tagen eingeschläfert werden. Eine anschließende Postmortem-Analyse zeigte, dass die glatte Muskulatur in den Arteriolen der Lungen dicker als normal war, was darauf hindeutete, dass dies die Ursache für die Atemprobleme war. In Frankreich starb ein geklontes Kalb plötzlich im Alter von 56 Tagen und eine retrospektive Analyse der kumulierten Blutproben zeigte, dass dies durch ein plötzliches Versagen der Produktion von roten und weißen Blutzellen verursacht worden war.[6]

Diese anekdotischen Nachweise an einzelnen Tieren werden zunehmend durch statistisch aussagekräftigere Ergebnisse, insbesondere in Bezug auf geklonte Mäuse und geklonte Rinder, bestätigt. In einem Experiment war die Lebensspanne von geklonten Mäusen nur zwei Drittel so lang wie bei Mäusen, die durch natürliche Paarung oder IVF erzeugt wurden. Die geklonten Mäuse starben an einer TB-Infektion, was darauf hindeutet, dass ihre Erzeugung durch Klonen ihr Immunsystem irgendwie beeinträchtigt hatte.[7] Im Gegensatz dazu zeigten andere Experimente mit geklonten Mäusen, dass sie eine normale Lebensspanne hatten.[8]

Die Erfolgsraten bei Rindern sind im Allgemeinen höher als bei anderen Spezies, wobei 5–10% der geklonten Embryonen sich voll entwickeln. Dies ist teilweise auf die Investitionen, die in der Vergangenheit im Bereich des Embryonentransfers in diesen Spezies getätigt wurden, zurückzuführen – Rinderoozyten kann man problemlos in vitro reifen lassen, was bedeutet, dass es eine unbegrenzte Verfügbarkeit von Rinderoozyten für Forschung und Techniken zur In-vitro-Kultur von Rinderembryonen und für ihre nichtchirurgische Implantation gibt. Zahlreiche geklonte Rinder scheinen normal zu sein[9], aber bei einem durchschnittlichen Lebensalter von 30 Jahren bei Rindern sterben die meisten geklonten Tiere dennoch verhältnismäßig jung. Andere Forscher haben die Frage gestellt, ob angesichts der begrenzten, bisher verfügbaren Nachweise irgendein Klon als »normal« betrachtet werden könne.

Warum ist Klonen ineffizient?

Angesichts der Tatsache, dass Klonen von adulten Tierzellen noch vor wenigen Jahren als unmöglich betrachtet wurde, sollte es nicht überraschen, dass der Prozess so ineffizient ist. Wenn das Klonen von praktischem Nutzen (oder sogar nur von Nutzen für Forschungszwecke) sein soll, müssen die Erfolgsraten sich dramatisch verbessern.

Die größte Aufmerksamkeit konzentrierte sich auf den Vergleich der »Reprogrammierung« der DNA aus der Ei- und Samenzelle bei der Erzeugung eines normalen Embryos mit den Veränderungen in der DNA von Embryonen, die durch Kerntransfer erzeugt werden. Die Eizelle und das Spermium liefern jeweils einen einzelnen Chromosomensatz, aber bei ihrer Erzeugung in den Eierstöcken und Hoden – die Jahre bzw. Wochen dauert – erfährt die DNA größere Veränderungen nicht in Sequenzen, sondern in sogenannten epigenetischen Mechanismen. Die DNA wird vollständig umgestellt, Histone werden durch Protamine ersetzt, und eine verhältnismäßig lockere tertiäre Struktur wird in Schichten umgewandelt, die der Sperma-DNA eine sehr dichte Struktur verleihen. Sowohl die DNA der Eizellen als auch die der Spermien erfahren subtilere Veränderungen, zum Beispiel in Bezug auf den Methylierungs- und Acetylierungszustand. Eine Konsequenz ist das Phänomen des Imprintings, wobei die ein oder andere der Kopien von über 100 von den Eltern vererbten Genen ausgeschaltet wird. Nach der Befruchtung werden die Protamine in den Chromosomen, die von den Samenzellen stammen, schnell durch Histone ersetzt. Mit der Entwicklung des Embryos und der allmählichen Differenzierung seiner Zellen werden neue Metyhlierungs- und Acetylierungsmuster erstellt, die bestimmen, welche Gene exprimiert werden, und somit die verschiedenen Zellarten definieren.

Der allgemeine epigenetische Zustand der DNA der Spermien und der Eizellen unterscheidet sich somit erheblich von demjenigen einer Milchdrüsenzelle oder anderer voll ausdifferenzierter Zellen. Dies liefert eine äußerst plausible Erklärung für die Probleme im Zusammenhang mit dem Klonen. Geklonte Embryonen weisen andere Methylierungsmuster als normale Embryonen auf, sowohl bei Rindern als auch bei Mäusen, und diese Unterschiede bestehen bis zum Erwachsenenalter fort. Die Genexpression ist somit in Klonen weitaus variabler.[10] Wenn ein an der frühen Entwicklung beteiligtes Gen unangemessen reprogrammiert wird, versagt der Embryo einfach. Das Gen könnte zu einer unangemessenen Reprogrammierung der Plazentation beitragen und zur Abtreibung des Fötus führen. Andererseits kann eine inadäquate Reprogrammierung sich auch erst viel später im Leben zeigen, wenn der Klon Infektionsstress ausgesetzt wird.

Es wird angenommen, dass die Wirkungen stochastisch (d. h. zufallsbedingt) sind und das Klonen eine Lotterie ist.

Neuere Ergebnisse deuten auf weitere Komplikationen beim Klonen einiger Spezies, einschließlich des Menschen, hin. Trotz großer Bemühungen hat niemand bisher einen Primaten geklont. Gerry Schatten und Kollegen berichten[11], dass das Problem auf die Mechanismen zurückzuführen ist, die an der Trennung der Chromosomen während der Zellteilung beteiligt sind. Wenn Chromosomen während der Zellteilung replizieren, werden die zwei Chromosomensätze in zwei Tochterzellen getrennt, wobei Mechanismen greifen, die zur Spindelbildung führen. Bei Affen sind einige der beteiligten Schlüsselproteine eng mit dem maternalen Zellkern verbunden und ihre Entfernung bei der Enukleierung der Eizellen vor dem Kerntransfer gefährdet die normale Chromosomensegregation. Geklonte Affenembryonen teilen und vermehren sich bis zum Blastozystenstadium, aber die ungleichmäßige Verteilung von Chromosomen verhindert eine normale Entwicklung des Embryos.

Es gibt erste Hinweise darauf, dass die gleichen Proteine eng mit dem maternalen Zellkern menschlicher Eizellen verbunden sind, und dies würde die Tatsache erklären, dass keiner der »geklonten menschlichen Embryonen«, über die so viel geschrieben wird, sich bisher über das Vier- bis Sechszellstadium hinaus entwickelt hat. Es kann Möglichkeiten geben, dieses Problem zu lösen, indem man zum Beispiel den maternalen Zellkern nach dem Transfer des Spenderkerns und der Aktivierung entfernt.

Klonen ist heute eine Lotterie. Es gibt keine Garantie dafür, dass irgendein geklonter Embryo sich normal entwickelt. Es gibt keine Möglichkeit, einen Embryo zu screenen, um die feinen Unterschiede in der epigenetischen Reprogrammierung, die Hinweise auf den Erfolg oder das Versagen geben könnten, zu erkennen, und es stehen auch keine Methoden in Aussicht. Die Behauptungen von Professor Antinori und Panos Zavos sowie von Clonaid – von denen man Gott sei Dank nichts mehr hört –, dass sie gesunde geklonte Kinder erzeugt haben oder bald erzeugen werden können, sind völlig unbegründet. Angesichts der Feinheiten im Zusammenhang mit der epigenetischen Reprogrammierung und der entsprechenden Auswirkungen auf die Expression von irgendeinem oder mehreren der etwa 40.000 Gene ist es schwer zu sagen, wie dieses Problem gelöst werden kann.

Klonen hat praktische Anwendungen in der Landwirtschaft, wo die Replikation der besten Nutztiere das Potential hat, den genetischen Fortschritt, der durch konventionelle Selektion erzielt wurde, weiter zu verbreiten. Unsere eigenen Hoffnungen in Bezug auf Kerntransfer bestanden in der Eröffnung eines Weges für die genaue genetische Modifizierung von Nutztieren, und der Kerntransfer stellt eindeutig ein außergewöhnliches neues Instrument zur Untersuchung der Rolle von epigenetischen Mechanismen in den frühen Entwicklungsstadien von Säugetieren dar. Die Klonierungsforschung bei Tieren wird und soll fortgeführt werden und könnte zu radikal neuen Wegen zur Verbesserung der derzeit niedrigen Erfolgsraten führen.

Vor diesem Hintergrund ist es wichtig, die ethische Debatte darüber, ob es richtig wäre, ein Kind zu klonen, fortzusetzen. Der Autor dieses Beitrags glaubt, dass es unter Berücksichtigung aller Aspekte falsch wäre, auf diese Weise ein Kind zu erzeugen, aber diese Entscheidung muss die Gesellschaft und nicht die Gemeinschaft der Wissenschaftler treffen. Bisher sind die Einstellungen in Europa vom Instinkt geleitet worden, aber damit die zur Zeit überwiegende Opposition fortbestehen und sich auch in anderen Rechtssystemen durchsetzen kann, müssen wir die Qualität der Debatte verbessern und Wege finden, um sie zu einem Abschluss zu führen. Konferenzen wie diese spielen dabei eine entscheidende Rolle.

Anmerkungen

1 Wilmut, I., Schnieke, A. E., McWhir, J., Kind, A. J. , Campbell, K. H. S. (1997): *Viable offspring derived from fetal and adult mammalian cells*, in: Nature 385, 810–813.

2 Wilmut, I., Griffin, H. (1997): *Seven days that shook the world*, in: New Scientist, 22.3.1997, 22.

3 Wakayama, T., Perry, A. C., Zuccotti, M., Johnson, K. R., Yanagimachi, R. (1998): *Full-term development of mice from enucleated oocytes injected with cumulus cell nuclei,* in: Nature 394, 369–374.

4 Wilmut, I., Beaujean, N., De Sousa, P. A., Dinnyes, A., King, T. J., Paterson, L. A., Wells, D. N., Young, L. E. (2002): *Somatic cell nuclear transfer,* in: Nature 149, 583–586.

5 Rhind, S. M., Taylor, J. E., De Sousa, P. A., King, T. J., McGarry, M., Wilmut, I. (2003): *Can we clone humans safely?,* in: Nature Biotechnology (im Druck).

6 Renard, J. P., Chastant, S., Chesne, P., Richard, C., Marchal, J., Cordonnier, N., Chavatte, P., Vignon, X. (1999): *Lymphoid hypoplasia and somatic cloning,* in: Lancet 353, 1489–1491.

7 Ogonuki N., Inoue, K., Yamamoto, Y., Noguchi, Y., Tanemara, K., Suzuki, O., Nakayama, H., Doi, K., Ohtomo, Y., Satoh, M., Nishida, A., Ogura, A. (2002): *Early death of mice cloned from somatic cells,* in: Nature Genetics 3, 253–254.

8 Wakayama, T., Shinkai, Y., Tamashiro, K. L., Niida, H., Blanchard, D. C., Blanchard, R. J., Ogura, A., Tanemura, K., Tachibana, M., Perry, A. C., Colgan, D. F., Mombaerts, P., Yanagimachi, R. (2000): *Cloning of mice to six generations,* in: Nature 407, 819.

9 Lanza, R. P., Cibelli, J. B., Faber, D., Sweeney, R. W., Henderson, B., Nevala, W., West, M. D., Wettstein, P. J. (2001): *Cloned cattle can be healthy and normal,* in: Science 288, 665–669.

10 Vgl. Rhind et al. 2003.

11 Schatten, G., Prather, R., Wilmut, I. (2003): *Cloning claim is science fiction, not science,* in: Science 299, 344.

Eckhard Wolf, Regine Schönfeld, Valeri Zakhartchenko

Erfahrungen bei der Erzeugung klonierter Tiere

Definitionen

Ein Klon (griechisch: κλων: Zweig, Schößling) ist eine Gruppe von genetisch identischen Zellen oder Organismen, die durch Teilung (ungeschlechtliche Fortpflanzung) aus einer einzigen Zelle oder einem einzelnen Organismus hervorgegangen ist.

Als Klone kann man demnach eineiige Zwillinge oder Mehrlinge betrachten, ebenso Tiere, die gezielt durch mikrochirurgische Teilung früher Embryonalstadien, das sogenannte Embryo-Splitting, entstanden sind[1]. Landläufig werden auch solche Tiere als Klon bezeichnet, die durch die Kerntransfer-Technik entstanden sind, wie z. B. das Schaf »Dolly«[2]. Streng genommen handelt es sich bei diesen Individuen nicht um echte Klone, sondern um genomische Kopien, da sie zwar identische Erbinformationen in ihren Zellkernen enthalten, sich aber hinsichtlich ihrer mitochondrialen DNA unterscheiden können[3].

Meilensteine der Kerntransfer-Klonierung

Die Technik des Kerntransfers nimmt ihren Ursprung in den Ideen des deutschen Entwicklungsbiologen Hans Spemann (1869–1941). Dieser führte mit partieller, temporärer Abschnürung von Salamanderembryonen Pionierexperimente auf dem Gebiet der Klonierung durch[4]. Briggs und King gelang 1952 der erste Transfer von Kernen embryonaler Spenderzellen in enukleierte Eizellen von Fröschen der Spezies *Rana pipiens*: die resultierenden Embryonen entwickelten sich zu Kaulquappen[5]. Gurdon[6] erhielt aus Kerntransferexperimenten mit der Froschspezies *Xenopus laevis* adulte, fertile Frösche. Die Spenderzellen stammten aus Darmgewebe von Kaulquappen, so dass hier erstmals differenzierte Zellkerne transferiert wurden. Andere Forscher wiesen allerdings darauf hin, dass im Verdauungstrakt dieser Froschlarven auch undifferenzierte Geschlechtszellen zu finden sind, die eventuell der Grund für die erfolgreichen Versuche gewesen sein könnten. Bei Säugetieren wurden Kerntransferexperimente erstmals 1983 mit dem Austausch von Vorkernen zwischen befruchteten Eizellen von Mäusen durchgeführt[7]. Willadsen[8] erzeugte wenig später das erste Schaf durch die Fusion von einer Blastomere aus einem 8-Zell-Embryo mit der enukleierten Hälfte einer Eizelle. In der Folge wurde die Kerntransfertechnik mit embryonalen Spenderzellen für weitere Säugetierspezies etabliert: Maus[9], Rind[10], Kaninchen[11], Schwein[12], Ziege[13], Rhesusaffe[14] und Ratte[15].

Die Geburt des Schafes Dolly[16] belegte erstmals, dass das Klonen von Säugetieren durch Kerntransfer auch mit somatischen Zellen als Kernspender möglich ist. In der Folgezeit wurde diese Technik bei folgenden Säugetieren angewandt: Maus[17], Rind[18], Ziege[19], Schwein[20], Kaninchen[21], Katze[22] und Maultier[23]. Die Möglichkeit, durch reproduktives Klonen landwirtschaftliche Nutztiere genetisch zu modifizieren, wurde erstmals im Jahr 1997 mit der Geburt des Schafes Polly realisiert[24].

Effizienz der Kerntransfer-Klonierung bei verschiedenen Tierarten

Das Klonen von Säugetieren durch Kerntransfer somatischer Zellen in entkernte Eizellen wird weltweit mit sehr unterschiedlichen Ergebnissen durchgeführt. Eine Übersicht der bis dato veröffentlichten Experimente und deren Effizienz bietet Tabelle 1[25]. Die Effizienz des Klonens kann man über den Parameter »Nachkommen per transferierte Embryonen«, der den Erhalt lebensfähiger, geklonter Tiere aus Kerntransferembryonen beschreibt, definieren. Der Wert variiert stark, abhängig von der untersuchten Tierart und der jeweiligen Arbeitsgruppe. Insgesamt liegt die Effizienz der Kerntransfer-Klonierung beim Rind deutlich höher als bei anderen Tierarten. In verschiedenen Arbeitsgruppen inklusive unserer eigenen wurde eine Reihe klinisch gesunder Rinderklone erzeugt. Dies gilt auch für Tiere, die aus genetisch veränderten Kernspenderzellen hervorgegangen sind[26].

Die Bewertung der Effizienz des Klonens durch Kerntransfer mit somatischen Zellen ist jedoch in mancherlei Hinsicht zu ergänzen. Einerseits muss das Schicksal der transferierten Embryonen beleuchtet werden, die sich nicht zu lebensfähigen Klonen entwickelt haben. Andererseits muss hinterfragt werden, wie gesund die lebensfähigen Tiere bzw. wie »normal« die gesunden Klone wirklich sind.

Zudem ist es von Interesse zu wissen, wie ähnlich der Phänotyp der erhaltenen Klone dem des Zellkernspenders ist, bzw. wie ähnlich die Klone einander sind.

Bei allen oben genannten Spezies schafft es ein großer Anteil der transferierten Embryonen nicht, eine Trächtigkeit beim Empfängertier zu induzieren bzw. aufrechtzuerhalten. Besonders problematisch ist dies bei multiparen Tieren wie Schweinen und Mäusen. Beim Schwein müssen sich mindestens 4 Embryonen einnisten und entwickeln, um eine Trächtigkeit ohne zusätzliche Hormonbehandlung einzuleiten und aufrechtzuerhalten[27]. Werden die Embryonenempfänger dennoch trächtig, so können im Verlauf der Trächtigkeit Komplikationen auftreten, die sich in ihrer Ausprägung und Häufigkeit tierartspezifisch unterscheiden.

Rind und Schaf haben den gleichen Plazentatyp, eine *Plazenta multiplex sive cotyledonaria*. Beim Kerntransfer mit somatischen Zellen sind in diesen Spezies vor allem im ersten und zweiten Trächtigkeitsmonat hohe Verluste von Embryonen zu verzeichnen. Als Hauptursache gilt eine ungenügende Entwicklung der Plazenta[28]. Im 3. Trimester der Trächtigkeit beschreiben einige Arbeitsgruppen bei Rindern Fehlbildungen und Funktionsstörungen der Plazenta, wie Hydroallantois und Ödeme, bei bis zu 50% der Empfängertiere[29]. Zum Ende der Trächtigkeit kann bei Rindern und Schafen das „Large Offspring Syndrome“ (LOS) gehäuft auftreten[30]. Dieses Syndrom beinhaltet nicht nur ein erhöhtes Geburtsgewicht von Föten bzw. Neugeborenen, es kann auch mit erhöhter Abortrate, verzögertem Einleiten der Geburt, Schwergeburt, Totgeburt sowie pathologischen Veränderungen von Föten und erhöhter Morbidität oder Mortalität von Neugeborenen einhergehen[31].

LOS beim Schaf wurde in Zusammenhang mit aberranter Expression von imprintierten Genen, wie dem *IGF2R*, gebracht[32]. »Imprinting« ist ein epigenetischer Effekt, der während der Ontogenese eines Organismus die Genexpression von der Herkunft der Gene abhängig macht. Bei diesen Genen werden in verschiedenen Abschnitten der Entwicklung entweder das von der Mutter oder das vom Vater geerbte Allel aktiv[33]. Imprintierte Gene spielen in den Bereichen Reproduktion, Plazentation, Homöostase des Energiestoffwechsels, Laktation und Verhalten eine Rolle.

Bei Kerntransferexperimenten mit somatischen Zellen der Maus wurden Vergrößerungen der Plazenta beschrieben[34]. Bei Verwendung von Kernen embryonaler Stammzellen wurde zusätzlich von pathologischen Veränderungen der Plazenta[35] und übergroßen Föten[36] berichtet.

Der größte Teil der geklonten Mausembryonen wird kurz nach der Einnistung in den Uterus resorbiert[37]. Auf der Suche nach der Ursache für dieses Phänomen wurde in Föten aus der somatischen Kerntransfer-Klonierung die Expression einiger imprintierter Gene untersucht, die für die embryonale Entwicklung von Bedeutung sind[38]. Die untersuchten 7 Gene wurden korrekt exprimiert, so dass die Autoren die Gründe für die frühen Aborte in anderen Genen vermuteten. Aktuelle Ergebnisse von Bortvin et al.[39] liefern eine mögliche Erklärung: Bei der Untersuchung von Genexpression in Mausblastozysten aus somatischer Kerntransfer-Klonierung wurden für eine Gruppe von Genen, die mit dem *Oct4* Gen verwandt sind, aberrante Expressionsmuster gefunden. Aufgrund des Unvermögens, diese wichtigen embryonalen Gene zu aktivieren, könnte es zum Sistieren der embryonalen Entwicklung gekommen sein.

Kerntransfer-Embryonen von Schwein, Ziege, Kaninchen und Katze werden ebenfalls vornehmlich in der frühen Trächtigkeit resorbiert. Beim Schwein wurde teilweise von vermindertem Geburtsgewicht berichtet[40]. Bei Ziege und Schwein kam es zu verlängerten Trächtigkeiten[41]. In Studien, die mehr als 5 lebend geborene Nachkommen aus somatischem Kerntransfer beschrieben, überlebten je nach Tierart 42–85% (Schaf), 50–100% (Rind), 57–100% (Schwein), 74–100% (Maus),

77–100% (Ziege) bzw. 66% (Kaninchen) der Neugeborenen die erste Lebenswoche. Die Ursachen für die teilweise hohe Mortalität sind zwischen wie auch innerhalb der Spezies variabel.

Jungtiere aus der somatischen Kerntransfer-Klonierung, deren prä- und neonatale Entwicklung klinisch unauffällig verläuft, wachsen in der Regel zu klinisch gesunden, fertilen Vertretern ihrer Art heran. Es wird allerdings auch von Spätfolgen des Kerntransfers berichtet. So beschrieb eine französische Arbeitsgruppe einen Fall letaler Immundefizienz bei einem 7 Wochen alten, geklonten Kalb[42]. Auch bei Ziegen aus Kerntransfer-Klonierung wurden Beeinträchtigungen des Immunsystems festgestellt[43]. Studien von Tamashiro et al.[44] berichteten von Fettleibigkeit, bedingt durch veränderten Metabolismus bei Mäusen aus dem somatischen Kerntransfer ab einem Alter von 8–10 Wochen. Züchtete man mit besagten Mäusen weiter, so erhielt man Nachkommen mit normalem Körpergewicht[45]. Die Tatsache, dass diese Störung des Metabolismus weder von der maternalen noch von der paternalen Seite weitervererbt wurde, weist auf epigenetische Modifikationen als Ursache hin, die noch während der Gametogenese in den Klonen eliminiert oder korrigiert wurden[46]. Auch bei anderen Spezies zeigt sich, dass Nachkommen von geklonten Tieren in der Regel normal sind.

In einigen Studien wurde auch über eine Verkürzung der Lebesspanne klonierter Tiere berichtet. Bei 12 normalgewichtigen, männlichen Mäusen aus somatischem Kerntransfer wurde, in einem Beobachtungszeitraum über 3 Jahre, eine Verkürzung der mittleren Überlebenszeit auf 550 Tage gegenüber 1028 Tagen bei der Kontrollgruppe festgestellt. Die Autopsie der geklonten Mäuse ergab neben Pneumonie als primärer Todesursache pathologische Veränderungen der Leber[47]. Studien über 10 Monate an transgenen Schweinen aus somatischem Kerntransfer berichten ebenfalls von einer erhöhten Mortalität bei adulten Tieren[48].

Im Zusammenhang mit der Lebenserwartung geklonter Tiere wurde häufig eine Verkürzung der Chromosomenenden (Telomere) als Ursache für ein »vorzeitiges Altern« diskutiert[49]. Die Länge der Telomere, repetitive DNA-Sequenzen an den Enden von Chromosomen, nimmt bei somatischen Zellen im Alter ab und resultiert im Verlust der Zellteilungskapazität[50]. Werden somatische Zellen als Spender beim Kerntransfer verwendet, so ergibt sich die Frage, ob die verkürzten Telomerlängen des Spenderzellkerns nach dem Einsetzen in die Oozyte beibehalten, oder im Zuge der Reprogrammierung des Zellkerns wieder verlängert werden. Im Gegensatz zur ursprünglichen Beobachtung einer Telomerverkürzung bei geklonten Schafen wurde in Kerntransferexperimenten mit seneszenten Fibroblasten beim Rind während der Entwicklung der Kerntransferembryonen sogar eine Verlängerung der Telomere beobachtet und als »Verjüngung« des Spenderzellkerns interpretiert[51]. Verlängerte bzw. dem Alter der Klone entsprechende Telomerlängen wurden mittlerweile in mehreren Studien bei klonierten Rindern und Mäusen beschrieben[52].

Bei der Bewertung von Spätfolgen des somatischen Kerntransfers sollte man Aufwand und Kosten solcher Studien bedenken. Würde man eine Langzeitstudie an geklonten Rindern durchführen wollen, so müssten diese theoretisch 15 Jahre lang sorgfältig überwacht werden.

Gründe für die niedrige Effizienz der Kerntransferklonierung bei Säugetieren

Als Ursache für die niedrige Effizienz des Kerntransfers mit somatischen Zellen wird eine unvollständige oder abnormale epigenetische Reprogrammierung der Spenderzellkerne nach dem Transfer in die Eizelle vermutet[53]. Die Tatsache, dass Nachkommen aus somatischem Nukleustransfer nicht zwangsläufig den gleichen Phänotyp wie der Zellkernspender entwickeln, erklärt sich damit gleichermaßen. Zusätzlich können Umwelteffekte im Uterus der unterschiedlichen Empfängertiere und maternal zytoplasmatische Effekte (u. a. mitochondriale DNA)[54] eine Rolle spielen.

Bei dem Phänomen der epigenetischen Genregulation handelt es sich um ein Zusammenwirken von Mechanismen, die über die Anordnung der DNA im Zellkern (Chromatinstruktur) festlegen, welche Gene wann und wo aktiv werden[55]. Nur so kann in einem komplexen Organismus, dessen Zellen bis auf die Keimzellen und Lymphozyten das gleiche Erbgut enthalten, die morphologische und funktionale Vielfalt der Gewebe erklärt werden.

Beim somatischen Kerntransfer wird die festgelegte, differenzierte Genexpression im Spenderzellkern, welche durch epigenetische Modifikationen des Chromatins zustande kommt, revidiert. Um die Totipotenz des Kerns nach Transfer in eine enukleierte Eizelle herzustellen, müssen epigenetische Programme neu definiert werden. Folgende Mechanismen können im Zuge der epigenetischen Reprogrammierung des Spenderzellkerns nach dem Einsetzen in die Eizelle betroffen sein[56]:

- DNA-Methylierung
- »Imprinting« von Genen
- X-Chromosom-Inaktivierung (in weiblichen Kernen)
- Remodellierung des Chromatins
- Modifizierung der Histone
- Erhalt der Telomere
- Vererbung von epigenetischen Markierungen

Am besten untersucht sind bislang Veränderungen im globalen DNA-Methylierungsmuster. Die Methylierung von Cytosinresten spielt eine Rolle bei epigenetischen Modifikationen wie Imprinting und X-Chromosom-Inaktivierung sowie beim Erhalt der Genomstabilität und der Inaktivierung von Retrotransposons oder

Genen in Krebszellen. Während der Embryonalentwicklung gibt es zwei Phasen, in denen es hinsichtlich der globalen DNA-Methylierung zu dramatischen Veränderungen kommt. Die eine erstreckt sich auf die Entwicklung der Keimzellen, die andere auf die frühe Embryonalentwicklung bis zur Blastozyste[57].

Kurz nach der Befruchtung kommt es beim Rind – wie bei der Maus – zu einer schnellen globalen Demethylierung der DNA im männlichen Vorkern, was vermutlich auf einen aktiven Prozess zurückzuführen ist. Im weiteren Verlauf der Entwicklung wird auch die maternale DNA demethyliert, allerdings deutlich langsamer, was sich durch einen Ausschluss der DNA-Methyltransferase I aus dem Zellkern und eine damit verbundene passive Dilution der DNA-Methylierung bei der Replikation erklären lässt. Etwa vom Morulastadium an erfolgt beim Rind dann eine globale Remethylierung, so dass im Blastozystenstadium starke Methylierungssignale sowohl in der inneren Zellmasse wie auch im Tropfektoderm zu erkennen sind[58]. Bei der Analyse der Methylierungsmuster in Kerntransferembryonen wurden in verschiedenen Studien unterschiedliche Befunde erhoben. In eigenen Untersuchungen, die in Kooperation mit der Arbeitsgruppe von Wolf Reik in Cambridge durchgeführt wurden, zeigte sich, dass nach dem Kerntransfer eine schnelle Demethylierung der ursprünglich stark methylierten Spenderzellkerne erfolgte. Im weiteren Verlauf kam es bei einem Teil der Embryonen jedoch zu einer frühzeitigen Remethylierung bereits im 4- bis 8-Zellstadium[59]. Eine neuere Studie ergab zumindest Hinweise, dass Störungen in der Reprogrammierung von DNA- und Histon-Methylierungsmustern mit einer reduzierten Entwicklungskapazität der Kerntransferembryonen einhergehen[60]. Cézar et al.[61] fanden in spontan abortierten Rinderföten aus dem somatischen Kerntransfer einen signifikant niedrigeren Anteil an methylierten Cytosinresten (7%) als in gleich alten Föten aus künstlicher Befruchtung (29%). Absolut gesehen erscheinen die Werte für den Anteil methylierter Cytosinreste in dieser Studie aber unrealistisch hoch.

Einsatzgebiete der Kerntransfertechnik bei Säugetieren

Ein bedeutendes Einsatzgebiet der Kerntransfer-Technik ist die Grundlagenforschung im Bereich der epigenetischen Genregulation. Die Kerntransfer-Klonierung bietet ein einzigartiges Modell, um Vorgänge der epigenetischen Reprogrammierung von chemischen Modifikationen der DNA und der Histonproteine bis hin zur funktionalen Zellkernarchitektur zu erforschen. Entscheidende Fragen in diesem Kontext sind: Welche epigenetischen Strukturen determinieren normalerweise die Aktivierung oder Inaktivierung von Genen? Welche Faktoren in der Eizelle beeinflussen diese Strukturen derart, dass die ursprüngliche Genexpression des Spenderzellkernes vorerst inaktiviert wird? Welche Faktoren in der Eizelle induzieren im folgenden die Expression embryonaler Gene? Erste Ansätze, diese Fragen durch gezielte Beeinflussung bestimmter epigenetischer Mechanismen zu beantworten, liegen bereits vor[62]. Ziel solcher Experimente ist nicht nur die Verbesserung der Effizienz der Kerntransferklonierung, sondern auch das Verständnis von Transdifferenzierungsvorgängen: die Veränderung von Genexpressionsmustern differenzierter Zellen ohne vorherigen Kerntransfer in eine Eizelle, die möglicher Weise auch für therapeutische Zwecke genutzt werden können[63].

Neben der Grundlagenforschung bietet die Kerntransfer-Klonierung die Möglichkeit für gezielte genetische Veränderungen bei Nutztieren[64] für biotechnologische Anwendungen, z. B. im Bereich des Gene Farming, der Herstellung therapeutisch wirksamer Substanzen in gentechnisch veränderten Nutztieren[65], oder für die genetische Modifikation von Schweinen, um ihre Organe für die Xenotransplantation auf humane Patienten tauglich zu machen[66].

Resümee

Die Technik der Kerntransfer-Klonierung ist mittlerweile für verschiedene Säugerspezies mehr oder weniger gut etabliert, wobei mit Abstand die beste Effizienz beim Rind erreicht wird.

Nachkommen aus dem Kerntransfer können zumindest beim Rind klinisch gesund sein und sich normal reproduzieren.

Veränderungen, die häufig bei Trächtigkeiten und Nachkommen aus dem Kerntransfer beobachtet werden, haben ihre Ursachen vermutlich in einer fehlerhaften oder unvollständigen epigenetischen Reprogrammierung.

Die Kerntransfer-Klonierung bietet ein hervorragendes Modell zur Untersuchung epigenetischer Mechanismen.

Die Kerntransfer-Technologie ermöglicht erstmals die gezielte genetische Veränderung von Nutztieren für biotechnologische Anwendungen, wie Gene Farming und Xenotransplantation.

Tabelle 1: Effizienz des reproduktiven Klonens mittels Kerntransfer von somatischen Zellkernen bei verschiedenen Säugetierspezies (modifiziert nach: Shi et al. 2003)

Spezies	Spenderzelle	Morulae oder Blastozysten per fusionierte oder injizierte Eizelle	Nachkommen per transferierte Embryonen	Referenz
Rind	Kumulus Zellen	18/47 (38%)	5/6 (83%)	Kato et al. 1998
	Ovidukt Zellen	20/94 (21%)	3/4 (75%)	Kato et al. 1998
	Granulosa Zellen	383/552 (69%)	10/100 (10%)	Wells et al. 1999
	Euter Epithel Zellen	36/140 (26%)	1/4 (25%)	Zakhartchenko et al. 1999
		48/149 (32%)	2/45 (4%)	Kishi et al. 2000
	Fetale Fibroblasten	24/92 (26%)	7/8 (87%)	Urakawa et al. 2001
	Hautzellen vom Ohr Kalb	n.b.(n.b.)	1/6 (17%)	Renard et al. 1999

	Hautzellen vom Ohr Kuh	49/82 (60%)	1/16 (6%)	Zakhartchenko et al. 1999
		80/197 (41%)	2/43 (4,7%)	Kishi et al. 2000
	Adulte Fibroblasten	131/440 (30%)	6/54 (11%)	Kubota et al. 2000
	Fetale und postnatale Zellen	980/2529 (39%)	24/172 (14%)	Kato et al. 2000
	Primordiale Keimzellen	n.b.	17/394 (4%)	Forsberg et al. 2002
	Transgene fetale Fibroblasten	33/276 (12%)	4/28 (14%)	Cibelli et al. 1998
		87/1896 (5%)	6/79 (8%)	Lanza et al. 2000
		205/1041 (20%)	n.b. (n.b.)	Kuroiwa et al. 2002
		n.b.	24/126 (19%)	Brophy et al. 2003
		89/198 (44%)	4/20 (20%)	Chen et al. 2002
	Reklonierte fetale Fibroblasten	82/482 (17%)	6/61 (9%)	Kuroiwa et al. 2002
	Transgene Fibroblasten (G_0)	324/508 (64%)	15/102 (15%)	Wells et al. 2003
	Transgene Fibroblasten (G_1)	42/128 (33%)	9/24 (37%)	Wells et al. 2003
Effizienz		5–69%	4–87%	
Schaf	Euter Epithel Zellen	29/227 (12%)	1/29 (3%)	Wilmut et al. 1997
	Transgene fetale Fibroblasten	42/201 (20%)	3/40 (7%)	Schnieke et al 1997
		80/417 (19%)	14/80 (18%)	McCreath et al. 2000
		141/845 (17 %)	7/120 (6%)	Denning et al. 2001
Effizienz		12–20%%	3–18%	
Ziege	Granulosa Zellen	n.b.(n.b.)	2/54 (4%)	Keefer et al. 2002
	Fetale Fibroblasten	n.b.(n.b.)	2/20 (10%)	Behboodi et al. 2001
		n.b.(n.b.)	7/91 (7,7%)	Keefer et al. 2002
	Transgene fetale Fibroblasten	89[1]/125 (71%)	3/67 (4%)	Baguisi et al. 1999
		n.b.(n.b.)	1/27 (4%)	Keefer et al. 2001
		225[7]/396 (57%)	5/184 (3%)	Reggio et al. 2001
		52/125 (41%)	5/38 (13%)	Zou et al. 2002
Effizienz		n.b.	3–13%	
Schwein	Granulosa Zellen	n.b.(n.b.)	5/72 (7%)	Polejaeva et al. 2000
	Fetale Fibroblasten	58[7]/210 (27%)	1/110 (0,9%)	Onishi et al. 2000
		25/108 (23%)	2/773 (0,25%)	Boquest et al. 2002
		(1–5%)	1/46 (2%)	De Sousa et al. 2002
	Transgene fetale Fibroblasten	53/557 (10%)	4/458 (0,9%)	Park et al. 2001
	KO fetale Fibroblasten[2]	n.b.(n.b.)	7/338 (2%)	Lai et al. 2002
		n.b.(n.b.)	6/2513 (0,2%)	Dai et al. 2002
	Doppelt KO fetale Fibroblasten	n.b.(n.b.)	5/n.b.(n.b.)	Phelps et al. 2003
Effizienz		1–23%	0,2–7%	
Maus	Kumulus Zellen	1385/2468 (56%)	16/1385 (1%)	Wakayama et al. 1998
	Fetale Ovar Zellen	108/191 (56%)	4/108 (3,7%)	Wakayama, Yanagimachi 2001

	Fetale Hoden Zellen	114/212 (54%)	2/112 (1,8%)	Wakayama, Yanagimachi 2001
	Unreife Sertoli Zellen	210/646 (33%)	7/215 (3,3%)	Ogura et al. 2000a
	Fetale Fibroblasten	278/932 (30%)	5/272 (1,8%)	Ono et al. 2001
	Schwanzspitzen Fibroblasten	341/633 (54%)	3 (0,5%)	Wakayama, Yanagimachi 1999
	Transgene Fibroblasten	281/832 (34%)	8/301 (2,7%)	Ogura et al. 2000b
	Fetals Hirnzellen aus gesamter Hirnrinde	32/91 (35%)	5/32 (15,6%)	Yamazaki et al. 2001
Effizienz		30–59%	0,5–15,6%	
Kaninchen	Kumulus Zellen	371/612 (61%)	6/371 (1,6%)	Chesne et al. 2002
Katze	Kumulus Zellen	n.b.(n.b.)	1/87 (1,1%)	Shin et al. 2002

Anmerkungen

1 Willadsen, S. M. (1979): *A method for culture of micromanipulated sheep embryos and its use to produce monozygotic twins*, in: Nature 277, 298–300.

2 Wilmut, I., Schnieke, A. E., McWhir, J., Kind, A. J., Campbell, K. H. (1997): *Viable offspring derived from fetal and adult mammalian cells*, in: Nature 385, 810–813.

3 Übersicht in: Wolf, E. (2000): *Kerntransfer und Reprogrammierung – Anwendungen in Biotechnologie und Tierzucht*, in: Nova Acta Leopoldina NF 318, 19–33.

4 Spemann, H. (1938): *Embryonic development and induction*, New Haven, CT.

5 Briggs, R., King, T. (1952): *Transplantation of living nuclei from blastula cells into enucleated frogs eggs*, in: Proceedings of the National Academy of Sciences of the USA 38, 455–463.

6 Gurdon, J. B. (1966): *„Fertile“ intestine nuclei*, in: Nature 210, 1240–1241.

7 McGrath, J., Solter, D. (1983): *Nuclear transplantation in mouse embryos*, in: Journal of Experimental Zoology 228, 355–362.

8 Willadsen, S. M. (1986): *Nuclear transplantation in sheep embryos*, in: Nature 320, 63–65.

9 Tsunoda, Y., Yasui, T., Shioda, Y., Nakamura, K., Uchida, T., Sugie, T. (1987): *Full-term development of mouse blastomere nuclei transplanted into enucleated two-cell embryos*, in: Journal of Experimental Zoology 242, 147–151.

10 Prather, R. S., Barnes, F. L., Sims, M. M., Robl, J. M., Eyestone, W. H., First, N. L. (1987): *Nuclear transplantation in the bovine embryo: assessment of donor nuclei and recipient oocyte*, in: Biology of Reproduction 37, 859–866.

11 Stice, S. L., Robl, J. M. (1988): *Nuclear reprogramming in nuclear transplant rabbit embryos*, in: Biology of Reproduction 39, 657–664.

12 Prather, R. S., Sims, M. M., First, N. L. (1989): *Nuclear transplantation in early pig embryos*, in: Biology of Reproduction 41, 414–418.

13 Yong, Z., Yuqiang, L. (1998): *Nuclear-cytoplasmic interaction and development of goat embryos reconstructed by nuclear transplantation: production of goats by serially cloning embryos*, in: Biology of Reproduction 58, 266–269.

14 Meng, L., Ely, J. J., Stouffer, R. L., Wolf, D. P. (1997): *Rhesus monkeys produced by nuclear transfer*, in: Biology of Reproduction 57, 454–459.

15 Roh, S., Guo, J., Malakooti, N., Morrison, J. R., Trounson, A. O., Du, Z. T. (2003): *Birth of rats by nuclear transplantation using 2-cell stage embryo as donor nucleus and recipient cytoplasm*, in: Theriogenology 59, 283–283.

16 Wilmut, I. et al. 1997.

17 Wakayama, T., Perry, A. C., Zuccotti, M., Johnson, K. R., Yanagimachi, R. (1998): *Full-term development of mice from enucleated oocytes injected with cumulus cell nuclei*, in: Nature 394, 369–374.

18 Cibelli, J. B., Stice, S. L., Golueke, P. J., Kane, J. J., Jerry, J., Blackwell, C., Ponce de Leon, F. A., Robl, J. M. (1998): *Cloned transgenic calves produced from nonquiescent fetal fibroblasts*, in: Science 280, 1256–1258.

19 Baguisi, A., Behboodi, E., Melican, D. T., Pollock, J. S., Destrempes, M. M., Cammuso, C., Williams, J. L., Nims, S. D., Porter, C. A., Midura, P., Palacios, M. J., Ayres, S. L., Denniston, R. S., Hayes, M. L., Ziomek, C. A., Meade, H. M., Godke, R. A., Gavin, W. G., Overstrom, E. W., Echelard, Y. (1999): *Production of goats by somatic cell nuclear transfer*, in: Nature Biotechnology 17, 456–461.

20 Polejaeva, I. A., Chen, S. H., Vaught, T. D., Page, R. L., Mullins, J., Ball, S., Dai, Y., Boone, J., Walker, S., Ayares, D. L., Colman, A., Campbell, K. H. (2000): *Cloned pigs produced by nuclear transfer from adult somatic cells*, in: Nature 407, 86–90.

21 Chesne, P., Adenot, P. G., Viglietta, C., Baratte, M., Boulanger, L., Renard, J. P. (2002): *Cloned rabbits produced by nuclear transfer from adult somatic cells*, in: Nature Biotechnology 20, 366–369.

22 Shin, T., Kraemer, D., Pryor, J., Liu, L., Rugila, J., Howe, L., Buck, S., Murphy, K., Lyons, L., Westhusin, M. (2002): *A cat cloned by nuclear transplantation*, in: Nature 415, 859.

23 Woods, G. L., White, K. L., Vanderwall, D. K., Li, G.-P., Aston, K. I., Bunch, T. D., Meerdo, L. N., Pate, B. J. (2003): *A mule cloned from fetal cells by nuclear transfer*, in: Science Online: 10867431-0

24 Schnieke, A. E., Kind, A. J., Ritchie, W. A., Mycock, K., Scott, A. R., Ritchie, M., Wilmut, I., Colman, A., Campbell, K. H. (1997): *Human factor IX transgenic sheep produced by transfer of nuclei from transfected fetal fibroblasts*, in: Science 278, 2130–2133.

25 Modifiziert nach: Shi, W., Zakhartchenko, V., Wolf, E. (2003): *Epigenetic reprogramming in mammalian nuclear transfer*, in: Differentiation 71, 91–113.

26 Zakhartchenko, V., Mueller, S., Alberio, R., Schernthaner, W., Stojkovic, M., Wenigerkind, H., Wanke, R., Lassnig, C., Mueller, M., Wolf, E., Brem, G. (2001): *Nuclear transfer in cattle with non-transfected and transfected fetal or cloned transgenic fetal and postnatal fibroblasts*, in: Molecular Reproduction and Development 60, 362–369.

27 Polejaeva, I. A. et al. 2000.

28 Hill, J. R., Burghardt, R. C., Jones, K., Long, C. R., Looney, C. R., Shin, T., Spencer, T. E., Thompson, J. A., Winger, Q. A., Westhusin, M. E. (2000): *Evidence for placental abnormality as the major cause of mortality in first-trimester somatic cell cloned bovine fetuses*, in: Bio-

logy of Reproduction 63, 1787–1794; De Sousa, P. A., King, T., Harkness, L., Young, L. E., Walker, S. K., Wilmut, I. (2001): *Evaluation of gestational deficiencies in cloned sheep fetuses and placentae*, in: Biology of Reproduction 65, 23–30.

29 Hill, J. R., Roussel, A. J., Cibelli, J. B., Edwards, J. F., Hooper, N. L., Miller, M. W., Thompson, J. A., Looney, C. R., Westhusin, M. E., Robl, J. M., Stice, S. L. (1999): *Clinical and pathologic features of cloned transgenic calves and fetuses (13 case studies)*, in: Theriogenology 51, 1451–1465; Heyman, Y., Chavatte-Palmer, P., LeBourhis, D., Camous, S., Vignon, X., Renard, J. P. (2002): *Frequency and occurrence of late-gestation losses from cattle cloned embryos*, in: Biology of Reproduction 66, 6–13.

30 Heyman, Y. et al. 2002.

31 Young, L. E., Sinclair, K. D., Wilmut, I. (1998): *Large offspring syndrome in cattle and sheep*, in: Reviews in Reproduction 3, 155–163.

32 Young, L. E., Fernandes, K., McEvoy, T. G., Butterwith, S. C., Gutierrez, C. G., Carolan, C., Broadbent, P. J., Robinson, J. J., Wilmut, I., Sinclair, K. D. (2001): *Epigenetic change in IGF2R is associated with fetal overgrowth after sheep embryo culture*, in: Nature Genetics 27, 153–154.

33 Übersicht in: Shi, W. et al. 2003.

34 Wakayama, T., Yanagimachi, R. (1999): *Cloning of male mice from adult tail-tip cells*, in: Nature Genetics 22, 127–128.

35 Suemizu, H., Aiba, K., Yoshikawa, T., Sharov, A. A., Shimozawa, N., Tamaoki, N., Ko, M. S. (2003): *Expression profiling of placentomegaly associated with nuclear transplantation of mouse ES cells*, in: Developmental Biology 253, 36–53.

36 Eggan, K., Akutsu, H., Loring, J., Jackson-Grusby, L., Klemm, M., Rideout, W. M., Yanagimachi, R., Jaenisch, R. (2001): *Hybrid vigor, fetal overgrowth, and viability of mice derived by nuclear cloning and tetraploid embryo complementation*, in: Proceedings of the National Academy of Sciences of the USA 98, 6209–6214.

37 Wakayama, T. et al. 1998; ders., Yanagimachi, R. 1999.

38 Ogura, A., Inoue, K., Ogonuki, N., Lee, J., Kohda, T., Ishino, F. (2002): Phenotypic effects of somatic cell cloning in the mouse, in: Cloning Stem Cells 4, 397–405.

39 Bortvin, A., Eggan, K., Skaletsky, H., Akutsu, H., Berry, D. L., Yanagimachi, R., Page, D. C., Jaenisch, R. (2003): *Incomplete reactivation of Oct4-related genes in mouse embryos cloned from somatic nuclei*, in: Development 130, 1673–1680.

40 Polejaeva, I. A. et al. 2000.

41 Wilmut, I., Beaujean, N., De Sousa, P. A., Dinnyes, A., King, T. J., Paterson, L. A., Wells, D. N., Young, L. E. (2002): *Somatic cell nuclear transfer*, in: Nature 419, 583–586.

42 Renard, J. P., Chastant, S., Chesne, P., Richard, C., Marchal, J., Cordonnier, N., Chavatte, P., Vignon, X. (1999): *Lymphoid hypoplasia and somatic cloning*, in: Lancet 353, 1489–1491.

43 Keefer, C. L., Baldassarre, H., Keyston, R., Wang, B., Bhatia, B., Bilodeau, A. S., Zhou, J. F., Leduc, M., Downey, B. R., Lazaris, A., Karatzas, C. N. (2001): *Generation of dwarf goat (Capra hircus) clones following nuclear transfer with transfected and nontransfected fetal fibroblasts and in vitro-matured oocytes*, in: Biology of Reproduction 64, 849–856.

44 Tamashiro, K. L., Wakayama, T., Blanchard, R. J., Blanchard, D. C., Yanagimachi, R. (2000): *Postnatal growth and behavioral development of mice cloned from adult cumulus cells*, in: Biology of Reproduction 63, 328–334.

45 Tamashiro, K. L., Wakayama, T., Akutsu, H., Yamazaki, Y., Lachey, J. L., Wortman, M. D., Seeley, R. J., D'Alessio, D. A., Woods, S. C., Yanagimachi, R., Sakai, R. R. (2002): *Cloned mice have an obese phenotype not transmitted to their offspring*, in: Nature Medicine 8, 262–267.

46 Ibid.

47 Ogura, A. et al. 2002.

48 Carter, D. B., Lai, L., Park, K. W., Samuel, M., Lattimer, J. C., Jordan, K. R., Estes, D. M., Besch-Williford, C., Prather, R. S. (2002): *Phenotyping of transgenic cloned piglets*, in: Cloning Stem Cells 4, 131–145.

49 Shiels, P. G., Kind, A. J., Campbell, K. H., Waddington, D., Wilmut, I., Colman, A., Schnieke, A. E. (1999): *Analysis of telomere lengths in cloned sheep*, in: Nature 399, 316–317.

50 Harley, C. B., Futcher, A. B., Greider, C. W. (1990): *Telomeres shorten during ageing of human fibroblasts*, in: Nature 345, 458–460.

51 Lanza, R. P., Cibelli, J. B., Blackwell, C., Cristofalo, V. J., Francis, M. K., Baerlocher, G. M., Mak, J., Schertzer, M., Chavez, E.A., Sawyer, N., Lansdorp, P. M., West, M. D. (2000): *Extension of cell life-span and telomere length in animals cloned from senescent somatic cells*, in: Science 288, 665–669.

52 Tian, X. C., Xu, J., Yang, X. (2000): *Normal telomere lengths found in cloned cattle*, in: Nature Genetics 26, 272–273; Betts, D., Bordignon, V., Hill, J., Winger, Q., Westhusin, M., Smith, L., King, W. (2001): *Reprogramming of telomerase activity and rebuilding of telomere length in cloned cattle*, in: Proceedings of the National Academy of Sciences of the USA 98, 1077–1082; Wakayama, T., Shinkai, Y., Tamashiro, K. L., Niida, H., Blanchard, D. C., Blanchard, R. J., Ogura, A., Tanemura, K., Tachibana, M., Perry, A. C., Colgan, D. F., Mombaerts, P., Yanagimachi, R. (2000): *Cloning of mice to six generations*, in: Nature 407, 318–319.

53 Übersicht in: Shi, W. et al. 2003.

54 Hiendleder, S., Schmutz, S. M., Erhardt, G., Green, R. D., Plante, Y. (1999): *Transmitochondrial differences and varying levels of heteroplasmy in nuclear transfer cloned cattle*, in: Molecular Reproduction and Development 54, 24–31; Steinborn, R., Schinogl, P., Zakhartchenko, V., Achmann, R., Schernthaner, W., Stojkovic, M., Wolf, E., Mueller, M., Brem, G. (2000): *Mitochondrial DNA heteroplasmy in cloned cattle produced by fetal and adult cell cloning*, in: Nature Genetics 25, 255–257; Hiendleder, S., Zakhartchenko, V., Wenigerkind, H., Reichenbach, H.-D., Brüggerhoff, K., Prelle, K., Brem, G., Stojkovic, M., Wolf, E. (2003): *Heteroplasmy in bovine fetuses produced by intra- and intersubspecific somatic cell nuclear transfer: neutral segregation of nuclear donor mitochondrial DNA in various tissues and evidence for recipient cow mitochondria in fetal blood*, in: Biology of Reproduction 68,159–166.

55 Übersicht in: Shi, W. et al. 2003.

56 Ibid.

57 Übersicht: ibid.

58 Dean, W., Santos, F., Stojkovic, M., Zakhartchenko, V., Walter, J., Wolf, E., Reik, W. (2001):

Conservation of methylation reprogramming in mammalian development: aberrant reprogramming in cloned embryos, in: Proceedings of the National Academy of Sciences of the USA 98, 13734–13738.

59 Ibid.

60 Santos, F., Zakhartchenko, V., Stojkovic, M., Peters, A., Jenuwein, T., Wolf, E., Reik, W., Dean, W. (2003): *Epigenetic marking correlates with developmental potential in cloned bovine preimplantation embryos*, in: Current Biology 13, 1116–1121.

61 Cezar, G. G., Bartolomei, M. S., Forsberg, E. J., First, N. L., Bishop, M. D., Eilertsen, K. J. (2003): *Genome-wide epigenetic alterations in cloned bovine fetuses*, in: Biology of Reproduction 68, 1009–1014.

62 Shi, W., Hoeflich, A., Flaswinkel, H., Stojkovic, M., Wolf, E., Zakhartchenko, V. (2003): *Induction of a senescent-like phenotype does not confer the ability of bovine immortal cells to support the development of nuclear transfer embryos*, in: Biology of Reproduction 69, 301–309.

63 Kocher, A. A., Schuster, M. D., Szabolcs, M. J., Takuma, S., Burkhoff, D., Wang, J., Homma, S., Edwards, N. M., Itescu, S. (2001): *Neovascularization of ischemic myocardium by human bone-marrow-derived angioblasts prevents cardiomyocyte apoptosis, reduces remodeling and improves cardiac function*, in: Nature Medicine 7, 430–436.

64 McCreath, K. J., Howcroft, J., Campbell, K. H., Colman, A., Schnieke, A. E., Kind, A. J. (2000): *Production of gene-targeted sheep by nuclear transfer from cultured somatic cells*, in: Nature 405, 1066–1069.

65 Schnieke, A. E. et al. 1997.

66 Lai, L., Kolber-Simonds, D., Park, K. W., Cheong, H. T., Greenstein, J. L., Im, G. S., Samuel, M., Bonk, A., Rieke, A., Day, B. N., Murphy, C. N., Carter, D. B., Hawley, R. J., Prather, R. S. (2002): *Production of alpha-1,3-galactosyltransferase knockout pigs by nuclear transfer cloning*, in: Science 295, 1089–1092.

Heiner Niemann, Andrea Lucas-Hahn, Wilfried A. Kues, Joseph W. Carnwath, Christine Wrenzycki

Somatisches Klonen: Ein neues Instrumentarium in der biologischen Forschung und transgenen Produktion

Einleitung

Der Ursprung des Begriffs »Klon« liegt in den griechischen Begriffen »clonos«, »Zweig« und »clonizo« »Zweige schneiden«. Unter wissenschaftlichen Aspekten wird ein Klon als eine Gruppe von genetisch identischen Individuen, die ungeschlechtlich aus dem elterlichen Organismus gewonnen werden, definiert. Das Klonen von Säugetieren erfolgt hauptsächlich durch somatischen Kerntransfer, wobei das haploide genetische Material einer unbefruchteten Oozyte durch das diploide genetische Material einer somatischen Zelle aus fötalem oder adultem Gewebe ersetzt wird. Die gewonnenen Klone unterscheiden sich jedoch in zahlreichen Merkmalen, weil die zwei Zytoplasmen unterschiedliche maternale Proteine, RNA und mitochondriale DNA, enthalten. Darüber hinaus tragen eine Reihe von weiteren epigenetischen und umgebungsabhängigen Faktoren zu Unterschieden zwischen Gruppen von Klonen bei. Die technischen Aspekte des Kerntransfers bei Säugetieren sind bereits in den achtziger Jahren beschrieben worden.[1] Die Versuche, Labor- oder Nutztiere durch Einsatz von embryonalen Spenderzellen zu vermehren (embryonales Klonen), haben jedoch nur bescheidenen Erfolg gehabt. Es wurde angenommen, dass der Erfolg des Kerntransfers umso grösser ist, je näher der Kernspender einem frühen embryonalen Entwicklungsstadium steht. Diese Annahme basierte hauptsächlich auf früheren Erkenntnissen aus Fröschen, bei denen Klonen mit embryonalen Zellen und die Erzeugung von normalen Nachkommen möglich war, während Klonen mit adulten Zellen nur mit der Entwicklung bis zum Kaulquappenstadium kompatibel war.[2] Diese Annahme beherrschte die Biologie bis zur Geburt von Dolly im Jahre 1996, dem ersten geklonten Schaf, das aus einer adulten Milchdrüsenzelle erzeugt wurde.[3] Somatisches Klonen ist heute schon ein wesentliches neues Instrumentarium für die biologische Grundlagenforschung und bietet beachtliche Anwendungsperspektiven, wenn die Technik effizient und ohne pathologische Nebenwirkungen angewandt werden kann. Die folgende, kurze Zusammenfassung basiert auf den Erfahrungen im Labor der Autoren. Kerntransfer mit somatischen Zellen wird in unserem Labor an Rindern und

Schweinen durchgeführt, um grundlegende Aspekte der Reprogrammierung und Dedifferenzierung zu untersuchen und verbesserte Protokolle für die Erzeugung von transgenen Tieren zu entwickeln.

Technische Aspekte und Effizienz des Kerntransfers

Der somatische Kerntransfer umfasst fünf Hauptstufen: Entkernung der Empfängeroozyte, Vorbereitung und Transfer der Spenderzelle, Verschmelzung und Aktivierung der beiden Komponenten und eine vorübergehende Kultivierung der rekonstruierten Embryonen bis zum Transfer in Leihmütter.[4] Die Entkernung erfolgt durch Absaugen eines Teils des Zytoplasmas der Oozyte, in dem das maternale haploide Genom enthalten ist, d. h. Chromosomen der Metaphase II sowie der erste Polkörper, in eine kleine abgeschrägte Pipette. Um eine Beschädigung des Zytoplasmas zu vermeiden, wird die Oozyte mit einem Zytoskelettinhibitor, normalerweise Cytochalasin B, behandelt. Die Abwesenheit von Chromosomen kann durch DNA-spezifische Fluoreszenzfärbung, die im Inneren der Entkernungspipette sichtbar sein sollte, bestätigt werden. In einer zweiten Stufe wird eine einzelne Spenderzelle (eine ganze Zelle, d. h. Kern plus Zytoplasma) unter die Zona pellucida, möglichst eng an die Zytoplasmamembran der Oozyte eingeführt. Beide Komponenten werden anschließend durch kurze, aber hohe Spannungsimpulse im rechten Winkel zur Juxtaposition der beiden Zellen verschmolzen. Bei Mäusen wird statt der Verschmelzung die Piezo-gesteuerte Mikroinjektionsmethode verwendet, wobei die Membran der Spenderzelle durch wiederholtes Saugen in eine scharfe Glasnadel aufgebrochen und der verbleibende Kern in das Zytoplasma der Oozyten injiziert wird.[5] Die rekonstruierten Embryonen werden entweder durch elektrische Impulse oder durch vorübergehende Einwirkung von Chemikalien, die den Kalziumzufluss und/oder den Zellzyklus regulieren, aktiviert. Die nächste Stufe ist eine vorübergehende in vitro-Kultivierung bis zum gewünschten Entwicklungsstadium, bevor die geklonten Embryonen auf Leihmütter übertragen werden.

Zellen unterschiedlicher fötaler und adulter Herkunft (Cumulus, Haut, Granulosa, Lunge, Leber, Milchdrüse, Muskel, Sertoli, Uterus, Leukozyten usw.) sind erfolgreich eingesetzt worden, um bei bisher zehn Säugetierarten lebensfähige Klone zu erzeugen (Tabelle 1). Die Kerntransfertechnik ist noch durch niedrige Erfolgsraten und Anomalien gekennzeichnet, die häufig bei den geklonten Nachkommen beobachtet werden können und als »Large Offspring-Syndrome« (LOS) bekannt sind. Nur bei Rindern können die Erfolgsraten 15–20% lebensfähige Nachkommen von geklonten Embryonen erreichen; bei allen anderen Spezies liegen die Erfolgsraten bei 1–3%.[6] Die prä- und postnatale Entwicklung kann eingeschränkt sein und von 20–40% der Nachkommen ist berichtet worden, dass sie kurz nach ihrer Geburt sterben.[7]

Spezies	*% lebensfähige Nachkommen*	*Geschätzte Gesamtzahl der Klontiere*[8]
Rinder	15–20	< 3000
Schafe	5–8	< 400
Ziegen	3	< 400
Schweine	< 1	< 250
Katzen	< 1	1
Mäuse	< 2	> 250
Kaninchen	< 1	6
Maulesel	< 1	1
Pferd	< 1	1
Ratte	< 1	2

Tabelle 1: Derzeitige Effizienz des somatischen Kerntransfers

Es wird davon ausgegangen, dass diese Komplikationen durch fehlerhafte Reprogrammierung des somatischen Spenderkerns, durch Abberrationen beim Imprinting und/oder durch aberrante (abweichende) Genexpressionsmuster aufgrund von mangelhaften Kultivierungsbedingungen für die rekonstruierten Embryonen verursacht werden.[9] Übergröße der Nachkommen ist das vorherrschende Merkmal bei LOS; Plazentaanomalien, höhere prä- und postnatale Verluste und verschiedene organspezifische Pathologien sind ebenfalls beschrieben worden. Interessanterweise wurde LOS hauptsächlich bei Wiederkäuern und Mäusen beobachtet. Ein primärer Mechanismus können Änderungen in der Methylierung von entwicklungsrelevanten Genen sein, einschließlich derjenigen, die dem Imprinting unterliegen.[10]

Einflüsse der Spenderzellen auf den Erfolg des Kerntransfers beim Rind

Für Rinder wurde ein Protokoll entwickelt, das es einem hohen Anteil (~ 30%) der rekonstruierten Embryonen erlaubt, sich bis zum Blastozystenstadium zu entwickeln.[11] In vitro gereifte Rinderoozyten wurden aus Schlachthofmaterial gewonnen. Die Metaphasenplatte und der Polkörper wurden 18–20 Stunden nach der In-vitro-Maturation abgesaugt (= Entkernung). Der Einfluss verschiedener primärer Spenderzelllinien auf Präimplantationsentwicklung und In-vivo-Entwicklung nach dem Transfer auf Empfänger wurden untersucht. Weibliche primäre fötale (von Tag 50 bis 65 der Trächtigkeit) und adulte Fibroblasten (Ohrhaut) wurden in frühen Passagen über einen Zeitraum von drei Tagen einer Serum-Deprivation ausgesetzt und dann als Spender für den somatischen Kerntransfer verwendet. 26 Stunden nach

Beginn der In-vitro-Maturation (IVM) wurden die Spenderzellen in die Zytoplasten eingeführt und beide Komponenten wurden mit ein bis zwei Gleichstromimpulsen bei 0,7 kV während 30 μsec verschmolzen. Die Komplexe wurden dann durch eine sequentielle Inkubation mit Ionomycin und DMAP aktiviert. Die aktivierten rekonstruierten Embryonen wurden dann sechs bis acht Tage in Synthetic Oviduct Fluid (SOF)-Medium, mit Zusatz von BSA, kultiviert.[12]

Beim Vergleich der Entwicklung von rekonstruierten Embryonen aus fötalen oder adulten Zelllinien wurden keine Unterschiede in Bezug auf die Fusionsrate, Teilungsrate und Entwicklung zu Blastozysten (73,0% vs. 71,0%; 70% vs. 76,3%; 23,5% vs. 26,2%) festgestellt. Die Trächtigkeitsrate war jedoch bei Embryonen, die von adulten Spenderzellen gewonnen wurden, höher (45%) als bei denjenigen, die von fötalen Spenderzellen stammten (31%). Interessanterweise wurden mehr Trächtigkeiten mit Embryonen aus fötalen Spenderzellen ausgetragen, wobei sämtliche Nachkommen ein starkes Übergewicht aufwiesen (~ 65 kg Körpergewicht; normal: 40–45 kg). Trächtigkeiten mit Embryonen, die aus adulten Fibroblasten rekonstruiert wurden, gingen nicht über die Hälfte der Trächtigkeit hinaus und von drei lebenden Nachkommen hatte bei der Geburt nur einer ein normales Gewicht.[13] Vor kurzem haben wir auch eine männliche Fibroblastzelllinie auf ihre Effizienz im Hinblick auf Reprogrammierung und Unterstützung der in vivo Entwicklung bei Verwendung in Kerntransfer untersucht. Während Blastozysten erhalten werden konnten, wurden bei elf Transfers keine Trächtigkeiten aufrechterhalten. Diese Daten zeigen, dass der Erfolg des Kerntransfers entscheidend von den verwendeten Spenderzellen abhängt. Unsere verschiedenen Zelllinien bieten ein ausgezeichnetes Modell zur Untersuchung epigenetischer Einflüsse in der frühen Präimplantationsentwicklung.

Kerntransfer und embryonale Genexpression

In vitro hergestellte (IVP) und durch Kerntransfer gewonnene Embryonen unterscheiden sich von in vivo entwickelten Embryonen in mehreren Merkmalen, einschließlich Morphologie, Entwicklungszeitpunkt, Widerstandsfähigkeit bei niedrigen Temperaturen, embryonalem Metabolismus, Genexpression und In-vivo-Entwicklung, vor allem durch das Auftreten von LOS.[14] Beim Kerntransfer scheint dieses Problem stärker ausgeprägt zu sein und der Anteil embryonaler und fötaler Verluste und postnataler Anomalien erhöht sich signifikant.[15] Wir haben die Hypothese aufgestellt, dass anhaltende Abweichungen vom normalen Genexpressionsmuster ab dem frühen Embryo kausal an der Ätiologie von LOS beteiligt sind.[16] Um Erkenntnisse über die LOS-verursachenden Mechanismen zu gewinnen, haben wir Studien initiiert, um Genexpressionsmuster von geklonten im Vergleich zu in vivo und/oder in vitro produzierten Rinderembryonen aufzuzeigen. Wir haben bei Embryonen, die mit unterschiedlichen Kerntransferprotokollen erstellt wurden, die relative Häufigkeit von acht für bestimmte physiologische Funktionen spezifische Gentranskripte (mRNA) ermittelt.[17] Unsere Daten haben gezeigt, dass Änderungen des Kerntransferprotokolls bei den resultierenden Embryonen mit deutlichen Änderungen der mRNA-Expressionsmuster verbunden sind. In unseren Untersuchungen wurde bei NT-Embryonen im Vergleich zu In-vivo- und In-vitro-»Kontrollen« ein aberrantes Expressionsmuster in Bezug auf Stressanfälligkeit, Trophoblastenfunktion und DNA-Methylierung während der Präimplantationsentwicklung festgestellt.[18] Der Kerntransfer beeinträchtigte auch die mRNA-Expression von X-Chromosom gebundenen Genen. Während die relative Häufigkeit des Gentranskripts für Glucose-6-Phosphodehydrogenase (G6PD) und Phosphoglyceratdehydrogenase (PGK) bei in vitro- und in vivo-produzierten und durch Kerntransfer gewonnenen Embryonen ähnlich war, war der Wert des X-inaktiven spezifischen Transkripts (Xist) bei Embryonen, die aus adulten Spenderzellen gewonnen wurden, im Vergleich zu denjenigen, die aus fötalen Spenderzellen stammten, signifikant höher.[19] Insgesamt zeigen diese Ergebnisse, dass die Art und die Behandlung der Spenderzellen das mRNA-Expressionsmuster der rekonstruierten Embryonen beeinflussen und somit zu Abweichungen vom normalen mRNA-Muster führen kann. Frühere Studien in unserem Labor hatten gezeigt, dass sogar die Kulturmethode und die Zusammensetzung des Kulturmediums zu signifikanten Abweichungen von der normalen embryonalen Genexpression führen und ein erhöhtes Vorkommen von übergroßen Nachkommen verursachen können.[20] Genomweite epigenetische Veränderungen, insbesondere Methylierungsänderungen, sind bei geklonten Rinderföten beobachtet und mit Entwicklungsstörungen in Verbindung gebracht worden.[21]

Neben dem empfindlichen semi-quantitativen RT-PCR (Reverse Transcriptase Polymerase Chain Reaction)-Assay zur Bestimmung der relativen Häufigkeit von Gentranskripten bei einzelnen Embryonen, haben wir auch einen cDNA-Array für die Analyse einzelner Embryonen entwickelt und validiert.[22] Vor kurzem wurden mit diesem cDNA-Array Unterschiede in Bezug auf die mRNA-Häufigkeit zwischen geklonten und konventionell produzierten Rinderembryonen entdeckt. In unserem Labor wird zurzeit eine Methode entwickelt, um den Methylierungsstatus spezifischer Gene zu bewerten und die Chromatinveränderungen für solche Gene zu bestimmen, von denen angenommen wird, dass sie eine entscheidende Rolle beim Auftreten von LOS spielen. Expressionsmuster von Markergenen in späteren Stadien der fötalen Entwicklung müssen untersucht werden, um die Validität unserer Hypothese zu belegen. Ergebnisse dieser Studien beim Rind werden ein wertvolles Modell für assistierte Reproduktionstechnologien beim Menschen (ART) sein, bei denen vor kurzem aufgezeigt wurde, dass sie ein höheres Risiko in Bezug auf anormale Entwicklungen aufweisen.[23]

Telomere und somatisches Klonen

Vor kurzem haben wir auch die Länge der Telomere an den Chromosomen geklonter Embryonen und Nachkommen beim Rind untersucht. Telomere sind die natürlichen Enden von linearen Chromosomen und spielen eine entscheidende Rolle bei der Aufrechterhaltung der Integrität des Genoms, wobei sie insbesondere den Verlust von terminalen DNA-Sequenzen oder End-zu-End-Chromosomenfusionen verhindern. Änderungen der Telomerlänge sind mit Alterung und Krebs in Verbindung gebracht worden.[24] Das Enzym Telomerase spielt bei der Aufrechterhaltung einer normalen Telomerlänge eine entscheidende Rolle.[25] Unsere Studie hat frühere Erkenntnisse in Bezug auf eine normale Telomerlänge bei geklonten Rindern[26], trotz einer signifikanten Reduktion in Spenderzellen, d. h. fötalen und adulten Fibroblasten, bestätigt.[27] Heute werden die verkürzten Telomere, die bei Dolly, dem Schaf[28], gefunden wurden, als eine Ausnahme von der Regel nach somatischem Klonen betrachtet. Mithilfe von qFISH (quantitative Fluoreszenz in situ-Hybridisierung) zur Analyse der Telomerlänge in einzelnen Kernen von Rinderembryonen haben wir zum ersten Mal nachgewiesen, dass Telomere während der frühen Embryogenese, d. h. beim Übergang von der Morula zur Blastozyste, wieder auf normale Länge gebracht werden. Die Telomere waren auf der Ebene der Spenderzellen in geklonten Morulae verkürzt, während sie im Blastozystenstadium wieder normale Länge aufwiesen. Die Verlängerung der Telomere war in diesem Stadium der Embryogenese Telomerase-abhängig, da bei Telomerase-defizienten Mäusen keine Verlängerung beobachtet wurde.[29] Der Übergang von der Morula zu Blastozysten ist eine kritische Stufe in der Präimplantationsentwicklung, die zu einer ersten Ausdifferenzierung in zwei Zelltypen führt, die innere Zellmasse (ICM) und den Trophoblast. Dies geht mit einer dramatischen Veränderung der Morphologie vom kompakten Morula-Stadium bis zum Hohlraum-gefüllten Blastozystenstadium einher und ist mit massiven Veränderungen der embryonalen Genexpression verbunden.[30] Die Daten zeigen, dass die Telomerase-abhängige Telomerverlängerung ein Entwicklungsprogramm am Anfang der Embryogenese ist, das die Telomerlänge ab einem bestimmten Zeitpunkt einstellt.

Kerntransfer und Transgenese

Die Mikroinjektion von DNA-Konstrukten in Vorkerne von Zygoten ist die bevorzugte Methode gewesen, um transgene Tiere bei großen Nutztierspezies zu erzeugen, wenn auch mit einer geringen Effizienz von nur 1–3% lebensfähigen transgenen Nachkommen. Andere Nachteile der Mikroinjektion sind die zufällige Integration des Transgens, variable transgene Expressionsmuster, Positionseffekte, Kopienanzahl-unabhängige transgene Expression, und häufiges Auftreten von Chimären bei den Nachkommen. Nur additiver Gentransfer ist möglich, und in der Regel kann kein Knock-out eines Gens erzielt werden. Dadurch wird die Erzeugung von transgenen Tieren arbeits-, ressourcen- und zeitintensiv.[31]

Der somatische Kerntransfer ist vielversprechend im Hinblick auf signifikante Verbesserungen für die Erzeugung von transgenen Nutztieren.[32] Eine wichtige Voraussetzung ist die Verfügbarkeit geeigneter primärer Zellen oder klonaler Zelllinien, die sich für Techniken der gezielten genetischen Modifikationen, entweder mit Funktionsgewinn oder mit Funktionsverlust eignen. Eine weitere Voraussetzung ist ein erheblich erweitertes Wissen über Gensequenzen und die Organisation des Nutztiergenoms. Hier gibt es zur Zeit noch erheblichen Nachholbedarf verglichen mit Maus und Mensch, wo bereits die angenommenen 3 Milliarden Basenpaare sequenziert und etwa 35.000 Gene kartiert worden sind.[33]

Es konnte gezeigt werden, dass Spenderzellen erfolgreich mit unterschiedlichen Arten von Genkonstrukten transfiziert werden können, und bei Schafen, Rindern, Ziegen und Schweinen zu lebensfähigen transgenen Nachkommen mit stabiler Integration der Transgene führten.[34] Der wichtigste Vorteil dieses Ansatzes ist die Möglichkeit der Selektion von Spenderzellen auf eine optimale Integration und Expression des transgenen Konstrukts und ihre direkte Nutzung im Kerntransfer. Die meisten Gruppen, die sich für transgene Großtiere, insbesondere im Hinblick auf das Pharming, d. h. die Erzeugung von rekombinanten pharmazeutischen Proteinen in der Milchdrüse, und für Xenotransplantation, d. h. die Verwendung von porzinen Organen und Geweben in menschlicher Organtransplantation, interessieren, sind von der Mikroinjektion auf Kerntransfer umgestiegen. Primärzellen können auch über homologe Rekombination erfolgreich für Gentargeting verwendet werden: lebensfähige Nachkommen sind bei Schafen und Schweinen erhalten worden.[35] In Schaffibroblasten wurde der Präkollagenlocus abgeschaltet und ein Milchdrüsen-spezifisches menschliches Antitrypsin (AAT)-Konstrukt eingeführt.[36] Über ein Abschalten des Gens für die Galactosyltransferase wurde vor kurzem berichtet.[37] Das Galactosyltransferase-Gen ist in erster Linie für die Bildung der α-Gal-Epitope auf der Oberfläche von porzinen Organen, die wiederum die hyperakute Abstoßungsreaktion (HAR) in einer Schwein-auf-Primat-Xenotransplantation induzieren, verantwortlich. Ein Abschalten dieses Genorts soll zu signifikanten Verbesserungen in Bezug auf das Überleben des porzinen Xenotransplantats führen.

Unser Labor befasst sich mit Xenotransplantationsforschung und hat transgene Schweine erzeugt (durch Mikroinjektion) und charakterisiert, die menschliche Komplement-Regulatorpoteine exprimieren, und dadurch die HAR wirkungsvoll kontrollieren.[38] Für das porzine somatische Klonen haben wir Protokolle für die effiziente Zellzyklussynchronisation entwickelt und die entsprechenden Wirkungen analysiert.[39] Bei einer Serumdeprivation oder Behandlung mit chemischen Zellzyklusinhibitoren wurden die meisten Spenderzellen von Schweinen beim optimalen Zellzyklusstadium bei G_0/G_1 synchronisiert, ohne die Lebensfähigkeit zu gefährden.[40] Verlängerter Serumentzug war mit erhöhter Häufigkeit einer besonderen Form von Apoptose assoziiert.[41] Weiterhin haben wir die Expression von Polo-like Kinase-1 (Plk-1) als Marker identifiziert, um das geeignete Zellzyklusstadium von porzinen Spenderzellen anzugeben.[42] Dies ist ein wesentlicher Beitrag zur Standardisierung des Kerntransferprotokolls.

Vor kurzem haben wir die ersten geklonten Ferkel von in vitro gereiften Oozyten erhalten.[43] Fötale Fibroblasten wurden als Spenderzellen eingesetzt und ein verbessertes System für in vitro-Maturation von porzinen Oozyten entwickelt. Nach Transfer von etwa 130 Kerntransferkomplexen pro Empfänger wurden zwei von vier Empfängertieren trächtig, eine Trächtigkeit wurde verloren und das verbliebene Tier warf vier Ferkel, von denen zwei lebten und sich bis jetzt normal entwickelt haben. Weitere Trächtigkeiten mit unterschiedlichen Spenderzelltypen, einschließlich transgener Zellen, sind zur Zeit in der Entwicklung. Wir erwarten, dass die Erzeugung von transgenen Schweinen, die für den Fortschritt in der Xenotransplantationsforschung dringend gebraucht werden, signifikant erleichtert und verbessert werden wird, wenn beim Kerntransfer transgene Spenderzellen verwendet werden können.

Normalität von geklonten Tieren und Produkten

Wie bereits erwähnt, wird der somatische Kerntransfer in Wiederkäuern häufig mit dem Auftreten von LOS assoziiert. Sind jedoch geklonte Rinder etwa sechs Monate alt, unterscheiden sie sich in Bezug auf zahlreiche biochemische Blut- und Urinparameter[44], Immunstatus[45], Body Score[46], die somatotope Achse[47], Telomerlänge[48], reproduktive Parameter sowie Menge und Zusammensetzung der Milch nicht von Kontrollen gleichen Alters[49]. Ebenso wurden keine Unterschiede zwischen geklonten Rindern oder Produkten (Milch und Fleisch) dieser Tiere und konventionell gezüchteten Tieren in Bezug auf > 35 Blutparameter, morphologische Zusammensetzung, Verdauung, Allergenität und Mutagenität von Milch und Fleisch ermittelt.[50] Gleichermaßen gab es keine Unterscheidung in Bezug auf zahlreiche physiologische Parameter (Blutprofil) zwischen porzinen Klonen und Kontrollen gleichen Alters.[51] Laut Expertenausschüssen der Nationalen Akademie der Wissenschaften der USA und des japanischen Ministeriums für Landwirtschaft, Forstwirtschaft und Fischerei gibt es keine wissenschaftliche Basis für Zweifel an der Sicherheit von Lebensmitteln aus geklonten Tieren. Aufgrund der nur wenigen Jahre an Erfahrung mit somatischem Klonen (seit 1997) und der langen Generationsintervalle bei Nutztierspezies können aber mögliche Auswirkungen auf Langlebigkeit und Altern noch nicht vollständig bewertet werden.

Zusammenfassung und Schlussfolgerungen

Seit dem Bericht über Dolly, dem ersten geklonten Schaf, sind erhebliche Fortschritte in der Verbesserung der Technik erzielt worden, und geklonte Nachkommen konnten bei zehn Säugetierarten erzeugt werden. Die Effizienz ist jedoch im Allgemeinen niedrig (etwa 1–2%) und erreicht nur bei Rindern Werte von 15–20%. Der somatische Kerntransfer ermöglicht durch Verwendung von transfizierten Spenderzellen oder Spenderzellen mit einer gezielten genetischen Modifizierung die Erzeugung von transgenen Nachkommen. Die erste Anwendung erfolgt in der Biomedizin, insbesondere bei Genpharming und Xenotransplantation.[52] Weitere Verfeinerungen dieser Techniken werden zahlreiche neue Anwendungsmodelle ermöglichen und die Produktivität und Diversifizierung der Tierproduktion erhöhen. Der Kerntransfer ist auch ein bedeutendes Verfahren für Bereiche der Humanmedizin sowie in der biologischen Grundlagenforschung. Bedeutende Bereiche der biologischen Forschung beziehen sich auf Differenzierung und Totipotenz sowie epigenetische Aspekte.[53] Mit dem somatischen Kerntransfer wurde die Biologie revolutioniert und eine Reihe von Dogmen müssen überprüft werden. Dies betrifft insbesondere Fragen der Toti- oder Pluripotenz, die jetzt als Status einer individuellen DNA zu bewerten sind und nicht länger auf einen bestimmten Zelltyp bezogen werden können.

Anmerkungen

1 Willadsen, S. M. (1986): *Nuclear transplantation in sheep embryos*, in: Nature 230, 63–65; Willadsen, S. M., Janzen, R. E., McAlister, R. J., Shea, B. F., Hamilton, G., McDermand, D. (1991): *The viability of late morulae and blastocysts produced by nuclear transplantation*, in: Theriogenology 35, 161–170.

2 DiBerardino, M. A. (1987): *Genomic potential of differentiated cells analyzed by nuclear transplantation*, in: American Zoologist 27, 623–644.

3 Wilmut, I., Schnieke, A. E., McWhir, J., Kind, A. J., Campbell, K. H. S. (1997): *Viable offspring derived from fetal and adult mammalian cells*, in: Nature 385, 810–813.

4 Niemann, H., Meinecke, B. (1993): *Klonen*, in: Embryotransfer und assoziierte Biotechniken bei landwirtschaftlichen Nutztieren, Stuttgart, 68–84; Niemann, H., Wrenzycki, C. (1998): *Entwicklungsstand und Anwendungsperspektiven des Klonens von Labor- und Nutztieren*, Wissenschaftliches Gutachten für den Ausschuß für Bildung, Wissenschaft, Forschung und Technologie und Technikfolgenabschätzung des Deutschen Bundestages (im Rahmen des TA-Projekts „Klonen von Tieren"), 105 Seiten; Colman, A. (2000): *Somatic cell nuclear transfer in mammals: progress and applications*, in: Cloning 1, 185–200.

5 Wakayama, T., Perry, A. C. F., Zuccotti, M., Johnson, K. R., Yanagimachi, R. (1998): *Full-term development of mice from enucleated oocytes injected with cumulus cell nuclei*, in: Nature 394, 369–374.

6 Brem, G., Kühholzer, B. (2002): *The recent history of somatic cloning in mammals*, in: Cloning and Stem Cells 4, 57–64; Wilmut, I., Beaujean, N., De Sousa, P. A., Dinnyes, A., King, T. J., Paterson, L. A., Wells, D. N., Young, L. E. (2002): *Somatic cell nuclear transfer*, in: Nature 419, 583–586.

7 Cibelli, J. B., Campbell, K. H., Seidel, G. E., West, M. D., Lanza, R. P. (2002): *The health profile of cloned animals*, in: Nature Biotechnology 20, 13–14.

8 Weltweite Schätzung, August 2003.

9 Young, L. E., Sinclair, K. D., Wilmut, I. (1998): *Large offspring syndrome in cattle and sheep*, in: Reviews of Reproduction 3, 155–163; Niemann, H., Wrenzycki, C. (2000): *Alterations of expression of developmentally important genes in preimplantation bovine embryos by in vitro culture conditions: Implications for subsequent development*, in: Theriogenology 53, 21–34; Niemann, H., Wrenzycki, C., Lucas-Hahn, A., Brambrink, T., Kues, W. A., Carnwath, J. W. (2002a): *Gene expression patterns in bovine in vitro produced and nuclear transfer derived embryos and their implication for early development*, in: Cloning and Stem Cells 4, 29–37.

10 Young, Sinclair, Wilmut 1998, 155–163; Niemann, Wrenzycki 2000, 21–34; Niemann et al. 2002a, 29–37.

11 Lucas-Hahn, A., Lemme, E., Hadeler, K. G., Sander, H. G., Niemann, H. (2002): *The source of fibroblast affects in vivo development of cloned bovine embryos*, in: Theriogenology 57, 433; Niemann et al. 2002a, 29–37.

12 Lucas-Hahn et al. 2002, 433.

13 Niemann et al. 2002a, 29–37.

14 Niemann, Wrenzycki 2000, 21–34.

15 Colman 2000, 185–200.

16 Niemann, Wrenzycki 2000, 21–34; Niemann et al. 2002a, 29–37.

17 Wrenzycki, C., Wells, D., Herrmann, D., Miller, A., Oliver, J., Tervit, R., Niemann, H. (2001a): *Nuclear transfer protocol affects messenger RNA expression patterns in cloned bovine blastocysts*, in: Biology of Reproduction 65, 323–331.

18 Wrenzycki et al. 2001a, 323–331.

19 Wrenzycki, C., Lucas-Hahn, A., Herrmann, D., Lemme, E., Korsawe, K., Niemann, H. (2002): *In vitro production and nuclear transfer affect dosage compensation of the X-linked gene transcripts G6PD, PGK and Xist in preimplantation bovine embryos*, in: Biology of Reproduction 66, 127–134.

20 Wrenzycki, C., Herrmann, D., Keskintepe, L., Martins, A. Jr, Sirisathien, S., Brackett, B., Niemann, H. (2001b): *Effects of culture system and protein supplementation on mRNA expression in pre-implantation bovine embryos*, in: Human Reproduction 16, 893–901; Lazzari, G., Wrenzycki, C., Duchi, R., Kruip, T., Niemann, H., Galli, C. (2002): *Cellular and molecular deviations in bovine in vitro produced embryos are related to the Large Offspring Syndrome*, in: Biology of Reproduction 67, 767–775.

21 Cezar, G. G. Bartolomei M. S., Forsberg, E. J., First, N. L., Bishop, M. D., Eilertsen, K. J. (2003): *Genome-wide epigenetic alterations in cloned bovine fetuses*, in: Biology of Reproduction 68, 1009–1014.

22 Brambrink, T., Wabnitz, P., Halter, R., Klocke, R., Carnwath, J. W., Kues, W.A., Wrenzycki, C., Paul, D., Niemann, H. (2002): *Application of cDNA arrays to monitor mRNA profiles in single preimplantation mouse embryos*, in: Biotechniques 33, 376–378.

23 Powell, K. (2003): *Seeds of doubt*, in: Nature 422, 656–658.

24 de Lange, T. (2002): *Protection of mammalian telomeres*, in: Oncogene 21, 532–540.

25 Blasco, M. A., Gasser, S., Lingner, J. (1999): *Telomeres and Telomerase*, in: Genes and Development 13, 2353–2359.

26 Tian, X. C., Xu, J., Yang, X. (2000): *Normal telomere lengths found in cloned cattle*, in: Nature Genetics 26, 272–273; Lanza, R. P., Cibelli, J. B., Blackwell, C., Cristofalo, V. J., Francis, M. K., Baerlocher, G. M., Mak, J., Schertzer, M., Chavez, E. A., Sawyer, N., Lansdorp, P. M., West, M. D. (2000): *Extension of cell life-span and telomere length in animals cloned from senescent cells*, in: Science 288, 665–669; Betts, D., Bordignon, V., Hill, J., Winger, Q., Westhusin, M., Smith, L., King, W. (2001): *Reprogramming of telomerase activity and rebuilding of telomere length in cloned cattle*, in: Proceedings of the National Academy of Sciences of the United States of America 98, 1077–1082.

27 Schätzlein, S., Lucas-Hahn, A., Lemme, E., Kues, W. A., Dorsch, M., Manns, M. P., Niemann, H., Rudolph, K. L. (2003): *Telomere length is reset during early embryogenesis* (eingereicht).

28 Shiels, P. G., Kind, A. J., Campbell, K. H., Waddington, D., Wilmut, I., Colman, A., Schnieke, A. E. (1999): *Analysis of telomere lengths in cloned sheep*, in: Nature 399, 316–317.

29 Schätzlein et al. 2003, eingereicht.

30 Niemann, Wrenzycki 2000, 21–34.

31 Seidel, G. E. Jr. (1993): *Resource requirements for transgenic livestock research*, in: J Anim Sci 71, 26–33; Pursel, V. G., Rexroad, C. E. Jr. (1993): *Status of research with transgenic farm animals*, in: Journal of Animal Science 71, 10–19; Niemann, H., Döpke, H. H., Hadeler, K. G. (2002b): *Production of transgenic ruminants by DNA microinjection*, in: Pinkert, C. (ed.): Transgenic Animal Technology: A Laboratory Handbook. 2nd Edition, San Diego, USA, 337–357.

32 Niemann, H., Kues, W. A. (2000): *Transgenic livestock: premises and promises*, in: Animal Reproduction Science 60–61, 277–293.

33 Baltimore, D. (2001): *Our genome unveiled*, in: Nature 409, 814–816.

34 Schnieke, A. E., Kind, A. J., Ritchie, W. A., Mycock, K., Scott, A. R., Ritchie, M., Wilmut, I., Colman, A., Campbell, K. H. S. (1997): *Human factor IX transgenic sheep produced by transfer of nuclei from transfected fetal fibroblasts*, in: Science 278, 2130–2133; Cibelli, J. B., Stice, S. L., Golueke, P. L., Kane, J. J., Jerry, J., Blackwell, C., Ponce de León, F. A., Robl, J. M. (1998): *Transgenic bovine chimeric offspring produced from somatic cell-derived stem-like cells*, in: Nature Biotechnology 18, 642–646; Baguisi, A., Behboodi, E., Melican, D., Pollock, J. S., Destrempes, M. M., Cammuso, C., Williams, J. L., Nims, S. D., Porter, C. A., Midura, P., Palacios, M. J., Ayres, S. L., Denniston, R. S., Hayes, M. L., Ziomek, C. A., Meade, H. A., Godke, R. A., Gavin, W. G., Overström, E. W., Echelard, Y. (1999): *Production of goats by somatic cell nuclear transfer*, in: Nature Biotechnology 17, 456–461; Park, K. W., Lai, L., Cheong, H. T., Cabot, R., Sun, Q. Y., Wu, G., Rucker, E. B., Durtschi, D., Bonk, A., Samuel, M., Rieke, A., Day, B. N., Murphy, C. N., Carter, D. B., Prather, R. S. (2002): *Mosaic gene expression in nuclear transfer-derived embryos and the production of cloned transgenic pigs from ear-derived fibroblasts*, in: Biology of Reproduction 66, 1001–1005.

35 Denning, C., Dickinson, P., Burl, S., Wylie, D., Fletcher, J., Clark, A. J. (2001): *Gene targeting in primary fetal fibroblasts from sheep and pig*, in: Cloning and Stem Cells 3, 221–231.

36 McCreath, K. J., Howcroft, J., Campbell, K. H. S., Colman, A., Schnieke, A. E., Kind, A. J. (2000): *Production of gene-targeted sheep by nuclear transfer from cultured somatic cells*, in: Nature 405, 1066–1069.

37 Dai, Y., Vaught, T. D., Boone, J., Chen, S. H., Phelps, C. J., Ball, S., Monahan, J. A., Jobst, P. M., McCreath, K. J., Lamborn, A. E., Cowell-Lucero, J. L., Wells, K. D., Colman, A., Polejaeva, I. A., Ayares, D. L. (2002): *Targeted disruption of the alpha1,3-galactosyltransferase gene in cloned pigs*, in: Nature Biotechnology 20, 251–255; Lai, L., Kolber-Simonds, D., Park, K. W., Cheong, H. T., Greenstein, J. L., Im, G. S., Samuel, M., Bonk, A., Rieke, A., Day, B. N., Murphy, C. N., Carter, D. B., Hawley, R. J., Prather, R. S. (2002): *Production of alpha-1,3-galactosyltransferase knockout pigs by nuclear transfer cloning*, in: Science 295, 1089–1092; Phelps, C. J., Koike, C., Vaught, T. D., Boone, J., Wells, K. D., Chen, S. H., Ball, S., Specht, S. M., Polejaeva, I. A., Monahan, J. A., Jobst, P. M., Sharma, S. B., Lamborn, A. E., Garst, A. S., Moore, M., Demetris, A. J., Rudert, W. A., Bottino, R., Bertera, S., Trucco, M., Starzl, T. E., Dai, Y., Ayares, D. L. (2003): *Production of α1,3-Galactosyltransferase-deficient pigs*, in: Science 299, 411–414.

38 Niemann, H., Verhoeyen, E., Wonigeit, K., Lorenz, R., Hecker, J., Schwinzer, R., Hauser, H., Kues, W. A., Halter, R., Lemme, E., Herrmann, D., Winkler, M., Wirth, D., Paul, D. (2001): *CMV early promoter induced expression of hCD59 in porcine organs provides protection against hyperacute rejection*, in: Transplantation 72, 1898–1906; Lorenz, R., Appiah, R., Hecker, J. M., Loss, M., Kunz, R., Schüttler, W., Niemann, H., Wiebe, K., Kniesch, K., Klempnauer, J., Winkler, M. (2002): *Expression of human CD59 in transgenic porcine kidneys prevents hyperacute rejection in a discordant xenogenic haemoperfusion model*, in: Transplantationsmedizin 14, 114–119.

39 Kues, W. A., Anger, M., Carnwath, J. W., Paul, D., Motlik, J., Niemann, H. (2000): *Cell cycle synchronization of porcine fetal fibroblasts: Effects of serum deprivation and reversible cell cycle inhibitors*, in: Biology of Reproduction 62, 412–419; Kues, W. A., Carnwath, J. W., Paul, D., Niemann, H. (2002): *Cell cycle synchronization of porcine fetal fibroblasts by serum deprivation initiates a nonconventional form of apoptosis*, in: Cloning and Stem Cells 4, 231–243.

40 Kues et al. 2000, 412–419.

41 Kues et al. 2002, 231–243.

42 Anger, M., Kues, W. A., Klima, J., Mielenz, M., Kubelka, M., Motlik, J., Esner, M., Dvorak, P., Carnwath, J. W., Niemann, H. (2003): *Cell cycle dependent expression of Plk1 in synchronized porcine fetal fibroblasts*, in: Molecular Reproduction and Development 65, 245–253.

43 Hoelker, M., Petersen, B., Lucas-Hahn, A., Kues, W. A., Lemme, E., Hassel, P., Halter, R., Niemann, H. (2003): *In vitro and in vivo development of cloned porcine embryos derived from in vitro matured oocytes,* (in Vorbereitung).

44 Lanza, R. P., Cibelli, J. B., Faber, D., Sweeney, R. W., Henderson, B., Nevala, W., West, M. D., Wettstein, P. J. (2001): *Cloned cattle can be healthy and normal*, in: Science 294, 1893–1894; Chavatte-Palmer, P., Heyman, Y., Richard, C., Monget, P., LeBourhis, D., Kann, G., Chilliard, Y., Vignon, X., Renard, J. P. (2002): *Clinical, hormonal, and hematologic characteristics of bovine calves derived from nuclei from somatic cells*, in: Biology of Reproduction 66, 1596–1603.

45 Lanza et al. 2001, 1893–1894.

46 Lanza et al. 2001, 1893–1894.

47 Govoni, K. E., Tian, C., Kazmer, G. W., Taneja, M., Enright, B. P., Rivard, A. L., Yang, X., Zinn, S. A. (2002): *Age-related changes of the somatotropic axis in cloned Holstein calves*, in: Biology of Reproduction 66, 1293–1298.

48 Tian, Xu, Yang 2000, 272–273.

49 Pace, M. M., Augenstein, M. L., Betthauser, J. M., Childs, L. A., Eilertsen, K. J., Enos, J. M., Forsberg, E. J., Golueke, P. J., Graber, D. F., Kemper, J. C., Koppang, R. W., Lange, G., Lesmeister, T. L., Mallon, K. S., Mell, G. D., Misica, P. M., Pfister-Genskow, M., Strelchenko, N. S., Voelker, G. R., Watt, S. R., Bishop, M. D. (2002): *Ontogeny of cloned cattle to lactation*, in: Biology of Reproduction 67, 334–339.

50 Kumugai, S. (2002): *Safety of animal foods that utilize cloning technology*, Report to the Japanese Ministery for Agriculture, Forestry and Fisheries (MAFF).

51 Archer, G. S., Dindot, S., Friend, T. H., Walker, S., Zaunbrecher, G., Lawhorn, B., Piedrahita, J. A. (2003): *Hierarchical phenotypic and epigenetic variation in cloned swine*, in: Biology of Reproduction (im Druck), online veröffentlicht am 16. April 2003 unter DOI: 10.1095/biolreprod.103.016147.

52 Niemann, Wrenzycki 1998.

53 Niemann, Wrenzycki 1998.

Wolfgang Holzgreve

Reproduktives Klonen: Ansichten eines Geburtshelfers

Klonen kann grundsätzlich durch Zellteilung oder durch somatischen Zellkerntransfer erreicht werden, wobei der Kern aus einer Spenderzelle entnommen und anschließend in das entkernte Ei eingeführt wird. Eine rekonstituierte Zygote wird gleich einem befruchteten Ovum, mit dem Potential, sich nach Einnistung in die Gebärmutter zu entwickeln. Nur wenn dieses befruchtete Ei implantiert wird, kann es sich zu Nachkommen entwickeln, die genetisch mit dem Kernspender identisch sind.

Das so genannte »reproduktive Klonen« kann als die Erzeugung von genetisch identischen Individuen durch eine ungeschlechtliche Methode definiert werden. Erfolgreiches »reproduktives Klonen« wurde bereits vor vielen Jahren zum ersten Mal bei Tieren durchgeführt, so etwa bei Fröschen im Jahre 1952 und bei Mäusen im Jahre 1981. Es wurde dann lange davon ausgegangen, dass dieses Verfahren bei Säugetieren nicht funktionieren würde, bis zum erfolgreichen Klonen des Schafes Dolly im Jahre 1996, nachdem zuvor ohne Erfolg an 270 Oozyten gearbeitet worden war. Inzwischen wurden nicht nur Mäuse und Schafe geklont, sondern auch Kühe (1998), Ziegen (1999), Katzen, Schweine (2000) und andere Spezies. Trotz mehr als 700 Versuchen ist es allerdings noch nicht möglich, Affen zu klonen, möglicherweise aufgrund einer Beeinträchtigung des Spindelapparates, weil bei Primaten die für die Zellteilungen verantwortlichen Proteine sehr nah an den Chromosomen angeordnet sind.

Im Jahre 2002 verkündete der italienische Geburtshelfer Severino Antinori, der 1994 bereits in den Schlagzeilen war, nachdem er es einer 63-jährigen Frau ermöglicht hatte, ein Kind auszutragen, zusammen mit dem Amerikaner Panayiotis Zavis, zunächst in einem arabischen Land und später im New Scientist (4/2002), dass ein geklontes Baby zum damaligen Zeitpunkt bereits in der achten Schwangerschaftswoche war. Diese Ankündigung wurde sofort angezweifelt, zum Beispiel durch den Nobelpreisträger Renato Dubecchio im Corriere della Sera 4/2002, und heute, mehr als ein Jahr später, gibt es keine Hinweise darauf, dass jemals ein geklontes Kind geboren wurde. Im Jahre 2002 gab es weiterhin einen Bericht aus Südkorea (Park Se-Pil) über den Transfer von menschlicher DNA von einer menschlichen Körperzelle auf eine entkernte Eizelle einer Kuh und einen Bericht aus China über einen ähnlichen Ansatz bei Kaninchen sowie über die Entwicklung eines menschlichen Klons bis zum Blastozystenstadium (200 Zellen). Die Advanced Cell Technology Company (ACT, Worcester, Michael West) hatte bereits 1998 nachgewiesen, dass es möglich ist, Stammzellen nach therapeutischem Klonen zu erhalten, aber nur Antinori und Zavis sowie die Raelianer-Sekte im Jahre 2003 (Brigitte Boisselier) behaupteten, erfolgreich reproduktives Klonen beim Menschen durchgeführt zu haben, wobei aber keine der angekündigten Geburten von Klonbabys bisher nachgewiesen wurde.

Argumente für reproduktives Klonen

Dr. Severino Antinori verkündete öffentlich: „Mit dem Klonen werden wir so viele Krankheiten erfolgreich bekämpfen können und unfruchtbaren Männern die Chance geben, Kinder zu bekommen. Wir dürfen diese Chance nicht verpassen.“ Als auf der Homepage von Clonaid, der ersten Humanklonierungsgesellschaft der Raelianer, behauptet wurde, „dass eine außerirdische menschliche Rasse mit dem Namen Elohim DNA und Gentechnik verwendete, um Leben auf der Erde wissenschaftlich zu erzeugen“, gab dies vielen Familien Hoffnung. Diese Familien waren an die Sekte herangetreten, weil sie im Krieg, bei einem Unfall oder anderen tragischen Ereignissen verlorene Menschen klonen wollten. Arnold Schwarzenegger, der derzeitige republikanische Gouverneur in Kalifornien, wurde von Extra TV (15.11.2000) mit der Aussage zitiert: „Ich würde es tun, ich würde mich klonen lassen.“

Ein interessanter Aspekt des Klonens bei Tieren ist, dass laut dem deutschen Wochenmagazin *Der Spiegel* die Copycat-Gesellschaft, die geklonte Haustiere vermarkten wollte, scheiterte, weil sich herausstellte, dass die geklonten Katzen in den Augen derjenigen, die dem jungen Unternehmen Geld bereitgestellt hatten, zu sehr von den Originalen abwichen.

Argumente gegen reproduktives Klonen

Es ist interessant festzustellen, dass das häufigste Argument gegen reproduktives Klonen die geringe Effizienz ist. So wird zum Beispiel darauf verwiesen, dass für ein geklontes Tier etwa 100 Eizellen entkernt und rekonstituiert werden müssen, oder die medizinischen Risiken in Bezug auf Missbildungen und langfristige negative Konsequenzen werden angeführt. Diese Argumente sind meiner Meinung nach jedoch allzu »technisch« und auf lange Sicht nicht ganzheitlich genug, denn auch zum Beispiel die In-vitro-Fertilisation hatte zunächst eine geringe Effizienz, und die Langzeitrisiken der ICSI-Methode waren vorher nicht bekannt. Es ist richtig, dass reproduktives Klonen Entwicklungsanomalien hervorgerufen hat, wie etwa das Large Offspring-Syndrom (z. B. übergroße Nachkommen mit disproportional dimensionierten Organen, Atem- sowie Kreislaufbeschwerden), und dass die Häufigkeit kongenitaler Anomalien bei geklonten Tieren bei 35% im Vergleich zu 3% nach natürlicher geschlechtlicher Reproduktion liegt, aber es ist nicht bekannt, ob diese schwerwiegenden Probleme letzten Endes beim Menschen vielleicht gelöst werden könnten. Um hier den Advocatus diaboli zu spielen, könnte Klonen vielleicht sogar die Gentechnik, d. h. das Ersetzen von kranken Genen, erleichtern, und das Risiko von unvollständig reprogrammierten Genen könnte letzten Endes durch optimale Kulturbedingungen wie bei IVF, wo die technischen Probleme schrittweise gelöst wurden, minimiert werden. Die Auseinandersetzung mit dem reproduktiven Klonen sollte also nicht bei technischen Aspekten stecken bleiben.

Selbst beim so genannten »therapeutischen Klonen« wird es noch technische Probleme zu lösen geben, d. h. geklonte Zellen können im Allgemeinen aktiver sein und damit ein größeres Risiko in Bezug auf Krebsbildung darstellen. Es darf auch nicht vergessen werden, dass Studien an geklonten Blutzellen von Kühen an 100 Tage alten Föten durchgeführt wurden. Beim »therapeutischen Klonen« ist die hauptsächliche ethische Frage der moralische Status des menschlichen Embryos. Denn das Verfahren zerstört frühe Embryonen, wobei die Abtreibungsgesetzgebung in den meisten Ländern, einschließlich Deutschlands und der Schweiz, durchaus darauf verweist, dass in bestimmten Konfliktfällen das Recht zu wählen akzeptiert wird, um das Recht eines frühen Embryos außer Kraft zu setzen. Zahlreiche Länder, einschließlich Deutschlands und der Schweiz, sind deshalb dabei, Gesetze zu entwickeln, die es ermöglichen, mit »überzähligen« Embryonen (Embryonen, die ursprünglich für Implantationszwecke erzeugt wurden) unter Einhaltung strenger Richtlinien, als Kompromiss zwischen einander entgegenstehenden ethischen Grundsätzen, zu arbeiten.

Die Opposition gegen »reproduktives Klonen« sollte jedoch nicht nur auf technischen, sondern auch auf allgemeineren Grundsätzen basieren. Mein grundsätzliches Argument gegen reproduktives Klonen ist, dass damit die Würde eines Menschen verletzt werden würde, weil er nur aufgrund der gewünschten Identität mit einem anderen, bereits bestehenden Individuum entsteht. Dieser eher narzisstische Wunsch wäre eine Umsetzung des Konzepts, dass ein menschliches Wesen genetisch identisch mit einem bereits bestehenden Menschen sein sollte, im Gegensatz zur Situation bei monozygoten Zwillingen, die zufällig gleichzeitig entstehen. Viele Eltern haben weltweit bereits sehr hohe Erwartungen in Bezug auf ihre Kinder und die Notwendigkeit, einem Kind zu erklären, dass es nur aufgrund der Identität mit, zum Beispiel, den Großeltern existiert, würde m. E. die Interessen des Kindes verletzen, die wir als Gynäkologen berücksichtigen müssen, bevor wir positiv und aktiv auf den entsprechenden Wunsch einer Frau eingehen.

Bezüglich der öffentlichen Meinung über »reproduktives Klonen« ist es jedoch interessant festzustellen, dass die Ankündigungen von Antinori und den Raelianern mehr Aufmerksamkeit erhalten haben als die Aussagen zahlreicher

Fachgesellschaften gegen reproduktives Klonen. Ich freue mich aber zu sehen, dass nicht nur die ärztlichen Berufsverbände weltweit, sondern auch die meisten Länder reproduktives Klonen bereits durch Gesetze verboten haben, wie etwa durch das Schweizer Reproduktionsmedizingesetz von 1998 (Art. 32, Kapitel 2), das „Gesetz zum Verbot des Klonens bei Menschen und zum Schutz der Stammzellforschung" von 2003 in den USA, die Entscheidung des High Court in Großbritannien aus dem Jahre 1990, das einstimmige Verbot des reproduktiven Klonens in Europa und ein ähnliches Verbot in Australien.

Das European Board and College of Obstetrics and Gynecology (EBCOG) hat in seinen Empfehlungen, an deren Ausarbeitung ich beteiligt war, deutlich formuliert (Abs. 7.2): „Reproduktives Klonen ist ethisch falsch, weil es die Menschenwürde verletzt." Ich hoffe, dass die Vereinten Nationen, trotz unterschiedlicher Ansichten in den Mitgliedsstaaten zum therapeutischen Klonen, ein weltweites Verbot des reproduktiven Klonens verabschieden werden.

André Boué

Reproduktives Klonen aus der Perspektive der Humanmedizin

An allen Szenarien, die im Hinblick auf reproduktives Klonen beim Menschen vorgeschlagen worden sind, wäre, aufgrund der technischen Anforderungen, stets ein Mediziner beteiligt.

Eine grundlegende Aufgabe für die medizinische Praxis ist die Information des Patienten. Die französische Berufsordnung für Ärzte bestimmt:

> „Artikel 32: Wenn ein Arzt sich bereit erklärt, einem Behandlungswunsch nachzukommen, verpflichtet er sich, dem Patienten Behandlung zukommen zu lassen, die gewissenhaft, loyal und nach den neuesten wissenschaftlichen Erkenntnissen erfolgt."[1]

> „Artikel 35: Der Arzt muss die Person, die er untersucht, behandelt oder berät, mit Informationen versorgen, die im Hinblick auf den Zustand des Patienten und die Untersuchungen und Behandlungen, die er vorschlägt, klar und angemessen sind."[2]

In allen Fällen müssen die Patienten, die einen Arzt im Hinblick auf reproduktives Klonen aufsuchen, mündlich informiert werden.

Zunächst stellt sich jedoch die Frage, wie sich der Arzt selbst über den Wissensstand über reproduktives Klonen auf der Grundlage der veröffentlichten Daten informiert. Es gibt Veröffentlichungen:

1) Über medizinisch assistierte Fortpflanzung
Bei IVF liegen die Erfolgsraten zwischen 15 und 20 Prozent und diese Zahl hat in den vergangenen zwanzig Jahren kaum zugenommen. Es sei in diesem Zusammenhang daran erinnert, dass bei natürlicher heterosexueller Reproduktion nur ein Viertel bis ein Drittel aller befruchteten Oozyten zur Geburt eines Kindes führen.

2) Über reproduktive Klonversuche bei Säugetieren und insbesondere bei Primaten
Die Daten, die im Rahmen dieser Konferenz erörtert werden, zeigen nicht nur große Unterschiede zwischen den einzelnen Säugetierarten, sondern auch grund-

sätzliche molekulare Funktionsstörungen in Versuchen an nichtmenschlichen Primaten.

Die Informationen, die dem Patienten bereitzustellen sind, können in zwei Kapitel unterteilt werden.

A) Die praktischen Zwänge des Klonens

1) Die Spenderzellen der Person, die ihr Genom überträgt, werden durch Biopsie gewonnen. Es ist einfach, Zellen (in der Regel Fibroblasten) in vitro zu kultivieren.

2) Die umfassenden Erfahrungen mit IVF haben gezeigt, dass die Anzahl der Oozyten, die nach hormoneller Stimulation gewonnen werden, gering ist: etwa fünf, selten mehr als zehn. Selbst wenn die Patientin, die reproduktives Klonen in Anspruch nehmen möchte, eine fruchtbare Frau ist, sind die Erfolgschancen auf der Grundlage einer einzigen Teilnahme im Hinblick auf Klonen äußerst gering. In allen Szenarien ist somit eine große Anzahl an Oozyten im Hinblick auf erfolgreiches Klonen (basierend auf Daten von Säugetieren) erforderlich. Es besteht Bedarf an »gespendeten« Eizellen von zahlreichen Freiwilligen, die sich einer hormonellen Behandlung und einem Eingriff zur Entnahme von Oozyten unterwerfen. Es wird somit Druck ausgeübt werden, um die Eizellenspende zu kommerzialisieren.

3) Die letzte Anforderung ist die Notwendigkeit mehrerer Leihmütter, wobei bei den meisten, wenn nicht sogar bei allen, die Schwangerschaft nicht mit der Geburt eines Kindes endet.

Ich zitiere Ann McLaren: „Bezüglich der Verwendung der Ressourcen ist die Vorstellung aller Leihmütter, die erforderlich wären, bevor der erste menschliche Klon geboren werden kann, der Anzahl der Eizellspenderinnen, die erforderlich wären, um ein geklontes Baby zu erzeugen, wenn man bedenkt, dass es Hunderte von unfruchtbaren Frauen in diesem Land gibt, denen zur Zeit die Behandlung versagt wird, weil es nicht genug Eizellspenderinnen gibt, für mich ein großes ethisches Problem. Und dann gibt es natürlich das Problem, das ganz oben auf meiner Liste steht, nämlich die Sicherheitsfrage, denn das ist das größte ethische Problem.“[3]

B) Die Sicherheitsfragen, die Gesundheit des Embryos und der Nachkommen

Patienten, die reproduktives Klonen einsetzen möchten, sind überzeugt, dass die Nachkommen so perfekt sein werden wie die Spender der Zelle.

1) Ist eine Präimplantationsdiagnose möglich?
Die derzeitigen Methoden können chromosomale Aberrationen und viele einzelne Gendefekte ermitteln, aber welche sollten ausgewählt werden? Es gibt zur Zeit und auch in nächster Zukunft keine Methoden, um den gesamten epigenetischen Zustand des Embryos zu untersuchen, und dies ist ein großes Problem.

Die Analysen werden an einer bzw. zwei embryonalen Zellen durchgeführt. Sind sie repräsentativ für die anderen Zellen, die zur Plazenta und dem Embryo führen? Neuere Studien in Bezug auf IVF haben gezeigt, dass zwei Drittel der 4- bis 8-Zell-Embryonen Chimären sind.

2) Die beeindruckenden Daten zum Tierklonen weisen eine hohe Häufigkeit von frühzeitig unterbrochener Entwicklung, Plazentafehlfunktionen, Missbildungen usw. auf. Nur wenige überleben bis zum Ende der Trächtigkeit. Bei den Überlebenden leiden einige unter unterschiedlichen pathologischen Fehlfunktionen. Bei einer Schwangerschaft wird eine medizinische Betreuung, unter klinischen und biologischen Gesichtspunkten, vorgenommen, um Anomalien zu ermitteln. Ihre Diagnose führt zu bedeutenden Dilemmata und belastenden Entscheidungen für die Mediziner und Eltern in Bezug auf den Abbruch der Schwangerschaft oder die Einstellung der neonatalen Intensivpflege. Diese schwierigen Situationen, die in jeder Schwangerschaft schmerzlich sind, wären bei reproduktivem Klonen noch belastender, wenn die künftigen Eltern Nachkommen von einer außerordentlichen genetischen Qualität erwarten.

Was wäre die erwartete Lebenszeit eines scheinbar gesunden Babys? Dies ist eine wichtige Frage, wenn die Spenderin der Zellen, die für das Klonen verwendet werden, eine Erwachsene und mehr als 50 Jahre alt ist, wie in einigen Szenarien dargestellt. Die Chromosomen, die auf die Nachkommen übertragen werden, werden verkürzte Telomere aufweisen, wobei die Länge der Telomere eine bedeutende Rolle für die künftige Anzahl der Zellteilungen und damit für die Lebenserwartung spielt. Die Nachkommen werden in der Tat alternde Zellen haben.

Die Informationen, die dem Patienten gegeben werden, sollten mit Nachdruck auf die Tatsache hinweisen, dass unterschiedliche pathologische Situationen nicht unmittelbar auf das Genom der Spenderzellen zurückzuführen sind und damit unvorhersehbar werden.

Schlussfolgernd zwei Artikel aus der französischen Berufsordnung für Ärzte:

> „Artikel 37: Der Arzt muss unter allen Umständen unangemessene Sturheit in seinen Untersuchungen oder Behandlungen vermeiden."

> „Artikel 39: Ärzte dürfen keine Behandlung empfehlen, die illusorisch oder unzureichend getestet ist."[4]

Anmerkungen

1 *Code de déontologie médicale* (1995), in: Journal Officiel 209, 8.9.1995, 13307.

2 *Code de déontologie médicale* (1995), in: Journal Officiel 209, 8.9.1995, 13308.

3 McLaren, A. (1998): *Scientific implications of cloning*, in: Societal, medical and ethical implications of cloning, European Communities, Eur 18180, 34.

4 *Code de déontologie médicale* (1995), in: Journal Officiel 209, 8.9.1995, 13309.

Dietmar Mieth

Humanes Klonen aus ethischer Sicht

Klonen als Fall einer »policy of language«

Als in der Europäischen Grundrechtecharta das Verbot des »reproduktiven Klonens« erschien – es heißt, die Charta werde unverändert in die europäische Verfassung übernommen –, dachten wohl nicht viele daran, dass dies aus zwei Gründen problematisch sei: erstens ist die Einfügung eines so konkreten Verbotes in eine Verfassung ungewöhnlich, und zweitens war damit ein Subtext zu diesem Verbot zwischen den Zeilen mitzulesen: damit ist nicht über ein Verbot des seit 1997 »nicht-reproduktiv« genannten Klonens entschieden. Diejenigen, die humanes Klonen total ablehnten, mochten das ebenso kritisieren wie diejenigen, denen ein Verbot des »reproduktiven« besser auf ein Moratorium beschränkt geblieben wäre.

Die Dolly-Sensation ist seit Februar 1997 bekannt. 22 berühmte Wissenschaftler haben sich sofort für eine Anwendung dieser Technik am Menschen eingesetzt. Der amerikanische Biophysiker Richard Seed hat durch den Vorschlag, mit Hilfe dieser Klontechnik unfruchtbaren Männern zu Kindern zu verhelfen, schon früh Aufsehen erregt, ebenso der Philosoph Philip Kitcher, für den Nachwuchsklonen als Transplantationsressource für ein krankes Kind in Frage kam. Die Technik, Stammzellen zu klonen, hat große öffentliche Aufregung verursacht, weil man an die Kopien von existierenden Menschen gedacht hat. Um eine totale genetische Identität kann es sich freilich schon deswegen nicht handeln, weil sich Faktoren der Umwelt auf die Entwicklung auswirken. Schon aus genetischer Sicht wäre es falsch anzunehmen, alle »Kopien«, die geklont worden seien, sähen bei Tieren gleich aus. Sie haben nicht einmal unbedingt die Flecken an derselben Stelle oder die gleichen physiologischen Formen.

Bereits 1993 gab es in Pittsburgh Versuche, Embryonen durch Aufteilung zu verdoppeln. Man hat freilich diese Embryonen hinterher nicht eingepflanzt und auf diesem Wege keine Zwillingsbildungen hervorgebracht. Wenn heute vom Klonen die Rede ist, wird das Embryonen-Splitting stets mit thematisiert, vor allem bei Klontechniken in vitro, zu denen der Kerntransfer in eine entkernte Eizelle gehört.

Inzwischen wird zwischen Klontechniken mit der Absicht, zu einer in-vivo-Entwicklung zu gelangen, d. h. Menschen zu kopieren, und Klontechniken, die sich auf die in-vitro-Phase, auf den Embryonenversuch vor der Einpflanzung und ohne diese, beschränken, unterschieden. Indem man diese Embryo-Klone in Zellkulturen verwandelt, verfolgt man bekanntlich bestimmte Absichten, z. B. im Zusammenhang mit der Therapie von Immunabwehr bei Transplantationen, aber auch im Zusammenhang mit der Entwicklung von Frühformen menschlicher Organe.

Da es sich hier noch um wissenschaftliche Optionen handelt, kann die Gesellschaft zu der Entwicklung der Wissenschaft mit Hilfe von ethischen Überlegungen Stellung nehmen, bevor die Techniken als solche entwickelt und anwendbar sind. Die verschiedenen Beratergruppen wurden schon früh beauftragt, Expertisen vorzulegen, um zu einer ethischen Normierung zu gelangen: z. B. die Clinton-Kommission in den USA und die Beratergruppe der europäischen Kommission, die am 20. Mai 1997, also unter hohem Zeitdruck, ihre Expertise fertigstellte. Damals wurde die Unterscheidung zwischen dem so genannten »reproduktiven« und »nicht-reproduktiven« Klonen eingeführt. Dies entspricht der Unterscheidung der in-vivo-Intentionen von den in-vitro-Intentionen. Mit »reproduktiv« oder »in vivo« ist gemeint: Der Klon wird eingepflanzt, und es entsteht ein Mensch daraus. Man setzt jedoch die Situation in vitro, im Reagenzglas, voraus. Denn in vitro ist noch nicht entschieden, ob ein früher Embryo, der entsprechend manipuliert worden ist, eingepflanzt wird oder nicht. Und wenn er nicht eingepflanzt wird, aber an ihm Versuche mit bestimmten therapeutischen Fernzielen durchgeführt werden, dann gilt das als »nicht-reproduktives« Klonen.

Die Beratergruppe der EU kam zu dem Ergebnis, dass »reproduktives« Klonen verboten werden muss. Die Clinton-Kommission war mit der gleichen Terminologie damals nur insofern liberaler, als sie nur ein Moratorium „at present“, zum gegenwärtigen Zeitpunkt, verlangte. Die Formel „at the present time and the present social context“ ist nicht in das Ergebnis der Europäischen Beratergruppe eingegangen. Denn mit dieser Einschränkung nimmt man vorweg, dass man das Verbot entweder durch technische Entwicklungen oder durch Wandel der ethischen Einstellungen überholen wird. Dass alle Gebote, die unter gegenwärtigen und damit wandelbaren Bedingungen formuliert werden, geschichtlich überholbar sind, ist eine Selbstverständlichkeit. Insofern kann man sagen, die Clinton-Kommission hat sich eher für ein Moratorium ausgesprochen und die Europäische Beratergruppe für ein striktes Verbot. Nun umfasst dieses strikte Verbot – ich komme auf die Begründung des strikten Verbotes noch zu sprechen – aber nur den so genannten »reproduktiven« Bereich. Zum »nicht-reproduktiven« Bereich, also zu einer Kultivierung von geklonten Embryonen in Zellkulturen in vitro, wurde von der EU-Beratergruppe gesagt, in Ländern, in denen Embryonenversuche erlaubt sind (wie z. B. in Belgien oder in Großbritannien), sollte auch das Klonen in vitro nicht verboten sein, unter der Voraussetzung, dass es sich um hochrangige therapeutische Zwecke handelt, ferner unter der Voraussetzung, dass ein »licensing body«, also eine zu Entscheidungen ermächtigte Ethikkommission, gefragt wird, und schließlich unter der Voraussetzung, dass die manipulierten Embryonen nicht eingepflanzt werden, um dann zu selbständigen Menschen zu werden.

Die so beschriebene Unterscheidung von »reproduktivem« und »nicht-reproduktivem« Klonen ist nicht von der *Sache* her getroffen worden, sondern sie war von der Absicht bestimmt, damit einen Unterschied in der Behandlung von »Embryonen« und von »Menschen« zu erreichen. In einem Dokument von 1994, einer Erklärung des Ministerrates des Europarates (das Europa der 45 Staaten) zu Gewebebanken, war für diesen Bereich definiert, was unter »reproduktiv« und »nicht-reproduktiv« zu verstehen sei. Dort wurden als »reproduktiv« erachtet: Eizellen, Samenzellen und Embryonen. Eben deswegen sollte ihre Verwendung als Gewebe verboten sein, weil sie »reproduktiv« seien, d. h. weil sich aus ihnen menschliche Lebewesen entwickeln können. Der Ausdruck »reproduktiv« ist also von den Beratergruppen absichtlich im praktischen Interesse auf in den Mutterleib *eingepflanzte* Embryonen eingeschränkt worden. Das nenne ich *Sprachpolitik*. Der nicht-reproduktive Embryo ist eine Erfindung der Beraterkommissionen, die sich mit der neuen Klontechnik beschäftigten.

Das nicht-reproduktive Klonen wird heute, in einer neuen Phase der Sprachpolitik, dann »therapeutisches Klonen« genannt, wenn es mit der regenerativen Biomedizin in Zusammenhang gebracht wird. Die Begriffe Therapie oder Gesundheit (human health) spielen eine zentrale Rolle in der Sprachpolitik. Ich möchte das an einem Beispiel aus der Menschenrechtskonvention zur Biomedizin des Europarates erläutern. In der Konvention heißt es in Artikel 18/2, es sei verboten, „Embryonen zu Forschungszwecken" zu erzeugen. In Artikel 12 geht es implizit darum, Embryonen zu verbrauchen, obwohl es explizit um die Möglichkeit der Geschlechtswahl geht, die für nicht-medizinische Zwecke ausgeschlossen (inzwischen als »social sexing« dennoch in europäischen Ländern, z. B. in Spanien, praktiziert) wird. Geschlechtswahl ist nach der Konvention nur möglich, wenn es Gesundheitszwecken dient – „health purposes". Als Beispiel für Gesundheitszwecke wird die Geschlechtswahl bei Erbkrankheit genannt. Eine Erbkrankheit kann bekanntlich mit einem bestimmten Geschlecht verbunden sein. Zugleich steht in Artikel 12, dass diese Gesundheitszwecke auch die Forschung zu Gesundheitszwecken einschließen: „research on health purposes". Nun fragt man sich, was in Artikel 18/2 mit dem Verbot gemeint ist, Embryonen nicht zu Forschungszwecken zu erzeugen. Sind damit Forschungszwecke zu Gesundheitszwecken, die andernorts immer bejaht werden, aus- oder eingeschlossen? Der Ausschluss von Forschungszwecken in Artikel 18/2 würde wenig besagen, solange man jeden biomedizinisch orientierten Forschungszweck in diesem Bereich zum »therapeutischen« Zweck erklären kann.

Durch eine solche Sprachpolitik werden Probleme in der Öffentlichkeit verdeckt. Dies lässt sich mit anderen Beispielen vertiefen. Die Biomedizinkonvention, und auch ihr Zusatzprotokoll zum Klonen, das im Januar 1998 unterzeichnet worden ist, überlässt die Feststellung dessen, was ein menschliches Wesen ist, den Nationalstaaten. Denn offen bleibt zwar nicht, was ein »human being«, ein menschliches Wesen, ist, aber wohl, welchen Status es hat und ob man zwischen »Mensch« (als Gegenstand der Pietät) und Person (als Prinzip gegenseitiger Rechtsachtung) einen entscheidenden Unterschied machen kann. Für das Klonen am Menschen hat das aber eine besondere Bedeutung. Dies betrifft auch das erwähnte Zusatzprotokoll zur Konvention. In Paragraph 1 dieses Zusatzprotokolls steht, dass es verboten sei, einen Menschen mit der Absicht zu schaffen, ihn mit einem vorherigen lebenden oder verstorbenen Menschen identisch zu machen. Der englische Ausdruck ist, „to create a human being". Wer das unvoreingenommen liest, der meint, jedes Klonen am Menschen sei verboten. Aber so einfach ist die Sache nicht. Die irreführende Sprachpolitik wird dadurch noch verstärkt, dass im zweiten Paragraphen steht, dieses Verbot sei so strikt, dass es davon keine Ausnahme gäbe. Wenn man aber die offiziellen Erläuterungen heranzieht, sieht es anders aus.

In den Erläuterungen steht, dass man drei Ebenen des Klonens unterscheiden müsse. Erstens gilt das Klonen von Zellen als moralisch unproblematisch. Dieser Meinung bin ich auch. Klonen ist moralisch unproblematisch, wenn es sich nicht um Lebewesen mit einem eigenständigen Schicksal handelt. Zweitens das Klonen in vitro, dabei wird vorsichtig von »Embryonenzellen« gesprochen. Aber hinter »Embryonenzellen« im totipotenten Zustand verbergen sich Embryonen. Drittens das Klonen von »Menschen«. Das Klonen von »Menschen« wird also abgesetzt vom Klonen von Embryonenzellen, und dann wird ausdrücklich darauf hingewiesen, dass dieses Zusatzprotokoll sich nur auf das Klonen von »Menschen« beziehe. Nun sagen einige Interpreten der Menschenrechtskonvention zur Biomedizin, das sei nicht gravierend, weil in dem erwähnten Artikel 18/2 stehe, dass man Embryonen nicht zum Zwecke der Forschung erzeugen dürfe, und damit sei es ausgeschlossen, dass man Stammzellen nehme, um Embryonen zu schaffen. Ich habe aber schon darauf aufmerksam gemacht, dass der Begriff »zu Forschungszwecken« noch nicht geklärt ist. Ist damit die Forschung zu Gesundheitszwecken wirklich ausgeschlossen? Kann man wirklich davon ausgehen, dass es ein Totalverbot des menschlichen Klonens in der Menschenrechtskonvention zur Biomedizin und ihrem Zusatzprotokoll gibt? Schon gar nicht gibt es ein solches Verbot im Rahmen der UNESCO-Deklaration, denn in der UNESCO-Deklaration wird nur das »reproduktive« Klonen verboten.

Wie wichtig diese »Sprachpolitik« ist, wird daran deutlich, dass sich der Vertreter des Vatikans in der Beratung der UNESCO-Deklaration für dieses Verbot des »reproduktiven« Klonens ebenso eingesetzt hat wie etwa die Deutsche Bischofskonferenz in einer Stellungnahme vom März 2001, ohne zu wissen, dass es nur ein Teilverbot beinhaltet. Das ganze Sprachspiel kann nicht sofort eingesehen werden, wenn man sich nicht ständig mit dieser Materie beschäftigt.

Diese Unterscheidung spielt auch eine Rolle bei dem Klonverbot, wie es von der Weltgesundheitsorganisation verlangt wird. Fast mit den gleichen Worten wird dort verboten, einen Menschen nach Kopie eines anderen zu schaffen, »to create«, und dabei ist immer an »in vivo« gedacht. Dagegen hat das EU-Parlament eine striktere Position bezogen. In einer Entschließung zu den Menschenrechten vom 15. Januar 1998 heißt es: „Besorgt über die Ankündigung eines amerikanischen Forschers, er wolle Menschen klonen, in der Erwägung, dass das Klonen eines Menschen definiert wird als die Erzeugung von menschlichen Embryonen mit demselben Erbgut wie ein bestimmter lebender oder bereits verstorbener Mensch in seiner gesamten Entwicklung, von der Befruchtung an, ohne Unterscheidung nach angewandter Methode, bekräftigt das Parlament erneut, dass jeder Einzelne das Recht auf eine genetische Identität hat, und dass das Klonen von Menschen verboten sein muss, ohne jede Ausnahme". Das heißt, das europäische Parlament hat im Bewußtsein dieser Sprachpolitik alles getan, um ein totales Klonverbot wenigstens auf EU-Ebene durchzusetzen. Freilich ist das nur insofern von Bedeutung, als die europäische Union in Übereinstimmung mit dem Parlament Forschungsgelder verwaltet und ihre Vorgabe an ethische Kriterien binden kann – eine Diskussion, die im Jahre 2003 erneut stattfindet.

Es gibt offensichtlich in weiten Kreisen, auch auf den Ebenen der UNESCO, auch in der Clinton-Kommission (der früheren US-Präsidenten-Kommission), trotz ihres schwächeren Einspruches, auch in der Europäischen Union und auf der Ebene des Europarates in der Menschenrechtskonvention für Biomedizin eine Einigung darüber, dass in vivo nicht geklont werden soll, also kein Klonen mit dem Resultat, dass selbständige Menschen als individuelle Kopien entstehen. Diese Art des Klonens wird nichtsdestoweniger weiter angestrebt. Neben dem Vorschlag, die Unfruchtbarkeit des Mannes zu übergehen, indem eine Stammzelle des Mannes benutzt wird, um auf diese Weise mit der Eizelle der Frau doch noch zu Kindern zu kommen, schlägt eine andere Option vor, dass ein Elternpaar, welches ein Kind durch einen Verkehrsunfall verloren hat und nun »Ersatz« wünscht, über eine Zelle dieses Kindes ein anderes klonen lässt, das den Eltern die Freude der Wiederholung bringen soll. Diese Option ist rein technisch schon problematisch, aber auch psychologisch. Solche Absichten wurden von Ethikern in den Kommissionen, die ich kenne, mit größtem Ernst als nicht ethisch widerlegbar vorgetragen. Ein drittes Beispiel: Ein Kind hat z. B. ein Nierenproblem, und die Eltern züchten ein weiteres Kind heran, um eine zweite Niere zu haben, die dann keine Abstoßungsprobleme mit sich bringt. Das Stammzellenklonen könnte eine gute Methode sein, um zu dieser Gleichartigkeit der Organe zu gelangen.

Die Begründung, warum solche Optionen verboten sein sollen, ist auf allen Politikberatungsebenen bisher gleich. Das ethische Prinzip ist die »Nichtinstrumentalisierung« des Menschen. Das Prinzip der Menschenwürde nach Kant lautet: „Handle so, dass du den anderen niemals nur als Mittel, sondern immer auch als Zweck an sich selbst behandelst." Der Mensch, mit dem wir umgehen, soll immer auch Zweck an sich selbst sein. Das ist kein Satz gegen jede Art von Instrumentalisierung überhaupt, sondern gegen eine Instrumentalisierung des Daseins und des Soseins der ganzen Person, weil die Selbstzwecklichkeit des Menschen erhalten bleiben soll. Das heißt, ein Mensch, der sich als Kopie eines Zweiten auf Wunsch eines Dritten verstehen müsste, wäre als solcher instrumentalisiert für den Wunsch dieses Dritten, und genau das würde für alle drei Beispiele zutreffen, die ich aufgeführt habe. Der Wunsch des Dritten, in diesem Falle der Eltern, bezieht sich dabei nicht nur, und das ist wichtig, auf das *Dasein*. Es geht nicht nur darum, dass ein Mensch im Sinne des Wunsches nach einem eigenen Kind ins Dasein tritt, sondern es geht um das Design; es geht um das *Sosein* dieses Menschen. Es wird in das Sosein eines künftigen Menschen so eingegriffen, dass es den Zwecken genügt, die von außen her gesetzt werden.

Auf den ersten Blick scheint diese Argumentation gerade in unserer Tradition sehr einleuchtend zu sein. Man darf aber nicht verhehlen, dass es starke Gegenargumente gibt. Dabei erkennen diese das Prinzip von Kant an: „Handle so, dass du den anderen niemals nur als Mittel, sondern immer auch als Zweck an sich selbst betrachtest." Es geht also nicht um ein Argument gegen Kant. Behauptet wird jedoch, es handle sich nicht um eine totale Instrumentalisierung, wenn man ein zweites Kind zum Zwecke der Organtransplantation erzeugen würde, weil dieses Kind in dem, was eigentlich die Personwürde ausmache, nämlich in der *Moralfähigkeit*, ja nicht eingeschränkt sei. Dieses zweite Kind sei als solches ja durchaus frei, handlungsfähig und moralfähig, und solange die Handlungsfähigkeit bzw. die Moralfähigkeit eines künftigen lebenden Wesens nicht eingeschränkt sei, könne man von einer Instrumentalisierung sprechen, die mit der Menschenwürde verträglich sei.

Im Gegensatz dazu scheint es mir problematisch, wenn man die anthropologischen Qualitäten, die für Moralfähigkeit erforderlich sind, gleichzeitig zu den anthropologischen Qualitäten macht, die erforderlich sind, um Rücksicht auf andere Menschen zu nehmen. Ich halte es für einen »ethizistischen Fehlschluss«[1], wenn man die anthropologischen Voraussetzungen, die wir brauchen, um Moral zu *begründen*, auch benutzen, um Moral *anzuwenden*. Wir dürfen, wenn wir von *Menschen* sprechen, die Gegenstand unserer Anerkennung und unserer Rücksicht sind, nicht den Rechtfertigungsgrund dieser Anerkennung (z. B. die Fähigkeit zum vernunftgeleiteten Handeln) auch zum *einschränkenden* Grund für diese Anerkennung im einzelnen machen. Sonst leiden immer diejenigen Menschen darunter, die in ihrer Freiheits-, Handlungs- und Moralfähigkeit in irgendeiner Weise defekt oder noch nicht soweit sind. Der Umkehrschluss von der auf bestimmte Fähigkeiten reduzierten Anthropologie, die in der Moral*begründung* benutzt wird, auf die anthropologisch bedingte *Anwendung* der Moral, scheint mir nicht möglich zu sein. Man kann z. B. nicht sagen, weil die Menschenwürde bei Kant aus der Autonomie (der freien Selbstgesetzgebung und Selbstverpflichtungsfähigkeit) abgeleitet sei, seien nur die autonomen Menschen Träger der Menschenwürde, während Kant selbst die Menschenwürde in jedem Menschen sieht und den Menschen als Person mit der Zeugung beginnen lässt.[2]

Wer an dem Prinzip der Nichtinstrumentalisierung des Menschen festhält, wird das Klonen des Menschen in jeder Hinsicht verurteilen. Die Frage stellt sich jedoch, inwieweit das Argument der Nichtinstrumentalisierung *in vitro* anwendbar ist. Was die Politikberatung anbetrifft, so ist das Zusatzprotokoll zum Embryonenschutz für die Menschenrechtskonvention zur Biomedizin des Europarates erst noch anzufertigen. Auch in dem Zusatzprotokoll zum Klonen wird auf dieses fehlende Zusatzprotokoll zum Embryonenschutz verwiesen.[3] Inzwischen liegt ein Bericht der Protokollgruppe vor, der die sehr unterschiedlichen Argumente und Gegenargumente sammelt und damit zugleich deutlich macht, wie sehr die Entwicklung die Formulierungen der Menschenrechtskonvention zur Biomedizin bereits überrollt hat.

Das so genannte Kinder- oder Baby-Klonen oder: Klonen als Mittel der assistierten Reproduktion ohne Verschmelzung von Ei- und Samenzelle

Im Juli 2002 hat der Bioethikrat des amerikanischen Präsidenten eine ethische Untersuchung über „Menschenklonen und Menschenwürde“ vorgelegt. Die Mehrheit dieses Rates war der Auffassung, man solle das „Klonen, um Kinder zu erzeugen“ strikt verbieten und ein Moratorium für das biomedizinische Forschungsklonen einrichten. Man hat sich u. a. Gedanken darüber gemacht, wie man die richtige Terminologie findet, um mit dem Klonen umzugehen. Denn die bisherige Sprache – von mir häufig genug kritisiert – nannte das Kinder-Klonen »reproduktives« Klonen (und verwehrte damit den geklonten Embryonen, die man nicht einpflanzen wollte, den Charakter der Reproduktivität, den sie biologisch zweifelsfrei haben). Und sie nannte das Forschungsklonen fälschlicherweise »therapeutisches« Klonen, obwohl ja keine anwendbare Therapie in Aussicht steht. Erstmals ist in diesem Dokument das Bemühen erkennbar, keine Sprachpolitik zugunsten des Embryo-Klonens zu betreiben. Auch die Minderheit, die zwar das Baby-Klonen ebenso ablehnte, aber kein Moratorium, sondern eine geregelte Ausnahme für das Forschungsklonen (Herstellung von Klon-Embryonen für deren Verbrauch im Stammzellen-Experiment) verlangte, hielt sich an diesen Sprachgebrauch. Man muss sich freilich fragen, ob die neue Sprache wirklich moralisch keimfrei ist. Denn sie insinuiert einen Unterschied zwischen Baby und Embryo, der zwar alltagssprachlich kein Problem darstellt, aber ein Problem ist, wenn er mit moralischen Statusfragen gekoppelt wird. Dennoch: man weiß wenigstens, was die differente Intention der »Klonarten« ist: das Kind oder die Verhinderung desselben durch die Forschung, die ja nicht implantieren darf. Zuletzt hat sich Klaus Dörner, der bekannte Medizinhistoriker und Humanist, auch gegen den Gebrauch des Ausdrucks »assistierte Reproduktion«, der aus dem Englischen stammt, gewandt. Dieser stelle eine Verharmlosung dar, da schon die Verlegung des natürlichen Vorgangs in vitro und die damit verbundenen Eingriffe eher als technisch gesteuerte

Reproduktion verstanden werden müssten. Noch mehr technische Steuerung wird beansprucht, wenn nicht eine Verschmelzung von Ei- und Samenzelle zugrunde gelegt wird, sondern eine entkernte Eizelle mit einer Körperzelle angereichert wird. Die Klonsteuerung des Embryos stellt ein Simulacrum des natürlichen Prozesses dar, von dem wir nach Dolly-Erfahrungen und weiteren Erfahrungen mit den Behinderungen geklonter Tiere nicht einmal wissen, ob er nicht bloß ein Zerrbild ist bzw. Zerrbilder hervorbringen muss.

In der UNO wurde 2002 insbesondere die deutsch-französische Initiative für eine weltweite Menschenrechtskonvention gegen das Baby-Klonen (leider dort »reproduktives« Klonen genannt) verhandelt. Eine Einigung über diese Initiative wurde verschoben. Ein Teil der Staaten, unter ihnen die USA und der Vatikan, waren für ein weitergehendes Klonverbot, das auch das biomedizinische Forschungsklonen umfassen sollte. Angesichts der doch eher liberalen Ethik-Diskussion in den USA wurde dies auch als absichtliche Verzögerung aufgefasst. Auf der anderen Seite steht man aber der Initiative für ein Teilverbot insofern skeptisch gegenüber, als das Forschungsklonen, das »in vitro« (wegen des Einpflanzungsverbots für die gebrauchten Embryos) verbleibt, das Know How für den Weg in das Kinder-Klonen verbessert.

In dieser Situation kündigte der italienische Arzt Antinori seine Klon-Babies an. Er fand sowohl wissenschaftliche Skepsis und Kritik als auch scharfe moralische Zurückweisung. Ähnlich reagierte die wissenschaftliche und die moralische Welt auf die Weihnachtsbescherung der durch die Biochemikerin Brigitte Bosselier vertretenen Sekte der Raelianer in Kanada, wonach ein Klon-Baby nach der Dolly-Methode bereits existiere, und seine Eigenschaft als Klon bald wissenschaftlich bewiesen werde. Deutlich wird dabei, dass fehlende nationale, regionale und internationale Regelungen die Handhabe gegen das Baby-Klonen erschweren. Man darf also weiterhin darüber spekulieren, warum man sich in der UNO nicht wenigstens auf dieses Verbot geeinigt hat, was ja die Verhandlungen über ein weitergehendes Verbot nicht ausschlösse.

Wie immer man die wissenschaftliche Machbarkeit des Kinder-Klonens aufgrund der Einpflanzung einer mit einer Körperzelle kombinierten entkernten Eizelle beurteilt, es steht fest, dass man für ein solches Vorhaben, mit dem man etwa eine Unfruchtbarkeit oder gar eine naturgegebene Unfähigkeit zur Fruchtbarkeit umgehen will, unter Inkaufnahme einer weitgehend unilateralen genetischen Herkunft, eine große Zahl von Eizellspenden neben den entsprechenden Körperzellen benötigt. Viele Frauen müssen also zu einer einzigen Fruchtbarkeit beitragen.

Zudem braucht man viele Versuche mit den geklonten Embryonen. Die Dolly-Methode und ihre Nachahmungen bei Säugetieren haben gezeigt, dass man ungefähr 250–300 Embryonen versuchsweise herstellen und dann wieder verwerfen muss. Damit hört jedoch das Verwerfen und Auswählen keineswegs auf. Denn neun von zehn geklonten Säugetieren weisen auch nach ihrer Geburt noch Schädigungen auf. Will man diese *Schädigungen* verhindern – wenn man es überhaupt kann –, dann muss man nach der Einpflanzung durch visuelle, invasive oder andere Tests den Embryo und später den Foetus unter strenger Kontrolle halten sowie, wenn man nachher ein Vorzeige- und Erfolgsbaby wünscht, und das kann man unterstellen, die Foeten abtreiben, die dies nicht erreichen können.

Wer Embryonen, die unbestreitbar Mitglieder der menschlichen Gattung mit eigener Entwicklungsdynamik sind – die Befürworter von Embryonenversuchen bestreiten dies nicht –, einen Anteil am Lebensrecht gibt, muss das Kinder-Klonen ebenso verurteilen, wie man andererseits auch die Instrumentalisierung von Frauen verurteilen muss, die gleichsam als Rohstofflieferantinnen für derlei Unternehmen gefragt sind.

Moralische Abwehr-Intuitionen, wissenschaftliche Bedenklichkeit und ethische Reflexion wirken also gegen das Kinder-Klonen zusammen. Bei der Frage des Menschen-Klonens darf man sich nicht von der Frage verwirren lassen, ob ein geborener Menschenklon denn eine eigene Identität hätte, ob er Träger der Menschenwürde wäre oder ob er glücklich werden könnte. Aus solchen Fragen können sich nur relative Argumente ergeben, denn, unabhängig von seiner Herkunft, dürfen wir den Menschen, der so entstanden ist, nicht dafür verantwortlich machen oder diskriminieren. Entscheidend ist vielmehr, wie man die *Handlung* des Menschenklonens moralisch beurteilt. Denn um die Beurteilung dieser Handlung geht es eigentlich. Gegen die Legitimierbarkeit dieser Handlung sprechen die folgenden drei Argumente:

Erstens: das Recht auf das eigene Kind oder, wie man im liberalen Kontext sagt, die »reproduktive Freiheit« ist ein Abwehrrecht und kein Anspruchsrecht. Ein Abwehrrecht verwehrt Eingriffe in normal vollziehbare Abläufe. Niemand darf einem Paar verbieten, ein Kind zu bekommen, obwohl es ihm oder ihr ohne weiteres möglich wäre. Dergleichen Einschränkungen gibt es nur in Ländern, die die Menschenrechte nicht anerkennen. Ein Anspruchsrecht verlangt jedoch mehr: die Solidarität der Gesellschaft, um es zu ermöglichen, ein Kind zu bekommen, auch wenn dieses unter üblichen Umständen nicht möglich ist. Die Gesellschaft kann über Wissenschaft, Technik und Medizin – deren Entwicklung und Installierung sie finanziert – in geregelten Fällen diese Solidarität aufbringen, aber ein Anspruch darauf besteht nur dann, wenn diese Fälle zur Krankheit erklärt oder als solche allgemein empfunden werden und wenn zusätzlich diese Solidarität nicht das Wertgefüge der Gesellschaft außer Kraft setzt oder gefährdet.

Zweitens: beim Baby-Klonen wird, unter Vorspiegelung individueller Hilfe, eine weise Kultur des natürlichen Zufalls zerstört. Diese Kultivierung des natürlichen Zufalls in der Reproduktion geschah nicht aus Unkenntnis oder Unfähigkeit, denn man hätte wie Tiere auch Menschen mit konventionellen Methoden züchten können – die Nazis, die dies versuchten, wurden weltweit verurteilt –, sondern diese Kultur der Natur geschah in der Absicht, die Menschen nicht zu Planfiguren anderer Menschen zu machen. Im Belassen der Natur, nicht in ihrem Ersatz bestand hier die Chance der Freiheit vom Design und damit eine Vorstellung von

Autonomie, die unserer Idealvorstellung von Erziehung – sie soll ja auch möglichst wenig Manipulation sein – entspricht. Viel Freiheit wird im Belassen der Natur ermöglicht, wenig Freiheit entsteht durch planende Vernunft. Dies sollte nicht als Vorstellung von einer normativen Natur missverstanden werden. Die Natur geht mit menschlichem Leben ziemlich gleichgültig um. Das Belassen der Natur ist vielmehr eine menschliche moralische Entscheidung, zu der wir stehen können. Wer nicht dazu steht, muss als endlicher Mensch die Illusion haben, die Endlichkeit des Menschen endgültig zu beherrschen. Das kann man einen Gotteskomplex nennen.

Drittens: die Chance einer persönlichen Herkunfts-Zufälligkeit – ohne Design oder sonstigen Eingriff auf das Sosein – zeigt zugleich die Chance einer Annahme des entstehenden Menschen, unabhängig von seiner Qualität und seinen Erfolgsaussichten, das heißt allein aufgrund seines Menschseins auf. Wie kann sich ein Mensch angenommen fühlen, der von Anfang an weiß, dass er zu bestimmten Zwecken geplant war, oder dass er für bestimmte Wünsche instrumentalisiert wurde, oder dass er nicht existieren würde, wenn er die »Endkontrolle« nicht bestanden hätte? Nicht ohne Grund hat Kant den Imperativ aufgestellt: „Achte die Menschheit in jedem Menschen!“ Wenn wir diese Basis verlassen und jenen bioethischen Schwärmern folgen, die eine spezifische Weltanschauung aus zweideutigen Erfolgsaussichten einer überschätzten Biotechnik zusammenzimmern, werden wir eine Welt entwerfen, die unseren ökologischen Fehlern auch noch die anthropotechnischen hinzufügt.

Das Forschungsklonen mit langfristigen humanmedizinischen Optionen

Das Forschungsklonen unterscheidet sich vom Kinder-Klonen dadurch, dass dabei, wie es in der biomedizinischen Fachsprache heißt, »kein elterliches Projekt« (no parental project) vorliegt. Damit ist das Reproduktionsparadigma verlassen. Wo Forschungsklonen, wie in Großbritannien, erlaubt oder, wie in den USA, nicht verboten ist, besteht außerhalb des Reproduktionsparadigmas ein Einpflanzungsverbot. Damit trägt man den Schädigungen Rechnung, die entweder im Dolly-Experiment, das ja so viele Embryonen im Vorhinein gekostet haben soll, oder bei geklonten Tieren »in vivo« aufgetreten sind. In der EU-Beratergruppe war die Meinung, es sei unmoralisch, solche Embryonen einzupflanzen, ebenso vorherrschend wie in der US-Präsidenten-Beratergruppe.

Das Paradigma, um das es hier geht, ist also die verbrauchende Embryonenforschung. Ihr Spezifikum beim Klonen besteht darin, dass es sich nicht um überzählige, sondern um eigens für die Versuche »hergestellte« Embryonen handelt. Zwar wäre es auch möglich, überzählige Embryonen zu verdoppeln, solange sie totipotent sind, und auch dies wäre eine Klonmethode in vitro, aber diese seit 1993 (Pittsburgh) bekannte Methode stößt derzeit nicht auf eine Forschungsoption.

Vielmehr gilt die – fachlich als »Kerntransfer« in die entkernte Eizelle beschriebene – Dolly-Methode. Diese Anwendung wäre bei Beitritt zur „Menschrechtskonvention zur Biomedizin" des Europarates automatisch verboten, weil dort in § 18 die Herstellung vom Embryonen zu Forschungszwecken untersagt wird. Es gibt hier jedoch eine Hintertür: man kann unterzeichnen, aber ein Protokoll über einen Paragraphen hinterlegen, den man aus eigenen Gesetzesgründen nicht in Geltung setzen will. Großbritannien hat freilich bisher diesen Weg nicht eingeschlagen und nicht unterzeichnet.

Was sind nun die Gründe für das Forschungsklonen? Das Forschungsparadigma ist die Züchtung und Etablierung von Zellen, Gewebe und Organvorformen, die es später einmal erlauben sollen, mit Körperzellen von Kranken auf diesem Umweg über die Embryonenzüchtung zu Transplantaten zu kommen, welche kranke Organe heilen können. Dieses Paradigma, das dem Forschungsklonen den euphorischen Namen »therapeutisch« propagandistisch zuordnete, ist freilich ebenso langfristig angelegt wie überhaupt zweifelhaft. Warum, so fragte ein erfahrener Mediziner, sollte ein Organ mit kranken Zellen, z. B. mit Krebszellen, z. B. die Leber, durch die Zufuhr gesunder Zellen geheilt werden? Würden nicht vielmehr die kranken Zellen die neuen gesunden Zellen adaptieren und krank machen? Im Bild könnte man sagen: wenn man einen gesunden Apfel zu einem faulen Apfel legt, wird der faule Apfel nicht gesund, aber der gesunde faul. Nun geht es allerdings in der Krebstherapie ja oft nicht um Gesundung, sondern um Verlangsamung der Vorgänge.

In der embryonalen Stammzelldebatte wurden auch vorübergehende Einsätze von embryonalen Stammzellen, inclusive von Klonderivaten, erwogen, die allein der Erkenntnis dienen sollen, wie man adulte Stammzellen analog so zu behandeln habe, damit sie ihrerseits die Fähigkeiten zur schnellen Vermehrung, zur Variabilität und zur Zielführung erhalten können. Denn eine Annahme wird allgemein wiederholt: wenn man bei neuen Transplantaten zur Gesundung von Organen die Immunabwehr überwinden will, die man von der Organtransplantation her kennt, dann muss man letztlich mit Zellen körpereigner Herkunft, also mit adulten, arbeiten, weil Derivate von geklonten Embryonen ja immer noch die Mitochondrien (in denen genetische Informationen enthalten sind) der entkernten fremden Eizelle mitzutragen hätten. Natürlich ist der Stand der Forschung in Bewegung, aber soviel ist klar: wer in diese Forschung investiert, braucht risikofreundliches Kapital. Wo findet man das? Bei den 2% Risiko-Investment, das die reichen amerikanischen Pensionskassen tätigen dürfen, oder bei öffentlichen Geldern, zum Beispiel bei unseren Steuergeldern in den EU-Forschungsprogrammen. Die Großbanken sind hier ebenso vorsichtig wie die großen pharmazeutischen Firmen. Aber man kann sich natürlich auch mit Spekulationsgewinnen aus Patenten über Wasser halten. Das Biopatentwesen ist ein großes, auch moralisches Problem. Das gilt einerseits, weil die »Stoffe«, auf welche die Patente Anspruch erheben, nicht leicht unter die so genannten »property rights« unterzubringen sind[4], und andererseits, weil die gewerbliche Anwendbarkeit, die Bedingung ist, der sozialen Nützlichkeit entsprechen sollte, ihrerseits wieder Kommerzialisierung anstrebt und schließlich oft nur ein leeres Versprechen ist.

Hier ist auf dem Gebot der Transparenz der Forschung ebenso zu bestehen wie auf der Präzision der Wiedergabe des Forschungsstandes in Medien und Politik. Daß es z. B. üblich geworden ist, Forschungsklonen mit Alzheimer-Therapie zu verbinden, ist der reine Unsinn, auch wenn so etwas in einem von der dpa verbreiteten Stichwort ebenso wie in Einladungen zur Firmenpräsentationen oder in Politikerreden (Tony Blair) steht – alle einschlägigen Forscher wissen es besser: es gibt kein Forschungsklon-Paradigma für Alzheimer. Eine unverantwortliche Informationspolitik widerspricht dem Forschungsethos ebenso wie dem journalistischen und dem politischen Ethos.

Aus der kurzen Beschreibung der Möglichkeiten und Optionen des Forschungsklonens dürfte klar geworden sein, dass wir uns hier schon wissenschaftlich auf sehr unsicherem Terrain bewegen. Ethisch gesehen gilt dies noch mehr. Wer verbrauchende Embryonenforschung ablehnt, wird das Gebiet des Forschungsklonens ohnehin nicht betreten wollen, weil er im Embryo als Menschen die Menschenwürde und damit das Lebensrecht anerkennt. Und das Argument, dass die überzähligen Embryonen ohnehin absterben, so dass es nur um die Modalität dieses – ohnehin leidfreien – Sterbens ginge, lässt sich auf die Erzeugung von Embryonen für das Forschungsklonen nicht übertragen. So würde das Klonverbot dort a fortiori gelten, wo verbrauchende Embryonenforschung verboten ist. In diesem Sinne fordern ja auch Staaten und Parlamente das »totale« Klonverbot für Baby-Klonen und Forschungsklonen zugleich.

Ethiker sind, bevor sie zu strikten Positionen greifen, gewohnt, alle möglichen Gegenargumente auszuschöpfen. Ich möchte freilich hier die allgemeine Diskussion über den Status des Embryo nur kurz aufgreifen. Ich vertrete in dieser Diskussion die These, dass alle Argumente, die für einen Gradualismus, auch für einen »schwachen« in den ersten 14 Tagen, eintreten, nicht überzeugen können, und dass deswegen an der Position, Embryo und Person nicht zu trennen, festzuhalten sei. Aber im Hinblick auf das Forschungsklonen stellt sich eine spezifische Statusfrage.

Nuklear-Transfer-Embryonen entstammen nicht der Verschmelzung von Ei- und Samenzelle. Die tutioristische Definition, wonach durch diese Verschmelzung der Mensch konstituiert wird, hat sich mit der Frage auseinanderzusetzen, warum ein Forschungsklon ein Mensch ist, obwohl er nicht unter diese Definition fällt und man ja auch nicht die Absicht hat, eine Schwangerschaft mit einem »homunculus« herbeizuführen. Wenn man zur Begründung der Gleichstellung von Verschmelzungsembryonen mit Nuklear-Transfer-Embryonen die erwiesene Potentialität im Tierversuch anführt, bleiben noch Fragen der Realisierbarkeit offen. Zudem ist das Potentialitätsargument zweischneidig, und es wird von Philosophen wie z. B. Reiner Wimmer abgelehnt, die darin einen versteckten Gradualismus – der mögliche

Mensch statt der wirkliche Mensch – sehen. Auf Gradualismen, die der katholischen Tradition, ähnlich wie Judentum und Islam, bisher zugeschrieben wurden, muss man argumentativ verzichten, weil nachzuweisen ist, dass etwa Thomas von Aquin keine chronologische, sondern nur eine simultane Beseelung kennt.

Wenn man also mit dem Begriff der Potentialität Probleme hat, bleibt natürlich noch das Dammbruch-Argument: ein Homunculus in vitro führt auf die Dauer zum Homunculus in vivo. Das wird aber jene nicht überzeugen, die ohnehin alle Techniken für begrenzbar halten – wie ich meine, meistens zu unrecht und wider die Erfahrung. Aber das Argument, dass die Reproduktionssteuerung nicht für Forschungszecke benutzt werden soll, hat etwas mit der »Heiligkeit des Lebens« zu tun, ein religiöses Verständnis der Beibehaltung des natürlichen Zufalls zur Freiheit des menschlichen Soseins.

Die europäische Beratergruppe hat vor allem das Vorsichtsprinzip gegen das Forschungsklonen[5] geltend gemacht. Ich formuliere dies so: man soll Probleme nicht so zu lösen versuchen, dass die Probleme, die aus dem Versuch, auch wenn er misslingt, ebenso entstehen wie aus der anvisierten Problemlösung, größer sind als die Aussichten auf eine Problemlösung. Dies scheint mir im Fall des Forschungsklonens eindeutig zu sein.

Anmerkungen

1 Vgl. Mieth, D. (1998): *Moral und Erfahrung II*, Freiburg/Schweiz, Freiburg i. Br., 51 ff.

2 Vgl. Kant, I. (1797): *Metaphysik der Sitten*, zitiert nach Haker, H. (2002): Ethik der genetischen Frühdiagnostik. Sozialethische Reflexionen zur Verantwortung am Beginn des menschlichen Lebens, Paderborn, 210.

3 Vgl. Steering Committee on Bioethics (CDBI) – CO-GT 3 13, Strasbourg, 19. June 2003, Report on the Protection of the Human Embryo.

4 Vgl. die Aufhebung des Edinburgh-Patents auf embryonale Zellen nach Einspruch von Greenpeace u. a. am 22. Juli 2002 durch das Europäische Patentamt.

5 Vgl. Opinion 15, 2000.

Axel Kahn

Das Klonen

Am Sonntag, dem 23. Januar 1997, erfuhr die Welt von der Geburt des Schafes Dolly, das sofort zu einem internationalen Star wurde. Dolly war nicht aufgrund der Zeugung durch ein männliches Schaf geboren worden, sondern als eine durch Klonen hergestellte genaue Kopie eines älteren, bereits zwei Jahre zuvor getöteten Schafs.[1] Dolly hatte keine Erzeuger, sondern wurde von einer Leihmutter geboren und war die Zwillingsschwester eines bereits verstorbenen Tieres! Die Emotionen waren von Anfang an erheblich. Da dies bei einem Schaf möglich war, stellte sich die Frage, ob man das gleiche auch beim Menschen wiederholen könnte, und wenn ja, mit welchem Ziel? Nachdem Kopernikus den Menschen aus dem Zentrum des Universums verjagt hatte und Lamarck und Darwin ihn nicht mehr im Zentrum der lebenden Welt sahen, schienen die Wissenschaftler jetzt bereit zu sein, ihn von sich selber zu vertreiben.[2] Würden barbarische Horden losgelassener Klone, Frankensteinsche Kreaturen, alle identisch, die Welt erobern? Doch stimmte dies alles auch? Würde das Experiment überhaupt wiederholt werden können?

Das Klonen von Säugetieren und seine Perspektiven: Bestandsaufnahme zur Jahrhundertwende

Ende 2003 nahmen die wissenschaftlichen und technischen Angaben zum Klonen eines adulten Tieres konkretere Gestalt an, die Überlegungen zu möglichen Indikationen wurden intensiviert und die Debatte über die ethische Legitimität einer möglichen Anwendung des Klonens beim Menschen erreichte ihren Höhepunkt.

Seit der Geburt von Dolly am 5. Juli 1996 wurden zahlreiche andere Säugetiere durch Transfer einer ausdifferenzierten Zelle in enukleierte Oozyten gewonnen: andere Schafe, einige Ziegen und Schweine, Mäuse, eine Katze, ein Maultier, ein Pferd und insbesondere Rinder. Gegen Ende 2003 wurden bereits mehr als eintausend Tiere auf diese Art und Weise geboren.

Eine Reihe von Teams versuchten, das Klonen durch Kerntransfer bei nicht menschlichen Primaten zu reproduzieren (Makaken und Rhesusaffen), jedoch ohne Erfolg. Die auf diese Weise gewonnenen geklonten Embryonen degenerieren sehr schnell, und dies nach nur einigen wenigen Teilungen; es kommt zu einer Kumulation von chromosomalen Anomalien, deren Ursache nicht verstanden ist.

Diese negativen Ergebnisse laufen darauf hinaus, dass es äußerst unwahrscheinlich ist, dass menschliche Klonierungsversuche gelingen könnten, wenn sie heute durchgeführt würden.

Die amerikanische *Advanced Cell Technology, Inc.* berichtete im November 2001, dass es ihr nur einmal in 71 Versuchen gelungen ist, einen geklonten menschlichen Embryo zu erhalten, dessen Entwicklung spontan nach 24 Stunden aufhörte und der nur sechs Zellen umfasste. Es gibt jedoch keinen Grund für die Annahme, dass Primaten, menschliche und nicht menschliche, endgültig dieser Form der ungeschlechtlichen Fortpflanzung unzugänglich bleiben werden; es ist eher wahrscheinlich, dass die technischen Hindernisse allmählich aus dem Weg geräumt werden, wie dies auch der Fall bei den sieben oder acht Säugerspezies war, die bereits Gegenstand von erfolgreichem Klonen wurden.

Das therapeutische Klonen

Die Erzeugung von menschlichen Embryonen durch Klonen könnte zwei Indikationen haben bzw. zwei Zielsetzungen verfolgen, eine therapeutische und eine reproduktive. Im ersten Fall geht es darum, genetisch und immunologisch identische embryonale Zellen, wie diejenigen eines Patienten in Erwartung einer Zelltransplantation, im Blick auf eine Vielzahl von Krankheiten zu gewinnen: dazu gehören neurodegenerative Erkrankungen wie Parkinson oder Alzheimer, Krebs, Diabetes, hepatozelluläre Insuffizienzen, Verbrennungen usf.

Die Durchführung eines solchen Programms würde voraussetzen, dass die Biologen die Ausdifferenzierung von Stammzellen, die von einem geklonten Embryo isoliert werden, perfekt beherrschen, wovon sie heute noch weit entfernt sind, was aber nicht unmöglich ist. In Zukunft kann ein Patient, der an Parkinson oder Diabetes erkrankt ist, seine Frau oder seine Tochter bitten, Oozyten zu spenden, oder er könnte diese von dafür bezahlten Spenderinnen erhalten. Der Arzt würde den Kern dieser Eizellen durch denjenigen irgendeiner Zelle der zu behandelnden Person ersetzen und würde den erzeugten geklonten Embryo mehrere Tage lang unter Laborbedingungen kultivieren. Nach etwa sieben Tagen würde dieser Embryo mit etwa hundert Zellen in Form eines Hohlkörpers, der als Blastozyste bezeichnet wird und in seinem Inneren einen Tuberkel aus Zellen aufweist, den eigentlichen Fötus ergeben. Diese Zellen können entnommen und kultiviert werden. Sie behalten das Potential zur Ausdifferenzierung in alle Zellarten eines adulten Organismus; man bezeichnet sie als embryonale Stammzellen oder ES-Zellen. Wenn der Arzt sie durch Einwirkung auf die Kulturbedingungen dazu veranlassen kann, in Gehirn- oder Bauchspeicheldrüsenzellen auszudifferenzieren, können sie in den Patienten transplantiert werden, um seine Parkinson-Krankheit oder seinen Diabetes zu behandeln. Die Transplantation ist problemlos, da die transplantierten Zellen identisch mit denjenigen des Empfängers sind.

Die moralischen Fragen, die sich im Zusammenhang mit der therapeutischen Nutzung des Klonens beim Menschen stellen, hängen von der Art und Weise ab, wie man den Embryo betrachtet. Dies ist abhängig von den jeweiligen Personen, kulturellen Traditionen sowie religiösen Einstellungen. Die Erzeugung von Klonen, von menschlichen Embryonen als Grundlage für Zelltransplantationen, führt sicherlich zu einer Verdinglichung des Embryos, der in diesem Fall kein Menschenentwurf mehr ist. Die ethische Debatte über dieses Verfahren betrifft insbesondere das Menschsein, das man dem Embryo zugesteht, und die Gleichstellung eines geklonten Embryos mit einer »potentiellen Person«, um die Definition des menschlichen Embryos des französischen Comité Consultatif National d'Ethique aufzugreifen.[3]

Die Definition eines Embryos scheint eindeutig: Es handelt sich um einen in der Entwicklung befindlichen Organismus, die vom einzelligen Stadium bis zur Realisierung einer Form reicht, die zu einem autonomen Leben in der Lage ist. Beim Menschen bezeichnet man Embryonen, die älter als drei Monate sind, gewöhnlich als Fötus. Die Definition des Embryos hängt nicht von der Art der Ereignisse ab, die ihn erzeugt haben: Es gibt neben Embryonen, die aus der Befruchtung eines weiblichen Gameten durch einen männlichen Gameten stammen, parthenogenetische und androgenetische Embryonen, d. h. nur weiblichen oder nur männlichen Ursprungs. Bei Pflanzen kann die Embryogenese somatisch und vollständig ungeschlechtlich sein. Alle Wissenschaftler, die seit Ende der 80er Jahre Säugetiere durch Kerntransfer klonen konnten, haben von der Erzeugung von Embryonen durch dieses Verfahren gesprochen. Beim Menschen scheint es somit offensichtlich, dass jedes Entwicklungsstadium, das sich unter günstigen Bedingungen fortsetzen kann (d. h. in einem Uterus), und zwar durch sich selbst bis zur Bildung eines Fötus und eines Neugeborenen, als »Embryo« zu bezeichnen ist. In diesem Zusammenhang kann es möglich sein, einen menschlichen Embryo zu erhalten, indem man einen Oozytenkern durch den Kern einer somatischen Zelle ersetzt, wenn feststeht, dass er sich *in utero* zu einem Fötus oder einem Neugeborenen entwickeln kann.

Das Thema des Status des Embryos wird äußerst polemisch diskutiert und es wird wahrscheinlich nicht möglich sein, hier einen *Konsens* zu finden. Dieser Embryo wird deshalb durch ein Adjektiv bestimmt; er ist menschlichen Ursprungs und stammt nicht von einem Affen oder einer Maus. In einigen Fällen wird die Entwicklung dieses Embryos zur Geburt eines Kindes führen. Es besteht somit zumindest die Möglichkeit einer Person. Deshalb kann man die Frage wie folgt formulieren: Die Potentialität, die der Embryo aufweist, d. h. die Person, ist von unendlichem Werte. Welche Würde wird ihm damit gewährt? Das französische Gesetz hat den Embryo und die Person nicht in biologische Definitionen und genaue chronologische Grenzen gefasst. Die britische Gesetzgebung hat einen anderen Ansatz gewählt, nämlich eine juristische Definition der chronologischen Grenze des Auftretens des Menschseins im Embryo: nach 14 Tagen. Seit 1990 akzeptieren die britischen Parlamentarier, dass im Hinblick auf die Anforderungen bestimmter wichtiger und vielversprechender Forschungsarbeiten im Bereich der Sterilität und der Erbkrankheiten Embryonen durch klassische Zeugung ausschließlich zu Forschungszwecken entstehen. Entsprechende Genehmigungen werden von der britischen Human Fertilisation and Embryology Authority erteilt. Die so erzeugten Embryonen müssen jedoch vor dem schicksalhaften 14. Tag vernichtet werden. Die Briten vertreten die Auffassung, dass vor Auftreten des embryonalen Primitivstreifens, und somit der Entwicklung des zentralen Nervensystems, von einem »Präembryo« gesprochen werden sollte (man sollte eigentlich eher vormenschlicher Embryo sagen). Diese Gesetzgebung ist auf keinen Fall dazu angetan, eine biologische Tatsache in Recht umzusetzen, sondern reflektiert die utilitaristische und pragmatische Tradition unserer Nachbarn jenseits des Ärmelkanals: Da es unbestritten nützlich ist, Forschung in Bezug auf den menschlichen Embryo durchzuführen, aber ein ganzes Gesetzeswerk die Person schützt, wodurch der Status ihres Embryos ungewiss wird, umgeht der britische Gesetzgeber die Schwierigkeit, indem er einen virtuellen Gegenstand schafft, eine juristische Fiktion, unter deren Schutz die Biologen tätig werden können. Die wissenschaftlichen Entscheidungsgründe für die britische Logik entstammen selbst dem Utilitarismus: Es ist die Entwicklung des Nervensystems, die anschließend den Fötus und den Säugling in die Lage versetzt, Schmerzen zu empfinden, deren Vermeidung eines der wichtigsten Ziele der utilitaristischen Moral ist. Das frisch befruchtete Ei, der einzellige Embryo, entwickelt sich allmählich, er nimmt Form an, Bewegungen, das Nervensystem entwickelt sich bis zur Geburt und danach. Die Durchführung des Projekts ist somit ein dynamischer Prozess. Parallel dazu verändert sich auch der Bezug zu diesem werdenden Menschen, der durch einen zunehmenden Respekt definiert wird. Der menschliche Embryo, mit dem Potential einer durch Würde ausgestatteten Person, ist deshalb meiner Meinung nach niemals etwas Banales. Andererseits ist er aber auch keine Person innerhalb der Gesellschaft mit allen dazugehörigen Rechten.

Wenn man aber davon ausgeht, dass der menschliche Embryo kein banaler Gegenstand ist, muss man ihn zumindest als einen möglichen Menschenentwurf betrachten, d. h. auch als einen Selbstzweck und nicht nur als ein Mittel, um etwas anderes zu erschaffen, was nichts mehr mit dem Entstehen von menschlichem Leben zu tun hat. In diesem Sinn wirft die Erzeugung von menschlichen Embryonen außerhalb eines elterlichen Projekts, allein für Forschungszwecke oder um therapeutisches Material zu gewinnen, Fragen auf. Wenn die moralischen und rechtlichen Barrieren, welche die Erzeugung von menschlichen Embryonen außerhalb eines elterlichen Projekts verbieten, überwunden werden, stellt sich die Frage, was de facto von der Aussage übrigbleibt, laut der der menschliche Embryo nicht verdinglicht werden darf?

Damit das therapeutische Klonen dieses Dilemma vermeiden kann, haben einige eine ähnliche Lösung wie in der britischen Gesetzgebung vorgeschlagen:

Es soll im vorliegenden Zusammenhang davon ausgegangen werden, dass ein geklonter Embryo nicht wirklich ein »menschlicher Embryo« ist, indem man auf den Begriff des Präembryos verweist, entweder weil er nach 14 Tagen vernichtet wird oder weil er nicht aus einer Zeugung hervorgegangen ist. Dieser letzte Vorschlag ist etwas eigenartiger; denn wir haben gesehen, dass die Weise der Erzeugung von Embryonen in der Biologie unabhängig von deren Definition ist. Darüber hinaus würde ein geklonter Embryo, der *in fine* dazu verwendet werden würde, um zur Geburt eines Kindes zu gelangen, zu einer insofern einzigartigen Person führen, als sie nicht aus einem (üblichem) Embryo hervorgegangen wäre.

Ein weiteres Argument, das vorgebracht wird, um den menschlichen Embryo zu enthumanisieren, ist die Überlegung, dass es die Intention ist, die den Entwurf schafft[4] – was man anzweifeln kann –, und dass der Entwurf die Würde entstehen läßt. Somit stellt sich beim Abbruch einer nicht gewünschten Schwangerschaft kein einziges ethisches Problem mehr und der Embryo eines *Homo sapiens,* der zu Zwecken der Forschung oder der Erzeugung eines therapeutisch nutzbaren Zellmaterials erzeugt wird, der nicht mit einem elterlichen Projekt verbunden ist, wäre nicht menschlich und damit nicht Gegenstand von Fragen zur Würde, auf die er Anspruch haben könnte. Der britische Gesetzgeber hat wahrscheinlich die Mangelhaftigkeit einer derartigen Argumentation erkannt, als er eine Grenze von 14 Tagen festlegte, nach deren Ablauf der menschliche Embryo in allen Fällen zu schützen ist: Denn das Argument der Intentionalität steht nicht im Gegensatz zum Infantizid eines unerwünschten geborenen Kindes oder der vorzeitigen Auslösung von Schwangerschaften mit dem Ziel, fötale Organe zu gewinnen. Peter Singer, ein australischer Philosoph österreichischen Ursprungs, der derzeitige Lehrstuhlinhaber für Bioethik an der Universität Princeton in den Vereinigten Staaten, ein bekannter Kämpfer für Tierrechte und Verfasser einer umstrittenen Abhandlung über praktische Bioethik, sieht darin im Übrigen nichts ethisch Verwerfliches, denn *„wenn man ehrlicherweise das Kalb, das Schwein und das Huhn mit dem Fötus vergleicht, unter Anwendung von moralisch bedeutenden Kriterien wie Rationalität, Selbstbewusstsein, Bewusstsein, Autonomie, Genuss und Leiden usw., kommen* (diese Tiere) *weit vor dem Fötus, unabhängig vom Entwicklungsstand der Schwangerschaft. Denn selbst ein Fisch hat mehr Anzeichen von Bewusstsein als ein weniger als drei Monate alter Fötus.*"[5] Dieser extreme Standpunkt ist bis zum heutigen Tag jedoch minoritär und die Verfechter eines Systems, in dem es die Realität eines elterlichen Projekts wäre, die den Embryo humanisieren würde, sind, um diese Formen von Barbarei zu vermeiden, gehalten, parallel eine zeitliche Grenze einzuführen und damit den Begriff des Präembryos (selbst wenn dieser Begriff sich ändert) wieder einzuführen, von dem wir gesehen haben, wie schwierig es ist, ihn unter dem Gesichtspunkt der Biologie oder selbst unter dem Gesichtspunkt des gesunden Menschenverstandes zu rechtfertigen. Wie kann man schließlich in aller Gelassenheit akzeptieren, dass die Natur der Dinge und der Lebewesen nur vom guten Willen irgendeiner Person abhängt? Wenn in einem Theaterstück von Corneille Horace seinem Schwager Curiace, dem Liebhaber seiner Schwester Camille, sagt, *„und um alle überflüssigen Gespräche zu vermeiden, Alba hat Sie erwählt, ich kenne sie nicht mehr*“, unterwirft er die Realität dem Willen. Aber Curiace antwortet ihm: *„Und ich, ich kenne Sie noch und das bringt mich um*“, womit er eine der offensichtlichsten und einschränkendsten der ethischen Forderungen dokumentiert: Im Erkennen der Spannungen und nicht in deren Negieren liegt die Grundlagen für ihre Lösung unter Berücksichtigung der jeweiligen Fakten, Dinge und Menschen.

Es scheint somit keineswegs gerechtfertigt, dem durch Kerntransfer in einem menschlichen Ovolum geklonten Embryo den Titel eines menschlichen Embryos abzuerkennen, um damit seine Nutzung außerhalb eines Fortpflanzungsprojekts zu erleichtern. Diese Ansicht verfolgt nicht das Ziel, einer möglichen therapeutischen Nutzung alle Türen zu verschließen, soweit diese sich anbieten würde, wenn der potentielle Nutzen bestätigt würde, was eine zunehmende Gruppe von Analysten bezweifelt. Denn selbst wenn die Schwierigkeiten in Verbindung mit der Erzeugung von geklonten menschlichen Embryonen technisch überwunden werden könnten, erscheint die Strategie des therapeutischen Klonens kaum realistisch. Sie würde für jeden Patienten dazu führen, dass ein unterschiedlicher embryonaler Klon erzeugt wird, ein Vorgang, der schwierig und ungewiss bleiben würde. Die embryonalen Stammzellen, die in geringen Mengen gewonnen werden, müssten anschließend amplifiziert, ausdifferenziert und getestet werden, bevor man eventuell eine transplantationsfähige Zellpopulation erhalten würde. Man kann sich den unglaublichen Aufwand an Bemühungen, Zeit und Geld vorstellen, der erforderlich wäre, um eine rein individuelle, einigermaßen narzisstische oder sogar egoistische Behandlung umzusetzen. Auf jeden Fall bedeutet die Überwindung ethischer Spannungen, d. h. die Widersprüche zwischen zwei moralischen Normen mit unterschiedlichen Konsequenzen, nicht, dass man sie negieren muss. Wenn das therapeutische Klonen sich dennoch durchsetzen würde, wäre es besser, wenn dies mit der Schlussfolgerung erfolgte, dass der für die realen Kranken erwartete Nutzen eine bestimmte Verdinglichung der »potentiellen Personen« rechtfertigt, statt ihre potentielle Humanität künstlich auszuräumen. Darüber hinaus bedeutet das Nichtnegieren der ethischen Schwierigkeiten einer solchen Entwicklung auch, das Interesse an der Forschung zu betonen, die den Patienten die gleiche Behandlung wie mit Hilfe des therapeutischem Klonens bietet, ohne jedoch zu diesem Zweck zur Erzeugung von menschlichen Embryonen zu greifen. Diese Möglichkeit gibt es, wenn man entweder auf überzählige Embryonen zurückgreift, die ansonsten vernichtet werden würden, oder adulte Stammzellpopulationen verwendet, die es in allen Individuen gibt.

Eine weitere Herausforderung des therapeutischen Klonens ist darauf zurückzuführen, dass seine erste Stufe – die Erzeugung von menschlichen Embryonen – natürlich die gleiche ist wie diejenige, die zur Geburt von Kindern führen soll. Ende 2001 war es, wie wir gesehen haben, noch nicht möglich, einen menschlichen Embryo mittels Klonen zu erzeugen, der in der Lage gewesen wäre, sich normal zu entwickeln. Niemand zweifelt daran, dass die Bereitstellung eines solchen Verfahrens den Unternehmen und den Biologen, die Kinder klonen möchten, eine Möglichkeit geben würde, ihre Projekte zu realisieren. Zwei Gruppen haben bereits öffentlich bekannt gegeben, dass dies ihr Ziel ist, nämlich die Sekte der Raelianer und der italienische Arzt Severino Antinori, zusammen mit amerikanischen und israelischen Kollegen. Die Raelianer haben sogar eine Biotechnologiefirma gegründet, die sich unter der Firmierung »ClonAid« mit dem Klonen beim Menschen befasst. Die sektenhaften Unterwerfungsmechanismen der Gläubigen könnten den Raelianern problemlos Tausende von Eizellen und Hunderte von Gebärmüttern zur Verfügung stellen, um ihre Experimente zu beginnen, sobald eine Methode zum Klonen von menschlichen Embryonen beherrscht werden würde. Die Verfügbarkeit des menschlichen embryonalen Klonens würde schließlich vielleicht die Möglichkeit bieten, Forschungsprojekte mit therapeutischen Zielen zu beginnen, jedoch um mit noch größerer Wahrscheinlichkeit »reproduktive« Klonversuche durchzuführen.

Eine dritte Befürchtung betrifft das Risiko der zusätzlichen Instrumentalisierung des weiblichen Körpers, zu der es zweifellos bei einer breiten Nutzung des therapeutischen Klonens kommen würde. Staatliche oder private Forschungsteams, die diese Versuche durchführen, müssten in diesem Fall über große Mengen an menschlichen Eizellen verfügen. Da die Nachfrage, zumindest in einigen Ländern, unweigerlich einen Markt schafft, geht man davon aus, dass zahlreiche Frauen in Notlagen gewonnen werden könnten, um bezahlte Kohorten von Eizellgeberinnen zu bilden. Sie würden sich vertraglich verpflichten, sich für wiederholte Eierstockstimulationen bereitzuhalten, begleitet von der notwendigen gesundheitlichen Kontrolle zur Prüfung der Qualität der Erzeugerinnen und ihrer Produktion. Mit anderen Worten, falls sich das therapeutische Klonen eines Tages bewähren sollte, d. h. wenn es die Erwartungen, die man ohne weiteres heute mit ihm verbindet, erfüllen würde, wäre dies ein perfektes Beispiel für einen Problembereich, mit dem sich die ethische Reflektion täglich auseinanderzusetzen hat. In der aristotelischen Tradition ist der Gegenstand der Ethik in der Tat eine Moral der Handlung, die Ungewissheiten und Spannungen lösen soll, die durch die Anwendung von Techniken, die von neuem Wissen abgeleitet werden, auf den Menschen und seine Umgebung entstehen. Da die analysierten Situationen bisher nicht aufgetreten sind, kann die Lösung auch nicht durch einen Ehrenkodex rechtlicher oder gesetzlicher Bestimmungen kommen. Der wichtigste Bezug für die Legitimität von Handlungen ist kantianisch: Es geht um die Wahrung der Rechte und der Würde des Menschen, hier in der Konfrontation mit den Innovationen der Medizin und der Biotechnologie.

Die Form der ethischen Debatte wird oft durch die Auflösung einer Spannung zwischen zwei moralischen Rationalitäten bestimmt, die jeweils unter Berücksichtigung akzeptabler Kriterien legitim sind, aber zu gegensätzlichen Schlussfolgerungen führen. Hier kommt es zu einer Konfrontation zwischen den erwarteten, wenn auch ungewissen, Wohltaten einer therapeutischen Innovation und dem Zögern im Hinblick auf die Verdinglichung des Embryos, die Verschlimmerung der Instrumentalisierung des weiblichen Körpers und die Erleichterung des möglichen Übergangs zum reproduktiven Klonen. Am Ende wird eine Entscheidung zu treffen sein, die über die aufgeworfenen ethischen Fragen hinausgeht, ohne sie jedoch zu negieren.

Das Klonen beim Menschen mit reproduktiver Zielrichtung

Das reproduktive Klonen hätte seinerseits das Ziel, zur Geburt von Kindern zu führen. In den meisten Fällen wären diese um ihrer selbst willen gewünscht; sie wären ein Zweck um ihrer selbstwillen. Deshalb kann man hier nicht gegen die Anwendung dieser Technik im Namen der Kantischen Maxime sein, die immer vorschreibt, dass man das Menschsein als Zweck an sich selbst betrachtet und niemals nur als Mittel.[6] Die wichtigsten Gründe, die dazu führen, dass einige den Einsatz des reproduktiven Klonens fordern (oder fordern könnten), sind die Bekämpfung von Sterilität, der Ersatz eines toten Kindes und der Mythos der Unsterblichkeit.

Eines der charakteristischen Merkmale der vergangenen zwanzig Jahre ist die zunehmende Intoleranz in Bezug auf nichtbiologische Fortpflanzung. In unseren Gesellschaften hat die immer zwingender formulierte Forderung nach einer Fortpflanzung über das Blut und die Gene eine rasche wissenschaftliche und technische Entwicklung medizinischer Unterstützungsmethoden bei der Fortpflanzung gefördert: Nach der klassischen *In-vitro*-Befruchtung bei männlicher Sterilität kam die Befruchtung nach Spermakonzentration und schließlich die Methode der *intrazytoplasmatischen Spermainjektion (ICSI, Intracytoplasmic Sperm Injection)*.[7] Sterile Männer haben manchmal nicht einmal Spermatozoen; deshalb sind Versuche durchgeführt worden, um dennoch Oozyten mit nicht vollentwickelten Vorläuferzellen zu befruchten, die unmittelbar im Testikel entnommen wurden.

Die Verwerfung einer alleinigen Fortpflanzung über das Herz und wahre humane Werte zugunsten der Forderung einer Fortpflanzung über die Gene entspricht durchaus der doppelten fundamentalen Bewegung – der naturalistischen und der soziobiologischen –, die unsere globalisierten Gesellschaften am Anfang des dritten Jahrtausends charakterisiert. Die Reproduktion in der Welt der Natur, der Tier- und Pflanzenwelt, impliziert die Übertragung des ganzen oder eines Teils des elterlichen genetischen Programms (in Abhängigkeit davon, ob es sich um eine geschlechtliche oder nichtgeschlechtliche Fortpflanzung handelt); dies ist somit die natürliche Ordnung und für einige auch die göttliche Ordnung der Dinge. Die Mechanismen der Evolution setzen im Übrigen auf den reproduktiven Erfolg von Abstammungslinien mit biologischen Eigenschaften, die an die jeweilige Umgebung angepasst sind. Auf der Ebene der Evolution verfolgen alle reproduktiven Strategien das Ziel der Optimierung der genetischen Übertragung auf fruchtbare Nachkommen. Nach der begrifflichen Revolution des Darwinschen Evolutionismus hat sich ein singulärer Korpus evolutionistischer Moral gebildet, deren wichtigste Ideologen der Brite Herbert Spencer[8] und der Deutsche Ernst Haeckel[9] sind.

Laut dieser Moral deckt das Böse alles ab, was dem Erfolg einer zwangsläufig wohltuenden Evolution als Fortschrittsfaktor entgegensteht, weil nur so Unangepasste eliminiert werden und die Fähigsten überleben können. In diesem Sinne ist eine menschliche Fortpflanzung, die davon ausgehen würde, auf die evolutiven Ziele zu verzichten, unmoralisch. Diese evolutionistische Moral bleibt im Hintergrund des modernen soziobiologischen Diskurses, wenn auch oft verdeckt.[10] Die Soziobiologie basiert auf dem Sophismus, gemäß dem der Mensch ein Subjekt der Natur und ein Produkt der Evolution ist, so dass es möglich ist, die verschiedenen Aspekte seiner individuellen und sozialen Geschichte, seiner kulturellen Kreativität und seiner moralischen Präferenzen dank der Naturwissenschaften und eigentlich dank der Evolutionsgesetze zu erfassen. Da die Gene mehr oder weniger unmittelbar die menschlichen, psychischen und moralischen Qualitäten bestimmen, ist es illusorisch, die Übertragung von affektiven und intellektuellen Werten von der Übertragung des genetischen Erbguts zu trennen. Der Begriff des Erbguts selbst bietet bereits einen Schlüssel zur modernen Forderung der obligatorischen Übertragung dieses Erbguts auf die Kinder. Unsere moderne Welt ist insgesamt einer liberalen Wirtschaft verpflichtet, die seit der Zeit von Darwin entwickelt wurde und heute auch von den Umständen der Soziobiologie beeinflusst wird, wie etwa die Übertragung von Evolutionsmechanismen auf menschliche Gesellschaften – Evolutionsmechanismen, die vom Kampf ums Überleben im natürlichen Universum abhängen. Die Konkurrenz zwischen Individuen und Unternehmen soll das Erbgut und seine Übertragung weiter entwickeln. Da die menschlichen Wesen durch ihre Gene bestimmt werden, haben sie nur die Möglichkeit, diese so gut wie möglich einzusetzen. Die Kultur und die Werte werden Gemeingut, Gegenstände laufenden Konsums von Mexiko bis Denver und Bangkok. Was könnte ein Vater also noch auf sein Kind übertragen, wenn nicht einen Teil seines »genetischen Erbguts«? Die Forderung einer biologischen Fortpflanzung und die Ablehnung der Adoption oder bei Männern der Befruchtung des Ehepartners durch Gebersperma, führt im Übrigen immer häufiger zu einer Zeugungsversessenheit[11], die dazu führt, dass man versucht, die elterliche Unfruchtbarkeit, die am häufigsten väterlichen Ursprungs ist, durch immer gewagtere Techniken zu überwinden. Bei einigen Männern ist es jedoch unmöglich, die Anwendung entsprechender Methoden in Erwägung zu ziehen. Es kann sich auch um ein lesbisches Paar handeln, das sich ein Kind wünscht, das von beiden Partnern abstammt. Diese Personen hätten das Recht zu fordern, dass sie nicht von den Fortschritten in der Bekämpfung der Sterilität ausgeschlossen werden, in deren Genuss Männer kommen, die bisher als unheilbar steril galten. Nichts hindert uns jedoch mehr daran, uns vorzustellen, dass ein Ehepartner ohne Hoden dennoch zeugen kann. Es wäre sein Kind, weil dieses Kind seine Gene hätte, es wäre aber auch das Kind der Frau, die eine Eizelle gespendet hat, die den Zellkern des Ehepartners reprogrammieren kann; die Frau, die dieses Kind ausgetragen und an ihrer Brust genährt hat und es zur Welt gebracht hat. Der Fall von Frauen im Klimakterium, bei denen man einen Embryo transplantiert, der natürlich nicht ihr biologischer Embryo ist, zeigt, wie sehr die Frauen in der Lage sind, sich das Kind wieder anzueignen, selbst außerhalb der Fortpflanzung des Bluts und der Gene, sobald sie das Kind auf die Welt bringen.

Die zweite Indikation ist die Zeugung eines Ersatzzwillings. Stellen wir uns ein lachendes, blondes Kind mit blauen Augen vor, das umgekommen ist, weil es mit seinem Ball etwas zu weit auf der Straße gespielt hatte. Die Verzweiflung der Eltern ist sehr groß. Doch werden lebende Zellen dem noch zuckenden kleinen Körper entnommen. Sie werden mit entkernten Eizellen der Mutter verschmolzen und Embryonen werden rekonstituiert. Einer dieser Embryonen entwickelt sich in der Gebärmutter, und die Frau bringt neun Monate später den Zwilling des verstorbenen Kindes auf die Welt. Die Eltern übertragen ihre Zuneigung für das verstorbene Kind auf den Neugeborenen und finden wieder Freude am Leben.

Eine dritte Indikation wäre der mythische Wunsch nach Unsterblichkeit. Wenn es möglich ist, im Alter geklont zu werden, wäre das denn nicht auch eine Möglichkeit, dem Tod zu entkommen und ewig wiedergeboren zu werden? Dies ist natürlich eine absolute Illusion, da die Person, die stirbt, sterben wird, und die, die neugeboren wird, eine andere Person sein wird. Die Vorstellung einer Metempsychose in der eigenen körperlichen Hülle mit den eigenen Genen entspricht jedoch immer wiederkehrenden Mythen menschlicher Gesellschaften.

Ist Klonen beim Menschen mit reproduktiver Zielsetzung moralisch legitim?

Was sind die großen ethischen Reaktionen angesichts der Frage der Legimitation der ungeschlechtlichen Fortpflanzung beim Menschen?

Für einige muss man insbesondere die Umstände betrachten, unter denen es möglich wäre, die Geburt eines gesunden Kindes zu gewährleisten, das nicht schnell verschiedene Beschwerden entwickeln oder vorzeitig altern kann. Ein Moratorium von fünf Jahren ist zweifellos erforderlich, um aufgrund von Tierversuchen, nach Möglichkeit an nichtmenschlichen Primaten, zu prüfen, ob man wirklich in der Lage ist, mit einer ausreichenden Erfolgsrate kleine menschliche Organismen ohne konstitutionelle Behinderung auf die Welt zu setzen. Wenn man damit jedoch auf den intensiven Wunsch von frustrierten Ehepaaren eingeht, die ihre biologische Fortpflanzung nicht sicherstellen können; wenn man in der Lage ist, die Verzweiflung von Eltern in Grenzen zu halten, die ihr Kind verloren haben – und dies, ohne jemandem Schaden zuzufügen –; wenn der dann geborene Säugling Trost und Entzücken für eine leidgeprüfte Mutter und einen leidgeprüften Vater bedeutet, warum sollte man es dann verbieten? Diese Position ist in der tiefen

Logik des utilitaristischen Ansatzes der in Großbritannien und in den Vereinigten Staaten vorherrschenden Ethik begründet, bei der es bei der Beurteilung der moralischen Legitimität einer Handlung in erster Linie darum geht zu bewerten, inwieweit dadurch physische oder psychologische Schmerzen gelindert werden können. Es ist zweifellos diese philosophische Tradition, die den unterschiedlichen Ton in den Empfehlungen des nationalen amerikanischen Ethikrates[12] und denjenigen des nationalen französischen Ethikrates[13] ausmacht. Die Tradition der moralischen Philosophie in Frankreich, wie in den anderen kontinentaleuropäischen Ländern, ist, ohne die Realität einer individuellen Notlage zu negieren, darauf ausgerichtet, sich auf die Grundprinzipien zu berufen, deren Vorbilder Kants „Kategorische Imperative" sind. Der Ansatz der moralischen Legitimität des reproduktiven Klonens ist laut dieser Auffassung ganz anders als die Legitimität, zu der die utilitaristische Philosophie führt. Der erste hier geprüfte Aspekt ist derjenige der Grenzen der Entscheidungsfreiheit der Eltern in Bezug auf das Wesen des Kindes. Die Eltern entscheiden, ein Kind zu bekommen. Die modernen Methoden der Geburtenkontrolle ermöglichen es einem fruchtbaren Paar, ein Kind zu bekommen, wenn und wann das Paar es bekommen will. Aber über diese Entscheidung, die ihnen obliegt, hinaus, stellt sich die Frage, ab wann man davon ausgehen kann, dass die Wahlfreiheit der Eltern die Freiheit der vollwertigen Person, die geboren wird, d. h. ihres Kindes, beeinträchtigt?

Die Frage stellt sich bereits mit der Wahl des Geschlechts; sie könnte sich morgen bereits, vor dem Hintergrund des zunehmenden Wissens im Bereich der Genetik, auch auf andere nicht pathologische, physische oder auch psychische Merkmale von Kindern ausweiten.

Eine filmische Veranschaulichung dieses Szenarios bietet der Film *Gattaca,* in dem eine Gesellschaft beschrieben wird, in der dank der Methoden der pränatalen und Präimplantationsdiagnostik die Embryonen nach den geltenden Vorstellungen höchster Perfektion selektiert werden können.

Im Allgemeinen sind sich alle einig in Bezug auf einen Punkt: Nichts kann einen *„Babyshop"*[14] oder das Kind à la carte rechtfertigen, wenn man sich auf die Ethik bezieht. »Das Kind à la carte« bedeutet mit Sicherheit, dass man nicht die Irreduktibilität der Person berücksichtigt, die das Kind nach dem vorher festgelegten Willen seiner Erzeuger wird. Eltern sein bedeutet nicht nur entscheiden, ein Kind zu bekommen, sondern vor allem, dem Kind zu helfen, unabhängig zu werden. Ein Kind, das durch Kerntransfer geboren wird, wäre in etwa identisch mit einem Zwilling des Kernspenders. Demzufolge wäre die Prädetermination zahlreicher Merkmale dieses Kindes erheblich: Determinismus des allgemeinen Aussehens, des Geschlechts, der Farbe der Augen und Haare, zahlreicher Charaktermerkmale, alles genetisch übertragene Merkmale. Es würde sich dabei um weit mehr als ein selektiertes Kind handeln, es wäre ein vorgestaltetes Kind. Wie kann man gleichzeitig die Vorstellung eines Kindes à la carte häufig mit Indigniertheit verwerfen und andererseits der Vorstellung eines Kindes mit perfekt vorbestimmtem Genom durch Kerntransfer zustimmen?

Ein weiterer Aspekt der Überlegungen betrifft die Bedingungen, unter denen wir, meist mit Schwierigkeiten, unsere Freiheit zum Ausdruck bringen und sie gegen alles, was diese beeinträchtigen möchte, verteidigen müssen. Eine unserer Stärken geht auf die Tatsache zurück, dass wir nicht nur einzigartig sind, sondern dass wir so sind, wie wir sind:

Niemand hat uns so gewollt, wir sind nicht vorbestimmt in unseren Merkmalen aufgrund des Willens anderer. Laut den biblischen Religionen sind wir vielleicht nach dem Abbild Gottes geschaffen, aber sicherlich nicht nach dem Abbild eines anderen Menschen. Mit welchem Recht und mit welchem Vorwand können wir akzeptieren, dass Menschen sich dieses einzigartige und unglaubliche Privileg aneignen, dass andere geboren werden, die ihnen so sehr ähnlich sein werden, bei denen sie so viele Wesenszüge selbst festgelegt haben?

Die Familie, das Paar und seine Kinder, die durch geschlechtliche Fortpflanzung gezeugt worden sind, bilden einen eigenartigen Rahmen, in dem der Wunsch zur Fortsetzung der Linie und die bewusste oder unbewusste Erfahrung des Andersseins zusammentreffen: Der Mann und die Frau, zwei unterschiedliche Personen, tun sich zusammen, damit andere Personen mit unvorhersehbaren Merkmalen auf die Welt kommen, die nicht auf den Willen und auf das Sein der Eltern reduziert werden können. Dank der großen Lotterie der Erbanlagen können ein Mann und eine Frau zusammen Millionen Milliarden unterschiedliche Kinder zeugen. Natürlich suchen Väter und Mütter bei ihren Kindern Ähnlichkeiten, die die Abstammung dokumentieren, aber sie sind gerührt und entzückt, angesichts der Unvorhersehbarkeit; es handelt sich jeweils um eine neue außergewöhnliche Welt, die es zu entdecken und anzureichern gilt vor dem Hintergrund der anspruchsvollen Respektbezeugung für die Einzigartigkeit. Das ureigene Ziel des Elternseins ist die Förderung der differenzierten Entfaltung einzigartiger Kinder, die so mit ihrer eigenen Persönlichkeit zur Autonomie eines Erwachsenen heranwachsen. Der Singularisierungsprozess, der Kinder beeinträchtigen könnte, stellt eine potentielle Behinderung für ihre Zukunft dar und es ist nicht Aufgabe von Eltern, ein entsprechendes Risiko einzugehen.

Bei Unfruchtbarkeit und wenn die üblichen Techniken der ärztlichen Fortpflanzungsunterstützung nicht greifen, rückt durch die Adoption oder die Befruchtung mit dem Gebersperma die Dimension des Andersseins in der Fortpflanzung in den Vordergrund mit einer entsprechend höheren Bedeutung; das Kind ist in diesem Fall ganz anders und auch genetisch anders. Wenn man in einer solchen Situation dazu kommt, dass man sich nur noch vorstellen kann, dass man ein Kind aus eigener genetischer Reproduktion lieben kann, wäre dies eine narzisstische Regression, ein Negieren der leuchtenden altruistischen Komponente der Fortpflanzung. „Warum würde das Klonen im Gegensatz zum Anderssein stehen?“, fragen einige. Eineiige Zwillinge, die zusammen einen Klon bilden, sind zwei unterschiedliche Personen. Ein Kind, das mit dieser Methode geboren würde, und sein Klonerzeuger wären nicht ähnlicher untereinander – im Gegenteil – als eineiige Zwillinge. Sie würden geboren werden, aufwachsen, zeitversetzt erzogen werden in einem Kontext, der dazu führen würde, dass sie noch unterschiedlichere Persönlichkeiten entwickeln würden als monozygotische Zwillinge. Die Beziehung, die eineiige Zwillinge miteinander verbindet, unterscheidet sich jedoch wesentlich von derjenigen, die einen Mann oder eine Frau mit dem Kind verbindet, das sie durch Kerntransfer zeugen würden; eineiige Zwillinge sind als solche nicht gewollt, keiner der beiden hat beschlossen, sein Doppel zu haben. Unter diesem Gesichtspunkt sind sie im Verhältnis zueinander absolut frei und gleich. Es gibt in diesem Fall keine Abhängigkeit des einen vom anderen.

Im Januar 1999 betonte ein Beitrag in der bekannten britischen medizinischen Fachzeitschrift *The Lancet*[15] die Tatsache, dass man sich angesichts der Unvermeidbarkeit des reproduktiven Klonens nicht auf Kämpfe auf verlorenem Posten einlassen sollte, sondern dass es wichtig sei, diese Personen so positiv wie möglich aufzunehmen. Es müsse vermieden werden, dass sie Opfer irgendeiner Stigmatisierung werden, und es müsse sichergestellt werden, dass ihre Würde gewahrt bleibt. Wer könnte diesen positiven Überlegungen des Kolumnisten des *Lancet* nicht zustimmen! Es gibt in der Tat um so mehr Gründe, diese Menschen zu schützen, als diese sich in einer Situation hoher Anfälligkeit befinden, sie sind sowohl von den Blicken anderer bedroht als auch konfrontiert mit der eigenen Schwierigkeit, sich eine einzigartige Identität anzueignen. Die Argumentation des *Lancet* basiert jedoch auf einem offenkundigen Sophismus: Der Beitrag erwartet von den Lesern eine uneingeschränkte Zustimmung zu unbestrittenen Grundsätzen; damit wird ihre Aufmerksamkeit von dem abgelenkt, was die eigentlich zu debattierende Frage ist, die er als gelöst voraussetzt. Nach der gleichen Logik könnte man dazu aufrufen, die Rechte der Sklaven zu wahren, da die Sklaverei unabwendbar ist, und den Kinderprostituierten in den Großstädten Zuneigung zukommen zu lassen, da das Phänomen nicht verhindert werden kann. Ja, sicherlich, aber erst nachdem ein sehr energischer Kampf gegen die Sklaverei und die Kinderprostitution ausgefochten worden ist, wobei eine nicht zu entschuldigende Komplizenschaft mit positiven Gefühlen maskiert wird. Im Diskurs einiger Anhänger der moralischen Legitimität des reproduktiven Klonens beim Menschen findet man ähnliche Sophismen: Da geklonte Menschen nicht vom Recht auf Würde ausgeschlossen werden könnten, wäre das Klonen beim Menschen auf keinen Fall eine Verletzung der Menschenrechte. Ersetzen wir »geklontes Wesen« durch »vergewaltigte Frau« oder »gepeinigten Sklaven«, können wir das völlig Irrige derartiger Argumentationen erkennen.

Und wenn wir über das Kind reden würden?

Meine Überlegungen zum Einsatz des Klonens, um ein totes oder sterbendes Kind durch seinen Zwilling zu ersetzen, wurden durch einen Brief inspiriert, den mir 1998 eine Frau nach einem Vortrag zum Thema Klonen gab. Nach der Veranstaltung kam sie zu mir; sie überreichte mir ein Schreiben und bat mich, den Inhalt des Schreibens während meiner Rückreise zur Kenntnis zu nehmen. Sie erklärte mir, dass sie ein Kind verloren hatte und dass die Aussicht, dieses Kind durch Klonen ersetzen zu können, für sie eine Horrorvorstellung sei; sie wies darauf hin, dass sie sich eines doppelten Verrates für schuldig befunden hätte, wenn sie auf diese Methode zurückgegriffen hätte, eines Verrates gegenüber dem toten Kind und eines Verrates gegenüber dem Kind, das als Ersatz erzeugt wurde. Ich kann hier dieses Schreiben nur ausführlich wiedergeben:

Nachdem ich ein Kind infolge einer Krankheit verloren habe, habe ich einige Jahre später ein weiteres Kind bekommen. Es erscheint mir entsetzlich egoistisch, in einem solchen Fall an Klonen zu denken. Ganz einfach aus menschlichem Respekt für dieses gestorbene Kind, das als vollwertiges Individuum gelebt hat, und aus Respekt vor dem anderen Kind, das ebenfalls ein Recht hat, anders aufzuwachsen, als das ältere Kind und das ein Recht auf eigene Chancen hat. Darüber hinaus hätten wir eine blasse Kopie erzeugt, ein Gespenst, das ohnehin das andere Kind nie hätte ersetzen können, das in uns anders weiterlebt. Das später geborene Kind kann auf keinen Fall ein Ersatzkind sein, bezogen auf die Einzigartigkeit eines jeden Lebewesens als Garant für seine eigene Freiheit. Wie soll man sich vorstellen, dass eine Mutter ein neues Kind betrachtet, das die physische Replik des verstorbenen Kindes ist? Wie soll man sich die Rolle eines Vaters gegenüber diesem geklonten Kind, das er nicht selbst gezeugt hat, vorstellen? Und wie viele andere Fragen stellen sich, die wir uns heute nicht einmal vorstellen können?

Ich glaube, was diese Mutter mir mitteilen wollte, war der tiefe anthropologische und ethische Wert der Trauerarbeit: Jeder uns Nahestehende, der stirbt, ist ein nicht zu ersetzender Verlust, denn diese Person und ihre Beziehung zu uns sind einzigartig. Die Trauer ist die Anerkennung dieser Irreversibilität der physischen Trennung, aus der sich eine neue Form von Beziehung ergibt, die auf der Kontinuität der Erinnerung aufbaut. Wenn man dies durch die Illusion des Transfers seiner Liebe auf ein geklontes Duplikat dieses verlorenen Lebens ersetzt, handelt es sich um einen Fall von Untreue in Bezug auf die Realität der Erinnerung. Was den Verrat gegenüber dem Neugeborenen anbelangt, so ist dieser offensichtlich, denn dieses Kind würde bald erfahren, dass es nicht wegen seiner Selbst geboren wurde, sondern um ein anderes Kind zu ersetzen, dem in Wirklichkeit die Liebe gilt, die ihm seine Eltern entgegenzubringen scheinen.

Diese letzte Anmerkung zur psychisch unangenehmen Situation, in der sich Kinder befinden würden, die aus einer ungeschlechtlichen Reproduktion einer

Person durch Kerntransfer geboren würden, erlaubt es im übrigen, die Legitimität des reproduktiven Klonens beim Menschen nicht nur auf der Grundlage ethischer Grundsätze Kantischer Art zu bezweifeln, sondern auch auf der Grundlage einer klassischen utilitaristischen Moral. Das, worum es hier geht, ist die Vermeidung der Zufügung von Schmerzen und Leid. Aber auch wenn sie physisch nicht anders wären als Kinder, die durch eine klassische Befruchtung gezeugt werden, stellt sich die Frage, ob man nicht besorgt sein müsste, angesichts der Handicaps, die von den kleinen geklonten menschlichen Wesen überwunden werden müssten, um zu einer vollwertigen, selbständigen Entfaltung zu kommen. Da ist in der Tat zu befürchten, dass sie bestimmte Arten von Behinderungen, die in bestimmten Situationen durchaus erkennbar sind, kumulieren könnten: Schwierigkeiten, die manchmal von eineiigen Zwillingen vorgefunden werden, um ihre Identitäten und ihre Persönlichkeiten zu differenzieren; eine Last, die oft von Ersatzkindern getragen werden muss, auf die die Eltern die Gesamtheit der emotionalen Beziehung zu einem verstorbenen Kind übertragen (denken wir an Vincent van Gogh, der in dieser Lage war); Ersticken durch besitzergreifende Eltern, die alles in ihre Nachkommen investieren, sie so lange wie möglich infantilisieren und damit ihre Entfaltung manchmal irreversibel schädigen und ihre selbständige Eingliederung in die Erwachsenenwelt komplizierter gestalten.

Es stellt sich die Frage, ob diese Kinder des Klonens, die in grundlegend veränderten Filiationsbeziehungen aufwachsen, sich von der doppelten Belastung eines unvermeidbaren Vergleichs ihres Lebens mit dem zeitversetzten Leben derjenigen, deren somatische Duplikate sie sind, und die so gewollt sind sowie von der vitalen Notwendigkeit, sich davon abzuheben, einschließlich der Negation des Duplikats, des Zwillingsvaters bzw. -bruders, befreien können? Dies sind Fragen, Mutmaßungen, Besorgnisse. Aber wer ist wirklich bereit, dieses Risiko einzugehen?

Sei es aufgrund der medizinischen und wissenschaftlichen Dimensionen, aufgrund der unterschiedlichen Strömungen, die sich im Rahmen der Debatte für die einzelnen Nationen mit unterschiedlichen kulturellen Bezugswerten ergeben, aufgrund der Art der moralischen Fragestellungen oder schließlich des Auftretens einer merkantilen Logik, die Perspektive des Klonens beim Menschen ist eine der paradigmatischsten unserer Zeit. Sie ist sogar ein Emblem des Übergangs von einem Jahrtausend zum nächsten. Es geht in der Tat darum zu entscheiden, ob der Mechanismus, nach dem ein Mann und eine Frau zusammenwirken, damit eine andere Person geboren wird, neben dem offensichtlichen evolutiven Wert, eine weitergehende anthropologische Bedeutung hat, vor dem Hintergrund des Andersseins in der Fortpflanzung oder ob es sich nur um ein Erbe handelt, dessen Akzeptanz fakultativ geworden ist im Entwicklungsstadium, in dem sich die Menschheit befindet? Die Antwort, die wir gemeinsam auf diese Frage geben werden, wird sehr viel über die Evolution unserer Gesellschaften aussagen.

Anmerkungen

1 Kahn, A., Papillon, F. (1998): *Copies conformes, le clonage en question,* Paris; Renard, J. P. (1998): *Clonage, les bases du débat,* in: Clonage et éthique – La revue de la CFDT 14, 3–18.

2 Steinfeld, T. (1997): *Zweistein – Wie viele ist ein Mensch?*, in: Frankfurter Allgemeine Zeitung, 27.02.1997.

3 *Stellungnahme Nr. 3 des Comité Consultatif National d'Ethique vom 23.10.1984*, in: Les avis de 1983 à 1993, Comité Consultatif National d'Ethique, Paris, 1993.

4 Frydman, R., Kahn, A. (1999): *Réflexion sur un grumeau de cellules.* Le Monde des débats, Juni, 12–13.

5 Singer, P. (1997): *Questions d'éthique pratique*, Paris.

6 Kant, I. (1986): *Métaphysique des Mœurs, in:* Œuvres philosophiques 3, Paris.

7 Kahn, A. (1996): *La Médecine du XXIe siècle, des gènes et des hommes*, Paris, 88–101.

8 Spencer, H. (1880): *Les bases de la morale évolutionniste*, Paris.

9 Tort, P. (1996): *Haeckel, Ernst Heinrich: 1834–1919*, in: Dictionnaire du Darwinisme et de l'Evolution 2, Paris, 2072–2121.

10 Wilson, E. O. (1975): *Sociobiology. The New Synthesis*, Cambridge.

11 Kahn, A. (2000): *Et l'Homme dans tout ça? Plaidoyer pour un humanisme moderne*, Paris.

12 *Cloning human beings. Reports and Recommendations of the National Bioethics Advisory Commission* (1997), Rockville Maryland, Juni 1997.

13 *Antwort an den Präsidenten der Republik zur reproduktiven Klonierung* (1997), Comité Consultatif national d'éthique, 22.4.1997.

14 Testard, J. (ed.) (1990): *Le Magasin des Enfants*, Paris.

15 *First principles in cloning* (1999), in: Lancet 353, 81.

Friedo Ricken

Klonen und Selbstzwecklichkeit. Aspekte der Menschenwürde[1]

I.

Der „Mensch und überhaupt jedes vernünftige Wesen", so behauptet Kant in der *Grundlegung zur Metaphysik der Sitten*, „existiert als Zweck an sich selbst"[2]. Er hat, so lautet eine andere Formulierung desselben Gedankens, eine Würde und keinen Preis. „Was einen Preis hat, an dessen Stelle kann auch etwas anderes als Äquivalent gesetzt werden; was dagegen über allen Preis erhaben ist, mithin kein Äquivalent verstattet, das hat eine Würde."[3] Dass der Mensch Würde besitzt, besagt: Er hat „einen absoluten inneren Wert"[4]. Dass es einen solchen absoluten inneren Wert gibt, ist Voraussetzung moralischer Normen und in diesem Sinn mit unserem moralischen Bewusstsein gegeben; ohne einen absoluten Wert gäbe es keine moralische Verpflichtung. Wenn „aller Wert bedingt, mithin zufällig wäre, so könnte für die Vernunft überall kein oberstes praktisches Prinzip angetroffen werden"[5]. Die Würde oder Selbstzwecklichkeit des Menschen beruht darauf, dass er ein Wesen „unter moralischen Gesetzen"[6] ist; „Sittlichkeit und die Menschheit, so fern sie derselben fähig ist, [ist] dasjenige, was allein Würde hat"[7]. Die Würde des Menschen beruht also „nicht auf den Ansprüchen, die er selbst erhebt, sondern auf den Forderungen, deren Adressat er ist; nicht auf dem, was er will, sondern auf dem, was er soll"[8].

Ein absoluter Wert, das sei zunächst festgehalten, ist ein Wert, der jeder Güterabwägung entzogen ist; es können unter keinen Umständen andere Werte geltend gemacht werden, die ihm vorgezogen zu werden verdienen. Aber von welchem Stadium seiner Entwicklung an kommt dem Menschen oder dem menschlichen Leben dieser absolute innere Wert oder diese Würde zu? Lässt sich aus dem Begriff der Würde oder des absoluten inneren Wertes eine Antwort gewinnen? Ein absoluter innerer Wert kann nicht verliehen werden; ein Wesen hat ihn, oder es hat ihn nicht; Würde kann anerkannt oder nicht anerkannt, aber sie kann nicht zuerkannt werden. Zweck an sich selbst ist „etwas, dessen *Dasein an sich selbst* einen absoluten Wert hat"[9]. Würde kommt einem Wesen unabhängig von seinen Eigenschaften und folglich auch unabhängig vom Stand seiner Entwicklung zu; sie ist unabhängig von dem Zweck (z. B. der Forschung), zu dem das Wesen erzeugt wurde, und unabhängig davon, ob ihm die Bedingungen für seine weitere Entwicklung (durch Implantation) gewährt oder verweigert werden.[10] Ein absoluter innerer Wert kann sich nicht einer menschlichen Entscheidung oder Zwecksetzung verdanken; dann wäre er nicht absolut, sondern durch diese Akte bedingt. Nur ein von jeder menschlichen Entscheidung unabhängiger Wert kann ein absoluter Wert sein.

Der Gedanke der Menschenwürde setzt also ein von jeder Entscheidung unabhängiges Kriterium dafür voraus, ab wann einem Wesen dieser absolute innere Wert zukommt. Dieses kann nicht Gegenstand von theoretischen Kontroversen sein, denn dann wäre der Wert bedingt; ob er einem Wesen zukommt oder nicht, wäre abhängig vom jeweiligen Stand der Wissenschaft. Deshalb ist es, so schreibt Kant, „eine in praktischer Hinsicht ganz richtige und auch notwendige Idee, den Akt der Zeugung als einen solchen anzusehen, wodurch wir eine Person [...] auf die Welt gesetzt“[11] haben. Dass die Würde des Menschen mit der Zeugung beginnt, ist keine naturwissenschaftliche Erkenntnis, sondern eine notwendige praktische Idee. Sie ergibt sich notwendig aus der Idee, dass der Mensch als Zweck an sich selbst existiert. Dass der Akt der Zeugung, d. h. die abgeschlossene Befruchtung, einen Prozess in Gang setzt, kann nicht bestritten werden; wie die einzelnen Phasen innerhalb dieses Prozesses zu bewerten sind, ist Gegenstand der Kontroverse.[12] Kant stellt uns damit vor folgende Alternative: Entweder geben wir den Gedanken einer unbedingten, von jeder menschlichen Setzung oder Entscheidung unabhängigen Menschenwürde auf, oder wir nehmen den Akt der Zeugung als Kriterium für den Beginn der Selbstzwecklichkeit an.

II.

Kants Argument sei durch einen Vergleich mit Habermas verdeutlicht. Niemand zweifle, so stellt Habermas fest, am intrinsischen Wert des menschlichen Lebens vor der Geburt. Dennoch sei es in einer pluralistischen Gesellschaft nicht möglich, zu einer eindeutigen Bestimmung des moralischen Status des Embryos zu gelangen. Beide in dieser Kontroverse vertretenen Positionen beruhen nach Habermas auf metaphysischen Hintergrundannahmen: der Ontologie des szientistischen Naturalismus, aus der sich die Geburt als relevante Zäsur ergibt, oder einer christlichen Metaphysik, nach der jedes biologisch bestimmbare Gattungsexemplar bereits eine potentielle Person ist. Im normativen Streit einer demokratischen Öffentlichkeit zählen nach Habermas jedoch letztlich „nur moralische Aussagen im strengen Sinne. Nur weltanschaulich neutrale Aussagen über das, was gleichermaßen gut ist für jeden, können den Anspruch stellen, für alle aus guten Gründen akzeptabel zu sein.“[13]

Von diesen moralischen unterscheidet Habermas »ethische« Fragen. Sie liegen vor, „wenn schon die Beschreibung der Konfliktsituation und die Begründung der einschlägigen Normen von der bevorzugten Lebensweise und dem existentiellen Selbstverständnis, also dem identitätstragenden Deutungssystem eines Einzelnen oder einer bestimmten Gruppe von Bürgern abhängen“[14]. Die entscheidenden

Schritte von Habermas' Argument sind nun: Die weltanschaulich neutrale, abstrakte Vernunftmoral setze ein von allen moralischen Personen geteiltes ethisches Selbstverständnis der Gattung voraus. Dieses unser Selbstverständnis als Gattungswesen werde vom Umgang mit vorpersonalem menschlichen Leben berührt. Es dränge sich die Frage auf, „ob die Technisierung der Menschennatur das gattungsethische Selbstverständnis in der Weise verändert, dass wir uns nicht länger als ethisch freie und moralisch gleiche, an Normen und Gründen orientierte Lebewesen verstehen können"[15]. Um diese Gefährdung zu zeigen, wählt Habermas den „Umweg über die heute erst theoretisch gegebene Möglichkeit einer liberalen Eugenik"[16]. Auch die verbrauchende Embryonenforschung lasse sich nur von dieser Gefahr her moralisch bewerten. „Die Desensibilisierung unseres Blickes auf die menschliche Natur, die mit der *Eingewöhnung* einer solchen Praxis Hand in Hand ginge, würde den Weg zu einer liberalen Eugenik ebnen."[17]

Wie Habermas fragt Kant nach einer Voraussetzung der Vernunftmoral; dem ethischen Selbstverständnis der Gattung bei Habermas entspricht bei Kant die notwendige praktische Idee über den Beginn des personalen Lebens; beide teilen die Auffassung, dass der Umgang mit dem vorgeburtlichen menschlichen Leben die Grundlagen der Vernunftmoral berührt. Sie unterscheiden sich durch ihren Begriff der Person. Habermas betont, dass das ungeborene Leben nicht Person im Sinne des Grundgesetzes als „Träger von unabdingbaren Grundrechten"[18] ist; erst „in der Öffentlichkeit einer Sprachgemeinschaft bildet sich das Naturwesen zugleich zum Individuum und zur vernunftbegabten Person"[19]. Er unterscheidet „moralisch gesättigte juristische Begriffe wie »Menschenrecht« und »Menschenwürde«" von „*Wert*vorstellungen". „Menschen*rechts* verletzungen dürfen nicht zu Verstößen gegen *Wert* vorstellungen ermäßigt werden. Der Unterschied zwischen abwägungsfesten Rechten und je nach Abwägung vor- und nachrangigen Gütern sollte nicht verwischt werden."[20] Dagegen ist für Kant »Person« kein Rechts-, sondern ein Wertbegriff. Wenn wir von einem Wesen sagen, es sei Person, so ist das gleichbedeutend mit der Aussage, dieses Wesen sei Zweck an sich selbst oder ihm komme ein absoluter, innerer Wert zu, der niemals und unter keinen Umständen Gegenstand einer Abwägung sein kann. Das besagt nicht, dass diesem Wesen Rechte zukommen; es bedeutet aber, dass wir gegenüber einem solchen Wesen (auf jeden Fall negative) Pflichten haben.[21]

Wenn Kants These, menschliches Leben sei vom Augenblick der Befruchtung der Eizelle an jeder Güterabwägung entzogen, begründet ist, dann schließt sie jede Form der Instrumentalisierung aus; die Instrumentalisierung ist dann als solche eine sittlich falsche Handlung. Dagegen argumentiert Habermas mit den Folgen: Die Instrumentalisierung ist sittlich falsch, weil sie ein Schritt in Richtung auf eine liberale Eugenik ist. Es handelt sich also um ein Dammbruchargument. Gegen Techniken des Klonens, bei denen diese Gefahr ausgeschlossen ist, lässt sich von diesem Argument her nur schwer etwas einwenden. Nehmen wir an, eine befruchtete Eizelle wird geteilt. Der eine Embryo wird eingepflanzt und ausgetragen; der andere Embryo wird eingefroren, um aus ihm bei einer eventuellen Krankheit des Kindes Organe für die Transplantation zu gewinnen. Wäre eine solche Technik, die nicht in den natürlichen Vorgang der Befruchtung eingreift, ein Schritt in Richtung auf eine liberale Eugenik?

Nach Habermas, und damit komme ich zum entscheidenden Unterschied, handelt es sich bei der Aussage, menschliches Leben sei von der Befruchtung an „potentielle Person", um eine These der „christlichen Metaphysik"[22]; hier werde eine Beschreibung von Tatbeständen weltanschaulich imprägniert. Dagegen ist sie für Kant eine notwendige *praktische* Idee. Kant sieht in ihr also nicht eine theoretische Aussage, sei es der Religion, sei es der Metaphysik, sei es der Naturwissenschaft. Dass er von einer *notwendigen* Idee spricht, weist in die Richtung von Habermas' Anliegen des ethischen Selbstverständnisses der Gattung: Diese Idee ist insofern notwendig, als wir zusammen mit ihr unser Selbstverständnis als Zweck an sich selbst aufgeben. Die Moral, so die berechtigte Forderung von Habermas, kann „nicht auf eine Begründung aus Weltbildern angewiesen"[23] sein. Kants notwendige praktische Idee dient nicht der *Begründung* der Vernunftmoral. Sie ist vielmehr in dem Sinn in der Vernunftmoral impliziert, dass mit ihr der Gedanke einer Gemeinschaft von freien und gleichen vernünftigen Wesen fällt.

III.

Moralität, so lautet Kants Begründung, ist „die Bedingung, unter der allein ein vernünftiges Wesen Zweck an sich selbst sein kann, weil es nur durch sie möglich ist, ein gesetzgebend Glied im Reiche der Zwecke zu sein. Also ist Sittlichkeit und die Menschheit, so fern sie derselben fähig ist, dasjenige, was allein Würde hat."[24] Der sittlich handelnde Mensch ist Zweck an sich selbst, weil sein Handeln vernünftigerweise von allen gewollt werden kann; dem in diesem Sinne guten Willen kommt uneingeschränkter, absoluter Wert zu.

Mit Hilfe eines Potentialitätsarguments wird dieser absolute Wert nun aber auch der Menschheit als Gattung zugesprochen; sie hat Würde, insofern sie der Sittlichkeit fähig ist. Der absolute Wert des guten Willens kann nur in der Weise geachtet werden, dass die Menschheit, insofern sie der Moralität fähig ist, geachtet wird. Denn der Begriff der Pflicht ist kein Erfahrungsbegriff; es ist unmöglich, durch Erfahrung einen einzigen Fall auszumachen, dass ein Mensch nicht nur pflichtgemäß, sondern auch aus Pflicht gehandelt hat.[25] Das einzige, was wir erkennen können, ist, dass wir es mit einem Wesen zu tun haben, das der Sittlichkeit *fähig* ist, und das einzige Kriterium, anhand dessen wir das erkennen können, ist die Zugehörigkeit zur biologischen Spezies Mensch. Die Fähigkeit zur Sittlichkeit als solche ist insofern eine Idee, d. h. ein Vernunftbegriff, welcher „die Möglichkeit der Erfahrung übersteigt"[26], als wir keinen einzigen Fall mit völliger Gewissheit ausmachen können, wo sie sich betätigt. Kant unterlässt es, die verschiedenen Stufen der Fähigkeit zur Sittlichkeit zu differenzieren. Das widerspräche dem Begriff der Würde; sie ist eine praktische Idee und als solche niemals aus der Erfahrung aufzuzeigen. Indem wir verschiedene Stufen unterscheiden, würden wir sie zu einem Erfahrungsbegriff und die entsprechenden Urteile zu theoretischen Hypothesen machen. Die Vernunftmoral beruht auf der Idee der Würde oder Selbstzwecklichkeit des Menschen, weil ohne sie „aller Wert bedingt, mithin zufällig wäre" und so für die Vernunft „überall kein oberstes praktisches Prinzip angetroffen werden"[27] könnte. Seinsgrund der Würde ist die Tatsache, dass der Mensch „Subjekt einer moralisch-praktischen Vernunft"[28] ist, Erkenntnisgrund dafür, dass wir es mit einem solchen Subjekt zu tun haben, ist die Zugehörigkeit zur biologischen Spezies, und auch der Embryo ist ein Individuum der biologischen Spezies Mensch.

Nur unter der Voraussetzung, dass die Zugehörigkeit zur Spezies Kriterium für die Fähigkeit zur Sittlichkeit ist, kann es etwas geben, „dessen Dasein an sich selbst einen absoluten Wert hat".[29] Die Zugehörigkeit zur Spezies ist nicht Gegenstand einer Entscheidung, sondern einer von jeder Metaphysik, Religion oder Wissenschaft unabhängigen Erkenntnis; das Wissen um den Zusammenhang von Zeugung und Geburt gehört zu den Urphänomenen der menschlichen Lebenswelt und den Grundlagen einer jeden Kultur. Wird die Fähigkeit zur Sittlichkeit dagegen an eine bestimmte Phase der Entwicklung gebunden, dann kommt nicht mehr dem Dasein dieses Wesens an sich selbst ein absoluter Wert zu, vielmehr ist sein Wert bedingt durch dessen Entwicklungszustand und das Urteil derer, die ihm aufgrund seiner Entwicklung diesen Wert zusprechen. Damit ist der Gedanke einer von jeder menschlichen Setzung unabhängigen Würde aufgegeben.[30]

IV.

Welche Folgerungen ergeben sich aus der Selbstzwecklichkeit des Menschen für die moralische Beurteilung des Klonens? Ein Mensch wird als Zweck an sich selbst behandelt, insofern alle Handlungen, die einen Menschen betreffen, ihm gegenüber müssen verantwortet werden können. Dabei ist zwischen einem formalen und einem inhaltlichen Aspekt zu unterscheiden: der Forderung, *dass* das Handeln muss verantwortet werden können, und der Frage, *was* inhaltlich verantwortet werden kann. Gefordert sein kann nicht ein faktischer, sondern nur ein möglicher oder kontrafaktisch unterstellter Konsens: Könnte die betroffene Person meinem Handeln vernünftigerweise zustimmen?

Die Pflicht, der formalen Forderung der Selbstzwecklichkeit zu entsprechen, besteht gegenüber der Menschheit, d. h. gegenüber jedem Individuum der biologischen Spezies Mensch. Für die moralische Beurteilung des Klonens scheint dieses Kriterium jedoch nicht angewendet werden zu können: Zweck an sich selbst kann immer nur ein existierendes Individuum sein; die formale Pflicht kann immer nur die Pflicht gegenüber einem existierenden Individuum sein. Beim Klonen geht es aber nicht um die Frage, wie wir ein Individuum behandeln sollen, sondern um die Frage, wie ein Individuum überhaupt erst erzeugt werden soll. Die Erzeugung eines Individuums, so ist zu antworten, ist eine Handlung, und jede Handlung muss hinsichtlich ihrer Folgen verantwortet werden können. Die Folge der Handlung der Erzeugung ist die Existenz eines Individuums, und die Art der Erzeugung kann Folgen für das zu erzeugende Individuum haben. Das von der Handlung der Erzeugung betroffene Subjekt ist das zu erzeugende Individuum. Insofern die Art der Erzeugung Folgen für das zu erzeugende Individuum hat, muss sie vor dem zu erzeugenden Individuum verantwortet werden können. Gefordert ist ein antizipierter, kontrafaktisch unterstellter Konsens, und zwar nicht eines bereits existierenden, aber zu einem faktischen Konsens noch nicht fähigen Wesens, sondern der kontrafaktische Konsens eines nicht existierenden Wesens: Würde das Individuum, wenn es auf diese Weise erzeugt würde, der Art und Weise seiner Erzeugung zustimmen können?

Verstößt das Klonen gegen die Selbstzwecklichkeit des Menschen? Beim therapeutischen Klonen sind vier Fälle zu unterscheiden:

(1) Die Zellkernverpflanzung wird vorgenommen, um Organe für die Transplantation zu gewinnen. Hier liegt eine eindeutige Instrumentalisierung vor.

(2) Ein Embryo wird zu Forschungszwecken geklont. Auch hier wird ein menschliches Individuum ausschließlich als Mittel gebraucht.

(3) Es werden ES-Zellen hergestellt, „die zwar über das Eizellenstadium hinaus noch Blastozysten bilden, sich aber unter keinen Umständen korrekt in eine Gebärmutter einnisten können"[31]. Bei diesem Verfahren, so könnte man argumentieren, werde kein Individuum der Spezies Mensch erzeugt, weil der Entwicklungsprozess so eingeleitet wird, dass er niemals zu seinem naturgemäßen Abschluss kommen kann. Es ist aber zu fragen, ob wir es, wenn die Eizelle sich bis zum Blastozystenstadium entwickelt, mit einem menschlichen Embryo zu tun haben. Wenn das der Fall wäre, so würden wir einen defekten Embryo erzeugen, und der von uns beabsichtigte Defekt sollte als Rechtfertigung der Instrumentalisierung dienen; die eine Instrumentalisierung würde also durch eine andere Instrumentalisierung gerechtfertigt werden.

(4) Durch systematische Unterdrückung der Genexpression werden gezielt Organe und Gewebe gezüchtet. Entscheidend ist die Frage, ob diese Züchtung ohne ein embryonales Zwischenstadium möglich ist, oder ob die Organe und Gewebe nur aus einem wie immer deformierten Embryo gewonnen werden können. Wenn kein embryonales Zwischenstadium

vorliegt, dann ist gegen die Tatsache, dass diese Organe mit Hilfe einer entkernten Eizelle gezüchtet werden, moralisch nichts einzuwenden.[32]

Das reproduktive Klonen wird diskutiert als eine Technik, um den Kinderwunsch eines Ehepaars zu erfüllen, das weder durch natürliche Zeugung noch durch IVF ein Kind bekommen kann.[33] Zweck der Handlung wäre also nicht, ein genetisches Doppel zu erzeugen. Das ändert jedoch nichts an der Natur der Handlung. Es wird ein genetisches Doppel erzeugt; weil die Eltern ein Kind haben wollen, erhält dieses Kind ein festgelegtes Genom. Die Diskussion über damit für das Kind gegebene Belastungen braucht hier nicht wiederholt zu werden. Die Selbstzwecklichkeit des Menschen fordert dessen Unabhängigkeit von der nötigenden Willkür eines anderen[34]; einen anderen zu nötigen, bedeutet, ihn zum Mittel für die eigenen Zwecke zu machen. Auch wer keinen genetischen Determinismus vertritt, muss zugeben, dass durch das reproduktive Klonen das Sosein des Kindes in erheblichem Ausmaß beeinflusst wird; seine genetischen Anlagen werden von der nötigenden Willkür eines anderen bestimmt.[35] Das Recht auf reproduktive Freiheit findet seine Grenze an der Pflicht gegenüber dem zu erzeugenden Menschen. Allein der Zufall der Zeugung bewahrt den Menschen vor der genetischen Fremdbestimmung durch einen anderen Menschen. Deshalb wird nur er dem Menschen als Zweck an sich selbst gerecht; insofern hat er eine moralische Bedeutung.

Das reproduktive Klonen ist ein entscheidender Schritt auf dem Weg, einen Menschen entsprechend fremden Wünschen herzustellen und ihn so zum Mittel für die Erfüllung fremder Wünsche zu machen.

V.

Wer die Position Kants nicht teilt, dem stehen folgende Möglichkeiten offen:

(a) Er kann die Bindung der Würde an die Gattungszugehörigkeit bestreiten. Damit werden der Gedanke der Würde und die Idee des Naturrechts aufgegeben. Würde wird dann nicht anerkannt, sondern zuerkannt, und eine zuerkannte Würde ist keine Würde. Wem diese »Würde« zukommt, ist dann eine Sache menschlicher Setzung und nicht mehr der Natur.

(b) Wir halten daran fest, dass die Würde an die Gattungszugehörigkeit gebunden ist, lassen aber in frühen Stadien der Entwicklung des menschlichen Lebens eine Instrumentalisierung zugunsten vermeintlich höherer Güter zu. Die Konsequenzen dieser Position unterscheiden sich nicht von denen der ersten. Der Gedanke eines absoluten inneren Wertes, der einem Wesen ausschließlich aufgrund seiner Existenz zukommt, wird aufgegeben, und es ist Sache der Entscheidung, von welchem Stadium seiner Entwicklung an dieses Wesen als Zweck an sich selbst zu behandeln ist.

(c) Wir halten fest am Begriff der Würde und am Zusammenhang von Würde und Gattungszugehörigkeit, aber wir bestreiten das der Kantischen Idee zugrunde liegende Kriterium der Gattungszugehörigkeit; der Streit geht also nicht um die *quaestio iuris*, sondern um die *quaestio facti*. Damit wird der Gedanke einer notwendigen praktischen Idee und eines absoluten inneren Wertes aufgegeben; das gattungsethische Selbstverständnis wird den Naturwissenschaften überlassen. Der absolute Wert des guten Willens, das ist die Antwort Kants, kann nur durch eine tutioristische Position geachtet und die Grundlagen der Vernunftethik können nur auf diese Weise gesichert werden. Die Notwendigkeit, tutioristisch vorzugehen, ergibt sich aus dem Rang der Güter oder Werte, um die es geht. Es ist unbestritten, dass vor der abgeschlossenen Befruchtung kein Subjekt eines möglicherweise guten Willens existiert; der Streit geht darum, ob dessen Existenz mit der abgeschlossenen Befruchtung oder erst zu einem späteren Zeitpunkt beginnt. Der absolute Wert des guten Willens kann nur in der Weise geachtet und die Grundlagen der Vernunftmoral können nur dadurch gesichert werden, dass wir von der weiter reichenden, wenn auch umstrittenen Annahme ausgehen.

Anmerkungen

1 Überarbeitete Fassung des Vortrags vom 14.–16. Mai 2003 in Berlin.

2 Kant, I. (1785): *Grundlegung zur Metaphysik der Sitten*, Akad.-Ausg. IV, Berlin 1968, 428. Zur Interpretation der Selbstzweckformel vgl. Ricken, F. (1989): *Homo noumenon und homo phaenomenon. Ableitung, Begründung und Anwendbarkeit der Formel von der Menschheit als Zweck an sich selbst*, in: Höffe, O. (Hg.): Grundlegung zur Metaphysik der Sitten. Ein kooperativer Kommentar, Frankfurt a. M., 234–252.

3 Kant 1785, 434.

4 Kant, I. (1797): *Die Metaphysik der Sitten*, Akad.-Ausg. VI, Berlin 1968, 435.

5 Kant 1785, 428.

6 Kant, I. (1790): *Kritik der Urteilskraft*, Akad.-Ausg. V, Berlin 1968, 448.

7 Kant 1785, 435.

8 Wieland, W. (2003): *Pro Potentialitätsargument: Moralfähigkeit als Grundlage von Würde und Lebensschutz*, in: Damschen, G., Schönecker, D. (Hg.): Der moralische Status menschlicher Embryonen. Pro und contra Spezies-, Kontinuums-, Identitäts- und Potentialitätsargument, Berlin, New York, 149–168, 162.

9 Kant 1785, 428.

10 Vgl. Honnefelder, L. (2003): *Pro Kontinuumsargument: Die Begründung des moralischen Status des menschlichen Embryos aus der Kontinuität der Entwicklung des ungeborenen zum geborenen Menschen*, in: Damschen, G., Schönecker, D. (Hg.): Der moralische Status menschlicher Embryonen. Pro und contra Spezies-, Kontinuums-, Identitäts- und Potentialitätsargument, Berlin, New York, 61–81, 75.

11 Kant 1797, 280 f.

12 Vgl. Honnefelder 2003.

13 Habermas, J. (2001): *Die Zukunft der menschlichen Natur. Auf dem Weg zu einer liberalen Eugenik*, Frankfurt a. M., 61.

14 Ibid., 71.

15 Ibid., 74.

16 Ibid., 78.

17 Ibid., 122.

18 Ibid., 59.

19 Ibid., 65.

20 Ibid., 68.

21 Vgl. Kant 1797, 281.

22 Habermas 2001, 59, 61.

23 Habermas, J. (2002): *Replik auf Einwände*, in: Deutsche Zeitschrift für Philosophie 50, 283–298, 295.

24 Kant 1785, 435.

25 Ibid., 407.

26 Kant, I. (1781): *Kritik der reinen Vernunft*, Akademie-Ausgabe IV, Berlin 1968, A 320.

27 Kant 1785, 428.

28 Kant 1797, 434.

29 Kant 1785, 428.

30 Vgl. Ricken, F. (1998): *Ist die Person oder der Mensch Zweck an sich selbst?*, in: Dreyer, M., Fleischhauer, K. (Hg.): Natur und Person im ethischen Disput, Freiburg i. Br., München, 147–168.

31 Schöler , H. (2003): *„Deutschland sollte sich davon nicht abkoppeln": Eizellen aus Stammzellen. Was bedeutet das? Fragen an Hans Schöler*, in: Frankfurter Allgemeine Sonntagszeitung 18, 4.5.2003, 55.

32 Vgl. Birnbacher, D. (1998): *Aussichten eines Klons*, in: Ach, J. S., Brudermüller, G., Runtenberg, C. (Hg.): Hello Dolly? Über das Klonen, Frankfurt a. M., 46–71, 66 f.

33 Vgl. Wilson in: Kass, L. R., Wilson, J. Q. (1998): *The Ethics of Human Cloning*, Washington, D. C., 99.

34 Vgl. Kant 1797, 237.

35 Vgl. Honnefelder, L. (2002): *Bioethik und Menschenbild*, in: Jahrbuch für Wissenschaft und Ethik 7, 34–52, 42.

Jochen Taupitz

Einführung zu den Vorträgen von Professor Brock und Professor Lilie

Im folgenden Tagungsabschnitt soll es in Fortführung der Vormittagssitzung um die *ethische* Bewertung des reproduktiven Klonens gehen. Als Jurist freue ich mich allerdings darüber, dass die Veranstalter den Begriff »Ethik« hier weit fassen und mit dem Vortrag von Herrn Lilie ausdrücklich auch rechtliche Aspekte einbeziehen. In der Tat wird man wohl sagen können, dass Ethik und Recht bei der Suche nach Antworten auf *neue* Fragen und Herausforderungen, wie sie uns die Medizin und Naturwissenschaften immer wieder aufs Neue präsentieren, ganz überwiegend am gleichen Strang ziehen: Sie haben nämlich beide u. a. die Funktion, zur »Vergewisserung« beizutragen, damit aus *übergeordneter* Warte die Frage beantwortet werden kann: Was geschieht hier eigentlich? *Wollen* wir jene *Veränderungen*, die auf individueller und gesellschaftlicher Ebene möglicherweise oder voraussehbarerweise in Folge einer Umsetzung der wissenschaftlichen Ergebnisse eintreten werden – und *dürfen* wir diese Veränderungen *wollen*, *wenn* wir unseren bisherigen Vorstellungen treu bleiben wollen? Aus diesem Blickwinkel wird auch deutlich, warum die Naturwissenschaften Ethik und Recht häufig als Hindernis, als Hemmschuh betrachten. Denn zum einen werden die Forscher durch die Ethik und das Recht gezwungen, zunächst sich selbst, dann aber auch der Gesellschaft *Rechenschaft* darüber abzulegen über das, was sie tun. Man zwingt sie also zum Nachdenken, und das kostet Zeit. Und zum zweiten ist die Blickrichtung von Ethik und Recht – anders als die der naturwissenschaftlichen Forschung – *im Ansatz* insofern *rückwärts* gewandt, als *bisherige* Argumente oder Regeln, die zur Lösung schon in der *Vergangenheit* aufgetretener Fragen und Konflikte verwendet wurden, auf die neuen Fragestellungen übertragen werden. Allerdings – und das ist die Herausforderung, vor die die Naturwissenschaften Recht und Ethik *ihrerseits* stellen – sind diese bisherigen Argumente und Regeln ihrerseits im Angesicht der sich wandelnden naturwissenschaftlichen Ergebnisse auf den Prüfstand zu stellen, sind sie ebenfalls stets von Neuem zu überdenken, ggf. zu modifizieren und zumeist jedenfalls zu verfeinern. Aus diesem Blickwinkel sind nicht nur Ethik und Recht – wie man immer sagt – der Bezugsrahmen für die Naturwissenschaften, sondern auch umgekehrt die Naturwissenschaften ein Bezugsrahmen für Ethik und Recht – ohne dass dies freilich auf ein simples naturalistisches Anpassen von Ethik und Recht an die jeweiligen naturwissenschaftlichen Erkenntnisse hinausliefe.

In dem folgenden ersten Vortrag von Professor Brock soll es um die Sozialverträglichkeit von reproduktiven Klonverfahren gehen, anschließend dann in dem Beitrag von Professor Lilie um das reproduktive Klonen als Humanexperiment. Wenn man der »natürlichen« Entwicklung folgt, ist dies im Grunde eine merkwürdige Reihenfolge. Denn bevor eine neue biomedizinische Methode in die gesellschaftliche Praxis umgesetzt wird, muss sie doch wohl zunächst in einem individuellen und dann in einem kontrollierten klinischen Versuch erprobt werden – das Humanexperiment markiert nicht nur den Übergang von der tierexperimentellen Grundlagenforschung in die Forschung im »Menschenmodell«, sondern damit zugleich den ersten Schritt einer *Anwendung* am Menschen. Die von den Veranstaltern vorgegebene Reihenfolge beruht denn wohl auch in erster Linie darauf, dass die Problematik des *zweiten* Schritts in den Debatten um die ethische und rechtliche Vertretbarkeit des Klonens ganz im Vordergrund steht. In der Tat ist es nicht oder jedenfalls nicht in erster Linie der *einzelne* Klon, der Sorgen bereitet; denn einzelne Missbräuche oder einzelne Unfälle wird man auch mit noch so guten Gesetzen und hochstehenden ethischen Prinzipien nicht in den Griff bekommen. Vielmehr sind es die *Folgen*, die daraus entstehen oder entstehen können, dass Klonierungsverfahren sich zu *gesellschaftlich akzeptierten Verfahren* entwickeln.

Aus diesem Blickwinkel der gesellschaftlichen Akzeptanz richtet sich der Blick aber zunächst doch wieder auf die Naturwissenschaftler: Lässt sich diese Akzeptanz dadurch herbeiführen oder befördern, dass man die beim Klonen im Vordergrund stehende *gezielt herbeigeführte genetische Identität* mehr oder weniger deutlich vermeidet – und zwar zunächst argumentativ unter Hinweis auf die Bedeutung der mitochondrialen DNA in Fällen des Zellkerntransfers, die eine Kennzeichnung des Klons als genetisch »identisch« im Grunde nicht zulässt, oder durch Verweis auf die embryogenetische Interaktion zwischen Embryo und Mutter, die aus dem zunächst genetisch (fast) identischen Wesen spätestens in der Schwangerschaft dann doch ein »einzigartiges« Wesen entstehen lässt? Oder können Bedenken gegen das Klonen jedenfalls dadurch »naturwissenschaftlich« ausgeräumt werden, dass man eine mehr oder weniger deutliche genetische *Manipulation* vornimmt, vielleicht auf diesem Weg gar einen genetischen Zufallsfaktor einbaut? Stehen und fallen die Vorbehalte gegen das Klonen also mit dem Ausmaß der jeweils gezielt herbeigeführten genetischen Identität – obwohl doch sonst immer zu Recht betont wird, dass der Mensch weit mehr ist als die Summe seiner Gene?

Das alles betrifft – wie gesagt – diejenigen, die Klonierungsverfahren durchführen oder durchführen möchten. Aber muss sich der Blick nicht auch auf die Gesellschaft richten, die jedenfalls bei der Steuerung gesellschaftlicher Gefahren mit angesprochen, ja u. U. unmittelbar mitverantwortlich ist? Ist es von seiten einer Gesellschaften legitim, sogleich auf ein umfassendes, gewissermaßen »plattmachendes« Verbot zu setzen, ohne zu prüfen, ob *eigene* Verhaltensänderungen nicht doch zur Gefahrsteuerung ausreichen? Ist es nicht möglicherweise eine von der Gesellschaft anzunehmende *Herausforderung*, nicht nur mit genetischer *Un-*

gleichheit zwischen den Menschen angemessen umzugehen (wie es bezogen auf das Geschlecht oder Krankheiten und Behinderungen der Fall ist oder jedenfalls der Fall sein sollte), sondern auch mit genetischer *Gleichheit*? Ich will damit keineswegs ein Plädoyer für das reproduktive Klonen halten, aber doch immerhin darauf verweisen, dass das Verdikt des Unethischen oder rechtlich nicht Akzeptablen erst am *Ende* einer sorgfältigen Abwägung aller einschlägigen Argumente stehen kann, nicht aber als deren *Ausgangspunkt*.

Aus diesem Blickwinkel können wir gespannt sein, welche Antworten Professor Brock uns auf die Frage geben wird, welche sozialen Folgen die Einführung reproduktiver Klonverfahren (möglicherweise) haben wird und welche Schlussfolgerungen aus dieser Vorhersage zu ziehen sind. Anschließend wird Professor Lilie darlegen, wie solche Humanexperimente zu bewerten sind, die mit der Einführung des reproduktiven Klonens zwangsläufig verbunden sind. »Passen« hier die »klassischen« Kriterien der Forschung »am« Menschen – wo es doch um die *Schaffung* eines Menschen geht? Sind etwa die Kriterien des informed consent und des Nichtschadensprinzips auch hier einschlägig – und *wer* ist es dabei, auf den wir diese Kriterien anzuwenden haben?

Dan W. Brock

Reproduktives Klonen beim Menschen: Einige moralische Fragestellungen[1]

Lassen Sie mich zunächst erläutern, wie ich das Thema verstehe, zu dem ich gebeten wurde, diesen Vortrag zu halten: „Die Sozialverträglichkeit des reproduktiven Klonens beim Menschen". Ich gehe davon aus, dass damit die Frage gemeint ist, in welcher Weise reproduktives Klonen beim Menschen mit wichtigen sozialen und ethischen Werten übereinstimmt oder im Widerspruch zu ihnen steht und welcher signifikante Schaden und Nutzen, sowohl auf individueller als auch auf gesellschaftlicher Ebene, möglicherweise von ihm veruracht werden könnte. Das könnte uns Aufschluss darüber geben, in welcher Weise reproduktives Klonen mit einer bestimmten Gesellschaft und den Werten dieser Gesellschaft in Übereinstimmung steht.

Dieses Thema umfasst mindestens zwei verschiedene Fragestellungen, auf die ich eingehen werde. Zum einen geht es um die Frage, ob reproduktives Klonen grundlegende moralische Rechte oder Menschenrechte verletzen würde oder ob das Verbot des reproduktiven Klonens solche Rechte verletzen würde. Am Ende lautet die Antwort, die ich auf beide Fragen geben werde, „wahrscheinlich nicht". Wenn die Frage aber nicht unter Verweis auf Rechte beantwortet werden kann – wovon ich ausgehe –, müssen wir uns die Frage stellen, welchen wahrscheinlichen Schaden und Nutzen die Praxis hätte – und zwar für den Einzelnen und die Gesellschaft im Allgemeinen. Bevor ich mit einer kurzen Analyse dieser Fragen beginne, möchte ich betonen, dass, unabhängig von der Position, die man in Bezug auf diejenigen Fragen bezieht, über die ich sprechen werde, kein Zweifel besteht, dass jeder Versuch von reproduktivem Klonen beim Menschen zum jetzigen Zeitpunkt ethisch unannehmbare Risiken für den Klon mit sich bringen würde. Es wäre daher falsch, es zu tun; reproduktives Klonen beim Menschen sollte viel mehr ethisch und rechtlich so lange verboten werden, wie es diese unannehmbaren Risiken beinhaltet. Das bedeutet, dass die Fragen, mit denen ich mich befassen werde, nur praktische Relevanz für die Ethik und Politik haben, falls und wenn die Sicherheitsaspekte zufriedenstellend gelöst sind. Ob und wann dies der Fall sein wird, wissen wir indes nicht.

Lassen Sie mich also mit der ersten Frage beginnen, nämlich, ob reproduktives Klonen beim Menschen irgendwelche bedeutenden moralischen oder Menschenrechte verletzen würde. Um diese Frage zu beantworten, müssen wir natürlich zunächst bestimmen, welches Recht möglicherweise verletzt werden könnte. Wenn Sie zum Beispiel die Allgemeine Erklärung der Menschenrechte der Vereinten Nationen betrachten, werden Sie dort kein Recht auf Nichtklonen finden. Somit muss es irgendein anderes Recht sein, dass durch diese Praktiken verletzt werden würde. Ich werde zwei mögliche Antworten in Bezug auf das Recht, das durch Klonen beim Menschen verletzt werden könnte, und die in der Debatte und Literatur zum Klonen gegeben worden sind, untersuchen.

Die erste Antwort geht von der Vorstellung aus, dass Klonen auf die eine oder andere Weise die Einzigartigkeit des Menschen verletzen oder beeinträchtigen könnte. Bezogen auf Rechte würde ein moralisches oder Menschenrecht auf einzigartige Identität verletzt werden. Was ist die relevante Bedeutung der Identität, die durch Klonen verletzt werden würde? Es müsste wahrscheinlich ein Recht auf eine einzigartige genetische Identität sein; das heißt, ein Recht auf ein einzigartiges und nicht wiederholtes Genom. Einige Autoren haben darauf hingewiesen, dass es ein solches Recht nicht geben kann, weil wir nicht davon ausgehen, dass die Existenz von identischen Zwillingen ein solches Recht verletzen würde. Aber ich glaube, dass dies nicht von entscheidender Bedeutung für die Frage ist, weil identische Zwillinge sozusagen von der Natur herbeigeführt werden, während nur individuelle Handlungen des Menschen die Rechte von anderen verletzen können. Und deshalb kann es nur beim Klonen von Menschen jemanden geben, der bewusst eine Person mit dem gleichen Genom wie eine andere Person erzeugt. Die Frage, die wir uns stellen müssen, ist, welche Bedeutung Identität hat, die auf eine glaubwürdige Art und Weise dem entspricht, worauf eine Person das Recht hat, es allein zu besitzen; oder anders formuliert, was ist die besondere Einzigartigkeit, die jeder von uns berechtigterweise bei sich selbst und bei anderen schätzen kann?

Ich denke, die Antwort muss sein, dass es die unterschiedlichen Eigenschaften und Merkmale sind, die jeden Einzelnen qualitativ einzigartig und anders als alle anderen machen. Wird dadurch, dass man das gleiche Genom wie eine andere Person hat, diese einzigartige qualitative Identität beeinträchtigt oder verletzt? Ich glaube, dass es klar sein sollte, dass dies nicht der Fall ist. Nur bei radikalem genetischen Determinismus, laut dem das Genom einer Person alles andere dieser Person absolut und entscheidend bestimmt, würde diese Einzigartigkeit durch den Besitz des gleichen Genoms beeinträchtigt werden. Das heißt, man müsste davon ausgehen, dass das Genom einer Person alle seine nichtgenetischen Merkmale, alle seine phänotypischen Eigenschaften sowie seine gesamte Geschichte oder Biographie bestimmt. Und es gibt natürlich keinen, wie auch immer gearteten Grund, um davon auszugehen, dass all dies durch das Genom bestimmt wird; es gibt keinen Grund anzunehmen, dass jemand, der das gleiche Genom hat wie ein andere Person, dadurch qualitativ identisch mit jener Person ist. Und wir wissen von identischen Zwillingen, dass Personen mit identischen Genomen in jeder der Hinsichten bleiben, die für uns in Bezug auf Einzigartigkeit relevant sind, nämlich den Eigenschaften, die uns als die Personen definieren, die wir sind, und durch die wir uns von anderen unterscheiden. Kein Recht auf einzigartige Identität würde durch Klonen beim Menschen verletzt werden.

Was ist das zweite moralische Recht, das durch Klonen verletzt werden könnte? Ich werde es ein Recht auf Nichtwissen oder auf eine offene Zukunft nennen. Hierbei geht es darum, auf die Vorstellung von Menschen einzugehen, dass ein Klon in gewisser Weise die Freiheit oder Autonomie des Klons beeinträchtigen oder verletzten würde. Hans Jonas hat dies als das Recht auf Nichtwissen bezeichnet. Er behauptete, dass ein späterer Zwilling, der durch Klonen beim Menschen erzeugt wird, zuviel über sich selbst wissen würde oder zumindest davon ausgehen würde, dass er zuviel weiß. Warum ist dies der Fall? Weil es bereits eine andere Person auf der Welt gibt, den früheren Zwilling, der sich auf der Grundlage des gleichen genetischen Ausgangsmaterials bereits für einen Lebensentwurf entschieden hat, eine Entscheidung, die der spätere Zwilling erst in der Zukunft treffen wird. Jonas befürchtete somit, dass der spätere Zwilling den Sinn für menschliche Freiheit verlieren würde und nicht in der Lage wäre, seinen eigenen einzigartigen Lebensentwurf oder seine Zukunft zu bestimmen. Hier geht es darum, ob die Tatsache, dass man das gleiche Genom wie das eines früheren Zwillings hat, die Entscheidungsfreiheit der späteren Zwillinge unangemessen einschränken und zu einem anderen Lebensentwurf führen würde als beim früheren Zwilling. Bevor ich diese Frage beantworte, möchte ich Ihnen zunächst eine andere Darstellung dieser Argumentation anbieten.

Joel Feinberg hat argumentiert, dass Kinder ein Recht auf eine offene Zukunft haben. Hier geht es darum, dass Kinder so aufwachsen sollten, dass sie eine vernünftige Auswahl an Möglichkeiten haben, wenn sie in der Lage sind, autonome Personen zu sein, die ihr eigenes Leben bestimmen und gestalten können. Dies setzt bei den Eltern zum Teil voraus, dass sie ihre Kinder so erziehen, dass ihnen künftige Möglichkeiten und Potentiale, die das Kind ansonsten hätte, nicht unangemessen verschlossen bleiben. Das Ziel sind nicht unbegrenzte Möglichkeiten, die es sowieso nicht geben kann, sondern eine Auswahl an Möglichkeiten offen zu halten, die in der Gesellschaft, in der das Kind aufwächst, angemessen sind, d. h. Möglichkeiten und Potentiale, die diesem Kind eine angemessene Wahl in Bezug auf das Leben bieten, das es für sich gestalten möchte..

Die Frage bei jeder dieser Argumentationsweisen wäre, ob die Existenz eines früheren Zwillings die künftigen Möglichkeiten und Alternativen unangemessen ausschließen würde. Würde die Freiheit des Klons unangemessen eingeschränkt werden? Und auch hier glaube ich, dass die Antwort nein lautet. Klonen kann bestimmte negative psychologische Auswirkungen haben, einschließlich des Gefühls einer eingeschränkten Freiheit und Möglichkeit (auf die ich später zurückkommen werde), aber ich glaube, dass die Wahlmöglichkeiten des späteren Zwillings nicht unangemessen ausgeschlossen würden. Ein Grund dafür ist, dass der spätere Zwilling ein Leben für sich selbst unter ganz anderen Umständen gestalten würde als diejenigen, mit denen der frühere Zwilling konfrontiert war. Der spätere Zwilling würde ein Leben unter ganz anderen familiären Umständen, anderen sozialen Voraussetzungen und in einer anderen historischen Umgebung gestalten, und damit sind die Möglichkeiten des späteren Zwillings unweigerlich ganz andere als die Möglichkeiten, die der frühere Zwilling hatte. Und selbst wenn der spätere Zwilling mit ähnlichen Möglichkeiten wie der frühere Zwilling konfrontiert wäre, würde die Tatsache, dass beide das gleiche Genom haben, die zu treffende Wahl nicht bestimmen. Daraus kann man meiner Meinung nach die Schlussfolgerung ziehen, dass es zweifelhaft ist, ob irgendein Menschenrecht oder moralisches Recht entweder auf einzigartige Identität oder Nichtwissen und eine offene Zukunft durch reproduktives Klonen beim Menschen verletzt werden würde. Damit sind natürlich nicht alle Möglichkeiten erörtert und es gibt sicherlich noch andere moralische oder Menschenrechte, die durch Klonen verletzt werden könnten, aber diese beiden sind die einzigen, die ich in der Kürze der Zeit hier aufgreifen kann.

Ich möchte mich jetzt der Frage der Beziehung zwischen reproduktivem Klonen beim Menschen und Menschenrechten oder moralischen Rechten aus einer anderen Richtung nähern. Gibt es irgendwelche Argumente, die für das Klonen beim Menschen aufgrund von moralischen oder Menschenrechten sprechen? Die einleuchtendste Antwort ist, dass vielleicht das Recht auf reproduktive oder prokreative Freiheit den Zugang zu reproduktivem Klonen beim Menschen unterstützt, unter der Voraussetzung, dass es in einer sicheren Form möglich sein wird. Ein gewisses Recht auf reproduktive Freiheit befindet sich in zahlreichen Abhandlungen über moralische oder Menschenrechte und in vielen Menschenrechtsdokumenten; dies ist auch Teil der moralischen und Rechtssysteme zahlreicher Länder. Der bekannteste Aspekt des Rechts auf reproduktive Freiheit ist das Recht, sich nicht fortzupflanzen. Deshalb denken wir typischerweise, wenn jemand vom Recht auf reproduktive Freiheit spricht, an das Recht auf Schwangerschaftsabbruch oder Empfängnisverhütung, Möglichkeiten, die den Menschen in die Lage versetzen, sich nicht fortzupflanzen, wenn sie sich dazu entscheiden. Eine freiwillige Sterilisation würde diesen negativen Aspekt des Rechts auf reproduktive Freiheit unterstützen, weil auch dadurch Menschen die Möglichkeit bekommen, Reproduktion zu verhindern, wenn sie dies wollen.

Ich denke, wir sollten das Recht auf reproduktive Freiheit auch so verstehen, dass es ein Recht auf Fortpflanzung beinhaltet, wenn man dies möchte, und nicht nur ein Recht auf Nichtfortpflanzung. Es umfasst das Recht auf Anwendung verschiedener assistierter Reproduktionsmethoden, die bei bestimmten Menschen erforderlich sind, um sich erfolgreich fortzupflanzen. Der Zugang zu In-vitro-Fertilisation, Samen- oder Eizellspende und andere Formen assistierter Reproduktion sind somit Teil des Rechts auf reproduktive Freiheit. Ich möchte betonen, dass das Recht auf reproduktive Freiheit, wie ich es hier darstelle und wie es für eine Regierungs- und Rechtspolitik relevant ist, ein negatives Recht ist. Es ist ein Recht auf Nutzung assistierter Reproduktionsmethoden, die von einem dazu bereiten Anbieter zur Verfügung gestellt werden, und zwar ohne Intervention des Staates oder anderer. Ob jemand verpflichtet ist, jemandem assistierte Reproduktionsmethoden zur Verfügung zu stellen, der diese anwenden möchte, sie sich aber nicht leisten kann oder sonstwie keinen Zugang zu ihnen hat, ist eine andere Frage, die eine andere Argumentation erfordert.

Die Schlüsselfrage im Zusammenhang mit moralischen oder Menschenrechten, die *für* Klonen beim Menschen sprechen könnten, ist, ob reproduktives Klonen zu den Reproduktionsmethoden gehören sollte, aus denen Menschen auswählen können. Dies wird zurzeit kontrovers diskutiert. Reproduktives Klonen ist keine weitere Form geschlechtlicher Fortpfanzung und einige betrachten es überhaupt nicht als Reproduktion, sondern eher als eine Produktion von Menschen. Unter diesem Gesichtspunkt sollte es nicht zu den Methoden gehören, die durch das Recht auf reproduktives Klonen geschützt werden. Andererseits glaube ich, dass, wenn wir die Frage stellen, welches fundamentale individuelle Interesse am Zugang zu anderen assistierten Reproduktionsmethoden besteht, es das Interesse an Fortpflanzung bzw. daran, Kinder zu bekommen und aufzuziehen, ist. Und wenn dies das fundamentale Interesse ist, dem das Recht auf reproduktive Freiheit dient, hat es den Anschein, als ob reproduktives Klonen beim Menschen in einigen Fällen diesem Interesse dienen könnte. Wann Klonen jemals für bestimmte Personen zur Verfügung stehen sollte, damit sie sich fortpflanzen können, ist eine andere Frage; doch hat es zumindest den Anschein, als ob Klonen in einigen Fällen dem Interesse, Kinder zu bekommen und aufzuziehen, dienen könnte.

Falls das Recht auf reproduktive Freiheit die Anwendung von reproduktivem Klonen als Teil der Reproduktionsmöglichkeiten umfassen sollte, wird damit unterstellt, dass es zulässig sein sollte. Aber es gibt größere Meinungsverschiedenheiten darüber, ob ein Recht auf reproduktive Freiheit reproduktives Klonen umfassen sollte, und im übrigen wäre ein solches Recht ohnehin nicht absolut. Es könnte durch andere moralische Bedenken aufgehoben werden. Diese Bedenken wären grundsätzlich der potentielle individuelle und soziale Schaden, der durch reproduktives Klonen beim Menschen angerichtet wird, und deshalb befasse ich mich jetzt mit den Formen, die dieser Schaden annehmen könnte.

Ich beginne mit dem potentiellen individuellen Schaden des reproduktiven Klonens beim Menschen. Viele haben argumentiert, dass reproduktives Klonen zu unterschiedlichen Formen von psychologischen Belastungen oder Schäden beim späteren Zwilling führen könnte. Der spätere Zwilling könnte, wenn auch zu Unrecht, das Gefühl haben, dass sein Schicksal im Wesentlichen bereits durch die Entscheidungen seines früheren Zwillings vorbestimmt ist, insbesondere wenn er, wiederum zu Unrecht, an eine bestimmte Form von genetischem Determinismus glaubt. Es könnte ihm schwerfallen, frei und spontan Verantwortung für seinen eigenen Lebensentwurf zu übernehmen. Es ist wichtig, dass, selbst wenn er diese Wahrnehmungen zu Unrecht hat und dies so empfindet, ein tatsächlicher psychologischer Schaden entstehen könnte. Sein Gefühl für Autonomie oder Selbstbestimmung könnte ebenfalls erheblich eingeschränkt werden, falls er, wenn auch zu Unrecht, glaubt, dass seine künftigen Entscheidungen in einer gewissen Weise durch die Existenz seines früheren Zwillings ausgeschlossen werden. Er könnte eine eingeschränkte Wahrnehmung seiner eigenen Einzigartigkeit oder Individualität erfahren, auch wenn er, wie bereits oben erwähnt, dieses Gefühl zu Unrecht hätte. Wenn er schließlich von einem Menschen geklont werden würde, der unter irgendwelchen Aspekten eine außergewöhnliche Person war, könnte er sich unter Druck gesetzt fühlen, die gleichen Fähigkeiten und Leistungen des früheren Zwillings zu erreichen. All dies sind potentielle psychologische Belastungen, die eine Person erfahren könnte, und es gibt zweifellos noch andere, die man erwähnen könnte. Da wir keine Erfahrung mit Klonen beim Menschen haben, sind diese psychologischen Schäden reine Spekulation; mehr können sie zum jetzigen Zeitpunkt auch nicht sein. Welche Schäden durch Klonen beim Menschen verursacht werden könnten, ist eine empirische Frage, die wir jetzt nicht beantworten können. Ich glaube, dass die politische Frage sein sollte, ob diese Schäden eine ausreichende Wahrscheinlichkeit und Schwere aufweisen, die es rechtfertigen würde, reproduktives Klonen nicht zu genehmigen. Vernünftige Menschen werden dem nicht zustimmen, zum Teil in Abhängigkeit davon, ob sie glauben, dass es in der Tat die Vermutung gibt, dass das Recht auf reproduktive Freiheit den Zugang zum reproduktiven Klonen schützen sollte.

Ich möchte auf ein Argument eingehen, das von einigen vorgebracht wurde, um zu bestreiten, dass geklonten Personen Schaden zugefügt werden könnte; ich glaube, dass es ein schlechtes Argument ist. Es beruht auf dem, was als »Nichtidentitäts-Problem« bezeichnet worden ist. Das Problem ist, dass wenn man annimmt, dass solche psychologischen Schäden auftreten, die einzigen Alternativen für den Klon darin bestehen, mit diesen psychologischen Schäden zu leben oder überhaupt nicht zu leben. Einige haben argumentiert, dass er, selbst wenn diese Schäden auftreten, nicht in einer schlechteren Lage ist, wenn er mit ihnen lebt, als wenn er überhaupt nicht leben würde; diese Schäden sind zweifellos nicht so schwer, dass sie ihm das Leben nicht lebenswert machen würden. Und wenn es dem Klon nicht schlechter dadurch geht, dass er lebt, selbst mit diesen psychologischen Belastungen, wird dem Klon nicht Schaden im üblichen Sinne dieses Begriffs zugefügt, und somit ist ihm kein Unrecht geschehen. Dies ist eine komplexe Frage, bei der es auch um unser fundamentales Verständnis von Schaden und Unrecht geht; an dieser Stelle möchte ich nur darauf hinweisen, dass dieses Argument uns nicht zu der Annahme verleiten sollte, dass es keine solchen negativen Auswirkungen des reproduktiven Klonens gibt, die es falsch machen könnten. Selbst wenn der spätere Zwilling mit solchen Belastungen leben könnte, könnte es dennoch moralisch unverantwortlich und falsch sein, den Klon zu erzeugen, wenn er diesen negativen psychologischen Auswirkungen ausgesetzt wäre. Wir sollten also nicht zulassen, dass das Nichtidentitäts-Problem dazu führt, dass wir uns nicht mit den Belastungen auseinandersetzen, die nicht schwer genug sind, um das Leben des Klons, unter Berücksichtigung aller Aspekte, nicht lebenswert zu machen.

Eine weitere Frage in Bezug auf potentielle Schäden des reproduktiven Klonens ist, ob es jemals möglich sein wird nachzuweisen, dass das Klonen für den Klon sicher genug ist, um es anzuwenden. Einige glauben, dass die Risiken der Forschung am Menschen so hoch wären, dass diese Forschung niemals unter ethischen Gesichtspunkten durchgeführt werden könnte. Und wenn wir nicht die erforderlichen Forschungsarbeiten durchführen können, um die Sicherheit des Klonens beim Menschen nachzuweisen, werden wir niemals eine Rechtfertigung für das Klonen beim Menschen erhalten. Ich denke, dass es zumindest zum jetzigen Zeitpunkt ungewiss ist, ob die erforderliche Forschung notwendigerweise auch ethisch unzulässig wäre. Die weitere Erforschung des Klonens bei Tieren, einschließlich Säugetieren, kann und sollte sicherlich durchgeführt werden, bevor irgendwelche Versuche mit reproduktivem Klonen beim Menschen unternommen werden; diese Forschungsarbeiten sollten dazu beitragen, dass die potentiellen Risiken dieses Verfahrens für Menschen genauer bestimmt werden. Ob wir jemals an einen Punkt gelangen werden, wo diese Risiken sowohl ausreichend definiert als auch minimiert sind, um dieses Verfahren annehmbar zu machen, wissen wir zum heutigen Zeitpunkt einfach nicht.

Lassen Sie mich jetzt von den potentiellen Schäden für den einzelnen Klon zu den potentiellen sozialen Schäden des reproduktiven Klonens beim Menschen kommen. Zunächst haben einige Bedenken, dass reproduktives Klonen den Wert von Personen schmälern und den Respekt für menschliches Leben einschränken könnte. Und dies wäre der Fall, so die Argumentation, weil Personen durch Klonen einer Person und Erzeugung einer anderen genetisch identischen Person als ersetzbar betrachtet werden würden. Was dabei nicht gesehen wird, ist die Tatsache, dass es auf der Hand liegt, dass keine Person jemals durch einen späteren Klon mit den gleichen Genen vollständig ersetzt werden kann. Stellen Sie sich nur einmal vor, dass wir Eltern, deren Kind gerade an einer tödlichen Krankheit gestorben ist, mitteilen, dass sie nicht zu trauern brauchen, weil wir das sterbende Kind klonen und durch ein anderes, genetisch identisches Kind ersetzen können. Dies wäre grotesk, weil ihre Beziehung und Sorge und Liebe dem Kind gilt, mit dem sie eine Geschichte und ein Zusammenleben geteilt haben. Ich glaube also nicht, dass das Klonen zu einer Einschränkung des Wertes von Personen führen muss, weil sie als austauschbar betrachtet werden würden. Normale Menschen verstehen sehr wohl, inwiefern Personen nicht ersetzbar sind.

Eine zweite, damit zusammenhängende Befürchtung ist, dass reproduktives Klonen dazu führen könnte, dass die Wertschätzung und der Wert einer Person scheinbar eingeschränkt werden könnte, weil wir dann davon ausgehen könnten, dass es möglich ist, Menschen zu erzeugen oder anzufertigen. Für einige Menschen geht die Alternative dahin, Personen als von Gott gegeben – und für andere, sie als von der Natur gegeben – zu betrachten. Das Problem bei diesen Bedenken ist meiner Meinung nach, dass der moralische Wert oder die moralische Wertschätzung einer Person von ihrer Veranlagung und ihren Fähigkeiten abhängen und nicht von der Art und Weise, wie sie erzeugt wird. Und wir sehen durchaus einen Unterschied zwischen zwei Arten von Wert oder Wertschätzung von Personen – wir können dies als ihren intrinsischen moralischen Wert oder ihre Wertschätzung und ihren unterschiedlichen sozialen oder instrumentalen Wert bezeichnen. Einstein und ein untalentierter Physikstudent haben einen sehr unterschiedlichen Wert als Wissenschaftler, aber sie haben Anrecht auf den gleichen moralischen Wert und Respekt als Personen. Selbst wenn Menschen einfach und kostengünstig durch Klonen erzeugt werden könnten, könnte dies nur ihren sozialen oder instrumentalen Wert beeinträchtigen, aber nicht ihren intrinsischen moralischen Wert oder ihre Wertschätzung.

Eine dritte Sorge ist, dass der Wunsch zu klonen, unerwünschte soziale oder elterliche Verhaltensweisen reflektiert. Ein Kind könnte zum Beispiel nur aufgrund seines Genoms oder zumindest in Bezug auf die erwarteten phänotypischen Expressionen dieses Genoms geschätzt werden. Hier gilt es zu bedenken, dass Kinder als Geschenke und nicht als Erzeugnisse betrachtet werden sollten. Und wir denken oft, dass Produkte, die enttäuschend oder fehlerhaft sind, zurückgegeben werden können und wir dann ein besseres Produkt erhalten. Wir möchten sicherlich nicht, dass diese Art von Einstellung die Beziehungen der Eltern zu ihren Kindern bestimmt. Natürlich haben Eltern Hoffnungen in Bezug auf ihre Kinder und sie setzen zahlreiche Hilfsmittel ein, um zu versuchen, ihre Kinder zu formen und ihnen zu helfen, ein befriedigendes und wertvolles Leben zu führen. Und wir denken in der Regel, dass diese Mittel, sofern sie nicht übertrieben eingesetzt werden, annehmbar und sogar wünschenswert sind. Eltern haben Hoffnungen in Bezug auf ihre Kinder und möchten, dass sie sich auf eine bestimmte Art und Weise entwickeln, aber sie brauchen dafür nicht ihre kompromisslose Liebe und Akzeptanz für ihre Kinder aufzugeben. Dies sind realistische Bedenken, obwohl es eine andere Frage ist, ob diese Bedenken ein rechtliches Verbot des Klonens beim Menschen rechtfertigen. Ich möchte nur hinzufügen, dass in Bezug auf unerwünschte Verhaltensweisen das Klonen von selbst in den meisten Fällen das mit Sicherheit zum Ausdruck bringen würde, was die meisten von uns als übertriebenen und unerwünschten Narzissmus betrachten würden, aber, und ich werde gleich darauf zurückkommen, einige der Gründe für Klonen würden diese Form von Narzissmuss nicht zum Ausdruck bringen.

Eine vierte Befürchtung ist, dass reproduktives Klonen Ressourcen von anderen, wichtigeren sozialen und medizinischen Projekten abzweigen würde. Ich glaube, dass dies ein guter Grund wäre, um keine öffentlichen Mittel zur Unterstützung von Klonen beim Menschen einzusetzen, sofern diese Mittel tatsächlich für wichtigere Ziele und Zwecke eingesetzt werden; denn es gibt sicherlich wichtigere Ziele und Zwecke als reproduktives Klonen. Es scheint andererseits auch keinen Grund zu geben, um privaten Personen oder Institutionen zu verbieten, ihre eigenen Ressourcen für die Erforschung des Klonens beim Menschen oder für das Klonen beim Menschen selbst einzusetzen.

Fünftens haben einige Bedenken dahingehend geäußert, dass reproduktives Klonen kommerzielle Motive in Bezug auf finanziellen Gewinn bei der Reproduktion bewirken könnte und so eine Möglichkeit geschaffen werden könnte, um »Designerkinder« anzustreben. Um dies noch etwas extremer zu formulieren, die Bedenken bestehen in Bezug auf kommerzielle Interessen, die dazu führen würden, dass genetisch zertifizierte und garantierte Embryonen zum Kauf angeboten würden, wobei möglicherweise ein Katalog mit unterschiedlichen Embryonen, geklont von Personen mit unterschiedlichen Talenten, Fähigkeiten und anderen wünschenswerten Eigenschaften, erstellt werden würde. Embryonen, ob geklont oder nicht, sollten nicht zum Kauf oder Verkauf zur Verfügung stehen. Ich denke, hier gibt es einen eindeutigen gesellschaftlichen Konsens in praktisch jedem Land. Aber dies scheint eine andere Frage zu sein als die, ob es geklonte Embryonen geben sollte, die nicht gekauft oder verkauft werden können. Der moralische Konsens in Bezug auf die Ablehnung der Vermarktung von Embryonen, ob geklont oder nicht, zur Verwendung für Reproduktionszwecke könnte gesetzlich verankert werden, unabhängig von der Politik, die am Ende in Bezug auf reproduktives Klonen verfolgt wird.

Weitere Bedenken sind, dass reproduktives Klonen beim Menschen von Regierungen oder anderen Gruppen für unmoralische und ausbeuterische Zwecke missbraucht werden könnte. Viele von uns erinnern sich an die *Schöne Neue Welt* von Aldous Huxley, wo Individuen, wenn auch nicht durch Klonen, so erzeugt wurden, dass sie nur begrenzte Fähigkeiten und Möglichkeiten hatten und dazu bestimmt waren, um niedere Arbeiten, wenn auch glücklich, zu verrichten, die von der Gesellschaft gebraucht werden. Man kann sich auch andere Formen potentieller Ausbeutung des Klonens vorstellen. Dabei würden die Klone nur als Mittel zum Nutzen anderer ausgebeutet werden und der Respekt und die Würde, die ihnen als Personen zukommen, würden verletzt werden. Alle entsprechenden Anwendungen des Klonens wären falsch und sollten verboten werden. Aber wir müssen nicht sämtliches Klonen verbieten, um diese Art von Klonen zu untersagen.

Eine letzte Befürchtung ist, dass reproduktives Klonen bei breiter Anwendung katastrophale Auswirkungen auf den menschlichen Genpool hätte, indem die genetische Diversität verringert wird. Aber dies sind keine realistischen Bedenken. Selbst wenn es verfügbar und sicher wäre, wäre es unwahrscheinlich, dass Klonen weit verbreitet wäre. Die meisten Menschen scheinen mit der üblichen geschlechtlichen Fortpflanzung durchaus zufrieden zu sein; wir haben eher zu viel Fortpflanzung durch übliche geschlechtliche Methoden als zu wenig.

Lassen Sie mich meine kurze Bewertung der potentiellen Schäden des Klonens zusammenfassen. Es gibt sicherlich angemessene und berechtigte Bedenken in Bezug auf Schäden des Klonens, obwohl einige Bedenken unbegründet zu sein scheinen, aber ihre Wahrscheinlichkeit und Schwere ist häufig äußerst ungewiss. Ich möchte deshalb zum Schluss auf den potentiellen Nutzen des reproduktiven Klonens beim Menschen zu sprechen kommen. Gibt es irgendeinen Grund anzunehmen, dass substanzieller Nutzen durch Klonen bewirkt werden könnte? Im Allgemeinen wird meine Antwort nein sein, obwohl es einige begrenzte Anwendungen gibt, bei denen es für einige Menschen wichtig wäre.

Einige haben argumentiert, dass reproduktives Klonen eine bedeutende neue Möglichkeit darstellen könnte, um die Unfruchtbarkeit, die einige Personen zur Zeit erfahren, aufzuheben. Natürlich könnte auch die Adoption für diese Personen eine Möglichkeit darstellen, Kinder zu bekommen, aber reproduktives Klonen könnte den Wunsch von einigen, die durch Unfruchtbarkeit belastet werden, nach biologisch verwandten Kindern befriedigen. Es ist auch argumentiert worden, dass reproduktives Klonen bei Paaren, bei denen einer der Partner eine schwere Erbkrankheit übertragen könnte, Fortpflanzung ohne dieses Risiko ermöglichen könnte. Auch hier muss man darauf hinweisen, dass es andere Möglichkeiten gibt, dieses Risiko zu verhindern, wie etwa die Verwendung von Spenderspermium, Eizellspenden oder genetische Tests. Und Paare, für die diese anderen Praktiken nicht annehmbar sind, um die Übertragung einer Erbkrankheit zu verhüten, dürften kaum Klonen als mögliche Alternative betrachten.

Andere haben auf die Möglichkeit des Klonens eines späteren Zwillings hingewiesen, um eine Person in die Lage zu versetzen, benötigte Organe oder Gewebe zu Transplantationszwecken zu erhalten. Man könnte nur Gewebe oder Organe entnehmen, die mit dem Wohlbefinden, der Gesundheit und dem Leben des Klons selbst kompatibel sind, aber man könnte dann immer noch einwenden, dass ein derartiges Vorgehen den Klon lediglich als Mittel zum Zweck betrachten würde. In den USA hat es Debatten über Paare gegeben, die Kinder bekommen in der Hoffnung, dass sie dadurch einen passenden Knochenmarkspender für ein Kind, das sie bereits haben, erhalten. In einem der bekanntesten Fälle haben die Eltern argumentiert, dass sie das Kind zwar bekommen wollten in der Hoffnung, einen passenden Knochenmarkspender für ihr krankes Kind zu erhalten, dass sie dieses Kind aber lieben und in ihrer Familie genauso wie jedes andere Kind aufnehmen würden, unabhängig davon, ob es ein passender Spender ist oder nicht. Das gleiche könnte für Klonen gelten.

Andere haben auf den Wunsch hingewiesen, den einige Menschen, die ein verstorbenes Kind klonen möchten, zweifellos haben könnten. Der Wunsch, dies zu tun, würde sicherlich auf einem ernsten Missverständnis basieren, aber irgendwie würden sie das Kind wiederbekommen. Nichtsdestotrotz könnte dadurch eine subjektive Zufriedenheit bei Menschen, die dies tun können, entstehen. Einige Menschen setzen sich für Klonen in der Überzeugung ein, dass damit Personen mit großen Talenten oder Eigenschaften dupliziert werden könnten. Auch dies basiert auf einem ernsten Missverständnis in Bezug auf genetischen Determinismus. Die Größe von herausragenden Menschen hat sicherlich zum Teil mit ihrem Genom zu tun, aber auch mit den besonderen sozialen und historischen Umständen, unter denen sie gelebt haben. Und die sozialen Umstände des späteren Klons wären immer anders. Diese und andere potentielle Vorteile des reproduktiven Klonens beim Menschen scheinen zumindest eingeschränkt zu sein.

Ich komme nun zu meiner Schlussfolgerung. Ich möchte noch einmal betonen, dass, unabhängig von der Position, die man zu den von mir kurz erörterten Fragen einnehmen kann, kein Zweifel besteht, dass jeder Versuch von reproduktivem Klonen zum jetzigen Zeitpunkt ethisch unannehmbare Risiken für den Klon hätte, und deshalb nicht genehmigt werden sollte. Reproduktives Klonen wurde umfassend Ende der sechziger Jahre und in den siebziger Jahren von Theologen und einigen Philosophen diskutiert. Grundsätzlich waren die Wissenschaftler damals der Meinung, dass Klonen beim Menschen nicht möglich ist, sondern reine Science Fiction sei. Die Nichtwissenschaftler akzeptierten dies und die Diskussion brach weitgehend ab. Sie kam erst wieder auf, als in den neunziger Jahren Embryonen gespalten wurden, und am intensivsten entwickelte sie sich, nachdem 1997 Dolly geklont wurde.

Ich denke deshalb, dass dem Klonen – selbst sechs Jahre nach dem Klonen von Dolly – bisher keine ernste, ethisch sorgfältige Aufmerksamkeit zugekommen ist. Ich habe heute den Eindruck, dass reproduktives Klonen keinen wesentlichen Nutzen verspricht und auch keine bedeutenden menschlichen Bedürfnisse auf einzigartige Weise befriedigen könnte. Und deshalb sollten wir keinen allzu großen Nutzen vom Klonen erwarten. Andererseits sind viele der moralischen Bedenken, die diesbezüglich geäußert werden, meiner Meinung nach entweder Gegenstand von Missverständnissen oder nicht eindeutig begründet. Viele haben emotionale Reaktionen gegenüber dem Klonen, die nicht immer auf eindeutigen Argumenten beruhen. Ich glaube also nicht, dass es möglich ist, eine eindeutige Position dahingehend einzunehmen, dass reproduktives Klonen beim Menschen verboten oder genehmigt werden sollte. Die erste von zwei Bioethikkommissionen in den USA, die sich mit Klonen befasste, empfahl ein Moratorium in Bezug auf reproduktives Klonen, um weitere öffentliche Debatten und Diskussionen unter den Wissenschaftlern zuzulassen. Der jüngste Council on Bioethics des amerikanischen Präsidenten George W. Bush hat sich für ein Verbot des reproduktiven Klonens ausgesprochen. Und es ist offensichtlich, dass es weitgehende internationale Unterstützung für ein solches Verbot gibt. Ich bin jedoch nicht überzeugt, dass die Gründe, die gegen reproduktives Klonen beim Menschen vorgebracht werden, so stark sind wie sie zur Unterstützung für ein Verbot erforderlich wären.

Anmerkung

1 Die Ansichten, die in diesem Beitrag geäußert werden, sind diejenigen des Verfassers und entsprechen nicht unbedingt der Politik oder Position der US National Institutes of Health, des Public Health Service oder des Department of Health and Human Services.

Hans Lilie

Klonen als Humanexperiment: Forschungsethische und -rechtliche Aspekte

1. Hypothetische Fragestellung?

Dieses Thema erinnert bei erstem Hinsehen ein wenig an Kaffeesatzleserei und erweckt beim Medizinrechtler, der zugleich Strafrechtler ist, Erinnerungen an die Feststellung der hypothetischen Kausalität bei Unterlassungsdelikten.[1] Die Klärung der Frage, wie Humanexperimente zu bewerten sind, die mit der Einführung reproduktiven Klonens zwangsläufig einhergehen, bleibt hypothetisch. Bislang wissen wir wenig über die biologischen Voraussetzungen, die technischen Details und die Auswirkungen für das Individuum und die Gesellschaft, die mit dem reproduktiven Klonen einhergehen könnten. Die Grenzen zwischen dem, „was wir von Natur aus sind, und dem, was wir machen können"[2], beginnen immer mehr zu verschwimmen. Prüft man, ob reproduktives Klonen als Humanexperiment verwirklicht werden könnte, setzt das voraus, dass die gegenwärtig diskutierten biomedizinischen Risiken und sozialen Unwägbarkeiten überwunden sind.[3] Umso dringlicher ist es, in eine Risikoabschätzung einzutreten, bevor die Biowissenschaften so weit sind, dass sie von den theoretischen Vorüberlegungen in die praktische Umsetzung eintreten. Insoweit ist es nur konsequent, dass man vor der möglichen Beherrschung bekannter Techniken die rechtliche und ethische Dimension dieses Handelns prüft.[4]

Cloning belegt auf eindrucksvolle Weise, dass der Diskurs über medizinrechtliche und bioethische Fragen den traditionellen Fächeraufteilungen längst entwachsen und darüber hinaus zu einer internationalen Angelegenheit geworden ist. Während Biorechtler, Philosophen und Theologen im nationalen Diskurs Lösungsansätze suchen, arbeiten Mediziner und Biologen in einem weltweiten Netzwerk von Labors. Der Globalisierung der biomedizinischen Forschung, insbesondere der Zellbiologie, steht ein weit zersplittertes, auch für Fachleute kaum noch überschaubares nationales Recht in den einzelnen Ländern gegenüber.[5] Insbesondere im Bereich des Klonens ist die internationale Rechtslage vielfältig, völlig unterschiedlich entwickelt und gerade in dem gegenwärtigen Stadium in den meisten Ländern einem kaum mehr zuverlässig nachvollziehbaren Gesetzgebungsaktivismus unterworfen. Die rechtliche Vielfalt in den einzelnen Ländern provoziert einen völkerrechtspolitischen Handlungsbedarf.[6] Gerade die immer schnelleren Standortwechsel von biomedizinischer Forschung bergen Gefahren in sich. Je restriktiver die nationale Gesetzgebung entwickelt ist, desto größer wird der Mobilitätsdruck auf einzelne Forscher.[7]

Bereits auf nationaler Ebene sind in den meisten Staaten die Fragen der biomedizinischen Forschung medizinisch, rechtlich und ethisch umstritten.[8] Gesetze und Gesetzgebungsvorschläge sind deshalb häufig geprägt von Formelkompromissen, die eng an gesellschaftliche, politische und religiöse Vorverständnisse gebunden sind. Blickt man über die nationale Ebene hinaus, so führen unterschiedliche einzelstaatliche Konzepte zu einer noch stärkeren Verflechtung der Ansätze und verdunkeln brauchbare Lösungen. Die wirtschaftliche Entwicklung findet in einem weiten Spektrum ethischer Vielfalt der post-postmodernen Gesellschaften statt und ist in deren Abhängigkeiten gefangen. Daher darf es auch nicht verwundern, dass verstärkt Bemühungen wahrnehmbar werden, die oft nationale Sackgasse zu durchbrechen, um durch bestehende oder noch zu schaffende völkerrechtliche Regelungen verbindliche Maßstäbe aufzustellen.[9]

Gegen das reproduktive Klonen wird in erster Linie angeführt, dass die gezielte Schaffung eines Menschen gegen das allgemeine und international anerkannte Konzept der Menschenwürde verstößt.[10] Bevor man sich jedoch auf die schwierige und kaum lösbare Debatte um die Menschenwürde einlässt, liegt es nahe zu untersuchen, ob reproduktives Klonen mit den herkömmlichen forschungsethischen und forschungsrechtlichen Aspekten überhaupt vereinbar ist. Deshalb ist es konsequent, den ersten Schritt vor dem zweiten zu machen und die Frage zu beantworten, ob reproduktives Klonen unter den Prämissen der Deklaration von Helsinki und den damit verbundenen Forschungsprinzipien als Humanexperiment überhaupt vertretbar ist.

2. Internationale Rechtsgrundlagen

Vorläufer und Wegbereiter für eine völkerrechtliche Regelung des biomedizinischen Fortschritts sind die zehn Prinzipien des Nürnberger Kodex, die vom amerikanischen Militärgericht im Zusammenhang mit den Nürnberger Ärzteprozessen deklariert wurden.[11]

Die Deklaration von Helsinki fordert bei der Forschung am Menschen, dass die Sicherheit der betroffenen Personen an erster Stelle steht, indem zwischen Nutzen und Gefahr abzuwägen ist. Das Wohlergehen des Probanden hat Vorrang vor dem Interesse der Wissenschaft und der Gesellschaft.[12] Einwilligung nach Aufklärung ist ein weiteres Prinzip, wobei die Einwilligung für willensunfähige Personen auch vom gesetzlichen Vertreter erteilt werden kann.[13]

Anders als in der Deklaration von Helsinki sprechen eine Reihe internationaler menschenrechtlicher und berufsrechtlicher Regelungen das reproduktive Klonen unmittelbar an.

Dazu ist auf die allgemeine Erklärung der UNESCO über das menschliche Genom und die Menschenrechte hinzuweisen. Diese spricht sich in Art. 11 ausdrücklich gegen reproduktives Klonen aus. Sie postuliert für Forschung am menschlichen Genom den Vorrang der Achtung der Menschenrechte, Grundfreiheiten und der Menschenwürde Einzelner vor der Forschung und deren Anwendung. Auch die Resolution on Cloning der World Medical Association vom November 1997 fordert von Ärzten und anderen Forschern, sich bei reproduktivem Klonen Zurückhaltung aufzuerlegen, bis alle ethischen und rechtlichen Probleme gelöst sind und jede notwendige Kontrolle gesichert ist. An dieser Stelle ließe sich der Katalog der internationalen Regelungen fortsetzen, die sich ausdrücklich gegen reproduktives Klonen wenden. Besonders zu betonen ist das Ringen der Generalversammlung der Vereinten Nationen um eine internationale Konvention gegen reproduktives Klonen.[14]

3. Ausgangslage

Bevor man jedoch die Zulässigkeit des reproduktiven Klonens auf der Grundlage der soeben unvollständig aufgezählten internationalen Konventionen und anderen rechtlichen Regelungen untersuchen will, muss man zunächst die Gründe zusammenfassen, die angeführt werden, um reproduktives Klonen beim Menschen zu rechtfertigen. In einem weiteren Schritt ist sodann zu untersuchen, ob diese Maßnahmen überhaupt als Humanexperiment zu bewerten sind. In einem dritten Schritt sind dann die zwei wesentlichen Voraussetzungen des Humanexperiments auf der Basis der Grundsätze der Deklaration von Helsinki zu überprüfen. Zunächst kurz zusammengefasst zu den Gründen, die das reproduktive Klonen angeblich rechtfertigen sollen.[15]

Ähnlich wie beim therapeutischen Klonen stehen hier zunächst medizinische Bedürfnisse im Vordergrund: Der geklonte Mensch käme als Spender für Organe und Gewebe in Betracht. Erbkrankheiten könnten verstehbar, nachvollziehbar und damit therapierbar werden. Ein häufig zu hörendes weiteres Argument ist, dass, wie durch die Natur, beim Klonen auf künstlichem Weg ebenfalls ein eineiiger Zwilling geschaffen werden kann. Schließlich will man die Möglichkeiten zur Behandlung von Unfruchtbarkeit verbessern oder ein verstorbenes Kind ersetzen.

4. Reproduktives Klonen als Humanexperiment

Nunmehr zu meiner zweiten Frage: Ist reproduktives Klonen überhaupt als Humanexperiment oder möglicherweise als therapeutischer Versuch zu bewerten? Während das Humanexperiment Bestandteil der Forschung ist, ist der therapeutische Versuch bereits der ärztlichen Behandlung zuzuordnen. Er dient möglicherweise gar der Gesundheit der beteiligten Probanden und darf nur unter strikter Abwägung des Verhältnisses von Gefahr und Vorteil erfolgen.

Das Humanexperiment hingegen verlangt von Arzt und Forscher mehr: Dem Experiment fehlt die Legitimation einer Behandlung. Damit wird das grundlegende Prinzip des individuellen Nutzens zugunsten des Gemeinwohls oder wenigstens für einen gruppenspezifischen Nutzen aufgegeben.[16] Diese Verschiebung zwingt den Forscher, die medizinische Vertretbarkeit und die Freiwilligkeit des Probanden selbständig sicherzustellen.

Für die weitere Beurteilung ist noch einmal hervorzuheben, dass das Humanexperiment dadurch charakterisiert wird, dass es an einem individuellen Eigennutzen für den Probanden fehlt.[17] Im Fall des reproduktiven Klonens werfen gerade die Fragen der Eigen- und Fremdnützigkeit besondere Probleme auf. Betrachten wir die Person, die sich klonen lassen will, fällt es auf den ersten Blick schwer, reproduktives Klonen als Humanexperiment einzuordnen, wenn der Klon später etwa Spender für Organe und Gewebe sein soll. Auch im Falle der Behandlung von Unfruchtbarkeit kann man unter dieser Prämisse kaum von Fremdnutzen sprechen. Mittelbar gilt dies auch für die Fälle, in denen man genetische Erbkrankheiten umgehen will. Die Schaffung eines Zwillings dürfte ebenfalls nicht ausschließlich fremdnützig sein. So scheinen auf den ersten Blick die Kriterien des Humanexperiments nicht zuzutreffen, wenn der Proband selbst den Wunsch zum reproduktiven Klonen eben mit eigennützigen Zielen äußert. Ohne seine Nachfrage, ohne sein ausdrückliches Verlangen haben die betroffenen Wissenschaftler gar nicht die Möglichkeit zu klonen. Andererseits ist heute zumindest noch unumstritten, dass der wissenschaftlich-experimentelle Charakter des Vorgangs bei der Bewertung im Vordergrund steht. Würde man für die Beurteilung der Frage, ob reproduktives Klonen ein therapeutischer Versuch oder ein Humanexperiment ist, nur auf den zu Klonenden schauen, würde dies freilich zu einer irrealen Schieflage führen. Diese Sichtweise verdrängt das wesentlich schwerwiegendere Risiko für den Klon. Das muss natürlich die Konsequenz haben, dass der konkrete Nutzen für den zu klonenden Menschen bei der Maßnahme in den Hintergrund tritt. Diese Betrachtungsweise führt dann dazu, dass die Kriterien des Humanexperiments doch dominieren. Hier geht es um die Fortentwicklung der biomedizinischen Wissenschaft. Das ist und bleibt der entscheidende Aspekt, der heute als Begründung für reproduktives Klonen angeführt wird. Damit muss diese Maßnahme als Humanexperiment qualifiziert werden.

Wenn man also auf der Basis dieser Ausführungen dazu kommt, dass reproduktives Klonen, obwohl es nicht ganz eindeutig in diese Kategorie passt, aber im Ergebnis doch als Humanexperiment anzusehen ist, so sind die hierfür erforderlichen Maßstäbe anzulegen.

5. Maßstäbe der Deklaration von Helsinki für ein Humanexperiment

Für das Humanexperiment gelten im Wesentlichen die Zulässigkeitsvoraussetzungen, die auf die revidierte Fassung der Deklaration von Helsinki zurückgehen. Die Prinzipien weisen eine Reihenfolge auf, die gleichzeitig auch ihre Gewichtung betont.[18] An der Spitze steht die wissenschaftliche Vertretbarkeit der Maßnahme, d. h. also der erwartete Fortschritt ist gegen die Gefahr, die dadurch dem Probanden droht, dahin abzuwägen, ob man noch von einer erlaubten Gefährdung sprechen kann. Ein eher paternalistisches Prinzip wird darin gesehen, dass erst nach diesem Kriterium an zweiter Stelle die Voraussetzung des informed consent zu untersuchen ist.[19]

Wesentlich für die Zulässigkeit des Humanexperiments ist das Kriterium der wissenschaftlichen Vertretbarkeit bzw. der erlaubten Gefährdung. Es wird gefordert, dass den betroffenen Personen nur ein angemessenes Verhältnis von Gefahr und Vorteil zugemutet werden darf.[20] Will man dieses Prinzip auf das Humanexperiment des reproduktiven Klonens anwenden, wird eine Schwierigkeit evident, die uns später beim informed consent nochmals beschäftigen muss: Leben und Gesundheit der Person, an der das jeweilige Experiment durchgeführt wird, sind zu beschützen. Es geht also um den alten Grundsatz des „primum nihil nocere“[21]. Dieses Nichtschadensprinzip wird dahingehend interpretiert, dass ein gewisses Maß an Gefahr zulässig ist. Jedoch wird der Versuch dann unzulässig, wenn das Risiko nicht mehr angemessen ist, weil eine schwere Verletzung des Betroffenen droht. Geht das Humanexperiment des reproduktiven Klonens dahin, den Klon als Organspender zu instrumentalisieren, so ist allein schon wegen dieses Prinzips eine unüberwindliche Hürde aufgebaut. Immerhin ist in allgemeinen Grundsätzen festgelegt, „dass die Sorge um die Belange der Versuchsperson stets ausschlaggebend sein muss im Vergleich zu den Interessen der Wissenschaft und der Gesellschaft“[22]. Bei der Prüfung der erlaubten Gefährdung liegt das eigentliche Problem darin, dass das abstrakte allgemeine Wohl mit dem konkreten Risiko für eine bestimmte Person abzuwägen ist.[23] Hier stehen freilich noch immer recht vage Fortschritte der medizinischen Forschung mit den einhergehenden Heilungsinteressen auf der einen Seite. Aber schon der Gedanke, einzelne Menschen zu klonen, führt zu erheblichen Bedenken, weil die Gefahr besteht, diese Technik zur Züchtung, also zu eugenischen Zwecken, einzusetzen.[24] Es ist bis heute nicht geklärt, welchen gesundheitlichen Risiken und möglichen Fehlbildungen der Klon ausgesetzt ist.

Für das reproduktive Klonen kommt es deshalb darauf an, die Grenzlinie für die Hinnahme des Risikos und des Ausmaßes der Gefahren festzulegen, die die Rechtsordnung zu tragen bereit ist. Es können Gefährdungen zugelassen werden, wenn sie im engen Zusammenhang mit dem Interesse des Betroffenen stehen. Entscheidender Maßstab ist dabei ein therapeutischer Gewinn, der dann mit hoher Wahrscheinlichkeit als Ergebnis des reproduktiven Klonens zu erwarten sein muss. Freilich kann die Instrumentalisierung menschlichen Lebens nicht legitimiert werden, wenn die Maßnahme überwiegend fremdnützige Forschung ist.[25] Eine solche Instrumentalisierung läge aber vor, wenn absichtlich und geplant Menschen mit bestimmten Eigenschaften gezüchtet werden sollten, zumal der so geschaffene Klon von vornherein das Risiko der genetischen Schädigung in sich trägt. Vor einem wirklich wissenschaftlichen Hintergrund könnte allenfalls die Schaffung von genetisch identischen Zwillingen akzeptabel bleiben, so dass man – wie bei der natürlichen Zwillingsbildung – genetisch identische Menschen hätte. Aber diese gezielte Zuweisung der gleichen genetischen Vorbestimmung ist der markante Unterschied zur natürlichen Zwillingsbildung. Das kann aber angesichts des Risikos nicht hingenommen werden, weil ein relevanter Fortschritt der Medizin in künstlicher Mehrlingsbildung gerade nicht gesehen werden kann. Isoliert ist dies kein hohes forschungsethisches Ziel. Das bedeutet zugleich, dass die Schaffung auch nur eines Embryos zum ausschließlichen Zweck, als Organspender eingesetzt zu werden, die Belange dieses Embryos in einem so elementaren Bereich verletze, dass diese Maßnahmen nicht durch die Interessen der Wissenschaft und Gesellschaft zu rechtfertigen sind.

Ein weiteres wichtiges Element kommt hinzu. Reproduktives Klonen setzt befruchtungsfähige Eizellen voraus. Nach dem gegenwärtigen Kenntnisstand sind für erfolgreiche Klonverfahren eine große Anzahl von Eizellen notwendig, um zu einer erfolgreichen Klonierung zu kommen. Aus Tierversuchen wurde berichtet, dass zwischen dreißig und einhundert Eizellen notwendig waren. Dazu wären bei vielen Frauen Hyperstimulationen der Ovarien unabdingbar. Es wird befürchtet, dass unterprivilegierte Frauen zur Eizellengewinnung instrumentalisiert würden.[26] Bei einer Abwägung müsste dieser Aspekt als zentrales Argument berücksichtigt werden. Eine so weitgehende Instrumentalisierung von Frauen im reproduktionsfähigen Alter ist ebenfalls nicht durch die Interessen von Wissenschaft und Gesellschaft hinzunehmen.

Teilweise wird versucht, die Problematik der Risiko-Nutzen-Abwägung des reproduktiven Klonens als Humanexperiment dadurch zu vermeiden, dass nach der Klonierung und Implantation eine Pränataldiagnostik als Lösung des Konflikts vorgenommen wird. Im Falle einer diagnostizierten Fehlentwicklung könnte ein Schwangerschaftsabbruch die Geburt dieses Menschen verhindern.

Eine solche Lösung ist jedoch tiefgreifenden Bedenken ausgesetzt. Ähnlich wie in der Debatte um den Fetozid nach einer Sterilitätsbehandlung geht es hier um die Frage, ob ein solcher Abbruch von vornherein Bestandteil der Behandlungsstrategie sein dürfte. Wie beim Fetozid geht man sehenden Auges eine Gefährdung für werdendes Leben ein, hält sich aber mittels des Schwangerschaftsabbruchs einen Notausgang offen. Tatsächlich weist ein Schwangerschaftsabbruch nach reproduktivem Klonen besondere Probleme auf. Als Humanexperiment setzt reproduktives Klonen eine umfassende Aufklärung voraus.

Nach einer gründlichen und umfangreichen Aufklärung sind alle vom Cloning Betroffenen über das Risiko bis ins letzte Detail informiert. Damit sind sie auch über die Tatsache aufgeklärt, dass der Klon von vornherein ein ungleich höheres Risiko einer Behinderung wegen zu erwartender Genschäden trägt. Somit erscheint es unerträglich, den Ausweg über den Schwangerschaftsabbruch von vornherein mit einzukalkulieren. Hier könnte der Grundgedanke der Provokation bzw. der actio illicita in causa tragen. Geht doch die actio illicita in causa von dem Gedanken aus, dass dem Provokateur im Augenblick der Verteidigungshandlung der Schutz etwa der Notwehrvorschrift des § 32 StGB zu versagen ist, weil nur so der bestehende Gefährdungszusammenhang zwischen dem eingetretenen Ergebnis und der vorangegangenen Provokation zutreffend erfasst werden könne.[27] Schließlich muss in die Gesamtwürdigung mit einbezogen werden, dass die Betroffenen die Gefahr selbst verursacht haben.

Nicht viel anders ist der Gedanke in § 35 Abs. 1 Satz 2 StGB formuliert, wonach es dem Betroffenen genommen ist, eine Gefahr für Leben und Leib von sich oder einer ihm nahe stehenden Person abzuwenden, wenn er die Gefahr selbst verursacht hat, so dass ihm zugemutet werden kann, die Gefahr hinzunehmen. Schließlich muss der Gedanke der Verwirkung bzw. des Verbots des venire contra factum proprium herangezogen werden. Letztendlich geht es hier also um die Prinzipien eines Rechtsmissbrauchs, wobei der Gedanke des individuellen Rechtsmissbrauchs tragen könnte.

Deshalb ist beim reproduktiven Klonen der Ausweg über den Schwangerschaftsabbruch verschlossen, so dass die Risiko-Nutzen-Abwägung nicht zugunsten des Klonens korrigiert werden kann.

Somit spricht an sich schon die Risiko-Nutzen-Abwägung gegen die Zulässigkeit des reproduktiven Klonens als Humanexperiment. Dennoch sollen die Fragen des informed consent angesprochen werden.

Die Probanden beim Humanexperiment müssen in der Lage sein, den konkreten Sachverhalt zu verstehen, und dies insbesondere im Hinblick auf das Ziel des jeweiligen Forschungsvorhabens. Die konkreten Verfahren und Beeinträchtigungen muss der Betroffene ebenso abschätzen können wie die Risiken, auf die er sich einlässt, und die möglichen Folgen. Auf der Grundlage umfassender Information braucht der Proband ein Verständnis, das ihm ermöglicht, den eigenen Willen eigenständig zu bilden und zu äußern.[28] Möglicherweise vergleichbare Maßstäbe im Rahmen einer gesetzlich normierten Einwilligung finden sich inzwischen in § 8 Abs. 2 des deutschen Transplantationsgesetzes im Zusammenhang mit der Lebendspende. Ähnlich wie beim Humanexperiment dient auch die Lebendspende niemals dem Spender unmittelbar selbst. Für ihn ist der Eingriff zumindest körperlich immer mit erheblichen Nachteilen, Gefahren und Risiken verbunden. Diese Parallele macht es möglich, für die Aufklärungs- und Einwilligungsvoraussetzungen eine entsprechende Anwendung von § 8 Abs. 2 des Transplantationsgesetzes zu postulieren. Auf das Humanexperiment bezogen, bedeutet das: Der Proband muss über die „Art des Eingriffs, den Umfang und mögliche, auch mittelbare Folgen und Spätfolgen für seine Gesundheit sowie über die zu erwartende

Erfolgsaussicht der Maßnahme und sonstige Umstände, denen er erkennbar eine Bedeutung [...] beimißt", aufgeklärt werden.

Versucht man nun, die Voraussetzungen des informed consent auf die Fälle des reproduktiven Klonens anzuwenden, so müsste man zunächst den Klon betrachten. Dieser, da er noch nicht existiert, ist nicht in der Lage, selbst einzuwilligen. Man könnte erwägen, die Grundsätze der stellvertretenden Einwilligung anzuwenden. Als Stellvertreter käme zunächst allenfalls der zu Klonende in Betracht. Dieser ist jedoch wegen des bestehenden Interessenkonflikts insbesondere bei einseitiger Interessenlage von der Vertretung von vornherein ausgeschlossen. Aber auch der zu Klonende kann nicht aus eigenem Recht in eine solche Maßnahme einwilligen. Es geht eben nicht nur um seine eigenen Interessen und Rechtsgüter, die zur Debatte stehen, sondern beim reproduktiven Klonen sind stets auch die Interessen des Klons in diese Maßnahme mit einbezogen. Damit scheitert die rechtliche Zulässigkeit des reproduktiven Klonens als Humanexperiment jedenfalls spätestens an der Einwilligung.

6. Ergebnis

Reproduktives Klonen könnte allenfalls als Humanexperiment zu bewerten sein. Freilich stehen zentrale forschungsethische und forschungsrechtliche Aspekte einer Zulässigkeit entgegen. Insbesondere steht die zu erwartende Gefährdung außerhalb jeder Relation hinsichtlich des zu erwartenden Vorteils durch diese Form der Forschung. Die Voraussetzungen des informed consent sind beim reproduktiven Klonen nicht erfüllbar. Damit verstößt diese Maßnahme gegen alle Voraussetzungen der Deklaration von Helsinki und ist schon auf dieser Basis abzulehnen, ohne von Anfang an das umstrittene Würdeargument einzusetzen.

Anmerkungen

1 Tanner, K. (2002): *Das Ende der Enthaltsamkeit,* in: Zeitschrift für Evangelische Ethik 46, 2, 144.

2 Ibid.

3 Gordijn, B. (1999): *Das Klonen von Menschen,* in: Ethik in der Medizin 11, 16.

4 Ibid; Taupitz, J. (2002a): *Embryonenforschung zwischen wissenschaftlicher Freiheit und rechtlicher Verantwortung,* in: Kress, H., Racké, K. (Hg.) (2002): Medizin an den Grenzen des Lebens. Lebensbeginn und Lebensende in der biomedizinischen Kontroverse, Münster u. a., 17 ff.

5 Einen Überblick über die Lage in Europa bei Lilie, H., Mandla, C., in: Beyleveld, D., Frazer, D., Lilie, H., Mandla, C. (2003): *The Regulation of Embryo Research in Europe,* in: Solter, D. et. al (2003) (ed.): Human Embryo Research in Pluralistic Europe, Europäische Akademie

Ahrweiler; für die deutsche Diskussion vgl. in diesem Band Rosenau, H. (2003): *Reproduktives und therapeutisches Klonen aus juristischer Sicht*; jüngst Neidert, R. (2002): *Das überschätzte Embryonenschutzgesetz*, in: Zeitschrift für Rechtspolitik, 467 ff.; für die deutsche Diskussion vgl. Rosenau, H. u. a. (Hg.) (2003): *Strafrecht – Biorecht – Rechtsphilosophie.* Festschrift für Hans-Ludwig Schreiber zum 70. Geburtstag, Heidelberg, 761 und Lilie, H. (2003): *Biorecht und Politik am Beispiel der internationalen Stammzelldiskussion,* in: Festschrift für Hans-Ludwig Schreiber, 729-730 m. w. zahlreichen Nachweisen, 729; Spickhoff, A.: *Der Schutz von Embryo und Stammzelle im internationalen Straf- und Privatrecht,* 881.

6 Bodendieck, F., Nowrot, K. (1999): *Bioethik und Völkerrecht,* in: Archiv des Völkerrechts 37, 209, mit umfangreichen weiteren Nachweisen.

7 Taupitz, J. (2002b): *Biomedizinische Forschung zwischen Freiheit und Verantwortung,* Heidelberg u. a., 1; Lilie, H. (2003). *Entwurf eines Zusatzprotokolls Übereinkommen über Menschenrechte und Biomedizin über biomedizinische Forschung,* Comité directeur pour la bioéthique (CDBI/INF) (2001) 5, abgedruckt in Taupitz, J. 2002b, ibid., 197 f. (deutsche Übersetzung Präambel).

8 Siehe hierzu die einzelnen Landesberichte, in: Deutsch, E., Taupitz, J. (Hg.) (1999): *Forschungsfreiheit und Forschungskontrolle in der Medizin. Zur geplanten Revision der Deklaration von Helsinki,* Heidelberg u. a.

9 Bodendiek, F., Nowrot, K. 1999, 178.

10 Rubin, B., Gratwohl, A. A., Reiter-Theil, S. (2003): *Stammzellforschung,* in: Onkologie 9, 128-139; Joerden, J. C. (2002): *Perspektiven der Stammzellforschung und Grundlagen für deren rechtliche Regulierung,* in: Jahrbuch für Recht und Ethik 10, 113.

11 Deutsch, E.: *Das nichttherapeutische Experiment am Menschen – Nationale und internationale Grundsätze,* in: Niedersächsisches Ärzteblatt 83, 303; Radan, W. C., Losch, B. (2000): *Biomedizinische Humanexperimente mit Einwilligungsunfähigen,* in: Archiv für Rechts- und Sozialphilosophie 86, 423–424.

12 Deutsch, E. (2001): *Klinische Forschung International: Die Deklaration von Helsinki des Weltärztebundes in neuem Gewand,* in: Neue Juristische Wochenschrift, 857–860.

13 Deutsch, E., Spickhoff, A. (2003): *Medizinrecht. Arztrecht, Arzneimittelrecht, Medizinproduktrecht und Transfusionsrecht,* Heidelberg u. a., Rdn. 660; Deutsch, E. 2001, ibid., 857.

14 Lilie, H. 2003, 729–740.

15 Taupitz, J. (2002): *Therapeutisches und reproduktives Klonen aus juristischer Sicht,* in: Zeitschrift für ärztliche Fortbildung und Qualitätssicherung 96, 449–455; Bernat, E. (2002): *A Human Right to Reproduce Non-Coitally?,* in: Law Review 21, 1, 20 ff.; Gordijn, B. (1999): *Das Klonen von Menschen,* in: Ethik in der Medizin 11, 12–34.

16 Lilie, H. (1999): *Forschung am Menschen in Deutschland – Rechtsgrundlagen und Rechtsentwicklung,* in: Lippert, H.-D., Eisenmenger, W. (Hg.) (1999): Forschung am Menschen. Der Schutz des Menschen – die Freiheit des Forschers, in: Medizinrecht 3.

17 Taupitz, J. (2002) (Hg.): *Das Menschenrechtsübereinkommen zur Biomedizin des Europarates – taugliches Vorbild für eine weltweit geltende Regelung?,* Berlin, 413.

18 Deutsch, E. 2001, 858.

19 Ibid.

20 Deutsch, E., Spickhoff, A. 2003, Rdn. 683.

21 Deutsch, E. (s. Anm. 11), 306.

22 Revidierte Deklaration von Helsinki, Allgemeine Grundsätze 5.

23 Schreiber, H.-L. (1982): *Juristische des therapeutischen Versuchs am Menschen*, in: Medizin und Gesellschaft. Ethische Verantwortung und ärztliches Handeln, Stuttgart, 185–186; Lilie, H. 1999, in: Lippert, H.-D., Eisenmenger, W. (Hg.) 1999, 4–5.

24 Gordijn, B. 1999, 23–24.

25 Näher dazu Joerden, J. C. (1999): *Wessen Rechte werden durch das Klonen möglicherweise beeinträchtigt?*, in: Jahrbuch für Recht und Ethik 7, 79 ff.

26 Biotech Bulletin 10, Council for Biotechnology Police, www.clonininformation.org.

27 Neumann, U. (1985): *Zurechnung und »Vorverschulden«*, Berlin, 148.

28 Zum Rationalitätsbegriff in diesem Zusammenhang s. Amelung, K. (1999): *Einwilligungsfähigkeit und Rationalität*, in: Juristische Rundschau 45 (47).

Klonierung als Methode in der biowissenschaftlichen Forschung

Rudolf Jaenisch

Die Biologie des Kerntransfers und das Potential geklonter embryonaler Stammzellen: Implikationen für die Transplantationstherapie[1]

Zusammenfassung

Es besteht allmählich Konsens, dass somatischer Zellkerntransfer (SCNT) zum Zwecke der Erzeugung eines Kindes (auch »reproduktives Klonen« genannt) sowohl aus moralischen als auch aus wissenschaftlichen Gründen nicht annehmbar ist. Im Gegensatz dazu bleibt SCNT mit dem Ziel der Erzeugung von embryonalen Stammzelllinien (»therapeutisches Klonen«) eine kontroverse Frage. Obwohl therapeutisches Klonen neue Behandlungsmöglichkeiten für eine Reihe von degenerativen Erkrankungen verspricht, ist es für viele nicht annehmbar, weil die Gewinnung einer embryonalen Stammzelllinie aus dem geklonten Embryo (eine wesentliche Stufe in diesem Prozess) notwendigerweise zum Verlust eines Embryos und damit zu Vernichtung von potentiellem menschlichen Leben führt.

In diesem Beitrag werde ich hauptsächlich auf zwei Argumente eingehen, die auf verfügbaren wissenschaftlichen Nachweisen basieren. 1) Im Gegensatz zu einem Embryo, der durch In-vitro-Fertilisation (IVF) gewonnen wird, hat ein geklonter Embryo kaum ein oder gar kein Potential, sich jemals zu einem normalen Menschen zu entwickeln. Dies ist dadurch bedingt, dass das Klonen durch Kerntransfer, durch Umgehung der normalen Prozesse der Gametogenese und Fertilisation, die angemessene Reprogrammierung des Genoms des Klons verhindert, die eine Voraussetzung für die Entwicklung eines Embryos zu einem normalen Individuum ist. Es ist unwahrscheinlich, dass diese biologischen Hindernisse in Bezug auf normale Entwicklung in der nächsten Zukunft überwunden werden können. Aus der Sicht eines Biologen hat der geklonte menschliche Embryo, der für die Gewinnung von embryonalen Stammzellen und die anschließende Therapie eines entsprechenden Patienten verwendet wird, *ein geringes, wenn überhaupt, ein Potential*, ein normales menschliches Leben zu erzeugen. 2) Embryonale Stammzellen, die aus einem geklonten Embryo entwickelt werden, unterscheiden sich funktionell nicht von denjenigen, die aus Embryonen erzeugt werden, die durch In-vitro-Fertilisation (IVF) gewonnen werden. Beide Arten von embryonalen Stammzellen haben ein *identisches Potential*, um als Quelle für therapeutisch nützliche Zellen zu dienen.

Es ist von entscheidender Bedeutung, dass die derzeitige Debatte über die mögliche therapeutische Anwendung von SCNT auf biologischen Fakten basiert. Das Ziel dieses Beitrags ist, eine entsprechende Grundlage bereitzustellen und eine rationalere Diskussion zu fördern, die auf wissenschaftlichen Nachweisen aufbaut und nicht auf Fehldeutungen oder fehlerhaften Darstellungen der verfügbaren wissenschaftlichen Daten.

I. Einführung

Es ist wichtig, zwischen »reproduktivem Klonen« und »Kerntransplantationstherapie« (auch »SCNT« oder »therapeutisches Klonen« genannt) zu unterscheiden. Beim reproduktiven Klonen wird ein geklonter Embryo durch Transfer eines somatischen Kerns in eine enukleierte Eizelle, mit dem Ziel, ein geklontes Individuum zu erzeugen, gewonnen. Im Gegensatz dazu ist der Zweck der Kerntransplantationstherapie die Erzeugung einer embryonalen Stammzelllinie (auch als »ntES-Zellen« bezeichnet), die auf die Bedürfnisse eines Patienten, der als Kernspender gedient hat, „abgestimmt" ist. Die ntES-Zellen könnten als Quelle für funktionelle Zellen dienen, die sich für die Behandlung einer zugrunde liegenden Krankheit durch Transplantation eignen.

Es gibt inzwischen Erfahrungen aus dem Klonen von sieben verschiedenen Säugetierarten, die für die drei wichtigsten Fragen in der öffentlichen Debatte relevant sind: 1) Wäre ein geklonter menschlicher Embryo »normal«? 2) Könnten die Probleme, die zur Zeit im Zusammenhang mit dem Klonen gesehen werden, in der nächsten Zukunft gelöst werden? 3) Würden ES-Zellen, die von einem geklonten Menschen gewonnen werden, »normal« und von Nutzen für zelltherapeutische Zwecke sein? Die Argumente, die in diesem Beitrag angeführt werden, basieren strikt auf molekularen und biologischen Nachweisen, die hauptsächlich bei Mäusen gewonnen wurden. Ich werde nicht versuchen, die Klonliteratur zu kommentieren, sondern beziehe mich lediglich auf ausgewählte Beiträge zu geklonten Mäusen. Die relevante Literatur zum Klonen von Säugetieren kann in vor kurzem veröffentlichen Reviews eingesehen werden.[2] Der Inhalt dieses Artikels basiert vollständig auf einem Review, der vom President's Council on Bioethics in Auftrag gegeben wurde.[3]

II. Die meisten Klontiere sterben oder werden mit Anomalien geboren

Die meisten geklonten Säugetiere, die durch Kerntransfer (NT) erzeugt werden, sterben während der Trächtigkeit und diejenigen, die bis zur Geburt überleben, weisen häufig das »Large Offspring Syndrome« auf, einen neonatalen Phänotyp, der durch Atemwegs- und Stoffwechselanomalien sowie eine vergrößerte und funktionsgestörte Plazenta charakterisiert ist.[4] Damit ein Zellkern des Spenders die Entwicklung eines Klons aufrecht erhalten kann, muss er in einen Zustand reprogrammiert werden, der mit der embryonalen Entwicklung kompatibel ist. Der transferierte Kern muss Gene, die für die frühe embryonale Entwicklung wichtig sind, angemessen aktivieren und differenzierungsassoziierte Gene, die in der ursprünglichen Spenderzelle transkribiert sind, ausschalten. Unangemessene »Reprogrammierung« des Spenderkerns ist aller Wahrscheinlichkeit nach der wichtigste Grund für die Nichtentwicklung von Klonen.[5] Da nur wenige Klone bis zur Geburt überleben, bleibt die Frage, ob überlebende Klone absolut normal sind oder ob sie nur die am wenigsten betroffenen Tiere sind, die sich bis zu einem Erwachsenenstadium entwickeln, obwohl sie Anomalien aufweisen, die auf fehlerhafte Reprogrammierung zurückzuführen sind, aber nicht ernst genug sind, um das Überleben bis zur Geburt oder danach zu beeinträchtigen.

III. Reprogrammierung des Genoms während der normalen Entwicklung und nach Kerntransfer

Der grundlegende Unterschied zwischen Kerntransfer und normaler Befruchtung ist, dass der Kern, der beim Kerntransfer verwendet wird, von einer somatischen (Körper-)Zelle stammt, die nicht den Differenzierungsprozess durchlaufen hat, der erforderlich ist, um eine Eizelle und ein Spermium zu erzeugen. Kerntransfer beinhaltet die Transplantation eines somatischen Kerns in eine Oozyte, aus der der Kern entfernt worden ist. Die Gene im somatischen Zellkern sind jedoch nicht im gleichen Zustand wie diejenigen in der befruchteten Eizelle, weil die Kerntransplantation den komplexen Prozess der Ei- und Spermienreifung, bei der es zu einer umfassenden »Reprogrammierung« des Genoms kommt, umgeht – ein Prozess, bei dem zahlreiche Gene ausgeschaltet oder angeschaltet werden. Die Reprogrammierung während der Gametogenese bereitet das Genom der zwei reifen Gameten vor und versetzt sie, wenn sie sich bei der Befruchtung verbinden, in die Lage, das genetische Programm, das dafür sorgt, dass normale embryonale Entwicklung stattfindet ordnungsgemäß zu aktivieren (Abbildung 1a). Diese Reprogrammierung des Genoms beginnt mit der Gastrulation, wenn primordiale Keimzellen (PGC) gebildet werden, und setzt sich während der Differenzierung zu reifen Gameten fort, wodurch es zu einer radikal anderen Chromatinkonfiguration des Spermiums und der Oozyte kommt.[6]

Experimente haben gezeigt, dass uniparentale Embryonen (Embryonen, deren Genome ausschließlich nur vom maternalen oder paternalen Elter gewonnen werden) sich nicht normal entwickeln. Uniparentale Embryonen erscheinen zunächst normal; sie steuern die Furchung (frühe Entwicklung zum Blastozystenstadium), trotz erheblicher Unterschiede in Bezug auf ihre epigenetische Organisation.[7] Uniparentale Embryonen sterben jedoch bald nach der Einnistung des Embryos in die Uteruswand ab, was darauf hindeutet, dass beide parentale Genome erforderlich sind und einander funktionell ab dieser späteren Stufe der Embryogenese ergänzen. Die unterschiedliche epigenetische Organisation der beiden Genome ist möglicherweise von entscheidender Bedeutung, um eine normale Entwicklung zu bewirken. Darüber hinaus konnte nachgewiesen werden, dass die gestörte Expression so genannter »imprimierter« (imprinted) Gene eine bedeutende Ursache für das Versagen der Embryonen darstellt.[8]

Damit geklonte Embryonen ihre Entwicklung abschließen können, müssen Gene, die normalerweise während der Embryogenese exprimiert werden, aber in der somatischen Spenderzelle nicht aktiv sind, reaktiviert werden. Dieser komplexe Prozess der epigenetischen Remodellierung (d. h. der Rekonfiguration des Genoms durch An- und Ausschalten spezifischer Gene), die in der normalen Entwicklung während der Gametogenese stattfindet, gewährleistet, dass das Genom der Zygote die frühe embryonale Genexpression zuverlässig aktivieren kann (Abbildung 1a).[9] In einem geklonten Embryo muss die Reprogrammierung, die bei normaler Gametogenese Monate bis Jahre bis zur Vervollständigung braucht, in einem zellulären Kontext stattfinden, der sich radikal von der Gametogenese unterscheidet. Sie muss ausserdem innerhalb eines kurzen Zeitintervalls (wahrscheinlich innerhalb von Stunden) zwischen dem Transfer des Spenderkerns in das Ei und dem Zeitpunkt erfolgen, zu dem die zygotische Transkription für die weitere Entwicklung erforderlich wird. Angesichts dieser radikal anderen Bedingungen, kann man ein Spektrum möglicher Ausgänge des Reprogrammierungsprozesses in Erwägung ziehen, von (i) keiner Reprogrammierung des Genoms, mit sofortigem Tod des NT-Embryos bis zu (ii) partieller Reprogrammierung mit anfänglichem Überleben der Klone, aber mit anormalem Phänotyp und/oder Letalität auf verschiedenen Stufen der Entwicklung; und (iii) zuverlässiger Reprogrammierung mit völlig normalen Tieren (Abbildung 1b). Die Phänotypen, die in den vergangenen fünf Jahren an geklonten Embryonen und Neugeborenen beobachtet wurden, deuten darauf hin, dass eine vollständige Reprogrammierung die Ausnahme ist, sofern sie überhaupt eintritt.

IV. Die Entwicklung von Klonen hängt vom Differenzierungszustand des Spenderkerns ab

Die meisten geklonten Embryonen versagen in einem frühen Stadium der embryonalen Entwicklung, kurz nach der Einnistung in die Uteruswand.[10] Diejenigen, die bis zur Geburt weiterleben, weisen unabhängig von der Spenderzellart häufig allgemeine Anomalien auf (Tabelle 1). Neben Symptomen, die als »Large Offspring Syndrome« bezeichnet werden, leiden neugeborene Klone häufig unter Atembeschwerden sowie Nieren-, Leber-, Herz- oder Gehirndefekten.[11] Die Anomalien, die für Klontiere charakteristisch sind, werden jedoch nicht auf ihre Nachkommen vererbt,[12] was darauf hindeutet, dass epigenetische Abberationen (d. h. Versagen der Genomreprogrammierung) eher die Ursache sind als genetische Abberationen (Änderungen in den Sequenzen innerhalb der DNA).

Die Effizienz der Erzeugung von geklonten Tieren wird erheblich durch den Differenzierungszustand des Spenderkerns beeinflusst (Tabelle 1). Bei der Maus entwickeln sich z. B. nur 1–3% der geklonten Blastozysten, die von somatischen Spenderkernen erzeugt werden, d. h. diejenigen, die aus Fibroblasten oder Cumuluszellen gewonnen werden, zu erwachsenen Klontieren (s. Anm. 10). In bestimmten Fällen, wie etwa bei Verwendung von terminal differenzierten B- oder T-Zellen als Kernspender, ist die Effizienz des Klonens so gering, dass eine direkte Erzeugung von geklonten Tieren ausgeschlossen ist.[13] In absolutem Gegensatz zu diesen Beispielen ist das Klonen mit Spenderkernen, die aus embryonalen Stammzellen (ES-Zellen) gewonnen werden, signifikant effizienter (zwischen 15% und 30%, Tabelle 1). Diese Korrelation zum Differenzierungszustand deutet darauf hin, dass embryonale Kerne eine geringere Reprogrammierung ihres Genoms erfordern, offenbar weil die Gene, die für die embryonale Entwicklung von wesentlicher Bedeutung sind, bereits aktiv sind und nicht reprogrammiert werden müssen. Der Kern einer embryonalen Zelle, wie etwa einer embryonalen Stammzelle, kann die gleiche hohe Effizienz haben, um postnatale Mäuse nach Kerntransfer zu erzeugen, wie der Kern, der aus einer vor kurzem befruchteten Eizelle erzeugt wird (Tabelle 1, siehe auch Abbildung 4). Dennoch sind die meisten, wenn nicht sogar alle Mäuse, die aus ES-Zellspenderkernen geklont wurden, im Gegensatz zu Mäusen, die nach natürlicher Befruchtung aus der Zygote gewonnen wurden, anormal, was andeutet, dass der Prozess der Gametogenese (Entwicklung von Spermium und Eizelle) und die Befruchtung den Zygotenzellkern mit der Fähigkeit versehen, sich direkt *normal* zu entwickeln. Zusammenfassend kann darauf hingewiesen werden, dass diese Erkenntnisse zeigen, dass das Potential eines Zellkerns zur Erzeugung eines normalen Embryos im Laufe der Entwicklung zunehmend verloren geht.

V. Erwachsene Klontiere: Wie normal sind sie?

Die Beobachtung, dass scheinbar gesunde erwachsene Klontiere (wenn auch mit niedriger Effizienz) in sieben Säugetierarten erzeugt worden sind, wird von einigen als Rechtfertigung für den Versuch des Klonens beim Menschen benutzt. Selbst diejenigen geklonten Tiere, die bis zum Erwachsenenalter überleben, wie etwa Dolly, können dennoch in jungen Jahren aufgrund von zahlreichen Gesundheitsproblemen sterben. Ein Einblick in die Mechanismen, die für das Versagen von Klonen vor und nach der Geburt verantwortlich sind, konnte aus der Molekular- und biologischen Analyse von Mausklonen gewonnen werden, die (i) das Blastozystenstadium, (ii) das perinatale Stadium und (iii) das Erwachsenenstadium erreicht hatten.

i) Die meisten Klone schaffen es nicht, embryonale Schlüsselgene zu aktivieren, und versagen frühzeitig

Wie bereits erwähnt, setzt die Entwicklung von Klonen voraus, dass Gene, die normalerweise während der Embryogenese exprimiert werden, aber in der somatischen Spenderzelle stumm sind, reaktiviert werden.[14] Wenn diese *embryonalen* Schlüsselgene, die für die Frühentwicklung erforderlich sind, nicht aktiviert werden, kommt es zum Ableben der meisten Klone kurz nach der Implantation. Vor kurzem wurde ein Satz von etwa 70 embryonalen Schlüsselgenen mit der Bezeichnung »Oct-4-ähnliche« Gene identifiziert, die in frühen Embryonen, aber nicht in somatischen Spenderzellen, aktiv sind. Es wichtig, darauf hinzuweisen, dass, wenn dieser Satz von Genen nicht zuverlässig aktiviert wird, eine Korrelation zum häufigen Ableben von geklonten Tieren während der unmittelbaren Postimplantationsperiode aufgezeigt werden kann.[15] Diese Ergebnisse definieren »fehlerhafte Reprogrammierung« als Ursache für frühes Absterben geklonter Embryonen, und zwar aufgrund einer fehlenden Reaktivierung von embryonalen Schlüsselgenen, die in der Spenderzelle stumm sind.

(ii) Neugeborene Klone haben eine Fehlexpression von Hunderten von Genen

Klone, die bis zur Geburt überleben, leiden unter ernsten Problemen, von denen viele wohl auf eine anormale Plazenta zurückzuführen sind. Die häufigsten Phänotypen, die bei Tieren, die entweder aus somatischen oder ES-Zellkernen geklont werden, beobachtet werden, sind Anomalien des fötalen Wachstums, wie etwa erhöhtes Plazenta- und Geburtsgewicht. Dies ist ein Hinweis darauf, dass überlebende Klone zumindest die Oct-4-ähnlichen Gene, die wesentlich sind für die frühesten Entwicklungsstadien, d. h. diejenigen unmittelbar nach der Einnistung des Embryos im Uterus, richtig reprogrammiert haben. Der anormale Phänotyp dieser Klone, die die frühen Stadien überleben und sich bis zur Geburt entwickeln, ist ein Hinweis darauf, dass andere Gene, die für die späteren Entwicklungsstadien von Bedeutung, aber nicht wesentlich für das Überleben in frühen Entwicklungsstadien sind, nicht korrekt reprogrammiert wurden. Um das Ausmaß der anormalen Expression verschiedener Gene in den Zellen von Klonen zu beurteilen, wurde die globale Genexpression durch Mikroarray-Analyse von RNA aus Plazenten und Lebern von neonatalen Klonmäusen, d. h. Klonen, die die Entwicklung überlebt hatten und bei Geburt lebensfähig waren, untersucht; diese Klone waren durch Kerntransfer von Kernen aus kultivierten ES-Zellen oder aus frisch isolierten Cumuluszellen (somatischen Zellen, die um das Ei herum angeordnet sind) gewonnen worden.[16] Ein direkter Vergleich der Genexpressionsprofile von mehr als 10.000 Genen (von den etwa 30.000 im Säugetiergenom) zeigte, dass für beide Kategorien von geklonten neonatalen Mäusen die Expression von etwa 4% der in der Plazenta aktiven Gene sich drastisch von denjenigen in den Kontrollen unterschieden und dass die Mehrzahl der anormal exprimierten Gene beiden Klonarten gemeinsam war. Bei der Untersuchung von imprimierten Genen, einer Kategorie von Genen, die nur einen Allel exprimieren (entweder maternalen oder paternalen Ursprungs), wurden 30–50% nicht korrekt aktiviert (s. Anm. 8). Diese Daten sind eindeutige molekulare Nachweise dafür, dass Klontiere, selbst diejenigen, die bis zur Geburt überleben, unter schwerwiegenden Anomalien der Genexpression leiden.

(iii) Klontiere entwickeln ernste Probleme mit fortschreitendem Alter

Die Erzeugung von scheinbar gesunden erwachsenen Klontieren wurde als Beweis dafür gesehen, dass normale Klontiere durch Kerntransfer, wenn auch mit niedriger Effizienz, erzeugt werden können. Eine physische und klinische Routineuntersuchung im Labor an 24 geklonten Kühen im Alter von 1–4 Jahren zeigte keine größeren Anomalien.[17] Geklonte Mäuse in einem entsprechenden Alter, wie demjenigen der geklonten Kühe (2–6 Monate bei Mäusen im Vergleich zu 1–4 Jahren bei Kühen), erscheinen bei oberflächlicher Untersuchung ebenfalls als »normal«. Wenn die geklonten Mäuse jedoch älter werden, treten ernste Probleme auf, die in jüngeren Jahren nicht erkennbar sind. Bei einer Studie wurde festgestellt, dass die überwiegende Mehrheit der geklonten Mäuse signifikant früher starb als normale Mäuse, wobei sie einer Immuninsuffizienz und schweren pathologischen Veränderungen zahlreicher Organe erlagen.[18] Eine andere Studie ermittelte, dass ältere Klonmäuse übergewichtig wurden und schwere Stoffwechselstörungen hatten.[19] Ernste Anomalien bei geklonten Tieren zeigen sich somit häufig erst im Alter der Tiere.

Eindeutige Nachweise zur Alterung und zur »Normalität« von geklonten Nutztieren sind unvollständig oder anekdotenhaft, weil geklonte Tiere solcher Spezies noch verhältnismäßig jung sind (bezogen auf ihre jeweilige normale Lebensspanne). Der vorzeitige Tod von Dolly[20] ist wahrscheinlich eine Folge von ernsten Anomalien, bedingt durch den Klonierungsprozess, die erst im Alter offensichtlich werden. Auch zwei der untersuchten geklonten Kühe entwickelten Krankheiten, kurz nachdem die Studie über „gesunde und normale Rinder"[21] veröffentlicht worden war: Ein Tier hatte einen Ovarialtumor und ein anderes litt unter epileptischen Anfällen.[22] Während nicht ausgeschlossen werden kann, dass dies »spontane« Erkrankungen waren, die nicht mit dem Klonverfahren in Verbindung stehen, ist die wahrscheinlichere Alternative, dass diese Probleme unmittelbare Folgen des Kerntransfers waren.

(iv) Gibt es überhaupt »normale« Klone?

Es ist eine Schlüsselfrage in der öffentlichen Debatte, ob es überhaupt möglich ist, ein normales Individuum durch Kerntransfer, selbst bei niedriger Effizienz, zu erzeugen. Die vorliegenden Erkenntnisse deuten darauf hin, dass es schwierig, wenn nicht sogar unmöglich ist, normale Klone zu erzeugen, und zwar aus den folgenden Gründen: 1) Wie weiter oben dargestellt, haben alle analysierten Klone bei Geburt eine Fehlregulierung von Hunderten von Genen aufgewiesen. Die Entwicklung vom Klonen bis zur Geburt und danach, trotz weit verbreiteter epigenetischer Anomalien, deutet darauf hin, dass die Entwicklung der Säugetiere eine Fehlregulierung zahlreicher Gene tolerieren kann. 2) Einige Klone überleben bis zum Erwachsenenstadium, indem sie die Fehlregulierung der Gene kompensieren. Obwohl diese »Kompensierung« das *Überleben* sichert, kann es sein, dass sie nicht verhindert, dass sich im späteren Alter Krankheiten manifestieren. Deshalb wird erwartet, dass die meisten, wenn nicht sogar alle Klone zumindest subtile Anomalien aufweisen, die nicht so ernst sein können, dass sie zu einem offensichtlichen Phänotyp bei der Geburt führen, aber ernste Probleme in einem späteren Stadium verursachen, wie dies bei älteren Mäusen festgestellt wurde. Die Klone unterscheiden sich jedoch in Bezug auf das Ausmaß der anormalen Genexpression: Falls die »Oct-4-ähnlichen« Schlüsselgene nicht aktiviert werden, sterben die Klone unmittelbar nach der Einnistung. Falls diese Gene aktiviert werden, kann der Klon bis zur Geburt und darüber hinaus überleben.

Wie schematisch in Abbildung 2 dargestellt, sind die zwei Stadien, in denen die meisten Klone versagen, unmittelbar nach der Implantation und bei der Geburt. Dies sind zwei kritische Entwicklungsstadien, die besonders anfällig für fehlerhafte Genexpression sein können. Sobald die geklonten Neugeborenen die kritische perinatale Phase hinter sich haben, können verschiedene kompensatorische Mechanismen die anormale Expression der anderen Gene, die für das nachfolgende postnatale Überleben nicht absolut notwendig sind, ausgleichen. Das stochastische Auftreten von Krankheiten und anderen Defekten im Alter in vielen oder den meisten erwachsenen Klonen impliziert jedoch, dass diese kompensatorischen Mechanismen keine »Normalität« von Klontieren garantieren. Die Phänotypen der überlebenden Klontiere können eher über ein breites Spektrum von Anomalien verteilt sein, die zu einem plötzlichen Ableben in einem späteren postnatalen Alter führen oder subtilere Anomalien darstellen, die ein Überleben bis zum fortgeschrittenen Alter ermöglichen (Abbildung 2). Diese Überlegungen veranschaulichen die Komplexität der Definition von feinen Genexpressionsdefekten und betonen die Notwendigkeit komplexerer Testkriterien, wie zum Beispiel Umgebungsstress oder Verhaltenstests. Die zur Zeit verfügbaren Nachweise deuten jedoch darauf hin, dass wirklich normale Klone eher die Ausnahme sind.

Es sollte darauf hingewiesen werden, dass die »Anormalität« oder »Normalität« hier anhand von molekularen und biologischen Kriterien definiert wird, die geklonte Embryonen von Kontrolltieren unterscheiden, die durch geschlechtliche Reproduktion erzeugt wurden. Die aussagekräftigsten Daten für die weiter oben dargelegten Argumente stammen von der Maus. Es gibt jedoch viele Gründe, um anzunehmen, dass sich die Schwierigkeiten, die in Verbindung mit der Erzeugung von Mäusen und einer Vielzahl von anderen Säugetierembryonen durch Kerntransplantation auftreten, sich auch beim Prozess des reproduktiven Klonens beim Menschen auswirken.[23]

(v) Ist es möglich, die inhärenten Probleme des reproduktiven Klonens zu lösen?

Es wird häufig argumentiert, dass die »technischen« Probleme bei der Erzeugung von normalen geklonten Säugetieren durch den wissenschaftlichen Fortschritt, der in unmittelbarer Zukunft möglich sein wird, gelöst werden können. Die folgenden Überlegungen gehen davon aus, dass dies möglicherweise nicht so sein wird.

Eine grundsätzliche biologische Barriere, die eine Normalität der Klone verhindert, ist der »epigenetische« Unterschied (wie etwa unterschiedliche Muster der DNA-Methylierung)[24] zwischen den Chromosomen, die von der Mutter und vom Vater vererbt werden, d. h. der Unterschied zwischen dem »maternalen« und dem »paternalen« Genom eines Individuums. Es ist bekannt. dass die Methylierung spezifischer DNA-Sequenzen für das Ausschalten der Expression von in der Nähe gelegenen Genen verantwortlich ist. Elternspezifische Methylierungsmarkierungen sind verantwortlich für die Expression von imprimierten Genen und führen dazu, dass nur eine Kopie eines imprimierten Gens, entweder vom Spermium oder vom Ei gewonnen, aktiv ist, während das andere Allel inaktiv ist.[25] Wenn die Genome der Samenzelle und der Ooozyte bei der Befruchtung kombiniert werden, bestehen die elternspezifischen Markierungen, die bei der Oogenese und Spermatogenese entstanden sind, im Genom der Zygote weiter (Abbildung 3a). Von Interesse für diese Diskussion ist die Tatsache, dass die meisten globalen Methylierungsmarkierungen (mit Ausnahme derjenigen auf geprägten Genen) innerhalb von Stunden nach der Befruchtung vom Genom der Samenzelle entfernt werden, während das Genom der Oozyte diesem aktiven Demethylierungsprozess widersteht.[26] Dies ist darauf zurückzuführen, dass das Oozytengenom in einem anderen »oozyten-angemessenen« epigenetischen Zustand ist als das Genom der Samenzelle. Das Oozytengenom wird in den nächsten Tagen nur teilweise durch einen passiven Demethylierungsprozess demethyliert. Das Ergebnis dieser Postfertilisations-Veränderungen ist, dass die zwei parentalen Genome im späteren Embryostadium epigenetisch verschieden sind (wie durch die Muster der DNA-Methylierung definiert) und sich dies im erwachsenen Tier sowohl bei imprimierten als auch bei exprimierten Sequenzen nicht ändert.

Beim Klonen werden die epigenetischen Unterschiede, die während der Gametogenese etabliert werden, nivelliert, weil beide parentale Genome der somatischen Spenderzelle von außen in das Ei eingeführt werden und damit gleichermaßen der Demethylierungsaktivität im Zytoplasma des Eies ausgesetzt werden (Abbildung 3b). Daraus kann geschlossen werden, dass imprimierte Gene besonders anfällig für unangemessene Methylierung und die damit verbundene Fehlregulierung in Klontieren sein dürften. Die weiter oben zusammengefassten

Ergebnisse bestätigen dieser Annahme. Um das Klonen sicherer zu machen, müssten die zwei parentalen Genome einer somatischen Spenderzelle physisch getrennt und getrennt »Oozyten-angemessen« bzw. »Samenzellen-angemessen« behandelt werden. Dies scheint zum jetzigen Zeitpunkt der einzige vernünftige Ansatz zu sein, um die Herbeiführung der epigenetischen Unterschiede, die normalerweise während der Gametogenese etabliert werden, zu gewährleisten. Ein solcher Ansatz geht über unsere derzeitigen Möglichkeiten hinaus. Diese Überlegungen implizieren, dass es *schwerwiegende biologische Hindernisse* gibt, die eine zuverlässige Reprogrammierung nach dem Kerntransfer stören. Man kann sicher schlussfolgern, dass diese biologischen Barrieren einen bedeutenden Stolperstein im Hinblick auf Bemühungen, den Kerntransfer in nächster Zukunft zu einem sicheren reproduktiven Verfahren zu machen, darstellen.

Man hat argumentiert, dass die Probleme beim Klonen von Säugetieren ähnlich sind wie diejenigen, die vor 30 Jahren im Zusammenhang mit IVF auftraten: Deshalb, so die Argumentation, müssten die Methoden der Kultivierung und die Embryomanipulationen nur verbessert werden, um reproduktives Klonen zu einer sicheren reproduktiven Technik zu machen, die genauso annehmbar ist wie IVF. Dieses Argument erscheint grundlegend fehlerhaft. Es ist sicherlich richtig, dass lediglich »technische Probleme« zu lösen waren, um IVF effizient und sicher zu gestalten. Es ist wichtig, eine Unterscheidung vorzunehmen zwischen der Perfektion technischer Fähigkeiten, ein biologisches Ereignis zu imitieren, und der Entwicklung einer völlig neuen Wissenschaft, um Hindernisse bei Ereignissen zu überwinden, die auf ernsten biologischen Barrieren beruhen. Der Kerntransfer ist mit ernsten biologischen Barrieren verbunden, die nicht durch bloße Anpassungen der Versuchsverfahren überwunden werden können. Tatsache ist, dass seit der Geburt von Dolly *kein* Fortschritt in Bezug auf die Lösung der zugrundeliegenden *biologischen Probleme* fehlerhafter Genreprogrammierung und sich daraus ergebender fehlerhafter Entwicklungen gemacht worden ist.

VI. Therapeutische Anwendungen von SCNT

(i) Reproduktives Klonen im Vergleich zum therapeutischen Klonen

Trotz der biologischen und ethischen Barrieren in Verbindung mit reproduktivem Klonen hat die Kerntransfertechnologie ein signifikantes therapeutisches Potential, das greifbar nahe ist. Es gibt einen großen Unterschied zwischen den Zielen und den Endprodukten dieser beiden Verfahren. Zweck des reproduktiven Klonens ist die Erzeugung eines geklonten Embryos, der dann in den Uterus einer Frau implantiert wird, um zu einem geklonten Individuum zu führen. Im Gegensatz dazu ist der Zweck der Kerntransplantationstherapie die Erzeugung von embryonalen Stammzelllinien (mit der Bezeichnung »ntES-Zellen«), die von einem Patienten gewonnen und anschließend für Gewebeersatz verwendet werden können.[27]

Viele Wissenschaftler haben das Potential von ntES-Zellen in Bezug auf Organtransplantation anerkannt. Dieses Verfahren wird zur Zeit durch die Immunabstoßung aufgrund von immunologischer Inkompatibilität erschwert. Praktisch alle Organtransplantationen, die zur Zeit vorgenommen werden, setzen Spenderorgane ein, die vom Immunsystem des Empfängers als fremd erkannt und vom Immunsystem angegriffen werden, um sie zu vernichten. Um diese »Host-versus-Graft«-Krankheit zu behandeln, werden Transplantationsempfängern in der Regel Immunsuppressiva verabreicht, um die Organabstoßung zu verhindern. Eine solche Immunsuppressionsbehandlung hat ernste Nebenwirkungen, einschließlich erhöhter Infektions- und Malignitätsrisiken. Grundsätzlich können ES-Zellen aus den Kernen eines Patienten unter Einsatz von Kerntransfer erzeugt werden. Weil ntES-Zellen mit den Zellen des Patienten genetisch identisch sind, gibt es keine Risiken in Bezug auf Immunabstoßung und kein Erfordernis in Bezug auf Immunsuppression. Darüber hinaus bieten ES-Zellen eine erneuerbare Quelle für Ersatzgewebe, so dass die Therapie nach Bedarf wiederholt werden kann. Schließlich kann bei ES-Zellen, die von einem Patienten, der einen bekannten Gendefekt hat, gewonnen werden, die jeweilige Mutation in den ntES-Zellen mit Standard-Gen-Targeting-Methoden korrigiert werden, bevor diese ES-Zellen (oder gewonnene gewebespezifische Stammzellen) wieder in den Körper des Patienten eingeführt werden.

(ii) Kerntransfer in Verbindung mit Gen- und Zelltherapie

In einem »Proof-of-Principle«-Experiment wurde Kerntransfer in Verbindung mit Gen- und Zelltherapie eingesetzt, um bei Mäusen genetische Störungen, die in ähnlicher Weise beim Menschen vorkommen, zu behandeln (Abbildung 4). Dazu wurde die gut beschriebene *Rag2*-Mutantenmaus als »Patient« eingesetzt.[28] Diese Mutation führt zu *schwerer kombinierter Immundefizienz (SCID)*, weil das Enzym, das die Immunrezeptor-Neuordnungen in Lymphozyten katalysiert, nicht funktionell ist. Demzufolge haben diese Mäuse keine reifen B- und T-Zellen, eine Krankheit, die mit dem *Omenn-Syndrom* beim Menschen vergleichbar ist.[29]

In einem ersten Schritt wurden somatische (Fibroblasten-)Spenderzellen aus den Schwänzen von *Rag2*-defizienten Mäusen isoliert und ihre Kerne in enukleierte Eizellen injiziert. Die resultierenden Embryonen wurden bis zum Blastozystenstadium kultiviert und isogene ES-Zellen wurden isoliert. Dann wurde eines der mutanten *Rag2*-Allele durch homologe Rekombination in ES-Zellen getargetet, um die normale *Rag2*-Genstruktur und Funktion wieder herzustellen. Um somatische Zellen für die Behandlung zu erhalten, wurden diese genetisch reparierten ES-Zellen in Embryoidkörper und weiter zu hämatopoetischen Präkursorzellen differenziert, und zwar durch Expression von *HoxB4*, einem Transkriptionsfaktor, der für die Programmierung von ES-Zellen in hämatopoetische Stammzellen, d.h. der Zellen, die das gesamte Spektrum roter und weißer Zellen im Blut erzeugen können, verantwortlich ist. Die resultierenden hämatopoetischen Präkursorzellen wurden dann in bestrahlte *Rag2*-defiziente Tiere transplantiert, um die Krankheit zu behandeln, die durch die *Rag2*-Mutation verursacht wurde. Erste Versuche, diese Zellen zu transplantieren, waren jedoch aufgrund eines erhöhten Wertes an natürlichen Killerzellen (NK) im *Rag*-Mutantenhost nicht erfolgreich. ES-Zellen-abgeleitete hämatopoetische Zellen exprimieren niedrige Werte der MHC-Antigene und sind somit ein bevorzugtes Target für NK-vermittelte Vernichtung. Die Eliminierung der NK-Zellen durch NK-Antikörperbehandlung oder genetische Ablation erlaubte es den ntES-Zellen, die myeloischen Linien und in geringerem Ausmaß die lymphoiden Linien dieser Mäuse zu bilden. Funktionelle B- und T-Zellen, die eine korrekte Rekombination der Immunglobulin- und T-Zellrezeptorallele durchlaufen hatten, sowie Serumimmunglobuline wurden in den transplantierten Mutanten nachgewiesen. Wichtige zelluläre Komponenten des Immunsystems wurden demnach in Mäusen, die vorher nicht in der Lage waren, diese Zellen zu produzieren, wieder hergestellt.

Dieses Experiment zeigte, dass embryonale Stammzellen, die durch Kerntransfer aus somatischen Zellen eines genetisch erkrankten Individuums gewonnen und mit Gentherapie korrigiert werden können, um die zugrunde liegende genetische Erkrankung zu behandeln. Weil Rag2-Defizienz zu einer Erhöhung der NK-Aktivität führt und die Eliminierung von NK-Zellen vor der Transplantation in den oben beschriebenen Experimenten erforderte, haben einige daraus die Schlussfolgerung gezogen, dass „das Experiment keinen Erfolg beim therapeutischen Klonen zeigte“[30] und dass „dies darauf hinweist, dass die einzige erfolgreiche Therapie bei der Verwendung von geklonten Embryonen durch »reproduktives« Klonen erfolgen könnte, um geborene Klone zu erzeugen, die als Gewebespender für Patienten dienen können.“[31] Dies ist eine bedenkliche und in der Tat vorsätzlich falsche Darstellung der Daten. (i) Es ist aufgezeigt worden, dass von ES-Zellen abgeleitete hämatopoetische Zellen erfolgreich transplantiert werden und letal bestrahlte Mäuse retten können, was darauf hinweist, dass erhöhte NK-Aktivität ein besonderes Merkmal von Rag2-Defizienz ist.[32] Es scheint somit, dass bei den meisten Krankheiten keine Anti-NK-Behandlung erforderlich wäre, um eine Akzeptanz eines Transplantats von ES-Zellen abgeleiteten somatischen Zellen sicherzustellen. (ii) Es ist richtig, dass die Behandlung eines Patienten mit *Omenn-Syndrom,* das einer Rag2-Defizienz entspricht, durch SCNT ebenfalls Anti-NK-Behandlung erfordern könnte, um die NK-Aktivität *vorübergehend* zu verringern. Dadurch könnten die transplantierten Zellen, wie im Maus-Experiment, angenommen werden. Sobald diese Zellen erfolgreich angenommen worden sind, kann zuverlässig davon ausgegangen werden, dass eine derartige Anti-NK-Behandlung nicht mehr erforderlich ist.

Schlussendlich zeigt das Maus-Experiment, dass im Gegensatz zur Situation beim reproduktiven Klonen keine *biologischen* Barrieren bestehen, die die Verwendung von SCNT zur Behandlung von Krankheiten bei Menschen grundsätzlich verhindern. Die *technischen* Fragen im Zusammenhang mit dem Einsatz von SCNT und menschlichen Stammzellen für therapeutische Zwecke müssen jedoch beantwortet werden, wobei zur Zeit keine Hinweise darauf bestehen, dass dies erhebliche Probleme sind, die nicht einer verhältnismäßig schnellen Lösung zugänglich sind.

VII. Beeinträchtigt fehlerhafte Reprogrammierung nach Kerntransfer des therapeutische Potential von durch SCNT gewonnenen ES-Zellen?

Wie weiter oben dargestellt, sind die meisten, wenn nicht sogar alle Klontiere aufgrund von fehlerhafter Reprogrammierung nach dem Kerntransfer anormal. Beeinträchtigt diese epigenetische Fehlregulierung das Potential von ntES-Zellen zur Erzeugung von funktionellen somatischen Zellen, die für die Zwecke der Zelltherapie eingesetzt werden können? Um diese Frage zu untersuchen, werde ich zunächst die *in-vivo*-Entwicklung von Embryonen mit dem *in-vitro*-Prozess der ES-Zellgewinnung aus explantierten Embryonen vergleichen. Anschließend werde ich den epigenetischen Zustand des ES-Zellgenoms erörtern. Schließlich werde ich den Phänotyp der von ES-Zellspenderkernen gewonnenen Klonmäuse mit demjenigen von chimären, durch Injektion von ES-Zellen in Blastozysten erzeugten Mäusen vergleichen.

(i) Der Phänotyp eines Embryos wird durch seinen Spenderkern bestimmt

Wie bereits mehrfach weiter oben erwähnt, können Embryonen von befruchteten Eizellen oder von einem somatischen Kern durch SCNT gewonnen werden. Das Potential der resultierenden Blastozyste, sich nach Implantation im Uterus zu einem Fötus und einem postnatalen Tier zu entwickeln, hängt entscheidend von der Art des Spenderkerns ab (Abbildung 5): (i) Bei Gewinnung von der Zygote entwickeln sich die meisten Embryonen bis zur Geburt und erzeugen ein normales Tier. (ii) Ähnlich entwickeln sich die meisten Blastozysten, die aus dem Kern einer embryonalen Stammzelle geklont werden, bis zur Geburt, aber im Gegensatz zum normal befruchteten Embryo wird die Mehrzahl der geklonten Tiere anormal sein (»Large Offspring Syndrome«).[33] (iii) Die überwiegende Mehrheit der aus somatischen Spenderkernen als Fibroblasten oder Cumuluszellen gewonnenen geklonten Blastozysten sterben bald nach der Implantation und nur einige wenige Klone überleben bis zur Geburt und werden anormal sein, wobei sie ebenfalls unter dem Large Offspring Syndrome leiden.[34] (iv) Schließlich ist die Wahrscheinlichkeit, dass geklonte Blastozysten, die von einer anderen Art von somatischen Spenderkernen – die in terminal differenzierten lymphoiden Zellen vorhanden sind – gewonnen werden, ein geklontes Tier erzeugen, äußerst gering und dies ist bisher auch nicht gelungen, außer bei einem zweistufigen Verfahren mit zwischengeschalteter

Erzeugung von embryonalen Stammzellen.[35] Diese Beobachtungen weisen darauf hin, dass eine Blastozyste ein »epigenetisches Gedächtnis« ihres Spenderkerns behält. Dieses Gedächtnis bestimmt das Potential für die fötale Entwicklung: Während ein befruchteter Embryo sich normal entwickelt, wird jeder durch SCNT gewonnene Embryo anormal sein, obwohl die Effizienz eines bestimmten Klons im Hinblick auf die Entwicklung bis zur Geburt stark durch den Differenzierungsgrad der Spenderzelle beeinflusst wird (siehe Tabelle 1). Mit anderen Worten, der geklonte Embryo wird nach Implantation in den Uterus anormal sein, weil die geklonte Blastozyste ein epigenetisches Gedächtnis ihres Spenderkerns behält, und dies zu einer fehlerhaften fötalen Entwicklung führt. Dieses epigenetische Gedächtnis wird gelöscht, wenn eine Blastozyste, entweder durch Kerntransfer oder von einem befruchteten Ei abgeleitet, in eine Gewebekultur explantiert und zu einer embryonalen Stammzelle wird. Das Löschen des epigenetischen Gedächtnisses hat bedeutende Folgen für die »Normalität« von embryonalen Stammzellen.

(ii) Die Gewinnung von embryonalen Stammzellen ist ein hochselektiver Prozess, der das »epigenetische Gedächtnis« des Spenderkerns löscht

Embryonale Stammzellen werden, unabhängig davon, ob sie von einer befruchteten Eizelle stammen oder durch SCNT gewonnen werden, von den Zellen einer Blastozyste gewonnen, die in Gewebe explantiert und in einer Gewebekultur vermehrt worden sind. Von den so explantierten Blastozystenzellen exprimieren diejenigen, die von dem Teil der Blastozyste gewonnen werden, der als innere Zellmasse (ICM) bezeichnet wird, zunächst embryonale »Schlüssel«-gene wie etwa Oct-4. Bald nach der Explantation schalten die meisten ICM-Zellen die Oct-4-Expression jedoch ab und unterbrechen die Proliferation.[36] Nur eine oder einige wenige der von der ICM abgeleiteten Zellen reexprimieren letzten Endes Oct-4, und diese wenigen Oct-4-positiven Zellen sind diejenigen, die eine schnelle Proliferation wieder aufnehmen und zu den Zellpopulationen führen, die wir als »embryonale Stamm«-Zellen bezeichnen. Diese Zellen stellen eine Zellpopulation dar, die im normalen Embryo kein Äquivalent hat und als ein Gewebekultur-Artefakt betrachtet werden kann, wenn auch als ein nützliches Artefakt (Abbildung 6).

Der wichtige Punkt für diese Diskussion ist, dass die Vermehrung der Blastozystenzellen *in vitro* zu einer kleinen Population von überlebenden Zellen führt, die das »epigenetische Gedächtnis« des Spenderkerns gelöscht haben. Der Prozess führt letzten Endes zu ES-Zellen, die, unabhängig von der Herkunft des Spenderkerns, ein identisches Entwicklungspotential haben. Mit anderen Worten, ES-Zellen, die von Embryonen, die durch normale Fertilisation erzeugt werden, gewonnen werden, und diejenigen, die aus geklonten Embryonen erzeugt werden, sind funktionell nicht zu unterscheiden.[37] Weil die ES-Zellen, die von normal befruchteten Embryonen gewonnen werden, an der Erzeugung aller normalen embryonalen Gewebe beteiligt sein können, können wir die Schlussfolgerung ziehen, dass die ES-Zellen von geklonten Embryonen im Hinblick auf die Erzeugung des gesamten Spektrums normaler Gewebe ein ähnliches Potential aufweisen.

(iii) ES-Zellen, epigenetische Instabilität und therapeutisches Potential

Die epigenetische Instabilität scheint ein durchgängiges Merkmal von ES-Zellen zu sein. Dies wurde nachgewiesen, indem einzelne ES-Zellen im Hinblick auf die Expression von imprimierten Genen analysiert wurden: Selbst Zellen in vor kurzem subklonierten ES-Zelllinien unterschieden sich erheblich in Bezug auf die Expression von Genen, wie etwa H19 oder Igf2. Die variable Expression stand im Zusammenhang mit dem DNA-Methylierungsstatus der Gene, die zwischen den Schwesterzellen von einem unmethylierten zu einem methylierten Zustand wechselten.[38] Dies war ein überraschendes Ergebnis angesichts des bekannten Potentials von ES-Zellen, terminal differenzierte Zellen zu erzeugen, die nach Transplantation in ein Tier normal funktionieren. Mögliche Erklärungen sind unter anderem, (i) dass die epigenetische Instabilität in ES-Zellen eine Folge des Wachstums der Zellen in Gewebekultur ist oder (ii) dass die epigenetische Instabilität eine Voraussetzung dafür ist, dass Zellen pluripotent sind, d. h. diese Instabilität kann eine Erscheinungsform der Plastizität des Genexpressionsprogramms sein, die erforderlich ist, um die ES-Zellen in die Lage zu versetzen, eine Vielzahl von differenzierten Zellklonen zu erzeugen.

Unabhängig von der Erklärung der beobachteten epigenetischen Instabilität von ES-Zellen wird dadurch die Auffassung unterstützt, dass der Prozess der Erzeugung von ES-Zellen das gesamte epigenetische Gedächtnis des Spenderkerns löscht und, als Folge des Selektionsprozesses, in den selektierten Zellen epigenetische Instabilität erzeugt. Mit anderen Worten, epigenetische Instabilität ist ein intrinsisches Merkmal von ES-Zellen, unabhängig davon, ob sie durch SCNT oder aus einer befruchteten Eizelle gewonnen werden. Dies bestätigt die Schlussfolgerung, dass beide Arten von ES-Zellen eine äquivalente Potenz im Hinblick auf die Erzeugung von funktionellen Zellen in Kultur und, längerfristig gesehen, im Hinblick auf die Erzeugung von absolut normalen differenzierten Geweben bei *In-vivo*-Implantation dieser Zellen haben.

(iv) ES-Zellen bilden normale Chimären, aber anormale Klone

Wie weiter oben darstellt, führt fehlerhafte Reprogammierung zu anormalen Phänotypen von geklonten Mäusen, die von ES-Zellspenderkernen gewonnen werden. Warum sind fehlerhafte Reprogrammierung und epigenetische Instabilität ein Problem für reproduktives Klonen, aber nicht für therapeutische Anwendungen? Der Hauptgrund für diesen scheinbaren Widerspruch ist, dass die therapeutische Anwendung von Kerntransfer, im Gegensatz zum reproduktiven Klonen, nicht die Bildung eines Fötus erfordert. Therapeutische Anwendungen erfordern die Fähigkeit geklonter ES-Zellen zur Bildung eines einzelnen Gewebes oder Organs, nicht aber die Rekapitulation der gesamten fötalen Entwicklung. Eine normale fötale Entwicklung erfordert zum Beispiel die zuverlässige Expression der imprimierten Gene. Wie weiter oben dargelegt, führt aber Kerntransfer dazu, dass 30% bis 50% der imprimierten Gene fehlreguliert werden. Dies steht im Einklang mit der Vorstellung, dass der Vorgang des gestörten Imprintings ein bedeutender Faktor ist, der zum Versagen des Klonens beiträgt. Da die meisten imprimierten Gene im postnatalen Tier keine Funktion haben, kann nicht angenommen werden, dass die Fehlregulierung des Imprintings die Funktionalität von *in vitro* differenzierten ES-Zellen beeinträchtigt, weil dieser Prozess nicht die Bildung eines Fötus erfordert. Die Funktionalität von reifen Zellen, die in Kultur aus ES-Zellen gewonnen werden, wäre somit nicht von der zuverlässigen Reprogrammierung der geprägten Gene abhängig. Die Fehlregulierung von einigen imprimierten Genen, wie *Igf2*, ist jedoch bekannt dafür, dass sie bei Erwachsenen Krankheiten auslöst. Es wäre somit wichtig zu testen, ob die Fehlregulierung solcher Gene negative Auswirkungen auf die Funktion von somatischen Zellen hat, die aus ES-Zellen gewonnen werden.

Bei Injektion in eine Blastozyste bilden ES-Zellen normale Chimären. Es scheint, dass das gleichzeitige Vorhandensein von »normalen« Zellen, d. h. Zellen, die von einem befruchteten Embryo stammen, einen anormalen Phänotyp der Chimäre, wie etwa das »Large Offspring Syndrome«, das typisch für Klontiere ist, vermeidet. Jede therapeutische Anwendung führt natürlich zu einem chimären Gewebe, wobei Zellen, die aus ntES-Zellen gewonnen werden, in einen kranken Erwachsenen eingeführt werden und mit den umliegenden »normalen« Hostzellen interagieren. Deswegen sind keine phänotypischen Anomalien, wie etwa diejenigen, die in Klontieren zu sehen sind, bei Patienten zu erwarten, die eine Transplantation von aus ntES-Zellen gewonnenen Zellen erhalten.[39]

VII. SCNT für Zelltherapie: Vernichtung von potentiellem menschlichen Leben?

Die größten Bedenken bezogen auf die Anwendung der Kerntransplantationstechnik für Gewebetherapie beim Menschen beruhen auf dem Argument, dass diese Technik mit der Vernichtung von potentiellem menschlichen Leben verbunden ist. Unter biologischen Gesichtspunkten beginnt das Leben mit der Befruchtung, wenn die zwei Gameten miteinander verbunden werden, um einen neuen Embryo zu erzeugen, der eine einzigartige Kombination von Genen aufweist und der bei Implantation in den Uterus ein hohes Potential zur Entwicklung zu einem normalen Säugling besitzt. Eine kritische Frage im Zusammenhang mit der öffentlichen Debatte über SCNT ist die folgende: Hat ein geklonter Embryo den gleichen Wert wie der durch Befruchtung entstandene Embryo?

Beim Klonen wird der genetische Beitrag von einem Individuum und nicht von zwei Individuen gewonnen. Der geklonte Embryo ist dagegen offensichtlich das Produkt einer labor-gestützen Technik und nicht das Produkt eines natürlichen Ereignisses. Unter biologischen Gesichtspunkten stellt der Kerntransfer keine Schaffung von neuem Leben dar, sondern die Propagation von bestehendem Leben, weil es keine Meiose, keinen genetischen Austausch und keine Konzeption gibt. Was jedoch möglicherweise noch wichtiger ist, ist der überzeugende Nachweis, der beim Klonen von sieben verschiedenen Säugetierarten erbracht wurde. Wie weiter oben zusammengefasst, ist der kleine Teil von Klontieren, der über die Geburt hinaus überlebt, auch wenn er bei oberflächlicher Untersuchung »normal« zu sein scheint, wahrscheinlich nicht normal. Die wichtige Schlussfolgerung ist, dass ein geklonter menschlicher Embryo, wenn überhaupt, kaum das Potential zur Entwicklung zu einem normalen menschlichen Wesen hätte. Mit anderen Worten, dem geklonten menschlichen Embryo fehlt es an wesentlichen Attributen, die den Beginn eines *normalen* menschlichen Lebens charakterisieren.

Unter Berücksichtigung der Potenz von befruchteten und geklonten Embryonen können die folgenden Szenarien in Bezug auf die möglichen Schicksale in Erwägung gezogen werden (Abbildung 7). »Überzählig« befruchtete Embryonen aus der In-vitro-Fertilisation (IVF) haben drei potentielle Schicksale: Vernichtung, Erzeugung von normalen embryonalen Stammzellen oder Erzeugung eines normalen Babys bei Implantation in den Uterus. Gleichermaßen hat der geklonte Embryo drei potentielle Schicksale: Er kann vernichtet oder verwendet werden, um eine normale ntES-Zelllinie zu erzeugen, die das gleiche Potential in Bezug auf Therapie hat wie eine ES-Zelle, die aus einem befruchteten Embryo gewonnen wird. Im Gegensatz zum befruchteten Embryo hat der geklonte Embryo aber kaum, wenn überhaupt, das Potential jemals ein normales Baby zu werden. Eine embryonale Stammzelllinie, die durch Kerntransfer gewonnen wird, kann jedoch dazu beitragen, dass bestehendes Leben aufrechterhalten wird, wenn sie als eine Quelle für Zelltherapie genutzt wird, die auf die Bedürfnisse des Patienten, der als Kernspender fungiert hat, »abgestimmt« wird.

Falls SCNT als valide therapeutische Option akzeptiert würde, wäre eine größere Besorgnis im Zusammenhang mit ihrer Umsetzung als medizinische Technik das Problem der Bereitstellung einer ausreichenden Auswahl menschlicher Eizellen, die als Empfänger verwendet werden könnten. Kommerzielle Interessen könnten Druck auf Frauen ausüben, die in eine ungewollte Rolle als Eispenderinnen geraten würden. Der vor kurzem erfolgte Nachweis, dass embryonale Stammzellen in eine Differenzierungsbahn gelenkt werden können, die zu Oozyten-ähnlichen Zellen führt, kann eine Lösung für dieses Dilemma darstellen.[40] Falls tatsächlich funktionale Oozyten aus einer generischen menschlichen ES-Zelllinie erzeugt werden könnten, würden genug Eizellen in Kultur erzeugt werden können und als Empfänger für Kerntransfer dienen, ohne dass eine menschliche Eispenderin erforderlich wäre. Es scheint, dass technische Probleme und nicht fundamentale biologische Barrieren überwunden werden müssen, um Transplantationstherapie ohne Verwendung von menschlichen Oozyten möglich zu machen.

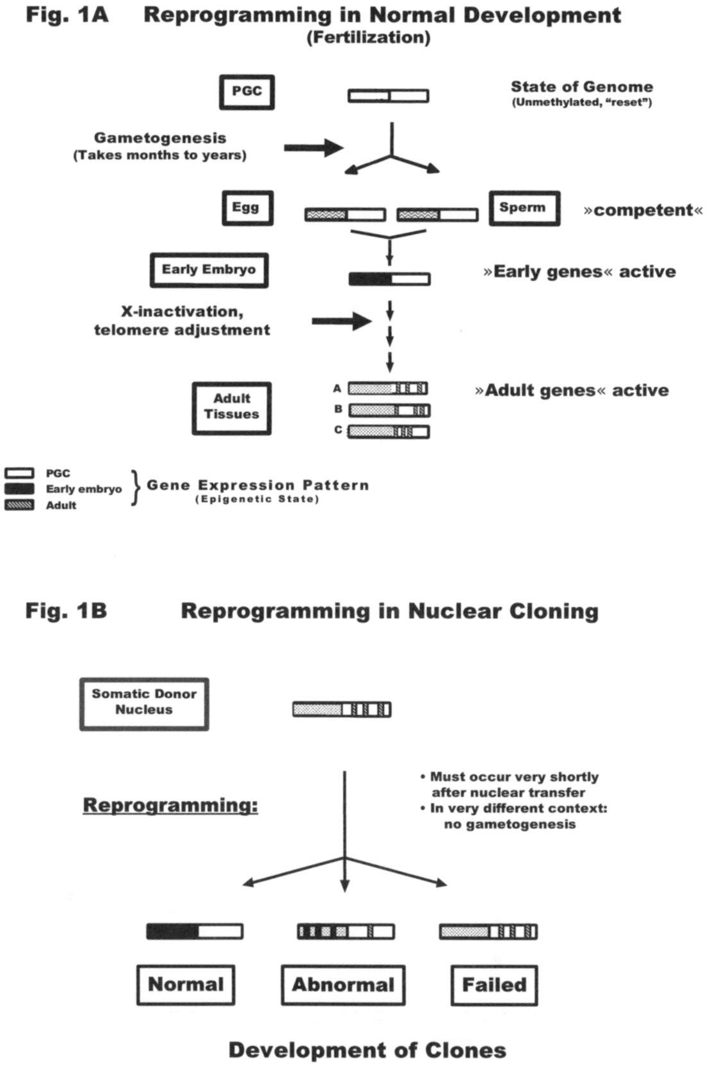

Abbildung 1A/B: Reprogrammierung bei normaler Entwicklung und beim Kerntransfer

A: Das Genom primordialer Keimzellen wird hypomethyliert (»Reset«, weiße Kästchen). Die Reprogrammierung und Etablierung von elternspezifischen epigenetischen Markierungen erfolgt im Verlauf der Gametogenese dergestallt, dass

das Genom der Samenzelle und der Eizellen in der Lage sind, die Gene zu exprimieren, die in der frühen embryonalen (Kästchen mit Wellenlinien) und späteren (schraffierte Kästchen) Entwicklung aktiviert werden müssen. Bei der Furchung und der frühen Postimplantationsentwicklung werden »embryonale« Gene, wie etwa Oct 3/4 aktiviert (schwarzes Kästchen) und in späteren Stufen reexprimiert (punktierte Kästchen), wenn gewebespezifische Gene (schraffierte Kästchen) in adulten Geweben (A, B, C) aktiviert werden. Epigenetisches Reprogrammieren von imprimierten und unimprimierten Genen erfolgt während der Gametogenese im Gegensatz zur X-Inaktivierung und der Neuanpassung der Telomerenlänge, die postzygotisch stattfinden.
B: Reprogrammierung eines somatischen Kerns nach Kerntransfer kann zu (i) fehlender Aktivierung der »embryonalen« Gene und frühzeitiger Letalität führen, (ii) eine fehlerhafte Aktivierung embryonaler Gene und einen anormalen Phänotypen bewirken oder (iii) zu einer zuverlässigen Aktivierung »embryonaler« und »adulter« Gene und einer normalen Entwicklung des Klons führen. Letzteres Ergebnis ist die Ausnahme, sofern es überhaupt eintritt.

Fig. 2 **Degree of Abnormalities in Clones:**
A Continuum without Defined Stages

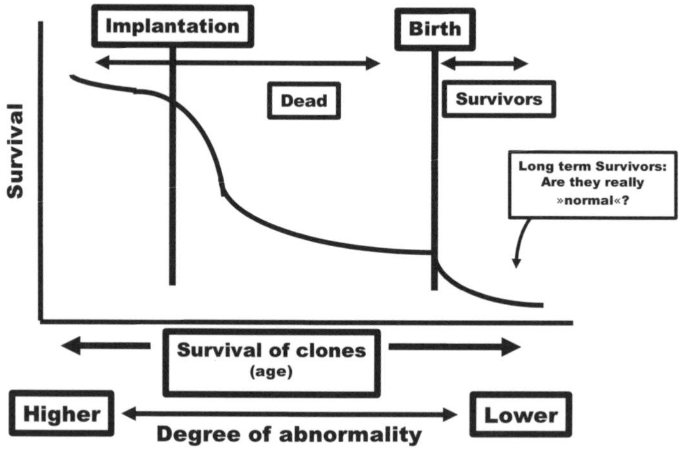

Abbildung 2: Die Phänotypen sind über ein breites Spektrum von Anomalien verteilt

Die meisten Klone versagen in zwei definierten Entwicklungsstadien: Implantation und Geburt. Feinere Genexpressionsanomalien führen zu Krankheit und Tod im Alter.

Fig. 3A Gametogenesis and Fertilization Establishes Epigenetic Differences in Parental Genomes

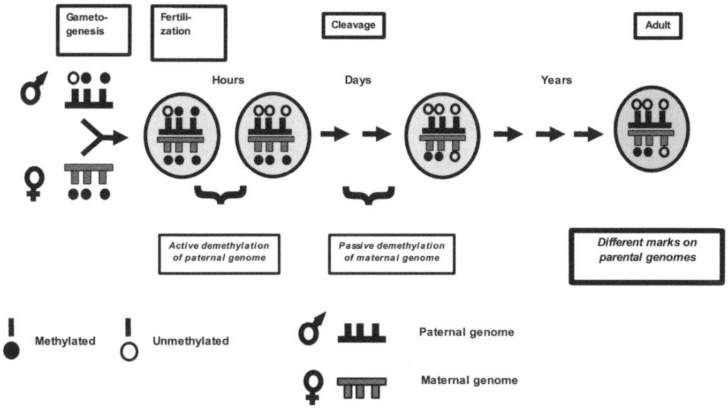

Fig. 3B Nuclear Cloning equalizes the Parental Epigenetic Differences

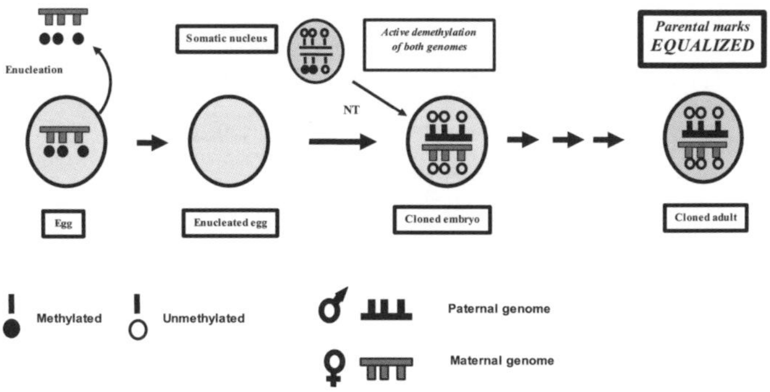

Abbildung 3A/B: Parentale epigenetische Unterschiede in normalen und geklonten Tieren

A: Die Genome der Oozyte und der Samenzelle werden während der Gametogenese unterschiedlich methyliert und unterscheiden sich in der Zygote, wenn sie bei der Befruchtung kombiniert werden. Unmittelbar nach der Befruchtung wird das (aus der Samenzelle gewonnene) paternale Genom aktiv demethyliert, während das maternale Genom in den Tagen nach der Furchung nur teilweise demethyliert wird. Dies erfolgt, weil das Oozytengenom sich in einer anderen Chromatinkonfiguration befindet und dem aktiven Demethylierungsprozess, der durch das Eizytoplasma auf das Samenzellengenom ausgeübt wird, widersteht. Die Methylierung von zwei parentalen Genomen unterscheidet sich somit am Ende der Furchung und beim Erwachsenen. Methylierte Sequenzen werden als gefüllte Lutscher und unmethylierte Sequenzen als leere Lutscher dargestellt.
B: Beim Klonen wird ein somatischer Kern in eine enukleierte Eizelle übertragen und *beide* parentale Genome werden einer aktiven Demethylierungsaktivität des Eizytoplasmas ausgesetzt. Die elternspezifischen epigenetischen Differenzen werden deswegen nivelliert.

Fig. 4 Correction of a Genetic Defect by Combination of Therapeutic Cloning and Gene Therapy

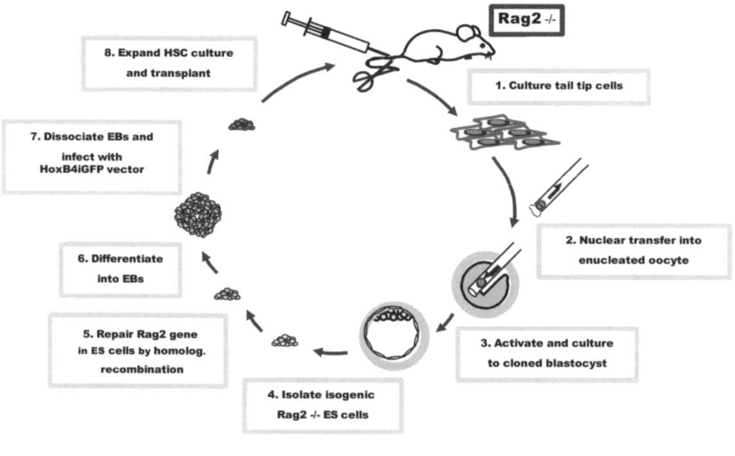

Abbildung 4: Schema des therapeutischen Klonens in Verbindung mit Gen- und Zelltherapie

Ein Teil des Schwanzes einer für die Rekombinationsaktivierungs-Gen 2-(Rag2)-Mutation homozygoten Maus wurde entnommen und kultiviert. Nachdem fibroblastenähnliche Zellen wuchsen, wurden sie als Spender für Kerntransfer in enukleierte MII-Oozyten durch direkte Injektion mit einem piezo-elektrisch angetriebenen Mikromanipulator verwendet. Embryonale Stamm-(ES-)Zellen, die von NT-abgeleiteten Blastozysten isoliert wurden, wurden durch homologe Rekombination genetisch repariert. Nach der Reparatur wurden die ntES-Zellen *in vitro* in Embryoidkörper (EB) differenziert, mit dem HoxB4iGFP-Retrovirus infiziert, expandiert und in die Schwanzvene der bestrahlten Rag2-defizienten Maus injiziert.[41]

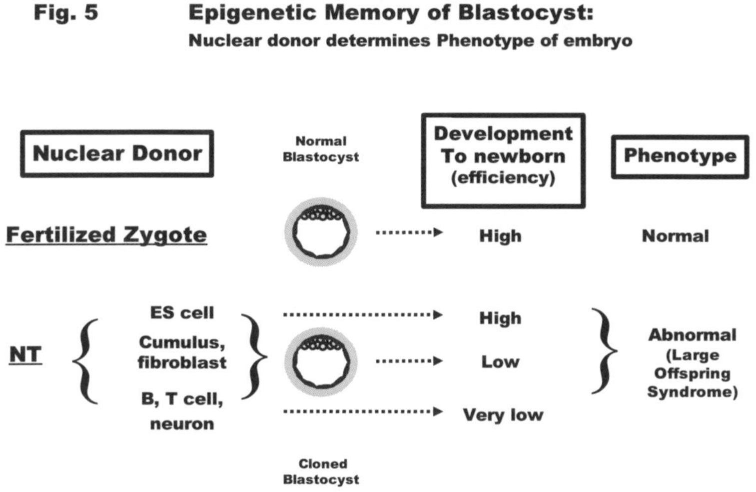

Abbildung 5: Blastozysten behalten das epigenetische Gedächtnis des Spenderkerns

Blastozysten können von einer befruchteten Eizelle oder durch Kerntransfer gewonnen werden. Nach der Implantation hängt die Entwicklung des Embryos vor allem vom Spenderkern ab: Blastozysten, die aus einer befruchteten Eizelle gewonnen werden, entwickeln sich mit höherer Effizienz zu *normalen* Tieren; Blastozysten, die durch NT von einem ES-Zellspender gewonnen werden, entwickeln sich mit höherer Effizienz zu *anormalen* Tieren; Blastozysten, die durch NT von einem Fibroblasten oder einer Cumuluszelle gewonnen werden, entwickeln sich mit niedriger Effizienz zu *anormalen* Tieren; Blastozysten, die durch NT von B- oder T-Spenderzellen gewonnen werden, haben kein Potential sich nach direkter Übertragung in den Uterus zu Neugeborenen zu entwickeln (nur durch ein zweistufiges Verfahren).[42]

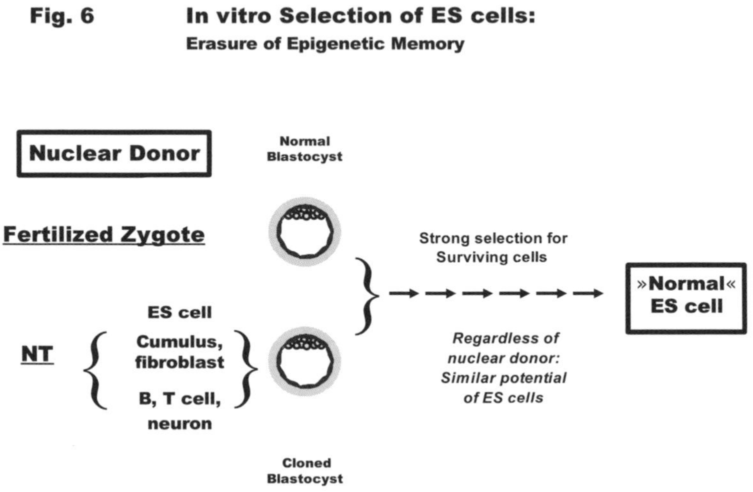

Abbildung 6: Die Etablierung von ES-Zellen aus Blastozysten löscht das epigenetische Gedächtnis des Spenderkerns

Die meisten Zellen der inneren Zellmasse schalten Oct-4-ähnliche Gene ab und sterben nach Explantation der Blastozysten in Gewebekultur. Nur eine oder wenige Zellen schalten die Oct-4-ähnlichen Gene an und proliferieren. Die überlebenden Zellen entwickeln sich zu ES-Zellen. Während dieses hochselektiven Wachstums der überlebenden Zellen wird das gesamte epigenetische Gedächtnis des Spenderkerns gelöscht. Unabhängig vom Spenderkern (befruchtete Eizelle oder somatischer Kern in geklonten Embryonen) haben alle ES-Zellen im Hinblick auf die Erzeugung funktionell ausdifferenzierter Zellen eine gleichwertige Potenz.

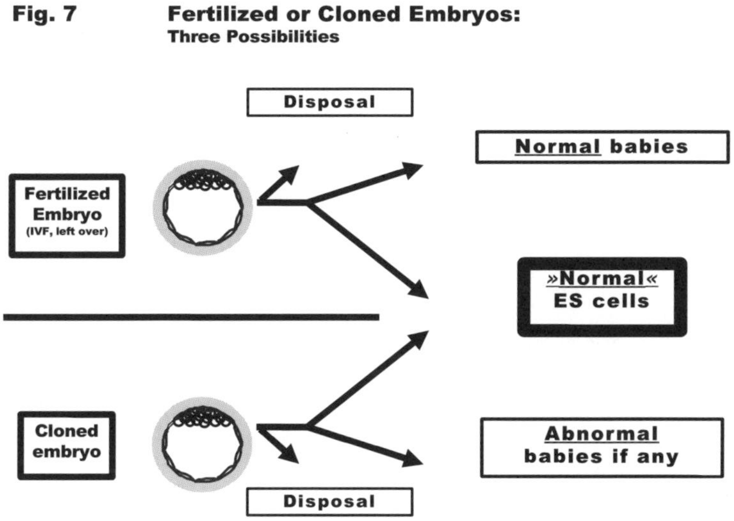

Abbildung 7: Normale und geklonte Embryonen haben drei mögliche Schicksale

Embryonen, die durch IVF gewonnen werden (»überzählige Embryonen«), haben drei Schicksale: Sie können entsorgt werden, *normale* Babys erzeugen, wenn sie implantiert werden, oder sie können ES-Zellen erzeugen, wenn sie in Gewebekultur explantiert werden. Geklonte Embryonen haben ebenfalls drei Schicksale: Sie können entsorgt werden, sie können, wenn überhaupt, *anormale* Babys erzeugen, wenn sie implantiert werden, oder sie können ES-Zellen erzeugen, wenn sie explantiert werden. Die ES-Zellen, die von einem IVF-Embryo oder einem geklonten Embryo gewonnen werden, sind nicht zu unterscheiden (gleiche Potenz, siehe Abbildung 5).

Spenderkern		Mäuse (% der Blastozyste)	Phänotyp	Ref.
Befruchtete Zygote		30–50%	Normal	
Kerntransfer aus	ES-Zelle	15–30%	Die meisten, wenn nicht alle Klone, sind anormal	43
	Cumuluszelle, Fibroblast	1–3%		44
	B-, T-Zellen	< 1/3000		45

Tabelle 1

Entwicklung von normalen Embryonen und aus ES-Zellen und somatischen Spenderkernen geklonte Embryonen. Man beachte, dass normale und von ES-Zellen gewonnene Blastozysten eine vergleichbare Potenz haben, um sich bis zum Ende der Trächtigkeit zu entwickeln, wenn ab der Fraktion der transplantierten Blastozysten gerechnet wird.

Anmerkungen

1 Ich danke meinen Kollegen Bob Weinberg, Gerry Fink, George Daley und Andy Chess für die kritischen und konstruktiven Kommentare zu diesem Manuskript.

2 Byrne, J. A., Gurdon, J. B. (2002): *Commentary on human cloning,* in: Differentiation 69, 154–157; Gurdon, J. B. (1999): *Genetic reprogramming following nuclear transplantation in Amphibia*, in: Semin. Cell Dev. Biol. 10, 239–243; Hochedlinger, K., Jaenisch, R. (2003): *Nuclear transplantation, embryonic stem cells, and the potential for cell therapy,* in: N Engl J Med 349, 275–286; Oback, B., Wells, D. (2002): *Donor cells for cloning-many are called but few are chosen*, in: Cloning Stem Cells 4, 147–168; Rideout, W. M., Eggan, K., Jaenisch, R. (2001): *Nuclear cloning and epigenetic reprogramming of the genome*, in: Science 293, 1093–1098; Wilmut, I. (2001): *How safe is cloning?*, in: Cloning, 3, 39–40; Young, L. E., Sinclair, K. D., Wilmut, I. (1998): *Large offspring syndrome in cattle and sheep,* in: Rev. Reprod. 3 155–163.

3 Jaenisch, R. (2003): *The biology of nuclear cloning: embryonic stem cells and their potential for transplantation therapy, in:* The President's Council on Bioethics, im Druck.

4 Rideout, Eggan, Jaenisch 2001; Young, Sinclair, Wilmut 1998.

5 Reprogrammierung: Das Genom einer somatischen Zelle ist in einem epigenetischen Zustand, der dem jeweiligen Gewebe gemäss ist und die Expression der gewebespezifischen Gene gewährleistet (in Milchdrüsenzellen, zum Beispiel, die Gene, die für die Milchdrüsenfunktion, wie etwa die Milchproduktion, erforderlich sind). Im Gegensatz dazu sind die Gene, die normalerweise in der frühen Entwicklung exprimiert werden, in einem »stummen« epigenetischen Zustand (siehe Anm. 9). Beim Klonen muss der somatische Kern die Gene, die für die embryonale Entwicklung erforderlich, aber in der Spenderzelle stumm sind, aktivieren, damit der geklonte Embryo überleben kann. Das Zytoplasma der Eizelle enthält »Reprogrammierungsfaktoren«, die den für den somatischen Spenderkern

charakteristischen epigenetischen Zustand (siehe Anm. 9) in einen Zustand verwandeln können, der sich für eine embryonale Zelle eignet, so dass die Gene, die für die embryonale Weiterentwicklung erforderlich sind, aktiviert werden können. Dieser Prozess ist äußerst ineffizient, führt zu einer unangemessenen Expression zahlreicher Gene und verursacht ein frühes Versagen der meisten Klone.

6 Rideout, Eggan, Jaenisch 2001.

7 Reik, W., Dean, W., Walter, J. (2001): *Epigenetic reprogramming in mammalian development*, in: Science 293, 1089–1093; Reik, W., Walter, J. (2001): *Genomic imprinting: parental influence on the genome*, in: Nat. Rev. Genet. 2, 21–32.

8 Imprimierte (= imprinted) Gene: Für die meisten Gene werden beide Kopien, die vom Vater vererbte und die von der Mutter vererbte Kopie, exprimiert. Im Gegensatz dazu ist nur eine der zwei Kopien eines imprimierten Gens, entweder die maternale oder die paternale Kopie, aktiv. Die zwei Kopien werden durch Methylierungsmarkierungen unterschieden (s. Anm. 24), mit denen die imprimierten Gene während der Oogenese (maternal imprimierte Gene) oder Spermatogenese (paternal imprimierte Gene) versehen werden. Die zwei Kopien der geprägten Gene sind somit in der Zygote epigenetisch verschieden und bleiben es in allen somatischen Zellen. Diese epigenetischen Markierungen unterscheiden die zwei Kopien und führen dazu, dass nur eine Kopie exprimiert wird, während die andere Kopie inaktiv bleibt. Es wird geschätzt, dass zwischen 100 und 200 Gene, von den insgesamt 30.000 Genen, imprimiert sind. Störungen der normalen geprägten Genexpression führen zu Wachstumsanomalien während des fötalen Lebens und können die Ursache für ernste Erkrankungen wie das Beckwith-Wiedeman- oder Prader-Willi-Syndrom sein.

9 Epigenetische Veränderungen: Zellen eines multizellulären Organismus sind genetisch identisch, aber exprimieren, in Abhängigkeit von der jeweiligen Zellart, unterschiedliche Sätze von Genen (»gewebespezifische Gene«). Diese Unterschiede in Bezug auf die Genexpression entstehen während der Entwicklung und müssen während der Mitose aufrechterhalten werden. Stabile Änderungen dieser Art werden als »epigenetisch« bezeichnet, da sie kurzfristig (während der Zellteilungen) vererbt werden können, aber nicht auf Mutationen der DNA beruhen.

10 Hochedlinger, K., Jaenisch, R. (2002a): *Nuclear transplantation: Lessons from frogs and mice*, in: Curr. Opin. Cell Biol. 14, 741–748; Oback, Wells 2002; Rideout, Eggan, Jaenisch 2001.

11 Cibelli, J. B., Campbell, K. H., Seidel, G. E., West, M. D., Lanza, R. P. (2002): *The health profile of cloned animals*, in: Nat. Biotechnol. 20, 13–14.

12 Tamashiro, K. L., Wakayama, T., Akutsu, H., Yamazaki, Y., Lachey, J. L., Wortman, M. D., Seeley, R. J., D'Alessio, D. A., Woods, S. C., Yanagimachi, R., Sakai, R. R. (2002): *Cloned mice have an obese phenotype not transmitted to their offspring*, Nat. Med. 8, 262–267.

13 Hochedlinger, K., Jaenisch, R. (2002b): *Monoclonal mice generated by nuclear transfer from mature B and T donor cells*, in: Nature 415, 1035–1038.

14 Ibid.; Rideout, Eggan, Jaenisch 2001.

15 Bortvin, A., Eggan, K., Skaletsky, H., Akutsu, H., Berry, D. L., Yanagimachi, R., Page, D. C., Jaenisch, R. (2003): *Incomplete reactivation of Oct4-related genes in mouse embryos cloned from somatic nuclei*, in: Development 130, 1673–1680.

16 Humpherys, D., Eggan, K., Akutsu, H., Friedman, A., Hochedlinger, K., Yanagimachi, R., Lander, E., Golub, T. R., Jaenisch, R. (2002): *Abnormal gene expression in cloned mice derived from ES cell and cumulus cell nuclei*, in: Proc. Nat. Acad. Sci. USA 99, 12889–12894.

17 Lanza, R. P., Cibelli, J. B., Faber, D., Sweeney, R. W., Henderson, B., Nevala, W., West, M. D., Wettstein, P. J. (2001): *Cloned cattle can be healthy and normal*, in: Science 294, 1893–1894.

18 Ogonuki, N., Inoue, K., Yamamoto, Y., Noguchi, Y., Tanemura, K., Suzuki, O., Nakayama, H., Doi, K., Ohtomo, Y., Satoh, M., *et al.* (2002): *Early death of mice cloned from somatic cells*, in: Nat. Genet. 30, 253–254.

19 Tamashiro et al. 2002.

20 Giles, J., Knight, J. (2003): *Dolly's death leaves researchers woolly on clone ageing issue*, in: Nature 421, 776.

21 Lanza et al. 2001.

22 J. Cibelli, persönliche Mitteilung.

23 Jaenisch, R., Wilmut, I. (2001): *Developmental biology. Don't clone humans!* in: Science 291, 2552.

24 DNA-Methylierung: Reversible Modifikation der DNA (Methylierung der Base Zytosin), das die »Lesbarkeit« der Gene beeinträchtigt: In der Regel sind methylierte Gene stumm und unmethylierte Gene werden exprimiert. Die DNA-Methylierung ist ein wichtiger Parameter für den »epigenetischen Zustand« von Genen und beeinträchtigt den Zustand des Chromatins: Methylierte Bereiche des Genoms sind in einem »stummen« Zustand und unmethylierte Regionen sind in einer »offenen« Konfiguration, die dazu führt, dass Gene aktiv sind.

25 Reik, Walter 2001.

26 Mayer, W., Niveleau, A., Walter, J., Fundele, R., and Haaf, T. (2000): *Demethylation of the zygotic paternal genome*, in: Nature 403, 501–502.

27 Hochedlinger, Jaenisch 2003.

28 Rideout, W. M., Hochedlinger, K., Kyba, M., Daley, G. Q., Jaenisch, R. (2002): *Correction of a genetic defect by nuclear transplantation and combined cell and gene therapy*, in: Cell 109, 17–27.

29 Ibid.

30 Coalition, and Ethics, A. f. R. (2003): *Do no harm - Reality check: proof of "therapeutic cloning"?* unter: http://www.stemcellresearch.org/pr/pr_2003-03-10.htm.

31 Prentice, D. (2002): *Why the "Successful" Mouse "Therapeutic" Cloning Really Didn't work*, unter: http://www.cloninginformation.org/info/unsuccessful_mouse_therapy.htm.

32 Kyba, M., Perlingeiro, R. C., and Daley, G. Q. (2002): *HoxB4 confers definitive lymphoid-myeloid engraftment potential on embryonic stem cell and yolk sac hematopoietic progenitors*, in: Cell 109, 29–37.

33 Eggan, K., Akutsu, H., Loring, J., Jackson-Grusby, L., Klemm, M., Rideout, W. M., Yanagimachi, R., Jaenisch, R. (2001): *Hybrid vigor, fetal overgrowth, and viability of mice derived by nuclear cloning and tetraploid embryo complementation*, in: Proc Natl Acad Sci U S A 98, 6209–6214; Humpherys, D., Eggan, K., Akutsu, H., Hochedlinger, K., Rideout, W., Biniszkiewicz, D., Yanagimachi, R., Jaenisch, R. (2001): *Epigenetic instability in ES cells and cloned mice*, in: Science 293, 95–97.

34 Wakayama, T., Yanagimachi, R. (2001): *Mouse cloning with nucleus donor cells of different age and type*, in: Mol. Reprod. Dev. 58, 376–383.

35 Hochedlinger, Jaenisch 2002b.

36 Buehr, M., Nichols, J., Stenhouse, F., Mountford, P., Greenhalgh, C. J., Kantachuvesiri, S., Brooker, G., Mullins, J., Smith, A. G. (2003): *Rapid loss of oct-4 and pluripotency in cultured rodent blastocysts and derivative cell lines*, in: Biol. Reprod. 68, 222–229.

37 Hochedlinger, Jaenisch 2003; Hochedlinger, Jaenisch 2002b; Rideout et al. 2002; Wakayama, T., Tabar, V., Rodriguez, I., Perry, A. C., Studer, L., Mombaerts, P. (2001): *Differentiation of embryonic stem cell lines generated from adult somatic cells by nuclear transfer*, in: Science 292, 740–743.

38 Humpherys et al. 2001.

39 Hochedlinger, Jaenisch 2003.

40 Hübner, K., Fuhrmann, G., Christenson, L. K., Kehler, J., Reinbold, R., De La Fuente, R., Wood, J., Strauss, J. J., Boiani, M., Schöler, H. R. (2003): *Derivation of Oocytes from Mouse Embryonic Stem Cells,* in: Science 300 (5623), 1251–1256.

41 Rideout et al. 2002.

42 Hochedlinger, Jaenisch 2002b.

43 Eggan, K., Rode, A., Jentsch, I., Samuel, C., Hennek, T., Tintrup, H., Zevnik, B., Erwin, J., Loring, J., Jackson-Grusby, L., *et al.* (2002): *Male and female mice derived from the same embryonic stem cell clone by tetraploid embryo complementation*, in: Nat. Biotechnol. 20, 455–459; Eggan, et al. 2001; Rideout, W. M., Wakayama, T., Wutz, A., Eggan, K., Jackson-Grusby, L., Dausman, J., Yanagimachi, R., Jaenisch, R. (2000): *Generation of mice from wild-type and targeted ES cells by nuclear cloning,* in: Nat. Genet. 24, 109–110.

44 Wakayama, T., Whittingham, D. G., Yanagimachi, R. (1998): *Production of normal offspring from mouse oocytes injected with spermatozoa cryopreserved with or without cryoprotection*, in: J. Reprod. Fertil. 112, 11–17; Wakayama, T., Yanagimachi, R. (1999): *Cloning of male mice from adult tail-tip cells,* in: Nat. Genet. 22, 127–128.

45 Hochedlinger, Jaenisch 2002b.

Christoph Rehmann-Sutter

Klonierung und Totipotenz

In den Diskussionen um die Stammzellforschung und das therapeutische Klonen tritt häufig die Frage auf, ob eine bestimmte Zelle oder ein bestimmtes biotechnologisches Konstrukt wie ein Kerntransferembryo, eine Kerntransferchimäre oder ein Parthenot »totipotent« sei. Das Interesse, mit dem diese Frage gestellt wird, ist ein moralisches. Totipotente Zellen oder Konstrukte werden als Träger einer »Potentialität« angesehen, im Sinne von bereits im *status potentialis* zu schützenden, werdenden Menschen. Die Befunde, auf die sich die Antworten auf diese moralrelevante Frage stützen, sind hingegen biologische. Was geschieht, wenn biologische Befunde moralische Evidenzen hergeben sollen?

Als philosophischer Beobachter der Forschungen in der experimentellen Embryologie bin ich besonders interessiert an theoretischen Übergangsstellen. Solche Übergangsstellen gibt es zwischen drei verschiedenen Semantiken der in diesem Bereich verwendeten Wörter und Sätze. Ich meine erstens die naturwissenschaftlich-deskriptive Semantik, zweitens die metaphysisch-ontologische Semantik und drittens die moralisch-normative Semantik. Der Begriff »Totipotenz« kommt auf allen diesen Ebenen vor; er mutiert gewissermaßen zwischen ihnen hin und her. Ich möchte in meinem Beitrag klären, was bei diesen – z. T. illegitimen – Mutationen passiert, und ich möchte auf die unterschiedlichen Begründungsverhältnisse innerhalb der drei semantischen Felder hinweisen.

Ich erkläre zunächst, was ich mit den drei Semantiken meine. Es sind drei verschiedene Arten, wie Wörter und Sätze Bedeutung haben können. Die naturwissenschaftlich-deskriptive Semantik wird von Aussagen eröffnet, die informieren wollen über die Struktur und Funktion von Zellen. Oder es handelt sich um Aussagen über naturgesetzliche Zusammenhänge in bio-physikalisch-chemischen Prozessen. Die Aussagen beschreiben Verhältnisse in der Erfahrungswelt. Und sie beschreiben sie korrekt oder inkorrekt. Der Begriff »Totipotenz« als erfahrungswissenschaftlicher Begriff kann definiert werden, wie es Henning Beier vorschlägt: „Man kann einer Zelle Totipotenz nur zuschreiben, wenn sich in einem Experiment demonstrieren läßt, dass aus ihr in einer Schwangerschaft eigenständig ein lebensfähiges, ganzes Individuum hervorgebracht wird.“[1]

In unklaren Fällen, in denen die Durchführung eines *experimentum crucis* nicht möglich ist – beim Menschen ist diese Situation aus ethischen Gründen oft gegeben –, ist man, wie oben ausgeführt, auf indirekte Evidenzen angewiesen: biochemische und strukturelle Ähnlichkeiten mit Zellen, die nachweislich totipotent sind.

Die metaphysisch-ontologische Semantik wird hingegen von Aussagen eröffnet über die Existenzweise von Dingen oder darüber, was sie zu dem macht, was sie sind. Wenn jemand sagt, ein Lebewesen sei ein durch genetische Information organisiertes Konglomerat von Molekülen und Zellen und nichts außerdem, dann ist dies keine naturwissenschaftlich-deskriptiv gemeinte Aussage, sondern eine These über das Wesen des Lebens. Das Wort »Totipotenz« wird häufig in einem derartigen Sinn verwendet. Totipotente menschliche Zellen werden von manchen Diskussionsteilnehmern deshalb als moralisch schützenswert angesehen, weil sie Träger einer Potenz zur Bildung eines ganzen Menschen sind. Dies können wir als die metaphysisch-ontologische Bedeutung des Totipotenzbegriffs identifizieren: Eine totipotente Zelle als Teil eines Ganzen[2] ist Trägerin einer Potenz zur Bildung eines ganzen Individuums.

Die moralisch-normative Semantik schließlich wird von Wert-Aussagen eröffnet, die Verantwortung, Pflichten oder Vorschriften statuieren. Die Totipotenz menschlicher Zellen ist eine Eigenschaft, die Schutzpflichten gegenüber diesen Zellen begründet: Totipotente menschliche Zellen erfordern einen besonderen Schutz. Es ist, wie man sieht, nicht schwer, diese semantischen Ebenen zu unterscheiden. Probleme entstehen nicht so sehr innerhalb der Ebenen selbst. Aber sie lauern an den Übergangsstellen.

Ein genauer Blick auf das Wort »Totipotenz« selbst, auf die Etymologie, zeigt die Problematik dieses Begriffes deutlich:

- Totipotenz (lat.)
- totus – alle, sämtlich, insgesamt
- potentia – Vermögen, Kraft; Macht, Gewalt; Herrschaft

»Totipotenz« heißt daher wörtlich die Kraft, das Vermögen, einen ganzen Organismus zu bilden. Kraft, Vermögen sind aber deutlich keine naturwissenschaftlich-experimentell operationalisierbaren Begriffe, während »alle«, »sämtlich« ein empirisch nachprüfbares Kriterium darstellen. Experimentell zeigen kann man nur, dass es bei gewissen Zellen tatsächlich passieren kann, dass sich aus ihnen ein ganzer Organismus ergibt; und man kann herausfinden, welche äußeren Bedingungen dazu notwendig sind, damit es gelingt. Wenn man jedoch behaupten will, dass in der totipotenten Zelle diese Kraft, dieses Vermögen schon drinsteckt, *bevor* es sich auswirkt, so macht man eine metaphysische Aussage. Man deutet die Entwicklung als Wirkung einer umfassenden Ursache und projiziert diese Ursache in die Zelle hinein, die am Anfang dieser Entwicklung stand. Der Begriff »Totipotenz« ist deshalb bereits sprachlich ein metaphysisch-wissenschaftliches Oxymoron.

Die Projektion der umfassenden Ursache in die Ursprungszelle hinein kann nicht selbstverständlich sein. Möglicherweise ist sie illegitim. Dass dieses Projektionsverfahren Fragen aufwirft, wird auch an den Grenzfällen klar, die durch neuere Experimente aufgewiesen wurden. Ein solcher Grenzfall sind die embryonalen Stammzellen von Mäusen in den Experimenten von Nagy et al.[3], wo tetraploide Blastomeren mit ES-Zellen vermischt wurden, diese Chimäre in den Uterus eines Weibchens transferiert wurde und sich aus den ES-Zellen tatsächlich eine ganze Maus entwickeln konnte. Die tetraploiden Helferzellen beteiligten sich zwar am Aufbau von Plazenta und Dottersack, hatten aber in der eigentlichen Embryonalanlage nur eine begrenzte Lebensdauer. Sind deshalb die Mäuse-ES-Zellen als totipotent anzusehen? Und welche Folgerungen müsste man ziehen, wenn dies auch beim Menschen möglich ist? Hans-Werner Denker, der dieses Experiment referiert, zieht jedenfalls den Schluss, dass man solange an menschlichen ES-Zellen nicht experimentieren dürfe, als die Totipotenz nicht widerlegt ist: „Angesichts der dargelegten Fakten scheint es mir geboten, auf den Einsatz menschlicher embryonaler Stammzellen so lange zu verzichten, wie der Verdacht besteht, dass diese Zellen als totipotent anzusehen sind.“[4]

Ein zweiter Grenzfall ist die epigenetische Reprogrammierung von Körperzellen bei nuclear transfer cloning.[5] Ist der Nachweis, dass es möglich ist, aus terminal differenzierten Zellen, wie es B- und T-Zellen zweifellos sind, ein geklontes Tier herzustellen, der Nachweis einer Totipotenz auch dieser Körperzellen? Müssten wir deshalb auch alle unsere Körperzellen unter Schutz stellen? Das wäre gewiss undurchführbar. Oder sind die Experimente von Nagy und diejenigen von Jaenisch genügend verschieden, dass im einen Totipotenz nachgewiesen wurde und im anderen nicht? Bei beiden Experimenten wurde ja kräftig nachgeholfen. Von einer *eigenständigen* Entwicklungsfähigkeit der betreffenden Zellen zur ganzen Maus kann in beiden Fällen keine Rede sein.

Und der dritte Grenzfall wurde vor wenigen Tagen gemeldet.[6] Karin Hübner, in der Gruppe von Hans Schöler, konnte aus ES-Zellen in vitro Follikel züchten, woraus Eizellen sprangen, die sich auch noch parthenogenetisch zu teilen begannen. ES-Zellen können offenbar eine Keimbahn bilden. Fragen wurden gestellt: Was heißt dies „ontologisch“? Was heißt das „normativ“?

Ich habe dargelegt, dass »Totipotenz« ein Wort ist, das zwischen verschiedenen Semantiken hin und her mutiert. Der Wortteil »Potenz« macht ihn wortgeschichtlich zu einem metaphysischen Begriff. Es gibt Dinge, die der Möglichkeit nach sind – Aristoteles sagte *dynamei* – und Dinge, die wirklich sind – *energeia*. Potentialität und Aktualität ist ein klassisches ontologisches Gegensatzpaar. Es wird dabei unterschieden zwischen passiver und aktiver Potenz. Passive Potenz ist z. B. in einem Block Marmor gegeben, aus dem ein Bildhauer die Statue von Athene formt. Aktive Potenz liegt im schlafenden Bildhauer vor: Er ist trotzdem ein Bildhauer, auch solange er schläft.

Interessant ist anzumerken, dass für Aristoteles die Potentialität eine Weise des Nichtseins, nicht etwa eine Modalität des Seins bezeichnet. Dies muss so sein, damit logisch konsistent gedacht werden kann, dass aus dem Möglichen ein Werden hervorgeht: „nämlich aus dem, was nicht wirklich Mensch ist, aber doch dem Vermögen nach Mensch, wird der Mensch“[7].

Das Möglichsein ist eine besondere Art des Nichtseins. Es gibt bei Aristoteles verschiedene Arten des Nichtseins, bezogen auf die verschiedenen Kategorien.[8] Das Nicht des Möglichen ist auf zwei Arten besonders. Einerseits dadurch, dass es bestimmt ist. Es ist „nur Negation der Wirklichkeit des im übrigen durchgängig Bestimmten“[9]. Andererseits ist es zeitlich auf diese Wirklichkeit bezogen: „Das Nicht des Möglichen ist also präzise das Noch-nicht des Wirklichseins.“[9] Sobald wir von Bewegungen oder von Kräften sprechen, bewegen wir uns nicht mehr im Bereich des Möglichen, sondern bezeichnen etwas in der Wirklichkeit. Die Grundkonzeption ist bei Aristoteles die, dass Sein eigentlich das Wirklichsein ist, während das Möglichsein eine spezielle Art des Nicht- oder genauer des Noch-nicht-Seins aussagt.

Nun ist u. a. durch die vitalistische Lehre von der so genannte *Entelechie* Aristoteles eine andere Konzeption von Potentialität zugeschoben werden, die auf der Seite des Wirklichen liegt und das Noch-nicht-Verwirklichte teleologisch vorwegnimmt. Lebewesen seien, gemäß dieser Lehre, diejenigen Wesen, die das Ziel ihrer Entwicklung in sich haben. Und *eidos*, die Idee oder das Wesen der Lebewesen, das in der Zygote bereits liegt, sei die später zu verwirklichende Adultform dieser Lebewesen.[11]

Die Biologie des 20. Jahrhunderts hat eine Anleihe bei dieser alten, Aristoteles zugeschriebenen Vorstellung der Verwirklichung gemacht: mit der Theorie vom genetischen Programm. Die DNA enthalte, so war die Vorstellung, eine Sequenz von Instruktionen, die die Zellen zur geordneten Entwicklung anleiten. In einer derart codierten Form enthalte die Zygote eine Bauanleitung für das Individuum. Diese Vorstellung findet sich zuerst explizit unter dem Namen „genetic programme“ bei François Jacob und Jaques Monod in den späten 1950er Jahren[12], aber in anderen Worten auch schon bei August Weismann in den 1890ern. John Maynard Smith und Eörs Szathmáry, zwei späte Anhänger dieser Theorie, stellten sie 1999 treffend so dar: „What is transmitted from generation to generation is not the adult structure but a list of instructions for making that structure.“[13]

Diese Liste von Instruktionen, die zu ihrer Ausführung natürlich Zellen, Material und eine geeignete Umgebung braucht, entspricht zweifellos einer aktiven Potenz. Es handelt sich um ein metaphysisches Erklärungsmodell. Seine Semantik ist die der Ontologie.

Es war vielleicht eine der großen Ironien des Schicksals, dass ausgerechnet die Molekularbiologie selbst, speziell die genetische Entwicklungsbiologie, die kräftigsten Argumente zur Dekonstruktion dieser Theorie des genetischen Programms geliefert hat. Was sie findet, sind immer wieder Vorgänge, in denen die

Zelle den aktuellen Informationsgehalt der DNA mitbestimmt. Phänomene wie alternatives Spleißen, mRNA editing, Regulation durch selektive Methylierung des Genoms, Nukleosombildung und die Anordnung von chromatinassoziierten Proteinen (usw.) weisen in eine andere Richtung als die Vorstellung der im Genom gespeicherten Liste von Instruktionen. Es ist vielmehr die ganze Zelle, der ganze Organismus, der durch komplexe Interaktionen mit der DNA die genetische Information hervorbringt. Rudolf Jaenisch spricht entsprechend nicht mehr vom »genetischen Programm«, sondern von »epigenetischer Programmierung« des Genoms. Das ist eine ganz andere Vorstellung, mit ganz anderen naturphilosophischen Implikationen, als es die Vorstellung vom genetischen Programm war. Subjekt der Programmierung ist der Organismus und das Programmierte ist das Genom. In der Vorstellung vom genetischen Programm war es genau umgekehrt.

In dieser neuen Evidenzlage ist die Vorstellung plausibler, dass es nicht die DNA ist, die den Entwicklungsprozess steuert, sondern das gesamte System des Organismus, das sich selbst Schritt für Schritt in einer geordneten Weise weiterentwickelt, in einer, wie es Gunther Stent ausgedrückt hat, „historischen Abfolge"[14] von Schritten. Eigentlich ist darin der Begriff der Programmierung sogar fehl am Platz und man müsste nur von einem Einstellen des Regulationszustandes des Genoms sprechen. Die epigenetische Reprogrammierung ist eigentlich ein Zurückstellen des Regulationszustandes des Genoms. Von einem epigenetischen »Programm« zu sprechen, macht eigentlich keinen Sinn, weil der Begriff des Programms wörtlich das Vorhandensein einer Vorschrift schon im voraus meint.

Es gibt eine Reihe von textlichen Indizien dafür, dass diese angedeutete Lehre vom In-sich-Haben des Entwicklungsziels Aristoteles fälschlich zugeschrieben wurde. *Entelecheia* lässt sich plausibler als das Selbst-Ziel-Sein des Entwicklungsprozesses deuten, analog zur *praxis-poiesis* Unterscheidung in der praktischen Philosophie.[15]

Wie auch immer; der Begriff der epigenetischen Reprogrammierung, der sich im Kontext der Kerntransferexperimente eingebürgert hat, rekonstruiert jedenfalls die ontologische Semantik nicht, die von der Theorie des genetischen Programms suggeriert worden ist.

Ich glaube, wir müssen daraus den Schluss ziehen, dass die Totipotenz von Zellen als Begriff in den metaphysisch-ontologischen und moralisch-normativen Semantiken zweifelhaft geworden ist. Wenn die Interpretation des Phänomenbereichs um den empirisch-naturwissenschaftlichen Totipotenzbegriff mehrdeutig ist, bzw. wenn mit starken Plausibilitätsgründen für eine alternative Ontologie des Werdens argumentiert werden kann, die nicht von der Verwirklichung einer Anlage ausgeht, sondern das Werden als Schrittfolge auf einem Weg beschreibt, auf dem jeder Schritt regelmäßig sich aus den früheren Schritten ergibt, so fehlt für die Hypothese einer metaphysischen Potenz im Sinn der Anwesenheit einer Kraft, die zur Verwirklichung zielt, der Resonanzboden. Dasein von Organismen am Anfang der Entwicklung, im *status potentialis*, ist wieder als eine Form des Noch-Nichtseins der späteren Entwicklung zu deuten, wie es *dynamis* bei Aristoteles war. Eine Potenzialität im Sinn der wirklichen Anwesenheit einer auf die Realisierung hin organisierten Anlage müsste heute ohne Resonanz mit der Erfahrung behauptet werden. Totipotenz kann aber nicht wirksam eine Pflicht begründen, wenn die ontologische Grundlage, aus der sich diese Pflicht ableiten soll, nicht mehr glaubwürdig ist.

Mein Argument spricht *nicht* für eine Aufweichung des Embryonenschutzes. Es geht mir um die Art der Begründung. Das Vermögen der Zellen ist im heutigen Erkenntnisstand plausibler kontextuell und relational, im Fall der Schwangerschaft als Zwei-in-Eins zu denken, nicht als intrinsisch vorliegende, teleologisch organisierte Kraft. In der Situation in vitro sind Embryonen extrem verletzliche, sich rasch ins immer Komplexere organisierende Wesen, die auf Grund der Beziehung, die wir zu ihnen unweigerlich haben, Schutz brauchen. Sie brauchen diesen Schutz, weil sie Menschen werden. Anders gesagt; weil sie auf dem Weg sind, Menschen zu werden. Dieser Umstand bringt sie in den Kreis der Adressaten unserer Fürsorge und Verantwortung hinein. Wir alle sind nur da, weil wir selbst einmal ein Embryo waren. Entsprechend können wir die Pflichten zum Schutz und zur Fürsorge aus den moralischen Beziehungen heraus begreifen, die wir zu einem werdenden menschlichen Leben haben, nicht als Deduktion aus einer intrinsisch in ihm vorhandenen Kraft oder Macht. Der moralische *Wert*, den wir in der Anerkennung einem Embryo zusprechen, ist hingegen intrinsisch.

Anmerkungen

1 Beier, H. M. (2002): *Totipotenz und Pluripotenz*, in: Oduncu, F. S., Schroth, U., Vossenkuhl, W. (Hg.): Stammzellforschung und therapeutisches Klonen, Göttingen, 36–54, 46.

2 Dies unterscheidet die Totipotenz von der Potentialität, welche die Fähigkeit eines frühen Entwicklungsstadiums meint, spätere Stadien hervorzubringen. Vgl. Rehmann-Sutter, C. (im Druck): *Sind Zellen mögliche Menschen?*, in: Gerber, Meisinger (Hg.): Welchen Menschen wollen wir? (Arbeitstitel), Frankfurt a. M.

3 Nagy, A. et al. (1993) : *Derivation of completely cell culture derived mice from early-passage embryonic stem cells*, in: Proceedings of the National Academy of Sciences USA, 8424–8428.

4 Denker, H.-W. (2002): *Forschung an embryonalen Stammzellen*, in: Oduncu, F. S., Schroth, U., Vossenkuhl, W. (Hg.): Stammzellforschung und therapeutisches Klonen, Göttingen, 19–35, 34.

5 Rideout, W. M., Eggan, K., Jaenisch, R. (2001): *Nuclear Cloning and Epigenetic Reprogramming of the Genome*, in: Science 293, 1093–1098. Hochedlinger, K., Jaenisch, R. (2002): *Monoclonal mice generated by nuclear transfer from mature B and T donor cells*, in: Nature 415, 1035–1038.

6 Hübner, K. et al. (2003): *Derivation of Oocytes from Mouse Embryonic Stem Cells*, in: Science Express 1 (2003). Online publ.: www.sciencexpress.org

7 Aristoteles, *Metaphysik, Bücher VII (Z) – XIV (N)* (1984), Griechisch-Deutsch, übers. Hermann Bonitz, Hamburg, Metaphysik XIV, 1089 a 28 f.

8 Ibid., 1089 a 25 ff.

9 Stallmach, J. (1959): *Dynamis und Energeia. Untersuchungen am Werk des Aristoteles zur Problemgeschichte von Möglichkeit und Wirklichkeit*, Meisenheim am Glan, 58.

10 Ibid., 59.

11 Picht, G. (1987): *Aristoteles' De anima*, Stuttgart.

12 Kay, L. E. (2000): *Who Wrote the Book of Life? A History of the Genetic Code*, Stanford, 221.

13 Smith, J. M., Szathmáry, E. (1999): *The Origins of Life. From the Birth of Life to the Origins of Language*, Oxford, 2.

14 Stent, G. S. (1985): *Thinking in One Dimension. The Impact of Molecular Biology on Development*, in: Cell 40, 1–2; Oyama, S. (2000): *The Ontogeny of Information. Developmental Systems and Evolution,* Cambridge, 2nd ed., Durham; Neumann-Held, E. M. (1999): *The Gene is Dead – Long Live the Gene! Conceptualizing Genes the Constructionist Way*, in: Koslowski, P. (ed.): Sociobiology and Bioeconomics. Berlin, 105–137; Rehmann-Sutter, C. (2000): *Die Interpretation genetischer Daten – Vorwort zu einer genetischen Hermeneutik*, in: Mittelstraß, J. (Hg.): Die Zukunft des Wissens, Berlin, 478–498; Rehmann-Sutter, C. (2002): *Genetics, Embodiment and Identity*, in: Grunwald, A., Gutmann, M., Neumann-Held, E. M. (ed.): *On Human Nature. Anthropological, Biological, and Philosophical Foundations*, Berlin, 23–50.

15 Rehmann-Sutter, C. (1996): *Leben beschreiben. Über Handlungszusammenhänge in der Biologie,* Würzburg.

Göran Hermerén

Ist ein Konsens bei humanem Klonen möglich?

Vielleicht ist es hilfreich, zuerst einige Positionen darzustellen, zu denen man gelangen kann, wenn man die Antworten auf die folgenden Fragen miteinander verbindet:

(1) Ist Konsens in Bezug auf eine bestimmte Frage möglich?
(ja, nein, nicht sehr wahrscheinlich, weiß nicht usw.)

(2) Ist Konsens in Bezug auf diese Frage wünschenswert?
(ja, nein, nicht sehr wahrscheinlich, weiß nicht usw.)

Für einige Kirchenvertreter und Parlamentarier können Kompromisse zum Klonen beim Menschen weder möglich noch wünschenswert sein, angesichts der Tatsache, dass ihrer Meinung nach bestimmte Grundwerte geschützt werden müssen und dabei kein Verhandlungsspielraum gegeben ist. Für andere können diese Kompromisse jedoch wünschenswert, aber leider nicht möglich sein. Für wiederum andere können sie möglich, aber nicht wünschenswert sein und schließlich können sie für einige weder möglich, noch wünschenswert sein.

In diesem Kurzreferat werde ich mich mit fünf Fragen befassen.

Frage 1
Inwiefern kann ein teilweiser Konsens in Bezug auf Fragen wie Klonen beim Menschen in der Europäischen Union erwartet werden?

Zum einen hängt die Antwort auf diese Frage davon ab, von welchem Klonen wir reden.

Es gibt zwei bedeutende Unterschiede zwischen reproduktivem und therapeutischem Klonen, die in Bezug auf Intentionen und Konsequenzen beschrieben werden können. Die Technik ist die gleiche, in beiden Fällen somatischer Zellkerntransfer (SCNT), aber die Intention beim so genannten »therapeutischen Klonen« ist nicht, einen anderen Menschen zu erzeugen, denn das Ergebnis der Anwendung dieser Methode wird kein Mensch sein.

Wenn eine Partei ein absolutes JA und eine andere Partei ein absolutes NEIN zum Klonen beim Menschen, für welche Zwecke auch immer, formuliert, wird ein teilweiser Konsens nicht möglich sein und auch nicht erwartet werden können.

Aber wenn Bedingungen an die Positionen gebunden werden, könnte die Situation sich ändern: JA unter bestimmten Umständen, NEIN unter anderen. Dann könnten Kompromisse und/oder Konsens in Bezug auf diese Bedingungen möglich sein.

Die Möglichkeit und die Erwünschtheit eines Konsenses/Kompromisses zum Klonen beim Menschen hängt entscheidend von der genauen Formulierung der Frage ab. In diesem Bereich gibt es eine Vielzahl unterschiedlicher Fragen und es kann möglich sein, zu einem Konsens bei einigen von ihnen, aber nicht bei anderen zu gelangen. Um festzustellen, ob dem so ist, müssen wir zunächst die Werte betrachten, um die es geht, und prüfen, ob sie bedingt oder unbedingt, instrumental oder intrinsisch sind.

Um welche Werte geht es also? Sie können in spenderbezogene, patientenbezogene, verwandtenbezogene, empfängerbezogene, geschäfts- (wettbewerbs-)bezogene, forschungsbezogene usw. Werte unterteilt werden. Was sind die aktuellen oder latenten Konflikte zwischen diesen Werten, zu denen Sicherheit, Menschenwürde, neues Wissen, neue Therapien sowie neue wirtschaftliche Möglichkeiten gehören? Was sind die zugrundeliegenden Bedingungen oder Annahmen, sofern es überhaupt welche gibt, dafür, dass diese Werte als instrumental oder intrinsisch betrachtet werden?

Wenn wir uns nicht auf einen Kompromiss dahingehend einigen können, ob Forschung an menschlichen Embryonen ethisch annehmbar ist oder nicht, können wir uns vielleicht in Bezug auf bestimmte Arten von Forschung, Forschung für bestimmte Zwecke, Forschung unter Einsatz bestimmter Methoden und Forschung innerhalb bestimmter zeitlicher Grenzen einigen, aber auf andere, wie etwa SCNT, Erzeugung von menschlichen Embryonen für den alleinigen Zweck der Forschung, verzichten.

Die Schwierigkeiten dieser Debatte werden auch aus den Kontroversen über Definitionen und Unterscheidungen offensichtlich. Einige bestehen darauf, dass eine Unterscheidung zwischen Menschen und potentiellen Menschen (die sich unter bestimmten Bedingungen zu Menschen entwickeln werden) vorgenommen werden muss. Aber andere bestreiten, dass eine solche Unterscheidung gemacht werden kann, und argumentieren, dass Menschen und potentielle Menschen die gleichen Rechte und Interessen haben.

Gleichermaßen bestehen einige darauf, dass es einen Unterschied zwischen menschlichem Leben (wenn ein menschliches Ei durch menschliches Sperma befruchtet worden ist) und Menschen gibt. Dann stellen sie die Frage, ob es Bedingungen und Situationen gibt, unter denen menschliches Leben geopfert werden darf, um das Leben von Menschen zu retten. Aber andere weigern sich, die Frage so zu beschreiben. Darüber hinaus stellt sich die Frage, ob wir über Therapie oder Forschung sprechen.

Wenn die Therapie im Mittelpunkt steht, müssen wir die Frage stellen, Therapie für welchen Zweck, für welche Krankheiten und mit welchem Risiko? Und wann? Kann es darüber hinaus Kompromisse und/oder Konsens in Bezug auf den, der Zugriff auf diese Therapie haben sollte oder der dafür bezahlen sollte, geben? Dies sind andere Fragen, die getrennt betrachtet werden müssen. Und wenn wir über Forschung sprechen, konzentrieren wir uns auf:

- Forschung, unter welchen Bedingungen?
- Forschung, für welche Zwecke?
- Forschung, mit welchen Methoden?
- Forschung, innerhalb welcher zeitlichen Grenzen, zum Beispiel 14 Tage nach der Befruchtung?
- Forschung, unter der Voraussetzung, dass bestimmte Sicherheitsmaßnahmen ergriffen werden?
- Forschung, unter der Voraussetzung, dass aufgeklärte Einwilligung in allen Fällen eingeholt wird?
- Import und/oder Export von menschlichen embryonalen Stammzelllinien, unter welchen Bedingungen?
- Private Finanzierung, unter welchen Bedingungen?
- Öffentliche Finanzierung, unter welchen Bedingungen?

Wir können uns einen grünen JA-Kasten und einen roten NEIN-Kasten, mit einer strengen Abgrenzung zwischen den beiden, vorstellen. In einem solchen Fall ist es schwer, Möglichkeiten in Bezug auf einen Konsens zu sehen. Aber sobald Bedingungen und Unterscheidungen zwischen unterschiedlichen Formen von Forschung eingeführt werden, muss das Bild der zwei Kästchen aufgegeben werden. Dann kann es auch Möglichkeiten für Konsens und Kompromisse geben.

Frage 2
In welchem Bereich – und in Bezug auf welche genaue Frage – gibt es Konsens, wo Dissens im Zusammenhang mit Klonen beim Menschen?

Wie Sie vielleicht wissen, ist die EGE-Position zum »therapeutischen Klonen«, zum somatischen Zellkerntransfer sowie zur Erzeugung von Embryonen ausschließlich für Forschungszwecke im Wesentlichen zurückhaltend. Wir glauben nicht, dass die wissenschaftlichen Gründe, die für diese Techniken sprechen, überzeugend genug sind, und wir sind der Auffassung, dass einige ethische Gründe dagegen sprechen. Wir haben dies so formuliert: „Die Gruppe berücksichtigt das Interesse an der Durchführung des somatischen Zellkerntransfers (SCNT) mit dem Ziel der Untersuchung der Bedingungen, die für die »Reprogrammierung« von adulten menschlichen Stammzellen erforderlich sind. Sie ist sich auch der Tatsache bewusst, dass im Hinblick auf künftige Zelltherapien, die Erzeugung von Embryonen mittels dieser Technik am wirkungsvollsten sein kann, um pluripotente Stammzellen zu gewinnen, die genetisch identisch mit dem Patienten sind, so dass absolut histokompatibles Gewebe erhalten wird, mit dem Ziel, eine Abstoßung nach der Transplantation zu vermeiden. Aber diese künftigen therapeutischen Möglichkeiten müssen gegen Betrachtungen im Zusammenhang mit den Risiken der Trivialisierung der Verwendung von Embryonen und der Ausübung von Druck auf Frauen als Spenderinnen von Oozyten sowie der zunehmenden Möglichkeit ihrer Instrumentalisierung abgewogen werden. Angesichts der derzeit hohen Ineffizienz des SCNT würde die Bereitstellung von Zelllinien große Mengen an Oozyten erfordern."[1]

Und:

„Es ist nicht ausreichend, die Legitimität des verfolgten Ziels der Linderung menschlichen Leidens zu betrachten, es ist genauso wesentlich, die eingesetzten Mittel zu prüfen. Insbesondere die Hoffnungen der regenerativen Medizin sind nach wie vor äußerst spekulativ und unter Wissenschaftlern umstritten. Die Gruppe fordert ein vorsichtiges Vorgehen und vertritt die Auffassung, dass die Erzeugung von Embryonen durch somatischen Zellkerntransfer zur Erforschung von Stammzelltherapien zum jetzigen Zeitpunkt verfrüht wäre, da es ein breites Forschungsspektrum in Bezug auf alternative Quellen humaner Stammzellen gibt [...]."[2]

Es gibt sicherlich Konsens in Bezug auf ein NEIN zum reproduktiven Klonen und in den meisten Ländern, selbst in Deutschland, möglicherweise ein JA zum Klonen als Forschungsmethode für bestimmte Zwecke, zumindest an importierten Stammzellen oder Stammzelllinien. Es gibt sicherlich Konsens in Bezug auf ein NEIN zum Kaufen und Verkaufen von Stammzellen und möglicherweise ein NEIN zur Erzeugung von menschlichen Embryonen ausschließlich für Forschungszwecke (mit einigen Ausnahmen).

Es gibt Konsens in Bezug auf ein JA, nicht in diese Forschung in Ländern einzugreifen, in denen dies nach nationalem Recht gesetzlich zulässig ist (unter Verweis auf den europäischen Pluralismus, der in zahlreichen EU-Dokumenten betont wird), aber wahrscheinlich Konsens in Bezug auf ein NEIN, wenn es um die Frage geht, ob diese Forschung durch das FP6 finanziert werden sollte.

Auf der Grundlage dieser bestehenden Verordnungen gibt es sowohl Konsens als auch Dissens:

	Konsens	Dissens
Nein, in Bezug auf den Kauf und Verkauf von Embryonen	ja	
Nein, zum reproduktiven Klonen	ja	
Forschung an importierten humanen embryonalen Stammzellen	ja	geringfügig
Nein, zur Erzeugung ausschließlich für Forschungszwecke	ja	geringfügig
Finanzierung dieser Forschung, falls zulässig	ja	
Finanzierung dieser Forschung innerhalb des FP6	nein	erheblich

Immer mehr europäische Länder scheinen bereit zu sein, Forschung an überzähligen Embryonen innerhalb von 14 Tagen nach der Befruchtung (ohne Berechnung der Zeit im tiefgefrorenen Zustand) unter der Voraussetzung, dass eine aufgeklärte Einwilligung unter strengen Voraussetzungen engeholt worden ist, zuzulassen.

Frage 3
Wie sollte man mit diesem Dissens umgehen?

Der Ausgangspunkt muss der Grundsatz von Pluralismus und Toleranz sein und es sollte (immer wieder) betont werden, dass die Toleranz gegenseitig sein muss. Die Aussage, dass andere unseren Gesichtspunkt tolerieren müssen – aber wir nicht den ihren –, ist ein Missbrauch des Grundsatzes der Toleranz.

Toleranz erfordert Verstehen dessen, *was* andere denken und *warum* – politisches System, historische Traditionen, die Schatten der Vergangenheit – und das Erreichen eines solchen verständnisvollen Dialogs ist unerläßlich. Dialog erfordert Zeit, Begegnungsstätten, offenen Austausch und Respekt.

Der Dialog könnte fruchtbar zu einigen Einzelheiten der Konsequenzen und Kosten der verschiedenen Positionen geführt werden. Nehmen wir an, dass sie dargestellt werden könnten und möglicherweise Einigung in Bezug auf die Wahrscheinlichkeit unterschiedlicher wissenschaftlicher therapeutischer, wirtschaftlicher und sonstiger Konsequenzen erzielt werden könnte. Natürlich können wir und sollten wir nicht nur an die Rechte des Embryos, sondern auch an die Rechte und Interessen der Patienten denken, die unter unheilbaren Krankheiten, wie Parkinson oder Alzheimer, leiden.

Darüber hinaus ist es erforderlich, aufrichtig und realistisch zu sein in Bezug auf das, was von dieser Forschung erwartet werden kann: Wie viele Krankheiten können geheilt werden, wie lange wird es dauern, wie viel wird es kosten usw. Es wird wahrscheinlich lange dauern, bevor wir die erste wirkungsvolle Therapie für Krankheiten wie Parkinson, Diabetes oder Alzheimer haben werden. Wenn die Erwartungen zu hoch sind, wird es Enttäuschung, Frust und Rückschläge geben; wenn sie zu niedrig sind, könnte dies zu nicht wahrgenommenen Chancen führen.

Frage 4
Was bedeutet „Europäisches Rahmenprogramm für Forschung" in diesem Zusammenhang und inwieweit wird es durch gemeinsame Wertvorstellungen der Mitgliedstaaten der EU charakterisiert?

Diese Frage ist schwer zu beantworten. Es kann als eine Aufforderung zu empirischen Informationen oder eine Aufforderung zu einer normativen Aussage verstanden werden. Es gibt einen Konsultationsprozess hinter dem FP6, bei dem unterschiedliche Parteien angehört werden, um die gemeinsamen Wertvorstellungen der Mitgliedstaaten der EU herauszuarbeiten. Aber da es eine empirische Aussage ist, muss nicht jeder Mitgliedstaat unbedingt jeden Satz unterstützen, noch ist es (bei einer normativen Aussage) unbedingt wünschenswert, dass dies der Fall ist. Wenn es unter europäischen Gesichtspunkten überragende gute Gründe für die Durchführung der Forschung gibt, könnte sie in anderen Ländern als denjenigen, die ihr nicht zustimmen, durchgeführt werden.

Frage 5
Wie sollte man das Problem des Klonens beim Menschen für Forschungszwecke (d. h. nicht für reproduktive Zwecke, nicht für therapeutische Zwecke) unter Berücksichtigung der Notwendigkeit der Förderung der europäischen Forschung angehen?

Ein anhaltender Dialog zwischen den drei europäischen Institutionen – dem Ministerrat, dem Parlament, der Kommission – wie das Treffen, das wir vor einigen Wochen in Brüssel hatten, kann ein Lösungsansatz sein. Dieser Dialog muss aufgeklärt geführt und durch die Erkenntnis bestimmt werden, dass es um unterschiedliche Werte geht und dass die Freiheit der Forschung gegen diese anderen Interessen abgewogen werden muss. Dazu gehören der Schutz der Menschenwürde, die Verbesserung bestehender Therapien, die Förderung von neuem Wissen, die Förderung der europäischen Wettbewerbsfähigkeit und wirtschaftliche Interessen. Wenn es unterschiedliche und entgegengesetzte Meinungen zu einem Thema gibt, ist es von wesentlicher Bedeutung, diese Konflikte nicht persönlich zu gestalten. Es ist auch von entscheidender Bedeutung, in der Lage zu sein, offen und klar darüber zu diskutieren, *was* die Unterschiede sind, *woraus* sie bestehen, *warum* sie bestehen und inwiefern sie sich von eigenen Ansichten unterscheiden. Mit anderen Worten, was könnte dazu führen, dass man seine eigene Meinung überprüft oder ändert?

Anmerkungen

1 EGE (European Group on Ethics in Science and New Technologies to The European Commission (EGE) (2000): *Ethical aspects of Human Stem Cell Research and Use. Opinion No 15, November 14, Article 2.7*, Brüssel, 16.

2 Ibid.

Jan P. Beckmann

Überlegungen zum Ansatz ethischer Analyse des Klonens im Humanbereich

1. Ist eine ethische Analyse des Klonens im Humanbereich verfrüht?

Von seiten der Wissenschaften werden derzeit gewichtige Zweifel daran vorgetragen, ob die dem reproduktiven wie dem therapeutischen und dem Forschungsklonen gemeinsame Verfahrensweise im Humanbereich zu verwertbaren Resultaten führen würde. Im Tiermodell stellen sich nur bei einigen Spezies und nur unter Schwierigkeiten Ergebnisse ein (überproportional viele Versuche, häufig gestörte pränatale Entwicklung, Übergröße des Fetus, respiratorische und kardiologische Probleme, Nierenfunktionstörungen, neurologische Beeinträchtigungen etc.).[1] Bei nicht-menschlichen Primaten gar gibt es bisher noch kaum Erfolge. Nun haben auf biologische Risiken des Klonens im Humanbereich rekurrierende Argumente eine doppelte Schwierigkeit: zum einen lassen sie sich nur durch ein Verfahren entscheiden, dessen ethische Legitimität allererst noch zu klären ist, nämlich durch Humanexperimente; zum anderen sind es möglicherweise keine dauerhaften Gegenargumente gegen das reproduktive Klonen: Sie gelten nur solange, als die betreffenden Risiken nicht durch wissenschaftliche Verfahrensverbesserungen behoben worden sind. Gleichwohl könnte man fragen, ob ethische Analysen nicht verfrüht erfolgen, zumal derzeit offen ist, welche der beiden hauptsächlichen Formen des Klonens, das Embryo-Splitting oder der somatische Zellkerntransfer (Somatic Cell Nuclear Transfer, SCNT), sich evtl. beim Menschen anwenden lässt. Andererseits bestehen in der derzeitigen Forschung keine Zweifel, dass Klonen biologisch *im Prinzip* auch auf den Menschen anwendbar ist. Wenn man angesichts dieser Situation ethische Analyse für sinnvoll, ja für notwendig hält, so löst man sich damit von einem herkömmlichen Paradigma der Sicht des Verhältnisses von Wissenschaft und Ethik und setzt ein neues an seine Stelle: Verabschiedet wird das Paradigma des *Nacheinanders* von Wissenschaft und Ethik, demzufolge zuerst entdeckt, erforscht und etabliert und erst im Anschluss daran ethisch analysiert und reflektiert wird. An die Stelle dieses Paradigmas tritt dasjenige der *Vergleichzeitigung*, ja der möglichst frühzeitigen *Integration* wissenschaftlicher Erkenntnis und ethischer Analyse. Gordijn spricht von „prospektive(r) kritische(r) ethische(r) Analyse"[2]. So ganz nebenher wird noch ein Weiteres zurechtgerückt: die häufig anzutreffende Meinung, man könne sich im Hinblick auf neue Entwicklungen in den

Wissenschaften auf moralische Intuitionen verlassen. So wichtig letztere sind – in ihnen manifestiert sich in der Regel die habitualisierte Moral einer Gesellschaft –, so wenig vermögen moralische Intuitionen ihrer Natur nach ethische Analysen zu ersetzen. Denn: Diese stehen unter der Bedingung der Verallgemeinerbarkeit, jene hingegen unter derjenigen individueller Besonderheit.

Das Paradigma der Vergleichzeitigung, ja Integration von wissenschaftlicher Forschung und ethischer Analyse beruht nicht auf der Unterstellung, die Wissenschaftler bedürften moralischer »Nachhilfe«, bevor sie sich an ihre Arbeit machten. Eine derartige Annahme wäre schon deswegen abwegig, weil sie nur bei einer Konfundierung der Begriffe »Moral« und »Ethik« möglich ist. »Moral« meint die Gesamtheit der in einer gegebenen Gesellschaft zu einer gegebenen Zeit geltenden Normen Gutes bewirkender und Schlechtes vermeidender Handlungen bzw. Unterlassungen; »Moral« ist insoweit unmittelbar ein Phänomen der Pluralität und des geschichtlich-sozialen Wandels. »Ethik« hingegen ist kritische Analyse von Moral. Ihre Aufgabe besteht im Identifizieren von Normkonflikten und in der Herausarbeitung derjenigen Argumente, mit deren Hilfe Moralität, d. h. *moralische Geltung*, etabliert wird. Dabei teilt Ethik – allen sonstigen Unterschieden gegenüber den Wissenschaften zum Trotz – mit den Wissenschaften die Gemeinsamkeit, dass zwischen der Etablierung von Ergebnissen einerseits und ihrer Bewertung andererseits konsequent unterschieden wird. Für die Ethik heißt dies: Die Identifizierung von Normkonflikten und die Analyse der argumentativen Pros und Contras einer neuen, von den Wissenschaften etablierten Handlungsoption ist eines, die sich daran anschließende Bewertung und Entscheidung ein anderes.

Dieses neue Paradigma der Sicht auf das Verhältnis von Wissenschaft und Ethik steht freilich vor einer Frage, mit der sich schon das bisherige hat auseinandersetzen müssen: auf welchem Wege nämlich wissenschaftliche Forschung und ethische Analyse überhaupt in einen rationalen Zusammenhang miteinander gebracht werden können. Im Folgenden einige Überlegungen zum Ansatz ethischer Analyse des Klonens im Humanbereich.

2. Lassen sich ethische Analysen mit Hilfe der Biologie vornehmen?

Die moralische Frage, ob wir klonen dürfen, scheint auf den ersten Blick ebenso natürlich wie unvermeidbar: Klonen, d. h. die künstlich vorgenommene ungeschlechtliche Herstellung erbgleicher Kopien individueller Organismen[3], unterliegt wie alles Handeln des Menschen Rechtfertigungsansprüchen: Verstößt ein solches Verfahren gegen ethische Normen? Verursacht es Schaden?[4] Fragen dieser Art setzen Klarheit über die zu analysierende Sache voraus. Schaut man sich den Sachverhalt näher an, erweist sich die Frage, ob wir klonen dürfen, jedoch als methodisch komplex: Lässt sich aus der Kenntnis der biologischen Voraussetzungen dieses Verfahrens unmittelbar ein moralisches Sollen oder Nicht-Dürfen ableiten?

Doch offenbar nur unter Inkaufnahme von Fehlschlüssen von der Art: Die Natur klont (nämlich durch Embryo-Teilung bei monozygoten Zwillingen), also kann daran an sich nichts Kritikwürdiges sein. Doch die Natur ist anders als der Mensch kein Subjekt, das sich sein Tun und Lassen zuschreiben lassen kann und beides im wörtlichen Sinne ver-*antworten* muss. Die Natur stellt keine Fragen und gibt keine Antworten, jedenfalls nicht in dem Sinne, wie es der Mensch als frei und selbstbestimmt handelndes Subjekt tut. Wenn der Forscher gleichwohl im Experiment die Natur zu »befragen« scheint, so in der Form von Gesetzeshypothesen, mit Hilfe derer er sich die Natur wissenschaftlich zugänglich macht. Die Ergebnisse dieses Vorgehens stehen dementsprechend nicht allein unter den Bedingungen der Natur, sondern immer auch und vor allem unter denen, die der Mensch an die Natur heranträgt. Weder lässt sich aus dem Umstand, dass die Natur die eine der beiden Hauptvarianten des Klonens im Bereich der Säuger – das Embryo-Splitting – kennt, die Legitimität dieses Verfahrens ableiten noch aus dem Umstand, dass die Natur die andere Hauptvariante des Klonens – den somatischen Zellkerntransfer – nicht kennt, dessen Illegitimität. Aus biologischen Tatsachen lässt sich nicht, zumindest nicht ohne weiteres, Normatives ableiten, noch lassen sich mit dem Fehlen biologischer Tatsachen Normverstöße begründen. Ersteres wäre ein so genannter »naturalistischer«, letzteres ein so genannter »normativistischer« Fehlschluss.

Wenden wir das zuletzt Gesagte auf die Handlung des Klonens an, so zeigt sich: Auch wenn das Argument *prima facie* einleuchten mag, wir sollten deswegen nicht klonen, weil wir damit die uns Menschen eigene Einzigartigkeit gefährden und die für unseren Fortbestand wichtige genetische Variationsbreite reduzieren, so zeigt sich bei näherem Zusehen, dass ein solches Argument zu seiner Geltung einer *zusätzlichen* Annahme bedarf, derjenigen nämlich, dass individuelle Einzigartigkeit und genetische Variationserhaltung kulturelle oder anthropologische *Normen* darstellen. So groß die Versuchung ist, gerade angesichts des Umstrittenseins vieler ethischer Argumente auf Tatsachen der Biologie auszuweichen, so trügerisch ist die durch Naturtatsachen scheinbar gegebene Sicherheit: Dieselbe reicht über die jeweils bekannten Fakten nicht hinaus und ist infolge der Änderungen und Neuerungen der Forschung in ständigem Wandel begriffen. Ethische Analyse scheint hier vor einem Dilemma zu stehen: Einerseits muss sie sich der naturwissenschaftlichen, näherhin der biologischen Tatsachen vergewissern, will sie nicht ins Leere gehen; andererseits muss sie sich von der Ebene naturwissenschaftlicher Tatsachen emanzipieren, um ihrer Aufgabe adäquat nachkommen zu können, denn Ethik hat in erster Linie nicht mit der Frage zu tun, was *ist*, sondern was *gesollt* und *gedurft* ist und was nicht. Wissenschaftliche Terminologie vermag Phänomene zu *beschreiben*, erst kulturelle Terminologie hingegen Werte *zuzuschreiben*. J. Habermas hat dies auf den Punkt gebracht, wenn er im Blick auf die in seinen Augen noch ausstehende Antwort auf die moralischen und rechtlichen Fragen der Gentechnik und der Reproduktionsmedizin feststellt: „Die Biologie selbst kann sie uns nicht geben“[5].

3. Naturales oder Natürliches?

Was also tun? Um die Vergleichzeitigung, ja Integration von Wissenschaft und Ethik methodisch adäquat zu gestalten, bedarf es einer doppelten Analyse. Zum einen müssen die von den Forschern den biologischen Tatsachen implementierten normativen Bestimmungen identifiziert werden, und sodann muss der Eigencharakter ethischer Normen in den Blick genommen werden. Konkret: Die Frage der Legitimität oder Illegitimität des Klonens im Humanbereich entscheidet sich nicht an biologischen Tatsachen als solchen, sondern an bestimmten naturwissenschaftlichen und kulturellen Interpretamenten. Als biologische Tatsache ist ein Klon Ergebnis naturhafter, d. h. natural möglicher Verfahren; als naturwissenschaftliches bzw. kulturelles Ergebnis ist der Klon hingegen ein Handlungsresultat. Das *Naturale* im Sinne des in oder mit Hilfe der Natur Möglichen oder Tatsächlichen ist nun nicht notwendig etwas *Natürliches* im Sinne des dem Menschen und seiner Kultur Entsprechenden: Ersteres, das Naturale, hat (noch) kein Subjekt, wohl hingegen Letzteres, das Natürliche. Dieses, nicht jenes ist daher der Ort der möglichen Vergleichzeitigung oder gar Integration von wissenschaftlicher Forschung und ethischer Analyse. Ethische Analyse eines biologischen Verfahrens wie desjenigen des Klonens erweist sich damit als rückgebunden nicht an die Biologie, sondern an Kultur, insbesondere an die Anthropologie im Sinne der philosophischen Frage nach dem Menschen. *Wie verstehen wir uns als Menschen, so müssen wir fragen, wenn das reproduktive, wie, wenn das therapeutische, und wie, wenn das Forschungsklonen als moralisch rechtfertigungsfähig angesehen wird?*

In der Beantwortung der zuletzt gestellten Frage bestätigt sich die soeben genannte Differenz zwischen dem Bereich normfreier biologischer Faktizität und normbasierter Wissenschaftlichkeit und Kultürlichkeit. Denn während reproduktives, therapeutisches und Forschungsklonen *als biologische Verfahren* identisch sind, erweisen sie sich in der normativen Analyse als deutlich different. Beim reproduktiven Klonen wird ein Embryo mit der Perspektive des Geborenwerdens erzeugt; beim therapeutischen und beim Forschungsklonen fehlt dagegen die Perspektive des Geborenwerdens: Sie wird vorsätzlich einer anderen Zielsetzung – der Therapie von Geborenen bzw. der Grundlagenforschung – geopfert. Versteht man den Menschen als ein Wesen, für das es besser ist, geboren als nicht geboren zu werden, erscheint das reproduktive Klonen *insoweit* moralisch ohne Bedenken; wenn es denn überhaupt legitim ist, erbgleiche Embryonen zu erzeugen, dann eher solche, die die Chance zur Geburt erhalten, denn solche, die um den Preis ihrer Nichtweiterentwicklung einer fremden Zwecksetzung unterworfen werden.

4. Generelle oder differenzierende ethische Analyse des Klonens?

In jedem Fall ist zunächst zu entscheiden, ob im Humanbereich die ethische Analyse in Bezug auf das Klonen *an sich,* d. h. in *jedweder* Form, vorzunehmen ist oder ob angesichts der unterschiedlichen Anwendungen des Klonens auch die ethische Analyse entsprechend zu differenzieren ist. Wie wichtig diese Klärung ist, zeigt die – bisher nicht gelungene – Bemühung um eine gemeinsame internationale Stellungnahme der UNESCO oder der WHO zum Klonen: Einige Staaten wünschen eine generelle Ablehnung der Anwendung jedweden Klonens auf den Menschen, andere Staaten favorisieren eine differenzierende Stellungnahme. Fragt man generell nach der ethischen Legitimität des Klonens im Bereich des Menschen, so hebt man auf den diesem Verfahren zugrunde liegenden einheitlichen naturwissenschaftlichen Sachverhalt ab, wie er in der Definition des Klonens zum Ausdruck kommt: ungeschlechtliche Herstellung erbidentischer Kopien individueller Organismen. Es ist in diesem Fall das Verfahren *als solches*, das in seiner Anwendbarkeit auf den Menschen auf seine ethische Qualität hin untersucht wird.[6] Ein solcher Analyseansatz setzt die Annahme voraus, dass das biologische Verfahren des Klonens, jedenfalls in seiner Anwendung auf den Menschen, von einheitlicher Natur ist, so dass eine differenzierende Analyse nicht angezeigt erscheint. Darüber hinaus wird davon ausgegangen, dass das Klonen Grundsätzliches an der Auffassung vom Menschen betrifft.

Geht man dagegen davon aus, dass sich Einheitlichkeit der Anwendung des Klonierungsverfahrens und Grundsätzlichkeit menschlichen Betroffenseins deswegen nicht konstatieren lassen, weil das Klonen zwar biologisch ein identisches Verfahren darstellt, nicht aber seine Anwendungsmöglichkeiten, und weil darüber hinaus das Verfahren den Menschen in ganz unterschiedlichen Formen betreffen kann, wird man die andere der beiden oben genannten Alternativen ethischer Analyse wählen, die der differenzierenden Betrachtung verschiedener Anwendungen des Klonens auf unterschiedliche Weisen menschlicher Existenz. In diesem Fall wird man vor allem die ethische Legitimität der beiden Hauptformen des Klonens, des Embryo-Splittings und des Zellkerntransfers, in Bezug auf die jeweiligen Anwendungsformen beim Menschen – reproduktiv, forschungsorientiert oder therapeutisch – untersuchen.

Nun ist die derzeitige Klonierungsdiskussion international dadurch gekennzeichnet, dass man überwiegend nicht erwartet, dass sich die ethische Analyse dieses Verfahrens in seiner Anwendung auf den Menschen ausnahmslos als nicht rechtfertigungsfähig erweist. Zwar trifft das reproduktive Klonen weitestgehend auf Ablehnung, nicht jedoch, jedenfalls nicht grundsätzlich, auch das therapeutische und das Forschungsklonen. Insoweit scheint die differenzierende ethische Analyse eher als die generelle angezeigt. Hinzukommt, dass die differenzierende Analyse der generellen darin überlegen ist, dass erstere u. U. *auch* zu einer generellen ethischen Ablehnung jedweden Klonens gelangen kann, aber nicht gelangen muss, während letztere jedwedes Klonen entweder ablehnen oder für legitim erklären muss. Und: Alle ethischen Argumente, die in der generellen Analyse eine Rolle spielen, können auch in der differenzierenden auftreten, nicht jedoch umgekehrt alle ethischen Argumente der differenzierenden Analyse auch in der generellen. Dies zugestanden könnte gleichwohl die Befürchtung geäußert werden, eine differenzierende ethische Analyse der verschiedenen Formen des Klonens bezogen auf verschiedene Weisen menschlichen Daseins mache das Klonen in bestimmter Weise »hoffähig« und schwäche Argumente gegen ethisch eindeutig unzulässige Formen desselben. Ob diese Befürchtung zutrifft, lässt sich freilich nicht im vorhinein entscheiden.

In der differenzierenden Analyse stehen – wie übrigens auch in der generellen – Würde-, Lebensschutz- und Status-Argumente im Vordergrund; im Unterschied zur generellen Analyse jedoch darüber hinaus auch handlungstheoretische und gesellschaftliche Aspekte. Allen drei Aspekten gilt der folgende Abschnitt.

5. Zentrale Aspekte einer differenzierenden ethischen Analyse des Klonens im Humanbereich

5.1 Der Statusaspekt

Wer sich mit der Frage der Legitimität der verschiedenen Formen des Klonens und seiner Anwendungen im Humanbereich auseinandersetzt, wird sich, wie schon in der Stammzelldebatte, mit der Frage nach dem moralischen Status des Resultats, hier des geklonten Embryos, beschäftigen müssen. Die Antwort hierauf wird überwiegend vom ontologischen Status des frühen Embryos her angegangen, wobei Kontinuums-, Identitäts- und Potentialitätsargumente eine zentrale Rolle spielen, die in der Regel in irgendeiner Form auf den ontologischen Status des Embryos rekurrieren.[7] Statusuntersuchungen führen naturgemäß zur Beschreibung von Eigenschaften. Nun besitzt der menschliche Embryo von Anfang an unzweifelhaft bestimmte Eigenschaften: allem voran eine spezifisch humane DNA sowie das Potenzial, sich unter normalen Umständen zu einem unabhängigen menschlichen Wesen zu entwickeln. Stützt man die ethische Diskussion ausschließlich oder auch nur überwiegend auf derartige Eigenschaften, kann dies zum Übersehen des Umstands führen, dass der Mensch nicht auf biologische Eigenschaften reduzierbar ist. Das Selbstverständnis des Menschen ist vorrangig ein kulturelles.[8] Dass der Embryo als eine bestimmte Weise menschlichen Daseins betrachtet wird, stellt nicht in erster Linie ein biologisches, sondern ein kulturelles Phänomen dar – ein kulturelles Phänomen mit naturgemäß ethisch gewichtigen Implikationen. Das kulturelle Selbstverständnis des Menschen ist nachhaltig durch sein In-Beziehung-Stehen zu den Mitmenschen geprägt. Dieses In-Beziehung-Stehen hängt nicht von der Manifestation aktueller Fähigkeiten oder Willensbekundungen ab; es ist vielmehr die Bedingung der Möglichkeit für einen Dialog überhaupt. Schränkt man »Kommunikation« nicht auf den Austausch von Reden und Gedanken ein, sondern subsumiert darunter auch den Austausch nichtverbaler, z. B. körperlicher, Signale, dann beginnt zwischenmenschliche Kommunikation für den Embryo mit seiner Nidation *in utero*.[9]

Zur Frage steht, ob dieses über Biologisches weit hinausgehende Verständnis menschlichen Daseins auch auf den frühen Embryo zutrifft, der im Rahmen der IVF, also in reproduktiver Absicht, erzeugt worden ist, aber aus Gründen, die nicht an ihm selbst liegen, keine weitere Entwicklung erhält. Ist es kohärent, das Verständnis vom Menschen als eines kulturellen Phänomens auch auf den sog. überzähligen Embryo auszudehnen, dessen Untergang von vornherein programmiert ist? Eine derartige Frage ist mit Statusüberlegungen schwerlich zu beantworten, da Statusüberlegungen von ontologischen Prädikationen leben und diese vorrangig auf biologische Eigenschaften zurückgreifen. Zu prüfen ist, ob eine – allerdings prominente – Ausnahme hiervon die Statusprädikation »Menschenwürde« und »Lebensschutz« darstellt.

5.2 Würde- und Lebensschutz

Wie bereits in der Stammzelldebatte geht es auch in der ethischen Analyse des Klonens im Humanbereich um die Frage, wie der Respekt vor der Menschenwürde und dem Lebensschutz des frühen embryonalen Daseins des Menschen mit der grundgesetzlich garantierten Freiheit der Forschung in Einklang gebracht werden kann. Im Stammzellgesetz ist dies dadurch versucht worden, dass Forschung mit humanen embryonalen Stammzellen (hES) in Deutschland *im Grundsatz* weiterhin verboten bleibt, weil die hES nur durch Hinnahme des Untergangs von Embryonen etabliert werden können, dass aber *unter bestimmten, vergleichsweise strengen Bedingungen* Einfuhr und Verwendung von hES zu hochrangigen und alternativlosen Forschungszwecken erlaubt sind.[10] Wer den Embryo von Anfang an, d. h. mit der Fusion der Gameten und unabhängig vom Gegebensein weiterer Entwicklungsmöglichkeiten als Weise des Daseins des Menschen begreift, muss ihm den vollen Würde- und Lebensschutz zubilligen („absoluter Würde- und Lebensschutz“) und darf ihn somit zumindest zu nicht-reproduktiven Zwecken, wie Forschung oder Therapie, *nicht* klonen (ob zu reproduktiven Zwecken, bleibt in diesem Zusammenhang offen), denn sämtliche nicht-reproduktive Zwecksetzungen sind zwangsläufig fremdnützig und würden eine der Menschenwürde widersprechende Instrumentalisierung des Embryos darstellen.

Nun ist der Begriff der Menschenwürde bekanntlich nicht leicht in einer Weise zu bestimmen, die allgemeine Akzeptanz findet. Am ehesten akzeptiert ist seine negative Verwendung. Danach verstößt gegen die Würde eines Menschen, wer ihn zum reinen Objekt eines fremden Willens macht, statt ihn in seiner freien autonomen Subjekthaftigkeit zu achten (»Objektverbot«) und ihn niemals *in toto* fremden Zwecken zu unterwerfen (»Instrumentalisierungsverbot«). Auf das Klonen angewandt, heißt dies fragen, ob die verschiedenen Weisen der Herstellung erbidentischer menschlicher Kopien bzw. die Gründe hierfür den Embryo zum reinen Objekt machen und ihn zur Gänze einer fremden Zwecksetzung unterwerfen. Dies setzt die Entscheidung voraus, ob man den frühen, noch nicht eingenisteten Embryo *als* oder zumindest *wie* einen Menschen ansieht oder in ihm etwas sieht, das sich – die entsprechenden Zusatzbedingungen vorausgesetzt –, *zu einem Menschen* entwickeln kann. Im ersten Fall wird man *jedwedes* nicht-reproduktive Klonen angesichts seines unvermeidlichen Instrumentalisierungscharakters als ethisch nicht rechtfertigungsfähig ansehen. Auch im zweiten Fall wird dies so sein, sofern der geklonte Embryo eigens zu fremdnütziger Verwendung hergestellt wird.

Wer hingegen dem im Zusammenhang mit einer IVF erzeugten, aber aus Gründen, die nicht bei ihm selbst, sondern bei der Eizellspenderin liegen, nicht transferierten (so genannten »überzähligen«) und damit keine weitere Entwicklung erfahrenden Embryo noch nicht den vollen Würde- und Lebensschutz zuweist (»abgestufter Schutz«), der wird seine Verwendung einschließlich der Klonierung nicht von vornherein als ethisch fragwürdig ansehen, sondern dies vom ethischen Gewicht des Klonierungszweckes abhängig machen. So wird er die Klonierung von »überzähligen« Embryonen durch Splitting als dann nicht ihrer Würde widersprechend ansehen, wenn die Embryonen, statt dem unmittelbaren Untergang anheim gegeben zu werden, zu hochrangigen und alternativlosen Forschungs- und Therapiezwecken verwendet werden. Dies heißt nicht, den menschlichen Embryo vor der Nidation etwa als eine simple Zellanhäufung zu betrachten; er ist vielmehr als das anzusehen und zu respektieren, was bei ungehinderter Entwicklung zu einem menschlichen Individuum führen kann. Er muss mithin respektiert und so gut es geht geschützt werden, doch ist dieser Schutzanspruch nicht von Anfang an bereits derselbe wie beim späteren Embryo und Fetus, sondern ein „allmählich wachsender", mit der Folge, dass sein Schutzanspruch in den beiden ersten Wochen noch nicht soweit entwickelt ist, als dass er nicht gegen hochrangige Ziele wie die Rettung Schwerstkranker, denen auf anderem Wege nicht geholfen werden kann, modifiziert werden dürfte.

Hier wird deutlich, warum das Gesetz in Deutschland den Embryo *in vitro* stärker zu schützen scheint als den Embryo *in utero*: nicht etwa deswegen, weil beide vom Status her verschieden wären, sondern deswegen, weil die Gefahr des Missbrauchs unterschiedlich groß ist, nämlich beim Embryo *in vitro* ungleich größer als beim Embryo *in utero*. Es ist mithin nicht der Status des menschlichen Embryos, sondern das Maß seiner Missbrauchsexponiertheit, welches entscheidend ist. Eine Gesellschaft, die die künstliche Herstellung menschlicher Embryonen gestattet, hat die Pflicht, dieselben angemessen zu schützen. Ein Embryo jedoch, der aus einer IVF übrig bleibt und für dessen weitere Entwicklung die Gesellschaft keine Möglichkeiten anbietet, würde missbraucht, verwendete man ihn für Zwecke außerhalb hochrangiger Zwecke; doch wenn – unter strikter Aufsicht des Staates – ein solcher überzähliger Embryo zu Forschungs- und Therapiezwecken hinsichtlich schwerster Krankheiten verwendet wird, für die es derzeit keine Alternativen gibt, dann erscheint die staatliche Pflicht gegenüber Patienten mit derartigen Krankheiten höher als die Verpflichtung gegenüber dem Embryo.

Zu prüfen bleibt in diesem Fall gleichwohl, ob die Aufrechnung des Lebensschutzes für den Embryo gegenüber der Hilfspflicht für Schwerstkranke automatisch die Würde des Embryos tangiert. Bejaht man dies, dann gilt diese Würdeverletzung bereits für die zu IVF-Zwecken geschaffenen Embryonen, bei denen man von vornherein akzeptiert, dass einige nicht zur weiteren Entwicklung gelangen und untergehen werden; in diesem Fall müsste man die Zulassung des Status möglicher »Überzähligkeit« als Würdeverstoß bezeichnen. Geht man hingegen davon aus, dass Lebensschutz und Würdeschutz im Falle des frühen Embryos nicht automatisch miteinander verbunden sind, dann nimmt man eine ähnliche Position ein, die in anderem Zusammenhang in der Abtreibungsfrage gilt, indem man nämlich die Möglichkeit einer Abwägung einräumt: zwischen dem Lebensrecht des überzähligen Embryos, das nicht (mehr) gewährleistet ist, und dem Lebensschutz schwerstkranker Patienten, denen anders nicht geholfen werden kann. Entweder muss man die Würde derartiger Embryonen allein schon durch den mit dem IVF-Verfahren im vorhinein einkalkulierten Untergang als verletzt ansehen oder es liegt eine solche Verletzung nicht vor; dann kann sie auch nicht durch eine Verwendung zu hochrangigen Zwecken gegeben sein, vorausgesetzt, es sind Angemessenheit, Notwendigkeit und Verhältnismäßigkeit seiner Verwendung aufgrund strenger Überprüfung zu bejahen.

Auch hier zeigt sich: Im Unterschied zum eingenisteten Embryo ist maßgeblich für die ethische Beurteilung der Verwendung des frühen Embryos weniger sein Status als die Frage der Legitimität des Umgangs mit ihm. Dies wird umso deutlicher, wenn man sich die sozialen Aspekte des reproduktiven Klonens im Humanbereich vor Augen führt.

5.3 Soziale Aspekte

Im Hinblick auf das reproduktive Klonen hat eine ethische Analyse überdies zu prüfen, ob zu rechtfertigen ist, dass durch das Klonen von Menschen *Ungleichheit* geschaffen wird, wie immer sich dieselbe *faktisch auswirkt* und wie immer sie von Klonen und Nicht-Klonen *individuell bewertet* wird. Die Ungleichheit besteht darin, dass im Falle der Klonierung von Menschen neben Individuen mit herkömmlicher Entstehung solche geschaffen werden, deren genetische Konstitution nicht wie sonst als Zufallsergebnis und damit als unplanbar akzeptiert oder zumindest hingenommen wird, sondern sich dem Willen und dem Vorbild eines anderen verdankt. Auch wenn das geklonte Individuum und seine Umgebung diesen Tatbestand nicht negativ oder möglicherweise sogar positiv bewerten sollten, ändert dies nichts an dem Umstand der *Differenz*: nicht wie die übrigen Individuen im vollen Nichtwissen um ihre genetische Konstitution ins Leben gerufen worden zu sein, sondern im Wissen – und *wegen* dieses Wissens – um ihre genetische Besonderheit.

An der genannten *Differenz* ändert des weiteren auch der (wichtige) Umstand nichts, dass der Mensch und damit auch der geklonte Mensch nicht das Produkt seiner genetischen Ausstattung ist: Auch im Falle des geklonten Individuums ist Genotyp nicht gleich Phänotyp, wie hinreichend bekannt von den »Natur-Klonen«, den monozygoten Zwillingen. Doch mit den derzeit und in naher Zukunft zunehmenden Einblicksmöglichkeiten in die genetischen Bedingungen von Gesundheit und Krankheit wird der geklonte Mensch anders als Nicht-Klone nicht davon ausgehen können, dass man ihn auch ohne solche Wissensmöglichkeiten ins Leben gerufen hätte.

Eine weitere Schwierigkeit der Zulässigkeit des reproduktiven Klonens besteht in der Veränderung bisheriger sozialer Konstanten. Während die natürlichen Eltern von Nicht-Klonen für die genetische Konstitution, weil Zufallsergebnis, ihres Kindes nicht rechenschaftspflichtig sind, ist der Klon-Erzeuger u. U. Rechtfertigungsansprüchen ausgesetzt, denen er in der Regel kaum gerecht werden kann. Hier liegt ein deutlicher Hinweis darauf zutage, dass reproduktives Klonen komplexe soziale Folgen nach sich ziehen würde. Besonders deutlich wird dies darin, dass der Klon sich in ganz anderer Weise vom Willen und den Vorstellungen seines Erzeugers abhängig weiß, als dies der Nicht-Klon ist: Dieser weiß sich für die Tatsache seiner Existenz, nicht aber für sein genetisches Sosein von den Vorstellungen seiner Eltern abhängig; der Klon hingegen weiß sich im wahren Wortsinne »vorprogrammiert«. Mit Recht stellt Habermas fest, dass sich damit „eine bisher unbekannte Art der interpersonalen Beziehung zwischen genetischem Vor- und Abbild" ergibt: „Die absichtliche Festlegung der Erbsubstanz bedeutet nämlich, dass sich für den Klon ein Urteil lebenslänglich verfestigt, welches eine andere Person vor seiner Geburt über ihn verhängt hat". Hinzu kommt nach Habermas eine sonst nicht gegebene deutliche Asymmetrie zwischen Klon-Erzeuger und Klon: „Der Klon weiß, dass er nicht nur zufälligerweise, sondern prinzipiell für seine Erzeuger nicht dieselbe Art von Festlegungen treffen könnte wie diese für ihn". Habermas befürchtet, dass das Klonen „jene Symmetriebedingung im Verhältnis erwachsener Personen untereinander verletzen (müßte), auf der bisher die Idee der gegenseitigen Achtung gleicher Freiheiten beruht"[11].

Die vorstehenden Überlegungen galten dem Hinweis, dass bereits die Frage des *Ansatzes* der ethischen Analyse des Klonens im Humanbereich besonderer Aufmerksamkeit bedarf. Ob genereller oder differenzierender Ansatz, ob Status- oder Handlungsanalyse, ob ontologische Prädikationen oder konsequentialistische Analysen: stets hat die entsprechende Entscheidung nachhaltige Folgen für die ethische Einschätzung eines naturwissenschaftlichen Verfahrens, dessen rein biologischen Hintergründe als solche keine Basis für die ethische Analyse sein können. Sicheres Terrain wird erst erreicht, wenn die naturwissenschaftlichen und insbesondere die kulturellen Interpretamente in den Blick genommen werden, die mit dem Verfahren des Klonens verbunden sind. Was der Mensch *ist,* entscheidet sich nicht zuletzt daran, *zu wem* er sich *macht*. Die problematische Möglichkeit des Klonens im Humanbereich ist nur ein – wenn auch besonders folgenreiches – Beispiel hierfür.

Anmerkungen

1 Jaenisch, R., Wilmut, I. (2001): *Don't Clone Humans!,* in: Science 291, 2552.

2 Gordijn, B. (1999): *Das Klonen von Menschen. Eine alte Debatte – aber immer noch in den Kinderschuhen*, in: Ethik in der Medizin 11, 12–34.

3 Committee on Science, Engineering, and Public Policy/National Research Council/Board on Life Sciences (ed.) (2002): *Scientific and Medical Aspects of Human Reproductive Cloning,* Kap. 2, 24: Cloning: Definitions and Applications, Washington, 24–73.

4 Siep, L. (1999): *Klonen. Die künstliche Schaffung des Menschen?*, in: Aus Politik und Zeitgeschichte. Beiträge zur Wochenzeitung *Das Parlament*, B 6, 5.2.1999, 22–29.

5 Habermas, J. (1998): *Nicht die Natur verbietet das Klonen. Wir selbst müssen entscheiden*, in: Die Zeit 9.

6 Eser, A., et al. (1997): *Klonierung beim Menschen. Biologische Grundlage und ethische Bewertung (Stellungnahme für den Rat für Forschung, Technologie und Innovation beim BMFT)*, in: Honnefelder, L., Streffer, C. (Hg.): Jahrbuch für Wissenschaft und Ethik 2, 357–372.

7 Honnefelder, L. (2003): *Pro Kontinuumsargument: Die Begründung des moralischen Status des menschlichen Embryos aus der Kontinuität der Entwicklung des ungeborenen zum geborenen Menschen*, in: Damschen, G., Schönecker, D. (Hg.): Der moralische Status menschlicher Embryonen. Pro und contra Species-, Kontinuums-, Identitäts- und Potentialitätsargument, Berlin, New York, 61–81. Dagegen: Kaufmann, M. (2003): *Contra Kontinuumsargument: Abgestufte moralische Berücksichtigung trotz stufenloser biologischer Entwicklung*, in: Damschen, G., Schönecker, D. (Hg.), ibid., 83–98.

8 Hauskeller, Chr. (2002): *Sprache und Diskursstruktur. Ethische Implikationen und gesellschaftliche Kontexte des Forschungsfeldes humane Stammzellen*, in: Oduncu, F. S., Schroth, U., Vossenkuhl, W. (Hg.): Stammzellenforschung und therapeutisches Klonen. Göttingen, 103–118.

9 Vossenkuhl, W. (2002): *Der ethische Status von Embryonen*, in: Oduncu, F. S., Schroth, U., Vossenkuhl, W. (Hg.), ibid., 163-169.

10 StZG § 1 Abs. 1 bzw. Abs. 3; vgl. Beckmann, J. P. (2003): *Ethik nach Vorgaben des Gesetzes? Überlegungen zur Aufgabe der Ethik gem. §§ 5 und 6 Stammzellgesetz (StZG)*, in: Amelung, K. et al. (Hg.) (2003): Strafrecht, Biorecht, Rechtsphilosophie (Festschrift H.-L. Schreiber), Heidelberg, 593–602.

11 Habermas, J. 1998.

Jens G. Reich

Über Totipotenz als Kriterium für den Status des menschlichen Embryos in vitro

Der Begriff »Totipotenz« schillert in der bioethischen Diskussion zwischen empirischer Beschreibung und ontologischer Aussage. Im empirischen Bereich definiert er sich dadurch, was aus einer vorliegenden Entität werden kann, nämlich ein sich in der Gebärmutter entwickelnder Embryo und schließlich ein geborenes Individuum der Spezies *Homo sapiens* (im Tierversuch analog für andere Spezies). Im ontologischen Bereich stellt er fest, was die Entität ist, nämlich ein Mensch mit allen Konsequenzen, die das für moralische Urteile und normative Vorschriften beinhaltet. Bei der auf naturgegebenem Wege entstandenen Zygote (befruchtete Eizelle) und den aus ihr im störungsfreien Verlauf entstehenden Gebilden (früher Embryo, Morula, Blastozyste, eingenisteter Embryo usw.) besteht zwischen beiden Bereichen kein Widerspruch. Auch wenn man die ersten Stadien des menschlichen Lebens in die Petrischale verlegt (In-vitro Fertilisation, IVF), zeigt die tausendfache Erfahrung der assistierten menschlichen Reproduktion, dass zwischen beiden Aussagen keine Spannung besteht. Erst wenn man mit Gebilden zu experimentieren beginnt, die auf andere als bislang von der Natur vorgegebene Weise hergestellt wurden, sind beide Feststellungen, nämlich dass es hier zu Schwangerschaft und Geburt kommen könne und dass das Gebilde ein Mensch sei, nicht unmittelbar evident und bedürfen einer genauen Analyse. Wenn das Experiment gar nicht auf die Herbeiführung von Schwangerschaft und Geburt zielt, sondern auf Erkenntnis zellbiologischer Zusammenhänge in der frühen Entwicklungsphase oder auf die Herstellung von regeneriertem Zellmaterial zur medizinischen Behandlung, dann setzt die ontologische Prämisse normativen Urteilens die Demonstration des empirischen Sachverhalts von Totipotenz als Kriterium voraus. Im vorliegenden Artikel sollen die praktischen Schwierigkeiten dieser Demonstration im Lichte neuerer entwicklungsbiologischer Erkenntnisse behandelt werden.

Als menschlicher Embryo wird der sich aus einer befruchteten Eizelle entwickelnde Organismus bis zum Abschluss der wesentlichen Organentwicklungen nach acht Embryonalwochen bezeichnet. Die Eizelle gilt als befruchtet, wenn ein Spermium ihre Hülle durchdrungen und sich mit ihr vereinigt hat. Man spricht von der Zygote: der »Vereinten«. Die Zygote enthält zunächst zwei Vorkerne mit je 23 Chromosomen, einer stammt vom Mann, der andere von der Frau. In der Zygote befindet sich überdies zunächst noch das so genannte zweite Polkörperchen, das die andere, nicht zu vererbende Hälfte der im Eierstock durch die erste Reifungsteilung entstandenen rekombinierten Chromosomen der Frau enthält. Dieses Polkörperchen wird nach der Aktivierung der Eizelle durch das Spermium aus ihr ausgestoßen und abgebaut. Es hat dann nichts mehr mit dem Embryo zu tun, kann aber zur indirekten Diagnostik der von der Frau stammenden Gene verwendet werden, ohne den zukünftigen Embryo zu schädigen.

In der Zygote sind die beiden Vorkerne zunächst noch getrennt. Sie wandern aufeinander zu, verschmelzen aber nicht sofort, sondern erst nach ca. 24 Stunden, gleichzeitig mit der ersten Verdopplung des Genoms und der Teilung der Zygote. Ein individuelles diploides Genom mit 46 in jedem Zellkern verpackten Chromosomen liegt erst im Zweizellstadium vor. Dieses diploide Genom enthält jede kernhaltige Zelle des Organismus für das ganze weitere Leben. Es verhält sich also bei ungestörtem Ablauf so, dass mit der Verschmelzung von Ei und Samenzelle das zukünftige Genom des neuen Individuums festgelegt, aber noch nicht fertiggestellt ist, sondern zuvor die Ausstoßung des Kernkörperchens und die eigentliche Vereinigung der elterlichen Chromosomen im Zellkern stattfinden muss.

Es ist nicht umstritten, dass das menschliche Leben mit der Verschmelzung von Ei- und Samenzelle beginnt. Die Meinungen gehen lediglich auseinander, von welchem Zeitpunkt an der Embryo welchen Grad an Schutzwürdigkeit hat. Dies ist ein Urteil jenseits biologischer Sachverhalte. Darüber hinaus könnte es noch Meinungsverschiedenheiten über den genauen Beginn geben, ob nämlich die unter dem Mikroskop nachweisbare Verschmelzung von Ei- und Samenzelle oder ob erst die Herstellung des diploiden Genoms ca. 24 h später als genauer Anfangszeitpunkt gilt. Dies ist für Diagnostik und Selektion von Embryonen bei der assistierten Reproduktion von Belang, nicht jedoch bei den Varianten des therapeutischen und reproduktiven Klonens.

Beim Klonen nach dem Verfahren des somatischen Kerntransfers aus einer diploiden Zelle in eine entkernte Eizelle (SCNT, „somatic cell nuclear cell transfer") entsteht eine »rekonstituierte« Zelle, die mikroskopisch wie eine Zygote aussieht und einen vollen diploiden Chromosomensatz hat. Diese Zelle kann aktiviert, d. h. zur Teilung und Entwicklung angeregt werden und zu einem vielzelligen Gebilde, der Blastozyste, werden. Beide Arten von Blastozysten, durch Befruchtung oder durch Zellkerntransfer entstanden, sehen ähnlich aus, weisen funktionelle Gemeinsamkeiten auf, und es ist im Tierversuch der Nachweis gelungen, dass auch aus den durch SCNT entstandenen nach Verbringung in den Uterus eine Trächtigkeit entstehen kann, die in Ausnahmefällen bis zur Geburt eines neuen Individuums verlaufen ist (»Dolly«).

Bei experimentellen und diagnostischen Verfahren mit menschlichen Objekten oder Teilen von solchen Objekten ist es für die moralische Beurteilung von erheblichem Belang, ob sie die Fähigkeit haben, sich zu einem ganzen Organismus, also zum eingenisteten Embryo, dann zum Fötus und schließlich zum geborenen Menschen zu entwickeln. Man bezeichnet diese Fähigkeit als Totipotenz. Totipotenz in diesem Sinne kann einer einzelnen Zelle zugeschrieben werden, z. B. der Zygote oder den isolierbaren Zellen der ersten Teilungsstadien bis zum Achtzeller. Totipotenz kann sich aber auch auf einen Verband von Zellen beziehen, wenn sie sich zwar gemeinsam zu einem geborenen Menschen entwickeln können, jedoch nicht mehr die isolierten einzelnen Zellen dieses Verbandes. Die Blastozyste ist in diesem Sinne totipotent, die einzelnen embryonalen Stammzellen in ihrer Keimscheibe sind es nicht mehr, jedenfalls nach bislang vorherrschender Interpretation von vorliegenden Beobachtungen.

Bei Betrachtung einer einzelnen Zelle wird der Begriff »Totipotenz« also für zwei nicht identische Sachverhalte verwendet. In der bioethischen und juristischen Literatur interessierte vor allem die Totipotenz der einzelnen Zelle, sich ähnlich wie eine Zygote weiter zu entwickeln. Totipotenz ist ein Vermögen einer Zelle, sich bis zum fertigen Organismus zu entwickeln, was allerdings bei Handlungen in vitro an Voraussetzungen gebunden ist, nämlich vor allem schonende Kulturbedingungen und den Transfer in den Uterus einer Frau. In der entwicklungsbiologischen Literatur gilt eine Zelle bei vielen Autoren als totipotent, wenn sie in einen Embryo (Blastozyste) eingeimpft werden kann (Chimärenbildung) und dort in der Lage ist, an der Bildung jedes spezialisierten Körpergewebes teilzunehmen, die Keimbahn eingeschlossen. Andere Autoren bezeichnen dieses Vermögen als »pluripotent«. Der Unterschied zwischen diesen beiden Begriffen ist nicht scharf, wie sich daran zeigt, dass eine einzelne embryonale Stammzelle der Maus, wenn sie in eine nicht entwicklungsfähige tetraploide Blastozyste verbracht wird, den gesamten Embryoblasten, also den ganzen zukünftigen Organismus, bilden kann[1]. Hier wird die Pluripotenz der Stammzelle zur Totipotenz ergänzt durch die Verbringung in ein »tetraploides Komplement«, d. h. in ein Milieu, das ihr die Einnistung ermöglicht. Da auf diese Weise ein vollständiger Klon desjenigen Organismus erzeugt werden kann, der die ursprüngliche embryonale Stammzelle gespendet hatte, wird der fließende Übergang zwischen Totipotenz und Pluripotenz deutlich, der Probleme aufwirft, wenn die Unterscheidung für ein moralisches Urteil für kritisch erachtet wird.

Totipotenz wird in der ethischen und politischen Beurteilung als Kriterium für das Vorliegen eines menschlichen Lebewesens genommen. Für den natürlich vorgebenen Entstehungsweg der Keimzellverschmelzung ist es unstrittig und durch tausendfache Erfahrung bei assistierter Reproduktion belegt, dass auch die in vitro entstandene Zygote und die Zellen bis zum Achtzellstadium totipotent sind. Bei durch experimentelle Manipulation entstandenen Gebilden ist diese Zuschreibung von Totipotenz nicht so unmittelbar evident, zumal ja beim Menschen die Beweisführung durch den Versuch, eine Schwangerschaft und damit ein Baby entstehen zu lassen, aus ethischen Gründen gerade abgelehnt wird. Die strenge Anwendung des Kriteriums würde voraussetzen, dass man die Totipotenz experimentell testet, d. h. diejenige Handlung durchführt, deren Ergebnis gegebenenfalls gerade ihr Verbot begründen sollte. Es ist, als ob man ein Verbrechen erst begehen müsste, um festzustellen, dass es sich um ein solches handelt.

Aus diesem Dilemma kann man sich befreien, wenn man ein Analogieargument in Anschlag bringt. Dieses Argument beruft sich auf Versuche mit Säugetieren (Maus, Schaf, Rind, Ziege u. a.), die mit Menschen nahe verwandt sind und deren frühembryonale Entwicklung ähnlich verläuft. Da bei diesen durch SCNT »Zygoten« und danach fertige Individuen erhalten wurden, d. h. also Totipotenz offensichtlich durchlaufen wurde, ist es naheliegend, diesen Schluss auch für menschliche Produkte des somatischen Zellkerntransferklonens für hinreichend gerechtfertigt zu halten.

Auf diesen Standpunkt stellen sich zahlreiche Gutachten zum Status des durch Zellkerntransfer entstandenen Embryos. So definiert der President's Council on Bioethics der USA im Jahre 2002 den menschlichen Klon wie folgt[2]: A cloned embryo is „an embryo arising from the somatic cell nuclear transfer process as contrasted with an embryo arising from the union of egg and sperm". An anderer Stelle behandelt der Council die alternative Definition, die sich auf Totipotenz bezieht[3], und kommt zu dem Schluß, dass sie „too ambiguous" sei. Auch das Vorliegen der exakten genetischen Kopie eines Menschen wird nicht als Kriterium für die Begründung der ethischen Analyse des Klonens verwendet, obgleich es für die normative Bewertung der Folgen sehr relevant ist. Damit hat sich der Council für eine vorgenommene Handlung , nämlich SCNT, und nicht für eine ontologische Entität, Totipotenz, als Kriterium für das Klonen von Menschen entschieden.

Diese Position wird auch in Deutschland von vielen Experten eingenommen. Klonen wird angesehen als künstliche Herstellung des funktionellen Äquivalents einer Zygote, unter Umgehung des naturgegebenen Weges der Keimzellverschmelzung. Es wird argumentiert, dass die ersten Stadien des Klonens von Menschen identisch sind, gleichgültig ob es letzlich um das Ziel geht, einen Menschen zu klonen, oder darum, Zellpräparationen für experimentelles oder therapeutisches Klonen zu gewinnen. Aus dieser Identität wird dann ein für beide Klonierungsvarianten gleichlautendes Urteil abgeleitet, nämlich dass jedes Klonen (also jede Herstellung eines totipotenten menschlichen »Gebildes«) als Verletzung der Menschenwürde zu verwerfen sei. Es ist die Fähigkeit eines »Gebildes«, sich als Mensch zu einem geborenen Menschen zu entwickeln, die für solche moralischen und besonders für verfassungsrechtliche Urteile relevant ist.

Hier ergeben sich jedoch einige Schwierigkeiten. Zum ersten ist die oben skizzierte Induktionskette vom Tier auf den Menschen nicht vollständig. Zum zweiten ist es nicht geklärt, ob und bei welchen Verfahren zur Herstellung von regenerationsfähigem Zellmaterial das Stadium der Totipotenz durchlaufen werden muss. Zum dritten ist es misslich, dass es im experimentellen Bereich der embryonalen Zellforschung relativ leicht ist und bald noch leichter werden könnte, die Totipotenz durch einfache Manipulationen an- oder abzustellen, und zwar bereits vorbereitend bei den Vorstufen, bevor überhaupt von einem menschlichen

Organismus die Rede sein kann. So können eindeutig nicht totipotente Gebilde (somatische Zellkerne) durch »Umprogrammierung« zu eindeutig totipotenten werden. Andererseits kann man die Entstehung von totipotenten Gebilden durch Vorkehrungen umgehen. Es ist, viertens, unbefriedigend, wenn das Kriterium für die Feststellung eines Sachstandes (oder sogar eines juristischen Tatbestandes) sich weder als sicher gegeben noch als eindeutig abwesend nachweisen lässt. Diese Argumente sollen der Reihe nach kurz skizziert werden, bevor Vorschläge zur Lösung bedacht werden.

Die Induktionskette ist nicht vollständig. Klonen von Säugetieren ist ein Experiment, das so ineffektiv ist, dass es bei Versuchsreihen nur im Prozent- oder gar Promillebereich überhaupt gelingt. Das allein wäre noch kein Argument, da es immerhin gelegentlich gelingt, man sich also auf den Prinzipienbeweis berufen könnte. Bedenklich ist jedoch, dass Klonen gerade bei Primaten trotz vieler Versuche noch nie gelungen ist. Die Behauptungen, dass es bei Menschen gelungen sei, sind wissenschaftlich nicht belegt. Gerald Schatten und Mitarbeiter veröffentlichten unlängst Befunde, die darauf hindeuten, dass schon die Vorbereitung der Eizelle auf den somatischen Zellkerntransfer bei Primaten nach dem Dolly-Verfahren nicht gelingen kann, und kommen zu der Schlussfolgerung, dass „with current approaches, nuclear transfer to produce embryonic stems cells in nonhuman primates may prove difficult – and reproductive cloning unachievable“[4], was dann natürlich auch für den Menschen qua Primat zutreffen könnte. Dagegen ist eingewendet worden, dass es rein technische Probleme sein könnten („current approaches“), die man durch ein geeignetes Verfahren überwinden könnte. Aber ein solches Verfahren ist noch nicht publiziert. Zudem würde es die ganze Induktionskette auflösen, da dann eben nicht mehr original nach SCNT (»Dolly«) geklont würde. Der Analogieschluss müsste völlig neu aufgebaut werden. Gerade für verfassungsrechtliche Debatten ist es zweifelhaft, ob ein nicht vollständiger Induktionsschluss auf das Vorhandensein eines Menschen ausreichend ist, die Forschungsfreiheit aufzuheben.

Diese Überlegung führt auf das zweite Problem. Wenn Klonen die Herstellung eines Menschen mit gleichen Erbanlagen wie ein zuvor vorhandener ist, dann wird man das moralische oder juristische Urteil nicht allein auf das Verfahren des somatischen Zellkerntransfers beziehen wollen, mit Berufung darauf, dass es allein bei diesem Verfahren bisher gelungen ist, im Tierversuch zu solchen Exemplaren zu kommen. Es wäre voreilig zu glauben, dass SCNT die einzige Möglichkeit bleiben wird, Klone herzustellen. Zudem könnte man Verfahren entwickeln, die dem Klonen ähnlich oder gleichwertig sind und nicht das Stadium der zellulären Totipotenz durchlaufen. So ist es der Arbeitsgruppe um Schöler gelungen, in einer Zellkultur aus embryonalen Stammzellen der Maus erst Eizellen und dann Blastozysten entstehen zu lassen[5]. Diese Blastozysten sind Parthenoten, d. h. durch Aktivierung der aus den Stammzellen entstandenen Eizellen entstanden (so genannter Jungfernzeugung). Aus ihnen kann nach vorliegender embryologischer

Erfahrung niemals ein Säugetierorganismus entstehen. Parthenoten sind also nicht totipotent; sie sterben allerdings erst um den 11. Trächtigkeitstag (Tragzeit der Maus: 19 Tage). Schöler hat diese Blastozysten als »totipotent« bezeichnet. Er meinte das offensichtlich in dem oben definierten Sinne von »Pluripotenz«, dass nämlich die einzelnen Zellen des entstandenen Blastozysten in der Lage sind, mit ihren Nachkommen zu jedem Teil des Mausembryonen beizutragen, damit also auch zu differenzierten Zellen zu werden, was eines der Ziele des therapeutischen Klonens ist. Parthenoten sind diploid, haben den vollen Chromosomensatz, der aus der ersten Reifeteilung der Eizellen hervorgegangen ist. Alle Gensequenzen der Eizellträgerin sind also in den Eizellen vorhanden, aber durch Rekombination u. U. verschieden auf die homologen Chromosomen aufgereiht. Bei der ersten Reifungsteilung der Vorstufen von Eizellen werden in nicht geringem Umfang Genvarianten zwischen den gleichen Plätzen auf den homologen Chromosomen ausgetauscht (»Rekombination durch crossing over«). Es wäre zu entscheiden, ob man die entstehenden Parthenoten zu Klonen erklären möchte, weil sie die gleichen Genvarianten haben, oder nicht, weil die Anordnung nicht identisch ist. Für die meisten Funktionen von Genen ist es vermutlich gleichgültig, auf welches der beiden Chromosomen sie »aufgefädelt« sind; aber es gibt Ausnahmen. So ergibt sich die Frage, wie strikt das Kriterium der Gleichheit von Erbanlagen zu interpretieren ist. Es wäre weiter zu entscheiden, ob man diese Versuche an der Maus für einen ähnlichen Analogieschluss auf Totipotenz wie für das Dollyverfahren heranziehen möchte. Diese Entscheidungen wären notwendig für die Feststellung, ob die Gruppe um Schöler Eizellen und Blastozysten hergestellt hat, die vielleicht für therapeutische Forschung geeignet wären, ohne dass sie vorher ein totipotentes Stadium durchlaufen hätten. Bei komplizierten zellbiologischen Versuchen wird es sehr schwierig sein zu entscheiden, ob und wann Totipotenz durchlaufen wird.

Wir betrachten die oben beschriebene Möglichkeit, bei der Labormaus echte Klone herzustellen[6], indem man eine embryonale Stammzelle in eine künstlich gewonnene Blastozyste einbringt, die wegen experimentell erzeugter Tetraploidie (überschüssige Chromosomensätze) keinen Organismus ausbilden kann, also nicht totipotent ist, wohl aber für die eingeimpfte embryonale Stammzelle ein Trophoektoderm und daraus eine Plazenta bilden kann. Es entsteht eine Chimäre, also ein Mausembryo, dessen Plazenta von der tetraploiden und damit nicht totipotenten Blastozyste stammt, während die innere Zellmasse und damit der spätere Organismus von der eingebrachten embryonalen Stammzelle kommt. Da embryonale Stammzellen selbst nicht mehr totipotent (im eingangs definierten ethischen bzw. juristischen Verständnis) sind, werden hier nur pluripotente Quellen eingesetzt, und es wäre doch therapeutisches Klonen möglich. Auch einem solchen Versuchsansatz stellt sich bei evtl. Anwendung beim Menschen die Frage nach dem Urteil über durchlaufene Totipotenz. Bei allen diesen Gedankenexperimenten sei allerdings darauf hingewiesen, dass das moralische Urteil auch davon affiziert wird, dass die Herstellung der benötigten nicht totipotenten embryonalen Stammzellen im Tierversuch bislang die Verwendung einer Blastozyste, d. h. eines Embryos, voraussetzt.

Die sich abzeichnenden zahlreichen Möglichkeiten, zunächst im Tierversuch mit Varianten des Klonens zu experimentieren, führen auf ein weiteres Problem, dass nämlich ein Kriterium, das durch allerlei experimentelle Manipulationen und Kulturbedingungen veränderbar ist, sich schlecht für den Nachweis eignet, ob ein menschliches Wesen vorliegt oder nicht. Beim therapeutischen Klonen wird aus einer Körperzelle eines Menschen, die für sich offensichtlich nicht ein voller Organismus ist, ein Gewebe hergestellt, das für medizinische Therapie einsetzbar wäre, weil es immunologisch verträglich und dabei nachzüchtbar wäre. Irgendwo wird bei dieser Reprogrammierung einer Körperzelle also Totipotenz hergestellt, oder sie wird aktiviert, und wird zumindest als Zwischenstadium des Experiments durchlaufen. Darauf beruht ja die Gleichsetzung von Fortpflanzungs- und Forschungsklonen im Urteil. Es ist möglich, bereits bei der Vorbereitung (also dem somatischen Zellkern oder der Eizelle beim SCNT) Vorkehrungen zu treffen, dass es keinesfalls zur Ausbildung eines vollen Organismus kommen kann. Man könnte Methoden entwickeln, um Gene „zum Schweigen bringen" (gene silencing), die zwar für die Entwicklung zum fertigen geklonten Menschen unabdingbar sind, aber nicht für die Ausbildung einer spezialisierten Körperzelle für diesen Menschen. Solche Zellen hätten den gleichen empirischen Status wie eine embryonale Stammzelle, wären also lediglich pluripotent und nicht totipotent.

Ein normative Urteilsbildung könnte darauf fußen, dass es irrelevant ist, auf welche Weise Totipotenz entstanden ist, ob auf naturgegebenem Wege oder durch experimentelle Manipulation. Entscheidend dürfte nur sein, ob im Experiment ein totipotentes Stadium erreicht oder durchlaufen wurde. Will man jedoch auch solche Objekte einbeziehen, die totipotent geworden wären, wenn der Experimentator die Vorkehrungen dagegen nicht eigens getroffen hätte – will man also argumentieren, dass die Hinzufügung eines Defekts, der ihm die Lebensfähigkeit beschneidet, die moralische Relevanz der Handlung an dem Embryo nicht verändert, dann muss man doch wieder die Vorgeschichte und die Intention der Handlung als relevant einbeziehen. Im Zusammenhang des Experiments kann man also für die Feststellung eines normativ relevanten Sachverhalts nicht von den Intentionen des Handelnden und von der Entstehungsweise eines nicht totipotenten Gebildes absehen. Die Unabhängigkeit vom verfolgten Zweck war aber gerade der Grund, »reproduktives« und »therapeutisches« Klonen unter das gleiche normative Urteil zu subsumieren.

Die bisherigen Überlegungen führen auf eine weitere Schwierigkeit. Jede auf einem normativen Urteil über ein totipotentes Objekt beruhende Regelung, ob Gesetz oder Vorschrift, muss ein empirisches Kriterium für Totipotenz beibringen. Ihr Vorhandensein lässt sich jedoch im experimentellen Bereich nicht schlüssig nachweisen, weil dazu Menschenversuche nötig wären. Ihre Abwesenheit lässt sich ebensowenig zweifelsfrei beibringen, da ja stets auf die jeweils nicht vollständigen »zusätzlichen Bedingungen« für Totipotenz verwiesen werden kann. Für die Feststellung eines zu regelnden Sachstandes, insbesondere eines strafrechtlichen Tatbestandes, ist das Kriterium der Totipotenz im Bereich experimenteller Forschung daher praktisch nicht verwendbar.

Es erhebt sich die Frage, wie sich ein eindeutiges empirisches Sachstandsurteil als Grundlage für ein normatives Urteil im Bereich der experimentellen Zellforschung an menschlichen Keimzellen und Stammzellen feststellen lässt.

Eine Möglichkeit wäre, eine empirisch leichter realisierbare Definition von Totipotenz für den Experimentalbereich festzulegen. Dem Effekt nach könnte sie weiter oder enger sein als das Kriterium, das für Embryonen verwendet wird, die durch in-vitro-Fertilisation entstanden sind. Das Kriterium könnte davon ausgehen, dass Säugetierembryonen nicht spontan entwicklungsfähig sind, sondern unabdingbar der Einnistung in den weiblichen Uterus bedürfen. Dies ist in deutlichem Kontrast zu anderen Wirbeltieren, deren im gelegten Ei vorhandene Embryonen ohne eine solche Unterstützung auskommen (manche Schlangen vergraben ihre Eier einfach im Sand; viele Fische laichen ins Wasser). Eine praktisch leicht handhabbare Formulierung des Kriteriums könnte lauten, dass zur Realisierung der Totipotenz beim Menschen als Säugetier die vollzogene Einnistung gehört. Das in-vitro-Stadium würde zur Vorstufe erklärt. Diese Lösung würde allerdings zahlreiche moralische Einwände gegen das therapeutische Klonen »wegdefinieren«.

Ein alternatives, strengeres Kriterium könnte lauten, dass jegliche Herstellung von zygoten- oder blastozysten-äquivalenten menschlichen Objekten durch geeignete weitere Manipulationen zu geklonten Menschenwesen führen könne und deshalb unter die moralische Beurteilung fällt. Hierunter würden alle Experimente fallen, bei denen Zellkerntransfer in Eizellen stattfindet oder Keimzellen aktiviert werden, um embryonale Stammzellen herzustellen, oder embryonale Stammzellen zu Embryonen komplementiert würden.

Mit dem ersten Vorschlag könnte die Grauzone der Sachstandsbestimmung beseitigt werden, da der Transfer in den Uterus eine eindeutig feststellbare Handlung ist. Im zweiten Fall könnten die meisten zellbiologischen Experimente eindeutiger klassifiziert werden.

In beiden Fällen würde sich das Urteil nicht so sehr auf ein ontologisches Prädikat (Totipotenz = „Hier ist ein Mensch vorhanden“), sondern auf eine intendierte Handlung beziehen, was für ein ethisches Urteil den Zwecken vor den Mitteln Vorrang gibt. Die spontane Intuition vieler Menschen, die das Klonen ablehnen, ist ohnehin eher intentions- und folgenorientiert. Es ist nämlich für den Nichtspezialisten nicht so erheblich, ob ein mikroskopisches Objekt im Falle einer Einpflanzung Totipotenz zeigen oder nicht zeigen würde, sondern wichtig ist vielmehr das Unbehagen über den Einbruch technischer Manipulation in den Intimbereich menschlicher Prokreation, dessen Unverfügbarkeit man nicht erodiert und vielleicht sogar ökonomischer Nutzung zugeführt sehen möchte. Die Ablehnung des reproduktiven Klonens ist nicht gegen den Klon selbst gerichtet, den man ja als geborenen Menschen mit vollen Rechten ansehen müsste, sondern stammt aus dem Unbehagen darüber, dass Menschenklonen die Unverfügbarkeit der genetischen Konstitution aufheben und dadurch eine fundamentale Bedingung verletzen würde, dass Menschen einander als aus gleichem Ursprung Stammende anerkennen können. Es ist nicht erträglich, dass es zwei Arten von Menschen geben solle, nämlich gezeugte und gemachte. Die Debatte um das therapeutische Klonen müsste sich bei einer solchen Argumentation auf die vermutlich kontrovers beantwortete Frage konzentrieren, ob die durch Klonen verletzten oder gefährdeten Werte so hoch veranschlagt werden, dass auch in der unklaren experimentellen Grauzone keine Grundlagen- oder therapeutische Forschung zugelassen werden darf.

Als Schlussfolgerung aus der Analyse ergibt sich für mich, dass für praktische Entscheidungen im Bereich des Forschungsklonens ein operativ besser geeignetes Kriterium für die Fixierung eines moralischen Urteils notwendig ist als das mehr oder minder schlüssig behauptete Vorliegen von Totipotenz. Die rapide Entwicklung der biomedizinischen Forschung wird uns zur Entwicklung eines solchen Kriteriums zwingen.

Anmerkungen

1 Eggan, K., Akutsu, H., Loring, J., Jackson-Grusby, L., Klemm, M., Rideout, W. M., Yanagimachi, R., Jaenisch, R. (2001): *Hybrid vigor, fetal overgrowth, and viability of mice derived by nuclear cloning and tetraploid embryo complementation*, in: Proceedings of the National Academy of Sciences of the US 98, 6209-6214.

2 The President's Council on Bioethics (2002): *Human Cloning and Human Dignity,* Washington D. C., 229.

3 „*Totipotent* – A cell with an unlimited developmental potential, such as the zygote and the cells of the very early embryo, each of which is capable of giving rise to (1) a complete adult organism and all of its tissues and organs, as well as (2) the fetal portion of the placenta." (48)

4 Simerly, C., Dominko, T., Navara, C., Payne, C., Capuano, S., Gosman, G., Chong, K., Takahashi, D., Chace, C., Compton, D., Hewitson, L., Schatten, G. (2003): *Molecular Correlates of Primate Nuclear Transfer Failures,* in: Science 300, 297.

5 Hübner, K., Fuhrmann, G., Christenson, L. K., Kehler, J., Reinbold, R., De La Fuente, R., Wood, J., Strauss, J. F., Boiani, M., Schöler, H. R. (2003): *Derivation of Oocytes from Mouse embryonic Stem Cells,* in: Science 300, 1251–1256.

6 Eggan, K. et al. 2001. Es gibt auch zahlreiche ältere Befunde, dass aus embryonalen Stammzellen ein lebenfähiges Tier entstehen kann, wenn das extraembryonale Hüll- und Nährgewebe bereitgestellt wird.

Alfonso Gómez-Lobo

Die ethische Bewertung des Klonens beim Menschen für die biomedizinische Forschung[1]

Ich wurde gebeten, mich im Rahmen dieses Vortrags mit Kriterien für die ethische Bewertung unterschiedlicher Klonierungsmethoden für die wissenschaftliche Forschung zu befassen. Unter moralischen Gesichtspunkten kommt es meiner Meinung nach nicht darauf an, welche Methode verwendet wird, sondern ob eine spezifische Methode zur Erzeugung eines menschlichen Embryos führt oder nicht, also zur Erzeugung eines voll ausgebildeten Organismus unserer Spezies, versehen mit dem genetischen Programm, das ihm oder ihr die Möglichkeit gibt, erwachsen zu werden, wenn angemessene Überlebensbedingungen gegeben sind. Methoden, die Klonverfahren für andere Zwecke einsetzen, zum Beispiel zur Zellvermehrung und Organproduktion, ohne dass es zur Erzeugung eines menschlichen Embryos kommt, führen nicht zu gleichwertigen moralischen Bedenken und werden deshalb im Folgenden nicht erörtert.

In der begrenzten Zeit, die mir zur Verfügung steht, werde ich versuchen, sowohl auf die Debatte innerhalb des US President's Council on Bioethics einzugehen als auch eine Argumentationslinie aufzuzeigen, um die Moralität des Klonens beim Menschen zu Forschungszwecken zu beurteilen.

In den Vereinigten Staaten, wie auch in anderen Ländern, wird die moralische und politische Debatte über das Klonen beim Menschen entscheidend durch die Unterscheidung zwischen Klonen für reproduktive und Klonen für Forschungszwecke bestimmt. Letzteres wurde bisher als »therapeutisches« Klonen bezeichnet, aber möglicherweise gehen heute viele aufgrund der Empfehlungen des President's Council davon aus, dass das Verfahren selbst niemanden heilt und dass es deshalb genauer ist, dies als „Klonen für die biomedizinische Forschung"[2] zu bezeichnen. Das unmittelbare Ziel dieser Forschung ist ohne Zweifel der Fortschritt des biologischen Wissens, natürlich in der Hoffnung, dass eines Tages das so gewonnene Wissen zu therapeutischen Anwendungen führen wird. In diesem Sinne ist der Begriff »biomedizinische Forschung« etwas besser als »biowissenschaftliche Forschung«, weil damit dem angegebenen Endziel der Forscher Rechnung getragen wird.

Reproduktives Klonen wurde vom President's Council einstimmig verworfen.[3] Obwohl mehrere Argumente gegen dieses Verfahren vorgetragen wurden (in Abhängigkeit von den unterschiedlichen Überzeugungen der Council-Mitglieder), steht fest, dass das Schlüsselkriterium zur Beurteilung, ob es moralisch inakzeptabel sei, ein menschliches Wesen zu erzeugen, zu implantieren und auszutragen, das ernsthafte Risiko eines physischen Schadens sowohl für das Kind als auch für die Mutter ist. Wir hatten die Möglichkeit, einen Bericht der National Academy of Sciences zu prüfen, in dem Tumore, Missbildungen, Geburtsfehler, Frühtod usw. von geklonten Säugetieren aufgeführt wurden, und in Anlehnung an die Schlussfolgerungen des Panels der Akademie kamen wir zu einem ähnlichen Schluss: Bei einem entsprechenden Versuch beim Menschen würde reproduktives Klonen wahrscheinlich die gleichen verheerenden Folgen haben.[4]

Der moralische Grundsatz, dass die individuelle Freiheit eingeschränkt werden kann, wenn es einen tatsächlichen oder erwarteten Schaden für andere gibt, ist tief verwurzelt im amerikanischen öffentlichen Ethos und es war nicht überraschend, dass Einstimmigkeit auf der Grundlage eines solchen Kriteriums erreicht werden konnte. Einige von uns argumentierten, dass, selbst wenn es (im Gegensatz zur faktischen Situation) keine Gefährdung gäbe, immer noch Bedenken im Hinblick auf die Würde des Menschen oder Gerechtigkeit bestehen würden, die uns dazu führen sollten, gegen reproduktives Klonen zu sein. Aber wir waren eine Minderheit.

Als es um die Moralität des Klonens für die biomedizinische Forschung ging, war der Council tief gespalten.[5] Eines der Ziele der Forschungsklonierung ist die Gewinnung von embryonalen Stammzellen, in der Regel, wenn das Blastozystenstadium erreicht worden ist. Das Verfahren selbst erfordert die gezielte Vernichtung von wahrscheinlich Hunderten, wenn nicht sogar Tausenden von Embryonen. Ob dies moralisch annehmbar ist oder nicht, hängt vom so genannten »moralischen Status des Embryos« ab.

Nach meiner persönlichen Einschätzung war es eine ernste Unzulänglichkeit seitens des Council, dass keine tiefgehende Diskussion über das Wesen des menschlichen Embryos und den ihm geschuldeten Respekt geführt wurde. Um diesen Mangel, zumindest teilweise, auszugleichen, haben Professor Robert George von der Princeton University und ich ein Statement ausgearbeitet, das dem Bericht beigefügt wurde und in dem wir uns für den vollen moralischen Status eines menschlichen Embryos ab der Befruchtung einsetzten.[6] Ich werde später kurz auf einige dieser Argumente zurückkommen. Ich möchte mich aber zunächst mit einer grundlegenderen moralischen Frage befassen.

Bei den Beratungen des Council hatte ich von Anfang an das Gefühl, dass die Art und Weise, wie die einzelnen Punkte bei der Unterscheidung der beiden Klonierungsweisen dargestellt wurden, dazu führte, dass für die Unterscheidung relevante Schlüsselfakten zurückgehalten wurden. Die Tatsache, dass eine Form von Klonierung »reproduktiv« genannt wird, scheint der anderen Form diese Eigenschaft abzuerkennen, doch ist es klar, dass *jegliches* Klonen reproduktiv ist. Es besteht die Absicht, einen zweiten Organismus zu erzeugen, der die gleiche DNA hat wie der erste. Darüber hinaus wurde das Klonen für die biomedizinische Forschung im Bericht der National Academy of Sciences wie folgt dargestellt: „Es gibt ein ganz anderes Verfahren, hier als *Kerntransplantation zur Erzeugung von Stammzellen* bezeichnet – aber auch nicht reproduktives Klonen, therapeutisches Klonen, Forschungsklonen oder somatischer Zellkerntransfer (SCNT) zur Erzeugung von Stammzellen genannt – dessen Ziel die Erzeugung von embryonalen Stammzellen (ES-Zellen) für klinische und Forschungszwecke ist.“[7]

Diese Formulierung spricht von (a) „einem ganz anderen Verfahren“ und (b) beschreibt sie dieses als die Erzeugung von Stammzellen. Wenn man in Bezug auf (a) die nächsten beiden Seiten des Berichts (ES-6 und ES-7) betrachtet, ergibt sich, dass es einfach falsch ist, dass Forschungsklonen ein anderes Verfahren ist. Auf den einzelnen Stufen der Klonierung selbst (bevor eine Entscheidung über das Produkt des Verfahrens getroffen wird) ist es klar, dass der Techniker in beiden Fällen genau das gleiche tut. (b) Es ist auch klar, dass die Beschreibung des Verfahrens die Tatsache verschleiert, dass die Stammzellen nur entstehen, weil ein menschlicher Embryo erzeugt worden ist und sich bis zu einem Stadium entwickeln konnte, in dem die Stammzellen sich vom Trophoblasten ausdifferenziert haben. Auf diese Art und Weise werden die ernsten moralischen Bedenken einfach ignoriert. Wenn Stammzellen unmittelbar erzeugt werden könnten, wie zum Beispiel synthetisches Insulin produziert werden kann, würde es überhaupt kein moralisches Problem geben.

Um zu einer ethischen Bewertung des Klonens beim Menschen insgesamt zu gelangen, sollten wir zwischen drei verschiedenen Handlungen unterscheiden:

(i) das eigentliche Klonen, d. h. der Transfer von menschlichem, genetischem Material in eine enukleierte menschliche Eizelle mit dem Ziel, einen menschlichen Embryo zu erzeugen,

(ii) die Implantation eines menschlichen Embryos in einen Uterus mit dem Ziel, seine Entwicklung über Schwangerschaft, Geburt und danach zuzulassen, und

(iii) die Zerlegung eines menschlichen Embryos mit dem Ziel, Stammzellen für Forschungszwecke zu gewinnen.

Unter Zuhilfenahme traditioneller Terminologie kann man sagen, dass (i) den *finis operis* darstellt, das Ziel der Handlung selbst, während (ii) und (iii) unter den *finis operantis* subsumiert werden können, d. h. das Ziel, das der Forscher sich selbst setzt, sobald er einen geklonten menschlichen Embryo in der Petrischale hat.

Wie sollten wir die Moralität der Klonierungshandlung selbst beurteilen? Aus unterschiedlichen Gründen betrachte ich dies als eine sehr schwierige philosophische Frage. Im derzeitigen Meinungsklima in den Vereinigten Staaten, in dem utilitaristische oder im Allgemeinen konsequentialistische Denkweisen vorherrschen, ist es nicht üblich zu versuchen, eine Handlungsart oder -form als solche zu bewerten und dies nicht ausschließlich durch eine Beurteilung ihrer Folgen zu tun. Einige Kritiker würden sagen, dass die Klonierungshandlung zum Beispiel bewertet werden sollte, indem man beurteilt, ob ein unfruchtbares Paar, das unbedingt ein genetisch verwandtes Kind haben möchte, dadurch glücklich gemacht werden könnte. Die Präferenzen des Paars und die sich daraus ergebende Zufriedenheit würden ausreichen, um die Handlung zu rechtfertigen, unter der Voraussetzung, dass sie ohne Risiko durchführbar ist.

Aber wenn wir den auf Präferenzen abhebenden Utilitarismus verwerfen (auf der Grundlage von Argumenten, die hier nicht weiter ausgeführt werden können) und uns der klassischen Frage nach der Moralität der Handlung selbst zuwenden, werden wir ebenfalls mit mehreren Schwierigkeiten konfrontiert. In der traditionellen Ethik ist es üblich, bei der Bewertung einer Handlung festzulegen, unter welche moralische Art die Handlung fällt. Wenn das Wegnehmen eines Mantels als *Diebstahl* eingestuft werden kann, beurteilen wir die Handlung anders, als wir sie beurteilen würden, wenn sie unter *Ausleihen* eingestuft werden könnte. Die angenommene Zustimmung und die Absicht, den Mantel zurückzugeben, würden ausreichen, um die Handlung unter Ausleihen einzuordnen. Aber unter welche moralische Kategorie würde das Klonen beim Menschen fallen? Ich glaube, hier haben wir noch keine Antwort. Diese Art von Handlung ist ohne jeglichen Präzedenzfall, so dass die westliche ethische Tradition sich darüber ausschweigt.

Wenn wir uns einer Strategie zuwenden, um einen Konsequentialismus auszuschließen, der näher am zeitgenössischen Liberalismus angesiedelt ist, und die Frage stellen, „Welches Recht (oder welche Rechte) würde(n) dadurch verletzt werden?", haben wir es mit ähnlichen Schwierigkeiten zu tun. Moralische Rechte sind notorisch schwer fassbar, und zudem haben wir es hier mit der zusätzlichen Schwierigkeit zu tun, dass wir keine eindeutige Antwort auf die Frage haben, „Ein Recht, worauf?"

Lassen Sie mich hierzu einige Versuche einer Antwort unternehmen. Ich werde zunächst eine entfernte Analogie aufzeigen in der Hoffnung, eine Art von Einigung (oder nach Sokrates *homología*) herbeizuführen in Bezug auf ein Kriterium, das internationale Akzeptanz finden könnte.

Das angloamerikanische Recht beschreibt ein Vergehen mit der Bezeichnung »Tätlichkeit« (battery) als einen absichtlichen und unrechtmäßigen Körperkontakt mit einer Person, ohne ihre Zustimmung, der zu einer Verletzung oder einer beleidigenden Berührung führt.[8] Was für unsere Zwecke von Interesse ist, ist die Tatsache, dass Tätlichkeit ein breites Spektrum von Handlungen abdeckt, vom Einsatz von Gewalt bis zum Berühren ohne Zustimmung. Im Deutschen reicht dieses Spektrum wahrscheinlich von »Körperverletzung« bis »tätliche Beleidigung«.

Eine frühere Ausgabe von Black's Law Dictionary weist auch darauf hin, dass ein chirurgischer Eingriff, technisch gesehen, eine Tätlichkeit ist, unabhängig vom jeweiligen Ergebnis, und dass dies nur entschuldbar ist, wenn es eine ausdrückliche oder stillschweigende Einwilligung des Patienten gibt.[9]

Was dieses Vergehen umfasst, ist meiner Meinung nach ein moralischer Grundsatz von erheblicher Bedeutung, nämlich der Grundsatz der Unantastbarkeit des menschlichen Körpers. Gemäß diesem Grundsatz ist es unzulässig, nicht nur in den menschlichen Körper einzugreifen, einzudringen oder einzuschneiden, sondern auch, die Haut oder das Haar oder selbst die Kleider einer Person zu berühren, ohne dass sie dem zustimmt.

Die Einwilligung, die erforderlich ist, um eine Verletzung dieses Grundsatzes zu vermeiden, kann unter bestimmten Voraussetzungen als gegeben angenommen werden, wie etwa bei einer Person, die aufgrund eines Unfalls nicht bei Bewusstsein ist, oder bei einem Säugling oder einem ungeborenen Kind, dessen Eltern konsultiert werden können. Aber in diesen Fällen wird der Grundsatz *nur dann* nicht verletzt, wenn der Eingriff wirklich therapeutisch ist, d. h. wenn durch diesen Eingriff die Gesundheit eines Menschen, der seine Einwilligung nicht geben kann, wieder hergestellt werden soll. Die stellvertretende Einwilligung im Hinblick auf Experimente mit Organen oder ihre Entnahme aus bewusstlosen Personen oder einem Kind, wären eine ungeheuerliche Verletzung des Grundsatzes und damit ein ernster Fall von Tätlichkeit.

Hat die reine Handlung des Klonens eines Menschen Ähnlichkeit mit einer Tätlichkeit? Stellt das Klonen auf irgendeine Weise eine Verletzung des Grundsatzes der Unantastbarkeit dar, eines Grundsatzes, den ich (und jeder vernünftige Mensch) anführen würde, wenn jemand ein invasives Verfahren bezüglich meines Körpers veranlassen würde?

Betrachten wir die Ähnlichkeiten und Unähnlichkeiten zwischen zwei Arten von Handlungen. Bei Tätlichkeit gibt es einen bereits existierenden Menschen, dessen Körper verletzt wird. Dieser Körper verfügt über ein Gut mit der Bezeichnung »Gesundheit«, das Gegenstand eines gerechtfertigten Eingriffs sein kann, wenn es ausdrückliche oder mutmaßliche Einwilligung gibt. Wenn diese Einwilligung nicht gegeben ist, wäre selbst ein Eingriff im Hinblick auf den Schutz dieses Gutes nicht gerechtfertigt.

Beim Klonen eines Menschen gibt es keinen bereits vorher existierenden Menschen. Die Klonierungshandlung ist ein Verfahren, mit dem ein Mensch erzeugt werden soll, unabhängig davon, ob die Intention des Technologen Implantation oder Vernichtung des resultierenden Embryos ist. In diesem Sinne handelt es sich nicht im engeren Sinn um »einen Eingriff«. Es gibt einen Eingriff in eine Eizelle, aber eine weibliche Eizelle ist kein menschliches Wesen. Sie ist nur ein Körperteil.

Beim Klonen ist es natürlich unmöglich, eine ausdrückliche Einwilligung zu erhalten. Kann es eine unterstellte Einwilligung geben? Ich denke nicht, denn die entscheidende Voraussetzung für eine tragfähige und maßgebliche Einwilligung ist nicht erfüllt. Klonen ist kein therapeutisches Verfahren, das unter Verweis auf die

Gesundheit des Patienten gerechtfertigt werden kann. Es gibt vorher keinen Körper, dessen Gesundheit durch das Verfahren wieder hergestellt werden soll.

An diesem Punkt könnte jemand darauf hinweisen, dass die Existenz oder das Leben ein Gut ist und dass das Verfahren das Ziel verfolgt, das Gut des Lebens herbeizuführen. Sobald ein geklonter Mensch lebt, hätte er gute Gründe, dem Klonen zugestimmt zu haben. Diese Antwort ist mit einer Reihe von metaphysischen Problemen verbunden, die hier nicht erörtert werden können. Auch hier argumentiere ich entsprechend. Wenn ein Kind bewusst von seinen Eltern gezeugt wird, die, sagen wir, eine bekannte genetische Krankheit haben und das kranke Kind sein Leben dennoch als ein Gut betrachtet, bedeuten diese Umstände nicht, dass die Eltern etwas moralisch Korrektes getan haben. Auch wenn das Leben eines menschlichen Wesens, das durch Klonen herbeigeführt wird, ein Gut wäre, bedeutet dies nicht, dass es moralisch korrekt wäre, einen Menschen durch Klonen zu erzeugen.

Warum nicht? Ich würde argumentieren, dass der eigentliche Grund derjenige ist, dass der Grundsatz der Unantastbarkeit im weiteren Sinn verletzt wird. Es ist nicht nur ein mit Gewalt verbundenes Verfahren; es betrifft den Kern der physischen Konstitution eines menschlichen Wesens. Jemand zwingt einem Menschen, bewusst und von außen, das genetische Programm auf, das Schlüsselaspekte des Körpers dieses Menschen bestimmen wird. Näher kann man nicht an eine vollständige Umwandlung eines menschlichen Wesens in ein Artefakt kommen, ein Objekt, das durch Menschenhand mit einem bestimmten Ziel gefertigt wird.

Menschen, die es vorziehen, diese ernsten Probleme unter dem Gesichtspunkt von Rechten zu beschreiben, stellen die Frage: „Welche Rechte würde die Klonierungshandlung verletzen?" Und sie weisen häufig darauf hin, dass es das Recht auf ein einzigartiges Genom ist. Und dieses Recht wird dann verworfen, indem man auf die Tatsache verweist, dass eineiige Zwillinge sich das gleiche Genom teilen.[10]

Künstliche Replikationen von natürlichen Ereignissen sind jedoch nicht immer moralisch korrekt. Mord ist nichts anderes als eine Kopie des natürlichen Todes und es ist absolut nicht klar, ob die natürliche Existenz von Zwillingen die künstliche Erzeugung von Zwillingen rechtfertigt. Ich denke, dass das Recht, das durch das Klonen verletzt wird, nicht das Recht auf ein einzigartiges Genom ist, sondern eher das Recht auf Nichteingriff in seine Erzeugung, das Recht, nicht bewusst ein besonders geartetes Genom aufgezwungen zu bekommen, unabhängig vom Wert der Ziele, die der Techniker, der dieses aufzwingt, verfolgt.

Die bekanntesten Versuche, reproduktives Klonen zu rechtfertigen, verweisen in der Regel auf irgendein positives Ziel, dem das geklonte Individuum untergeordnet werden würde (Bekämpfung von Unfruchtbarkeit, Vermeidung von Erbkrankheiten bei Erhaltung der biologischen Abstammung, Erzeugung eines Zwillings, der später Organe oder Gewebe zur Transplantation in den älteren Zwilling spenden kann usw.).[11]

Dies alles sind Formen der Instrumentalisierung eines Menschen. Sie erzeugen in allen Fällen einen Menschen als Mittel für ein weitergehendes Ziel und diese erste Instrumentalisierung bleibt bestehen, auch wenn der geklonte Mensch in seinem späteren Leben als Selbstzweck behandelt wird. Klonen für Forschungszwecke führt nun die Instrumentalisierung und im wörtlichen Sinne die Tätlichkeit auf die nächst folgende Ebene, weil die Embryonen zerstört werden müssen. Ich denke, dass wir zu der Schlussfolgerung gelangen müssen, dass Klonen für Forschungszwecke ein ernsteres moralisches Vergehen gegen einen Menschen ist als reproduktives Klonen und dass deshalb sowohl nationales als auch internationales Recht dies nicht zulassen sollte, unabhängig davon, wie attraktiv der durch dieses Verfahren zu erwartende Nutzen aus diesem Verfahren auch sein mag.

Es gibt eine weitere praktische Schwierigkeit, die berücksichtigt werden muss. Vor dem US-Senat ist zum Zeitpunkt der Abfassung dieses Manuskripts ein Gesetzesentwurf in der Beratung, der das Klonen für Forschungszwecke zulassen und reproduktives Klonen verbieten soll.[12] Die Schwierigkeit liegt in der Tatsache begründet, dass ein geklonter Embryo nicht von einem nicht geklonten Embryo unterschieden werden kann, und sobald Hunderte oder sogar Tausende von geklonten Embryonen in den Laboren zur Verfügung stehen, wäre es schwierig, Implantationsversuche in einen Uterus zu verhindern. Wenn die Implantation erfolgreich und den Behörden bekannt wäre, würde das Gesetz die Vertreter des Staates zwingen, eine Zwangsabtreibung zu verlangen, was eine ohne Zweifel inakzeptable rechtliche Verfügung wäre.

Einige Kritiker würden darauf hinweisen, dass eine strenge Reglementierung in Verbindung mit strengen Strafen den Schritt vom Forschungs- zum reproduktiven Klonen verhindern würde. Solche Reglementierungen können erfolgreich sein aber auch nicht; die Grenze jedoch ist von vitaler Bedeutung für jeden, der sich für die Zulässigkeit des Klonens für Forschungszwecke einsetzt.

Wenn wir für den Augenblick annehmen, dass die Grenze nicht überwunden werden kann, welche Gründe könnten dann angeführt werden, um die Vernichtung von werdendem menschlichen Leben für Forschungszwecke zu rechtfertigen? Meiner Meinung nach gibt es zwei grundsätzliche Möglichkeiten.

Die erste ist, dass man insgesamt ablehnt, dass ein menschlicher Klon ein menschliches Wesen ist (eine Position, die von einem Mitglied des President's Council vertreten wurde). Doch darauf gibt es eine offensichtliche Antwort: Wenn Dolly im embryonalen Stadium ein Schaf war, wäre ein geklonter menschlicher Embryo im gleichen Stadium unzweifelhaft ein Mensch. Die gesamte Klonierung für die biomedizinische Forschung würde damit auf den Punkt konzentriert werden, dass ein menschlicher Embryo erzeugt wird, aus dem menschliche Stammzellen gewonnen werden können.

Die zweite Möglichkeit ist, zu akzeptieren, dass gut ausgebildete, erfolgreich erzeugte menschliche Klone in der Tat menschlich sind, aber dass sie (wie alle nicht geklonten Embryonen) keinen Anspruch auf strenge Unantastbarkeit in diesem frühen Stadium haben. Dies wird manchmal dadurch ausgedrückt, dass man darauf hinweist, dass sie keine Personen sind und dass nur Personen vollen Respekt verdienen. Es gibt jedoch zwei Versionen für diese Option. Die erste würde den Anspruch erheben, dass ein früher menschlicher Embryo überhaupt keinen Respekt verdient, während die andere Option in der Annahme bestehen würde, dass ein früher menschlicher Embryo eine »Zwischenposition« einnimmt, d. h. dass er einigen Respekt, aber nicht den vollen Respekt verdient.

Die zweite Version scheint anzuerkennen, dass es Gründe zur Besorgnis hinsichtlich auf „die willkürliche Nutzung von werdendem menschlichen Leben" gibt, und sie fordert demzufolge Reglementierungen für die Embryoforschung.[13] Doch Reglementierungen, die grundsätzlich aufzeigen, unter welchen Bedingungen und aus welchen Gründen diese Embryonen vernichtet werden *dürfen*, setzen nicht wirklichen Respekt durch. Die Schlüsselkomponente des Respekts ist sicherlich, dass der Gegenstand unseres Respekt *nicht* vernichtet wird. Wenn es um die Forschung geht, schließt der Begriff der Zwischenposition des Embryos nicht die konsequentialistische Rechtfertigung aus und stimmt somit mit der ersten Fassung überein, in der davon ausgegangen wird, dass Versuche an menschlichen Embryonen, geklont oder nicht geklont, moralisch zulässig sind, weil die Embryonen nicht den moralischen Status haben, den erwachsene Personen besitzen. Ein »moralischer Zwischenstatus« hat kaum bzw. keinen Wert.

Es fehlt mir die Zeit, um alle wichtigen Argumente vorzutragen, die aufzeigen, warum der moralische Status unabhängig vom Alter ist, und ich werde mich deshalb darauf beschränken, noch einige wenige Punkte anzusprechen, von denen ich hoffe, dass sie allgemeine Zustimmung und internationalen Konsens finden.[14] Aber bevor ich dies tue, möchte ich einen Anspruch entkräften, der in den Vereinigten Staaten oft erhoben wird und auch in den Ausführungen des President's Council on Bioethics angeführt wurde, nämlich, dass die Zuerkennung eines moralischen Status oder des Personseins in Hinsicht auf einen menschlichen Embryo eine Frage der religiösen Überzeugung sei. Dies ist sicherlich falsch. Die Quellen unserer wichtigsten religiösen Traditionen (jüdisch, christlich und muslimisch) wurden vor dem Aufkommen der modernen Embryologie verfasst, und wenn hier embryologische Ansprüche erhoben werden, zum Beispiel, dass der menschliche Fötus nach vierzig Tagen »gebildet« wird, beziehen sie sich meistens auf Aristoteles. Das Ausmaß, in dem Vertreter religiöser Traditionen am vierzigsten Tag festhalten (ohne möglicherweise zu wissen, dass diese Doktrin auf Aristoteles zurückgeht), ist eindeutig erkennbar in ihren Aussagen vor dem von Präsident Clinton eingesetzten National Bioethics Advisory Committee.[15]

Heute besteht kein Zweifel, dass Menschen (wie alle anderen Säugetiere) ihr Leben mehr oder weniger am Ende des Verschmelzungsprozesses der Vorkerne der Gameten beginnen. Das Klonen ist nichts anderes als das Bemühen, diesen Anfang durch vollständige Insertion der Chromosomen, die vorliegen würden, wenn die Befruchtung stattgefunden hätte, in eine entkernte Eizelle zu replizieren. Ab dann durchläuft der resultierende Organismus Wachstum und Veränderungen, aber es ist der gleiche Organismus wie zu Beginn. Einige dieser Behauptungen erfordern eine weitere Klarstellung und Begründung, aber nach unserem derzeitigen Verständnis bietet die Gleichheit der DNA zusammen mit räumlich-zeitlicher Kontinuität ein angemessenes Kriterium für die Annahme von Identität in der Zeit. Ich habe heute in jeder meiner Zellen das gleiche grundlegende DNA-Programm, das ich bei der Zeugung erworben habe und das in meinen Zellen gewesen ist, als ich in meinem Leben von einem Stadium zum nächsten übergegangen bin. Solange ich keinen Grund habe anzunehmen, dass ich von einer Ursache außerhalb des biologischen Prozesses stamme (und ich finde keinen entsprechenden Grund), muss ich sagen, dass ich begonnen habe zu leben, als mein Körper begann zu leben. Und wenn die Unantastbarkeit ein Anspruch ist, der *mich* betrifft, scheint es angemessen zu sein, davon auszugehen, dass dies mit mir in jedem Stadium meines Lebens, auch in den ersten Stadien, verbunden ist. Wenn ich weiterhin Anspruch auf Unantastbarkeit für mich selbst erhebe, erfordert die Unparteilichkeit, dass ich die Unantastbarkeit aller anderen menschlichen Wesen in jedem Stadium ihres Lebens anerkenne.

In diesem Referat habe ich unterschieden zwischen der Handlung des Klonens selbst und den Handlungen, die einen Klon verwenden, um Reproduktion anzustreben oder Forschung durchzuführen. Ich habe auch versucht, dafür zu argumentieren, dass die Klonierung selbst eine bestimmte Analogie zur Tätlichkeit aufweist und dass es eine Verletzung der Unantastbarkeit des menschlichen Körpers wäre. Ich habe dann argumentiert, dass die Vernichtung von geklonten (und nicht geklonten) menschlichen Embryonen, die für die Forschung vorgenommen wird, moralisch unzulässig ist, und zwar nach den moralischen Grundsätzen oder Kriterien, die davon ausgehen, dass ein Mensch nie als reines Mittel benutzt werden sollte.

Als ausländischer Gast bewundere ich sehr die deutsche Position bei der Behandlung von werdendem menschlichen Leben. Deutschland sollte meiner Meinung nach ein Beispiel für die ganze Welt bleiben, hinsichtlich der Art und Weise, wie man sich in diesem Land weigert, neue Formen von Experimenten zu akzeptieren, und damit Missbrauch von Menschen ablehnt, denn dies gehört zum menschlichen Klonen für Forschungszwecke dazu.

Postskript (Juni 2003). Ich möchte einige Gedanken hinzufügen, die mir nach der Konferenz aufgrund von Überlegungen zu einigen der ausgezeichneten Referate gekommen sind. Sowohl von den Philosophen als auch von den Juristen, die vortrugen, habe ich besser die zentrale Bedeutung des Konzepts der Menschenwürde in der Debatte über das Klonen beim Menschen verstanden. Meine ursprüngliche Argumentation vermied einen direkten Verweis auf die Würde und begann mit dem Begriff der Tätlichkeit (battery) im common law, um so die Zustimmung für den zugrundeliegenden Grundsatz der Unantastbarkeit des menschlichen Körpers zu sichern.

Auch auf die Gefahr hin, mich zu wiederholen, möchte ich in aller Kürze eine Argumentation anführen, die auf die Würde verweist, und aufzeigen, dass die Zugestehung von Würde koextensiv mit der Existenz eines Menschen sein muss. Wenn man behauptet, dass die Würde koextensiv mit anderen menschlichen Attributen ist, wie etwa Besitz des Primitivstreifens, Empfindungsvermögen oder Selbstbewusstsein, ist dies meiner Meinung nach unangemessen. Und dies begründe ich wie folgt: Die soziale Rolle der Anerkennung der Würde eines Menschen besteht zweifellos darin, einen moralischen Schutzwall um ein Individuum herum zu errichten, der dann durch rechtlichen Schutz weiter verstärkt werden soll. Die Würde des Menschen kann immer verletzt werden, aber wir hoffen doch, nicht straflos.

Die ultimative Verletzung der Würde ist der absichtlich herbeigeführte Tod eines unschuldigen Menschen. Wenn der Tod im Hinblick auf irgendein eindeutiges Ziel herbeigeführt wird (um ein Erbgut zu erhalten), wird der Wert des Opfers herabgesetzt auf den eines Instrumentes. Wenn der Tod willkürlich herbeigeführt wird (wie vor kurzem in einigen willkürlichen Erschießungen in Washington D. C.) ist die Verletzung der Würde sogar noch schlimmer, und in beiden Fällen gibt es keine Möglichkeit der Wiedergutmachung, wie in manchen Fällen von Erniedrigung, wie zum Beispiel bei Folter.

Wenn die Würde ein intermittierendes Attribut oder eine intermittierende Eigenschaft wäre, wäre sie wertlos. Wenn ich Würde jede Woche von Mittwoch bis Sonntag hätte, aber es moralisch zulässig wäre, mich am Montag oder Dienstag zu töten, wäre die Würde an diesen beiden Tagen ein bedeutungsloses Attribut für mich. Die Würde würde mir dann nicht den moralischen Schutz gewähren, der Teil des Kerns des Konzepts ist, weil ich möglicherweise nicht mehr da bin, um beschützt zu werden. Ich könnte in den Tagen davor auf moralisch annehmbare Art und Weise eliminiert worden sein.

Bei der Konferenz hat Professor Ludwig Siep, wenn ich ihn richtig verstanden habe, die Ansicht vertreten, dass das menschliche Leben ab der Implantation beschützt werden sollte. Ich befürchte, dass dies nicht zutreffen kann. Es wäre ähnlich wie, die Würde montags mittags beginnen zu lassen, wenn die Woche bereits angefangen hat. Doch stimmt das? Sowohl Jean-Paul Renard als auch Rudolf Jaenisch haben darauf hingewiesen, dass das menschliche Leben mit der Befruchtung beginnt, und neben ihrer Autorität gibt es dafür einige überzeugende Argumente. Damit die Implantation stattfinden kann, muss ein Embryo vorhanden sein, der bestimmte Merkmale hat, die eine Implantation erlauben. Es muss eine Blastozyste dasein, die mit der erforderlichen Hülle versehen ist, es muss eine bestimmte Größe gegeben sein und es muss vor allem eine »Programmierung« im Hinblick auf die Interaktion mit einem menschlichen Uterus vorhanden sein. Diese letzte Bemerkung bedeutet, dass der Embryo genetisch menschlich sein muss (ich spreche hier von der normalen Befruchtung). Die Implantation trägt kein genetisches Material bei und das paternale Erbgut ist natürlich vor der Implantation vorhanden. Die

Möglichkeit des Twinnings (die gesondert behandelt werden müsste) ist kein Einwand, weil damit nicht die vorherige Existenz von mindestens einem Embryo für die Transplantation negiert wird.

Wie in meinem Referat bereits erörtert, ist die Klonierung beim Menschen eine Nachahmung der Befruchtung. Die Verschmelzung der Vorkerne der Gameten wird umgangen, indem das vollständige Genom eingeführt wird in der Erwartung, dass es aktiv funktionieren wird, wie es funktionieren würde, wenn es das Ergebnis einer rezenten Verschmelzung wäre. Wenn es nicht aktiv wird, hat die Klonierung versagt. Wenn es aktiv wird, wäre der resultierende Organismus zugegebenermaßen menschlich und hätte bereits das genetische Programm, das er sein ganzes Leben lang behalten würde, wenn er wie Dolly die Möglichkeit bekommt zu leben. Ein menschlicher Klon verdient somit den Respekt und den Schutz, der jedem menschlichen Wesen zukommt. Einige Gene auszuschalten, damit es ihm unmöglich wird, sich zu implantieren oder sich weiterzuentwickeln, wäre der Verstümmelung eines weiterentwickelten Menschen gleichwertig. Es wäre moralisch unzulässig, dies zu tun. Klonen für die biomedizinische Forschung ist somit, wie schlussfolgernd festgestellt werden muß, eine Aktivität, die Wissenschaftler, die der Menschenwürde Bedeutung beimessen, ganz einfach nicht verfolgen sollten.

Anmerkungen

1 Dieser Beitrag vertritt nicht die offiziellen Ansichten des US President's Council on Bioethics. Die Ansichten, die hier vertreten werden, sind rein persönliche Ansichten eines Mitglieds des Council. Die Beratungen und Empfehlungen des Council können online unter www.bioethics.gov konsultiert werden.

2 The President's Council on Bioethics (2002): *Human Cloning and Human Dignity. An Ethical Inquiry*, Washington, D. C., 37–55.

3 Ibid., 202.

4 National Academy of Sciences (2002): *Scientific and Medical Aspects of Human Reproductive Cloning*, Washington, D. C., ES2-5. Die ernüchternden Ergebnisse der meisten Tierklonierungen werden von E. Wolf und H. Niemann während der Berliner Konferenz vorgestellt. Diese Ergebnisse werden später von Rudolph Jaenisch bestätigt.

5 The President's Council 2002, 202.

6 Ibid., 258–266.

7 National Academy 2002, ES5 (der Schwerpunkt liegt auf der ursprünglichen Veröffentlichung).

8 Black, C. H. (1990): *Black's Law Dictionary*, St. Paul, Minnesota, *sub voce* »Battery«.

9 Black, C. H. (1968): *Black's Law Dictionary*, St. Paul, Minnesota, *sub voce* »Battery«.

10 Tooley, M. (2002): *Moral status of cloning humans*, in: Olin, J., Barry, V. (eds.): Applying Ethics, Belmont, California, 288–289.

11 Brock, D. W. (1998): *Cloning human beings: an assessment of the ethical issues pro and con*, in: Nussbaum, M., Cass, S. (eds.): Clones and Clones. Facts and Fantasies about Human Cloning, New York, 146–149.

12 Der Gesetzesentwurf, der im Senat anhängig ist, wird als Kennedy-Feinstein Bill bezeichnet und trägt die Nr. S. 1758 (Congressional Record. 107th Congress, 1st session).

13 The President's Council 2002, 294–296.

14 Damschen, G., Schönecker, D. (Hg.) (2003): *Der moralische Status menschlicher Embryonen*, Berlin, ist ein Buch, das mit erforderlicher Klarheit die vier Hauptargumente darlegt, um aufzuzeigen, dass menschliche Embryonen Respekt verdienen. Das Werk umfasst auch eine aussagekräftige Kritik an diesen Argumenten.

15 National Bioethics Advisory Commission (2000): *Ethical Issues in Human Stem Cell Research, Vol. III, Religious Perspectives*, Rockville, Maryland, C-4, G-4, G-5, H-3, H-4.

Vardit Ravitsky

Embryonale Stammzellforschung und therapeutisches Klonen: Ein israelischer Standpunkt[1]

Israel als »jüdisch-demokratischer« Staat

Israel definiert sich selbst als einen »jüdisch-demokratischen« Staat insofern, als der Staat versucht, bei der Gestaltung der kulturellen Tradition und des Rechtssystems eine ausgewogene Verbindung zwischen jüdischen und demokratischen Werten herbeizuführen. Unter demographischen Gesichtspunkten definieren sich etwa 80% der Bevölkerung als Juden und führen ein Leben, das sich mehr oder weniger an der jüdischen Kultur orientiert. In vielen Fällen spielen das jüdische Religionsrecht (*Halacha*) und die jüdische Tradition eine wichtige Rolle bei der öffentlichen Meinungsbildung und der Gestaltung von Politik, auch wenn es um neue Fragen wie Embryonenforschung und Klonen geht.[2]

Es gibt zahlreiche, unterschiedliche Quellen der jüdischen Religion und Kultur. Unterschiedliche Argumente werden in diesen Quellen zu nahezu allen Fragen vorgetragen. Es wäre falsch, davon auszugehen, dass jüdisches Denken monolithisch ist, und nicht zutreffend, von »*dem* jüdischen Standpunkt« zu sprechen. In vielen Fällen kann man jedoch eine kulturelle Einstellung herauslesen, die stärker im Vordergrund steht als andere. Obwohl, zum Beispiel, verschiedene Rabbiner, die über entsprechende halachische Autorität nach jüdischem Religionsrecht verfügen, in Bezug auf die Verwendung neuer Technologien unterschiedlich entscheiden können, entwickelt sich im Laufe der Zeit eine dominierende »Argumentation« und wird zu einer anerkannten Position des jüdischen Rechts.

Dieser Beitrag geht auf den israelischen Standpunkt zu mehreren ethischen Aspekten der embryonalen Stammzellforschung und des therapeutischen Klonens ein. Es wird aufgezeigt, wie dieser Standpunkt durch einige dominierende kulturelle Annahmen, die aus jüdischem Recht und jüdischer Tradition abgeleitet sind, gestützt und erheblich beeinflusst wird.

Gesetzlicher und verordnungsrechtlicher Hintergrund

1999 verabschiedete Israel ein Gesetz über ein fünfjähriges Moratorium in Bezug auf Klonen für reproduktive Zwecke und Keimbahn-Gentherapie, um die möglichen ethischen, rechtlichen, sozialen und wissenschaftlichen Implikationen näher zu untersuchen.[3] Dieses Gesetz[4] verbietet die Implantation von Blastozysten, die durch Klonen erzeugt werden, in die Gebärmutter, ohne jedoch konkrete Bestimmungen zum therapeutischen Klonen und zur Embryonenforschung festzulegen. In Übereinstimmung mit den Verordnungen über Experimente beim Menschen, müssen entsprechende Forschungsprojekte in jedem einzelnen Fall durch den Gesundheitsminister genehmigt werden, der sich in diesem Zusammenhang auf die Empfehlungen des Obersten Helsinki-Ausschusses[5] verlässt.

Das Gesetz sieht vor, dass ein beratender Ausschuss die relevanten wissenschaftlichen und ethischen Entwicklungen untersucht. Der Ausschuss soll dann dem Gesundheitsminister berichten, ihn beraten und Empfehlungen aussprechen, ob die Gültigkeit des Gesetzes verlängert werden soll und/oder ob das Gesetz abgeändert werden soll. Der Bericht dieses Ausschusses wird demnächst vorgelegt werden, da das Gesetz im Jahre 2004 ausläuft. Diese Empfehlungen werden sich auf ES-Zellforschung und therapeutisches Klonen beziehen. Man kann deshalb davon ausgehen, dass bei einer Verlängerung des Gesetzes auch diese Fragen reglementiert werden.

Ein weiteres wichtiges Dokument, das bereits vorliegt, ist der im Jahre 2001 vom Beratenden Bioethikausschuss der Israelischen Akademie der Wissenschaften veröffentlichte Bericht.[6] Dieser Bericht wurde von einer Gruppe von führenden und anerkannten Wissenschaftlern und Denkern verfasst. Obwohl dieser Bericht keinen rechtlichen Status hat, wird er in öffentlichen und berufsständischen Debatten zu diesem Thema angeführt und als anerkannte Darstellung der israelischen Position betrachtet. Diese Position wird auch in künftigen Empfehlungen des Ausschusses, der den Gesetzgeber berät, berücksichtigt werden.

Der Bericht verbietet ES-Zellforschung oder therapeutisches Klonen nicht, sondern empfiehlt Bedingungen, unter denen entsprechende Forschungsprojekte als ethisch betrachtet werden können. Einige der Empfehlungen werden weiter unten, nach einer kurzen Darstellung ihres kulturellen Hintergrundes, erläutert.

Relevante jüdische kulturelle Einstellungen

A. Das oberste Gebot des Rettens von Leben und des Heilens von Krankheiten

Die jüdische Tradition misst jedem Versuch, Leben zu retten und Krankheiten zu heilen, die höchste Bedeutung bei und fördert offene Einstellungen zu Forschungsbemühungen, die therapeutische Zwecke verfolgen. Wenn es um ethische Bedenken geht, wie bei der Embryonenforschung, ist das therapeutische *Ziel* der Schlüsselfaktor, um entsprechende Forschungsprojekte zu genehmigen. In der öffentlichen Debatte in Israel neigt man eher dazu, den Begriff »therapeutisches Klonen» zu verwenden, um damit das Ziel des Prozesses herauszustellen, selbst wenn dieses Ziel – wie im vorliegenden Fall – noch nicht erreicht werden kann.

B. Das Argument des »Gottspielens«

Das jüdische Denken betrachtet die Bemühungen des Menschen, in die Natur einzugreifen, nicht als einen Angriff auf den Willen Gottes, sondern eher als eine angemessene Nutzung der Fähigkeiten, die Gott dem Menschen gegeben hat. Der babylonische Talmud erzählt die Geschichte eines kranken Mannes, der Rabbi Akiva und Rabbi Yishmael ansprach und fragte, ob der Versuch, seine Krankheit zu heilen, als eine Einmischung in den Willen Gottes betrachtet werden würde. Ihre Antwort gaben die beiden Rabbiner in Form eines Gleichnisses: So, wie Gott den Weizen geschaffen hat, aber der Mensch ihn ernten und daraus Brot machen muss, hat Gott den Menschen geschaffen, aber es ist der Mensch, der arbeiten muss, um seine eigene Gesundheit und sein Wohlergehen zu erhalten und zu fördern.

Da der Mensch nach dem Abbild Gottes geschaffen wurde, ist er nicht nur berechtigt, sondern sogar verpflichtet, selbst etwas zu erschaffen. Der Versuch, neue Wege zur Heilung von Krankheiten zu finden, kann deshalb als legitim betrachtet werden, selbst wenn damit fundamentale Veränderungen an der »ursprünglichen Schöpfung« verbunden sind.

Wenn das jüdische Recht mit einer neuen Herausforderung konfrontiert wird, die potentiell Leben retten kann, ist die Prämisse, dass etwas genehmigt ist, solange es keinen Grund gibt, es ausdrücklich zu verbieten. Oder anders ausgedrückt, wenn es um ein Menschenleben geht, kann die jüdische Einstellung durch die Frage „Warum nicht?“ statt „Warum?“ veranschaulicht werden.

C. »Errichten von Barrieren«

Das jüdische Recht erkennt die Verwendung von »Barrieren« (*s'yag*) als vorbeugenden Grundsatz an. Wenn zum Beispiel eine bestimmte Handlung an *Schabbat* verboten ist (zum Beispiel Schreiben), wird eine »Barriere« aufgebaut, indem jede Handhabung eines Gegenstandes, der für die Durchführung der Handlung erforderlich ist (zum Beispiel ein Kugelschreiber) verboten wird. Selbst Handhabungen, die grundsätzlich zulässig wären, können auf der Grundlage dieser Logik verboten werden. Verbotene Handlungen sind somit manchmal von »Sicherheitszonen« umgeben, die die Menschen vor möglichen Verletzungen des Rechts schützen.

Bei der embryonalen Stammzellforschung könnte die gleiche Logik angewendet werden. Man könnte argumentieren, dass, selbst wenn die Forschung an sich moralisch zulässig wäre, die menschliche Gesellschaft dadurch der Gefahr eines Dammbruchs ausgesetzt werden könnte, wodurch sie zu anderen Handlungen bewogen werden könnte, die moralisch fraglich wären (wie etwa reproduktives Klonen). Die Bedeutung des therapeutischen Ziels und der Wert des Rettens von Menschenleben sind aber so hoch angesiedelt, dass in diesem konkreten Fall die »Barrierelogik« verworfen und die Handlung zulässig wird.

Der Status des Embryos: Die jüdische Sichtweise des graduellen Respekts

In der jüdischen Tradition werden der menschliche Status und das Menschsein nicht zum Zeitpunkt der Empfängnis, sondern eher graduell, während der embryonalen Entwicklung, erworben. Nach der jüdisch-orthodoxen Sichtweise, zum Beispiel, ist der Status des Präimplantations-Embryos außerhalb der Gebärmutter vergleichbar mit demjenigen von Gameten, d. h. er sollte nicht sinnlos vergeudet werden, sondern kann für therapeutische Zwecke verwendet werden. Darüber hinaus erwirbt der Embryo selbst in der Gebärmutter den Status eines »geformten Embryos« erst vierzig Tage nach der Empfängnis. Laut einigen Quellen wird der Embryo bis zu diesem Zeitpunkt „wie Wasser“[7] betrachtet.

Das jüdische Konzept kann als aufbauend auf dem Gedanken des »graduellen Respekts« charakterisiert werden. Während Personen äußersten Respekt verdienen, wird der Embryo nicht als »Person« betrachtet, sondern als eine biologische Entität, die einen anderen Grad von Res[7]pekt verdient. Der Embryo hat, selbst in den frühesten Stadien seiner Entwicklung, einen einzigartigen Status, der einen bestimmten Respekt verlangt, weil er kausal und kontinuierlich mit einem voll entwickelten Menschen verbunden ist.

Auf der Grundlage der traditionellen jüdischen Leitlinien erlaubt der Bericht des Beratenden Bioethikausschusses der Israelischen Akademie der Wissenschaften das Spenden von *überzähligen* Embryonen aus IVF (vor der Implantation) für therapeutische Forschungsprojekte, unter der Voraussetzung, dass die elterlichen Spender eine aufgeklärte Einwilligung geben und die Mediziner, die eine In-vitro-Fertilisation vornehmen, nicht mit dem Forschungsteam identisch sind, das die ES-Zellen verwendet. Die Forscher dürfen jedoch keine Embryonen aus Gametenspendern für andere Gründe als den der Implantation erzeugen. Diese Embryonen können nur für Forschungszwecke verwendet werden, wenn die Eltern sich gegen deren Implantation entscheiden.

Obwohl Präembryonen nicht als menschliche Wesen betrachtet werden, gibt es Bedenken, dass die Erzeugung von Embryonen aus Gametenspenden zum alleinigen Zweck der Forschung den Spendern nicht recht sein, zu Missbrauch und Kommerzialisierung von Gametenspenden führen und im Allgemeinen Ängste in der Öffentlichkeit schüren könnte, dass die IVF-Technologie missbraucht wird.

Therapeutisches Klonen

Im Rahmen der israelischen Debatte wird die ethische Frage des therapeutischen Klonens wie folgt formuliert: „Ist es ethisch, menschliche Präembryonen durch Kerntransfer zum Zwecke der Durchführung von Forschungsprojekten zu erzeugen, in der Hoffnung, transplantierbares Gewebe herzustellen und damit das Risiko eines Abstoßens von Implantaten zu minimieren und das Leben von Patienten zu retten?"

Laut dem Bericht des Beratenden Bioethikausschusses der Israelischen Akademie der Wissenschaften wird die Handlung des Klonens selbst als „moralisch neutral"[8] betrachtet. Das Klonen erhält seinen moralischen Wert auf der Grundlage seines Ziels und auf der Grundlage dessen, was durch die Anwendung erreicht werden soll. Da der Wert des Rettens von Menschenleben im jüdischen Recht und in der jüdischen Kultur, wie weiter oben erwähnt, von übergeordneter Bedeutung ist, unterstützt die Herausstellung des Ziels der Forschung die Akzeptanz der entsprechenden Praxis durch die öffentliche Meinung.

Der Bericht empfiehlt deshalb, den Forschern das Klonen von Embryonen für Forschungszwecke zu erlauben. Dies wird begründet durch die Bedeutung dieser Forschung im Hinblick auf mögliche Entdeckungen, die Leben retten können, verbunden mit der Tatsache, dass geklonte Embryonen, wie überzählige Embryonen, kein Potential haben, menschliche Wesen zu werden, da ihre Implantation nach dem geltenden israelischen Gesetz verboten ist.

Entgegen der Darstellung in der „Allgemeinen Erklärung zum Humangenom und den Menschenrechten"[9], betrachtet der jüdische Standpunkt Klonen *per se* nicht unbedingt als eine Verletzung der Menschenwürde.

Aus diesem Grunde stellt die „Internationale Konvention gegen reproduktives Klonen beim Menschen" der UNO eine interessante Herausforderung für Israel dar. Während Israel einerseits zu den internationalen Bemühungen zur Kontrolle medizinisch und ethisch unsicherer Reproduktionsmethoden beitragen möchte, findet das Land es schwierig, Einschränkungen des Klonens für therapeutisches Forschen zu unterstützen, und könnte sich sogar gegen ein Verbot des reproduktiven Klonens aussprechen, wenn dies *lediglich* von der Annahme ausgeht, dass Klonen die Menschenwürde verletzt.

Schlussfolgerung

Der israelische Ansatz in Bezug auf ES-Zellforschung und therapeutisches Klonen wird durch Annahmen und Einstellungen beeinflusst und bestimmt, die aus der jüdischen Kultur und dem jüdischen Religionsrecht (*Halacha*) stammen. Im Gegensatz zum Beispiel zum katholischen Standpunkt, der den Embryo als eine Person ab dem Zeitpunkt der Empfängnis betrachtet, geht die jüdische Tradition davon aus, dass der Embryo während der Entwicklung graduell einen Menschenstatus erwirbt. In Verbindung mit dem alles andere überragenden Wert, der dem Retten von Leben beigemessen wird, ist es verständlich, dass die jüdische Einstellung zur ES-Zellforschung im Allgemeinen permissiv ist und auf die übliche Forderung des »Errichtens von Barrieren« in Bezug auf Praktiken, die eine ethische Herausforderung darstellen, verzichtet. Der Wert von Forschung zum Retten von Leben dient auch als ethische Rechtfertigung des Klonens für therapeutische Zwecke. Nach jüdischer Sichtweise wird diese Praxis in der Regel nicht als Verletzung der Menschenwürde oder des göttlichen Willens gesehen.

Anmerkungen

1 Ich möchte Prof. Asa Kasher danken, durch den ich Gelegenheit erhielt, diesen Vortrag zu halten. Ich möchte mich auch bei Shane H. Morris und Gali Ben-Or für nützliche und informative Kommentare bedanken.

2 Prainsack, B. (2003): *Negotiating Life: The Regulation of Human Cloning and Embryonic Stem Cell Research in Israel*, unveröffentlichtes Manuskript, Kontakt: Barbara Prainsack, Dept. of Political Science University of Vienna, Neues Institutsgebäude, Universitätsstraße 7, A-1010 Wien. Email: b.prainsack@gmx.at.

3 Ben-Or, G. (2000): *The Israeli Approach to Cloning and Embryonic Research*, in: Heidelberg Journal of International Law 60, 3–4, 763–770.

4 *Prohibition of Genetic Intervention (Human Cloning and Genetic Manipulation of Reproductive Cells) Law – 1999*. SH 1697, 47.

5 Der Oberste Helsinkiausschuss wurde auf der Grundlage der nationalen Gesundheitsverordnungen von 1980 (5741–1980 Verordnungskodex 4189) eingesetzt und genehmigt alle genetischen Experimente am Menschen, mit menschlichem Gewebe und menschlichen Embryonen.

6 Bioethics Advisory Committee of the Israel Academy of Sciences and Humanities (2001): *Report on the Use of Embryonic Stem (ES) Cells for Therapeutic Research*, in: http://www.academy.ac.il/bioethics.html

7 Babylonischer Talmud, Yevamot 69b.

8 *Report on the Use of Embryonic Stem (ES) Cells for Therapeutic Research*, Kapitel 5, I: „Das Gebot, Menschenleben zu retten, ersetzt alle anderen Gebote im Judaismus. Die Erzeugung von Embryonen durch Klonen für therapeutische Zwecke, wie etwa die Gewinnung von Zellen zur Transplantation, könnte damit gerechtfertigt werden. Angesichts der Tatsache, dass die Materialien für Stammzellforschung auf zulässige Art und Weise beschafft werden können, ist die Technologie »moralisch neutral«, das heißt, sie erhält ihren moralischen Wert auf der Grundlage dessen, was wir damit tun."

9 *Allgemeine Erklärung zum Humangenom und den Menschenrechten* (1997). United Nations Educational, Scientific and Cultural Organization (UNESCO), Artikel 11: „Praktiken, die der Menschenwürde widersprechen, wie reproduktives Klonen beim Menschen, sind nicht erlaubt."

Panel

Trutz Rendtorff

Die ethisch-rechtliche Diskussion. Ein internationaler Vergleich

Das Thema dieses Panels ist die ethische und rechtliche Diskussion, und dies vor dem Hintergrund der wissenschaftlichen Aspekte des „Klonens in biomedizinischer Forschung und Reproduktion“.

Der Untertitel dieser Konferenz spricht die „ethischen und rechtlichen *Grenzen*“ an. Und es steht außer Zweifel, dass die öffentliche Debatte hauptsächlich eine Debatte über die Grenzen ist, die in Übereinstimmung mit ethischen Urteilen oder mit den Mitteln der Gesetzgebung zu ziehen sind.

Die Suche nach Grenzen kann natürlich verschiedene Bedeutungen dessen implizieren, was jeweils die Grenzen sind. Ethik und Recht bewegen sich als akademische Disziplinen innerhalb ihrer eigenen spezifischen traditionellen und methodischen Grenzen und sie müssen sich mit dem Problem auseinandersetzen, zunächst die Ergebnisse der wissenschaftlichen Forschung zu verstehen, damit sie über das erforderliche Wissen verfügen, um über die möglichen Konsequenzen und Anwendungen der wissenschaftlichen Forschung zu diskutieren. Andererseits verweisen Ethiker und Juristen auf die Grenzen der Naturwissenschaftler in all den Fällen, in denen Folgen und Anwendungen in der Diskussion sind. Die erforderliche interdisziplinäre Debatte kommt deshalb manchmal einer kontra-disziplinären Konfrontation nahe.

Die ethische und rechtliche Debatte wird darüber hinaus durch Grenzen nationaler Traditionen und grundlegender kultureller und religiöser Überzeugungen geprägt. In dieser Perspektive haben wir es mit den Problemen des internationalen und interkulturellen *Vergleichs* zu tun. Vergleich muss als die primäre Tugend von Bildung und Kultur verstanden werden. Die moderne Geschichte der höheren Bildung ist eng verflochten mit dem gelehrten Vergleich als einer Methode zur Klärung und zum Verstehen kultureller Unterschiede, die stets mit sozialen und politischen Unterschieden verbunden sind. Die Naturwissenschaft stellt aufgrund ihrer kulturübergreifenden Methodik heute die Tugend des Vergleichs, insbesondere in Bezug auf die Ethik, nicht nur im grundlegenden, sondern noch mehr im praktischen Sinn in Frage. Das ist es, wofür die Wende der Bioethik zur »angewandten Ethik« steht.

Das Panel wird Gelegenheit bieten, um die verschiedenen und unterschiedlichen Ansätze in Bezug auf ethische und rechtliche Probleme miteinander zu vergleichen, unter Herausarbeitung ihrer Komplexität, bezogen auf Nuklearbiologie und ihre medizinischen Anwendungen, sowie zur Bestandsaufnahme der Debatte über gesetzliche Regelungen und ethische Bewertungen. Die Beiträge auf dieser Konferenz haben bisher gezeigt, dass es eine breite Übereinstimmung über Grenzen des reproduktiven Klonens gibt, sowohl im Hinblick auf die biologische Forschung als auch unter ethischen und rechtlichen Gesichtspunkten. Innerhalb dieser Grenzen wird die Notwendigkeit eines tieferen Verständnisses der therapeutischen Perspektiven im Bereich der Klonverfahren zu einem dringenden Erfordernis, um die Kriterien zu erörtern und aufzustellen, um die notwendigen Grenzen und den gleichermaßen notwendigen wissenschaftlichen Fortschritt auf internationaler Ebene gegeneinander abzuwägen.

Im Panel wird der internationale Vergleich heute durch Vertreterinnen und Vertreter aus dem fernen und nahen Osten sowie aus dem fernen und nahen Westen vorgetragen. Wir danken den folgenden Referentinnen und Referenten für ihre Teilnahme an dieser Konferenz:

Aus Australien: Nicholas Tonti-Filippini, beratender Ethiker und Research Fellow des Department of General Medical Care an der Universität Melbourne.

Aus China: Ren-Zong Qiu, Professor an der School of Humanities, Central Chinese University of Science & Technology, Mitglied des Ethikrats der Human Genome Organisation.

Aus Japan: Rihito Kimura, Direktor des Waseda University Institute of Bioethics and BioLaw und unter anderem Vorsitzender der Internationalen Kommission der Japanischen Bioethikvereinigung.

Aus Kanada: Frau Lise Lavoie, Stellvertretende Direktorin der Health Science Policy Division von Health Canada; sie vertritt Kanada im Komitee der Vereinten Nationen zur Ausarbeitung einer internationalen Konvention gegen reproduktives Klonen beim Menschen.

Aus Israel: Frau Zelina Ben-Gershon, Senior Scientific Director im Chief Scientist Office, Gesundheitsministerium, Jerusalem.

Aus Frankreich: Andre Boué, Professor für Medizinische Genetik, Universität René Descartes Paris, ehemaliges Mitglied des Nationalen Ethikrats in Frankreich.

Aus Deutschland: Frau Kristiane Weber-Hassemer, Vorsitzende Richterin am Oberlandesgericht Frankfurt und Mitglied des Nationalen Ethikrats des Bundeskanzlers.

Aus der Schweiz: Christoph Rehmann-Sutter, Vorsitzender der Arbeitsgruppe Ethik in den Biowissenschaften, Universität Basel, und Präsident der Nationalen Ethikkommission im Bereich Humanmedizin.

Nicholas Tonti-Filippini

Die Debatte über Klonen beim Menschen und über Stammzellen in Australien

1. Die Debatte über Quellen von menschlichen Stammzellen

Das Hauptproblem in der Debatte über menschliche Stammzellen betrifft die Herkunft der Stammzellen. Stammzellen können gewonnen werden aus

a) embryonalen Stammzellen
- geklonten Embryonen (SCNT)
- »überzähligen« IVF-Embryonen, die zur Behandlung von Unfruchtbarkeit erzeugt wurden;

b) somatischen Stammzellen
- Stammzellen, die aus gewöhnlichem menschlichen Gewebe isoliert werden.

Die Debatte in Australien bestand hauptsächlich aus einer Konfrontation zwischen denjenigen, die den menschlichen somatischen Zellkerntransfer (SCNT) befürworteten, um Stammzellen zu gewinnen, die histokompatibel sind im Hinblick auf die Transplantation zur Behandlung von Krankheiten wie Parkinson, Diabetes und Herzerkrankungen, und denjenigen, die die Erzeugung und Vernichtung von menschlichen Embryonen durch SCNT für diese Zwecke ablehnen.

Der Begriff »therapeutisches Klonen« wurde vom australischen Nationalen Gesundheits- und Medizinforschungsrat (NHMRC) verworfen, weil er irreführend ist. Das Gewinnen von Stammzellen ist nicht therapeutisch für Embryonen, sondern vernichtet sie. Der NHMRC hatte zu einem früheren Zeitpunkt die Begriffe therapeutische und nichttherapeutische Experimente an menschlichen Embryonen übernommen und wollte keine Verwirrung in Bezug auf diese Thematik entstehen lassen.

Es gab soziale Bedenken in Bezug auf die Erzeugung von Embryonen durch SCNT für Forschungszwecke. Einige Wissenschaftler argumentierten, dass sie Stammzellen für Forschungszwecke von den Embryonen gewinnen müssen, die überzählig sind oder in IVF-Programmen übrigbleiben.

Die Debatte wurde zwischen den Befürwortern der Gewinnung von Stammzellen aus Embryonen und denjenigen polarisiert, die die Auffassung vertraten, dass menschliche Embryonen geschützt werden sollten.

2. Meinungsspektrum zum menschlichen Embryo

Die Argumente in Bezug auf den Schutz von menschlichen Embryonen reflektieren die Tatsache, dass

- es zahlreiche unterschiedliche Meinungen innerhalb der Gesellschaft gibt;
- die Frage der Erzeugung von Embryonen für destruktive Anwendungen weniger kompliziert ist und getrennt vom Schwangerschaftsabbruch betrachtet werden sollte, weil es sich dabei um einen Eingriff des Staates in den Körper einer Frau handelt;
- es ferner einen gewissen demokratischen Konsens dahingehend gibt, dass menschliche Embryonen im Labor einen Status haben, der einen gewissen Schutz erfordert.

In Bezug auf den menschlichen Embryo gibt es ein breites Spektrum an Meinungen innerhalb der Gesellschaft.

Einerseits gibt es diejenigen, die davon ausgehen, dass menschliche Embryonen nur Wert haben, weil sie Nutzen haben oder von jemandem als wertvoll betrachtet werden, wie etwa Eltern oder Forschern. Daneben gibt es diejenigen, die anerkennen, dass der menschliche Embryo einen gewissen *inhärenten* Status hat, weil er das Potential hat, sich zu einem erwachsenen Menschen zu entwickeln. Am anderen Ende des Meinungsspektrums gibt es diejenigen, die behaupten, dass ein embryonales menschliches Wesen eine inhärente Menschenwürde als Mitglied der Menschenfamilie besitzt und über gleiche und unabdingbare Rechte verfügt. »Inhärent« bedeutet, dass dies als ein ständiges Merkmal zum Individuum gehört und nicht von ihm erworben oder verdient wird. In der Darstellung »gleich und unabdingbar«, bedeutet »gleich«, ohne Unterscheidung oder Bevorzugung zu jedem Individuum gehörend und »unabdingbar«, dass es nicht weggenommen, weggegeben oder veräußert werden kann.

3. Ein gewisser Konsens in Bezug auf den menschlichen Embryo

Trotz der unterschiedlichen Standpunkte scheint es einen überlappenden Meinungskonsens dahingehend zu geben, dass der Embryo, biologisch gesehen, ein Mitglied der menschlichen Spezies ist, mit radikal inhärenten Eigenschaften in Bezug auf rationale Autonomie, die dadurch bestimmt werden, dass er ein menschliches Genom besitzt und, unter günstigen Rahmenbedingungen, die Kapazität zur embryonalen Entwicklung zu einem erwachsenen Menschen hat. Es gibt weitgehend Übereinstimmung dahingehend, dass menschliche Embryonen

a) von Tieren unterschieden werden können;
b) zumindest einen gewissen Status haben;
c) einen bestimmten Schutz verdienen.

4. Das Argument der Notwendigkeit von Gesetzgebung?

Es gibt jedoch eine vorherrschende Meinung in Australien, die die Möglichkeit einer *Notwendigkeit* für destruktive Forschung an Embryonen in Bezug auf solche Embryonen akzeptiert, die zu keinem Zeitpunkt übertragen und entwickelt werden – so genannte »überzählige« IVF-Embryonen.

Auf der Grundlage einer Bewertung dieser Argumente brachte der australische Premierminister, in Abstimmung mit den Premierministern der einzelnen Staaten, einen Gesetzesentwurf ein, der als einheitliche Gesetzgebung vom Commonwealth sowie den Staaten und Territorien verabschiedet werden sollte. Die Gesetzgebung reagierte auf die Bedenken der Gesellschaft in Bezug auf eine mögliche Anwendung von Klonierungsverfahren (somatischer Zellkerntransfer) beim Menschen und die zerstörende Verwendung von menschlichen Embryonen als Quelle für Stammzellen.

Die Gesetzgebung bestand aus zwei Teilen:

a) *Prohibition of Human Cloning Act 2002*
Verbietet SCNT beim Menschen, d. h. die Erzeugung eines menschlichen Embryos, außer in Form der Befruchtung einer Eizelle durch ein Spermium und umfasst eine Reihe von strafbaren Handlungen im Zusammenhang mit menschlich-tierischer Hybridisierung und dem Import oder Export von menschlichen Embryonen.

b) *Research Involving Human Embryos Act 2002*
Verbietet zerstörende Forschung an menschlichen Embryonen, außer an Embryonen, die aus IVF-Programmen überzählig sind und ansonsten vernichtet werden würden.

Im Dezember 2002 verabschiedete das australische Parlament diese Gesetzgebung.

5. Der Research Involving Human Embryos Act 2002

Der *Research Involving Human Embryos Act* hat eine nationale Genehmigungsbehörde für Embryonenexperimente geschaffen, die Anträge in Bezug auf zerstörende Experimente an menschlichen Embryonen auf Einzelfallbasis entgegennimmt. Die Behörde kann zerstörende Embryonenforschung (einschließlich Gewinnung von Stammzellen) unter den folgenden Voraussetzungen genehmigen:

a) Die Embryonen sind »überzählige«, tiefgefrorene menschliche Embryonen aus IVF-Programmen und werden nicht mehr für die Erzeugung einer Schwangerschaft verwendet.

b) Es liegt eine Einwilligung der für die Embryonen Verantwortlichen vor, einschließlich des Mannes und der Frau, die die Gameten geliefert haben, und der Frau (und ggf. ihres Partners), aus der der Embryo gebildet wurde.

c) Die Informationen könnten nicht auf eine andere Art und Weise erhalten werden.

d) Die Embryonen wurden vor April 2002 erzeugt. (Es dürfen keine neuen Embryonen für zerstörende Experimente verwendet werden.)

Das *Argument,* das zur Unterstützung der Gesetzgebung vorgetragen wurde, war ein Argument aufgrund von *Notwendigkeit:*

a) Heilung von ernsten Erkrankungen (z. B. Diabetes, Parkinsonsche Krankheit, Alzheimersche Krankheit, Herzerkrankungen) durch Transplantation von Stammzellen;

c) Notwendigkeit von Forschung:
- Differenzierungsstudien
- neue Arzneimittelforschung
- Toxikologiestudien

6. Interesse an menschlichen ES-Zellen, die durch neue Klontechniken erzeugt werden

Embryonale Stammzellen sind bereits seit mehr als 40 Jahren in Tieren bekannt und identifiziert und beim Menschen seit dem Beginn der IVF-Forschung Ende der siebziger Jahre. Das derzeitige Interesse begann erst nach 1997, als Klonen beim Menschen möglich wurde und verwendet werden konnte, um Embryonen zu erzeugen, die histokompatible Stammzellen haben können (durch Verschmelzung der Zellen eines Patienten mit enukleierten menschlichen Eizellen).

Die *politische* Debatte in Australien konzentrierte sich nicht auf Embryonenforschung, sondern auf die Gewinnung von Stammzellen für therapeutische Zwecke. Das *eigentliche wissenschaftliche Forschungsinteresse* betrifft jedoch nicht die Stammzelltransplantation aus überzähligen IVF-Embryonen. Die politische Debatte ging fälschlicherweise davon aus, dass die Verwendung von überzähligen Embryonen aus IVF, die vor dem 5. April 2002 stattgefunden hatte, eine Notwendigkeit war, weil es unwahrscheinlich war, dass sie für therapeutische Zwecke verwendet werden würden:

- Denn die überzähligen IVF würden wahrscheinlich nicht histokompatibel für Transplantationen sein.
- Kulturmedien in Stammzellen von Embryonen aus der Zeit vor dem 5. April 2002 betreffen tierische Produkte, so dass die Stammzellen als Xenotransplantate betrachtet werden (die hohen Einschränkungen unterworfen und in einigen Ländern verboten sind – Risiko der Übertragung von Tierkrankheiten auf Menschen).
- Klonen ist nicht zulässig, so dass es keine Möglichkeit geben würde, kompatible ES-Zellen zu erhalten.
- Embryonale Stammzellen sind hoch poliferativ und schwer zu kontrollieren – bisher haben ES-Zelltransplantate nur zu Teratomen geführt – es gibt keine erfolgreichen Therapien.
- Die Alzheimersche Krankheit ist eine das ganze Gehrin betreffende Erkrankung und kann nicht durch Ersetzen von einigen Gehirnzellen geheilt werden; zudem können sich Stammzellen zu den richtigen differenzierten Zellen entwickeln, doch die Ausbildung der dazu nötigen Strukturen ist ein anderes Thema.

Die ethischen Aspekte im Zusammenhang mit der Entwicklung von ES-Zellen für therapeutische Zwecke sind

- die Belastung von Frauen, die Eizellen liefern könnten (Druck der Familie, chirurgische Intervention und Anästhesie, Nebenwirkungen der ovarialen Hyperstimulierung einschließlich lebensbedrohender Risiken);
- Embryonenzerstörung;
- geklonte Kinder werden möglich, wenn Klonen für therapeutische Zwecke zugelassen wird;
- Biosicherheitsaspekte – geklonte Embryonen sind hauptsächlich anormal und auch die Zelllinien können anormal sein;
- immunologische Probleme in Bezug auf die Quelle in einem Allotransplantat.

7. Das australische Gesetz wird nicht von IVF-Paaren genutzt

Seit der Verabschiedung des australischen Gesetzes hat es Schwierigkeiten in Bezug auf die offene Einwilligung zur Verwendung von Embryonen im Hinblick auf die Gewinnung von anonymisierten Stammzelllinien gegeben. Warum? Einige mögliche Antworten sind

a) Unbehagen im Zusammenhang mit Embryonenexperimenten.

b) Genomische Informationen können erhalten werden, die medizinisch für die Betroffenen und ihre Familie relevant sind – eine Mehrheit der Australier scheint aber keine genomischen Informationen haben zu wollen, es sei denn, dass dies im Zusammenhang mit einer Behandlung steht.

c) Der Schwerpunkt, der auf die kommerzielle Nutzung von Stammzellen gelegt wird, die laut Gesetz den Forschern und ihren Unternehmen gehören, und der Ausschluss von IVF-Paaren von einem entsprechenden Nutzen – die Stammzellen werden anonymisiert.

d) Die mögliche Auffassung, dass die Betroffenen eine besondere Verantwortung im Hinblick auf die Einwilligung zur Endanwendung haben:

- Export in weniger demokratische, weniger reglementierte Gesellschaften

- reproduktive Verwendung
- Verwendung für biologische Kriegsführung
- unethische Verwendung

8. Mögliche reproduktive Verwendung von menschlichen embryonalen Stammzellen

Die Frage möglicher reproduktiver Verwendungen von Stammzellen ist wahrscheinlich von Bedeutung für australische Paare mit überzähligen IVF-Embryonen. Denn der Mangel an Bestimmungen über embryonale Stammzellen in der Gesetzgebung, die Tatsache, dass sie in weniger reglementierte Umfelder exportiert werden können, und der Mangel an Vorschriften in Bezug auf die Unterrichtung der Paare über die Verwendung, die möglicherweise mit ihren ES-Zellen vorgesehen ist, bedeuten, dass die Betroffenen nicht verhindern können, dass Embryonen oder sogar Kinder aus ihren ES-Zellen entwickelt werden, sobald sie ihre Einwilligung gegeben haben oder dass die Embryonen für die Gewinnung von ES-Zellen verwendet werden dürfen.

Es gibt zwei Arten von erfolgreichen Experimenten, die zeigen, wie embryonale Stammzellen vn Mäusen reproduktiv verwendet werden können.

a) Gewinnung eines ganzen Lebewesens aus ES-Zellen

1993 beschrieb Andras Nagy et al. ein Verfahren, mit dem sein Team eine „vollständige aus ES-Zellen gewonnene Maus“[1] erzeugte. Dabei aggregierte Nagy die ES-Zellen mit einem tetraploiden Embryo eines anderen Mausstammes. Tetraploide Embryonen können sich nicht selbst weiterentwickeln, aber eine Umgebung bereitstellen, in der dies ES-Zellen ermöglicht wird. Die Bedeutung des Nagy-Experiments ist, dass in der Maus, die daraus hervorging, keine Zellen von tetraploiden Embryonen enthalten waren. Es war kein Fall von Chimärenbildung. Das Individuum, das hervorging, war vollständig von ES-Zellen gewonnen worden.

Das Nagy-Experiment war nicht einzigartig. 1991 berichtete Rossant et al. vom gleichen Labor beim *Serono Symposium on Preimplantation Embryo Development* über ein ähnliches Experiment, bei dem aggregierte Maus-ES-Zellen sich bis zum fötalen Stadium entwickelt hatten, bevor sie abstarben.[2] Einzigartig am späteren Nagy-Experiment war die Tatsache, dass mit Hilfe der Beeinflussung der Umgebung durch die tetraploide Blastozyste eine normale, lebensfähige Maus aus ES-Zellen erzeugt wurde.

b) Erzeugung von Eizellen aus Stammzellen

Die Germline Development Group an der School of Veterinary Medicine der University of Pennsylvania hat festgestellt, dass embryonale Stammzellen kultiviert werden können, um Eizellen zu erzeugen. Diese Erkenntnis wurde in einer führenden wissenschaftlichen Fachzeitschrift mit Peer Review veröffentlicht.[3]

Zum Zeitpunkt der Verabschiedung der australischen Gesetzgebung wurde davon ausgegangen, dass kultivierte embryonale Stammzellen eher pluripotent als totipotent sind, d. h., dass alle Zellen des menschlichen Körpers sich daraus entwickeln können. Es wurde für unmöglich gehalten, Keimzellen (Spermien oder Eizellen) aus menschlichen embryonalen Stammzellen zu entwickeln. Es wurde somit davon ausgegangen, dass embryonale Stammzellen keine reproduktive Verwendung hatten.

Die Erkenntnisse von Karin Hübner et al. haben das alles verändert. Nachdem jetzt feststeht, dass embryonale Stammzellen reproduktiv verwendet werden können, indem Eizellen erzeugt werden, die dann durch ein Spermium in einem In-vitro-Fertilisationsverfahren befruchtet werden können, gibt es ein Problem. Die Gesetzgebung beschränkt die Verwendung von Stammzellen nicht, und gemäß der Gesetzgebung können sie in Länder verkauft oder exportiert werden, die ihre Verwendung für reproduktive Zwecke erlauben können.

Gemäß der Gesetzgebung stimmen die Paare der Verwendung ihrer Embryonen für Forschungszwecke zu, aber sie haben kein Mitbestimmungsrecht in Bezug auf embryonale Stammzellen, die aus diesen Embryonen gewonnen werden, nachdem sie gespendet worden sind. Die embryonalen Stammzellen werden anonymisiert und können importiert, exportiert, gekauft oder verkauft werden. Die Paare werden nicht über die Verwendung der Stammzellen informiert, sobald diese von den Embryonen abgetrennt sind und sie verlieren jegliche Verbindung zu ihnen.

Man könnte sich vorstellen, dass die Paare besorgt sind, dass Kinder ohne ihr Wissen erzeugt werden könnten, unter Verwendung von Eizellen, die aus ihren Embryonen entwickelt worden sind. Für viele wäre es ärgerlich zu wissen, dass sich irgendwo ein Kind von ihnen in den Händen von Fremden befindet.

Es gibt hohen Druck in Bezug auf die Bereitstellung von Eizellen. Menschliche Eizellen sind schwer zu bekommen, da sie normalerweise nur durch einen chirurgischen Eingriff bei Frauen gewonnen werden können. Die Entdeckung von Hübner bedeutet, dass es eine unbegrenzte Verfügbarkeit von menschlichen Eizellen für reproduktive Zwecke aus embryonalen Stammzellen geben kann. Die Gesetzgebung unterwirft die Verwendung von Eizellen, die auf diese Art und Weise erzeugt werden, keinen Einschränkungen. Es ist erforderlich, die Gesetzgebung zu ändern, so dass zumindest

a) Informationen über die möglichen reproduktiven Endanwendungen der embryonalen Stammzellen an die Paare weitergegeben werden;

b) eine Kontrolle über die Endanwendungen besteht, um zu verhindern, dass embryonale Stammzellen an diejenigen verkauft oder vertrieben werden, die Eizellen aus ihnen entwickeln können, die für reproduktive Verfahren verwendet werden.

9. Keine Notwendigkeit für die Verwendung von menschlichen embryonalen Stammzellen

Es gibt keine Notwendigkeit für die Verwendung von menschlichen embryonalen Stammzellen:

- Alle Therapieerfolge mit menschlichen Stammzellen wurden mit somatischen Stammzellen erzielt, weil sie kompatibel sind und die Ausdifferenzierung leichter zu kontrollieren ist.
- Die menschliche somatische Stammzelltherapie ist inzwischen, insbesondere in der Krebsbehandlung, fest etabliert.
- Es bestehen Forschungsmöglichkeiten in Tierversuchen, insbesondere Untersuchungen an Primaten, da die Eizellen ohne Vernichtung geschützter Spezies und die Stammzellen proliferativ gewonnen werden können.

Es gibt inzwischen zahlreiche Behandlungen mit Stammzellen für Erwachsene, einschließlich Zellen aus dem

- Gehirn zur Behandlung eines Schlaganfalls[4]
- Knochenmark zur Behandlung der Retina und Cornea (Auge)[5]
- Knochenmark zur Behandlung von Gicht[6]
- Knochenmark zur Behandlung von Muskeln (einschließlich Herzmuskel)[7]
- Muskel zur Behandlung von Knochenerkrankungen[8]
- Knochenmark zur Behandlung von Krebs[9]
- Knochenmark zur Behandlung von Multipler Sklerose[10]
- Knochenmark zur Behandlung von Arthritis[11]
- Knochenmark und Geruchsorgan (Nase) zur Behandlung von Autoimmunerkrankungen[12]

- Knochenmark zur Behandlung von Anämie[13]
- Knochenmark zur Behandlung von viralen Infektionen[14]
- Knochenmark zur Behandlung von Blut- und Leberkrankheiten[15]
- Haarfollikelstammzellen für Hautwachstum[16]

Diese Behandlungen haben den Vorteil, dass die eigenen Zellen des Patienten verwendet werden können, und es besteht die Möglichkeit, menschliche Stammzellbanken aus Nabelschnurblut und von Spendern aufzubauen. Es scheint, dass die Verwendung von adulten Stammzellen weiter fortgeschritten ist als die Forschung mit embryonalen Stammzellen. Es gibt viele Hindernisse, die für Letztere überwunden werden müssen, um von Nutzen zu sein, einschließlich der ethischen Problematik des Klonens von menschlichen Embryonen. Zur Zeit können sie in Form der Zerstörung verwendet werden, um embryonale Stammzellen zu gewinnen.

Die vorstehenden Ausführungen deuten darauf hin, dass es nicht erforderlich ist, menschliche embryonale Stammzellen zu verwenden.

10. Fragen im Zusammenhang mit dem Klonen von Kindern

Die Technologie zur Verwendung von Stammzellen von geklonten Embryonen ermöglicht das Klonen von Kindern. Die Hauptprobleme im Zusammenhang mit dem Klonen von Kindern wären

a) vorzeitiges Altern und andere medizinische Gefahren;

b) Verlust von Individualität und Identität:
- narzisstische Motivation der Veranlasser
- falsche Erwartungen auf der Grundlage von genetischem Determinismus;

c) Verlust des Rechts, Eltern zu haben, sie zu kennen, Zugang zu ihnen zu haben und von ihnen betreut zu werden[17]:
- Hat ein Klon Eltern oder nur Geschwister?
- Sicher hat er keine Eltern in einem konventionellen relationalen Sinn.

11. Formulierungsprobleme im australischen Prohibition of Human Cloning Act 2002

a) Keine Begriffsbestimmung von »Embryo«

Es gibt besondere Schwierigkeiten bei der Formulierung von Gesetzen und Verordnungen auf einem Gebiet, das sich so rasch verändert. Die Festlegung von Begriffen ist eine Sonderfrage. Es gibt aber Bedenken, die ich in Bezug auf die Frage habe, ob das Gesetz tatsächlich die erklärten Ziele erreichen kann.

Nachdem bekannt wurde, dass ein IVF-Team im australischen Staat Victoria den Begriff »Embryo« so flexibel ausgelegt hatte, dass es keine gesetzlich vorgeschriebenen Aufzeichnungen über die erzeugten Embryonen führen musste, die auf eine Frau übertragen worden waren, wurde es für erforderlich gehalten, in das Gesetz von Victoria von 1995 strengere Begriffsbestimmungen aufzunehmen, gemäß denen die Definition des »menschlichen Embryos«, wie im derzeitigen Gesetz, von der Beziehung zu einer identifizierbaren Stufe im Befruchtungsprozess abhängig ist. Denn dies führte natürlich zu Schwierigkeiten, als 1987 der somatische Zellkerntransfer zu einer Möglichkeit wurde, um einen Embryo ohne Befruchtung zu erzeugen.

Das derzeitige Gesetz hat den Versuch gemacht, Embryonen, die nicht durch Fertilisation erzeugt werden, mit zu berücksichtigen, und zwar wie folgt:

i) Definition eines menschlichen Embryos in Bezug auf ein Befruchtungsstadium (das Auftreten von zwei Vorkernen);

ii) einschließlich „Initiierung von Embryonen, die durch andere Mittel erzeugt werden“.

Das Problem ist hier ein Problem der Zirkularität: „*Menschlicher Embryo* bedeutet ein lebender Embryo [...].“ Man kann nicht einen Begriff bestimmen, indem man in der Definition den gleichen Begriff benutzt.

Damit bleibt die Frage offen, was ein Embryo ist, der durch andere Mittel erzeugt wird. Im breiten Spektrum der Möglichkeiten zur Experimentierung mit somatischen Zellen und Keimzellen und ihren Bestandteilen stellt sich die Frage, wann ein Gericht zur Schlussfolgerung gelangen kann, dass in Bezug auf das Gesetz und die damit verbundenen strafbaren Handlungen das Erzeugte nicht mehr nur Zellen sind, sondern ein Embryo geworden ist, der „durch andere Mittel initiiert wurde“. Die Begriffsbestimmung gibt keinen Hinweis auf das Wesentliche eines menschlichen Embryos oder die Voraussetzungen, die erfüllt sein müssen, bevor man unter Hinweis auf das Gesetz zu der Schlussfolgerung gelangen muss, dass ein Embryo erzeugt worden ist.

Es ist auch wichtig, darauf hinzuweisen, dass der Begriff »Embryo«, im Gegensatz zu »menschlichem Embryo«, in anderen Verboten verwendet wird und dass diese Verwendung des Begriffs »Embryo« nicht definiert ist. Die Verwendung des Begriffs »Embryo« in den Hybridisierungsklauseln könnte deshalb absolut flexibel ausgelegt werden. Es gibt zwar eine Art Annahme, dass der Begriff »Embryo« eine Bedeutung hat, die nicht zweideutig ist. Unglücklicherweise ist dies jedoch nicht der Fall. Die Erfahrung hat uns dies gezeigt.

Ich möchte daher vorschlagen, dass eine zusätzliche Definition in das Gesetz aufgenommen wird.

»Embryo« bedeutet

i) die Zelle, die durch Verschmelzung einer Eizelle und eines Spermiums erzeugt wird, und der Organismus, der sich aus dieser Zelle entwickelt; oder

ii) jede Zelle oder jeder Organismus, wie auch immer erzeugt, der sich von gewöhnlichen Zellen dadurch unterscheidet, dass die Zelle oder der Organismus das Potential hat, sich in einem geeigneten Umfeld zu einem Ganzen zu entwickeln, ähnlich dem Potential der Zelle, die durch Verschmelzung einer Eizelle und eines Spermiums erzeugt wird.

Es gibt auch ein Problem mit der Definition von »menschlichem Embryo« durch Verweis auf das Auftreten von zwei Vorkernen. Eine unbefruchtete Eizelle hat nämlich auch zwei Vorkerne. Wenn die Befruchtung stattfindet, kommt es zum Einschluss eines zusätzlichen Vorkerns vom Spermium, während einer der Vorkerne der Eizelle vom Zytoplasma ausgeschlossen und in die Membran der Eizelle absorbiert wird. Dieser Prozess wird normalerweise als Extrusion des zweiten Polkörperchens bezeichnet. Tatsache ist, dass in der Eizelle der Prozess der Meiose (wodurch ein Nukleus gebildet wird, der haploid ist, d. h. eher einen als zwei Chromosomensätze hat) in Wirklichkeit innerhalb der Zelle stattgefunden hat, wodurch zwei Vorkerne gebildet werden, aber beide Sätze bleiben innerhalb der Zelle. Das erste Auftreten von zwei Vorkernen erfolgt somit vor der Befruchtung mit dem Auftreten der Eizelle. Dieses Problem könnte gelöst werden, indem man in der Definition von »menschlichem Embryo« die Begriffe »nach der Spermienpenetration« hinter »Vorkerne« hinzufügt.

b) Definition von menschlich-tierischer Hybridisierung

Das Gesetz definiert menschlich-tierische Hybridisierung so, dass die Möglichkeit offengelassen wird, menschlich-tierische Hybride durch Verschmelzung *von Teilen* des menschlichen Nukleus mit tierischen Eizellen zu bilden. Die Definition von

»hybridem Embryo« könnte kategorischer sein: *Hybrider Embryo* bedeutet ein Embryo, der im Wesentlichen genetisches Material enthält, das sowohl von einem Tier als auch von Menschen stammt.

c) Definition von menschlichen Embryoklonen

Das Gesetz definiert »menschliche Embryoklone« in Bezug auf genetisches Kopieren. Dies würde immer noch die Möglichkeit einer Vielzahl von Formen ungeschlechtlicher Reproduktion zulassen – d. h. Embryonen, die anders als durch Befruchtung erzeugt werden. Es gibt ein Verbot in Klausel 12 in Bezug auf die Erzeugung von Embryonen auf andere Art und Weise als durch Befruchtung. Aber dies würde immer noch die Befruchtung mit genetisch veränderten Spermien oder Eizellen zulassen. Eine einfachere Art und Weise zur Behandlung dieser Fragen wäre ein Verbot der Erzeugung eines Embryos mit einem menschlichen Genom oder einem veränderten menschlichen Genom, anders als durch die Verschmelzung eines genetisch unveränderten Spermiums mit einem genetisch unveränderten Eizelle.

d) Import oder Export von menschlichen Embryoklonprodukten

Das Gesetz verbietet den Import oder Export von menschlichen Embryoklonen. Ich möchte vorschlagen, dass dies auch Produkte umfassen sollte, die von menschlichen Embryoklonen abgeleitet werden. Ansonsten könnte man außerhalb des Landes Embryonen klonen und die Stammzellen oder sonstigen Produkte der geklonten Embryonen wieder mit zurück ins Land bringen.

Anmerkungen

1 Nagy, A., Rossant, J., Nagy, R., Abramow-Newerly, W., Roder, J. (1993), *Derivation of completely cell culture-derived mice from early-passage embryonic stem cells,* in: Proceedings of the National Academy of Sciences USA 90, 8424–8428.

2 Rossant, J. et al. (1991), *Report to the Serono Symposium on Preimplantation Embryo Development*, New York, 157–165.

3 Hübner, K., Fuhrmann, G., Christenson, L. K., Kehler, J., Reinbold, R., De La Fuente, R., Wood, J., Strauss, J. F., Boiani, M., Schöler, H. R. (2003), *Derivation of Oocytes from Mouse Embryonic Stem Cells,* in: Science 1.

4 Arvidsson, A., Collin, T., Kirik, D., Kokaia, Z., Lindvall, O. (2002), *Neuronal replacement from endogenous precursors in the adult brain after stroke,* in: Nature Medicine 8 (9); Kondziolka, D. et al. (2000), *Transplantation of cultured human neuronal cells for patients with stroke,* in: Neurology 55, 565–569.

5 Otani, A., Kinder, K., Ewalt, K., Otero, F. J., Schimmel, P., Friedlander, M. (2002), *Bone marrow – derived stem cells target retinal astrocytes and can promote or inhibit retinal an-*

giogenesis, in: Nature Medicine 8 (9); Hertzberg, H. et al. (2001), *Recurrent disseminated retinoblastoma in a 7-year-old girl treated successfully by high-dose chemotherapy and CD34-selected autologous peripheral blood stem cell transplantation*, in: Bone Marrow Transplant 27 (6), 653–655.

6 Okamoto, R., Yajima, T., Yamazaki, M., Kanai, T., Mukai, M., Okamoto, S., Ikeda, Y., Hibi, T., Inazawa, J.,Watanabe, M., Lindvall, O. (2002), *Damaged epithelia regenerated by bone marrow – derived cells in the human gastrointestinal tract,* in: Nature Medicine 8 (9).

7 Gussoni, E. et al. (1999), *Dystzophin expression in the mdx mouse restored by stem cell transplantation*, in: Nature 401, 390–394.

8 Lee, J.-Y. et al. (2001), *Effect of Bone Morphogenetic Protein-2-Expressing Muscle-Derived Cells on Healing of Critical-Sized Bone Defects in Mice,* in: The Journal of Bone and Joint Surgery 83-A, 1032–1039; Robinson, D. et al. (2001), *Characteristics of cartilage biopsies used for autologous chondrocytes transplantation*, in: Cell Transplant, 10, (2), 203–208; Horwitz, E. M., et al. (1999), *Transplantability and therapeutic effects of bone marrow-derived mesenchymal cells in children with osteogenesis imperfecta*, in: Nature Medicine 5, 309–313.

9 Dunkel, I. J. (2000), *High-dose chemotherapy with autologous stem cell rescue for malignant brain tumors*, in: Cancer Invest. 18, 492–493; Abrey, L. et al. (1999), *High dose chemotherapy with autologous stem cell rescue in adults with malignant primary brain tumors*, in: J. Neurooncol. 44, 147–153; Finlay, J. (1999), *The role of high-dose chemotherapy and stem cell rescue in the treatment of malignant brain tumors: a reappraisal*, in: Pediatr. Transplant 3 Suppl. 1, 87–95; Dunkel, I. et al. (2000), *Successful treatment of metastatic retinoblastoma*, in: Cancer 89, 2117–121; Stiff, P. et al. (2000), *High-dose chemotherapy and autologous stem-cell transplantation for ovarian cancer: An autologous blood and marrow transplant registry report*, in: Ann. Intern. Med. 133, 504–515; Schilder, R., Shea, T. (1998), *Multiple cycles of high-dose chemotherapy for ovarian cancer*, in: Semin. Oncol. 25, 349–355; Nieboer P. et al. (2001), *Long-term haematological recovery following high-dose chemotherapy with autologous bone marrow transplantation or peripheral stem cell transplantation in patients with solid tumours*, in: Bone Marrow Transplant 27, 959–966; Waldmann, V. et al. (2000), *Transient complete remission of metastasized merkel cell carcinoma by high-dose polychemotherapy and autologous peripheral blood stem cell transplantation*, in: Br. J. Dermatol. 143, 837–839; Blay, J. et al. (2000), *High-dose chemotherapy with autologous hematopoietic stem-cell transplantation for advanced soft tissue sarcoma in adults*, in: J. Clin. Oncol. 18, 3643–3650; Lafay-Cousin, L. et al. (2000), *High-dose thiotepa and hematopoietic stem cell transplantation in pediatric malignant mesenchymal tumors: a phase II study*, in: Bone Marrow Transplant 26, 627–632; Michon, J., Schleiermacher, G. (1999), *Autologous haematopoietic stem cell transplantation for paediatric solid tumors; Baillieres Best Practice Research*, in: Clinical Haematology 12, 247–259; Schilder, R. et al. (1999), *Phase I trial of multiple cycles of high-dose chemotherapy supported by autologous peripheral-blood stem cells*, in: J. Clin. Oncol. 17, 2198–2207; Bhatia, S. et al. (2000), *High-dose chemotherapy as initial salvage chemotherapy in patients with relapsed testicular cancer*, in: J. Clin. Oncol. 18, 3346–3351; Hanazawa, K. et al. (2000), *Collection of peripheral blood stem cells with granulocyte-colony-stimulating factor alone in testicular cancer patients*, in: Int. J. Urol. 7, 77–82; Laughlin, M. et al. (2001), *Hematopoietic engraftment and survival in adult recipients of umbilical-cord blood from unrelated donors*, in: New England J. of Medicine 344, 1815–1822; Tabata M. et al. (2000), *Peripheral blood stem cell transplantation in patients over 65 years old with malignant lymphoma-possibility of early completion of chemotherapy and improvement of performance status*, in: Intern Med 40, 471–474; Koizumi M. et al. (2001), *Successful treatment of intravascular malignant lymphomatosis with high-dose chemotherapy and autologous peripheral blood stem cell transplantation*,

in: Bone Marrow Transplant 27, 1101–1103; Ohnuma, K. et al. (2001), *Cord blood transplantation from HLA-mismatched unrelated donors as a treatment for children with haematological malignancies*, in: Br. J. Haematol. 112 (4), 981–987; Lindahl, J. et al. (2001), *High-dose chemotherapy and APSCT as a potential cure for relapsing hemolysing AILD*, in: Leuk. Res. 25 (3), 267–270; Bensinger, W. et al. (2001), *Transplantation of bone marrow as compared with peripheral-blood cells from HLA-identical relatives in patients with hematologic cancers*, in: New England J. of Medicine 344, 175–181 (review of new procedures involving stem cell transplantation); Margolis, J. et al. (2000), *New approaches to treating malignances with stem cell transplantation*, in: Semin. Oncol. 27, 524–530; Gorin, N. et al. (2000), *Feasibility and recent improvement of autologous stem cell transplantation for acut myelocytic leukaemia in patients over 60 years of age: importance of the source of stem cells*, in: Br. J. Haematol. 110, 887–893; Marco, F. et al. (2000), *High Survival Rate in Infant Acute Leukemia Treated With Early High-Dose Chemotherapy and Stem-Cell Support*, in: J. Clin. Oncol. 18, 3256–3261; Nagler, A. et al. (2000), *Second allogeneic stem cell transplantation using nonmyeloablative conditioning for patients who relapsed or developed secondary malignancies following autologous transplantation*, in: Exp. Hematol. 28, 1096–1104; Bruserud, O. et al. (2000), *New strategies in the treatment of acute myelogenous leukemia: mobilization and transplantation of autologous peripheral blood stem cells in adult patients*, in: Stem Cells 18, 343–351 (Übersicht über autologe Stammzellbehandlungsstrategien mit Hinweis auf eine Vielzahl von positiven Ergebnissen); Vesole, D. et al. (1999), *High-Dose Melphalan With Autotransplantation for Refractory Multiple Myeloma: Results of a Southwest Oncology Group Phase II Trial*, in: J. Clin. Oncol. 17, 2173–2179; Damon, L. et al. (2000), *High-dose chemotherapy and hematopoietic stem cell rescue for breast cancer: experience in California*, in: Biol. Blood Marrow Transplant 6, 496–505; Paquette, R. et al. (2000), *Ex vivo expanded unselected peripheral blood: progenitor cells reduce posttransplantation neutropenia, thrombocytopenia, and anemia in patients with breast cancer*, in: Blood 96, 2385–2390; Stiff, P. et al. (2000), *Autologous transplantation of ex vivo expanded bone marrow cells grown from small aliquots after high-dose chemotherapy for breast cancer*, in: Blood 95, 2169–2174; Koc, O. et al. (2000), *Rapid Hematopoietic Recovery After Coinfusion of Autologous-Blood Stem Cells and Culture-Expanded Marrow Mesenchymal Stem Cells in Advanced Breast Cancer Patients Receiving High-Dose Chemotherapy*, in: J. Clin. Oncol. 18, 307–316; Kawa, K. et al. (1999), *Long-Term Survivors of Advanced Neuroblastoma With MYCN Amplification: A Report of 19 Patients Surviving Disease-Free for More Than 66 Months*, in: J. Clin. Oncol. 17, 3216–3220; Josting, A. (2000), *Treatment of Primary Progressive Hodgkin's and Aggressive Non-Hodgkin's Lymphoma: Is There a Chance for Cure?*, in: J. Clin. Oncol. 18, 332–339; Kirita, T. et al. (2000), *Primary non-Hodgkin's lymphoma of the mandible treated with radiotherapy, chemotherapy, and autologous peripheral blood stem cell transplantation*, in: Oral Surg. Oral Med. Oral Pathol. Oral Radiol. Endod. 90, 450–455; Yao, M. et al. (2000), *Ex vivo expansion of CD34-positive peripheral blood progenitor cells from patients with non-Hodgkin's lymphoma: no evidence of concomitant expansion of contaminating bcl2/JH-positive lymphoma cells*, in: Bone Marrow Transplant 26, 497–503; Childs, R. et al. (2000), *Regression of Metastatic Renal-Cell Carcinoma after Nonmyeloablative Allogeneic Peripheral-Blood Stem-Cell Transplantation*, in: New England J. of Medicine 343, 750–758; Childs, R. (1999), *Successful Treatment of Metastatic Renal Cell Carcinoma With a Nonmyeloablative Allogeneic Peripheral-Blood Progenitor-Cell Transplant: Evidence for a Graft-Versus-Tumor Effect*, J. Clin. Oncol. 17, 2044–2049.

10 Mancardi G. et al. (2001), *Autologous hematopoietic stem cell transplantation suppresses Gd-enhanced MRI activity in MS*, Neurology 57, 62–68.

11 Verburg, R. et al. (2001), *High-dose chemotherapy and autologous hematopoietic stem cell transplantation in patients with rheumatoid arthritis: results of an open study to assess feasi-*

bility, safety, and efficacy, in: Arthritis Rheum. 44 (4), 754–760; Wulffraat, N. et al. (2001), *Prolonged remission without treatment after autologous stem cell transplantation for refractory childhood systemic lupus erythematosus*, in: Arthritis Rheum. 44 (3), 728–731.

12 Rosen, O. et al. (2000), *Autologous stem-cell transplantation in refractory autoimmune diseases after in vivo immunoablation and ex vivo depletion of mononuclear cells*, in: Arthritis Res. 2, 327–336; Rabusin, M. et al. (2000), *Immunoablation followed by autologous hematopoietic stem cell infusion for the treatment of severe autoimmune disease*, Haematologica 85 (11 Suppl.), 81–85; Papadaki, H. et al. (2000), *Assessment of bone marrow stem cell reserve and function and stromal cell function in patients with autoimmune cytopenias*, in: Blood 96, 3272–3275; Traynor, A. et al. (2000), *Treatment of severe systemic lupus erythematosus with high-dose chemotherapy and haemopoietic stem-cell transplantation: a phase I study*, in: Lancet 356, 701–707; Burt, R., Traynor, A. (1999), *Hematopoietic Stem Cell Transplantation: A New Therapy for Autoimmune Disease*, in: Stem Cells 17, 366–372 (Übersicht über Stammzellbehandlungen zur Bekämpfung von juveniler rheumatoider Arthritis, multipler Sklerose, rheumatoider Arthritis, systemischem Lupus erythematodes); Burt, R. et al. (1999), *Hematopoietic stem cell transplantation of multiple sclerosis, rheumatoid arthritis, and systemic lupus erythematosus*, in: Cancer Treat. Res. 101, 157–184; Traynor, A., Burt, R. (1999), *Haematopoietic stem cell transplantation for active systemic lupus erythematosus*, in: Rheumatology 38, 767–772; Martini, A. et al. (1999), *Marked and sustained improvement 2 years after autologous stem cell transplant in a girl with system sclerosis*, in: Rheumatology 38, 773; Hawkey, C. et al. (2000), *Stem cell transplantation for inflammatory bowel disease: practical and ethical issues*, in: Gut 46, 869–872; Burt, R. et al. (1999), *Autologous hematopoietic stem cell transplantation in refractory rheumatoid arthritis: sustained response in two of four patients*, in: Arthritis & Rheumatology 42, 2281–2285; Burt, R. et al. (2000), *Gene-marked autologous hematopoietic stem cell transplantation of autoimmune disease*, in: J. of Clinical Immunology 20, 1–9; Ziegner, U. et al. (2001), *Unrelated umbilical cord stem cell transplantation for X-linked immunodeficiencies*, in: J. Pediatr 138 (4), 570–573; Amrolia, P. et al. (2000), *Nonmyeloablative stem cell transplantation for congenital immunodeficiencies*, in: Blood 96, 1239–1246; Cavazzana-Calvo, M. et al. (2000), *Gene therapy of human severe combined immunodeficiency (SCID)-X1 disease*, in: Science 288, 669–672.

13 Ayas M. et al. (2001), *Congenital sideroblastic anaemia successfully treated using allogeneic stem cell transplantation*, in: Br. J. Haematol 113, 938–939; Anagnostopoulos A. et al. (2001), *High-dose chemotherapy followed by stem cell transplantation in patients with resistant Waldenstrom's macroglobulinemia*, in: Bone Marrow Transplant 27, 1027–1029; Gurman, G. et al. (2001), *Allogeneic peripheral blood stem cell transplantation for severe aplastic anemia*, in: Ther. Apher. 5 (1), 54–57; Steen, R. et al. (2001), *Improved cerebrovascular patency following therapy in patients with sickle cell disease: initial results in 4 patients who received HLA-identical hematopoietic stem cell allografts*, in: Ann. Neurol. 49 (2), 222–229; Gonzalez, M. et al. (2000), *Allogeneic peripheral stem cell transplantation in a case of hereditary sideroblastic anaemia*, in: British J. of Haematology 109, 658–660; Kook, H. et al. (2000), *Rubella-associated aplastic anemia treated by syngeneic stem cell transplantations*, in: Am. J. Hematol. 64, 303–305; Wethers, D. (2000), *Sickle cell disease in childhood: Part II. Diagnosis and treatment of major complications and recent advances in treatment*, in: Am. Fam. Physician 62, 1309–1314; Yesilipek et al. (2000), *Peripheral stem cell transplantation in a child with amegakaryocytic thrombocytopenia*, in: Bone Marrow Transplant 26, 571–572.

14 Fujii, N. et al. (2000), *Allogeneic peripheral blood stem cell transplantation for the treatment of chronic active epstein-barr virus infection*, in: Bone Marrow Transplant 26, 805–808; Okamu-

ra, T. et al. (2000), *Blood stem-cell transplantation for chronic active Epstein-Barr virus with lymphoproliferation*, in: Lancet 356, 223–224.

15 Matthes-Martin, S. et al. (2000), *Successful stem cell transplantation following orthotopic liver transplantation from the same haploidentical family donor in a girl with hemophagocytic lymphohistiocytosis*, in: Blood 96, 3997–3999; Sezer, O. et al. (2000), *Nov.el approaches to the treatment of primary amyloidosis*, in: Exper. Opin. Investig. Drugs 9, 2343–2350.

16 Coghlan, A. (2001), *Hair today, skin tomorrow*, in: New Scientist 170 (19).

17 UN-Konvention über die Rechte des Kindes.

Ren-Zong Qiu

Klonen in der biomedizinischen Forschung und Reproduktion: Ethische und rechtliche Zwänge – Eine chinesische Perspektive

Einzigartigkeit der neuen Genetik und ihrer Techniken

Die neue Ethik auf der Grundlage der Genomforschung und den entsprechenden Techniken, die daraus entwickelt worden sind, sind einzigartig in der Art und Weise, wie sie ethische Fragen aufwerfen. Im Bereich der Naturwissenschaften und Techniken, die aus ihnen abgeleitet werden, kommen ethische Fragen erst in späteren Forschungsstadien oder gar erst bei der Anwendung zum Tragen. So gibt es kaum ethische Fragen im Zusammenhang mit der Erforschung der Struktur von Atomen oder Molekülen, außer wenn es um Ressourcenverteilung oder Fehlverhalten von Wissenschaftlern, wie etwa Betrug oder Fälschung von Daten, geht. Ethische Fragen stellen sich erst im Stadium der Anwendung von Atomenergie: Nutzung für Frieden oder Kriegszwecke? Im Gegensatz dazu werden in der Humangenomforschung ethische Fragen bereits am Anfang aufgeworfen: Wie sollten wir DNA-Proben aus menschlichen Spendern entnehmen? Sollte die aufgeklärte Einwilligung der Spender vorgeschrieben oder optional sein?

Im Gegensatz zu konventionellen biologischen Techniken ist die genetische Manipulation mit Fragen verbunden, die eine globale Dimension haben und künftige Generationen, nichtmenschliche Lebewesen und ganze Ökosysteme betreffen. Die Diskussion über ethische Fragen im Zusammenhang mit Xenotransplantation betrifft das hohe Risiko möglicher Interspezies-Infektion, die dazu führen kann, dass eine zweite HIV-ähnliche Pandemie die Menschheit bedroht. Genetische Interventionen in die menschliche Keimbahn können zu Veränderungen führen, die künftige Generationen beeinflussen können. Die genetische Manipulation von Tieren und Pflanzen wirft ethische Fragen auf, bei denen es um die Verantwortung des Menschen für Tiere und Pflanzen geht. Und die Verbreitung von genetisch modifizierten Nutzpflanzen kann zu irreversiblen Veränderungen der Ökosysteme führen.

Genmanipulation führt zu Unbehagen in der Öffentlichkeit und zu Besorgnis, wie sie bisher nicht angetroffen wurde. Diese Besorgnis kann zum Teil dadurch verursacht sein, dass die Öffentlichkeit diese Technologie nicht kennt, und zum Teil durch ihr Werte- oder Glaubenssystem. Wissenschaftler können erklären, dass der Genbestandteil, der aus einem Tier entnommen und in eine Pflanze übertragen wird, nur eine Reihe von organischen Molekülen betrifft. Aber Buddhisten und Vegetarier fühlen sich unwohl dabei. Sie haben Angst, dass der Verzehr dieser genmanipulierten Nahrungsmittel ihre Tabus brechen könnte. Selbst die, die über genetisches Wissen verfügen, sorgen sich um die möglichen Veränderungen im Nahrungsmittel nach dem Gentransfer und um mögliche Veränderungen in ihrem Körper nach dem Verzehr.

Die Genmanipulation öffnet eine ethische Büchse der Pandora. Bevor Genetik in der pränatalen Diagnostik zur Anwendung kam, war das Gebären eines normalen oder nicht normalen Kindes durch schwangere Frauen vom Zufall bestimmt. Heute können Krankheit verursachende Gene durch Gentests und Genscreening ermittelt werden (wenn auch nicht alle). Mit der Anwendung der Gentechnik stellt sich eine Reihe von ethischen Fragen: Wenn das *BRAC1-Gen*, das in einem späteren Lebensstadium Brust- und/oder Eierstockkrebs verursachen kann, in einem 19 Jahre alten Mädchen ermittelt wird, sollten wir ihr dann die Wahrheit sagen? Sollten wir ihr empfehlen, die Brust und den Eierstock zu entfernen, um das mögliche, spätere Auftreten von Krebs zu verhindern? Oder sollten wir ihr empfehlen, ihr Leben noch zu genießen; Heirat, Schwangerschaft und Kindesgeburt, auch wenn die Wahrscheinlichkeit, dass sie Krebs bekommen wird, 85% beträgt? Oder sollten wir ihr alle erforderlichen Informationen geben und ihr die Entscheidung überlassen? Ein anderes heikles Problem ist, wenn wir feststellen, dass ein 16-jähriger intelligenter und brillanter Junge, der in diesem Herbst an der Universität in Berlin immatrikuliert wird, ein Gen hat, das die Huntington-Krankheit verursacht. Sollten wir ihm die Wahrheit sagen: Möglicherweise wird damit sein ganzer Werdegang beeinträchtigt und er muss eine Menge leiden. Sollten wir ihm diese Information vorenthalten oder hat er das Recht, nicht zu wissen, so dass er sein Leben noch dreißig oder sogar fünfzig Jahre lang genießen kann? Hier öffnet sich wirklich eine Büchse der Pandora.

Darüber hinaus gibt es zahlreiche Faktoren, die in der Genmanipulation ungewiss sind. Niemand kann die wahrscheinlichen Ergebnisse einer somatischen Gentherapie oder Keimbahntherapie mit Sicherheit voraussagen, geschweige denn die genetische Intervention im Hinblick auf ein Enhancement. Niemand kann die wahrscheinlichen Folgen einer Gentransplantation von einem Schwein auf einen menschlichen Körper vorhersagen oder die Folgen und ökologischen Auswirkungen der Anpflanzung von genetisch veränderten Nutzpflanzen. Es gibt auch zahlreiche unbekannte und ungewisse Faktoren beim therapeutischen Klonen. Dadurch wird die Anwendung der bekannten Methode der Kosten-Nutzen-Analyse oder Risikobewertung nahezu unmöglich.

Diese einzigartigen Merkmale der Genmanipulation oder Intervention führen dazu, dass der traditionelle bioethische Ansatz unangemessen ist, weil er sich auf Individuen und verhältnismäßig kurzfristige Folgen konzentriert. Was statt dessen erforderlich ist, ist eine Bioethik, die umfassendere und langfristige Fragen untersuchen kann.

Das Klonen beim Menschen ist das heißeste Diskussionsthema, seit die Veröffentlichung über das Schaf Dolly 1997 in *Nature* erschien.[1] Die Debatte über das Klonen beim Menschen in China ist eine bemerkenswerte Entwicklung, sowohl in wissenschaftlichen Kreisen als auch in der Öffentlichkeit. Die Menschen sind ständig an diesem Thema interessiert. Hunderte von Beiträgen zu diesem Thema sind in Fachzeitschriften, populärwissenschaftlichen Veröffentlichungen oder Zeitungen publiziert worden und es hat zahlreiche Fernsehsendungen darüber gegeben. Die Entscheidungsträger haben sich zunehmend mit ethischen, rechtlichen und sozialen Aspekten von Wissenschaft und Medizin befasst. Zum ersten Mal in der Geschichte hat das Gesundheitsministerium eine Expertensitzung einberufen, um die Implikationen der Zellkerntransfertechnik zu erörtern. Und die Regierung beschloss, sich den Bemühungen von Frankreich und Deutschland anzuschließen, um zu empfehlen, dass die Vereinten Nationen eine Resolution verabschieden, um reproduktives Klonen beim Menschen zu verbieten, obwohl nicht wenige Wissenschaftler oder Philosophen dafür sind. Bioethik ist zu einer Disziplin im Brennpunkt des allgemeinen Interesses geworden. Und diese Debatte hält an.

Ethische Zwänge beim Klonen von Menschen in China

Es gibt eine lange und tiefverwurzelte kulturelle Tradition in China und das sind die drei Lehren: Konfuzianismus, Taoismus und Buddhismus. Der Konfuzianismus ist am populärsten in China und auch sehr einflussreich in anderen ostasiatischen Ländern, wie etwa Korea und Japan. Der Konfuzianismus lehrt uns, wie wir ein moralisches Leben führen sollen: Jeder wird als ein biologischer Mensch geboren, aber er/sie wird erst zu einem moralischen Menschen, nachdem er oder sie gelernt hat, Mensch zu sein. Die konfuzianistische Sichtweise von Gesellschaft, Leben und zwischenmenschlichen Beziehungen ist in Konventionen und Gepflogenheiten in diesen Ländern festgeschrieben.

Die Kunst des ren

Für den Konfuzianismus sollten Medizin sowie Wissenschaft und Genetik die Kunst der Menschlichkeit sein (*ren*).[2] Der Mensch oder die Person sind der Selbstzweck, dem die Medizin, Genetik oder Wissenschaft dienen.

In *Den Schulgesprächen*[3] kommt der Begriff »ren« 105mal vor, mehr als jeder andere Begriff. Der Begriff ist unterschiedlich übersetzt worden, als Wohlwollen, Humanität, Menschlichkeit, Mitgefühl, Gutherzigkeit. Ich bevorzuge den Begriff »Menschlichkeit« (»Humaneness«), der vom deutschen Sinologen Paul Unschuld[4] geprägt wurde, aus den folgenden Gründen. *Ren* ist ein relationaler Begriff und wird benutzt, um die relationale/soziale Natur des Menschen zu beschreiben. Das chinesische Ideogramm für *ren* besteht aus zwei Charakteren, »menschlich« und »zwei«, was impliziert, dass unabhängig von der Bedeutung des Begriffs diese durch menschliche Beziehungen erreicht werden soll. Der chinesische Begriff »ren« ist in einem alten Ritual bzw. in einer Gepflogenheit verwurzelt, in der zwei Menschen sich höflich oder feierlich gegenüberstehen, sich voreinander verneigen, um sich zu begrüßen, und sich gegenseitig respektieren. Es ist eine Art Körpersprache, die auf eine grundlegende interaktive Beziehung zwischen Menschen hinweist, und sie lässt ein zwischenmenschliches Bewusstsein erkennen, das durch Gegenseitigkeit, Gleichheit und Emotionalität, wie in früheren Völkerstämmen, geprägt wird.

Fan Chi, einer der Jünger von Konfuzius, stellte ihm einmal eine Frage zu *ren* und Konfuzius antwortete: „Es bedeutet, Menschen lieben."[5] *Ren* ist Liebe, Fürsorge und anderen Gutes tun. Die goldenen Regeln des *ren* sind: (1) Füge anderen nicht zu, was du nicht möchtest, dass sie dir zufügen.[6] (2) Lasse dich nieder und hilf anderen, sich niederzulassen, entwickle dich und hilf anderen, sich zu entwickeln.[7] *ren* bezieht sich jedoch nicht nur auf einen inneren Charakter oder eine Tugend und ist nicht nur ein Aspekt einer äußeren Handlung, sondern ist ein dynamischer Prozess der »Persönlichkeitsbildung«. Dieser Persönlichkeitsbildungsprozess ist integrativ, wobei das Selbst der disintegrativen Verfassung mit egoistischen Vorteilen in eine »weitgehend relationale Person« umgewandelt wird. Die Merkmale dieser relationalen Person sind ihr Vermögen, anderen Ehrerbietung entgegenzubringen, einschließlich Fürsorge, Respekt, Toleranz, Vertrauen, Achtung und Großzügigkeit. Lieben im konfuzianischen Sinn der Verwirklichung von *ren* bedeutet somit, den Anderen in die eigene Sphäre der Besorgnis, des Interesses, der Werte und der Ansichten einzubinden, und bei diesem Prozess wird der Andere zu einem integralen Bestandteil der eigenen Person. Bei diesem Austausch lässt jeder es zu, dass er von dem Anderen in einem gegenseitigen und dynamischen Prozess der Persönlichkeitsentwicklung definiert wird. *ren* als Liebe wird negativ ausgedrückt als, „füge anderen nicht zu, was du nicht möchtest, dass sie dir zufügen" und positiv ausgedrückt bedeutet es, „lasse dich nieder und hilf anderen, sich niederzulassen, entwickle dich selbst und hilf anderen, sich zu entwickeln".

Pflichten gegenüber anderen

Ren ist eine edle Emotion, die auch mit Pflichten verbunden ist. Jeder hat ein Gefühl von Mitleid und Erbarmen und das Herz verträgt nicht, dass andere leiden.[8] Hieraus ergeben sich Pflichten gegenüber anderen. Wenn man sich selbst als analogen Bezugspunkt nimmt, um andere zu bewerten oder zu behandeln, versetzt man sich selbst in die Umstände des anderen, um herauszufinden, was die andere Person möchte oder nicht möchte; aber das bedeutet nicht, dass man die eigene Identität aufgibt oder die eigenen Werte kompromittiert. Diese zwei Aspekte der Persönlichkeitsbildung: Andere, die das Selbst als Bezugspunkt betrachten und aufrechterhalten, deuten darauf hin, dass es eine Interdependenz und Interpenetration zwischen dem Selbst und den Anderen gibt.

Die Verwirklichung von *ren* beginnt mit der Familie. „*Xiao* (die kindliche Ehrfurcht vor den Eltern) und *ti* (Brüderlichkeit gegenüber Brüdern/Schwestern) sind die Wurzel von *ren*" (Konfuzius).[9] Wenn ein Mensch die intimen menschlichen Gefühle, die er innerhalb des Familienverbundes erfährt, nicht erwidern kann, ist es nicht wahrscheinlich, dass die Persönlichkeitsbildung in einer weniger intimen Umgebung außerhalb des Familienkreises verwirklicht werden kann. *ren* sollte allerdings nicht auf den Familienverbund beschränkt bleiben, sondern sollte auch außerhalb der Familie zur Anwendung kommen, bei Nachbarn und Freunden, Kolleginnen und Kollegen, innerhalb der Gemeinschaft, innerhalb der Gesellschaft im Allgemeinen, gegenüber nichtmenschlichen Lebewesen und in der ökologischen Umgebung. Eine der Anforderungen von *ren* ist *bo shi ji zhong*: Anderen Menschen so weit wie möglich nutzen und helfen.[10]

Die normativen Implikationen von *ren* für Wissenschaftler/Ärzte ist, dass sie anderen (Patienten, Klienten, Menschen) gegenüber Gutes (*gong*) tun sollten und sie diesen Menschen so weitgehend wie möglich nutzen sollten, und dass sie ihrer Gesundheit und ihrem Leben keinen Schaden zufügen sollten oder dass sie nicht profitieren sollten, indem sie ihre Anfälligkeit ausnutzen. Für Anhänger des Konfuzianismus bedeutet *ren* Respekt (*jing*)[11], einschließlich Achtung vor der Menschenwürde, denn „unter allen Lebewesen zwischen Himmel und Erde, sind die Menschen am wertvollsten" (*Buch der kindlichen Ehrfurcht*) oder „nur der Mensch hat das Primat unter einer Myriade von Dingen" (*Buch der Geschichte*).[12] Sie sollten nicht unschuldig getötet, verletzt, versklavt, ausgebeutet, unterdrückt, stigmatisiert, diskriminiert, misshandelt, manipuliert, als Mittel zum Zweck missbraucht, verkauft und gekauft werden und schließlich und endlich nicht hergestellt werden.

Der Kosmos in der chinesischen Kultur

Für Konfuzianer und Taoisten bestehen das Universum und alle seine Bewohner aus *qi*, einer physikalisch-psychologischen Einheit mit dem Vermögen, zu schaffen, zu ändern und zu verändern, mit zwei grundlegenden Formen, *yin* und *yang*. Die Schaffung, Änderung und Veränderung aller Dinge erfolgt durch ihre Wechselwirkung. Das Universum und seine Bewohner sind nicht geschaffen, sondern nehmen an einem organischen Ganzen teil, das in einem sich selbst generierenden Kosmos interagiert. Es gibt keine ultimative Ursache, keinen Schöpfer, keinen äußeren Willen oder Richter. Das Universum hat immer bestanden (es hat nie eine Zeit gegeben, zu der es nicht bestanden hat) und die Frage einer schöpferischen Handlung kann sich deshalb logischerweise nicht stellen.

Laut der *qi*-Theorie, ist das Leben ein Produkt der *qi*-Evolution oder Transformation mit Wechselwirkung zwischen *yin* und *yang*. Dazu führte Zhaung Zi aus: „Das Leben ist das Zusammenfügen von *qi*, und der Tod ist die Auflösung von *qi*", und „der Mensch wird geboren mit dem Zusammenfügen von *qi*."[13] Der Autor des ersten medizinischen Klassikers *Interior Classics: Questions and Answers about Living Matter* wies darauf hin, dass „die Wurzel des Lebens im *yin* und *yang* liegt"[14]. „*Yin-Yang* ist das *tao* von Himmel und Erde, das Gesetz aller Dinge, die Ursache aller Änderungen und die Grundlage von Leben und Tod."[15] In der Evolution von *qi* kommt es zu unterschiedlichen Formen des Zusammenfügens von *qi* und eine unterschiedliche Verfeinerung von *qi* formt Dinge unterschiedlich.

Ein menschlicher Embryo ist ein Produkt der Interaktion von *yin* und *yang* (bei einem Klon gilt dies nicht). Es gibt zahlreiche Transformationen im Prozess vom Embryo zum Neugeborenen. Der Embryo (*pei*) oder Fötus (*tai*) bedeutet im Chinesischen »Knospe« oder »Humus« und die Wandlung vom Embryo/Fötus zum Neugeborenen ist vergleichbar mit der Wandlung von der Knospe zum Blatt oder zur Blume oder der Entwicklung vom Samen zum Trieb und zur Pflanze. Es gibt eine Kontinuität zwischen Knospe und Blume oder zwischen Samen und Pflanze, aber die Knospe und die Blume oder der Samen und die Pflanze sind unterschiedlich in ihrer Art und in ihrem Grad der Unterschiedlichkeit. Genauso entwickeln sich menschliche Embryonen und wandeln sich zu Menschen, aber sie sind noch kein Mensch, obwohl sie eine inhärente Teleologie oder Selbstverwirklichung haben, um sich zu einem Menschen zu entwickeln. Xun Zi, der dritte große Konfuzianist in der chinesischen Geschichte, behauptete, dass „die Person mit der Geburt beginnt und mit dem Tod endet".[16]

Rechtliche Zwänge

Es gibt auch rechtliche Zwänge beim Klonen von Menschen in China. Die chinesischen Gesetze gehen von der Ansicht von Xun Zi aus, dass die Person mit der Geburt beginnt. In Artikel 9, Kapitel 2, Bürger (natürliche Person), Abschnitt 1, Fähigkeit zur Erlangung von Bürgerrechten und Fähigkeit zu bürgerlichem Verhalten, *Allgemeine Grundsätze des Bürgerrechts*, das 1986 veröffentlicht wurde, heißt es: „Ein Bürger kann Bürgerrechte von der Geburt bis zum Tod erwerben und genießt Bürgerrechte und übernimmt bürgerliche Pflichten in Übereinstimmung mit dem Gesetz."[17] Laut diesem Artikel ist es offensichtlich, dass eine natürliche Person mit der Geburt beginnt. Dann ist ein menschlicher Embryo oder Fötus keine Person.

In Artikel 28, Kapitel IV, Nachlassverfügung, *Erbfolgegesetz*, das 1985 verabschiedet wurde, heißt es: „Bei der Teilung des Nachlasses sind die Anteile eines ungeborenen Kindes zu berücksichtigen."[18] Dies impliziert, dass ein ungeborenes Kind zwar nicht als natürliche Person behandelt wird, es aber bereits vorausbestehende Ansprüche hat, weil es ein menschlicher Fötus ist, der die Fähigkeit hat, sich zu einer natürlichen Person zu entwickeln. Es impliziert auch, dass ein ungeborenes Kind, ein menschlicher Fötus oder ein menschlicher Embryo, gebührenden Respekt genießt.

Darüber hinaus heißt es in Artikel 302, *Strafgesetzbuch*, das 1997 verabschiedet wurde: „Wer eine Leiche stiehlt oder schändet, wird mit einer Freiheitsstrafe von nicht mehr als drei Jahren bestraft."[19] Dies impliziert, dass ein toter menschlicher Körper fortbestehende Rechte genießt, obwohl er als natürliche Person nicht existiert. Und es impliziert auch, dass ein toter menschlicher Körper gebührenden Respekt verdient.

Argumente für und gegen reproduktives Klonen beim Menschen

Argumente für reproduktives Klonen beim Menschen

Reproduktives Klonen beim Menschen kann definiert werden als die Erzeugung eines Kindes mittels Kerntransfertechnik, d. h. mittels der Technik des Transfers eines Kerns einer somatischen Zelle in eine enukleierte Eizelle. Am Anfang der Debatte in China wurden einige Argumente für reproduktives Klonen beim Menschen problemlos verworfen, wie etwa Klonen eines Kindes zur Entnahme von Organen für Transplantationszwecke oder Klonen eines Kindes für Forschungszwecke oder Klonen eines Kindes aus wissenschaftlicher Neugier usw. Alle diese Gründe konnten problemlos verworfen werden mit der Argumentation, dass das Klonen eines Kindes auf eine Art und Weise, dass es nur als Mittel, aber nicht als Selbstzweck verwendet wird, moralisch nicht gerechtfertigt sein kann. Die sonstigen Argumente zugunsten von reproduktivem Klonen beim Menschen sind insbesondere folgende:[20]

(1) Reproduktives Klonen beim Menschen unterscheidet sich nicht von der In-vitro-Befruchtung. Weil die In-vitro-Befruchtung moralisch gerechtfertigt und akzeptiert ist, sollte auch reproduktives Klonen beim Menschen moralisch gerechtfertigt und akzeptiert werden.

(2) Eine Person hat das Recht auf Reproduktion, reproduktives Klonen beim Menschen ist eine Art Reproduktion, so dass ein Mensch das Recht hat, ein Kind durch reproduktives Klonen zu bekommen.

(3) Es ist unmöglich, reproduktives Klonen beim Menschen zu verbieten, so dass es weise ist, es nicht zu verbieten.

Hier meine Gegenargumente dazu:

Erstens, reproduktives Klonen beim Menschen unterscheidet sich substantiell von der In-vitro-Befruchtung. Die menschliche Reproduktion ist ein Prozess, der aus mehreren Stufen besteht, einschließlich der Erzeugung von Gameten, Geschlechtsverkehr, Insemination/Fertilisation im Eileiter, Implantation in einen Uterus, Schwangerschaft und Gebären. Die Schlüsselstufe ist die Insemination/Fertilisation (*yin yang*-Wechselwirkung). In der In-vitro-Befruchtung sind die Stufen, die ersetzt werden, Geschlechtsverkehr und der Ort der Insemination/Fertilisation, d. h. Insemination/Fertilisation ohne Geschlechtsverkehr, und die Insemination/Fertilisation erfolgt nicht im Eileiter, sondern in einem Reagenzglas. Der zentrale Faktor der menschlichen Reproduktion, Insemination/Fertilisation selbst, wird nicht verändert oder ersetzt. Der Begriff »menschliche Reproduktion« impliziert das Aufeinandertreffen von Gameten und die nachfolgende Insemination/Fertilisation. Wir sprechen über die menschliche Reproduktion, nicht die Reproduktion eines Mikroben. Die Schlussfolgerung (1) ist somit nicht gültig. (1) sollte geändert werden zu:

> (1‘) „Das reproduktive Klonen beim Menschen ist substantiell anders als die In-vitro-Befruchtung. Aus der Tatsache, dass die In-vitro-Befruchtung moralisch gerechtfertigt und akzeptiert worden ist, ergibt sich somit nicht, dass das reproduktive Klonen beim Menschen moralisch gerechtfertigt und akzeptiert werden sollte.“

Zweitens, das reproduktive Klonen beim Menschen ist keine menschliche Reproduktion, aber eine Art von Produktion oder Herstellung. Wie bereits argumentiert, gibt es beim reproduktiven Klonen einen entscheidenden Schritt im Rahmen des Prozesses der menschlichen Reproduktion, nämlich Insemination/Fertilisation, der fehlt. Wenn darüber hinaus die Techniken perfektioniert werden, so dass zahlreiche Eizellen aus Föten oder toten weiblichen Organismen gewonnen werden können, kann der Kerntransfer maschinell erfolgen und über einen Computer gesteuert werden. Und ein künstlicher Uterus kann erfunden werden, so dass Menschen im großtechnischen Maßstab auf Produktionslinien angefertigt werden können, wie es A. Huxley in seinem Roman beschreibt.[21] Das Recht auf Reproduktion gilt also nicht beim reproduktiven Klonen und die Schlussfolgerung (2) ist ebenfalls nicht gültig. (2) sollte geändert werden zu:

> (2‘) „Eine Person hat das Recht auf Reproduktion, reproduktives Klonen beim Menschen ist nicht Reproduktion, sondern Produktion oder Herstellung, so dass das Recht auf Reproduktion in diesem Fall nicht gilt und es kann nicht moralisch gerechtfertig sein, dass eine Person das Recht hat, ein Kind durch reproduktives Klonen zu bekommen.“

Drittens haben wir bisher keine Maßnahmen ergriffen, um reproduktives Klonen beim Menschen zu verbieten, wie können wir also behaupten, dass das Verbieten unmöglich ist? Selbst wenn das Verbieten schwierig oder sogar »unmöglich« ist, ist »unmöglich zu verbieten« kein ethisches Argument für das, was ethisch zulässig ist. Zahlreiche chinesische Wissenschaftler und Philosophen verweisen auf »unmöglich zu verbieten«, um gegen das Verbot des reproduktiven Klonens beim Menschen zu argumentieren, und sprechen sich für die Zulassung aus. Ich habe bereits darauf hingewiesen, dass »unmöglich zu verbieten« kein ethisches Argument ist. Es gibt zahlreiche Praktiken in China wie weltweit, die verboten werden sollten, aber es nicht sind. Der Fehlschlag oder die »Unmöglichkeit«, diese Praktiken zu verbieten, können jedoch keine ethische Begründung für eine Genehmigung dieser Praktiken. Solche Praktiken sind zum Beispiel Bestechung und Korruption von Beamten, Drogenschmuggel, Frauen- und Kinderhandel sowie Waffenhandel usw. Können wir sagen, dass diese Praktiken nicht verboten werden sollten, weil wir bei ihrer Bekämpfung nicht erfolgreich sind? Natürlich nicht, ganz im Gegenteil, wir werden alle Anstrengungen unternehmen, um unsere Vorgehensweise zu verbessern, um diese kriminellen Praktiken einzuschränken und schließlich zu eliminieren. Die Schlussfolgerung (3) ist somit ebenfalls nicht gültig. (3) sollte geändert werden in:

(3‘) „Wir haben keinen Grund, *a priori* davon auszugehen, dass es unmöglich ist, reproduktives Klonen beim Menschen zu verbieten, und auch wenn das Verbot von reproduktivem Klonen beim Menschen schwierig ist, gibt es keinen ethischen Grund, dieses Verbot nicht auszusprechen.“

Argumente gegen reproduktives Klonen beim Menschen

Meine Argumente gegen reproduktives Klonen beim Menschen betreffen die Argumente der Schadensvermeidung und der Menschenwürde.

Argumente der Schadensvermeidung

Gemäß den Anforderungen von *ren* sind wir verpflichtet, Schaden von anderen abzuwenden, insbesondere wenn es um vermeidbaren und vorhersehbaren Schaden ohne konkreten Nutzen geht. Das reproduktive Klonen beim Menschen wird vielen Menschen Schaden zufügen.

Das reproduktive Klonen fügt zunächst dem geklonten Kind viel Schaden zu. Reproduktives Klonen ist eine Form von ungeschlechtlicher Reproduktion. Ein durch ungeschlechtliche Reproduktion geborener Organismus erhält sein Genom unverändert, ohne Beteiligung neuer Gene. Unveränderte Gene mutieren leicht mit der Zeit. Und die Erfahrungen mit Tierklonen haben gezeigt, dass Fehler bei der Reprogrammierung und bei epigenetischen Faktoren unvermeidlich sind. Die Reprogrammierung in der natürlichen Reproduktion dauert mehrere Monate oder sogar mehrere Jahre, aber das reproduktive Klonen zwingt die Reprogrammierung, dies in wenigen Tagen oder sogar wenigen Stunden zu erreichen. Dies erklärt, warum so viele ernsthafte Fehlbildungen bei geklonten Tieren unvermeidbar sind. Und bisher können zahlreiche Fehlentwicklungen bei geklonten Föten nicht vor der Geburt erkannt werden. Wenn das geklonte Kind lebend geboren wird, wäre der Schaden und das Leiden für dieses Kind sehr ernst oder unvorstellbar. Wenn das geklonte Kind in eine Familie hineingeboren wird, wird sein Status nicht der eines natürlichen Kindes sein. Falls der Kern der somatischen Zelle vom Vater entnommen wird, ist das geklonte Kind sein Sohn oder sein Bruder, aber ist es dann der Sohn oder der Schwager der Mutter, ist es ein Onkel ihrer Kinder oder ein Bruder? Jeder wird verwirrt sein. Dies wird zu ernstem psychologischen Druck auf das geklonte Kind führen.

Zweitens, reproduktives Klonen beim Menschen wird anderen Schaden zufügen. Es waren Eizellen von 277 Schafen erforderlich, um Dolly zu erzeugen. Wenn wir jetzt annehmen, dass 100 menschliche Eizellen erforderlich sind, um ein Kind zu klonen, brauchen wir mindestens Dutzende von Frauen, die ihre Eizellen spenden. Diesen Frauen würde bei der Entnahme der Eizellen Schaden zugefügt werden, ohne positiven Nutzen, denn die meisten Embryonen oder Föten würden wahrscheinlich fehlgeboren werden und einige könnten mit ernsten Geburtsfehlern geboren werden. Die Verwendung von Hormonen zur Stimulierung der Eizellproduktion würde die Krebsanfälligkeit erhöhen. In der Praxis würden diejenigen, die somatische Zellen und Eizellen spenden, psychologischen Schaden erleiden. Insbesondere diejenigen, die das geklonte Kind nach der Geburt aufnehmen, würden unverhältnismäßige und vermeidbare physische, mentale und finanzielle Kosten beim Aufziehen des Kindes ertragen müssen.[22]

Drittens schadet reproduktives Klonen beim Menschen der Gesellschaft im Allgemeinen und weitet die Kluft zwischen Armen und Reichen. Die Gesellschaft wäre gezwungen, ohnehin knappe Ressourcen für die Erforschung der Praxis des reproduktiven Klonens sowie für das Wohlergehen der unglücklichen geklonten Kinder und ihrer Familie bereitzustellen, und diese knappen Ressourcen müssten eigentlich für dringendere gesellschaftliche Bedürfnisse verwendet werden, wie Überschwemmungen, Dürren, Hunger, Arbeitslosigkeit, Frauen- und Kindesmissbrauch, AIDS, SARS usw. Dies ist eine Ungerechtigkeit bei der Ressourcenverteilung. Die Erforschung und Praxis des reproduktiven Klonens wäre außerdem kostspielig, und nur Reiche könnten es sich leisten und die Armen würden ihre Eizellen spenden oder verkaufen, so dass sich die Kluft zwischen arm und reich weiter ausweiten würde.

Ich möchte auch gegen Klonen bei Tieren argumentieren. Die Experimente haben gezeigt, dass Tierklonierung zu geklonten Tieren führt, die mit ernsten

Mängeln und Krankheiten geboren werden und denen unnötiger Schaden zugefügt wird. Wir haben die Pflicht, diese Tiere nicht weiter zu schädigen.

Argumente der Menschenwürde

Wie bereits weiter oben argumentiert, ist reproduktives Klonen eine Art von Produktion oder Herstellung von Kindern. Das menschliche Wesen hat einen inneren Wert und sollte deshalb nicht so hergestellt werden, wie dies bei einem materiellen Produkt der Fall ist. Reproduktives Klonen macht es unmöglich, andere Formen von Klonierung zu vermeiden, wie etwa das Klonen eines Kindes, um Organe zur Transplantation zu erhalten, oder nur aus wissenschaftlicher Neugier. Reproduktives Klonen führt zu einem moralischen Dammbruch, wobei die Menschenwürde weiter vernachlässigt wird und man so zum Beispiel zur Huxleys *Schöne Neue Welt* gelangt.

Argumente für therapeutisches Klonen beim Menschen

Therapeutisches Klonen beim Menschen setzt die Technik des Zellkerntransfers ein, um einen menschlichen Embryo zu erzeugen, aus dem totipotente Stammzellen entnommen werden können, um Zellen, Gewebe oder sogar Organe für therapeutische Zwecke zu entwickeln.

Argumente für therapeutisches Klonen basieren hauptsächlich auf Fürsorgeargumenten. Therapeutisches Klonen ermöglicht es Wissenschaftlern, zahlreiche tödliche, zum jetzigen Zeitpunkt unheilbare Krankheiten zu heilen und das Leid von Millionen Menschen zu lindern. Der wahrscheinliche Nutzen ist weitaus größer als die möglichen Risiken laut der derzeitigen Einschätzung. Es gibt jedoch zahlreiche ungewisse Faktoren in diesem Zusammenhang. Therapeutisches Klonen sollte deswegen permissiv betrachtet werden.

Ob therapeutisches Klonen jedoch moralisch gerechtfertigt ist oder nicht, hängt weitgehend vom moralischen Status des menschlichen Embryos ab.

Moralischer Status des menschlichen Embryos

Nach der etablierten konfuzianischen Sichtweise beginnt die Person mit der Geburt. Eine Person ist eine Einheit, die einen Körper hat (*ti*) oder eine Gestalt (*xing*) und eine Psyche (*shen*) und rationale (*li*), emotionale (*qing*) und soziale Beziehungen (*qun*) eingehen kann. Menschliche Embryonen sind somit keine Personen, keine menschlichen personalen Leben. Die Vernichtung von Embryonen sowie die Abtreibung sollte deshalb nicht als »Töten von Personen« betrachtet werden.

Ein menschlicher Embryo ist jedoch ein menschliches biologisches Leben, ein Vorläufer einer Person und nicht nur ein Stoff wie die Plazenta, noch ein Ding mit einem Preis. Er verdient also gebührenden Respekt. Wenn es keine ausreichenden Gründe gibt, ist es nicht zulässig, ihn zu manipulieren oder zu vernichten. Das Retten von Millionen von Menschenleben könnte ein ausreichender Grund sein. Und er sollte auch in Form eines geeigneten Prozesses entsorgt werden. Unangemessene Entsorgung würde die Menschenwürde verletzen.

In Übereinstimmung mit dieser Sichtweise gibt es keinen Grund, menschliche Embryonen zu erzeugen, wenn es alternative Quellen gibt, um totipotente Stammzellen für Forschungszwecke zu gewinnen, wie etwa die Verwendung von primordialen Keimzellen aus abgetriebenen Föten oder die Verwendung von überzähligen Humanembryonen nach erfolgreicher In-vitro-Befruchtung oder das Totipotentmachen von adulten Stammzellen. Doch unter der Voraussetzung, dass die Alternativen in der näheren Zukunft nicht für Forschungszwecke zur Verfügung stehen (d. h. die Möglichkeit, adulte Stammzellen totipotent zu machen) oder dass die Verwendung des Zellkerntransfers zur Erzeugung von Embryonen zur Gewinnung von Stammzellen für therapeutische Zwecke nicht als absolut verboten zu gelten hat, sollte die Nutzung permissiv sein (oder sogar notwendig, um eine immunologische Abstoßung im Fall der Therapie zu verhindern), aber sie sollte strengen Reglementierungen unterworfen sein.

Ein kontroverser Bericht

Am 7. September 2001 wurde ein Bericht im *Beijing Youth Daily* veröffentlicht.[23] Professor Chen, von der Medizinischen Universität Zhongshan, übertrug einen Hautzellkern von einem siebenjährigen Jungen in eine enukleierte Kanincheneizelle, erzeugte einen „menschlichen“ Embryo und gewann totipotente „menschliche“ Stammzellen, die „für therapeutische Zwecke genutzt werden können“. Der Grund ist „die Schwierigkeit, menschliche Eizellen zu bekommen“.

Zahlreiche Fragen wurden durch diesen Bericht aufgeworfen: Ist der Embryo ein *menschlicher* Embryo? Sind diese Stammzellen *menschliche* Stammzellen? Können diese verwendet werden, um menschliche Krankheiten zu behandeln? Meiner Meinung nach ist der Embryo, den Chen erzeugt hat, kein menschlicher Embryo, selbst wenn darin 99,999% menschliche Gene enthalten sind, denn es gibt immer noch einige wenige Kaninchengene im Mitochondrium. Genauso sind die daraus gewonnenen Stammzellen nicht „menschliche“ Stammzellen, weil es Mitochondrien des Kaninchens im Zellplasma gibt. Der Grund, aus dem Chen eine enukleierte Kanincheneizelle verwendet hat, ist die Schwierigkeit, Eizellen vom Menschen zu bekommen. Wenn dem so ist, warum hat er dann nicht Keimzellen von einem abgetriebenen weiblichen Fötus oder Eizellen aus einem toten weiblichen Organismus nach aufgeklärter Einwilligung verwendet? Zudem würden die Stammzellen mit Kaninchenmitochondrien Mitochondrienkrankheiten verursachen und dazu führen, dass einige vitale Organe versagen. Der Embryo und diese Stammzellen sind aber auch kein Kaninchenembryo und keine Kaninchenstammzellen. Dieser Embryo ist ein chimärer Embryo und diese Stammzellen sind chimäre Stammzellen.

Eine weitere Frage ist jetzt: Ist eine Chimäre zwischen einem Menschen und einem Tier zulässig? Auf der Grundlage des Arguments der Menschenwürde wäre die Erzeugung einer Chimäre durch Verschmelzung eines menschlichen und eines tierischen Embryos oder der Hybrid zwischen den Gameten eines Menschen und eines Tiers verboten. Wenn es aber für Forschungszwecke ist, darf die Bildung einer Chimäre zwischen einem menschlichen Nukleus und tierischen Mitochondrien nur innerhalb von vierzehn Tagen nach der Befruchtung oder dem Kerntransfer zulässig sein und nur, wenn es ausreichende Gründe dafür gibt. Aber Professor Chen hatte keine ausreichenden Gründe. Inzwischen hat er sein Forschungsprojekt eingestellt.

Auf der Grundlage der Debatte wurde ein Vorschlag für ethische Grundsätze sowie eine Reglementierung der humanen embryonalen Stammzellforschung vom Ethikausschuss des Gesundheitsministeriums im November 2001 ausgearbeitet. Ferner liegen ethische Leitlinien für humane embryonale Stammzellforschung in einem Entwurf vom Ministerium für Wissenschaft und Technik sowie vom Ministerium für Gesundheit seit April 2003 vor.[24]

Internationaler Kontext

Die Auseinandersetzung über die Unterschiede zwischen reproduktivem und therapeutischem Klonen im internationalen Kontext zwischen unterschiedlichen Kulturen, könnte durch den folgenden Grundsatz angemessen gesteuert werden: Suche nach Gemeinsamkeiten unter Berücksichtigung von Unterschieden. Es könnte weise sein, als erstes eine internationale Konvention zum Verbot von reproduktivem Klonen beim Menschen umzusetzen. Dann bliebe noch ausreichend Zeit, um sich dann mit der Frage der humanen embryonalen Stammzellforschung/des therapeutischen Klonens zu befassen.

Anmerkungen

1 Wilmut, I., Schnieke, A. E., McWhir, J., Kind, A. J., Campbell, K. H .S. (1997): *Viable Offspring Derived from Fetal and Adult Mammalian*, in: Nature 385, 810–813.

2 Zitiert in: Zhang H. Z. et al. (eds. 2000): *A Survey of Chinese and Foreign Medical Moral Standards*, Tianjin 198, 300.

3 Siehe Chan, W.-T. (1973): *A Source Book in Chinese Philosophy*, Princeton, 18–48.

4 Unschuld, P. U. (1979): *Medical Ethics in Imperial China - A Study in Historical Anthropology*, Berkeley, 99.

5 Zitiert in Chan 1973, 40.

6 Ibid., 39.

7 Ibid., 31, aber meine Übersetzung ist etwas anders.

8 Ibid., 54, 65.

9 Ibid., 20.

10 Ibid., 31, aber meine Übersetzung ist etwas anders.

11 Zhang, S.-T. (1974): *Concise Commentaries to Xun Zi*, Shanghai, 142.

12 Cited from Xue, G.-C. (ed. 1999): *Confucianism, Taoism and Buddhism in Medicine*, Beijing, 47.

13 Ibid., 274.

14 He, W.-B. et al. (eds. 1998): *An Interpretation of Interior Classics: Questions and Answers about Living Matter*, Beijing, 14.

15 Ibid., 27.

16 Zhang 1974, 209. Der erste große Konfuzianist ist Konfuzius und der zweite ist Mencius.

17 Editing Team (2000): *Laws of the People's Republic of China* 1, 1980-1994, Beijing, 222.

18 Ibid., 178.

19 Editing Team (2000): *Laws of the People's Republic of China* 2, 1995-1999, 2168.

20 Der Hauptvertreter dieser Argumente ist Professor He, Z.-X., ein Physiker und Mitglied der Chinesischen Akademie der Wissenschaften. Siehe Lin, P. (ed. 1997): *Cloning Shock*, Beijing.

21 Huxley, A. (1982): *Brave New World*, Granada, London.

22 Qiu, R.-Z. (1997): *Cloning Technology and its Ethical Implications*, in: Studies in Dialectics of Nature 13, 6, 1–6.

23 *Beijing Youth Daily*, September 7, 2001.

24 Die Ausarbeitung wurde unterbrochen durch die SARS-Epidemie. Der Vorschlag ethischer Grundsätze und einer Reglementierung der humanen embryonalen Stammzellforschung wurde nicht offiziell veröffentlicht.

Rihito Kimura

Ethisch-rechtliche Fragen zu Klonverfahren in Japan

Zunächst sei festgestellt, dass das Klonen von Menschen in Japan laut Artikel 3 des „Gesetzes zur Regelung von Klonverfahren und ähnlichen Verfahren beim Menschen" verboten ist. Dieses Gesetz ist am 6. Juni 2001 in Kraft getreten.

Artikel 3 lautet wie folgt: „Niemand darf einen menschlichen somatischen Klonembryo, einen menschlichen oder tierischen amphimiktischen Embryo, einen menschlich-tierischen hybriden Embryo oder einen menschlich-tierischen chimären Embryo in den Uterus eines Menschen oder eines Tieres übertragen". Die Verletzung dieses Artikels ist mit einer Freiheitsstrafe von bis zu 10 Jahren und einem Bußgeld von bis zu 10 Millionen Yen, jeweils gemäß Artikel 16, verbunden.

Es steht fest, dass die japanische Öffentlichkeit nahezu einstimmig für ein Verbot des Klonens beim Menschen ist. Andererseits sehen insbesondere japanische Medizinwissenschaftler sowie Patienten, die unter schweren Krankheiten leiden, in Zukunft eine Möglichkeit, dass diese Krankheiten geheilt werden können, wenn die entsprechenden Klonverfahren entwickelt werden.

Das japanische Gesetz wurde unserer Meinung nach sorgfältig ausgearbeitet, um neue Begriffsbestimmungen und Kategorien im Hinblick auf spezifizierte embryonale Zellen für Forschungszwecke festzulegen. Das heißt, wenn ein befruchtetes Ei nicht in die Gebärmutter einer Frau oder eines Tieres übertragen wird, können Forscher ihre Forschungsarbeiten in regenerativer Medizin so durchführen, wie sie es wünschen, um den Schlüssel zur Heilung der Krankheit zu finden. Die Implantation von menschlichen Zellen in befruchtete Eier von Tieren für medizinische Forschungsarbeiten ist, zum Beispiel, zulässig.

Zweitens, eine der bedeutendsten fundamentalen Fragen im Zusammenhang mit dem rechtlichen und moralischen Status von Embryonen und/oder Föten wurde von diesem Ausschuss nicht wirklich als ein Diskussionspunkt betrachtet. Der Bioethikausschuss des Wissenschaftsrates, der vom Ministerium für Bildung, Kultur, Sport, Wissenschaft und Technologie eingesetzt wurde, hatte eine intensive Diskussion im Rahmen der Beratungen über diese Gesetzgebung im Hinblick auf das Verbot des Klonens beim Menschen. Aus diesem Grund befasst sich jetzt ein Unterausschuss in einer geschlossenen Sitzungsrunde mit dieser Fragestellung, doch gibt es noch kein endgültiges Ergebnis im Hinblick auf Empfehlungen im Zusammenhang mit dem Status eines Embryos.

Bis Mitte der achtziger Jahre hatten sich angesichts der Fortschritte der biomedizinischen Verfahren in Japan im Rahmen der ordnungspolitischen Debatte mehrere Ausschüsse und Kommissionen der betroffenen Ministerien, die sich mit diesen Fragen befassten, den Rat von Sachverständigen im Hinblick auf kontroverse Punkte eingeholt. Dies führte dazu, dass der Empfehlungsentwurf, der von den Beamten ausgearbeitet wurde, innerhalb der vorgegebenen Fristen verabschiedet wurde. Diese traditionelle Form der politischen Entscheidungsfindung ist jetzt dabei, sich zu ändern.

Einige ethische Probleme im Zusammenhang mit biomedizinischen Fragen, wie etwa Debatten über „Hirntodkriterien und Organtransplantation", „Gentherapie" und „Assistierte Reproduktionsmethoden" haben inzwischen das gesamte System der traditionellen bürokratischen Ausarbeitung und Planung infrage gestellt und begünstigen eine offene Beteiligung der Öffentlichkeit an den jeweiligen Ausschüssen des Ministeriums, die den grundlegenden Ansatz und Prozess in der bioethischen Politik seit den neunziger Jahren in Japan dokumentiert. Der Entwurf der Empfehlungen des Ausschusses wird in der Regel auf der Homepage des Ministeriums veröffentlicht, um öffentliche Stellungnahmen über das Internet innerhalb einer begrenzten Frist einzuholen.

Drittens ist es wichtig, zu erwähnen, dass der letzte Satz von Artikel 1 darauf hinweist, dass einer der Zwecke des Gesetzes darin besteht, das „gesellschaftliche und soziale Leben" auf die „Entwicklung von Wissenschaft und Technologie" harmonisch abzustimmen.

Der Begriff der Harmonie ist einer der Grundsätze der japanischen Bioethik, wie ich in einem Artikel, der in der Encyclopedia of Bioethics von 1995 erschien, betonte.[1]

Dies ist eine Weisheit des japanischen Lebensstils, und wir sind in der japanischen Gesellschaft so erzogen, dass wir bevorzugt über die Ähnlichkeiten der verschiedenen Denkweisen der Menschen nachdenken, statt Unterschiede und die Einzigartigkeit individueller Meinungen herauszustellen.

Wir müssen von den Gemeinsamkeiten unserer eigenen Meinungen mit denjenigen von vielen anderen Beteiligten ausgehen. In diesem Sinn hat das Gesetz über Klonverfahren für Japaner positive gemeinsame und zustimmungsfähige Inhalte in den folgenden Aussagen.

Wir müssen die Übertragung von Embryonen, die durch Klonen beim Menschen, sowie durch hybride oder chimäre Verfahren erzeugt werden, in den Uterus einer Frau oder eines Tieres verbieten.

Wir müssen Maßnahmen ergreifen, um eine angemessene Handhabung von Embryonen, die durch Klonen beim Menschen, sowie durch hybride, chimäre oder ähnliche Verfahren, erzeugt werden, sicherzustellen.

Wir müssen die Schaffung eines Menschen, der genetisch identisch mit einem bereits geborenen anderen Menschen ist, vermeiden.

Wir müssen die Schaffung einer Existenz, die schwierig oder unmöglich als menschlich oder nicht menschlich zu definieren ist, vermeiden, weil dadurch die Menschenwürde, die Sicherheit des Individuums und die Aufrechterhaltung der Sozialordnung gefährdet werden.

Ich denke, dass dieser Rahmen der japanischen Gesetzgebung zum Verbot des Klonens beim Menschen eine Grundlage mit Gemeinsamkeiten im Hinblick auf eine internationale Konvention zur Harmonisierung bioethischer Grundsätze für eine globale Zukunft der Menschheit darstellt.

Schließlich müssen wir aus unserer Geschichte lernen, dass wir sorgfältig vorgehen müssen, mit einem weitgehenden Verständnis für soziale Harmonie im Hinblick auf unsere weiteren wissenschaftlichen und technologischen Entwicklungen, wie etwa im Zusammenhang mit Klon- und Reproduktionsverfahren.

Insbesondere für Japaner ist es eine unvergessene historische Tatsache, dass enorme Mengen an humangenetischen Daten über die Überlebenden von Hiroshima und Nagasaki zusammengetragen worden sind. Sie dienten als Grundlage für eines der vielversprechendsten Forschungsprojekte dieses Jahrhunderts, bekannt unter der Bezeichnung Humangenom-Projekt, ursprünglich initiiert durch das US-amerikanische Energieministerium (der früheren Atomic Energy Commission/Atomic Bomb Casualty Commission).[2] Wir wären nicht so optimistisch in Bezug auf die Zukunft, wenn wir uns ernsthaft mit der großen Zahl leidender Überlebender und Opfer von Menschenexperimenten auseinandersetzen würden. Bioethisches Bewusstsein mit einer historischen Perspektive und ein institutionelles Sicherungssystem zum Schutz der Menschenrechte sollten die zwei wichtigen Aspekte sein, um den neuen Begriff einer Wissenschaft und Technologie mit dem Menschen im Mittelpunkt zu schaffen.[3]

Anmerkungen

1 Kimura, R. (1995): *Contemporary Japan, Medical Ethics, History of ...*, in: Reich, W. (ed.), Encyclopedia of Bioethics 3, New York, 1496–1505.

2 Cook-Deegan, R. (1994): *The Gene Wars, Science, Politics, and the Human Genome*, New York, London, 94–110.

3 Kimura, R. (1986): *Bioethik als metainterdisziplinäre Disziplin*, in: Medizin – Mensch – Gesellschaft 11, 4, 247–253; Kimura, R. (1991): *Das japanische Forschungsprojekt*, in: Sass, H.-M. (Hg.), Genomanalyse und Gentherapie, Berlin, 163–170.

Lise Lavoie

Ethische und rechtliche Aspekte des Klonens beim Menschen: Die kanadische Erfahrung

Hintergrund

In der Vergangenheit hat sich die kanadische Regierung mit dem Thema „Klonen beim Menschen" im Rahmen ihrer Politik in Bezug auf assistierte Reproduktionsverfahren beim Menschen (AHR) befasst. Bereits 1989 setzte sie die Königliche Kommission für Neue Reproduktive Technologien ein. Einfach ausgedrückt, bestand das Mandat der Kommission in der Untersuchung der möglichen Handhabung dieser Technologien in Kanada. Die Königliche Kommission empfahl, dass die kanadische Regierung bestimmte Aktivitäten, wie etwa Klonen beim Menschen, verbieten und eine unabhängige Regulierungsbehörde einsetzen sollte, um zulässige AHR-Aktivitäten zu regeln.

Neben der Formulierung von Empfehlungen legte die Kommission »den Grundstein« für den kanadischen Ansatz in Bezug auf AHR-Fragen, einschließlich Klonen beim Menschen. Laut Kommission wurden AHR-Fragen im Grundsatz nicht als medizinische Themen betrachtet; sie wurden eher als eine soziale Angelegenheit gesehen, mit Verzweigungen in die Bereiche Recht und Ethik sowie Gesundheit, Forschung und Wissenschaftspolitik, um nur einige Bereiche zu nennen. Darüber hinaus hat die Kommission die kanadische Bevölkerung weitgehend eingebunden. Das Thema »Klonen beim Menschen« wurde im Rahmen eines umfassenden und beratenden Ansatzes angegangen und dieser Ansatz besteht auch weiterhin fort.

Als erste Stufe im Rahmen der umfassenden Strategie in Bezug auf AHR führte die kanadische Regierung im Juli 1995 ein vorläufiges freiwilliges Moratorium in Bezug auf neun problematische Anwendungen, einschließlich Klonen von menschlichen Embryonen, ein. Die anderen acht Anwendungen waren, zum Beispiel, Keimbahnveränderung, Geschlechtsauswahl für nichtmedizinische Zwecke und Ektogenese. Ein Jahr später wurde ein beratender Ausschuss eingesetzt, um bei der Überwachung der Einhaltung dieser Grundsätze durch Angehörige der Heilberufe und der Forschungsgemeinschaft zu helfen.

1996 führte Health Canada Regelungen in Bezug auf die Verwendung von gespendetem Samen ein, um die Gesundheit und Sicherheit von Kanadiern, die AHR-Methoden zur Familienplanung einsetzen, zu schützen. Im gleichen Jahr wurde der Gesetzesentwurf *C-47 The Human Reproductive and Genetic Technologies Act* im Parlament vorgelegt und vom House of Commons Standing Committee on Health verabschiedet. Der Gesetzesentwurf schaffte es aber nicht über die Tagesordnung hinaus, da das Parlament aufgrund der Wahlen von 1997 aufgelöst wurde. Der Gesetzesentwurf C-47 sah eine Verbotsregelung in Bezug auf Aktivitäten vor, die Gegenstand des vorläufigen Moratoriums waren, sowie für fünf weitere Themen, darunter Forschung an menschlichen Embryonen, deren Erzeugung mehr als vierzehn Tage zurückliegt, sowie der Erzeugung von Embryonen für Forschungszwecke.

Im Jahre 2000 konsultierte Health Canada in der Vorbereitungsphase der neuen Gesetzgebung alle Beteiligten sowie die Vertreter der Provinzen und Territorien. Im Mai 2001 ergriff das Gesundheitsministerium die sehr unübliche Maßnahme der Einführung von *Vorschlägen für eine Gesetzgebung in Bezug auf assistierte Reproduktionsverfahren beim Menschen* und bat das House of Commons Standing Committee on Health, die Vorschläge zu prüfen und Empfehlungen auszusprechen, bevor ein offizieller Gesetzesentwurf im Parlament eingebracht wurde. Die kanadische Regierung entschied sich für diese Vorgehensweise, weil die Fragen, die von der Gesetzgebung angesprochen wurden, Grundwerte unserer Gesellschaft betrafen. Die Gesellschaft konnte und sollte im Rahmen des parlamentarischen Prüfungsverfahrens weiterhin an den Diskussionen über AHR und damit verbundenen Fragen, wie etwa Klonen beim Menschen, teilnehmen. Kanadier aus unterschiedlichen gesellschaftlichen Gruppierungen – Vertreter der Religionsgemeinschaften, Ethiker, Unfruchtbarkeitsexperten, Forscher, Hochschulprofessoren, politische und Frauengruppen – bezogen Stellung und zeigten Perspektiven vor dem Ständigen Ausschuss auf. Ihre Stellungnahmen waren Gegenstand von Berichterstattung in den Medien und wurden im *Hansard*, den offiziellen Protokollen des Parlaments, dokumentiert.

Im Anschluss an die Empfehlungen des Ständigen Ausschusses, die im Dezember 2001 eingebracht wurden, legte die Gesundheitsministerin im Mai 2002 den Gesetzesentwurf *C-13, An Act respecting assisted human reproductive technologies and related research 1,* vor.

Gesetzesentwurf C-13. Eine Synopse

Der Gesetzesentwurf bietet einen gesetzlichen Rahmen, um die Gesundheit und Sicherheit der Kanadier zu schützen, die AHR zur Familienplanung verwenden, indem ethisch annehmbare Praktiken, wie etwa *In-vitro*-Fertilisation, geregelt werden; bestimmte nicht annehmbare Praktiken, wie etwa Klonen beim Menschen, werden verboten; es wird sichergestellt, dass Forschung im Zusammenhang mit AHR, die mit dazu beitragen kann, Behandlungen für Unfruchtbarkeit und schwere Erkrankungen zu finden, in einem reglementierten Umfeld stattfinden kann, und es wird eine Regulierungsbehörde eingesetzt, die Assisted Human Reproduction Agency of Canada (The Agency), um Genehmigungen zu erteilen und das AHR-Gesetz sowie entsprechende Verordnungen zu überwachen und durchzuführen.

Gesetzesentwurf C-13 und zwei Sonderprobleme: Klonen beim Menschen und der Status des menschlichen Embryos

Klonen beim Menschen

Der Gesetzesentwurf C-13 verbietet jede Form von Klonen beim Menschen. Die kanadische Regierung betrachtet Klonen beim Menschen als eine besonders anstößige Tätigkeit. Demzufolge wird im Gesetzesentwurf ausgeführt, dass jeder, der Klonen beim Menschen vornimmt, mit einer Geldstrafe (500.000 CAD) oder mit bis zu 10 Jahren Freiheitsstrafe oder beidem, bei Verurteilung nach Anklage, oder mit einer Geldstrafe von 250.000 CAD oder bis zu vier Jahren Freiheitsstrafe oder beidem, bei einer Verurteilung im summarischen Verfahren, bestraft wird.

Im Gesetzesentwurf C-13 besteht der Ansatz in Bezug auf Klonen beim Menschen eher im Verbieten des Ergebnisses als im Verbieten der Methode des Klonens. Dieser Ansatz wurde gewählt, nachdem die politischen Entscheidungsträger im Rahmen der Diskussionen vor der Einführung von Gesetzesentwurf C-13 erkannt hatten, dass es der Gesetzgebung unmöglich sein würde, die Möglichkeiten der Wissenschaft in Bezug auf die Entwicklung neuer Methoden zur Erzeugung eines menschlichen Klons vorherzusehen. Es lag auf der Hand, die Schlussfolgerung zu ziehen, dass es kontraproduktiv wäre, die Methoden, mit denen ein menschlicher Klon erzeugt werden kann (z. B. somatischer Zellkerntransfer oder SCNT, Parthenogenese usw.), aufzulisten und zu verbieten, weil eine nicht vorhergesehene Methode zum Klonen beim Menschen dann nicht von der Gesetzgebung abgedeckt werden würde. Statt dessen verbietet der Gesetzesentwurf C-13 jegliches Klonen beim Menschen, unabhängig davon, wie dies erfolgt.

Darüber hinaus verbietet der Gesetzesentwurf ausdrücklich die Erzeugung eines menschlichen Klons und führt die Zwecke auf, für die ein menschlicher Embryo erzeugt werden kann (siehe Kapitel 5, Gesetzesentwurf C-13). Das Verb »erzeugen« wurde bewusst gewählt, da es alle Konzepte wie etwa Herstellung, Fertigung und Produktion umfasst.

Das Verbot des Klonens im Gesetzesentwurf ist auch ein Ausdruck der Sorge um die Gesundheit und das Wohlergehen des geklonten Kindes. Obwohl viele verstehen, dass ein solches Kind genauso einzigartig und individuell wäre wie ein natürlicher Zwilling, würden andere, für die der Klon erzeugt worden ist, eine genaue genetische Kopie bzw. eine »Reinkarnation« erwarten. Diese Erwartungen könnten das geklonte Kind auf eine Art und Weise belasten, die unter ethischen Gesichtspunkten mit kanadischen Wertvorstellungen nicht vereinbar ist. Im Rahmen ihrer »Fürsorgepflicht« und im Hinblick auf den Schutz der Gesundheit von Frauen und Kindern durch den Gesetzesentwurf C-13, hat die kanadische Regierung auch die Anzahl und das Ausmaß der Gesundheitsrisiken, die beim Tierklonen dokumentiert worden sind, berücksichtigt.

Der Status des menschlichen Embryos

Die Wissenschaft hat unsere Gesellschaft in die Lage versetzt, einen menschlichen Embryo außerhalb des Körpers einer Frau zu erzeugen. Es ist jedoch die Gesellschaft, die diesem menschlichen Embryo einen Status gewährt, einen Status, an den sich die Wissenschaft halten muss. Gemäß mehrerer Entscheidungen des Obersten Kanadischen Gerichtshofs wird ein menschlicher Embryo für die Zwecke der Ausübung von unabhängigen Rechten nicht als Person betrachtet.

Der Gesetzesentwurf C-13 bestätigt jedoch den »Sonderstatus« des menschlichen Embryos, indem alle Anwendungen des *In-vitro*-Embryos reglementiert oder kontrolliert werden. Die Agency ist verantwortlich für die Reglementierung der Erzeugung und der Verwendung des *In-vitro*-Embryos, um sicherzustellen, dass dieser Embryo mit Respekt behandelt wird. Die Agency setzt dabei die Bestimmungen des Gesetzesentwurfs um, durch den der gesetzliche Rahmen geschaffen wird, der die Zwecke festlegt, für die ein Embryo erzeugt werden kann, d. h. Reproduktion oder Erzeugung eines Menschen. Die Agency erteilt Genehmigungen für Kliniken oder Einrichtungen, um die Möglichkeiten für Fertilitätsbehandlungen zu verbessern oder neue Methoden auszuarbeiten. Die Agency legt im Rahmen von Verordnungen auch die Bedingungen fest, unter denen entsprechende Methoden angewandt werden können.

Die Bestimmungen im Gesetzesentwurf in Bezug auf Forschung dokumentierten ebenfalls den Sonderstatus des *In-vitro*-Embryos. Von besonderem Interesse ist die Tatsache, dass der Gesetzesentwurf C-13 denjenigen, für die der Embryo erzeugt wird, Entscheidungsbefugnis in Bezug auf das Schicksal dieses Embryos zugesteht. Es sind diese Personen, die entscheiden, ob ein bestehender *In-vitro*-Embryo, der nicht in eine Frau transplantiert worden ist, für andere Zwecke, wie etwa Forschungszwecke, gespendet werden darf. Diese Forschungsprojekte würden durch die Agency reglementiert werden. Der Gesetzesentwurf C-13 enthält Vorgaben in Bezug auf entsprechende Projekte und den *In-vitro*-Embryo, indem bestimmt wird, dass die Agency „erkennen muss, dass die Anwendung für die Zwecke der vorgesehenen Forschung erforderlich ist". Falls Kanadier, die AHR einsetzen, der Verwendung ihrer Embryonen für Forschungszwecke nicht zustimmen, gibt es keine entsprechende Forschung an *In-vitro*-Embryonen in Kanada.

Einbettung der Verbote in Grundsätze: Die ethischen Grundsätze des kanadischen Ansatzes

Im Gegensatz zu zahlreichen anderen Gesetzen enthält der Gesetzesentwurf C-13 eine offizielle Erklärung, in der mehrere Grundsätze beschrieben werden, die vom kanadischen Parlament anerkannt worden sind. Diese Grundsätze können von den Gerichten ggf. als Auslegungshilfe verwendet werden. Sie bilden die Grundlage für den kanadischen Ansatz in Bezug auf AHR-Fragen im Allgemeinen und Klonen beim Menschen im Besonderen. Diese Grundsätze reflektieren und verkörpern die Grundwerte der kanadischen Gesellschaft.

Der Gesetzesentwurf beginnt mit einer Aussage zum Wert der AHR-Verfahren und der Bedeutung des Schutzes der Gesundheit und des Wohlbefindens von Kindern, die aufgrund von AHR geboren werden, sowie Menschen und insbesondere Frauen, die AHR einsetzen. Der Gesetzesentwurf betont die Notwendigkeit der Aufrechterhaltung und des Schutzes der menschlichen Individualität und Diversität sowie der Integrität des menschlichen Genoms. Der Entwurf schützt die Kanadier vor Diskriminierung aufgrund von sexueller Orientierung oder Familienstand. Freie und aufgeklärte Einwilligung ist eine grundlegende Voraussetzung für AHR, und der Gesetzesentwurf C-13 spricht die ethischen und gesundheitlichen Bedenken im Zusammenhang mit einer möglichen Kommerzialisierung der menschlichen Reproduktionskapazität an. Auch wenn die Menschenwürde ein Konzept ist, das nur schwer, genau und präzise zu definieren ist, ist sie dennoch ein Grundwert des Gesetzesentwurfs C-13. Kanada, als Unterzeichnerstaat der *Allgemeinen Erklärung über das menschliche Genom und Menschenrechte* der UNESCO, ist überzeugt, dass der Gesetzesentwurf C-13 Artikel 2 dieser Erklärung entspricht, in der es heißt, dass jeder „Mensch ein Recht auf Achtung seiner Würde hat" und dass diese Würde „es gebietet, den Menschen nicht auf seine genetischen Eigenschaften zu reduzieren und seine Einzigartigkeit und Vielfalt zu achten."

Ausblick

In den vergangenen zehn Jahren haben sich die Kanadier an zahlreichen öffentlichen Diskussionen und Beratungen in Bezug auf AHR-Fragen im Allgemeinen und Klonen beim Menschen im Besonderen beteiligt. Im Januar 2003 bestätigte eine Umfrage, dass 84% aller Kanadier Klonen beim Menschen verbieten würden. 53% aller Kanadier waren jedoch für Klonen von menschlichen Embryonen, um Stammzellen zu erhalten. Während die meisten Kanadier für den Gesetzesentwurf sind, überrascht es nicht, dass die Fragen, die im Gesetzesentwurf C-13 angesprochen werden, eine Reihe von unterschiedlichen Meinungen hervorgerufen haben. So haben einige Akademiker ihre Bedenken in Bezug auf die strafrechtlichen Befugnisse der kanadischen Regierung zum Ausdruck gebracht, während Vertreter der Provinzen und Territorien nicht so sehr für die Entwicklung von Verordnungen waren, weil sie diese als ihren Zuständigkeitsbereich betrachten.

Die Frage, ob Klonen beim Menschen verboten werden sollte oder nicht, hat zu erhitzten Debatten in Kanada geführt. Das Verbot von reproduktivem Klonen wird von allen Schichten der kanadischen Gesellschaft, abgesehen von einigen wenigen Ausnahmen, unterstützt. Die Raelianer sind dabei die bekannteste Ausnahme. Kanadische Forscher haben mit einigen wenigen Ausnahmen die Notwendigkeit eines Verbots des so genannten »therapeutischen Klonens« oder »Forschungsklonens« bestätigt. Während die Mitglieder des Parlaments es nicht für erforderlich hielten, die Debatte in Bezug auf die Bestimmungen zum Klonen beim Menschen im Gesetzesentwurf C-13 zu eröffnen, haben sie die Frage der Embryonenforschung in den Mittelpunkt ihrer Erörterungen gestellt, wobei es zu unterschiedlichen Meinungen bei Regierung und Opposition kam.

Diese Momentaufnahme der öffentlichen Meinung in Kanada zeigt, wie sich die Debatte über AHR und damit verbundene Fragen, wie Klonen beim Menschen, in Kanada entwickeln könnte. Es ist eine Debatte, die auf allen Ebenen der Gesellschaft geführt wird, von den Hochschulen bis in die Familien, d. h. Kanadier aus allen Schichten beteiligen sich. Es ist eine Debatte, die sich heute auf das Parlament konzentriert, und dies wird auch in Zukunft so sein, wenn drei Jahre nach der Durchführung *An Act respecting assisted human reproductive technologies and related research* im Parlament wieder zur Prüfung anstehen wird.

Auch ohne die gesetzlich vorgesehene Prüfung würde die Debatte fortgeführt werden, da die wissenschaftlichen Fortschritte, insbesondere in Bezug auf Stammzellen, ein starkes Echo in den Medien finden und diese Fragen viele soziale, ethische, rechtliche und gesundheitliche Aspekte ansprechen. Die Debatte wird durch die Grundsätze in der offiziellen Erklärung bestimmt werden, mit denen anerkannt wird, dass Frauen, noch mehr als Männer, unmittelbar und signifikant durch die Anwendung betroffen sind und dass ihre Gesundheit und ihr Wohlbefinden sowie die Gesundheit und das Wohlbefinden der durch AHR geborenen Kinder geschützt werden müssen. Die Grundsätze gehen weiterhin davon aus, dass Forschung einzelnen Familien sowie der Gesellschaft insgesamt am ehesten nutzt, wenn die geeigneten Maßnahmen ergriffen werden, um die menschliche Gesundheit, Sicherheit, Würde und Rechte zu fördern und zu schützen.

Wie die Gesundheitsministerin bei der Vorlage des Gesetzesentwurfs C-13 sagte: „Diese Gesetzgebung betrifft einige äußerst komplexe und wichtige Fragen. Die Kanadier haben deutlich gemacht, dass sie sichere AHR-Verfahren und den Nutzen bedeutender medizinischer Erkenntnisse haben möchten, aber nicht um jeden Preis. Das vorgesehene Gesetz klärt, was wir, als Gesellschaft, annehmbar finden." Die Kanadier werden auch weiterhin die Annehmbarkeit von AHR-Technologien und damit zusammenhängende Fragen, wie etwa Klonen beim Menschen, im jeweiligen Rahmen definieren.

Zelina Ben-Gershon

Die ethisch-rechtliche Diskussion: Eine israelische Perspektive

Die ethisch-rechtliche Diskussion über Klonen in der biomedizinischen Forschung und Reproduktion begann in Israel kurz nach der Geburt des Schafes Dolly. Ein Gesetzesentwurf zum Verbot des Klonens wurde einen Monat später dem kurz davor eingesetzten Ausschuss für Wissenschaft und Technologie der Knesset – des israelischen Parlaments – vorgelegt.

An den nachfolgenden Beratungen in der Knesset nahmen Philosophen, Ethiker, Forscher, Experten für In-vitro-Fertilisation (IVF), Juristen, Gesetzgeber und die verschiedenen religiösen Führer aktiv teil.

Ich möchte auf einige Kommentare und Stellungnahmen eingehen, die im Zusammenhang mit den Beratungen zum Gesetzesentwurf vorgetragen wurden, und einige Fragen ansprechen, die in den jüngsten Diskussionen des Nationalen Helsinki-Ausschusses für genetische Forschung beim Menschen aufgeworfen wurden.

1998 führte der wissenschaftliche Durchbruch in Form der Geburt von Dolly zu ethischen, rechtlichen und wissenschaftlichen Fragen sowie Ängsten: Ängsten vor dem Unbekannten, Ängste, dass ganze Armeen von geklonten Diktatoren bald über uns herfallen könnten, Ängste, dass wir »Gott spielen« könnten:

Was ist der moralische Status des Klons? Unterscheidet er sich von demjenigen monozygoter Zwillinge? Werden wir durch unsere Gene bestimmt?

Jüdische Lehren und die jüdische Philosophie wenden sich gegen biologischen Determinismus und betonen sowohl die persönliche Verantwortung als auch die Verpflichtung, zu heilen und Leben zu retten.[1]

> „Hakol Tsafui Veharashut Netuna"
> „Alles ist voraussehbar, aber die Freiheit ist gegeben"
> (Das Buch der Grundsätze 3, 16)

Ein bekannter israelischer Philosoph gab zu, dass er einen geliebten verstorbenen Sohn geklont hätte, wenn es möglich gewesen wäre. Ein anderer bekannter Gelehrter fand reproduktives Klonen nicht verwerflich, unter der Voraussetzung, dass es sicher ist und einem Paar hilft, dem Gebot der Fortpflanzung nachzukommen.

Bezüglich des therapeutischen Klonens hängt die moralische Legitimität der Durchführung von Forschung an menschlichen Embryonen zu einem großen Teil vom Status ab, den man einem Embryo zugesteht.[2] Aus der jüdischen Perspektive ist der Status des Embryos außerhalb des Uterus vergleichbar mit demjenigen von Gameten, Sperma und Oozyten; sie sollten nicht umsonst verschwendet werden, aber für therapeutische Zwecke manipuliert werden können.[3] Eine detaillierte Darstellung der jüdischen Perspektive ist nachzulesen im *Report of the Bioethics Advisory Committee of the Israel Academy of Sciences and Humanities* vom August 2001.

Die meisten Teilnehmer an der Debatte betonten, dass Klonen auf der Grundlage des bestehenden Wissens gefährlich ist und wahrscheinlich nicht erfolgreich sein kann, so dass es zur Zeit verboten werden sollte.

Das Gesetz, das verabschiedet wurde, trägt die Bezeichnung „Verbot genetischer Intervention (Klonen beim Menschen und genetische Manipulation von reproduktiven Zellen) Gesetz – 5759-1999."[4]

Den Schwerpunkt legt das Gesetz auf die *Intention* des Klonierungsverfahrens, nämlich die „Erzeugung eines ganzen menschlichen Wesens" und nicht auf das Verfahren, mit dem Klonen durchgeführt wird.

„Zweck dieses Gesetzes ist die Festschreibung eines Zeitraums von fünf Jahren, während dessen keine Form von genetischer Intervention an Menschen durchgeführt werden darf, um während der Zeit dieses Moratoriums die moralischen, sozialen und wissenschaftlichen Aspekte dieser Art von Intervention und ihre Implikationen für die Menschenwürde zu untersuchen."[5]

Während dieses Zeitraums von fünf Jahren (1999 bis Januar 2004) sind zwei Arten von Experimenten verboten. In Absatz 3 heißt es: „Innerhalb des Zeitraums, während dessen dieses Gesetz in Kraft ist, wird niemand irgendeine Intervention in Zellen irgendeiner Person zu einem der folgenden Zwecke vornehmen:

1. Klonen beim Menschen,
2. Erzeugung eines Menschen durch Verwendung von reproduktiven Zellen, die eine dauerhafte, beabsichtigte genetische Modifizierung erfahren haben (Keimzelltherapie)."

Im Gesetz heißt es dann, dass der Gesundheitsminister dennoch die Durchführung bestimmter Arten von genetischer Intervention, die gemäß Absatz 3 (2) verboten sind, zulassen kann, wenn bestimmte Voraussetzungen erfüllt sind. Diese Voraussetzungen werden in Absatz 5 (6) genannt:[6]

Genehmigung bestimmter Arten von genetischer Intervention

> (a) Unbeschadet der Bestimmungen in Absatz 3 darf der Minister, sofern er die Auffassung vertritt, dass die Menschenwürde nicht gefährdet wird, auf Empfehlung des Beirats und unter Voraussetzungen, die in Verordnungen festgelegt werden können, die Durchführung bestimmter Arten von genetischer Intervention, die gemäß Absatz 3 (2) verboten sind, erlauben.
>
> (b) Die Durchführung einer genetischen Intervention im Sinne von Absatz (a) unterliegt einer vorher zu erteilenden Genehmigung unter Berücksichtigung von Voraussetzungen, die festgelegt und erfüllt werden müssen.
>
> (c) Der Minister wird in Verordnungen gemäß diesem Absatz die Voraussetzungen für die Erteilung einer Genehmigung, die Bedingungen im Zusammenhang mit der Genehmigung, die Methoden für die Überwachung der Durchführung der zulässigen genetischen Intervention und die Verpflichtung zur Erstellung von Berichten regeln.

Bisher ist keine entsprechende Genehmigung beantragt oder erteilt worden.

Der Gesundheitsminister darf Klonen beim Menschen nicht genehmigen.

Der im Gesetz erwähnte Beirat ist der Nationale Helsinki-Ausschuss für Genforschung beim Menschen.[7]

Die Definition von Klonen beim Menschen in diesem Gesetz lautet: „Klonen beim Menschen - die Erzeugung eines ganzen Individuums, dessen Chromosome absolut identisch sind mit denjenigen einer anderen Person oder Embryos, die existieren oder vorher existiert haben."[8] Mit anderen Worten, reproduktives Klonen ist bis Januar 2004 ausdrücklich verboten. Es ist wichtig, darauf hinzuweisen, dass gemäß der rechtlichen Auslegung dieses Gesetzes therapeutisches Klonen nicht verboten ist.

Der Nationale Helsinki-Ausschuss für genetische Forschung beim Menschen formuliert die Politik und prüft Forschungsprojekte im Zusammenhang mit embryonalen Stammzellen und therapeutischem Klonen. Ich möchte jetzt auf einige Punkte eingehen, die in den jüngsten Diskussionen angesprochen wurden.

Überzählige Embryonen sind Embryonen, die durch In-vitro-Fertilisation erzeugt werden, dann während mehr als fünf Jahren eingefroren werden und um deren Entsorgung das entsprechende Paar gebeten hat. In dieser Situation hat der Embryo nicht das Potential, ein Mensch zu werden, und seine Verwendung ist nach jüdischem Recht deshalb zulässig. Es gibt gleichermaßen keine religiösen Einwände zur Erzeugung eines Embryos für Forschungszwecke durch Kerntransfer, da dieser mit Sicherheit nicht zur Implantation in einen Uterus bestimmt ist und deshalb kein Potential hat, ein Mensch zu werden. Das entsprechende Forschungsprojekt sollte ein therapeutisches Ziel verfolgen.

Ein bedeutender Grund für Bedenken war die Herkunft der Oozyten, die für therapeutische Klonexperimente erforderlich sind. In Israel dürfen Oozyten nur von hormonell behandelten Frauen im Rahmen einer In-vitro-Fertilisation entnommen werden.[9] Überzählige Oozyten können für die Forschung gespendet werden, nachdem eine geeignete Anzahl für die eigenen Bedürfnisse der Frau verwendet worden ist und sofern sie nicht bereit ist, diese für andere Frauen im Hinblick auf Fortpflanzung zur Verfügung zu stellen.

Der Kerntransfer ist bei Menschen bisher nicht erfolgreich gewesen. Aufgrund der niedrigen Effizienz des Verfahrens wären mindestens 50–100 Oozyten erforderlich, um eine Blastozyste zu erzeugen. Welche Quelle gibt es für so viele Oozyten? Wie kann eine Kommerzialisierung verhindert werden? Angesichts der Knappheit gespendeter Oozyten im Zusammenhang mit IVF, ist die potentielle Quelle für eine derart hohe Anzahl von Oozyten für therapeutische Klonforschung ungewiss, und das Verfahren kann nicht moralisch gerechtfertigt werden.

Die Überwachung des therapeutischen Klonens, sofern es genehmigt wird, wurde als unerlässlich betrachtet, um sicherzustellen, dass die Forschung überprüft wird, und um einen Rahmen zu schaffen, der sicherstellt, dass die Forschung ethisch, rechtlich und moralisch reglementiert ist.

Wie bereits erwähnt, wird die bestehende Gesetzgebung zum Klonen in den kommenden Monaten von der Knesset erneut beraten werden. Die vorhandenen wissenschaftlichen und medizinischen Informationen über reproduktives Klonen beim Menschen deuten darauf hin, dass es immer noch ein gefährliches Verfahren ist.[10] Deshalb kann es angemessen sein zu empfehlen, dass das bestehende Gesetz für weitere fünf Jahre in Kraft bleibt.

Anmerkungen

1 Arbeitsgruppe für die Ausarbeitung eines Mandats im Hinblick auf eine Konvention gegen reproduktives Klonen beim Menschen, Statement von Frau Ady Schonmann, 24. September 2002, http://www.israel-un.org/committees/sixth_main.htm.

2 Report of the Bioethics Advisory Committee of the Israel Academy of Sciences and Humanities (2001): *The use of Embryonic cells for Therapeutic Research,* at: http//stwww.weizmann.ac.il/bioethics/index-h.html.

3 Ibid., 10

4 Sefer Hachukim 1697 (7.1.1999): *Prohibition of Genetic Intervention (Human Cloning and Genetic Manipulation of Reproductive Cells) Law*, 5759-1999, Knesset.

5 Ibid., § 1

6 Ibid., § 5

7 Ibid., § 2

8 Ibid.

9 National Health (In Vitro Fertilization) Regulations, 5747-1987, Regulation Code 5035, 5747, 11. Juni 1987, 978.

10 US National Academy of Sciences, National Academy of Engineering, Institute of Medicine, National Research Council (2002): *Scientific and Medical aspects of Human Reproductive Cloning*, Washington, D. C.

André Boué

Die ethisch-rechtliche Diskussion in Frankreich

Im Juli 1994 wurden drei Gesetze zur Bioethik von der Nationalversammlung und vom Senat verabschiedet. Ein interessanter Aspekt eines dieser Gesetze ist, dass es fünf Jahre später der Nationalversammlung und dem Senat erneut vorgelegt werden musste, um einige Artikel vor dem Hintergrund neuer wissenschaftlicher Erkenntnisse zu ändern. Und heute, neun Jahre später, sind diese Änderungen immer noch in der Diskussion.

Gleich nach der Veröffentlichung des Dolly-Experiments im Februar 1997 bat der Präsident der Französischen Republik den Nationalen Französischen Ethikrat für Gesundheit und Lebenswissenschaften (CCNE) um eine Stellungnahme zu Fragen, die sich aus einer möglichen Anwendung des Klonens beim Menschen ergeben.

Die Antwort des CCNE wurde im April 1997 mit vier Kapiteln veröffentlicht: wissenschaftliche und technische Aspekte, die Frage der Anwendung des Klonens beim Menschen, philosophische und ethische Gesichtspunkte sowie rechtliche Überlegungen.

Der CCNE vertritt die Auffassung, dass Forschung im Hinblick auf die Möglichkeit von reproduktivem Klonen beim Menschen und, a fortiori, Unterstützung bei der Entwicklung nach Embryo-Splitting oder Verschmelzung von Zellen gemäß Verfahren, die als Klonen bekannt sind, um einen lebensfähigen Menschen zu erzeugen, durch die Bioethikgesetze unter mehreren Gesichtspunkten verboten sind.

1. Forschung am Menschen mit dem Ziel, die Erzeugung von Menschen mit identischen Genen zu ermöglichen, steht im Widerspruch zu den Artikeln, die dem französischen Bürgerlichen Gesetzbuch (Code Civil) im Anschluss an die Verabschiedung des Gesetzes vom 29. Juli 1994, d. h. eines der zum damaligen Zeitpunkt umgesetzten Bioethikgesetze, hinzugefügt wurden.

Artikel 16-4

„Es ist niemandem erlaubt, die Integrität des Menschen zu verletzen. Jegliche eugenische Praxis im Hinblick auf die Vornahme einer Selektion von Personen ist verboten. Unbeschadet der Forschung im Hinblick auf die Verhütung und Behandlung von Erbkrankheiten, darf keine Änderung an genetischen Merkmalen zum Zwecke der Änderung der Abstammung einer Person vorgenommen werden."

2. Das zweite Gesetz vom 29. Juli 1994, mit dem das Gesundheitsgesetzbuch (Code de la Santé Publique) geändert und die Spende sowie die Verwendung von Organen und die medizinisch assistierte Fortpflanzung geregelt wurden, weist ebenfalls Bestimmungen auf, die gegen das Klonen sprechen. Soweit bekannt, erfordert Klonen nach dem derzeitigen Stand der Wissenschaft eine „medizinisch assistierte" Technik, von der kaum behauptet werden kann, dass sie von der Gesetzgebung zugelassen worden ist.

3. Der CCNE vertritt die Auffassung, dass die Debatte zum Thema der neuesten wissenschaftlichen Erkenntnisse dazu gedient hat, die Stichhaltigkeit der Grundsätze, die 1994 in Frankreich verabschiedet wurden, zu bestätigen. Während das Grundkonzept, nämlich der Schutz der Menschenwürde, grundsätzlich bestätigt wurde und zu einem Verbot von Verfahren führte, die die Abstammung eines Menschen modifizieren könnten, legte die Gesetzgebung in Bezug auf den fachlichen Aspekt den Status der medizinisch assistierten Fortpflanzung fest. Der CCNE ist einstimmig der Meinung, dass eine Analyse der Situation, die durch das »Dolly«-Experiment herbeigeführt wurde, eine erneute Prüfung der betroffenen Grundsätze nicht rechtfertigt.

Das Gesetz verurteilt in seiner heutigen Form, auch nach Prüfung durch den Verfassungsrat (Conseil Constitutionnel), reproduktives Klonen beim Menschen. Es gibt keinen Bedarf für eine neue Gesetzgebung, außer zu Zwecken der Klarstellung.

Dieser besonders wichtige Artikel des Bürgerlichen Gesetzbuches könnte mit einer langen Liste von Verboten überfrachtet werden und damit seinen allgemeinen positiven Geltungsbereich verlieren. Eine Gesellschaft, die sich feierlich für die Aufrechterhaltung von Grundsätzen zum Schutz des Menschenwürde ausgesprochen hat, kann keinen positiven Nutzen haben, wenn sie in regelmäßigen Abständen eine Büchse der Pandora mit den bizarrsten wissenschaftlichen Anwendungen öffnet.[1]

In den vergangenen Jahren erschien es möglich, Klonverfahren für therapeutische Zwecke mit der Entwicklung von embryonalen Stammzellen, im Rahmen des so genannten »therapeutischen Klonens«, anzuwenden. Dies geschah zu einem Zeitpunkt, als die Politiker gerade dabei waren, mögliche Änderungen des Bioethikgesetzes zu erörtern.

Wir erlebten zahlreiche Diskussionen, Veröffentlichungen, Sitzungen, von Wissenschaftlern, Klinikern, Philosophen, Geistlichen, Juristen usw., zu beiden Klonverfahren.

Der CCNE veröffentlichte zwei Stellungnahmen, Nr. 60 im Juli 1998, und ein argumentationsstärkeres Dokument, Nr. 67, im Januar 2001, in denen die divergierenden Ansichten zu therapeutischem Klonen, wie sie zwischen den verschiedenen Mitgliedern des CCNE bestehen, dokumentiert wurden.

Im Januar 2002 verabschiedete die Nationalversammlung einen Gesetzesentwurf zur Änderung der Bioethikgesetze, in dem auch einige Artikel in Bezug auf Klonen enthalten waren. Aber der Begriff »Klonen« selbst wurde nicht verwendet und die Nationalversammlung befasste sich nicht eindeutig mit dem Problem des therapeutischen Klonens. Die Diskussion fand nämlich einige Wochen vor den Neuwahlen zur Nationalversammlung statt. „Jeder Eingriff zum Zwecke der Ermöglichung der Geburt eines Kindes oder der Entwicklung eines menschlichen Embryos, der nicht von den Gameten eines Mannes oder einer Frau stammt, ist verboten. Wer einen Eingriff zum Zwecke der Ermöglichung der Geburt eines Kindes oder der Entwicklung eines menschlichen Embryos, der nicht unmittelbar von den Gameten eines Mannes oder einer Frau stammt, vornimmt, begeht eine strafbare Handlung, die mit 20 Jahren Freiheitsstrafe geahndet wird. Jede Person, die damit einverstanden ist, dass ihr Zellen oder Gameten zur Ermöglichung der Geburt eines Kindes, das nicht unmittelbar von den Gameten eines Mannes oder einer Frau abstammt, entnommen werden, begeht eine strafbare Handlung, die mit fünf Jahren Freiheitsstrafe geahndet wird.“[2]

Im Januar 2003 verabschiedete der Senat einen neuen Gesetzesentwurf.

Forschung an Embryonen und embryonalen Zellen

Jeder Eingriff im Hinblick auf die Ermöglichung der Geburt eines Kindes, das genetisch identisch mit einer anderen lebenden oder toten Person ist, ist verboten.

Die In-vitro-Konzeption eines Embryos oder die Erzeugung eines menschlichen Embryos für Forschungszwecke durch Klonen sind verboten.

Ein menschlicher Embryo kann nicht Gegenstand einer Konzeption oder Erzeugung durch Klonen sein oder für kommerzielle und industrielle Zwecke verwendet werden.

Die Erzeugung eines menschlichen Embryos für therapeutische Zwecke durch Klonen ist ebenfalls verboten.

Verbrechen gegen die Menschlichkeit

Verbrechen in Bezug auf Eugenik und reproduktives Klonen

„Die Vornahme eines Eingriffs zum Zwecke der Ermöglichung der Geburt eines Kindes, das genetisch identisch mit einer anderen lebenden oder toten Person ist, ist ein Verbrechen, das mit 30 Jahren Freiheitsstrafe und einer Geldstrafe von 7.500.000 Euro geahndet wird. Jede Person, die an der Entnahme von Zellen oder Gameten im Hinblick auf die Ermöglichung der Geburt eines Kindes beteiligt ist, das genetisch identisch mit einer anderen lebenden oder toten Person ist, wird mit 10 Jahren Freiheitsstrafe und einer Geldstrafe von 150.000 Euro bestraft. Das französische Gesetz findet auch Anwendung, wenn das Verbrechen außerhalb von Frankreich durch einen französischen Staatsbürger oder eine Person, die normalerweise in Frankreich wohnhaft ist, begangen wird. Die In-vitro-Fertilisation oder die Erzeugung von menschlichen Embryonen durch Klonen für Forschungszwecke wird mit sieben Jahren Freiheitsstrafe und einer Geldstrafe von 100.000 Euro geahndet. Die Erzeugung von menschlichen Embryonen durch Klonen für Forschungszwecke wird mit sieben Jahren Freiheitsstrafe und einer Geldstrafe von 100.000 Euro geahndet."[3]

Dieser Gesetzesentwurf wird der neugewählten Nationalversammlung im Herbst erneut vorgelegt werden und wird dort von Gesundheitsminister Jean François Mattei, einem ausgezeichneten klinischen Genetiker, vertreten werden. Der Text des Senats kann von der Nationalversammlung verabschiedet werden.

Anmerkungen

1 Nationaler Französischer Beratender Ethikausschuss für Gesundheit und Lebenswissenschaften (CCNE) (1997): *Nr. 54 Antwort an den Präsidenten der Französischen Republik zum Thema reproduktives Klonen*, 22.4.1997.

2 *Gesetzesentwurf der Nationalversammlung*, 22.1.2002.

3 *Gesetzesentwurf der Nationalversammlung*, 22.1.2002.

Kristiane Weber-Hassemer

Die ethisch-rechtliche Diskussion: Ein internationaler Vergleich

Vorbemerkung

Mein Beitrag konzentriert sich auf die Probleme des Klonens zu Forschungszwecken, das so genannte »therapeutische Klonen«. Die Diskussion zum reproduktiven Klonen weist kaum spezifisch deutsche Besonderheiten auf. Die einhellige Ablehnung divergiert zwar in der Gewichtung der unverantwortlichen gesundheitlichen Risiken oder aber der seelischen und sozialen Belastungen für den Klon, zentraler Bezugspunkt ist – wie auch in der internationalen Diskussion – die Verletzung der Menschenwürde durch die Instrumentalisierung des Klons. Einen besonderen Einwand formuliert Habermas, der vor einer Zerstörung des gattungsethischen Selbstverständnisses der Menschheit infolge von Züchtungs- und Selektionsprozessen warnt.[1]

I.

Während im Ergebnis, wenn auch mit höchst divergierenden Begründungen, das reproduktive Klonen also in Deutschland einhellig abgelehnt wird, ist der Diskurs über das Klonen zu Forschungszwecken sehr zwiespältig, kontrovers und häufig emotional. Darüber darf die Entschließung des Bundestages vom 20.02.2003, die mit überwältigender Mehrheit jegliche Form des Klonens geächtet wissen will, nicht hinwegtäuschen. Sie zeigt aber einen spezifisch deutschen Umgang zumindest in der öffentlichen Debatte mit der Embryonenforschung: Die Erfahrung, dass in der Zeit des Nationalsozialismus Ärzte fürchterliche Experimente mit Menschen und eine menschenverachtende Forschung betrieben haben, hat sich tief in das kollektive Bewusstsein der Deutschen eingegraben und hat ihren Niederschlag in der Deutschen Verfassung vom Mai 1949 gefunden. Artikel 1 des Grundgesetzes statuiert als Basis aller Grundrechte die Unantastbarkeit der Menschenwürde und macht ihren Schutz zur staatlichen Pflicht.[2]

Die Menschenwürde wurde nicht definiert – Theodor Heuss nannte sie seinerzeit „eine nicht interpretierte These" – eine Definition wurde wohl auch nicht als erforderlich angesehen. Die durchlittenen Erschütterungen, christliches Gedankengut und die starke Verankerung der allgemeinen moralischen Überzeugungen in den Traditionen des deutschen Idealismus formten einen Grundkonsens, wonach im Sinne von Kant jegliche Verzwecklichung des Menschen ausgeschlossen war.[3]

Utilitaristische Argumente haben es deshalb schwer und werden mit Argwohn betrachtet. Die stets präsente Sorge vor Missbrauch, vor erneuter Verzwecklichung von Menschen hat zu einer Sensibilität der öffentlichen Meinung gegenüber der gentechnischen Forschung geführt, aber auch zur Tabuisierung von Thesen und gelegentlich zur Stigmatisierung anders Denkender.

II.

Diese Haltung liegt auch dem Embryonenschutzgeschutz (ESchG) aus dem Jahre 1990 zugrunde, das in seiner Rigorosität im internationalen Vergleich wohl unübertroffen ist. Das Embryonenschutzgesetz ist ein Strafgesetz, das zu schützende Rechtsgut ist vordergründig der Embryo, letztlich aber die Menschenwürde, auch und ausdrücklich im Zusammenhang mit dem Verbot jeglichen Klonens.[4]

Das Bemühen, den Embryo möglichst umfassend vor missbräuchlicher Verwendung zu schützen, hat zu nicht unerheblichen Wertungswidersprüchen und inkonsistenten Regelungen geführt, die hier jedoch vernachlässigt werden können.[5]

Das Gesetz intendiert jedenfalls im Grundsatz ein totales Verbot jeglichen Klonens. Ob dies de lege lata gelungen ist, ist insbesondere unter Strafrechtswissenschaftlern im Hinblick auf die einschlägigen Vorschriften (§ 6 und § 8 des Embryonenschutzgesetzes) nicht ganz unumstritten, wobei möglicherweise die Zellkerntransfermethode und das Embryonensplitting nochmals verschieden zu bewerten sind.[6]

Im Zeitpunkt des Inkrafttretens des Gesetzes am 01.01.1991 waren diese Techniken zwar schon bekannt, in den möglichen Auswirkungen aber wohl nicht durchdacht. Das Schaf »Dolly« war noch nicht geboren. Im Zuge der neueren Forschungen dürften zudem Genese und Funktion der Keimbahnzellen (§ 5 Embryonenschutzgesetz) in einem neuen Licht zu sehen sein, so dass die zentralen Begriffe des Gesetzes, nämlich des Embryos, der Totipotenz und der Keimbahn, zu überprüfen sind.

III.

Letztlich ist das Embryonenschutzgesetz nicht mehr als ein Anhaltspunkt für die grundsätzliche Frage, ob das Klonen zu Forschungszwecken, weil nach rechtsethischen und verfassungsrechtlichen Maßstäben illegitim, unter Strafe zu stellen ist oder ob gerade ethische und verfassungsrechtliche Argumente möglicherweise für eine – begrenzte – Freigabe sprechen. Diese Frage wird in Deutschland höchst kontrovers diskutiert, in weiten Bereichen unter Verwendung ähnlicher oder gleicher Argumente wie bei der Stammzellforschung und der Präimplantationsdiagnostik. Wie die Diskussion auch in anderen Ländern zeigt, lehnen manche Wissenschaftler und Politiker schon deshalb das Klonen zu Forschungszwecken ab, weil sie den Dammbruch hin zum Klonen von Menschen fürchten. Diese Sorge ist sicherlich nicht spezifisch deutsch, aber die Angst vor Missbrauch ist aus den eingangs genannten Gründen bei uns besonders präsent. Ob allerdings im Wege von Verboten dem Risiko von Grenzverletzungen sinnvoll und effizient begegnet werden kann, ist höchst fraglich.

Neben der grundsätzlichen Frage, ob verfassungsrechtliche und ethische Prinzipien dem Herstellungsverfahren des Klonens zu Forschungszwecken mit Blick auf den Embryo entgegenstehen, ist auch der Vorwurf unzulässiger Instrumentalisierung von Frauen als »Rohstofflieferanten« ernst zu nehmen. Möglicherweise ist diese spezielle Problematik durch die neueren Forschungen, die mit den Namen Karin Hübner und Hans Schöler verbunden sind, entschärft oder beseitigt – dann nämlich, wenn zur Gewinnung von Eizellen nur noch embryonale Stammzellen erforderlich sind. Diese Forschungsergebnisse mögen neue ethische und rechtliche Probleme aufwerfen, deren Ausmaß derzeit schwer abzuschätzen ist.

Nach heutigem Kenntnisstand sind damit aber die übrigen zentralen ethischen und rechtlichen Probleme in der deutschen Diskussion (noch) nicht nachhaltig tangiert. Die Auseinandersetzung fokussiert um den »Embryo« und die »Totipotenz« – das Stammzell-Gesetz aus dem Jahre 2002 definiert bereits jede totipotente Zelle als »Embryo«[7].

Hier stehen sich die Postulate der Menschenwürde und des Lebensschutzes einerseits und die Forschungsfreiheit in ihrem Ziel langfristig zu gewinnender Therapiemöglichkeiten andererseits gegenüber. Die Argumente differieren mit Blick auf die Klonierungstechniken, der ethische und verfassungsrechtliche Diskurs konzentriert sich aber auf die Zellkerntransfermethode.

In dieser Diskussion in Deutschland lassen sich – bei aller Differenzierung in der Begründung im Einzelnen – zwei Grundpositionen ausmachen. Nach der bisher wohl herrschenden Auffassung beginnt menschliches Leben mit der sog. Kernverschmelzung von Ei und Samenzelle. Von diesem Zeitpunkt an ist der Menschstatus begründet. Die drei Standardargumente lauten: Von diesem Zeitpunkt an besitze der Embryo das Potential, sich zum Menschen zu entwickeln, seine Identität liege fest und seine Entwicklung zum Menschen verlaufe kontinuierlich.[8]

Diesem sowohl moralischen als auch verfassungsrechtlichen Status entsprechend wird für den Embryo uneingeschränkt Würde und Lebensschutz postuliert. Dabei wird überwiegend dahin argumentiert, dass jede Verkürzung des Lebensschutzes zugleich eine Verletzung der Menschenwürde sei. Diese ethische und insbesondere verfassungsrechtliche Interpretation von Art. 1 Abs. 1 i.V.m. Art. 2

Abs. 2 Grundgesetz leiten ihre Verfechter insbesondere aus der Judikatur des Bundesverfassungsgerichts zum Abtreibungsverbot ab.[9]

Diese Position wird auch auf den moralischen und rechtlichen Status des Embryos übertragen, der durch Klonen zu Forschungszwecken entstanden ist. Entscheidend sei allein die Potentialität zur Menschwerdung, auch wenn zu keinem Zeitpunkt die Schaffung eines Menschen beabsichtigt und die Totipotenz nur ein »Durchgangsstadium« sei.

Die Gegenposition, die vornehmlich, aber nicht nur, in der jüngeren Generation der Verfassungsrechtler und der Ethikwissenschaftler dominiert, verweist zum einen darauf, dass der Begriff »Menschenwürde« in Art. 1 Grundgesetz so unbestimmt sei, dass er nur in der Zusammenschau sehr verschiedener Aspekte gedeutet werden könne und sich einer positiven Definition entzöge, dass jedenfalls Verletzung von Menschenwürde und von Leben nicht identisch seien. Nach Art. 2 Abs. 2 Grundgesetz gilt der Lebensschutz nämlich nicht uneingeschränkt, er steht unter Abwägungsvorbehalt, im Gegensatz zu Art. 1 Abs. 1 Grundgesetz, der die Würde des Menschen als unantastbar definiert, mithin jeder Abwägung entzieht. Lebensvernichtung stelle sich danach nicht zwingend als eine Verletzung der Menschenwürde dar; unsere Rechtsordnung erlaube Tötungen, die keineswegs mit einer Verletzung der Menschenwürde einhergingen. Verwiesen wird auf die Strafrechtsnormen im Abtreibungsrecht (§ 218 ff. Strafgesetzbuch), aber auch auf unsere kulturellen und kommunikativen Muster und die ethischen Vorstellungen des christlichen Abendlandes, die ganz selbstverständlich von einem abgestuften Lebensrecht ausgingen.

Gegen die von der erstgenannten Position herangezogenen Kategorien der Potenzialität, Kontinuität und Individualität, um Würde und Lebensschutz von Anbeginn zu postulieren, werden sowohl biologische Einwendungen geltend gemacht – der Einfluss des mütterlichen Körpers im Zusammenhang mit der Nidation des Embryos sei z. B. bisher noch keineswegs vollständig erforscht – als auch werden diese Kategorien als nicht ausreichend tragfähig für die Begründung von Rechtspositionen kritisiert.[10]

Die Argumente sind beachtlich. Das deutsche Recht unterscheidet vielfach zwischen dem nasciturus und dem geborenen Menschen. In dem hier gesetzten Rahmen kann auf die Einzelheiten nicht eingegangen werden. Es ist darüber hinaus sehr fraglich, ob Würde als subjektives Recht des Embryos aufgefasst werden kann und nicht vielmehr aus Art. 1 Abs. 1 Grundgesetz lediglich eine Schutzpflicht des Staates abzuleiten ist. Jedenfalls aber scheint es unmöglich, die Menschenwürde abstrakt generalisierend positiv zu beschreiben; eine Verletzung dürfte nur im Kontext erkannt und bewertet werden, weshalb die Lebensvernichtung eines Embryos nicht ohne weiteres gleichzusetzen ist mit etwaigen Verletzungshandlungen gegenüber dem erwachsenen Menschen.[11]

Das Bundesverfassungsgericht hatte zwar ganz im Sinne von Kant formuliert: „Die Würde des Menschen liegt auch für das ungeborene Leben im Dasein um seiner selbst willen“[12], es hat aber zum Beginn dieser Würde nichts ausgeführt, sondern sich darauf beschränkt, dass dem Embryo Menschenwürde und Lebensschutz jedenfalls ab der Einnistung in die Gebärmutter zukomme.

Im Übrigen scheint es zweifelhaft, ob die bisherige Diskussion den spezifischen Problemgehalt beim Klonen zu Forschungszwecken bzw. therapeutischen Klonen hinreichend abbildet. Nach den neueren Forschungsergebnissen scheinen ausdifferenzierte Zellen unter geeigneten Bedingungen reprogrammierbar zu sein über pluripotente Embryonalzellen bis hin zur Blastozystenbildung; die durch Zellkerntransfer geschaffenen Embryonen lassen sich ohne weiteres so verändern, dass erbgleiche Informationen nicht mehr vorhanden sind – mit der Folge, dass kein Klon im Rechtssinne vorliegt; sie können ebenfalls so verändert werden, dass sie unter keinen Umständen nidationsfähig sind; theoretisch lassen sich Eizellen aus männlichen Embryonalzellen herstellen usw. Unter diesen Umständen aber verschwimmen die Begriffe »Embryos« und »Totipotenz«, ihre ethische, moralische und juristische Abgrenzungsfunktion wird fragwürdig.

IV.

Einig ist man sich in der deutschen Diskussion mit Blick darauf, dass jedenfalls mit potentiell menschlichem Leben experimentiert wird und jedenfalls unter der derzeitigen Legaldefinition Embryonen hergestellt werden, die für fremdnützige Zwecke instrumentalisiert werden, dass die Forschung und das Klonen zu Forschungszwecken sich auf ihre Ziele hin befragen lassen müssen.[13]

Auch diejenigen Verfassungsjuristen und Ethiker, die das embryonale Leben unter Abwägungsvorbehalt nach Art. 2 Abs. 2 Grundgesetz stellen, argumentieren nicht nur mit dem verfassungsrechtlich geschützten Grundrecht der Forschungsfreiheit (Art. 5 Abs. 3 Grundgesetz), sondern beziehen – mit verschiedenen Nuancen – die Hoffnung auf langfristige Heilungschancen als Aspekt des Lebensschutzes i. S. v. Art. 2 Abs. 2 Satz 1 Grundgesetz, aber auch gesellschaftliche und soziale Folgen in die Abwägung ein. Und die Vertreter des uneingeschränkten Würde- und Lebensschutzkonzeptes werden möglicherweise zu einer Relativierung kommen können, falls Programmierungsprozesse erkannt und genutzt werden, die nicht über das Stadium der Totipotenz i. S. d. Potenzialität zur Menschwerdung führen. Wenn der heuristische Wert dieses Begriffes im Zusammenhang mit dem asexuellen Klonvorgang zu Forschungszwecken schwindet und er nicht mehr den ethischen Kern trifft, wird es möglicherweise von beiden Seiten zu Verständigungen kommen, die nicht in unmittelbarer Ableitung der Verfassung zu entnehmen, aber dennoch von den Werthaltungen beeinflusst sind, die in Art. 1, 2 und 5 des Grundgesetzes ihren Niederschlag gefunden haben. Der moralische und rechtliche

Grundsatz des Verbots der Instrumentalisierung menschlichen Lebens wird auch weiterhin der Forschung Grenzen setzen, ohne dass diese Grenzen im Voraus genau bestimmbar wären.

Anmerkungen

1 Habermas, J. (2001): *Die Zukunft der menschlichen Natur auf dem Wege zu einer liberalen Eugenik*, Frankfurt a. M.

2 Dreier, H. (1996), in: ders. (Hg.): *Grundgesetz. Kommentar* I., Art. 1, Rn. 32 ff. Tübingen.

3 Kant, I. (1785/86): *Grundlegung zur Metaphysik der Sitten*, Werkausgabe VII, hg. v. W. Weischedel, Darmstadt 1963–1964, 61.

4 § 6 RegEntwESchG, BT-Drucks. 11/5460, 11; Günther, H.-L., (1992) § 6 Rn. 3 in: Keller, R., Günther, H.-L., Kaiser, P. (Hg.): *Embryonenschutzgesetz. Kommentar zum Embryonenschutzgesetz*, Stuttgart, Berlin, Köln.

5 Günther 1992, ibid., *Einf.* B IV Rn. 26 ff.; Gutmann, T., (2001): *Auf der Suche nach einem Rechtsgut. Zur Strafbarkeit des Klonens von Menschen*, in: Roxin, C., Schroth, U. (Hg.): Medizinstrafrecht, 2. Aufl. Stuttgart u. a., 353–379.

6 Eser, A., Koch, H.-G. (2003): *Rechtsprobleme biomedizinischer Fortschritte in der vergleichenden Perspektive zur Reformdiskussion um das deutsche Embryonenschutzgesetz*, in: Im Spannungsfeld von Medizin, Ethik und Strafrecht, in: Gedächtnisschrift für Rolf Keller (hg. von den Strafrechtsprofessoren der Tübinger Juristenfakultät), Tübingen, 15–36.

7 *Gesetz zur Sicherstellung des Embryonenschutzes im Zusammenhang mit Einfuhr und Verwendung menschlicher embryonaler Stammzellen* (Stammzell-Gesetz – StZG).

8 Honnefelder, L. (2002): *Die Frage nach dem moralischen Status des menschlichen Embryos*, in: Höffe, O., Honnefelder, L., Isensee, J., Kirchhof, P. (Hg.): Gentechnik und Menschenwürde, Köln, 79–110; Kunig, P. (2000) in: v. Münch, I., Kunig, P.: *Grundgesetz-Kommentar* I, München, Rn. 14 zu Art. I, Rn. 49 zu Art. 2.

9 Bundesverfassungsgericht (1975) Az.: 1 BvF 1/74, in: *Entscheidungen des Bundesverfassungsgerichts*: BVerfGE, hg. von den Mitgliedern des Bundesverfassungsgerichts, Tübingen, Band 39, 1–95; BVerfGE 1993, Az.: 2 BvF 2/90 und 4, 5/92 Band 88, 205–366.

10 Dreier, H. (1996), ibid., Art. 1 I. Rn. 58 ff.; Hilgendorf, E. (2001): *Klonverbot und Menschenwürde – vom Homo sapiens zum Homo xerox? Überlegungen zu § 6 Embryonenschutzgesetz*, in: v. Gleis, M.-E., Lorenz, D. (Hg.): Staat, Kirche, Verwaltung, Festschrift für Hartmut Maurer, München, 1146–1164; Rosenau, H. (2003): *Reproduktives und therapeutisches Klonen*, in: v. Amelung, K., Beulke, W., Lilie, H., Rosenau, H., Rüping, H., Wolfslast, G. (Hg.): *Strafrecht, Biorecht, Rechtsphilosophie*, Festschrift für Hans-Ludwig Schreiber, Heidelberg, 761–781.

11 Denninger, E. (2003): *Embryo und Grundgesetz. Schutz des Lebens und der Menschenwürde vor Nidation und Geburt*, in: Kritische Vierteljahresschrift für Gesetzgebung und Rechtswissenschaft 86, 2, Baden-Baden, 191–209.

12 BVerfGE 88, 252.

13 Taupitz, J. (2001): *Der rechtliche Rahmen des Klonens zu therapeutischen Zwecken*, in: Neue Juristische Wochenschrift 47, 3433–3440.

Christoph Rehmann-Sutter

Zu den Verhandlungen bei der UNO. Eine schweizer Sicht[1]

Im letzten Jahr durfte ich als Mitglied der Schweizer Delegation an der UNO in New York an den Verhandlungen zu einem völkerrechtlichen Verbot des reproduktiven Klonens teilnehmen. Es waren zwei Verhandlungswochen im Februar und September, die leider wegen unvereinbaren Positionen über den Einbezug des therapeutischen Klonens ohne Ergebnis geblieben sind. Auf der Grundlage dieser Erfahrungen ist mir bewusst geworden, dass es einen klaren Unterschied gibt zwischen einer nationalen Perspektive der Gesetzgebung, innerhalb der Verfahrensregeln eines demokratischen Rechtsstaates, und der internationalen Perspektive eines gemeinsamen Findens einer *binding convention*, die alle staatlichen Subjekte mit umfassen können muss.

Das reproduktive Klonen wurde von allen Delegationen einstimmig abgelehnt, und eine internationale Konvention zum Verbot des reproduktiven Klonens wurde allgemein für notwendig und auch für dringlich angesehen. Zudem wurde von vielen Seiten betont, dass das Völkerrecht auf der Ebene der Vereinten Nationen der einzige Weg ist, ein verbindliches internationales Instrument zu bekommen, das auch eine präventive Wirkung haben kann. Eine nationale Gesetzgebung genügt zum Verbot des reproduktiven Klonens nicht, weil sich die Klon-Ingenieure dann einfach ein permissives Land aussuchen werden (oder auf hoher See operieren). Eine bloße Deklaration kann auch nicht genügen, weil die Akteure dadurch nicht gebunden würden; eine Deklaration ist mit keinen Sanktionen verknüpft.

Beim therapeutischen Klonen gibt es eine grundsätzlich andere Situation. Hier besteht erstens inhaltlich weder in der Ethikdebatte noch zwischen den Staaten ein Konsens. Und zweitens – was wichtiger ist: Es gibt in den unterschiedlichen kulturellen Kontexten verschiedene, ethisch begründete Auffassungen zum therapeutischen Klonen, die wir im Sinne einer interkulturellen Toleranz und eines internationalen Respekts einfach zuerst einmal anerkennen müssen. Auf nationaler Ebene gibt es laufend auch solche Situationen des begründeten Dissenses. Aber dort, zumindest in demokratischen Staaten, steht die Mehrheitsregel zur Verfügung. Die Minderheiten haben sich durch den Gesellschaftsvertrag, der dem Staat zugrundeliegt, verpflichtet, sich dem Beschluss der Mehrheit so weit als möglich und mindestens vorläufig (bis zur nächsten Wahl oder Abstimmung) zu fügen, sofern ihre Grundrechte nicht berührt sind. Der 6. Ausschuss der UN-Generalversammlung, in dessen Rahmen die Verhandlungen stattfinden, kennt diesen Vertrag so nicht. Weil das Ergebnis sonst keine Autorität hätte, konnte man den Konflikt über das therapeutische Klonen nicht einfach durch Abstimmung überwinden.

Im Bemühen, durch die UNO ein bindendes Abkommen zu erreichen, war vielmehr klar, dass es dafür zwischen den Staaten eine Art Konsens geben muss. So hat natürlich ein mächtiger Staat viel stärkere Möglichkeiten, einen Beschluss, der ihm nicht passt, zu verhindern, als etwa ein einzelner Bürger innerhalb eines Nationalstaates. Dieser Umstand macht es aber umgekehrt auch viel schwieriger, ein einmal beschlossenes Instrument nach einer gewissen Zeit wieder abzuändern. Vor dem Hintergrund dieser unterschiedlichen Legitimitäts- und Verfahrenskontexte wird deutlich, dass man mit anderen Maßstäben beurteilen muss, was auf der UN-Ebene angestrebt werden soll, als das, was innerhalb eines Nationalstaates angestrebt wird.

In der Schweiz und in Deutschland sind wir in der Situation, dass wir auf nationaler Ebene ein Verbot beider Arten des Klonens haben. Man kann in der Schweiz eine offene Debatte führen, ob der Wortlaut in der Bundesverfassung, wonach „alle Arten des Klonens" verboten sind, das therapeutische Klonen tatsächlich mit umfassen soll. Denn der Artikel kam zustande, ohne dass schon über den Einbezug des therapeutischen Klonens nachgedacht wurde. De facto haben wir aber ein klares generelles Verbot. Die Schweiz hat trotzdem die Position vertreten, die Deutschland und Frankreich im letzten Jahr auch vertreten haben, nämlich die eines Schritt-für-Schritt-Approaches, wonach man das reproduktive Klonen, über das Konsens herrscht, unverzüglich wirksam verbietet und die Diskussion um das therapeutische Klonen erst nachher führt, im Moment also offen lässt, ohne damit für das therapeutische Klonen ein Präjudiz zu schaffen.

Diese Haltung stellt in meinen Augen keinen Widerspruch zu einem im eigenen Land geltenden Doppelverbot dar. Es ist vielmehr die Haltung, welche es möglich machen sollte, die Länder, welche das therapeutische Klonen im nationalen Recht zugelassen haben (z. B. Großbritannien), und die Staaten, die über das therapeutische Klonen noch keinen Entscheid haben, sich diese Option aber offenhalten möchten, für ein Verbot des reproduktiven Klonens zu gewinnen und mit ihnen ein Abkommen zu erreichen. Ein weiterer Grund für diese *step-by-step* Position ist aus meiner Sicht der folgende: Es wäre nicht gerecht, wenn es dazu käme, dass Staaten dazu gedrängt würden, sich einem Verbot des therapeutischen Klonens ohne eigene vorherige Klärung der ethischen Grundfragen nur deshalb anzuschließen, weil sie sich auf Grund ihrer moralischen und ethischen Überzeugungen unter Druck befinden, das reproduktive Klonen zu verbieten. Deshalb erscheint mir nach wie vor ein Vorgehen, das das therapeutische Klonen für den Moment hinten anstellt, ein sachlich gerechtfertigter Weg zu sein, um ein internationales Abkommen zum Verbot des Klonens von Menschen zu finden.

Zudem: Mir hat nie eingeleuchtet, dass es zwischen der ethischen Bewertung des reproduktiven und des therapeutischen Klonens wirklich diese enge Koppelung gibt, wie es die Doppelverbotsprotagonisten bei der UNO voraussetzten. Beide Strategien benützen zwar die Kerntransfertechnik. Aber das reproduktive Klonen wird deshalb kritisiert, weil es Menschen unzumutbare Risiken aufbürdet, weil es zu negativen sozialen Konsequenzen führen würde etc. Der Akt des Kerntransfers selbst in eine entkernte Eizelle war nicht der Stein des Anstosses, sondern die Tatsache, dass man mittels Kerntransfer ein Kind erzeugen will. Das therapeutische Klonen auf der anderen Seite wird deshalb kontrovers beurteilt, weil es die Zerstörung von extra, fremdnützig hergestellten Embryonen einschließt. Auch hier ist der Akt des Kerntransfers in eine entkernte Eizelle selbst nicht Gegenstand der ethischen Kontroverse. Aber dieser Kerntransfer ist tatsächlich zwischen dem reproduktiven und dem therapeutischen Klonen das einzige verbindende Glied.

Es wurde auch gesagt, es sei gar nicht möglich, alleine das reproduktive Klonen zu verbieten, weil der Embryo, einmal erzeugt, sich von selbst weiterentwickle. Ich kann dieses Hindernis nicht sehen. Um das reproduktive Klonen verbieten zu können, würde es ausreichen, den Transfer eines durch Kerntransfer erzeugten Embryos in die Gebärmutter einer Frau zu verbieten, wie auch alle Versuche, geklonte Embryonen extrakorporal weiterzuentwickeln. Dies sind beides doch deutlich feststellbare Tatbestände.

Anmerkung

1 Redaktionell und vom Autor überarbeitete Fassung des Panelbeitrags.

Berichterstattung und Auswertung

Ortwin Renn

„Worüber streiten wir?“ Klonen in der gesellschaftlichen Auseinandersetzung

Angesichts der Vielfalt der vorgetragenen Argumente, angesichts der Interdisziplinarität der Ansätze, angesichts der Pluralität der in dieser Konferenz vorgenommenen Bewertungen und angesichts der Breite der dargebotenen Themen ist es mir nicht möglich, am Ende dieser zweitägigen Konferenz eine allen Beiträgen gerecht werdende Zusammenfassung vorzutragen. Darüber hinaus sind alle wichtigen Beiträge in diesem Sammelband schriftlich zusammengefasst, so dass sich eine abschließende Synopse der Beiträge erübrigt. Insofern soll dieser Abschlussbeitrag unter dem Gesichtspunkt einer soziologischen Reflektion erfolgen. Dabei möchte ich vor allem auf die Frage eingehen, worüber in dieser Konferenz und in der Öffentlichkeit überhaupt gestritten wird, wenn es um das Thema „Therapeutisches und reproduktives Klonen von Menschen“ geht.

Eine Klassifikation von Konflikten

In der soziologischen Konflikttheorie differenziert man die in der Realität anzutreffenden Konfliktformen in vier wesentliche Grundtypen:

Wissenskonflikte: Damit sind solche Konflikte gemeint, bei denen es um unterschiedliche Auffassungen über den Wahrheitsgehalt einer Aussage geht. Wissenskonflikte sind typisch für die Wissenschaften, aber auch für viele lebensweltliche Erfahrungen, bei denen es um die kognitive Richtigkeit einer Erklärung oder einer Prognose geht.

Interpretationskonflikte: Interpretationskonflikte tauchen dann auf, wenn faktische Aussagen einem vorgegebenen Bewertungsmaßstab zugeordnet werden. Diese Zuordnung kann entweder kategorial (trifft zu, trifft nicht zu) oder quantitativ (trifft in bestimmtem Maße mehr oder weniger zu) erfolgen. Beispielsweise kann ein Konflikt darüber entstehen, ob eine bestimmte Konzentration eines Schadstoffes in der Luft gesundheitsschädlich sei oder nicht, bzw. mit welcher Wahrscheinlichkeit die gemessene Konzentration einen gesundheitlichen Schaden auslösen kann.

Interessenkonflikte: Sind mit bestimmten Handlungs- oder Interpretationsoptionen unterschiedliche Nutzenerwartungen verbunden, so liegen Interessenkonflikte vor. Jede Option benachteiligt oder bevorzugt die eine oder die andere Partei. Dabei können sowohl Nullsummenspiele, bei der Gewinne der einen Partei notwendigerweise Verluste der anderen bedeuten, oder Nicht-Nullsummenspiele, d. h. eine Offenheit für Gewinne aller Parteien, vorliegen.

Werte- und Normkonflikte: Hierbei geht es um Konflikte, die bei konfligierenden Werten oder Normen auftreten. Werte bezeichnen hier Handlungsorientierungen, Normen bezeichnen Handlungsvorschriften. Können in einer bestimmten Situation mehrere, sich ausschließende oder konkurrierende Orientierungen oder Vorschriften aktiviert werden, kommt es zwangsweise zu Konflikten.

Im Folgenden möchte ich der Frage nachgehen, welcher Typ von Konflikt am ehesten im Bereich des Klonens von menschlichen Zellen vorzufinden ist.

Wissenskonflikte

Bei Wissenskonflikten geht es um die Frage nach der Gültigkeit von Evidenzbehauptungen und damit verbunden der Aussagesicherheit von sachbezogenen Behauptungen. Konflikte sind vor allem dann zu erwarten, wenn die Aussagen mit hoher Komplexität und Unsicherheit verbunden sind. Komplexität liegt dann vor, wenn in einem kausalen System zwischen Auslöser und Folge viele intervenierende Variablen wirksam sind, die eine eindeutige Zuordnung erschweren. Unsicherheit ist dann zu erwarten, wenn verursachende Faktoren noch nicht oder zu wenig bekannt sind oder künftige Einflussfaktoren nicht mit hinreichender Sicherheit antizipiert werden können. Zweifelsohne sind die Sachfragen, die wir beim Klonen behandeln, mit einem hohen Grad an Komplexität und Unsicherheit verbunden. Dennoch dürfte es schwer sein zu argumentieren, dass in diesem Bereich bedeutend mehr Komplexität und Unsicherheit vorliegen als in vergleichbaren Wissensgebieten, die auch noch am Anfang der Entwicklung stehen. Was molekularbiologisch beim Klonen abläuft, ist zumindest in Grundzügen verstanden, wenn auch mögliche weitere Entwicklungsschritte nicht eindeutig geklärt sind. Eine hohe Unsicherheit ist möglicherweise dort zu verorten, wo es um die Begriffsbestimmung des Konzeptes »Totipotenz« geht. Würde sich beispielsweise herausstellen, dass eine für therapeutische Zwecke geklonte Zelle auch unter besten Begleitumständen nicht zu einem lebensfähigen Menschen heranwachsen kann, dann wäre sicherlich eine Neu–Bewertung der Entwicklungsfähigkeit dieser Zelle notwendig. So lange aber davon ausgegangen werden kann, dass totipotente Zellen sich unter günstigen Umständen zu einem vollwertigen Menschen entwickeln können, ist die Bewertungsgrundlage eindeutig.

Vielfach wird der Streit um das Klonen von menschlichen Zellen als Wissenskonflikt von Gruppen in der Gesellschaft inszeniert. Vor allem wird immer wieder die Forderung erhoben, dass therapeutisches Klonen nur dann erlaubt sein darf, wenn damit schwerwiegende menschliche Krankheiten geheilt werden könnten. Ein solches Versprechen ist aber bei noch wenig ausgereiften Technologien prinzipiell uneinlösbar. Zwar lässt sich nach heutigem Wissensstand vermuten, dass im therapeutischen Klonen Potentiale für die Heilung vieler Krankheiten stecken, niemand kann aber dafür eine Garantie übernehmen. Gleichgültig, welche neuen Forschungsfelder man im Einzelnen betrachtet, Garantien für bestimmte Anwendungen lassen sich im Voraus nicht angeben. Häufig führen besonders erfolgversprechende Forschungszweige in die Leere, während andere, eher periphere Seitenzweige den erwünschten Erfolg nach sich ziehen. Mit dieser Unsicherheit sind wir gezwungen zu leben. Eine normativ verankerte Verknüpfung zwischen einer erwünschten Anwendung einer Forschung und der Genehmigung für Forschungsmethoden halte ich ohnehin für bedenklich, bei sich neu entwickelnden Forschungszweigen wie der Gentherapie darüber hinaus für schlichtweg wirklichkeitsfremd. Insofern komme ich zu dem Schluss, dass im Bereich des Klonens menschlicher Zellen weder ungewöhnliche Wissenskonflikte vorliegen, noch dass Lösungen auf der Basis der Bindung von Genehmigungen an Forschungsziele das bestehende Unbehagen auflösen können.

Interessenkonflikte

Zweifelsohne haben alle diejenigen, die sich an der Debatte um das Klonen menschlicher Zellen beteiligen, eigene Interessen. Die Forscher pochen dabei auf ihr Interesse an der Forschungsfreiheit, während andere Gruppen in der Gesellschaft als Treuhänder die potentiellen Interessen der noch nicht Geborenen in die Diskussion einbringen. Auch diese Konstellation ist keineswegs ungewöhnlich. Gerade im Bereich des Umwelt- und Naturschutzes finden wir viele gesellschaftliche Gruppierungen, die quasi als Statthalter oder Treuhänder derjenigen, die aus prinzipiellen Gründen nicht am Diskurs teilnehmen können, deren Rechte oder vermeintliche Rechte in der Öffentlichkeit vertreten. Die ganze Debatte um Nachhaltigkeit zielt letztlich darauf ab, dass die heutige Generation davon abgehalten werden soll, durch ihr eigenes Verhalten die Rechte und Möglichkeiten künftiger Generationen, die sich zur Zeit noch nicht selbst wehren können, zu beschneiden. Lässt man wiederum die Debatte um das Klonen menschlicher Zellen Revue passieren, dann erscheint mir auch bei den Interessen kein größerer Konflikt vorzuliegen als in den zuvor genannten Beispielen.

Natürlich finden wir auch hier Inszenierungsversuche vor, die Debatte um das Konen als Interessensgegensatz zu stilisieren. Doch dieser Vorstoß geht meist ins Leere. Denn es gibt eine breite Übereinstimmung über alle Lager hinweg, dass Forschungsfreiheit ein wichtiges Gut sei und dass diese Forschungsfreiheit eingeschränkt werden darf, wenn elementare ethische Grundsätze verletzt sind. Insofern ist die Interessenlage nicht so diametral auseinanderliegend, wie vielfach vermutet. Vielmehr geht es darum, dass die Werte der Forschungsfreiheit und der

Unversehrtheit des Individuums in diesem Konflikt unterschiedlich interpretiert werden. Auf diesen Interpretationskonflikt gehe ich später noch ein. Zunächst ist aber noch die Frage zu klären, ob es sich bei der Debatte um einen Wert- bzw. Normenkonflikt handelt.

Werte- und Normenkonflikte

Zweifellos werden mit dem Thema therapeutisches und reproduktives Klonen zentrale Wertmaßstäbe angesprochen. Insofern ist es nur natürlich, dass die meisten Beobachter der Debatte den Streit um diese Frage als einen Konflikt um Werte und Normen ansehen. Betrachtet man die Debatte aber genauer, dann ist auch die Auffassung, es handele sich um einen typischen Wertkonflikt, wenig einleuchtend. Denn bis auf wenige Ausnahmen sind die Grundprämissen zur Bewertung des Klonens bei allen Lagern identisch. Niemand bestreitet, dass

- menschliches Leben schützens- und erhaltenswert ist,
- der Zweck nicht die Mittel heiligt,
- die Menschenwürde ein wichtiges und hochwertiges Gut sei,
- die Freiheit der Forschung wichtig und erhaltenswürdig sei,
- sich die Forschung übergeordneten ethischen Normen zu unterwerfen habe, und
- Menschen nicht alles tun dürfen, was sie können.

Über diese Grundsätze besteht weitestgehend Einigkeit zwischen allen beteiligten Personen. Hier gibt es so gut wie keine konkurrierenden Wert- und Normmuster, die sich gegenseitig ausschließen oder die völlig unterschiedliche Verhaltensweisen nahelegen. Dabei spielt es kaum eine Rolle, ob man dabei von utilitaristischer oder deontologischer Ethik ausgeht oder ob man von einer rechts- oder tugendethischen Perspektive die Debatte betrachtet. Was als Wert geschätzt und geschützt werden soll, ist unter den Teilnehmern der Debatte wenig umstritten. Worüber man streitet, ist vielmehr, ob diese Werte auf eine bestimmte Situation anwendbar sind oder nicht. Es geht also um Interpretationskonflikte!

Bevor ich auf diesen Typus des Interpretationskonfliktes näher eingehe, möchte ich noch einige Beobachtungen über die Wertedebatte anfügen. Wertkonflikte führen häufig dazu, dass sich die am Konflikt beteiligten Parteien und Personen gegenseitig moralisieren und häufig auch die mit den Personen verbundenen Positionen emotionalisieren. Als ich vor kurzem bei einem Kongress über das Klonen in der Schweiz mit einer engagierten Skeptikerin des Klonens sprach, erzählte sie mir beiläufig, dass sich Herr Professor X, ein aktiver Klonforscher, eigentlich als ein »ganz netter Mensch« entpuppt habe der keiner Fliege etwas zu Leide tun könne. Sie könne gar nicht verstehen, dass dieser Mensch sich für die Klonversuche einsetzen würde. Die Debatte führt also allzu schnell zu moralischen Unterstellungen und dann zu Beurteilungen und Verurteilungen von Personen. Diese Moralisierung der Debatte führt aber zu keiner konstruktiven Lösung der Probleme, weil man auch hier am eigentlichen Konflikt vorbeiredet und bestenfalls eigene moralische Überlegenheit demonstrieren kann.

Ein Gegenbeispiel für einen echten Wertkonflikt wäre etwa der Tierschutz, wo in der Tat konfligierende Werturteile aufeinander stoßen, inwieweit es im Interesse der Menschen gerechtfertigt werden kann, leidfähigen Wesen Leid zuzufügen. Dagegen gehen die Kontrahenten in der Debatte um menschliches Klonen von nahezu identischen Werturteilen und Normen aus, nach denen sie Handlungen in gut und böse einordnen.. Sie fühlen sich daher in ihren Intentionen gründlich missverstanden, wenn die jeweils andere Seite in der irrtümlichen Ansicht, es handle sich um einen Wertkonflikt, Positionen moralisiert und häufig die damit verbundenen Personen entsprechend abqualifiziert.

Ich möchte an dieser Stelle auch kurz auf das reproduktive Klonen eingehen. Gerade weil die meisten Menschen in dieser Debatte ähnliche Wertvorstellungen haben, ist die einhellige Ablehnung des reproduktiven Klonens auch wenig verwunderlich. Denn hier kann es kaum Interpretationskonflikte geben.. Die einzige Motivation für das reproduktive Klonen ist die Eitelkeit des Zellspenders, der damit seine eigene Persönlichkeit verewigen will. Wenn man von absurden pseudoreligiösen Rechtfertigungen einmal absieht, gibt es aus meiner Sicht keine anderen nachvollziehbaren Rechtfertigungen für das reproduktive Klonen. Darin sind sich auch die meisten Beobachter und Beurteiler des reproduktiven Klonens einig. Ob die geklonten Menschen wirklich so viele soziale Nachteile erleben und unter Identitätsproblemen leiden würden, wie es häufig beschrieben wird, ist im übrigen äußerst fraglich (insofern gibt es in diesem Falle durchaus echte Wissenskonflikte). Für die moralische Bewertung des reproduktiven Klonens ist die Frage nach den empirisch zu vermutenden psychologischen und sozialen Konsequenzen jedoch eher zweitrangig.

Interpretationskonflikte

Folgt man meiner Argumentation, so ist deutlich, dass ich den Konflikt um menschliches Klonen in das Feld der Interpretationskonflikte einordnen würde. Dabei geht es um einen typisch kategorialen Interpretationskonflikt: Handelt es sich bei den geklonten Zellen um einen Zellhaufen, der nicht anders zu behandeln ist, als andere biologische Grundstoffe, oder handelt es sich um potentielles Leben, das ähnlich wie das entstandene Leben unter dem besonderen Schutz der Gesellschaft steht? Die meisten Beteiligten an dem Konflikt neigen entweder mehr der ersten oder der zweiten Auffassung zu, wobei die jeweiligen Extreme jedoch kaum stringent zu rechtfertigen sind. Auch auf dieser Tagung haben eine Reihe der vortragenden Philosophen Gedankenexperimente vorgestellt, die deutlich machten, wie intuitiv absurd die eine oder die andere Extremhaltung ist. Besonders einleuchtend ist das Beispiel mit dem Feuer in einer biologischen Forschungsanstalt. Hätte der Feuerwehrmann nur Zeit, entweder ein lebendes Kind oder ein Reagenzglas mit einer Eizelle oder mehreren befruchteten Eizellen zu retten, so würde es wohl kaum jemand verstehen, wenn sich der Feuerwehrmann für das Reagenzglas entscheiden würde. Umgekehrt wäre es auch schwer verständlich, wenn der Feuerwehrmann in einer Situation, wo er sich zwischen einem Reagenzglas mit befruchteten Eizellen und einem Hefeteig entscheiden müsste, den Hefeteig retten würde. Trotz der intuitiven Absurdität der beiden Extremwege entzündet sich der heutige Streit um das therapeutische Klonen um die Grundfrage, welchen moralischen Status die geklonte menschliche Zelle innehat. Neigt man eher zur Ansicht »Zellhaufen«, dann sind nur begrenzte Schutzmaßnahmen und Forschungsbedingungen erforderlich. Neigt man dagegen eher zur anderen Seite und spricht den geklonten Zellen die Potentialität vom Leben zu, dann sind weitreichende Schutzmaßnahmen bis hin zum Verbot der Forschung mit Stammzellen naheliegend.

Auswege aus der Krise

Interpretationskonflikte sind besonders schwierig zu lösen, weil weder vermehrtes Wissen noch ein gerechter Interessensausgleich die Situation entspannen können. Zwar ist mehr Wissen immer von Vorteil, aber im vorliegenden Streitfall bringt es nur begrenzt neue Einsichten mit sich, die eine Lösung des Interpretationskonfliktes erleichtern würden. Nur in dem Falle, in dem nachgewiesen werden kann, dass die bis dahin als omnipotent angesehenen Zellen auch unter günstigsten Bedingungen kein lebensfähiges menschliches Leben hervorbringen können, könnteder Interpretationskonflikt entschärft werden. Alle anderen Wissensverbesserungen, vor allem diejenigen, die auf die Anwendung des therapeutischen Klonens für die Heilung von Krankheiten abzielen, werden den grundsätzlichen Interpretationskonflikt nicht auflösen können.

Auch Versuche, einen Kompromiss zwischen den Interessen der Forscher und den Interessen der Treuhänder für werdendes Leben auszuloten, werden beide Seiten wenig befriedigen. Schließlich helfen auch die Ethikkommissionen, die der Politik Orientierungshilfe geben sollen, relativ wenig, wenn man von ihnen die Lösung des Konfliktes erwartet. Sie können dann wertvolle Orientierung leisten, wenn sie die Rahmenbedingungen für einen Diskurs zur Behandlung von Interpretationskonflikten zwischen Politik und Öffentlichkeit verdeutlichen und selber versuchen, einen solchen Diskurs zu initiieren und argumentativ zu strukturieren.

Wie müsste ein solcher Diskurs gestaltet sein, dass er den besonderen Bedingungen des Interpretationskonfliktes entspricht? Zunächst einmal gilt es, in dem Diskurs die Einsicht zu wecken, dass typische Interpretationskonflikte in der

Vergangenheit selten gelöst wurden, sondern bestenfalls Wege gefunden werden konnten, die allen Beteiligten signalisierten, dass ihre Anliegen von allen anderen Beteiligten verstanden werden. Gesucht werden dabei pragmatische Auswege, die aufzeigen, wie man den Konflikt entschärfen kann, ohne ihn grundsätzlich aufzulösen. Dies setzt voraus, dass alle Konfliktparteien die Anliegen und Bewertungen der jeweiligen anderen Parteien respektieren und als Ausdruck einer grundsätzlich moralischen Ausgangshaltung achten, ohne diese billigen oder sogar übernehmen zu müssen. Gleichfalls kann man sich in einem solchen Diskurs darüber einigen, welche faktischen und normativen Konsequenzen mit den unterschiedlichen Vorschlägen zur Regelung des therapeutischen Klonens verbunden sein könnten. Die Analyse von Konsequenzen führt nicht zwangsweise zu einer eindeutigen Bewertung der verschiedenen Optionen, kann aber zur Herbeiführung von pragmatischen Lösungen hilfreich sein. Schließlich ist es notwendig, dass man in einem derartigen Diskurs verdeutlicht, dass pragmatische Lösungen positive Setzungen erfordern. Diese Setzungen lassen sich zwar einsichtig machen, sind jedoch nicht aus Argumenten oder konsensualen Werthaltungen zwingend ableitbar. Zwingend ist nur, dass solche Setzungen notwendig sind. Wo und in welcher Weise sie aber erfolgen, ist entweder eine Frage des Aushandelns oder ein Akt benevolenter Willkür. Nicht von ungefähr haben alle großen Weltreligionen und Weltbilder in der Frage des Beginns menschlichen Lebens solche Setzungen vorgenommen. Ob es nun die Verschmelzung von Eikern und Samenzelle, der dritte Schwangerschaftsmonat, vierzig Tage nach der Befruchtung oder sogar die Geburt selbst ist, an der Notwendigkeit solcher Setzungen kommt keine Gesellschaft und keine Wertegemeinschaft vorbei. Wenn man die Notwendigkeit von Setzungen auch ohne stringenten Begründungszwang für den Inhalt der Setzung einmal erkannt hat, ist es viel einfacher, solche Setzungen im Diskurs vorzunehmen, da niemand mehr eine solche Begründung erwartet oder eine solche einfordern kann.

An anderer Stelle habe ich diese Art von Diskurs als pragmatischen Reflektionsdiskurs bezeichnet.[1] Dieser Diskurs ist durch fünf Zielsetzungen bestimmt:

- gegenseitiger Ausgleich von möglichen Wissensdefiziten bei allen Diskursteilnehmern,
- Respekt vor den unterschiedlichen Positionen der beteiligten Diskursteilnehmer,
- Einsicht in die Notwendigkeit von Setzungen und Konventionen,
- Einsicht, dass diese Setzungen in regelmäßigen Zeitintervallen überprüft und gegebenenfalls revidiert werden müssen (also nicht für alle Ewigkeit Geltung beanspruchen können);
- Einsicht in die Legitimität pluraler Interpretationen und
- Einsicht in die Notwendigkeit pragmatischer Vereinbarungen und Aufgabe der Erwartung nach invarianten substantiellen Konfliktlösungen.

Im Rückblick auf die vielen Beiträge und Diskussionsforen anlässlich dieser zweitägigen Veranstaltung bin ich zuversichtlich, dass uns dieser pragmatische Reflektionsdiskurs auch in Deutschland gelingen wird. Den Veranstaltern gebühren Anerkennung, Dank und Respekt für die hervorragende wissenschaftliche und organisatorische Begleitung dieser interdisziplinären Tagung. Dass die Tagung so erfolgreich verlaufen ist, lässt sich zweifellos auch auf die vielen konstruktiven und um Einsichten bemühten Referate und Diskussionsbeiträge zurückführen. Ich habe jedenfalls auf dieser Tagung viel gelernt. Dafür möchte ich mich bei allen Mitwirkenden herzlich bedanken.

Anmerkung

1 Renn, O. (1999): *Diskursive Verfahren der Technikfolgenabschätzung*, in: Petermann, T., Coenen, R. (Hg.): Technikfolgenabschätzung in Deutschland. Bilanz und Perspektiven. Frankfurt a. M., 115–130.

Preface by the editors

These proceedings contain the contributions to the international conference "Cloning in Biomedical Research and Reproduction" which was held in Berlin from 14 to 16 May 2003. The scientific conference was organized on the initiative of the Federal Minister for Education and Research, Edelgard Bulmahn. It was planned and staged under the scientific aegis of the *German Reference Centre for Ethics in the Life Sciences* (DRZE) in Bonn in cooperation with the *Institute of Science and Ethics* (IWE), Bonn, the *Interdepartmental Centre for Ethics in the Sciences and Humanities* (IZEW) of the University of Tübingen and the *Department of Medical Ethics and the History of Medicine/ Academy for Ethics in Medicine* of the University of Göttingen.

The following introduction to the subject matter provides insight into the scientific intention of the conference to highlight the full spectrum of different information, aspects, and positions which are essential for a responsible debate on this subject. The programme encompasses 38 contributions from invited speakers from a total of 11 countries. More than 400 participants accepted the invitation to attend the conference. These proceedings follow the conference programme and fully reflect the intention both in terms of the volume of information and the divergent nature of the aspects treated.

The *German Reference Centre for Ethics in the Life Sciences* hopes that the conference and its contributions will prove to be an important stepping stone on the path towards the urgently needed global drawing of boundaries for the application of cloning methods in humans. If there is one result from the conference on which agreement was reached, it is that the possibility of using cloning methods in human beings confronts us with an important ethical, legal and social challenge. The response to this challenge will only be convincing if it takes account of all scientific aspects and possibilities and, at the same time, fully upholds the imperative protection of human dignity.

Bonn, August 2003

Ludger Honnefelder
Dirk Lanzerath

Welcome by the Federal Minister for Education and Research, Edelgard Bulmahn

The international conference entitled "Cloning in Biomedical Research and Reproduction" was staged at my invitation in Berlin from 14 to 16 May 2003. More than 400 participants from all over the world attended this event. The goals of the international conference were to highlight the current state of science and technology on cloning in the light of the latest developments, and to present the ensuing ethical debate. To this end, high-ranking experts presented the different goals and application perspectives of the various cloning methods in animals and humans and analysed the related ethical, legal and social aspects in an interdisciplinary context.

All participants were unanimous in their rejection of reproductive cloning. However, the ethical, legal or philosophical reasons given varied considerably.

The ways of considering, and the regulatory approaches to, the problem of research cloning proved to be very different around the world. Despite various cultural and legal backgrounds, there are indeed common features. These are based on generally recognised principles, in particular that of human dignity. The knowledge obtained at the conference laid the foundations for understanding. The conference proceedings aim to further disseminate these findings and help to develop an understanding for the different points of view. An international regulatory framework must, above all, respect the various convictions and regulations which have emerged from various historical and cultural contexts.

Welcome by the Chairperson of the Steering Committee on Bioethics of the Council of Europe (CDBI), Ruth Reusser

I am very happy to be in Berlin and to present to you the warmest greetings of the Steering Committee on Bioethics of the Council of Europe.

I would like to congratulate you, Federal Minister, on your initiative of arranging a debate on the highly topical and politically charged subject of cloning in research and reproduction at an international conference from various angles – i. e. from the scientific, ethical, legal and social angle, with a view to taking stock.

I would like to congratulate the organisers of this conference, because I believe they have succeeded in putting together an extremely promising programme with highly competent speakers from no less than 11 countries and four continents. I am convinced that your conference will make an important contribution to ongoing discussions about cloning in the United Nations.

Your work is also of particular interest to the Council of Europe where at present 45 European countries with different cultures and traditions are struggling to establish joint stances and solutions. The knowledge and the results of your conference will undoubtedly be taken over into the further debates of the Steering Committee on Bioethics, not least because the high calibre German delegation takes a very active part in the debate and has repeatedly provided important input.

The Council of Europe can claim – and I am particularly proud to say this as the current President of the Steering Committee on Bioethics – of having addressed the subject of your conference very early, initially in an indirect and then in a direct manner. What has emerged after tough negotiations and debates as a common denominator has been transposed into international law. The Council of Europe is not content, like various other international organisations with declarations and resolutions, but given the biological revolution also endeavours to further develop human rights. This confronts us with the extremely exciting process of the emergence of new human rights against the backdrop of biotechnological challenges.

The European Convention on Human Rights and Biomedicine was presented in Oviedo in April 1997 for signing and ratification. Up to now, 31 European states have signed and 16 of them have ratified it. In other countries like Switzerland ratification is currently being prepared.

In the longer term it is to be hoped that, as was the case for the European Convention on Human Rights, no European country will remain on the fence.

The Convention is flexible since it permits reservations and allows every country to envisage a high level of protection in its own legal order.

The Convention on Human Rights and Biomedicine prohibits – to mention just two main points – the production of embryos for research purposes. If national law permits *in vitro* research in embryos, it must guarantee appropriate protection. This is where we already come up against the first obstacles to the cloning of human beings.

In respect of research in human beings, the Steering Committee on Bioethics will also adopt an additional protocol at its forthcoming June session for the attention of the Committee of Ministers. It contains principles on a high level of protection which will probably close a large gap in many countries.

But let's return to cloning. After world public opinion had been startled in February 1997 by the birth of the cloned sheep Dolly, the Council of Europe was quick to act. In June 1997 the Steering Committee on Bioethics submitted an additional protocol to the Biomedicine Convention which established a ban on the cloning of human life. The Committee of Ministers adopted the protocol in November 1997, i. e. in the same year in which the Parliamentary Assembly had handed down a positive opinion. Up to now, 29 states have signed the additional protocol, 13 have ratified it.

This first additional protocol to the Biomedicine Convention bans any intervention aiming to produce human life which is genetically identical with another living or dead human being. This ban applies without any reservations. There are no reasons which would permit any state, which is a party to the Convention, to justify the cloning of human life.

Given its history, the additional protocol not only bans reproductive cloning but also protects human life in the phases before birth. However, the Convention leaves it to individual states to determine from what point onwards a human being exists. This could be described as an advantage but also as a weakness of the Convention. Nevertheless, it is clear that the additional protocol is not only oriented towards reproductive cloning. The additional protocol does not impose any limits on »mere« stem cell research

The additional protocol was criticised at a conference in Germany in 2000 by a speaker as a hasty act of the Council of Europe according to the motto »beware of the beginnings«. It was fighting dangers which did not exist in reality.

But even if today one could write a better version of the justification of the principles laid down in it, reality and today's political discussions show that the decisions taken by the Council of Europe in 1997 were right. The additional protocol on the cloning of human life is an important component in international human rights protection.

It goes without saying that international legal texts on biology and medicine must be continuously re-examined in the light of scientific developments and, if necessary, amended or supplemented. The Biomedicine Convention itself stipulates that the initial examination of legal texts must be undertaken five years after their entry into force. This brings us back to today's conference which will undertake important preliminary work for this review.

Furthermore, it is also important that we do not formulate maximum programmes on the international level but are pleased about every step which can be taken together. Against this background, I regret the fact that a ban on reproductive cloning was not quickly issued within the United Nations and that far too much is being wasted with discussions about therapeutic cloning. Opinions around the world on this issue are indeed divided and will probably continue to be divided.

Today's biosciences have penetrated deeply into the secrets of life and death. On the one hand this awakens fears and on the other hopes. Even if we are all aware of the fact that human curiosity, human research spirit cannot be held back by general bans, the community of nations is nevertheless called on to draw up sensible boundaries and to offer guard rails in order to ensure that what is done remains within acceptable limits. This must be done very carefully. There is a need for clarification of the scientific principles and the carrying out of a democratic opinion-forming process. Furthermore, what is required is international co-operation and respect for different cultures and attitudes. This conference has been designed along these lines.

Ludger Honnefelder

Cloning in biomedical research and reproduction. Introduction to the subject of the international conference

Scarcely any other area of action addressed by modern life science research and technology has attracted greater ongoing attention from the general public around the world than the cloning of higher organised mammals, particularly when it comes to the application of this technology in human beings. The reasons are obvious: when von *Baer's Law*, which says that each differentiation of biological existence goes hand in hand with an irreversible loss of potency, no longer applies in an unrestricted manner, then age-old dreams and, at the same time, terrible old visions are released – dreams of being able to heal sick individuals with the strength of one's own life, terrible visions of creating living human beings with a predetermined individual genome or producing them for purposes like research and therapy.

Since the cloning of mammals became possible with the creation of the sheep Dolly (1997) and since attention was drawn to cloning as a biomedical research method with the first identification of human embryonic stem cells (1998), the question about the opportunities and boundaries to the use of both reproductive and so called »therapeutic cloning in humans« has shaped the global bioethical discussion in several consecutive waves. Overly early announcements of therapeutic scenarios which can be attributed more to journalistic competition than to scientific seriosity as well as the loud claims about the first allegedly successful applications of the creation of cloned human beings all contributed to placing pressure on the discussion and the ethical-legal decision-making process. But this is not the reason for the intensity of the discussion. The volatile element in this problem is the problem itself and it is linked to many questions.

These questions begin with the procedure itself which became known from laboratory and animal experiments. What is cloning? What does it mean against the backdrop of life science research and what spectrum of applications does it permit? More particularly, to what extent is there already scientific understanding of this procedure particularly when it's a matter of creating a human being through the transfer of a cytoblast to an enucleated oocyte? How are the possible consequences to be assessed from the biological and medical angles and what can be said at present about the development and application opportunities? In a nutshell: what does a realistic interim stocktaking in the field of research itself sound like?

A second, quite different level of questions is connected with the possible application of this procedure to man himself particularly when it comes to the ethical and legal boundaries which govern all cloning procedures involving the transfer of a cytoblast to an enucleated oocyte for the purposes of reproduction or research. The global, largely intuitive defence reaction to this possibility has been followed by a broad philosophical, theological, social scientific, and legal debate.

In the discussion agreement has been reached not only on the fact, that according to the current level of knowledge, the *application of reproductive cloning in human beings* – both according to the principles of research ethics and those of medical ethics – would be indefensible. There is also agreement that this application is linked to questions which extend far beyond the rules of research ethics and medical ethics. They touch on the basic assumptions which are the foundations for our moral standards and our law and on our ideas of sociality and reproduction.[1]

For *R. Dworkin,* the Anglo-American human rights theorist, this procedure actually touches on no less than the boundary which "constitutes the spine of our ethics and our morality"[2] because all estimations and, by extension, the system of our intrinsic values depends on it. This is the boundary between *chance* and *choice,* between what nature makes of us human beings and what we are responsible for ourselves. Advocates of liberal eugenics like the renowned American authors *A. Buchanan, D. W. Brock, N. Daniels* and *D. Wikler* also believe (in their joint study *From Chance to Choice*)[3] that procedures like human reproductive cloning affect the main foundations of our universalistic morals. According to *J. Habermas* this involves the "self-claim of our ethical self-understanding of our species"[4] on which the self-relationship of autonomous subjects and their mutual recognition, i. e. the preconditions of morals and law depends. And the *American President's Council on Bioethics* also believes that the possibility of cloning touches on "basic goods"[5] towards which our understanding of sociality and reproduction is oriented.

In this debate controversy rules about what should then be used if one wishes to successfully counter the challenge of ethics and law which is linked to the possibility of human cloning. Does it suffice to fall back on individual rights and the established fundamental rights as Dworkin and the above-mentioned American authors believe or is there a need for recourse to a substantial "species ethics"[6], to a "moral image of the world"[7] shared by all or to the "common good"[8] which determines our perception of sociality and reproduction?

As these different forms of recourse demonstrate, the discussion about reproductive cloning has long since become a restating of the foundations of our morals and our law which go beyond the boundaries of cultures, religions, philosophies and legal systems. Despite the multi-facetted nature of the debate and leaving aside the different responses to the challenge, agreement is building that "we really haven't thought this thing through"[9] if we are to meet the challenge on the appropriate level on which it presents itself to us. Intuitive moral defence is a response of inestimable value. However, in order to bring to light the "wisdom"[10] and magnitude of intuition of this kind, there is a need for considerable reflective and argumentative work. Without this the global consensus reached by UNESCO, the Council of Europe, the World Health Organisation, the European Union (Charter of Fundamental Rights) and many other bodies will not endure.[11]

There is a far more urgent need for certainty about the boundaries to be drawn when dealing with (so-called) *therapeutic cloning or cloning in biomedical research.* Whereas in the debate about reproductive cloning the justification for the drawing of boundaries, not their necessity, is at dispute, the controversy surrounding research cloning has to do with the legitimacy of the procedure itself. Here even demarcations and terminology prove difficult. This is because »reproductive cloning« – if at all applicable to human beings – is only possible as »research«. Vice versa, cloning for the purposes of biomedical research is, if undertaken in the form of so-called therapeutic cloning, »reproductive« since an embryo is created from which pluripotent stem cells are harvested during the blastocyst stage for the purposes of research. What's more, according to natural scientific jargon, which is also used in the title of the conference, research cloning not only encompasses procedures in which a human life is created and used for research but also all those procedures which achieve the target goals of biomedical research through cloning in a manner different from the much discussed »therapeutic« cloning, i. e. by nuclear transfer and embryo production.

If, however, no consensus could be reached yet on the ethical and legal assessment of so-called therapeutic cloning around the world and the spectrum of research cloning has alternatives, which must be assessed differently from the ethical and legal angles, then the questions requiring clarification are obvious: Aside from the ethical questions, will the procedure of so-called therapeutic cloning be at all applicable to human beings? If so, how realistic are the biomedical and medical expectations linked to this?

Is this procedure – independent of its ethical assessments – necessary in respect of the target intentions or what possible alternatives linked with what prospects are conceivable according to the current level of research?

How – this is to be asked against the ethical and legal backdrops – are reproductive and so-called therapeutic cloning related when it comes to their evaluation? What can a demarcation according to *goals* achieve when the *means,* i. e. the production of a human embryo through cell nuclear transfer, are identical?

What are the reasons for the different international ethical and legal assessments of so-called therapeutic cloning and how should we deal with this lack of agreement?

Above all, what doors are open for alternative procedures of research cloning which pursue the target goals without creating embryos, thereby avoiding the ethical and legal dilemmas?

These questions outline the *subject matter* of the conference. But what is its *goal?* In line with its character as a *status seminar*, the conference wishes to do no more and no less than establish an *interim stocktaking* of the scientific developments and highlight their ethical and legal assessment: Hence the need for questions about the situation of research and about a realistic evaluation of goals, consequences and prospects.

At the same time, this raises questions about the ethical and legal boundaries, the relevant arguments for the drawing of boundaries and the related general values and legal principles.

Despite the limited time available, the conference wishes to link these questions to what is new in the field of the life sciences and also to bring about appropriate understanding of the ethical and legal challenge, to clearly identify its social and moral implications and to look for opportunities for an, at least partial, consensus on these controversies and the alternatives to take us beyond them.

Please let me close with two brief remarks.

The conference has a *scientific* character. It would like to make the contribution which societal debate and the political decision-making process is entitled to expect from the *scientific community* particularly when it comes to the provisions to be made on the global level. However, it cannot and does not aim to replace this debate.

However, a conference can only be deemed to be *scientific* if it seeks to raise *all* relevant aspects and arguments, those commonly shared and those where opinions differ. Therefore, this must be done from the angle of the *different* sciences and that *also* means from the normative angle of ethics and law. Given the international dimension to the areas of action concerned, it must also focus on the *international* debate. Hence I would like to express my thanks above all to our foreign guests for joining us here and for their contributions to this conference. I very much hope that despite these unavoidable constraints, this conference will make a meaningful contribution to the forthcoming important debate about cloning in biomedical research and reproduction, its opportunities and boundaries.

Notes

1 Cf. for more details: Honnefelder, L. (2002): *Bioethik und Menschenbild*, in: Jahrbuch für Wissenschaft und Ethik 7, 33–52.

2 Dworkin, R. (2000): *Sovereign Virtue. The Theory and Practice of Equality*, Cambridge (Massachusetts), 444.

3 Buchanan, A., Brock, D. W., Daniels, N., Wikler, D. (2000): *From Chance to Choice: Genetics and Justice*, Cambridge.

4 Habermas, J. (2002): *Die Zukunft der menschlichen Natur. Auf dem Weg zu einer liberalen Eugenik?*, 2nd edition (with postscript), Frankfurt a. M., 49.

5 The President's Council on Bioethics (2002): *Human Cloning and Human Dignity. The Report of the President's Council on Bioethics*, New York, 18.

6 Cf. note 4.

7 Putnam, H. (1999): *Cloning People*, in: Burley, J. (ed.): The Genetic Revolution and Human Rights. The Oxford Amnesty Lectures 1998, Oxford, 1–13, 4.

8 The President's Council on Bioethics 2002, 207.

9 Habermas 2002, 127.

10 The President's Council on Bioethics 2002, 187.

11 Cf. on this the dossier *Human Cloning* of the German Reference Centre for Ethics in the Life Sciences (DRZE), Bonn 2003.

Cloning: Definition and procedures

Eve-Marie Engels

Philosophical and ethical challenges of human cloning[1]

Milestones leading to this conference

There are several milestones in the natural sciences and in reproductive medicine leading to the subject of this conference. I will mention four of them, because they are, in my opinion, the most important ones. The questions and problems which we are going to discuss for the next two days would not pose themselves without the following milestones in medicine and biomedical research:

1. Transplantation medicine from the beginning of the 20th century on, eventually including a variety of complex organs.[2]

2. The success of human in-vitro-fertilisation, first announced by Patrick C. Steptoe and Robert G. Edwards in 1978 in their short article in the Journal *The Lancet* in the section "Letters to the Editor"[3].

3. The success of the cloning of a mammal by somatic cell nuclear transfer (SCNT), the so called »Dolly Method«, first published by Ian Wilmut, A. E. Schnieke, J. McWhir, A. J. Kind and K. H. S. Campbell in February 1997.[4]

4. The success of deriving embryonic stem cell lines from human blastocysts, first published by James A. Thomson and his group in November 1998[5] and the success of deriving embryonic germ cells from human primordial germ cells, first published by John Gearhart at the same time.[6] Although embryonic germ cells and embryonic stem cells share many similarities, embryonic germ cells are so named to designate their origin.

Although the derivation of embryonic germ cells from the primordial germ cells of aborted embryos and fetuses confronts us with other biological and ethical questions than the derivation of embryonic stem cell lines from human blastocysts, it may nevertheless become an important option in the field of providing cells and tissue for therapeutic purposes. For this reason, I am mentioning it here among the milestones.

Each of these milestones was and still is accompanied by intense discussions concerning their ethical, philosophical, juridical, and socio-cultural aspects in addition to the biological and medical issues, because each of these techniques raises its own questions. Moreover, the envisaged possibility of their interconnection raises additional questions and problems and makes it necessary to discuss these issues *in advance.*

During this conference we will have the opportunity to discuss the issues in detail. I would like to give a short introduction into some aspects which I think are important for an analysis of the situation.

Steps which are particularly challenging

There are – at least – two steps which are particularly challenging and which imply a qualitative jump compared to biology and medicine as it was before. The *first step* means that living entities or processes that are already known from *natural contexts* are produced in *new ways* and situated into *new contexts*. An example is in-vitro-fertilisation. Instead of being fertilized *in vivo*, fertilisation can take place by artificial means in the *extracorporeal context* of the test tube in the laboratory (example: Louise Brown).

The *second step* is the production of *new* living entities by artificial methods, of entities, that do *not* occur as such in nature. Although cloning occurs in nature with plants, protozoons, and other simple organisms, it does not occur with organisms that reproduce themselves sexually, like mammals. Here we may ask which biological or even »ontic« status clones have (example: Dolly the sheep).

Definition of »clone«

For the purpose of our discussion, a clone is defined as a living being whose cell nucleus-genome is identical with the genome of another living or dead being, and who has been produced by artificially induced, asexual reproduction.

Reflections on terminology

The terms »reproductive cloning« and »therapeutic cloning« are widely used, but this distinction and particularly the term »therapeutic cloning« raise several problems. The purpose of *reproductive cloning* is the production of a *child*, the *birth* of the clone, whereas the purpose of so called *therapeutic cloning* is the development of a *therapy* for the patient whose somatic cells are used, leading to the *destruction* of the cloned embryo. The term »therapeutic cloning« disguises this fundamental difference and is misleading at least in three respects:

1. At the beginning, »reproductive« and »therapeutic cloning« cannot be distinguished from each other, because the methods or procedures are the same.

»Therapeutic cloning« also starts with the production of an embryo by the Dolly-method, a cloned embryo, which means that it starts with a *reproductive procedure*. Thus, the distinction between »reproductive« and »therapeutic cloning« is one of the *goals* involved (Figure 1).

2. The therapy is not applied to the clone, as the term might suggest in analogy to »reproductive cloning«, but it is applied to a patient, whereby the cloned embryo is destroyed.

3. For several biological and medical reasons, it is not at all clear if the development of the technique and its application as therapy will ever be possible. The terms »cloning-to-produce-children« and »cloning-for-biomedical-research« have been proposed as replacement for »reproductive cloning« and »therapeutic cloning«.[7] In my opinion however, cloning-for-biomedical-research or cloning-for-research is a third category, because it is the condition for the development of cloning-for-therapy *and* for cloning-to-produce-children. Introducing it merely as a substitute for »therapeutic cloning« might suggest that »reproductive cloning« is already a functioning, mature technique, which, however, is not the case.

To avoid misunderstandings like this one it would be less misleading to use the terms »cloning-for-research«, »cloning-to-produce-children«, and »cloning-to-develop-therapies«:

Cloning-for-research		
Cloning-to-develop-therapies	Cloning-to-produce-children	Cloning for other purposes

Research can have different goals, such as biomedical aims, research for developmental biology, and research for discovering mechanisms of reprogramming the nucleus etc.

What I would like to point out in particular is the fact that the *same* cloned embryo in the earliest stages of its development, the blastocyst, can be *alternatively* used *either* as source for deriving embryonic stem cells as a basis for the production of cells and tissues for a patient from whom the somatic cell nucleus comes *or* it can be transferred into the uterus of a woman and become the cloned child of this same patient. The entities in cloning-to-develop-therapies on the one hand and in cloning-to-produce-children on the other hand are the same.

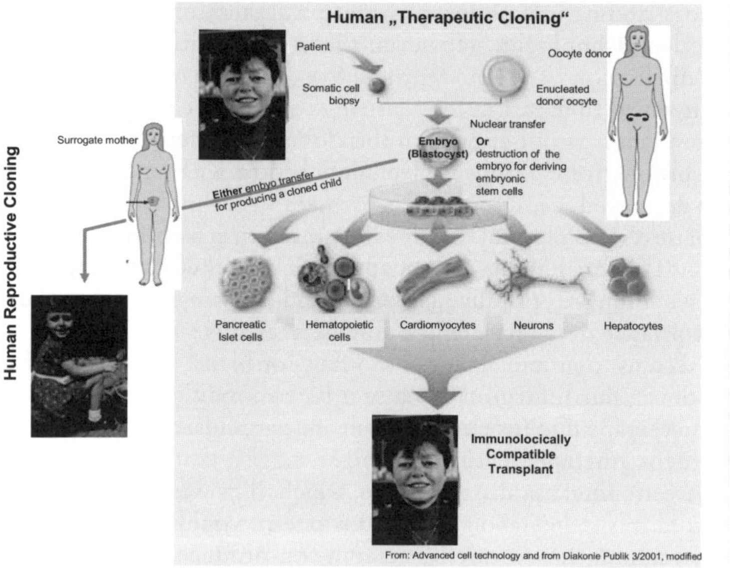

Figure 1

Each of these contexts of cloning poses biological, medical, ethical, legal and other questions. In my short introduction to this section, I can only name few of the ethical questions.

The role of nature and naturalness in the context of cloning
a) What is a »naturalistic fallacy«?

Nature and naturalness have a »hard time« in the discussions on how to deal with new technologies. Referring to nature and naturalness in the context of evaluating new technologies often gives rise to the objection of the *naturalistic fallacy*, the objection of deriving values, principles, or norms from the description or explanation of naturally given facts. As the argument goes, nature cannot function as a guiding principle for human action in everyday life, in science and technology, because the only correct way of expressing natural states is a descriptive language, and one cannot derive »ought« from »is«. In many contexts however, this argument begs the question, and the context of evaluating new or prospective technologies is one of them. Many times the argument of the natural fallacy is used as a »killer argument« to avoid a rational discussion on crucial questions of ethics, philosophical anthropology and natural philosophy that pose themselves in the context of new or prospective technologies. However, not every reference to nature implies the naturalistic fallacy.

1. References to nature in the sense of *taking* nature, its processes, and mechanisms into *account*, are wise and appropriate to protect ourselves from unintended effects resulting from purposive technical action with specific goals. We must reckon on nature's dynamics in our assessment of technologies for the sake of our own and nature's protection. This does not mean that we derive »ought« from »is«, but it means that once we have defined values, principles, and goals of action and life which we think are ethically justifiable and desirable we have to consider if they are »in accordance with« nature in the sense that their unintended effects are not detrimental to us, that nature does not »cross out« our plans. These formulations do not imply a personification of nature. Rather, they point out the dynamics of natural processes and mechanisms which are particularly difficult to handle with increasing departure from natural processes.

2. There are no naturalistic fallacies *as such*. The occurrence or avoidance of a naturalistic fallacy depends on implicit or explicit ontological or metaphysical assumptions and premises.[8] Only if nature is conceived as value neutral, one cannot derive »ought« from »is«. If however, we think that nature as such has a value, or if we attach specific values to nature or to certain of its processes and mechanisms on the basis of a long process of experience, there is no natural fallacy.

What does this mean in the context of cloning? Sexual reproduction is specific for many kinds of organisms including human beings. It has gone through a long process of evolutionary experience and has proven to be successful. If we skip this process by cloning technology and try to »outsmart« nature in this sense, severe difficulties are predictable. About three hundred attempts were necessary to produce one Dolly, and with many other species, cloning has only low success rates. These experiments are already questionable from the point of view of animal ethics. Furthermore, cloning experiments with humans would violate basic ethical principles and values. Cloning-for-research as a basis of cloning-to-produce-children as well as for cloning-to-develop-therapies presupposes an enormous waste of human blastocysts. Even if it would work to produce a viable human clone, severe health problems would be likely from the very beginning, and cloned persons would be exposed to a high medical risk.

b) Changing properties and protection depending on the context?

The stem cell debate and the debate on cloning by somatic cell nuclear transfer (SCNT) have triggered an intense discussion about the meaning of the terms »totipotency« and »pluripotency« as well as about the definition of »embryo«. From an ethical as well as legal point of view, these questions are crucial. According to the ethical intuitions of many people, a totipotent cell is the developmental beginning of an individual. Before the possibility of SCNT, only the embryo from the state of a fertilized egg (zygote) on and the first blastomeres of the early embryo were classified as totipotent because they are equipped with this developmental potential, assuming the necessary conditions for development are fulfilled. But what are the »necessary conditions«? Are »necessary conditions« identical with »natural conditions«, and do test tube embryos and blastomeres therefore deserve less protection than embryos that develop under natural conditions in a uterus? I do not subscribe to this view, because totipotency can occur under the artificial conditions of the test tube, for instance, when the blastomeres are split and wrapped into an artificial zona pellucida, as well as after somatic cell nuclear transfer (SCNT) into an enucleated oocyte. Otherwise, Dolly would not have been possible.

I think that we need to get used to the idea that the range of what we have to protect is *enlarged* by these reproductive technologies. It would be inconsistent if on the one hand we denied protection to totipotent cells and embryos produced after the Dolly method – let's call them »clonbryos« – just because they were produced by artificial, biotechnological means, and on the other hand to produce them as equivalent substitutes for natural entities. The ethically and legally challenging question here is, what are the criteria for defining *normatively relevant conditions* for using the term »totipotency« after the boundaries between natural and artificially induced processes have become pervious?

The moral status of the embryo

The question of the moral status of the embryo is as important in the context of cloning as in other contexts. I cannot repeat all the arguments and positions held on the moral status of the human embryo.[9] Successful cloning, no matter for which of the above mentioned purposes, would presuppose lots of cloning experiments, a waste of cloned blastocysts. Even if one decided to create a new term for cloned embryos and if one replaced the term »embryo« for »clonbryo«, this would not solve the ethical problems, because it would not annul the fact that human clones are human beings. If cloning-to-produce-children were possible in several decades and if clones were among us, we would not even recognize them as clones, if we did not know their parent, the somatic-cell-nucleus-donor. Also, if one created clonbryos for purposes of research or for developing therapies, one would have to discuss the questions of the moral status of the clonbryo.

Socio-cultural problems, the image of the woman in society

It is to be expected that the production of clones, if it were possible, would be a severe challenge for our family structures. The clone's parent would be at the same time his/her brother/sister as well as his/her father/mother. Another serious problem which is often ignored is the fact that cloning presupposes a vast number of oocytes. Oocyte biopsy is a very incriminating intervention into the female, connected with health risks for the donor-women. Moreover, this technology might change the role of women in society, viewing women as oocyte-banks and putting undue pressure on them by appealing to their altruism. I hope that we will discuss these questions in detail during our conference.

Notes

1 I would like to thank Sarah Moorhead for reviewing my manuscript with a native speaker's perspective.

2 Schlich, Th. (1998): Transplantation. Geschichte, Medizin, Ethik der Organverpflanzung, München

3 Steptoe, P. C., Edwards, R. G. (1978): *Birth after the Reimplantation of a Human Embryo*, in: The Lancet, 12.8.1978, 366.

4 Wilmut, I., Schnieke, A. E., McWhir, J., Kind, A. J., Campbell, K. H. S. (1997): *Viable offspring derived from fetal and adult mammalian cells*, in: Nature 385, 810–813.

5 Thomson, J. A., Itskovitz-Eldor, J., Shapiro, S. S., Waknitz, M.A., Swiergiel, J. J., Marshall, V. S., Jones, J. M. (1998): *Embryonic Stem Cell Lines Derived from Human Blastocysts*, in: Science 282, 1145–1147.

6 Gearhart, J. (1998): *New Potential for Human Embryonic Stem Cells*, in: Science 282, 1061–1062.

7 The President's Council on Bioethics (2002): *Human Cloning and Human Dignity, An Ethical Enquiry,* Washington, 37–55.

8 Engels, E.-M. (1993): *George Edward Moores Argument der »naturalistic fallacy« in seiner Relevanz für das Verhältnis von philosophischer Ethik und empirischen Wissenschaften*, in: Eckensberger, L. H., Gähde, U. (Hg.): Ethische Norm und empirische Hypothese, Frankfurt a. M., 92–132.

9 For a discussion, see: Engels, E.-M. (2003): *Der moralische Status des Embryos*, in: Hüsing, B., Engels, E.-M., Frietsch, R., Gaisser, S., Menrad, K., Rubin, B., Schubert, L., Schweizer, R., Zimmer, R.: Menschliche Stammzellen. Studie des Zentrums für Technologiefolgen-Abschätzung beim Schweizerischen Wissenschafts- und Technologierat. TA 44/2003, Bern, 154–164.

Jean-Paul Renard

Cloning, definition and procedures: What do we know, what can we do?

Since the report on the birth of Dolly the sheep[1], published in 1997 by the scientific journal *Nature*, the word »cloning« has become an ambiguous term when applied to animals. It refers either to the product of an asexual reproduction or to the generation of genetically identical organisms. Within the first reference, the word »clone« is close to its Grecian origin, *klon*, meaning »twig«. It points to the ability of most plants and trees to be generated without the requirement of gamete fusion but simply by planting a single piece of broken twig. Cloning is thus an asexual reproductive process that can now be applied to mammals. The second meaning of cloning refers to multiplication rather than reproduction. It points to the ability of cells, derived from the same genome of embryonic or somatic origin, to produce several organisms. These organisms are often said »genetically identical« because they are the outcome of a single combination of nuclear genes provided by the donor. Their degree of identity, however, depends on the way they have been produced and the objective is not as much to provide a copy of the donor organism rather than to produce a set of cells, tissues or animals with the same functional properties. The extend to which these two different, although related, objectives can be achieved depends on the procedure use to generate clones.

Technical procedures: exploiting the biological properties of early embryonic development

In mammals identical sets of twins can be obtained from the dissociation of an early dividing, fertilised egg into individual cells followed by their transfer into foster recipients. This approach benefits from the fact that not only the fertilised egg, but also the cells issued from its very first division keep the ability to undergo all the processes of embryonic and foetal development. These cells are considered as »totipotent« because each of them has all the potential of generating an adult organism. In cattle, for instance, a set of quadruplets have been obtained from the dissociation of a 4-cell stage embryo.[2] But this property is rapidly lost after the second or third egg division which limits the scope of this approach.

A second way of producing clones is to split the embryo before its implantation into a foster uterus. At that stage, the first cellular differentiations have occurred and the embryo, called a blastocyst, looks like a small ball of about one to several hundred of cells. The splitting process is similar to the one that occasionally occurs under natural conditions when the embryo has to escape its thin protecting shell of glycoproteins before the implantation process initiates. This way of producing twins plays with the regulative properties of the early embryo which can develop normally after the removal of half of its cells! It has been shown in cattle to be compatible with a twinning rate of about 50% instead of the few percent observed under natural conditions.[3]

A third technique to generate genetically identical organisms uses not only the regulative properties of the early developing embryo but also the ability of some of its cells to participate in the various tissues of the offspring. Under appropriate culture conditions, these cells can be maintained continuously in an undifferentiated state *in vitro*. They are called ES cells (Embryonic Stem cells). When introduced into a blastocyst or aggregated with the cells of a younger embryo, ES cells can participate in the various tissues of the offspring and under some specific circumstances they can support complete foetal development.[4] They are, however, not truly totipotent since they need the help of other embryonic cells to generate a whole organism. But they have retained a functional totipotency in the sense that they are able to contribute to any tissue of the adult organism including its germ line. For that they are considered as »pluripotent«.

Finally, a fourth way of producing clones is nuclear transfer. This approach consists in introducing a nucleus from a differentiated donor cell into an enucleated recipient oocyte. It requires a multistep micromanipulation of cell and oocyte and has been used in research for several decades, mainly in amphibians, to study the ability of a larval or a somatic nucleus to be reorganised into an embryonic nucleus. This technique has become widely popularised since it offers the attractive/repulsive, although still theoretical, possibility of using an unlimited source of cultured cells of the same genetic constitution to generate »a flock of clones« as claimed by the editors of *Nature* on the front page of the issue reporting for the first time on the sheep *Dolly.* As a consequence, »nuclear transfer« has become today almost synonymous with »cloning«.[5] Interest in nuclear transfer is also largely due to the fact that this technique offers a unique way of analysing the time dependent events that lead to the reorganisation of a somatic nucleus into an embryonic one. This inversion in biological timing implies both a structural and functional reorganisation of the foreign nucleus by the surrounding cytoplasm. The effects of nuclear transfer on the development of reconstructed embryos remains, however, largely uncontrolled. The sources of variation, which likely affect the outcome of nuclear transfer, are numerous and include technical aspects related to embryo reconstruction to the treatment of the donor cell before nuclear transfer to the type of donor cell, and to the source of oocytes used. Consequently foetal and perinatal development remains low and extremely variable between experimental series.

Whatever the method used to provide a copy of a donor organism or to produce a set of cells, tissues, or animals with the same functional properties, we still know little about the biological processes that contribute to the production of clones. All the above mentioned techniques exploit the poorly understood – and thus amazing plasticity – of early mammalian embryos, i. e. their unique properties to adapt to dramatic changes brought to their environment, or to their constitution. This is particularly the case with the nuclear transfer technique which combines alterations in the biochemical environment of somatic donor cells and recipient oocytes with major changes in nuclear cytoplasmic interactions as soon as the one cell stage. But what can be done with this technique today and what are its limits?

Reproductive cloning: can clones be normal?

Reproductive cloning means producing an animal from a nucleus isolated from a somatic cells of adult (or even foetal) origin. This form of asexual reproduction implies nuclear transfer and its efficiency is extremely low since only a few percents of the reconstructed embryos are able to develop to term following their transfer into foster recipients. Reproductive cloning through somatic nuclear transfer has however become today a reality in at least nine different mammalian species (sheep, cattle, pig, goat; horse, cat, rabbit, mouse, and rat).

The births of viable animals after somatic nuclear transfer demonstrate that the cytoplasm of the enucleated recipient oocyte triggers the epigenetic changes that lead to the restoration of a totipotent state. In that sense, the activities of the somatic nucleus have been fully »reprogrammed«. This term refers to the concept of »program« coined more than 40 years ago by F. Jacob and J. Monod to design a genome-contained and time-dependent controlled sequence of pre-determined events for protein synthesis.[6] Nuclear transfer deals with the reversibility of this program and thus the management of time during the development of a complex living organism. Reprogramming through nuclear transfer outlines the critical role played by the cytoplasm and can better be defined as "the molecular dominance of one distinct cell type over another, resulting in the transformation of the pliant nucleus (the somatic nucleus) to the dominant type (the oocyte)"[7]. This definition leaves however open the question on whether full reprogramming requires the reacquisition of an initial zygotic-like functional state or if it is merely a winding path full of mortal obstacles during the time course of development. In the first case only those few embryos where the somatic nucleus would be totally remodelled into an embryonic one will be able to develop into normal adults. In the second case adult animals borne from somatic nuclear transfer will be those that have been able to circumvent the stigma of their embryonic and foetal history.

An analysis of recent literature suggest that it is more likely the second situation that explains the successes of cloning. Meanwhile it sheds a new light on the molecular and cellular interactions that trigger the development of an embryo.

The first developmental function of the embryo is to form its own unique and functional genome. This requires the generation of a single chromatin structure able to regulate transcription, so that genes will subsequently be expressed at the right time and in the right cells. An increasing number of data[8] show that one of the challenges in nuclear transfer embryos is to repress the somatic pattern of expression and to activate the embryonic and parental ones correctly. This is achieved through a complex set of events that induce several epigenetic markings of (groups of) genes, the most studied of which is methylation. Although somatic features persist in the methylation and gene expression patterns until the blastocyst stage, a high proportion of the embryos develop into morphologically normal blastocysts. Obviously, these early deregulation events do not prevent the formation of blastocysts[9], although it is not known whether they have a major effect on later development. Careful examination of these blastocysts reveals that they are abnormal in several ways. For example, most murine somatic NT blastocysts exhibit an abnormal pattern of expression and methylation of genes, even those that look morphologically normal.[10]

However, during the following morphogenetic events of the embryo that take place at the critical stage of gastrulation, only a few recurrent patterns of abnormalities are to be observed rather than the wide and diverse spectrum that would be expected if epigenetic errors were distributed stochastically.[11] This suggests that only a few key regulatory genes are preferentially affected, giving rise to discrete phenotypes.

Defects in the placental development of NT embryos are today considered as a major cause of mortality in clones.[12] The placenta is the first organ to form during embryogenesis and it determines the ontogeny of several key foetal functions such as vascularisation.[13] Abnormal expression of several families of genes has been detected in placentas obtained from living newborn mice[14] but still nothing is known about the relationships between the long-term viability of a clone and the pattern of expression in its corresponding placenta.

Finally a number of different syndromes such as immune deficiencies or hepatic failure and severe pneumonia leading to premature death have been reported to affect adult clones.[15] Such long-term disorders are considered to result mainly from placental abnormalities since foetal adaptations to placental dysfunctions and misfit nutrient supply can affect the metabolic activities of organs in the adulthood.[16] These syndromes are more frequent and more pronounced in the mouse than in other species. Calves born from somatic nuclear transfer are often more fragile than sexually reproduced ones during a critical period of one to four weeks.

Despite of this however, they can further develop into healthy adults. This could be explained by species differences in the placentation process in relation with foetal development.

The above brief survey of the recent scientific literature on reproductive cloning suggests that reprogramming has to be considered as an interactive and dynamic process that continues not only throughout the first cleavages but also at least beyond the first differentiation events and up to the onset of embryo organisation. Animals issued from nuclear transfer display variations of gene expressions and methylation patterns. They may not be considered as genetically identical either to the donor genome or to each other. Moreover, whether surviving adults can be considered as phenotypically (and thus physiologically) »normal« remains a matter of debate.[17]

Thus, not only for the obvious ethical reasons which will be analyzed further during this conference but also simply because of the above biological and scientific evidences, reproductive cloning should be banned in the human species. Meanwhile it offers an unique opportunity for animal biology research to analyse how the same initial set of nuclear genes provided by somatic *in vitro* grown cells can run the time-dependent events that lead to the formation of complex living organism such as mammals.

Therapeutical cloning: To be banned or not?

As shown above, ES cells can be used in the mouse species to generate genetically identical animals not only from nuclear transfer but also from aggregation chimeras. Besides their ability to be maintained in an undifferentiated state continuously, they can also be differentiated into various cell types *in vitro* and used to generate cell types as different as cardiac muscle cells, blood cells, vascular endothelial cells, or neuronal cells. These ES cells are obtained from the culture of embryos when at the blastocyst stage. Thus, if cloned blastocysts produced from the somatic nuclei of a donor are used to derive an ES cell line *in vitro*, these ES cells will have the same genetic constitution as the donor. The cell types derived *in vitro* from these ES cells could then be used as a source of grafts to replace damaged tissues of the donor without facing the obstacle of immune rejection. Proof of principle of this approach has been now brought in the mouse species.[18] These results have potentially tremendous consequences for therapeutical applications because (and surprisingly enough) ES cells can today only be obtained from the culture of human blastocysts while it is still not the case with other mammalian species outside of the mouse and (to some extent) the monkey. But the consequences are also ethical since these applications would require the cloning of human embryos to produce cloned blastocysts.

Beyond a strict utilitarian view on the use of human embryos for medical applications, there are two major ethical arguments that plead against therapeutical cloning. Firstly, any technical progress achieved in the production of cloned blastocyst will be beneficial for reproductive cloning thereby weakening the ban already published by several countries. Secondly, therapeutical cloning would not only lead to the instrumentalisation of women's bodies for the supply of oocytes but would also imply the creation of embryos to be used as a source of cells and not as a »potential human being« denying the humanity already existing within each embryo after fertilisation and running him down as a product. These arguments habe been presented and extensively analysed in the documents published during the preparation of this conference. They will be further discussed in the present proceedings. It is, however, important here for the clarity of the debate between science and moral to take into account the two following points.

Firstly, techniques for animal cloning are still progressing. This is not as much due to the blind accumulation of micromanipulation experiments in numerous laboratories all over the world as rather to the use of new concepts emerging from post-genomic research that are now proposed to define the auto-regulatory potential of complex biological systems.[19] These concepts has already proven to be helpful to analyse the molecular and cellular aspects of "reprogrammation"[20]. Within this context, should animal research on early mammalian embryonic development using nuclear transfer be restricted or even forbidden to prevent any possible extension to human embryos? In other words how can a "right to ignorance"[21] be operationally defined? In the present case, nuclear transfer offers a unique way of understanding how the molecular and cellular informations that are stored into the cytoplasm of an oocyte can reorganise a nucleus. This maternal legacy of the oocyte drives not only the first steps of an embryo but can also have long lasting effects on the foetus with medical consequences in the adulthood. The key determinants of this molecular and cellular legacy are presently unknown. Due to their biological importance and since the underlying mechanism are conserved between species, time will arrive when the basic knowledge acquired with laboratory or domestic animal models will have to be confirmed in our species. Can a ban on any research with human embryos today be promulgated at the expense of future answers on human early embryonic development from which the risks assessment of now classical reproductive technologies such as *in vitro* fertilisation will immediately beneficiate?

Secondly, therapeutical cloning today is only a hope for medicine rather than a central question for basic research. Whatever alternative strategies are considered for biomedical applications, nuclear transfer will remain an important tool at the research level. For instance there are now some evidences that cells isolated from an adult organism can exhibit the same differentiation potential *in vitro* as ES cells.[22] This offers an attractive opportunity for using these adult stem cells for therapeutical purposes to escape the ethical dilemma of using human embryos.

But this also means that results already established with ES cells can be extended to those adult stem cells. The recent demonstration that mouse ES cells can be differentiated *in vitro* to produce oocytes capable of developing into blastocysts-like embryos could perhaps be extended one day to adult stem cells![23] And provided these oocytes can develop after nuclear transfer, human adult stem cells would then constitute a new source of cells for therapeutical cloning without requiring an instrumentalisation of women's bodies since the embryos would be entirely produced *in vitro*. How to name an embryo made entirely from *in vitro* cultured cell lines if the possibility of a full term development after its transfer into a foster recipient cannot be formally excluded? And if the maternal legacy to the oocyte is not a determinant for embryo totipotency, then even propagation by cuttings could become an avatar of mammalian reproduction! If so, implantation, instead of fertilisation, will be more determinant in considering the humanity existing within each human embryo.

What can be taken as mere provocative speculation, could become a working hypothesis in a near future. The Pandora's Box has been opened and still remains open. The very recent demonstration that an adult fertile female can be produced in the mouse without any contribution of a paternal gamete (Kono 2003, personal communication) will perhaps soon make us consider the real importance of sex differentiation in mammals under a slightly different angle. Meanwhile it already provides an additional example that our acceptance of what an embryo is, is being profoundly altered by the scientific knowledge accumulated on the mechanisms that govern early development and reproductive processes in mammals.

Instead of promulgating bans on research because of still hypothetical biomedical applications, a better attitude today is, to promote and keep alive exchanges between biologists, philosophers, jurists and ethicists. This is exemplified by this international conference on cloning. More than ever, any scientific activity, even when it concentrates on basic cellular and molecular mechanisms, remains through and through a social activity. And any scientist remains at any time a citizen.

Notes

1 Wilmut, I. et al. (1997): *Viable offspring derived from fetal and adult mammalian cells*, in: Nature 385 (6619), 810–813.

2 Johnson, W. H. et al. (1995): *Production of four identical calves by the separation of blastomeres from an in vitro derived four-cell embryo*, in: The Veterinary Record 137 (1), 15–16.

3 Ozil, J. P., Heyman, Y., Renard, J. P. (1982): *Production of monozygotic twins by micromanipulation and cervical transfer in the cow*, in: The Veterinary Record 110 (6), 126–127.

4 Nagy, A. et al. (1990): *Embryonic stem cells alone are able to support fetal development in the mouse*, in: Development 110 (3), 815–821.

5 Vogelstein, B., Alberts, B., Shine, K. (2002): *Genetics. Please don't call it cloning!*, in: Science 295 (5558), 1237.

6 Jacob, F. (1976): *The logic of life*, New York.

7 Western, P. S., Surani, M. A. (2002): *Nuclear reprogramming – alchemy or analysis?*, in: Nature Biotechnology 20 (5), 445–446.

8 Cf. Vignon, X., Zhou, Q., Renard, J. P. (2002): *Chromatin as a regulative architecture of the early developmental functions of Mammalian embryos after fertilization or nuclear transfer*, in: Cloning and Stem Cells 4 (4), 363–377.

9 Zhou, Q. et al. (2001): *Developmental potential of mouse embryos reconstructed from metaphase embryonic stem cell nuclei*, in: Biology of Reproduction 65 (5), 412–419.

10 Mann, M. R. et al. (2003): *Disruption of Imprinted Gene Methylation and Expression in Cloned Preimplantation Stage Mouse Embryos*, in: Biology of Reproduction 69, 902–914.

11 Jouneau, A., Renard, J. P. (2003): *Reprogramming in nuclear transfer*, in: Current opinion in Genetics and Development 13, 1–6.

12 Chavatte-Palmer, P. et al. (2002): *Clinical, hormonal, and hematologic characteristics of bovine calves derived from nuclei from somatic cells*, in: Biology of Reproduction 66 (6), 1596–1603.

13 Rossant, J., Cross, J. C. (2001): *Placental development: lessons from mouse mutants*, in: Nature Review in Genetics 2 (7), 538–548.

14 Humpherys, D. et al. (2002): *Abnormal gene expression in cloned mice derived from embryonic stem cell and cumulus cell nuclei*, in: Proceedings of the National Academy of Sciences USA 99 (20), 12889–12894.

15 Ogonuki, N. et al. (2002): *Early death of mice cloned from somatic cells*, in: Nature Genetics, 30 (3), 253–254.

16 Cf. Godfrey, K. M. (2002): *The role of the placenta in fetal programming – a review*, in: Placenta 23 (Suppl A), S20–S27.

17 Wilmut, I. (2002): *Are there any normal cloned mammals?*, in: Nature Medicine 8 (3), 215–216.

18 Rideout, W. M. et al. (2002): *Correction of a genetic defect by nuclear transplantation and combined cell and gene therapy*, in: Cell 109 (1), 17–27.

19 Hasty, J., McMillen, D., Collins, J. (2002): *Engineered gene circuits*, in: Nature 420 (6912), 224–230.

20 Gao, S. et al. (2003): *Somatic cell-like features of cloned mouse embryos prepared with cultured myoblast nucle*, in: Biology of Reproduction 69 (1), 48–56.

21 Jonas, H. (1974): *Philosophical essays: from ancient creed to technological man*, Englewood Cliffs, NJ.

22 Verfaillie, C. M. et al. (2003): *Unexpected potential of adult stem cells*, in: Annals of the New York Academy of Science 996, 231–234.

23 Hübner, K. et al. (2003): *Derivation of oocytes from mouse embryonic stem cells*, in: Science 300 (5623), 1251–1256.

Anna M. Wobus

Therapeutic cloning and stem cell technology

The goal of »therapeutic cloning« is to develop cell therapies for regenerative medicine. As »therapeutic cloning« encompasses both reprogramming processes of adult cells after nuclear transfer to enucleated oocytes and stem cell technology, questions about »therapeutic cloning« are directly dependent on developments in the overall area of stem cell research. Although no viable organism is created through »therapeutic cloning«, the application of the technology is problematic from the ethical angle and many questions have still to be answered from the scientific angle. Research is required in all areas of stem cell research when it comes to the development of regenerative cell therapy treatments. This also includes the reprogramming mechanisms of somatic nuclei in oocytes.

In principle, the development of the »therapeutic cloning«[1] strategy can be traced back to problems of transplantation medicine. The demand for donor organs has increased steadily around the world since the mid-1980s. By contrast, the number of organ transplantations has remained almost the same, despite lengthening waiting lists for donor organs.

In recent years research results with embryonic and somatic stem cells of humans[2] have opened up new perspectives for transplantation medicine: cells and tissue developed from human stem cells could be able to meet at least some of the demand for donor material for tissue transplantation. This applies in particular to complex organ systems like the nervous system. At present, no satisfactory cell therapy is available to treat disorders of the central nervous system.[3] In the same way, diseases of the heart (myocardial infarct), pancreas (diabetes), muscles (muscular dystrophy), osseous system (arthrosis, osteoporosis) or injuries to the spinal cord could also be potentially treated with the help of stem cells. The precondition is that, in future, fundamental questions of stem cell biology are solved.

Before stem cells can be used for cell therapies, certain criteria must be met. Stem cells must self-renew in culture and should retain their viability and genetic stability even after long-term culture. The tissue formed from stem cells should be (autologously) compatible with the recipient organism and integrate and function in a tissue-specific manner. The transplant may not lead to tumour formation nor be contaminated with viral pathogens (e. g. retroviruses).

None of the various adult stem cell types in man – i. e. neither embryonic, foetal or adult stem cells – currently fulfil these requirements.

A fundamental problem of research in human stem cell is controlling propagation and differentiation outside the organism. Finding a solution to this problem constitutes a major challenge particularly for adult stem cells. Methods to identify, isolate and select the various adult stem cell types have to be developed. Above all, the problem of rejection reactions with immunologically foreign tissue donors and recipients (allogenic transplantation) has to be solved.

The strategy of »therapeutic cloning«, by means of which it would be possible to produce autologous cell transplants, was suggested as a way of solving the latter problem.[4] This method would involve fusing the nuclei of somatic cells of a patient with enucleated human oocytes whereby the somatic nucleus would be reprogrammed in contact with the cytoplasm of the oocytes and rendered capable of forming an embryo.

The strategy of »therapeutic cloning«, which has already been successfully applied to animal systems, still raises a whole series of unanswered questions when it comes to its application in man. Besides the ethical problems (e. g. unlimited demand for human oocytes or the development of potentially viable – totipotent – embryos), many questions have still to be answered from the scientific angle, too. In the end, a transplant obtained using the method of »therapeutic cloning« would be generated from embryonic stem cells and could lead to the formation of tumours if the transplant were still contaminated with undifferentiated stem cells. Nor do we know whether the transplant (obtained with the help of somatic cells of adult, usually older patients) can in fact be genetically »rejuvenated« through the reprogramming processes. Genetic damage (mutations), which increase in somatic cells during the cell ageing processes, would also have to be rendered reversible through reprogramming.

The necessary research work on the analysis of the fundamental mechanisms of the reprogramming of somatic cells can be undertaken in animal systems. Here, trans-species experiments should be avoided, i. e. nuclei from mouse somatic cells should only be transferred to enucleated oocytes of the mouse, somatic cells from cattle to cattle oocytes, etc.

A recently published study[5] demonstrated for the first time that oocytes can be produced *in vitro* from mouse embryonic stem cells. However, the oocytes lacked one protein of the *zona pellucida*, which means that they could not be implanted in the uterus in the normal manner. We do not yet know whether these oocytes are fertilizable or whether germ cells can, in principle, be formed from human embryonic stem cells *in vitro*. There are, however, new perspectives when it comes to »therapeutic cloning«. If efforts to create oocytes from human embryonic stem cells should succeed, this would be a relatively unproblematic source for the harvesting of human oocytes. As long as the technique used to harvest oocytes from mouse embryonic stem cells can be transferred to human embryonic stem cells, the oocytes would only be obtained from cell culture. The ethically problematic harvesting of oocytes after superovulation would then no longer be necessary.

These oocytes developed *in vitro* could then also be used to identify reprogramming factors which would mean it would be possible in the long term to use the corresponding signal molecules to reprogramme adult cells.

From the current standpoint, »therapeutic cloning« using the classical technology[6] cannot be considered to be a suitable, clinically applicable procedure (risk of tumour formation by the transplant, complicated method, problematic nature of oocyte harvesting at present). However, the method according to Hübner et al.[7] does offer a first opportunity to develop alternative concepts to the »classical« strategy of »therapeutic cloning«.

A special problem of »therapeutic cloning« is that there is at least a transient totipotent embryonal stage. Totipotency defines the ability to form a complete organism and presupposes evidence of the ability to completely develop an individual. Securing evidence of the totipotency of human embryonic stem cells is out of the question (hence the totipotency of human embryonic stem cells cannot be examined in experiments, although this term takes on a key position of relevance in the German Embryo Protection Act from the angle of criminal law).

For other reasons, too, the term »totipotency« in the German Embryo Protection Act is outdated (and unsuitable as a criterion in criminal law). With the creation of the cloned sheep »Dolly«[8] and in varies work with other mammals it has been demonstrated in recent years that the specialisation of a somatic nucleus in an enucleated oocyte can be »reversed« and the artificially developed embryo can achieve full viability. According to this, each somatic cell would have the potential for general development.

It is evident that the results of research in human embryonic stem cells will advance the work on the future use of adult stem cells for cell therapies. In particular, findings from genome and proteom research will bear fruit for research in adult stem cells. At present, a great deal of work is being done on identifying the factors – with the help of genome analysis – which define a stem cell (i. e. their stemness)[9]. A factor of this kind, which controls the pluripotency of mouse embryonic stem cells, was recently identified.[10]

Furthermore, in adult stem cells, in particular haematopoietic stem cells (HSC), the problem of missing or insufficient proliferation has still to be solved. In this context, a signal molecule (Wnt3a) could be identified for the first time which regulates the self-renewal of HSC *in vitro.*[11]

Unlike HSC, mesenchymal stem cells are capable of self-renewal in culture and of developing into different mesenchymal cell types like cartilage, bone or tendon.[12] To what extent and on what scale the tissue of other organs (e. g. neural or cardiac) can be regenerated through stem cells of bone marrow has not yet been definitively clarified since there are several controversial publications, and because of the phenomenon of cell fusion between donor and recipient cells.[13]

The isolation of a pluripotent and proliferating cell type, the so-called »multipotent, adult progenitor cells« (MAPCs), from bone marrow[14] and the identification of viable pluripotent precursor cells from skin tissue[15] open up prospects for the use of adult stem and precursor cells in regenerative medicine (possibly also without using »therapeutic cloning«).

Nevertheless, human embryonic stem cells have been proven to have the greatest development potential *in vitro*. It can be assumed that the work with human embryonic stem cells (and with mouse embryonic stem cells) will form the foundation for the development of differentiation systems and for the identification of differentiation factors which could also benefit at some stage research in human somatic stem cells.

One special advantage of embryonic stem cells is the possibility of introducing therapeutically relevant genes in a targeted manner into embryonic stem cells. This was recently demonstrated with the help of homologous recombination in human embryonic stem cells.[16] Furthermore, (non-genetic) methods to manipulate stem cells with the help of protein modification offer another, possibly even more interesting, alternative.[17]

By way of summary, it can be said that only sound research in all human stem cell systems (embryonic, foetal, and adult) can secure the knowledge required for the development of cell therapies. When it comes to a clinical application, priority should be given to autologous stem cells for tissue regeneration. The current, restricted level of knowledge in the field of somatic stem cells calls for parallel research with human embryonic stem cells. Furthermore, work to elucidate the reprogramming mechanisms of human somatic cells is also of great importance.

Notes

1 Lanza, R. P., Cibelli, J. B., West, M. D. (1999a): *Human therapeutic cloning*, in: Nature Medicine 5, 975–977. Lanza, R. P., Cibelli, J. B., West, M. D. (1999b): *Prospects for the use of nuclear transfer in human transplantation*, in: Nature Biotechnology 17, 1171–1174.

2 DFG-Report (2003): *Forschung mit humanen embryonalen Stammzellen, Research with Human Embryonic Stem Cells*, Wiley-VCH, Weinheim. NIH-Report (2001) http://www.nih.gov/news/stemcell/scireport.htm.

3 Freed, C. R., Greene, P. E., Breeze, R. E., Tsai, W. Y., DuMouchel, W., Kao, R., Dillon, S., Winfield, H., Culver, S., Trojanowski, J. Q. et al. (2001): *Transplantation of embryonic dopamine neurons for severe Parkinson's disease*, in: The New England Journal of Medicine 344, 710–719.

4 Lanza et al. 1999a; Lanza et al. 1999b.

5 Hübner, K., Fuhrmann, G., Christenson, L. K., Kehler, J., Reinbold, R., De La Fuente, R., Wood, J., Strauss, J. F., Boiani, M., Schöler, H. R. (2003): *Derivation of Oocytes from Mouse Embryonic Stem Cells*, in: Science 300, 1251–1256.

6 Lanza et al. 1999a; Lanza et al. 1999b.

7 Hübner et al 2003.

8 Wilmut, I., Schnieke, A. E., McWhir, J., Kind, A. J., Campbell, K. H. S. (1997): *Viable offspring derived from fetal and adult mammalian cells*, in: Nature 385, 810–813.

9 Anisimov, S. V., Tarasov, K. V., Tweedie, D., Stern, M. D., Wobus, A. M., Boheler, K. R. (2002): *SAGE identification of gene transcripts with profiles unique to pluripotent mouse R1 embryonic stem cells*, in: Genomics 79, 169–176. Ivanova, N. B., Dimos, J. T., Schaniel, C., Hackney, J. A., Moore, K. A., Lemischka, I. R. (2002): *A stem cell molecular signature*, in: Science 298, 601–604. Ramalho-Santos, M., Yoon, S., Matsuzaki, Y., Mulligan, R. C., Melton, D.A. (2002): *"Stemness": transcriptional profiling of embryonic and adult stem cells*, in: Science 298, 597–600.

10 Chambers, I., Colby, D., Robertson, M., Nichols, J., Lee, S., Tweedie, S., Smith, A. (2003): *Functional expression cloning of Nanog, a pluripotency sustaining factor in embryonic stem cells*, in: Cell 113, 643–655.

11 Reya, T., Duncan, A. W., Ailles, L., Domen, J., Scherer, D. C., Willert, K., Hintz, L., Nusse, R., Weissman, I. L. (2003): *A role for Wnt signalling in self-renewal of haematopoietic stem cells*, in: Nature 423, 409–414.

12 Pittenger, M. F., Mackay, A. M., Beck, S. C., Jaiswal, R. K., Douglas, R., Mosca, J. D., Moorman, M. A., Simonetti, D. W., Craig, S., Marshak, D. R. (1999): *Multilineage potential of adult human mesenchymal stem cells*, in: Science 284, 143–147.

13 D'Amour, K. A., Gage, F. H. (2002): *Are somatic stem cells pluripotent or lineage-restricted?*, in: Nature Medicine 8, 213–214. Holden, C., Vogel, G. (2002): *Stem cells. Plasticity: time for a reappraisal?*, in: Science 296, 2126–2129. Morshead, C. M., Benveniste, P., Iscove, N. N., van der Kooy, D. (2002): *Hematopoietic competence is a rare property of neural stem cells that may depend on genetic and epigenetic alterations*, in: Nature Medicine 8, 268–273. Wagers, A. J., Sherwood, R. I., Christensen, J. L., Weissman, I. L. (2002): *Little evidence for developmental plasticity of adult hematopoietic stem cells*, in: Science 297, 2256–2259. Wang, X., Willenbring, H., Akkari, Y., Torimaru, Y., Foster, M., Al Dhalimy, M., Lagasse, E., Finegold, M., Olson, S., Grompe, M. (2003): *Cell fusion is the principal source of bone-marrow-derived hepatocytes*, in: Nature 422, 897–901.

14 Jiang, Y., Jahagirdar, B. N., Reinhardt, R. L., Schwartz, R. E., Keene, C. D., Ortiz-Gonzalez, X. R., Reyes, M., Lenvik, T., Lund, T., Blackstadt, M. et al. (2002): *Pluripotency of mesenchymal stem cells derived from adult marrow*, in: Nature 418, 41–49.

15 Toma J. G., Akhavan, M., Fernandes, K. J., Barnabe-Heider, F., Sadikot, A., Kaplan, D. R., Miller, F. D. (2001): *Isolation of multipotent adult stem cells from the dermis of mammalian skin*, in: Nature Cell Biology 3, 778–784.

16 Zwaka, T. P., Thomson, J. A. (2003): *Homologous recombination in human embryonic stem cells*, in: Nature Biotechnology 3, 319–321.

17 Noguchi, H., Kaneto, H., Weir, G. C., Bonner-Weir, S. (2003): *PDX-1 protein containing its own antennapedia-like protein transduction domain can transduce pancreatic duct and islet*

cells, in: Diabetes 52, 1732–1737. Peitz, M., Pfannkuch, K., Rajewsky, K., Edenkofer, F. (2002): *Ability of the hydrophobic FGF and basic TAT peptides to promote cellular uptake of recombinant Cre recombinase: A tool for efficient genetic engineering of mammalian genomes*, in: Proceedings of the National Academy of Sciences (USA) 99, 4489–4494.

Ulf R. Rapp

Alternatives to therapeutic cloning: Induction of pluripotency

The problems of the therapeutic cloning cycle

The work undertaken by the group of Rudi Jaenisch in Cambridge has proved in an impressive manner that a complete therapeutic cloning cycle can be run through in the mouse.[1] The problems of this approach are obvious: somatic nuclear transfer always requires freshly harvested, high quality oocytes. In addition, the temporal and experimental input, which is required in order to successfully run the cycle, is still relatively high at present. Rudi Jaenisch will certainly talk about this in greater detail. One key question at this conference is whether and, if so, how this cloning cycle can be applied to human beings.

As we have already heard, the problems of therapeutic cloning are extremely diverse. First of all, for analyses of this kind a high number of high quality oocytes must be harvested. Against this backdrop I would like to draw your attention to the most promising possibility for oocyte production which was recently described by the group of Hans Schöler in Philadelphia.[2] For the first time he was able to generate oocytes and structures similar to blastocysts from mouse embryonic stem cells. However, further experiments have still to show whether these embryonic stem cell derivatives can also be fertilised and used as starting material for embryonic stem cell lines after nuclear transfer. Only time will tell whether it will also be possible to harvest functional oocytes from human embryonic stem cells in the future.

Another problem of therapeutic cloning is the low cloning efficiency which varies, depending on the organism and technology, between approximately 0.5 and 5%. By cloning efficiency we mean the number of living born animals, expressed as a percentage of the oocytes for which nuclear transfer was carried out. It has been demonstrated that abortions take place on each level,from nuclear transfer to birth, of the experimental procedure. But even after birth numerous disorders occur, including growth anomalies and metabolic defects like for instance obesity in cloned mice or also, as we have just heard, immune system defects. It were these observations, amongst other things, that prompted the »Dolly father« Ian Wilmut last year to write an article entitled *Are there any normal cloned mammals?* in the journal *Nature*.[3]

Up to now nuclear transfer experiments in non-human primates have been unsuccessful or could not be reproduced. There is a recent publication on this subject. The group around the reproduction expert Gerald Schatten[4] carried out nuclear transfers in rhesus monkey oocytes. This involved nuclear transfer in 716 rhesus oocytes and the transfer of some of the developed embryos to surrogate mothers. Despite partial embryonal development no living rhesus offspring could be produced. One molecular reason for this was the formation of defective mitotic spindles which led to an irregular distribution of the chromosomes followed by aneuploidy. Of course, the production of spare embryos is also an ethical problem. I am sure we will hear other speakers addressing this issue.

Stem cells: new developments

A central application of therapeutic cloning is the harvesting of starting material for cellular therapies. As you know, the therapeutic potential of embryonal and adult stem cells is discussed in very different ways by the public at large but also by experts. In my opinion it is still too early in order to move in one direction or the other. Furthermore, it is very likely that in the end, in conjunction with cellular therapies, cell derivatives from embryonal stem cells will be more suitable for one disease and adult stem cells for another. From the numerous current results in the field of stem cell biology, the results of Freda Miller from Toronto are particularly interesting. She was able for the first time to isolate stem cells from the main biopsy material of young and old mice.[5] She has since extended her experiments to human cells. These precursor cells obtained from skin can be passaged more than 50 times and can be differentiated in culture, depending on the growth conditions, into different neuronal and mesodermal cell types. If it were also possible to demonstrate the successful use of these cells in transplantation experiments, we would have found an easily accessible source of autologous stem cells for some cellular therapies.

Reprogramming of differentiated cells

The primary goal of application-oriented stem cell research is to harvest as many cells as possible with the desired traits. However, this can be achieved not only by differentiating embryonic stem cells or adult multipotent precursor cells but also by reprogramming of already differentiated cells. I would now like to expand on this idea.

The successful reprogramming of cells also takes place in nature, for instance, in fertilisation or also, as we have just heard, in the therapeutic cloning cycle. For reprogrammings to be successful, there must be an intervention in the epigenetic programme of the cell. The goal here is to re-establish cellular pluripotency. In this context, the aimed influencing of DNA, chromatin and the chromosomes is conceivable and possible.[6]

But where do reprogrammings occur and how can we make specific use of them? One reprogramming method is, for instance, the controlled fusion of embryonal stem cells with already differentiated, somatic cells. In this way, multipotent precursor cells can be produced. This experimental strategy was carried out by Tada et al. for the first time in mice cells.[7] The fusion of embryonal stem cells with thymocytes led to the formation of pluripotent, tetraploid hybrid cells which corresponded in terms of appearance and growth behaviour rather to embryonal stem cells but did, however, also express typical T-cell properties. Furthermore, OCT-4, a typical embryonal stem cell marker, was also re-expressed in the hybrid cells. Consequently, embryonal stem cells are capable of influencing the epiphenotype of somatic cells. We cannot yet assess whether this procedure could ever be used in conjunction with cellular therapies.

Another method of reprogramming is *in vitro* reprogramming. This method was developed by the group of Philippe Collas from Oslo.[8] Cells, like for instance fibroblasts, were made permeable using streptolysin O and admixed with extracts of cells of a different type, for instance mature T-cells. After a short time the cell membranes were again closed and the cells were further kept in culture. With this method it was possible to partially reprogram the original cells. This means that the fibroblasts also express a few T-cell properties after using this method. Reprogramming can now be examined in detail and attempts to isolate individual reprogramming factors may even prove successful.

At my Institute in Würzburg we are also interested in reprogramming processes. The group of Albrecht Müller, for instance, was able to demonstrate recently that the development potential of adult stem cells can be extended through chromatin-modifying substances. He treated genetically labelled neural stem cells of the mouse for a short period with DNA methylation and histon acetylation inhibitors in vitro, and then transferred them back to sublethally irradiated mice. After a few weeks the mice were analysed and it was shown in FACS analyses of the blood cells that some of the blood cells came from the neural stem cells. In this way he could show that a short-term treatment of stem cells with substances, which influence the epigenetic programme, can extend the development spectrum of stem cells to a marked degree.

My own working group is also interested in reprogramming. As you perhaps know, I hail from experimental cancer research and have closely studied cellular signal processes. In the field of stem cell research we examine the signal paths which regulate proliferation or self-renewal and differentiation of stem cells. Furthermore, we recently succeeded in linking up classic signal cascades and the epigenetic cell memory. We were able to characterise direct interaction between *MAPKAP kinases* and members of the polycomb proteins. Polycomb proteins are involved in the epigenetic memory of the cell. We hope that better understanding of the regulation of epigenetic processes will, in future, give us access to reprogramming and its targeted influencing.

Conclusions

Please let me now come to my conclusions. By way of summary it can be said that the use of embryonal, but also of adult, stem cells for therapeutic purposes is a realistic, medium-term goal of biomedical research. This also includes the transfer of adult somatic nuclei into oocytes for harvesting human embryonal stem cells. Whereas amongst the public at large but also in the expert literature the potential of these new technologies is stressed again and again, one thing must be said quite clearly: there must be far more fundamental research prior to any clinical use! For me the priority areas of research are:

(1) Improving cloning efficiency in the cycle »therapeutic cloning» and tapping new sources of ova

(2) Production of germ cells from embryonal stem cells

(3) Identification and characterisation of reprogramming factors

(4) Decoding of signal pathways and control cycles, which directly intervene in development and renewal processes.

Notes

1 Rideout, W. M., Hochedlinger, K., Kyba, M., Daley, G. Q., Jaenisch, R. (2002): *Correction of a genetic defect by nuclear transplantation and combined cell and gene therapy,* in: Cell 109 (1), 17–27.

2 Hübner, K., Fuhrmann, G., Christenson, L. K., Kehler, J., Reinbold, R., De La Fuente, R., Wood, J., Strauss, J. F., Boiani, M., Schöler, H. R. (2003): *Derivation of oocytes from mouse embryonic stem cells,* in: Science 300 (5623), 1251–1256.

3 Wilmut, I. (2002): *Are there any normal cloned mammals?,* in: Nature Medicine 8 (3), 215–216.

4 Simerly, C., Dominko, T., Navara, C., Payne, C., Capuano, S., Gosman, G., Chong, K. Y., Takahashi, D., Chace, C., Compton, D., Hewitson, L., Schatten, G. (2003): *Molecular correlates of primate nuclear transfer failures,* in: Science 300 (5617), 297.

5 Toma, J. G., Akhavan, M., Fernandes, K. J., Barnabe-Heider, F., Sadikot, A., Kaplan, D. R., Miller, F. D. (2001): *Isolation of multipotent adult stem cells from the dermis of mammalian skin,* in: Nature Cell Biology 3 (9), 778–784.

6 Shi, W., Zakhartchenko, V., Wolf, E. (2003): *Epigenetic reprogramming in mammalian nuclear transfer,* in: Differentiation 71 (2), 91–113.

7 Tada, M., Takahama, Y., Abe, K., Nakatsuji, N., Tada, T. (2001): *Nuclear reprogramming of somatic cells by in vitro hybridization with ES cells,* in: Current Biology 11 (19), 1553–1558.

8 Hakelien, A. M., Landsverk, H. B., Robl, J. M., Skalhegg, B. S., Collas, P. (2002): *Reprogramming fibroblasts to express T-cell functions using cell extracts,* in: Nature Biotechnology 20 (5), 460–466.

Søren Holm

Does the end sanctify the means?[1]

The question I will try to answer in this paper is how we can ethically evaluate a research program with ethically contentious elements at the beginning of such a research program where future benefits are still uncertain and unpredictable. By a research program I will understand a set of research activities held together by one central hypothesis and/or one or a few central techniques. A new research program can therefore come into existence either as the result of some theoretical development leading to a new, and potentially fruitful hypothesis, and/or through scientific/technological development leading to a set of new techniques with potential broad applicability.

Recent new research programs in medicine would include gene therapy, anti-angeogenic therapy, embryonic stem cell research and adult stem cell research.

In this paper I will use »therapeutic cloning«[2], i. e. the creation of embryonic stem cells through cell nuclear replacement as an example of a novel biotechnological research program.

The general means-end problem

The problem of the ethical evaluation of situations where we reach ethically laudable ends through the employment of ethically problematic means is a very old and very general ethical problem. It is a problem that occurs in all ethical theories, apart from simple forms of consequentialism (any two-level consequentialism will, however, contain a version of the problem), and it is instantiated in many decisions at the political level.

In the case of therapeutic cloning it occurs because 1) current methods for the generation of embryonic stem cells involve the creation and subsequent destruction of embryos, 2) cell nuclear replacement raises problems of slippery slopes towards cell nuclear replacement for reproductive use; and 3) the aim of creating cells useful in human therapy is a morally good aim.[3] The means to achieving the good aim are therefore morally contentious, and for many people outright morally bad.

There are two radically different views about what an agent should do in such a situation. According to one position (the consequentialist) the distinction between ends and means is meaningless. We just have to assess the outcome, compare it with other possible outcomes and choose the action (whatever it may be) that produces the morally best outcome. Although it is thus conceptually impossible that the chosen means are morally bad if the action is the right one, the consequentialist could accept that there may be situations where the means are seen as bad by many people, but this would be irrelevant except in so far as it impinged on the utility of the outcome.

According to the other position (the deontologist) it is never right to do wrong to obtain good ends.

But the picture is more complicated than these diametrically opposed views imply. In many cases it is difficult to disentangle the means from the ends in a way that allow us to evaluate them separately. Both the consequentialist and the deontological analysis leaves out the importance of intention and explicit purpose in our evaluation of acts. Is "creating embryonic stem cells using cell nuclear replacement for the purpose of developing a new and effective anti-wrinkle skin cream" the same act as "creating embryonic stem cells using cell nuclear replacement for the purpose of developing a new and effective treatment for Parkinson's disease"? Everything I do in the two instances may be exactly the same, but it never the less seems to be two different acts with two different ethical evaluations. The consequentialist might now complain "but this is just because you have included a description of the outcome in the description of the act" but that is not a valid complaint, what has been included is a description of the intended outcome. It may be that it is the first researcher who inadvertently succeeds in stumbling upon a treatment for Parkinson's and not an anti-wrinkle cream, but that does not change the character of his actual actions or his justification for performing them at the time he performs them.

Similarly the means employed in reaching certain aims may continue to affect our evaluation of the aims. Let us say that we have two equipotent treatments both involving an adult stem cell line, one which has been derived by the pharmaceutical firm having killed one of its employees that it identified as having specifically valuable stem cells, and the other which has been derived by the pharmaceutical firm from a living volunteer. Would I, as a patient have moral reason to prefer one of them? I think I would, and that the unethical means employed in one of these cases continue to be important in our "all things considered" moral evaluation of the (on its own perfectly good) product.

Disentangling exactly when and how means and ends interact in such a way that we cannot evaluate them separately is beyond the scope of this paper. Here the conclusion that it is not always possible to evaluate them separately is all we need.

The problem of uncertainty

Uncertainty makes decision-making more difficult. If I know exactly what happens if I choose to act in a certain way decision-making is easy (acting on my decision may of course still be difficult. I may suffer from akratic failure etc.).

Uncertainties may be of many different kinds, and the ignorance they imply may have different depths. There are both known unknowns (i. e. things that we know that we do not know) and unknown unknowns (i. e. things that we are not aware of that we do not know). If our decision involves unknown unknowns (if there is second order uncertainty) there is no way of encompassing it within any decision-making framework relying on enumeration, evaluation and comparison of all possible outcomes. Let us, never the less for the moment proceed as if the problem of second order uncertainty can be bracketed in our ethical evaluation of new biotechnologies, in order to investigate how far we can get if there is only known uncertainty.

In that case we can divide uncertainties into ethical and factual uncertainties. In the case of therapeutic cloning we encounter both kinds.

Let us look at the main ethical uncertainty first. One of the main ethical issues discussed concerning stem cell research originates in the fact that embryonic stem cells have to be generated from embryos that are destroyed in the process. This means that stem cell research again raises the question of whether there are any ethical limits concerning the creation and destruction of human embryos for research or therapeutic purposes, as well as the more fundamental question of the moral status of the human embryo.

If human embryos have any moral status we need a good justification to destroy them, and the greater their moral status the more important or weighty the justification has to be.[4]

The question of the moral status of the embryo was not resolved during the abortion debate or during the debates about various forms of assisted reproductive technologies. It is unlikely to be resolved during the current debates about stem cells, since no really new arguments seem to be forthcoming.[5] Each side in the debate has arguments it sees as compelling and can't generally understand why the other side cannot see the problem in the same way. Within each position there is no uncertainty about the moral status of the embryo, and thereby also little uncertainty concerning whether the creation of embryos as part of therapeutic cloning research is morally acceptable. But between the positions there are clearly deep divisions that are not bridgeable even in conversations between honest and patient interlocutors. We are thus in a situation where the moral contentiousness of the moral status of the embryo is (paradoxically) created by moral certainty on all sides of the debate.

The other major uncertainty is scientific and it falls in two parts. The first uncertainty is simple uncertainty concerning whether therapeutic cloning will deliver on its promises.

The public presentation of the benefits of stem cell research has often been characterised by the promise of huge and immediate benefits. Like with many other scientific breakthroughs the public has been promised real benefits within 5–10 years, i. e. in this case significant stem cell therapies in routine clinical use.[6] About 5 years have now elapsed of the 5–10 years and the promised therapies are still not anywhere close to routine clinical use. There are similarities to the initial enthusiastic presentation of gene therapy in the late 1980s and the later problems encountered, and some reason to fear that stem cell therapies will have an equally long trajectory between theoretical possibility and clinical practice. It is likely that many of the current sufferers from some of the conditions for which stem cell therapies have been promised will be long dead before the therapies actually arrive, and that stem cell therapies will eventually not be developed for a range of targets currently viewed as promising.[7]

Assessing this uncertainty in a way which makes it possible to incorporate it into decision making is very difficult, because we are at a very early stage in the development of this research program. We know what may be possible in theory, but not how difficult it will be to do in practice, or what practical obstacles we may encounter on the way.

The second form of scientific uncertainty is even more difficult to deal with. For any given disease we only need one effective treatment or treatment modality, and it is uncertain which of a number of competing research programs will eventually be the first to deliver this treatment.

This is usually highlighted as an internal problem between different types of stem cell research (as I will do below), but the problem is much more general. Therapeutic cloning is not only competing with adult stem cells, but also with gene therapy, traditional »small molecule« pharmaceuticals (maybe developed through various kinds of »-omics«[8] knowledge), nano-science developments etc.

At the current point in time it is not known which (if any) of the three main lines of stem cell research adult, embryonic and cell nuclear replacement that is going to be most successful in terms of a) generating scientific knowledge about cell biology, and b) generating new stem cell based therapies for common diseases. That each is, at least at the moment, seen as a viable approach with regard to therapy is attested by the fact that many biotech firms have been founded, aiming at exploiting each of the approaches.[9]

The question is important because it has been argued that there is no need to permit more ethically contentious ways of generating stem cells, if the same benefits can be realised using less contentious stem cells, either adult stem cells or stem cells from aborted fetuses.[10]

What factors could we use to decide whether one line of research is more promising than another?[11] One possibility is to think about what characteristics a stem cell should have in order to be therapeutically useful and then try to decide which of the research programmes is most likely to be able to lead to the production of such cells, and if more than one can produce the required cells, which one will progress fastest to the goal. We do know (some of) the characteristics that the therapeutically optimal stem cell should display:

- no immunological rejection
- immediate availability
- availability in large numbers
- controlled differentiation to desired cells
- controlled integration into existing tissues and biological niches leading
- to normal function
- no other biological risks

From a theoretical point of view, embryonic stem cells created by nuclear replacement should be able to fulfil most of these requirements. We know that they can become all types of cells, and we know that they are immunologically perfectly compatible. We are, however, not yet able to control their differentiation into all desired cell types, and there may be situations of acute organ or cell failure where we do not have the necessary time to grow a sufficient number of cells to initiate therapy in time.

Embryonic stem cells derived in other ways have the disadvantage of not being immunologically perfectly compatible, but they do, on the other hand offer the advantage of being potentially immediately available from a stem cell bank in the necessary quantities.

Adult stem cells are immunologically compatible, but it is still uncertain whether we can derive all types of cells from adult stem cells, and they may also not be available in sufficient quantities in acute cases.

No type of stem cell therefore fulfils all the criteria for a therapeutically optimal stem cell. How should we evaluate this evidence in order to decide what research programmes to pursue? Is this an objective matter?

At approximately the same time the American National Bioethics Advisory Commission, and a British government expert group reviewed the evidence and came to two rather different conclusions. The National Bioethics Advisory Commission concluded that: "Currently, we believe that cadaveric fetal tissue and embryos remaining after infertility treatments provide an adequate supply of research resources for federal research projects involving human embryos. Therefore, embryos created specifically for research purposes are not needed at the current time in order to conduct important research in this area [...] We conclude that at this time, because other sources are likely to provide the cells needed for the preliminary stages of research, federal funding should not be provided to derive ES cells from SCNT. Nevertheless, the medical utility and scientific progress of this line of research should be monitored closely."[12]

Whereas the British Chief Medical Officer's Expert Group concluded that: "For some people, particularly those suffering from the diseases likely to benefit from the treatments that could be developed, the fact that research to create embryos by cell nuclear replacement is a necessary step to understanding how to reprogramme adult cells to produce compatible tissue provides sufficient ethical justification for allowing the research to proceed."[13]

What was a fact for one group of experts, was clearly not a fact for the other. What is at play here is a different evaluation of the available scientific evidence, but possibly also a different approach to the decision of whether a line of research should be deemed »necessary«. Is a particular line of research only necessary if it is the only way to get the knowledge we need for stem cell therapies, or is it necessary if scientific progress will otherwise be slowed down and will be much more costly, but will eventually lead to stem cell therapies any way even if this particular line of research is not pursued.[14] It is evident that if we do not allow a certain kind of research we are likely to miss out on certain specific kinds of knowledge that only that kind of research can give us, but the generation of »mere knowledge« (i. e. in this case knowledge without any therapeutic use aspect) is a much weaker reason for pursuing a research program than the generation of therapeutic benefit.

The policy-maker it thus left with a very difficult problem. If we knew that adult stem cell research or other alternatives to therapeutic cloning could deliver therapies for all the conditions where stem cell therapy seems to be a possibility then there would be a straight forward policy argument for choosing only to support this ethically uncontentious research programme. If the same goal can be obtained in two ways, and if one of them is less contentious than the other it makes good political sense to choose the uncontentious one. If on the other hand there was unequivocal certainty that research using embryonic stem cells was necessary for the development of stem cell therapies for one or more important diseases, a relatively strong consequentialist argument would offer itself based on a moral imperative to reduce human suffering, and this could be combined with appeals to consistency in those jurisdictions that already allow some kinds of embryo research.

Because there is scientific uncertainty each of these two lines of argument is, however, considerably weakened because an opponent can always point to uncertainty about the underlying empirical premises concerning whether embryonic stem cell research is necessary or not.

Societal regulation in the face of uncertainty

What should a society do if faced with the uncertainties identified above? One possibility could be to apply the von Neuman-Morgenstern expected utility approach to rational decision-making and attempt to identify the various possible options, assign probabilities to each of them as well as utility values to their outcome. Such an approach would be structurally isomorphic to the analysis an act consequentialist would perform, although the utilities ascribed to each outcome could differ depending on the specific features of the consequentialist's value theory.

The situation can be modelled by a trolley example. Our trolley is hurtling down the track and we are approaching a junction where we have to choose between two tracks that both disappear into the distance. On the one track, track 1, there are people lying on the track at what looks to be regular intervals that we will kill, and people sitting at the side of the track injured and suffering that we will not be able to help, on the other track, track 2, the same is the case but there are even more people lying on the track. There is, however, a large sign saying that there is a possibility that we may learn how to stop the trolley somewhere along the track and proceed in a way so that we can both save those lying on the track and help those sitting at the side. Which track should we choose? On the one track we will be killing and leaving people unhelped, on the other track we will be killing more people and leaving the same number unhelped, but we will have the possibility that at some point this will be made good by our learning to stop the trolley and proceeding in a helpful manner. One track has a certain outcome, one an outcome that may be better or may be worse than the baseline certain outcome. Our assessment of what to do must depend on a number of factors including 1) our assessment of the probability of learning how to stop and of the time span before we have learned this, 2) our assessment of the probability that other things will happen that will remove some people from the track and help the needy at the side, 3) our temporal discount rate, and 4) our degree of risk aversion.

Now, it may be tempting to claim that risk aversion should play no role in rational decision-making[15], but given that the probabilities we are talking about are not strictly quantifiable denying a separate role to our attitudes to risk will only mean that we will change our (supposedly unbiased) probability estimates to include this attitude component.

In the situation that we are contemplating here it would be rational to choose track 2, the »uncertain« track if in our assessment probability 1 was sufficiently high, probability 2 sufficiently low, the predicted time span before stopping low, the temporal discount rate low and we are risk neutral or not very risk averse. There will thus be a fairly large cluster of estimates of these probabilities that make it rational to choose the track 2.

Let us, however, complicate matters by imagining that what we are faced with is not a two-way choice but a three-way choice. There is yet another track, track

3, with the same number of people on the track and at the sides as on track 1, the »certain« track, but a large sign saying that there is a possibility that we may learn how to stop the trolley somewhere along the track and proceed in a way so that we can both save those lying on the track and help those sitting at the side, the sign further states that the probability involved may be less than the probability on track 2, but that the information needed to say whether it is less and how much is unavailable at the time we have to choose.

Since the third track is no worse and may be better than the first certain track, we know that we should never choose the first track, but the choice between the two uncertain tracks becomes very complicated and will depend critically on our assessment of the different probabilities involved.

Since we are modelling the current state of stem cell research we do, however, also have a further option. We can send more than one trolley down the tracks. Should we send two trolleys down track 2 and 3? The choice between sending a trolley down track 3 only and sending trolleys down track 2 and 3 will crucially depend on our assessment of whether one of the following scenarios is likely to occur 1) our progress in finding a way to stop the trolley on track 2 will be so much faster than on track 3, that it outweighs the initial extra loss of life, or 2) on track 2 we will learn things about helping the needy that we will never learn on track 3. Let us translate this back to stem cell research where track 2 is destructive research, and track 3 all kinds of non-destructive research. If embryos have a moral status, our analysis shows that we should only pursue destructive research (on any kind of human beings) if either 1) this line of research will produce valuable therapeutic results much faster than any of the different non-destructive lines of research, or 2) if destructive research will be the only way to produce cures or treatments for certain diseases.

This rationalistic approach to decision-making does rely on our ability to assign probabilities and utilities to different outcomes. It is highly questionable whether this can actually be done when we have the kinds of uncertainties that we often have at the beginning of a research program. In the case of therapeutic cloning we would encounter at least four problems.

We are, first of all, still in a situation of scientific ignorance that makes it impossible to assign probabilities for success (i. e. stem cell therapies due to therapeutic cloning) to all branches of our decision-tree containing the pursuit of therapeutic cloning.

Second, many of the competing research programs are at a similar initial state in their development, and we therefore cannot assign probabilities for the success of the alternatives either.

Third, we are not the only decision-makers and our decisions will therefore influence these probabilities in unpredictable ways, because our decisions will influence the decision-making of other decision-makers, countries, international organisations, industrial decision-makers etc.

Fourth, because of the deep ethical disagreement we cannot assign utility values to the branches. Any assignment of utility values will be controversial and contested.

We do, never the less, have to make our mind up, since continuing the *status quo* is also making a decision.

In such a situation where there is no dominant "best decision, all things considered" the political decision-maker is allowed to seek compromise or to adopt a wait and see policy. The exact features of the »right compromise« cannot be specified in any great detail, but a component of it must be an honest attempt to reduce the uncertainties that led to the need for a compromise in the first place through increased research efforts aimed at clarifying the potential of the technology in question and its competitors (preferably in ways that do not actualise the ethical disagreement).

Conclusion

In this paper I have argued that there are certain circumstances where it becomes very difficult (or impossible) to perform an ethical evaluation of a new biotechnological research program, especially if that evaluation is at the societal level (e. g. performed as part of the consideration of new legislation or regulation). These difficulties occur when the new research program is characterised by 1) deep ethical disagreement about the evaluation of the means employed (or the outcomes), 2) scientific uncertainty concerning the chance of reaching the ends, and 3) scientific uncertainty about the relation between this and other research programs aimed at solving the same problems.

In such a situation it is not irrational or hypocritical of a political decision maker to adopt a cautious policy until the two kinds of scientific uncertainty have been reduced. Especially if a decision is made at the same time to support the research that is necessary to produce the knowledge that can reduce the uncertainty.

Notes

1 This paper builds on and incorporates parts of two earlier papers: Holm, S. (2002): *Going to the roots of the stem cell controversy*, in: Bioethics 16 (6), 293–507; Holm, S. (2003): *The ethical case against stem cell research*, in: Cambridge Quarterly of Health Care Ethics 12 (4), 372–383. My thinking on these issues has been stimulated by participation in the EUROSTEM project, sponsored by the European Commission and co-ordinated by my colleague Professor John Harris.

2 This is a problematic term in many ways, partly by linking the technique implicitly to reproductive cloning, but it is much shorter than "production of embryonic stem cells by cell nuclear replacement" which would be the alternative.

3 It is important to note that stem cell research has a number of other aims as well. These are also good, but would never the less be much less convincing if they were the only aims of the research program. They include gaining basic scientific knowledge about human development and diseases, as well as developing stem cell technologies for the production of stem cells for industrial use, for instance in the screening and testing of pharmaceuticals and other chemical compounds.

4 Doerflinger, R. M. (1999): *The ethics of funding embryonic stem cell research: a Catholic viewpoint*, in: Kennedy Institute of Ethics Journal 9 (2), 137–150.

5 Harris, L. H. (2000): *Ethics and politics of embryo and stem cell research: Reinscribing the abortion debate,* in: Women's Health Issues 10 (3), 146–151; Wertz, D. C. (2002): *Embryo and stem cell research in the USA: a political history*, in: TRENDS in Molecular Medicine 8 (3), 143–146.

6 Anonymous (1998): *Taking stock of spin science*, in: Nature Biotechnology 16 (13), 1291.

7 Albert, B. (2000): *Presentation to the All-Party Disablement Group – July 25th 2000.* Unpublished manuscript.

8 Genomics, proteomics, metabonomics etc.

9 Axelsen, N. (2001): *Commercial interests in stem cell,* in: Nordic Committee on Bioethics. The Ethical Issues in Stem Cell Research. Nordic Council of Ministers, Copenhagen, 79–80.

10 Meyer, J. R. (2000): *Human embryonic stem cells and respect for life*, in: Journal of Medical Ethics 26 (3) 166–170; Branick, V., Lysaught, M. T. (1999): *Stem cell research: licit or complicit? Is a medical breakthrough based on embryonic and fetal tissue compatible with Catholic teaching?*, in: Health Progress 80 (5), 37–42.

11 Most of this debate has centred on the therapeutic uses of stem cells. With regard to the "pure" scientific production of knowledge about cell biology it seems clear that each of the research programmes will produce at least some unique bits of knowledge, and that each of them must therefore be pursued if complete scientific knowledge is the goal.

12 National Bioethics Advisory Commission (1999): *Ethical Issues in Human Stem Cell Research – Volume 1*, Rockville, Maryland, 71–72.

13 Chief Medical Officer's Expert Group (2001): *Stem Cell Research: Medical Progress with Responsibility – A Report from the Chief Medical Officer's Expert Group Reviewing the Potential of Developments in Stem Cell Research and Cell Nuclear Replacement to Benefit Human Health,* Department of Health, London, 40

14 Holm, S. (2001): *European and American ethical debates about stem cells – common underlying themes and some significant differences,* in: Nordic Committee on Bioethics. The Ethical Issues in Stem Cell Research. Nordic Council of Ministers, Copenhagen, 35–45.

15 This is, for instance, a central point in the argument between John Rawls and his consequentialist critics about his argument that a rational decision-maker behind the veil of ignorance would choose the maximin decision to the distribution of basic goods.

Ludwig Siep

Comments on the relationship between technology, practice and status when assessing cloning methods

The theme of this section of the conference is the relationship between the means and the ends in the ethical assessment of cloning procedures. Two questions are to be discussed here: first, whether the separation of ends and means can still be maintained in modern medical techniques (1.); secondly the question about the ethical assessment of medical techniques given the uncertainty of future good or evil resulting from these or alternative techniques (2.).

On both questions I would like to present some thoughts about future developments.

1.

It is undoubtedly the case that in modern science and technology the invention of technical methods opens up completely new goals. For instance, many questions of modern biology have been triggered by techniques of analysis and changes to genetic programmes. In medicine new diagnostic and operational techniques have also made new goals possible. In the field of cloning, many of these goals are only visible on the distant horizon but we already have to reflect today from the ethical and legal angles about their weight and, by extension, their relationship to the means.

The fact that goals are first rendered possible by techniques does not, however, mean that these techniques will impose themselves and that their goals are, in fact, their consequences. It is claimed again and again that human beings do what is technically viable. I do not, however, see any systematic or historically sound substantiation for this theory – at least when we are talking about moving beyond a single application towards socially established techniques. Techniques only gain a footing when they offer benefits, their results are considered to be valuable or they satisfy widespread interests. This applies even more in a time in which technical innovations are dependent on enormous financial investment and require state support in the areas of infrastructure and statutory regulation. Of course, some techniques in the field of entertainment or movement are interesting as ends in themselves. But this does not apply to medical techniques.

Consequently, cloning techniques can only impose themselves in the long term if they fulfil important purposes and can satisfy substantial interests. This is unlikely in the case of reproductive cloning even if it could lead at some stage to healthy children with a normal lifespan. Even then the strain on the parents, child, and society[1] is predominant and it is also doubtful whether the factual interest will be a massed one. Hence the risks of a slippery slope are perhaps not as big as is often assumed. I will examine the status of the slippery slope arguments at the end of the second section.

The situation is different in the case of therapeutic cloning. This applies to the area of research into human development and its conclusions for medicine and for therapies, for instance in the stem cell area, if they were then to be implementable. Hence, in this area there is no risk that a technique will impose itself simply because it has been invented. It is far more a matter of the transfer and conversion of a technology from one area (animal breeding) into another one for the sake of objectively and subjectively valuable ends.

Whether the means to these ends are themselves reprehensible will, therefore, depend to a large degree on status questions. The means of production (possibly cell nuclear transfer) and the consumption of embryos prior to completion of nidation are only bad when they destroy a human individual at a stage which merits unconditional life protection. I cannot go into the entire status debate here. Our special subject does, however, take in the question whether status is completely independent of forms of action and techniques.

This applies to the extent that our technical handling does not, of course, stipulate in many cases what the subject of this technique actually is or how it is to be assessed. But there is interaction between techniques, life world practices and normative status attributions. The normative status of a subject of action is not solely determined through theoretical knowledge but also through the actions themselves which we consider to be legitimate in the long term for good reason. This does not mean projectivism, nor mere award of status since we experience and assess the suitability of the action through its subject. It seems to me that this could also be demonstrated from the assessment of the status of the embryo in many cultures. It is not determined solely through theological, metaphysical a priori, or natural scientific terms but also through life-world experiences and forms of action.

Technical opportunities for action at the present time have led to a change above all to one decisive aspect of the status of the early embryo: the development potential which is attributed to it itself or to its cells. As a consequence of the reprogramming techniques, more and more human cells take on an increasingly comprehensive passive potency. Passive potency describes what can be made from a material or object.[2] By contrast, active potency should be understood as the self-development which allows a living organism to achieve a specific target condition. Without external disruptions or dysplasias, it would achieve this condition (in the case of the embryo: birth). If »totipotency« means the ability of a cell to develop into a complete human being, then *passive* totipotency could in future be attributed possibly not only to the early embryonic cells but also to other, already further differentiated, cells. They could be »reprogrammed« through suitable medical-technical measures to develop into a completely formed human being.[3]

The protection of totipotent cells in legislation up to now clearly has two goals: firstly, to protect them from manipulation in conjunction with the planned breeding of human beings; secondly, to uphold the development opportunities of an early embryo on its way to becoming an independent, viable human being. Clearly, this first type of protection must also be attributed to passively totipotent cells. It is not so clear whether this also applies to development opportunities into an independent (»born«) human being.

Last but not least, the development of reproductive medicine has meant that the chance of an early embryo to develop into a complete human being has become increasingly dependent on techniques and conscious forms of action. Not every fertilised oocyte is implanted in a mother and carried to term. This also applies in Germany when mothers refuse the implantation. The state can no more guarantee these embryos further development than it can for fertilised oocytes which are prevented from implantation by means of nidation inhibitors. We already have a legal practice in which full protection for the undisturbed developments of embryos into born human beings actually only comes into play after nidation or implantation – aside from the forms of inpunished (§ 218) or not even illegal (§ 218a) pregnancy termination.

Modern societies have already given so much scope to the autonomous and planned handling of human reproduction that not every totipotent cell in respect of biological development opportunities enjoys absolute protection in the sense of an individual right to life. This is not just mere resignation or taking over of »bad habits« but reasons can be given to justify this development. It was not the result of theoretical knowledge or purely »conventional« interpretation but of the gradual approval of a practice – an approval which can be attributed above all to changing social attitudes towards the role of the woman. However, there are good ethical and legal reasons for these changes.

When the technical opportunities for the production or cultivation of viable perhaps even totipotent cells increase, it becomes questionable whether in the long term every cell or every organism with such development opportunities can in fact be given the legal status of an individual which must be protected on its path to birth. Hence, the forms of action which have become technically possible and are at least legally tolerated in a society have an impact, in turn, on our understanding of the status of early embryos and embryonic cells. A stance of this kind can also be supported by biological and medical concepts of human development.[4]

This does not mean that the goals of embryo protection are rendered invalid. However, in the near or distant future they may perhaps have to be pursued in a different way. When it comes to protection from manipulation and human breeding, it would be important above all to clearly separate the spheres of action of reproduction, on the one hand, and the handling of early human cells for other medical purposes on the other. No embryos may be implanted which have been produced or even modified for a purpose other than the birth of a human being.[5] Of course this also precludes the implantation of embryos which could be produced for instance for high-ranking therapeutic purposes by means of cell nuclear transfer. *After* nidation or implantation the right of the embryo to further development may only be constrained by rights of the mother. It now has *active* totipotency and enjoys individual life protection on its »path to birth«.

Practices in the broad sense, which include techniques but are not solely dependent on them, influence our normative attribution of status. If that is the case then the medical handling of embryos prior to implantation, which are not intended for the »path to birth« and which are not capable of this in themselves, do not seem to be completely reprehensible and states which allow this are not simply »barbaric«.

2.

A few short comments on the second question. The evaluation of uncertain future good and evil certainly becomes more difficult as ethics – as argued here – are confronted with a process of change in social practices which also affects the status of those concerned. Nor is it possible to reliably predict the results of this change.

One could argue that this was neither necessary nor relevant. Ethical demands also apply when the majority does not orient itself towards them. That is certainly correct in many cases. But ethics would only be completely independent in the long term from lasting, permanent and justifiable changes in human forms of action and attitudes if it were based on a purely metaphysical foundation or an a priori foundation completely independent of experience.

In my opinion, however, it can be demonstrated that the vast majority of our values and standards are founded in our common historical experiences.[6] We are convinced that many of them will remain irreversible in future. But particularly in the field of human sexuality and reproduction, the relationship between the sexes and the medical handling of the human body, many changes have taken place in conjunction with fundamental values. Today, we can see that various states and religious communities represent different values and correspondingly approve different norms in the field of the status attribution to human embryos. Philosophical ethics using scientific methods must, however, take serious positions seriously and examine their possible justification. This is the only way it can serve the interests of a rational intercultural dialogue.

Not only future benefits but also future practices and values cannot be reliably predicted. There is even less certainty about the risks of the slippery slope, particularly if we cannot fall back on a clear collective experience. The importance of the arguments of the slippery slope therefore differs considerably in the political, legal, or philosophical-ethical discourse. *In political terms* it is legitimate, to avoid future evils – for instance human breeding or state eugenics – to set up barriers. All the same, these risks must be very likely if by such measures foreseeable, albeit still uncertain future goods might be prevented in the field of medicine.

In legal terms, too, the risks of abuse in conjunction with each introduction or amendment to a rule are an important aspect. On the other hand, individual rights, the exercise of which does not damage anyone else, should not be restricted on behalf of »abuse-safe« statutory obstacles. The unavoidability or at least growing difficulty of boundaries suggested with the metaphor of the slippery slope does not exist across the board. The ongoing correction of rules, which have led to considerable abuse, is the »normal« task of legislation supported by jurisprudence.

However, slippery slope arguments, which are based on unreliable estimations, do not play an important role in fundamental *ethical* considerations of philosophy. Here it is a matter of assessing the values and standards, weighing up the benefits and disadvantages, the violation of rights etc. Of course, proven abuse and ongoing violations of rights and goods do play a role for ethics. It has not, however, been proven yet that all forms of cloning techniques irreversibly lead to reproductive cloning. Hence, ethics which are open to experience will not advise rendering future developments and possible goods in the area of these techniques impossible by means of comprehensive legal bans which have no scope for exceptions.

Notes

1 Cf. on this Siep, L. (1999): *Klonen. Die künstliche Schaffung des Menschen?*, in: Aus Politik und Zeitgeschichte. Beilage zur Wochenzeitung *Das Parlament*, B 6/99, 5.2.1999, 22–29.

2 Here I use the tandem of terms »active« and »passive potency« along the lines of Aristotle, but not in a strict interpretation of his text. Cf . for the Aristotelian terms the contribution by Ch. Rehmann-Sutter in this volume.

3 For the most recent debate about totipotency, cf. also the protocol of the meeting of the National Ethics Council of 12.6.2003.

4 Cf. on this end more recently the dissertation by Hans Jost: *Die menschliche Keimesentwicklung – ein Kontinuum? Ein Beitrag zur ontologischen Bewertung des Beginns menschlichen Lebens,* (Münchner Hochschule für Philosophie/Philosophische Fakultät SJ).

5 The fact that embryos, which are intended for birth, should not be »enhanced«, for instance through genetic enhancement, must be substantiated in a different way. Cf. for such an argument Siep, L. (2003): *Normative Aspects of the Human Body*, in: The Journal of Medicine and Philosophy 28 (2), 171–185.

6 Cf. on this Siep, L., *Konkrete Ethik*. Frankfurt a. M., forthcoming February 2004.

Marcus Düwell

Cloning – Dimensions of ethical reflection

Introduction

The discussion about the moral assessment of cloning is frequently restricted to perspectives triggered by dramatic expectations concerning the development of this technology. The hope of spectacular therapeutic breakthroughs is set against the spectre of the serial reproduction of genetically identical human beings. The moral assessment is oriented towards a few key questions: Does the application of cloning techniques violate human dignity and individual rightes? Is it not already foreseeable now that human beings will be cloned and a questionable game will be undertaken with the biological make-up of offspring? Are major breakthroughs in the treatment, for instance, of neurodegenerative diseases to be expected?

Instead of tackling these issues directly, I would first like to undertake a rather more detailed outline of the relevant assessment aspects. This outline is very schematic and, from many angles, not specific to cloning. What I want to do is peg out the territory which seeks to give as comprehensive a picture as possible of the morally relevant aspects. The distinctions refer partly to the *subject matter of assessment* and partly to the *assessment criteria*. The reflections on the assessment criteria are not, of course, specific to cloning. It is far more the case that the theories of fundamental questions of ethics in general and technical ethics in particular are involved. The distinctions concerning the subject of assessment have to do more specifically with cloning even if similar aspects would arise in the case of comparable technologies. Since this technology is in the development phase, many aspects of relevance for the assessment are difficult to foresee or not foreseeable at all. We come across this kind of development openness in other technologies, too. The ethical discussion faces the challenge of developing criteria for the assessment of technologies where we do not know what perspectives are linked to them. What must also be discussed is whether we want to develop research at all to such an extent that we will then have the knowledge required. We can't avoid this question because if we do, and only discuss at a later stage, the question of the desirability of the application of a technological developmenthas already taken an implicit decision in favour of developing that technology.

Cloning – Goals and preconditions

When it comes to our *subject* I would like to distinguish between the following dimensions: (a) *research goals*, (b) *necessary means and preconditions for research*, (c) *necessary implications of the application*, and (d) *relevant context of application*. In a nutshell, this involves the following questions: what do we wish to achieve with research? Which means and ends will be necessary in order to do this successfully? Which morally relevant aspects are always linked with the application of this technology? What other circumstances are relevant (here I am thinking about the question of the legal and political aspects of application)?

It is important to stress that these distinctions have to be combined in the concrete moral judgement, but so it seems to me, these aspects are necessarily for the moral assessment of cloning. Furthermore, we should be careful not to indulge in any hasty conclusions. These distinctions do not yet imply on what level moral questions will arise. When one makes an analytical distinction between ends/objectives and means/preconditions/instruments, this does not say anything about the relationship between the means and ends in any concrete manner nor how the ends and means are to be assessed. The relationship between ends and means may vary considerably between different technologies. Certain technical instruments may offer a broad spectrum of potential purposes; other technologies are limited in terms of the uses they can be put to. With a knife you can cut bread, slit open tyres and kill someone. By contrast, a nuclear power station is more predetermined in terms of its purpose. In the case of the distinction between ends and means, it is specified even less that technical means are morally neutral whereas from the moral angle only the purposes of their application must be discussed. Instead of handing down premature judgements of this kind, I suggest distinguishing between the various dimensions of cloning and then asking the question of where moral issues themselves arise.

(a) Research goals

Cloning technologies aim to reproduce biological entities of a different kind. The conceivable application dimensions extend from the reproduction of highly specific somatic cells to the cloning of an entire human organism. As with any technology which is still in the development phase, the application dimensions are only foreseeable to a limited degree. Some – very obvious – application opportunities are, however, mentioned very frequently in the discussions like for instance the cloning of a whole human being or the cloning of individual cells with the goal of making possible the substitution of those cells, the inactivity of which is responsible for diseases like Parkinson's.[1] It is difficult to say what application prospects the cloning of somatic cells will have beyond this. This will also depend on development in other research areas. The opportunities to clone fertilised oocytes will also depend on developments in developmental and molecular biology.[2] We are, therefore, dealing with a technology with a wide spectrum of applications. At present, we can say very little about the goals of applications and their achievability. Because of this openness of development, a terminological dichotomy based on the model »reproductive versus therapeutic cloning« is particularly problematic. A dichotomy of this kind assumes that one was already familiar with all the conceivable application goals, something which is clearly not the case. With this dichotomy it is assumed that *all* applications, which do not aim to reproduce an entire human organism, are therapeutic applications. That is not very accurate because no therapeutic success has even been chalked up so far. Nor is there any indication about the kind of cell substitution one could achieve using cloning technologies. Even less can be said about whether all these application opportunities have a therapeutic value. It shows an even greater lack of reflection if it is assumed with the introduction of the apposition, reproductive-therapeutic, that one was morally reprehensible whereas the other was morally acceptable.

When it comes to cloning, however, there are obvious goals which have indeed to be assessed differently from the moral angle. The cloning of an entire human being throws up questions about the goal itself. Is an action morally defensible which has the goal of cloning an entire human being? The question is then why one would do such a thing. If it's a matter of replacing a dead sibling with a clone, then one makes that clone's existence heavily dependent on a comparison with the original. If it's a matter of the clone being an identical copy of its producer, then questionable goals are put into the genetic determination of offspring. Even if a clone is produced with the goal of making available donor tissue for a sick sibling, the biological constitution of the clone will be determined to a large degree by its relationship with the original.[3]

However, if the research goals involve making cell replacement therapy available, then the goals must be assessed differently from the moral angle. In themselves these goals seem to be morally desirable. Viewed from the angle of moral theory there might even be a moral imperative for pursuing these goals. All the same, this raises the question whether the achievement of these goals throws up other moral questions.

(b) Necessary means and preconditions for research

When it comes to the necessary means, there is a need for discussion of the fact that the consumption of fertilised oocytes is necessary not only for diverse applications of cloning. On the one hand this has to be discussed from the angle of the moral status of the fertilised oocytes and embryos. If one, therefore, comes to the conclusion that fertilised oocytes do not receive any moral protection, then there is no problem there. If one comes to the conclusion that the fertilised oocyte already deserves full moral protection, then this entire research must be banned.

Moreover, it depends on the normative theory, on which this is based, in order to determine the extent to which this protection permits or does not permit this weighing up. Even for the theorists who accord the fertilised oocyte graduated protection, the question is raised whether research in embryos for the purposes of developing cloning techniques is legitimate.[4]

Research with fertilised oocytes requires discussion from the moral angle, too, when it comes to the question about where the oocytes come from. Both in the experimental phase and during the application of cloning for possible therapeutic purposes, larger numbers of oocyte donations are always necessary. This aspect must be stressed all the more since the discussion about cloning focuses very much on the moral status of the fertilised oocytes and embryos. From the moral angle it cannot be without importance that the harvesting of these oocytes requires intervention in the female body. We are not just talking about a few oocytes required by research. If cloning were to be undertaken for therapeutic reasons, then far more oocyte donations would be necessary on a regular basis. The question is, therefore, whether the research and application of this technology does not implicitly mean a functionalisation of the female body. Of course, one can develop rules in order to guarantee that oocytes are donated on a voluntary basis. However, it can be assumed that demand will occur above all in family circles coupled with major pressure in terms of expectations. It is clear that this aspect must be weighed against other aspects of the technology. Furthermore, it is an important aspect which will be permanently linked with this technology in the event of successful therapeutic use of cloning.[5]

(c) Necessary implications of the application

A distinction must be made between the goals and means and the implications of the application of a technology. Reference to the necessary recourse to the female body is already an implication which, however, has to do with the means of the technology. Other implications are linked to the application itself. This applies for instance to cloning aiming to reproduce an entire individual. The technical problems involved in the production of the cloned sheep Dolly provide some indication that increased damage is to be expected in the cloned generation. This would also have to be expected in the case of the production of human clones. We cannot get round this problem, no matter how many animal experiments we undertake. At least the first cloning experiments would entail comprehensive experiments involving the entire biological existence of a being.

(d) Relevant context of application

I have attributed the term *context* to this last aspect of the moral assessment of cloning. In this way I aim to take in the further environs of the application of this technology to the extent that this involves dimensions which are necessarily linked to cloning and not changing contingent context moments. This includes opportunities for statutory regulation. To what extent is effective control of a ban on cloning for reproduction purposes enforceable? I assume that the various applications of cloning do not differ to any major degree from the technical angle, irrespective of the various application purposes. After all, this is a technology for which no major technical preconditions have to be met. This is in contrast to nuclear energy, the harnessing of which requires large technological plants which would be difficult to remove from state control. In the case of cloning the question is raised about how the technology, once it has been developed, can be effectively controlled (also on the international level). This problem is by no means specific to cloning since it could occur in conjunction with other technologies. Depending on how problematic one considers the implementation of cloning for reproduction purposes, one will have to answer the question when it comes to developing the technology as such whether effective control is possible and enforceable. If this is not the case, then this would also be morally relevant for the question concerning the extent to which one even wishes to develop the technology. Here it is important to stress that this argument is not a slippery slope argument. In the case of a slippery slope argument it is assumed that the application of a technology is unproblematic in itself. However, once one had permitted this action, one could not prevent it developing into a morally problematic action.[6] The argument outlined by me rather raises the question whether the application of a technology can be effectively restricted to those application aspects which are cited in order to legitimise that same technology.

Furthermore, under the keyword »context«, one could also think of the long-term cultural and social dimensions which may be linked to the development of cloning. Ludwig Siep drew attention to the repercussions on our understanding of nature and human nature.[7] It seems to me that the development of this dimension to the bioethical discussion has been largely ignored. The difficulty is firstly that the effects of technological developments are difficult to assess. Secondly, their moral dimension is not clear either. Were one to endeavour to use growing availability of nature as a lever in order to fundamentally condemn the development of technology, this argument would be far too sweeping in order to be instructive for concrete assessments of technology. At the same time it is, however, clear that we are dealing here with the fundamental dimensions of moral assessment which can scarcely be left aside.

This short, schematic examination of moral aspects of assessment does not claim in any way to be exhaustive. Nor is there any point in trying to fully record all the moral aspects of a technology of this kind. For me it was far more a case of not defining, from the outset, in an overly narrow way the spectrum of moral aspects which can and should play a role here. Ethical reflection should always endeavour to cover the complex nature of the application of a technology of this kind. To reiterate what I have already said, this may involve moral problems in that the goals of research are morally questionable, that the necessary means are morally worrying or that the implications and further preconditions of application of such a technology throw up moral problems. If I mention moral problems here, then I have done this up to now in a very provisional manner and illustrated the dimensions for this assessment solely using a few aspects. Whether the above problems do indeed involve morally relevant aspects or not or how these aspects are to be weighted vis a vis other morally relevant aspects largely depends on the moral philosophical assumptions which I will now examine below.

Moral assessment criteria

In the moral assessment of cloning one is confronted with all those moral questions which arise in conjunction with applied ethics. First I would mention here: how can we deal with the plurality of moral convictions and ethical theories? We are forced to note that ethics and morals almost only occur in the plural in a thoroughly relevant way for moral assessment. In our context the question about the moral assessment of the fertilised oocytes and embryos is particularly important. Ethicists who do not attribute any morally relevant protection status to the early forms of human life can ignore at least all those moral arguments which are directly derived from a moral worthiness of protection of the fertilised oocyte or embryo. This dissent is, however, relativised when it comes to cloning from several angles. Cloning with the goal of reproducing a genetically identical human being is even questionable independent of the assessment of the status of embryos because (a) it is not recognisable what morally relevant goal a cloning experiment of this kind should pursue, (b) because the life conditions for the clone are questionable from various angles and, (c) the implications of the application of this technology are problematic like, for instance, the uncertainty surrounding the effects of this technology on the probability of the generation of physical damage.

The divergencies concerning the moral assessment of fertilised oocytes and embryos by contrast, are very important when dealing with cloning experiments which do not pursue the goal of reproducing human beings. Here it is important how exactly the moral status of fertilised oocytes and embryos is determined. Habermas argues that no moral protection should be claimed for the individual oocyte because this would dramatically overtax the protection area of human dignity but that protection of the genus does apply in this context.[8] This argument faces the problem that protection of the genus cannot be easily justified from the moral philosophical angle without laying claim to individual protection. If one asks what are the specificities of a human being – what makes the human being so unique that he merits special protection which we describe using the terms »human dignity« and »human rights« – then this cannot be justified on any specificities of the biological species homo sapiens but far more solely from morally relevant qualities like the ability to reflect, the ability to morality or the ability to take action. Anyone who does not have recourse in any way to these personal dimensions of human beings, will scarcely be able to justify the special moral status of human beings. However, this does not necessarily lead to an argument that human beings must enjoy the same moral worthiness of protection in all phases of their existence. If one, however, asks what the specificity of the early phase of human existence consists of, we will have to note that all the above-mentioned morally relevant properties are not given in this phase. This applies not only to the fertilised oocyte but also to the newly born child. Even if one assumes that human beings have a special moral status and feeling but non-personal beings a certain, weaker moral status, it still must be said that the newly born child, when it comes to the ability to perceive and suffer, also lags behind many other mammals. Even if we take into account the fact that we don't exactly know when specific personal traits are acquired in early human development and a precautionary principle must be introduced here, the reasons are not very strong for giving the newborn child more protection in the first months of its life than many mammalian animals. Of course we could say that the newborn child has an importance for his environment. However, this would mean that we would make moral value dependent in a problematic manner on the moral sentiment of his parents. What, however, distinguishes the embryo and newborn child from other beings is his development link to a personal being. This development potential makes the early phase of the human development worthy of protection but not in the same way as that of persons.[9] What is of methodological importance in the case of these arguments is that initially the question is raised about what the foundation for moral protection is. If, as I assume, this foundation is linked to agency and personhood, then this raises the question as to the extent to which pre-personal human life is morally worthy of protection, how this moral protection is to be determined in relationship to that of persons and what considerations emerge concerning the above-mentioned morally relevant aspects of cloning.

The considerations outlined here reveal that when making moral judgements one cannot get round specific moral philosophical determinations. If moral protection does not result from personality, then the potential personality is of no further interest. If the only moral philosophical aspect of importance is introducing suffering into the equation, then one can't get round the fact that fertilised oocytes and embryos are not sensitive. Ethics cannot avoid this factual dissent between various moral philosophical starting points. This means that from the ethical angle a consensus is not to be expected in the near future. No theory of an »overlapping consensus« or of minimal ethics can mask this dissent.

This also raises the question how the diverse dimensions to the development and application of cloning, a distinction I made above, can be assessed in the light of moral criteria. One comes repeatedly up against distinctions in the various arguments between »categorical« versus »pragmatic« or »deontological« versus »consequentialistic«.[10] *Categorical arguments* are normally understood as arguments (cloning violates human dignity because individuals are instrumentalised) which make this technology appear reprehensible irrespective of the application context. *Pragmatic arguments*, by contrast, draw specifically on morally worrying aspects of application (anyone who allows therapeutic cloning, can scarcely prevent reproductive cloning) but are not suited to completely damning this technology. The deontologic-consequentialistic dichotomy is all too frequently used in an analogous manner. Often it is shown that categorical arguments are not very viable and that pragmatic arguments lead to the admission of a technology subject to certain preconditions.

In my opinion the entire assessment concept is questionable. Firstly, distinctions like those made between deontological, consequentialistic or teleologic ethics in moral philosophy do not aim to distinguish between arguments but to categorise ethical theories.[11] Here, it's a matter of whether ethical theories derive their moral principles from the fact that the maximization of a non-moral good is deemed to be morally correct or that a deontic moral principle is available. Teleological and deontological theories do not differ in that one follows action consequences and the other does not. They rather differ in their moral principles or in the central criterion of moral assessment. I do not intend, at this point, to look at all the difficulties and vagueness of this terminology. For me it is more important that when it comes to this distinction, arguments as such cannot be assigned to the deontological or consequentialistic camps. Reference to specific action sequences can indeed play a role within the framework of a complex deontological argumentation as long as these action consequences are assessed in the light of a deontological moral principle. When a moral principle, for instance, requires a reasonable being to be constantly treated as an end in himself, then this raises the question whether a technology like cloning in all its application dimensions corresponds to this or not.

Conclusion

Bioethics should take its leave of certain stereotypes. Sophisticated discussion fronts do not take up positions whereby the one side sees cloning as unnatural, against the will of God etc. and – in that it can no longer defend it – is only left with pragmatic rules in order to prevent abuse. It's not about the ethics of life protection versus healing and helping. The task is far more to assess the spectrum of aspects linked to the application of the technology in the light of reflected moral principles. Ethics can do no more than explain and defend the moral philosophical preconditions for its moral assessments. Bioethics is, therefore, a difficult venture because here the dissent about the foundation of moral assessments makes itself felt in the same way as the complex nature of aspects linked to the development of new technologies. A modern culture cannot simply avoid this complexity.

Notes

1 The minutes of the discussion on this subject by the National Ethics Committee at its public meeting on 23 January 2003 give a good overview.

2 For instance it is not clear what the discoveries of Karin Hübner and Hans Schöler, who harvested an oocyte from a stem cell, will mean for the further development of cloning. Cf. Stollorz, V. (2003): *Die Abschaffung der Keimbahn,* in: Frankfurter Allgemeine Sonntagszeitung 4.5.2003 (18), 55.

3 Holm, S. (2001): *A Life in the Shadow. One Reason Why We Should Not Clone Humans*, in: Ruse, M., Sheppard, A. (ed.): Cloning: Responsible Science or Technomadness? New York, 189–193; Lanzerath, D. (2003): *Der geklonte Mensch: Eine neue Form des Verfügens?,* in: Düwell, M., Steigleder, K. (Hg.): Bioethik – eine Einführung, Frankfurt a. M., 258–266.

4 On the discussion: Damschen, G., Schönecker, D. (2003) (Hg.): *Der moralische Status menschlicher Embryonen. Pro und contra Spezies-, Kontinuums-, Identitäts- und Potentialitätsargument*, Berlin, New York. Düwell, M. (2002): *Moralischer Status*, in: Düwell, M., Hübenthal, C., Werner, M. H.: Ethik. Ein Handbuch, Stuttgart, 417–423.

5 Schneider, I. (2003): *"Reproduktives" und "therapeutisches" Klonen* in: Düwell, Steigleder (Hg.) 2003, 267–275.

6 Guckes, B. (1997): *Das Argument der schiefen Ebene*, Stuttgart; Burg, W. van der (1998): *Slippery Slope Arguments*, in: Chadwick, R. (ed.), Ethics of New Technologies, San Diego, 383–395.

7 Siep, L. (1998): *"Dolly" oder Die Optimierung der Natur,* in: Ach, J. S., Brudermüller, G., Runtenberg, C. (Hg.): Hello Dolly? Über das Klonen, Frankfurt a. M., 191–198.

8 Habermas, J. (2001): *Die Zukunft der menschlichen Natur. Auf dem Weg zu einer liberalen Eugenik?* Frankfurt a. M.

9 For more information: Düwell, M. (2003): *Der moralische Status von Embryonen und Feten.* in: Düwell, Steigleder (Hg.) 2003, 221–229.

10 For instance: Gordijn, B. (1999): *Das Klonen von Menschen. Eine alte Debatte – aber immer noch in den Kinderschuhen*, in: Ethik in der Medizin 11, 12–34.

11 Frankena, W. A. (1963): *Ethics*, Englewood Cliffs, NJ. 1963; Rawls, J. (1971): *A Theory of Justice*, Cambridge, 30.

Otfried Höffe

Human cloning? The legal-ethical debate. An interim stocktaking[1]

I. Three argumentation errors

Ethics and law do not merely act as border guards and veto bodies. For the life sciences they initially justify a scope for action. Law elevates the freedom of research to the status of a legally protected right which overrides other interests; it is a fundamental, legally protected right. And philosophical ethics see in the thirst for knowledge the highest form of reason, even as a second kind of research freedom, a thirst which is not in the service of others but in its own service. It starts – this can be observed in infants – soon after birth and continues, if one is fortunate like Albert Camus in the primary school: "In Monsieur Germain's class", this is what we read in his autobiography *The First Man,* "they had the feeling for the first time that they [...] were the subject of the highest esteem. Someone believed they were worthy of discovering the world."[2] If research, by contrast, makes its services available, then the life sciences find themselves in the fortunate position of being able to refer to the interculturally recognised help postulate which, in the case of the doctor, is even part of the Hippocratic oath. It is not by chance that the helper for public emergencies, the doctor, enjoys the highest social prestige. In Germany at 72% approval, he enjoys twice as much esteem as the profession in second place, the priest.[3] Human cloning does, of course, introduce other fundamental, legally protected rights, as competing trumps. Because of them, law and ethics are called on to act as guardians of the boundaries which are always part of the scope for action. There can be no legitimation without limitation. The Hippocratic oath states uncompromisingly: primum nil nocere, no damage at any cost.[4]

Sober reflection must avoid three mistakes. The first two mistakes wish to unilaterally terminate the necessary »co-operation« between biology and ethics; the third mistake misreads a fringe condition which, in principle, always applies but has special topicality today. The first, the is-ought mistake, is more a threat from natural scientists where they wish to obtain a demarcation line between the permitted and the non-permitted from a rational understanding of nature, in this case biology. It does not even require formal logic in order to unmask this »biologistical fallacy« and to see that the life sciences teach us about an admirably complex reality but not about any ought. Anyone who looks more closely, will discover hidden principles, for instance the normative parameter: the adaptability of our species. Anyone who, vice versa, justifies research boundaries by saying that man is not the creator but the created falls foul of the is-ought mistake. It is right to point this out, for some people for religious, for others for evolutionary reasons. As a »description« of the human condition it does not contain any potential for provisions. This is also missing where one turns new options into taboos by saying that man should »not play God«. Aside from the fact that the promise of innovative diagnoses and therapies in biomedical research is not a game but of existential seriousness, scientific knowledge and skills have increased enormously. In particular the building blocks are becoming increasingly elementary. In the case of Craig Venter they are the individual genetic letters. Because research scientists are dependent on instructions, they remain separated from the divine form of creation, from the void, by a chasm. By contrast, they are both capable and – within the framework of law and ethics – entitled to indulge in subdivine creation, post-creation as they are the image of God. And because post-creations as a rule are incomplete, they, unlike divine primary creation, never end. Biomedical research is also an incalculable process.

The opposite fallacy, the ought-is mistake, is made by moralists who introduce their bans without sufficient knowledge of the biological facts. They talk, for instance, generally about cloning without distinguishing between purposes and procedures. Or they believe cloning is a merely artificial, man-made procedure. In fact, it already happens in nature, in the case of plants literally where the term »clone: shoot« comes from. But simple animals also clone, for instance sponges, polyps and water fleas as well as aphids which however, because of the disadvantages of chromosome-identical copies prefer to also procreate sexually. Because of the general »interest« in diversity, nature at all events prefers sexual reproduction in the case of more complex, »higher« animals.

The third bio-ethical mistake violates our political life-world which exists within nations in a liberal, pluralistic democracy and, on the global scale, in an even more diverse co-existence of ideologies and religions. In this situation the solution cannot be to introduce specifically valid principles in a generally binding manner by basing them on obsolete metaphysics or religion-bound premises. By contrast, philosophical ethics merely refers to the general reason of man, and to general human experiences and, within the framework of applied ethics, like bio-ethics, to generally recognised basic legal principles like fundamental rights and human rights.[5]

II. Creation of children?

When new phenomena appear, they are quickly joined by a set of twins who, of course, have no genetic identity: hope and fear. For a long time they were nourished in biomedicine above all by opposing sides: the hopes of research scientists and the fears of the alarmed public at large. Fortunately, this division of labour has since been overcome. When research is undertaken without blinkers, the risks announce themselves: Dolly the sheep was not excessively vital. Even in the model organism for mammals, the mouse, Rudolf Jaenisch[6] reported that manipulation of the oocytes only succeeds in between 1–4%. Even in the case of successful manipulations dozens of important genes in the transferred nucleus go off course. And according to Gerald Schatten[7] the experiments with rhesus monkeys, which were consciously chosen as representatives of man, have all failed (according to the current state of knowledge this was also to be expected!). Of 716 manipulated oocytes, not one developed into an embryo, never mind a finished rhesus monkey. And of the 33 embryos produced, which were transferred to fertilisable female monkeys, all clones perished at an early stage. The probable cause: already in the first cell divisions the chromosomes did not align themselves correctly. Because of the lack of important proteins the so-called spindle apparatus was disorganised and as a consequence genetic dysregulation is more or less unavoidable. The research scientists sum up: "With the current procedures the production of embryonic stem cells using nuclear transfer in non-human primates could prove to be difficult and reproductive cloning impossible."[8]

Does this mean the death of an overhasty hope and along with it the threat meaning that ethics and law will become unemployed as border guards? There is now overwhelming approval of the ban on reproductive cloning, both amongst natural scientists and in ethics and law. Jaenisch and the »Dolly father« Ian Wilmut state at an exposed position in the journal *Science* "Don't clone humans!"[9] The US *President's Council on Bioethics, the Kass Commission,* decides unanimously in the report on *Human Cloning and Human Dignity* to strictly ban for an unlimited period of time human cloning for the purposes of creating children.[10] Five years earlier the European Parliament, six weeks later a French committee, and again six weeks later a US American committee and in November of that same year 1997, the General Assembly of the United Nations came out in favour of a ban on human cloning, in some cases a comprehensive ban, in others a ban on reproductive cloning.[11] Nevertheless the philosopher prefers to make sure. If the arguments are not sound, the consensus will begin to crumble. After all in the debate in the 1960s and 1970s there were also advocates[12] who were joined ten years ago by just under two dozen high-ranking research scientists.

There are three obvious arguments for the ban: firstly, already in the case of higher animals cloning is not just enormously complicated but also very risky; by far most of the experiments end in miscarriage or deformity. Secondly, in the case of humankind even severely handicapped people have a full right to life. Thirdly, it would be dreadfully boring if everyone was the same; everyone wants to be different.

At first sight each of these arguments, and more particularly the connections between them, points to an absolute ban. At second glance, when it comes to the question of the scope of the arguments, only a relative ban remains. The middle, legal and moral argument is not disputed. It may even be joined by a civil law aspect which is, however, disputed: if a handicapped person is created through cloning, he has on the one hand a full right to life but can, on the other, claim legal damages by himself or through a representative. It is this risk which makes people wary of cloning.

For the first argument, the »enormously risky« assumption of facts, there are indeed good biological reasons why along with the Nobel prize winner Christiane Nüsslein-Volhard[13], there is talk of a "resistance of nature" and why the procedure can be described as "highly unnatural". Nevertheless, it may carry a time index in itself: at present, perhaps for a long time but not necessarily risky »forever«. For today's legislator there is, of course, a clear requirement with the Hippocratic oath »nil nocere« as the normative background. The occasionally propagated right to reproduction freedom[14] ranks far lower than the responsibility for the predictably (!) high risk to the wellbeing of the future child. An intimate area like reproduction demands a high degree of reticence from a community. A thought experiment, however, shows that absolute reticence, unrestricted reproductive freedom would be absurd. Just imagine parents who endeavour – because of scarcely comprehensible cynicism – and who in an even crasser form of cynicism agree with others to give birth to what are probably going to be severely handicapped children. Should the community here really do nothing? Highly risky cloning not only violates the principles of specific biomedical ethics but already those of the general ethics of human experiments. When, however, thanks to an enormous improvement in knowledge and ability, the risk of a handicap is »extremely low« perhaps even far lower than in natural procreation – all biological knowledge of course contradicts this – the cloning ban would lose its legal justification.

The third argument, again an assessment of facts, does not apply equally to all cultures and eras. In our culture the desire to be different is probably the rule. Nevertheless, two small questions arise. Firstly, genetically identical human beings already occur naturally, as monozygotic twins, without losing their opportunity to be special. After all, human individuality cannot be reduced to a set of chromosomes. Even in the case of complete conformity of genes, as in monozygotic twins, one cannot make any reliable forecasts about the traits of one based on knowledge of those of the other. Besides smaller specifications, the cytoplasm and pregnancy bring in a colourful array of cultural and social factors. Both sides play a main role: the individual and how he reacts to partly biological, partly social preconditions and how these preconditions are received and what is done with them.

Obviously, this further undermines the justification potential for an absolute ban. It also, of course, undermines the other side, the expectation of parents. They are not so much interested in something abstract like genetically identical offspring but far more, in a concrete way, in children who are particularly successful in manual and social, intellectual or artistic terms. There is absolutely no way that cloning could guarantee this. Nor can it in any way ensure that the desired abilities will be as highly esteemed in the future social environment both objectively by society and subjectively in the life idea of the child. Above all cloning does not guarantee the most important goal of responsible parents, i. e. not narcissism, not over-ambitiousness or lust for power but the degree of self-esteem and esteem for others required for a successful life. The dream of immortality is again utopian in the strictest sense of the nowhere. After all, the donating individual »dies« whereas the alternative, living on through one's children, does not require cloning. The same applies to deceased partners and children. They are far more than a genetic programme whereby the more, in principle, is denied to cloning.

We have to thank Kant not only for the great term human dignity but also for the pragmatic proposal of a thought experiment: in order to examine a judgement for more than its private validity, one should "put oneself in the position of everyone else"[15]. Anyone who is considering cloning, must therefore ask himself if he would rather have been born as a clone, i. e. not with the usual openness (1) for his image, (2) for his life and future plans, (3) for his self esteem and (4) for esteem through others. In all four cases he has been tied to a model which he would scarcely accept since it constitutes a serious restriction of his options and opportunities. Clones do not differ from monozygotic twins in terms of their genetic duplicate but in the origin of the duplicate. There it lies with an anonymous and responsibility-free body, biological chance; here it lies with an individual who has a name and who can be criticised for the fact that one is a genetic copy but perhaps also for the fact that one is to a certain extent an unloved, perhaps even a false, copy.

As a clone one does not develop into a genetic twin in a time-parallel and consequently open manner but according to a model which one might even be explicitly measured against. For someone else's freedom, one sacrifices much of one's own although the other person had enough options. This means that this constraint on freedom is very difficult to justify. In Habermas' theory the clone is a kind of slave because he "can assign some of the responsibilities, which he would otherwise have to bear, to other people"[16]. At all events, the parent shoulders the responsibility which he foreseeably cannot carry and may not carry.

An interculturally recognised legal principle reaffirmed in a celebratory manner by the United Nations is human dignity. There can be no doubt that a child produced through cloning possesses this dignity because human beings are entitled to it simply because they are human beings. The doubts are directed towards something else, to the pure instrumentalisation of the clone in the interests of someone else. The dignity contained in human dignity, therefore, demands independence from the coercive arbitrariness of other people, something that can only be guaranteed by biological chance. Another counter argument, genetic diversity as a condition for the survival of our species[17], is not sound. Because there are around three to four monozygotic twins per thousand, there are already today several million genetic duplicates in a world of almost seven billion people. From the biological angle, even thousands of clones would propagate them more or less harmlessly.[18] It is not the collective, the species, which is to be protected. In the end, it is only the instance which counts, the individual but not the isolated person.

By contrast, two other counter arguments are solid: on the one hand, cloned children constitute the first stage of designer children, but not a first stage towards eugenics but already part of this. This is the case even if one endeavours to position »negative eugenics«, aiming to eradicate hereditary diseases, against a positive one which selects desirable hereditary traits. On the other hand, one should not underestimate the value of stable family relations for the wellbeing of children. Cloning would in any case exacerbate the already existing risks of relationships of this kind: fathers could become the twins of their sons, grandparents the genetic parents of their grandchildren and mothers could bring to term a genetic twin. Of course, some of today's risks are difficult to avoid; reproductive cloning, however, would carelessly increase them dramatically. As our societies are based on solidarity, which, if necessary, bear the consequences, the legal-ethical stocktaking is clear: even medically low-risk cloning could only be permitted by an irresponsible legislator both because of protection of children but also because of self-protection of society.

III. Excursus: Gift, not property

Michael Sandel rightly reminds us in his paper that children are to be treated as a "gift, not property". He believes this aspect offers us an alternative to the »language« of fundamental and human rights and continues that already now there are frequent and diverse violations of "his" criterion of an appropriate relationship to children. This prompts two other questions:

First we must ask whether each and every, even the smallest, violation is so legally relevant that first of all the legislator then, perhaps within the framework of legislation, the executive and in cases of dispute the courts may and perhaps should even intervene. The answer will probably be similar to that for reproduction: the rearing of children is an intimate area in which the legal order may only intervene in the most extreme cases, for instance in the case of neglect or physical or perhaps even mental violence. If ambitious parents »drill« their children too early and too hard, it should rather prompt relatives and friends or even public opinion to object rather than to encourage the legal order to introduce coercive measures. Since scarcely any violation is legally relevant, there is a need for a demarcation criterion. And here it is after all the »language« of fundamental and human rights, including the fundamental rights of children, which Sandel is sceptical about, that is recommended. It does not prevent us, as indicated above, from sharply criticising this property mentality vis à vis children, additionally in the form of a social critique, a mentality that does not yet permit intervention by a coercive legal order. Legal ethics are not the same as overall social ethics but simply constitute an essential core area.

The second question is directed towards the justification of the ethics, "gift, not property". For the response to the question why children may not be property, again the language of fundamental and human rights seems to be appropriate. After all the ban on instrumentalising human dignity already includes a ban on using human beings, and by extension children, for the purposes of others.

IV. »Therapeutic« or »research« cloning?

Many objections disappear when it comes to the second type of cloning; instead the difficulties already begin with the semantics. Should one use the term »therapeutic cloning« or rather »research cloning« or preferably the deliberate proliferation of a »totipotent union of cells«?

The expression »therapeutic cloning« contains a promise of healing which the research scientists personally want to uphold. It also makes it easier to gain the support of society although this promise is not backed up by actual research. It describes a distant hope but by no means a reality. Anyone who ignores this, will fall foul of a humanitaristic fallacy. This is because research focuses on (a) the preliminary work for (b) new opportunities of a (c) concrete therapy. These are merely the preliminaries to the preliminaries for future assistance.[19] This is indeed preliminary work. It is not so much fundamental research which expects new insights but research oriented towards medical assistance which wishes to make diseases like childhood diabetes, Parkinson's disease and multiple sclerosis treatable using embryonic stem cells. The expressions »cell proliferation« and »union of cells«, by contrast, uphold the argumentation sovereignty of biology. They sound like pure natural science without prompting those legal-moral questions which some people shy away from. After all, human embryos impose limits on research according to current legislation, the Embryo Protection Act; but for good reasons. One may not kill human life – not even for research purposes or therapeutic purposes. The expression »therapeutic« cloning claims too much, »deliberate cell proliferation« says too little. Therefore, it is recommended that we follow the example of the Kass Commission and use the term »cloning for biomedical research«, perhaps also »cloning for therapeutic research«, abbreviated as »research cloning«.

What distinguishes this from reproductive cloning? This leads on to the additional question: Are there exonerating factors which make this research acceptable from the legal and ethical angles? Reproductive cloning pursues a private, not always worthy intention; research cloning, by contrast, pursues a thoroughly public and in the long term, humanitarian, medical interest. It serves progress in the application of knowledge which has good prospects of helping doctors in their work in the long term. However, the procedure itself is initially identical which means one has to ask oneself whether the intention alters the action to such an extent that it changes its legal-moral significance: from a minus to a plus, or at least to neutral.

The current ethical and legal debate has not reached agreement on this. In the Kass Commission, too, competing positions prevent a joint stance. One side, the utilitarian supporters, argue in six steps: firstly, they consider that embryos in an early stage are worthy of protection but not to an unlimited degree. Secondly, they consider a utilitarian balancing of legally protected interests to be admissible. Thirdly, they dispute a destructive intention ("not created for destruction") and stress fourthly a high-ranking purpose, service to life and medicine even if, fifthly, they qualify this in a honest but almost masked manner as only being possible to a certain extent ("may come from it"). Sixthly, from this they draw the conclusion that any possible major good had more weight than moral objections. The other position, which people like to call deontological, believes that research cloning is a moral injustice as nascent human life would be exploited and destroyed. This was reprehensible even in the case of good intentions.[20]

Three questions are important for an ethical assessment of the controversy. All three are not truly interested in the contradictions of utilitarianism and deontology which means that the popular relief strategy becomes fragile: If the moral philosophers cannot agree here then people are free to become deontologists or utilitarianists.

When it comes to the first question, a distinction must be made between the significance of the purpose, between an action-internal and an action-external purpose. There the purpose is a major or constitutive part of the action, here it is not. When I give someone money, the main factor is whether I pay him for the work done or I am seeking to encourage him to violate his official duties. In the one case I make a payment, in the other I commit bribery. In both cases the purpose lies in the definition of the action itself; it is an action-internal or action-constitutive purpose without which the action remains under-determined. The situation is different in the case of the (other) purpose which I pursue *with* bribery. It may be good or bad, but it is action-external. This does not change the fact that firstly bribery is taking place and secondly, this is reprehensible from both the ethical and the legal angle. Similarly, a conscious untruth, a lie, is reprehensible even if it encounters understanding when used in an emergency situation (»white lie«). It is easy to give an answer to the first question: both elements, reproduction and research, are not constitutive purposes of the action but are rather external to the process of cloning. Even when a clone is produced for true therapeutic research, it cannot be denied, in the case of a fertilised human oocyte, that it constitutes the early stages of a human embryo. Consequently, the purpose cannot change the moral significance but can call for forbearance in the case of actual therapeutic cloning. A humanitarian purpose does not, therefore, ease the burden on research cloning, at least not to a sufficient degree.

The situation would be different if research cloning – the second question – were distinguishable, independent of its external purpose, i. e. »clone-internal«, from reproductive cloning. Here the answer is not so easy because several points are not contentious but one is. It is not disputed that after completed fertilisation a *living* being is produced, i. e. a being that lives from itself, that organises and replicates itself in accordance with its own individual genome. Nor is there any dispute about the fact that it is not a sub-human being. Whether *in vitro* or *in vivo,* the developing being belongs to *our* species and no other. Finally, there is agreement that within the framework of a complex development, implantation in the uterus is important since it affords food and protection, and probably also emits activation signals even if, in my opinion, this has not been conclusively proven. What is disputed is legal significance.

Concerns about an over-assessment of development already begin with the *biological* condition that reproductive and research cloning have the same intermediate product. That product is itself open to implantation in a uterus, i. e. to being used for reproductive cloning which reinforces our opinion that the cloning purpose is not constitutive. The second concern has to do with the *legal* side, the worthiness of protection which is characteristic for man. It is important that this depends neither on a specific performance or property or on recognition by third parties. Human life is already deemed worthy of protection because it is *human*. Against this backdrop research cloning seems to be even more troubling. After all it produces *human* embryos with the goal of denying them, after some time, the possibility of further development. This clearly instrumentalises human life for third parties, something which is very difficult to justify because our legal tradition only permits in exceptional cases where life stands against life, a balanced assessment of legally protected rights.

At all events, the third and decisive question is: What status is enjoyed by the intermediate product which is open for reproduction and research?[21] This mere question confirms that the point of dispute lies outside the distinction between utilitarian and deontological ethics, in the legal status of the human union of cells. If it constitutes human life from the very outset, then the utilitarian balancing of legally protected rights has no force, if it is not, then it does. So when does human life worthy of protection actually begin?

The supporters of research cloning accord a value worthy of protection, but only a relative one. The other side contradicts this by arguing that what some people dismiss as a »mere cluster of cells« carried in itself from the very outset, as a fertilised oocyte with a double set of chromosomes, the full life programme for the development of a human being. In contrast to a bulb or to the eggs laid by fish, frogs and birds, mammals and human beings are dependent on a sophisticated environment, the womb. But the life programme is clearly a human one; it is equally clear that the programme has already begun its development. It requires no fine tuning; it takes place against this backdrop in a continuum: because of self-control but not according to external laws or programmes but according to its own laws and programmes. Since this relativisation only takes place within the framework of this basal continuity, which the opponents justify by referring to the performance of the womb, research cloning remains ethically and legally worrying. All three, our legal order, the Hippocratic oath and moral philosophy distinguish between the morals of law, which people are bound to uphold for each other, and voluntary additional contributions of the morals of virtue. They add that in the name of a help postulate (based on the morals of virtue) no human life may be killed. Aside from self-defence, one may not even harm human life.

Fortunately, opportunities for reprogramming have appeared recently which avoid using the human embryo and, therefore, calm the corresponding concerns. Because of this and because the path from embryonic stem cells to effective therapies is still very long, and because even experts are sceptical about its therapeutic potential, people should move away from their fixation on previous procedures and release their scientific creativity, the curiosity mentioned at the beginning, for methods which were acceptable from the ethical and legal angle.

Notes

1 Revised version of my paper in Berlin from 14.–16. May 2003.

2 Camus, A. (1994): *Der erste Mensch (The First Man)*, Hamburg 1997, 154.

3 Cf. Allensbacher Berufsprestige-Skala 2003 (= Allensbacher Berichte 2003, 7), http://www.ifd-allensbach.de/news/prd_0307.html.

4 For ethics in general cf. Höffe, O. (2002): *Lexikon der Ethik*, 6th edition, Munich; for ethics in the age of biomedicine, cf. Höffe, O. (2003): *Medizin ohne Ethik?*, 2nd edition Frankfurt a. M., references there.

5 Good insight into the debate is offered by: German Reference Centre for Ethics in the Life Sciences (DRZE) (ed.) (2003b): *Klonen in biomedizinischer Forschung und Reproduktion. Wissenschaftliche Aspekte – ethische, rechtliche und gesellschaftliche Grenzen (Reader)*, Bonn; Forum Diderot (1999): *Faut-il vraiment cloner l'homme?*, Paris; McLaren, A. (ed.) (2002): *Cloning, Council of Europe*, Strasbourg; also The President's Council on Bioethics (2002): *Human Cloning and Human Dignity. An Ethical Inquiry*, Washington, D. C., Chap. 5–6.

6 Bortvin, A., Eggan, K., Skaletsky, H. et al. (2003): *Incomplete Reactivation of Oct-4 Related Genes in Mouse Embryos Cloned from Somatic Nuclei*, in: Development 130, 1673–1680.

7 Simerly, C., Dominko, T., Navara, C. et al. (2003): *Molecular Correlates of Primate Nuclear Transfer Failures*, in: Science 300 (11. April), 297.

8 Ibid. (Translation by the author).

9 Jaenisch, R., Wilmut, I. (2001): *Don't Clone Humans!*, in: Science 291, 30.3.2001, 2552.

10 The President's Council on Bioethics 2002.

11 Cf. the comprehensive dossier German Reference Centre for Ethics in the Life Sciences (DRZE) (2003a): *Klonen beim Menschen*, Bonn.

12 E. g. Fletcher, J. (1974): *The Ethics of Genetic Control. Ending Reproductive* Roulette, New York.; critical Jonas, H. (1972): *Biological Engineering – A Preview*, in: Jonas, H.: Philosophical Essays. From Ancient Creed to Technological Man, Englewood Cliffs, NJ., 141–167.

13 Nüsslein-Volhard, C. (2003): *Wann ist der Mensch ein Mensch? Embryologie und Gentechnik im 19. und 20. Jahrhundert*, Heidelberg, 10.

14 Procreative autonomy: Dworkin, R. (1996): *Freedom's Law*, Oxford, 104 f.

15 Kant, I. (1790): *Kritik der Urteilskraft*, § 40, in: Gesammelte Schriften, published by the Königlich Preußischen Akademie der Wissenschaften V, Berlin 1902 ff., 165–485.

16 Habermas, J. (1998): *Sklavenherrschaft der Gene. Moralische Grenzen des Fortschritts*, in: Süddeutsche Zeitung, 17/18.1.1998, 13.

17 Zimmer, D. E. (1998): *Eineiige Zwillinge sollen Zufall bleiben*, in: Die Zeit, 12.2.1998, 28.

18 Cf. already Merkel, R. (1998): *Die Fürsorge maskiert den Egoismus*, in: Die Zeit, 5.3.1998, 37–38.

19 Cf. Höffe 2003, 44 ff., there the fourth type of fallacy.

20 The President's Council on Bioethics 2002.

21 For the biological side cf. Nüsslein-Volhard 2003; for the legal and ethical side see Höffe, O. et al. (2002): *Gentechnik und Menschenwürde. An den Grenzen von Ethik und Recht*, Cologne; for the comprehensive pro and contra debate cf. Damschen, G., Schönecker, D. (Hg.) (2003): *Der moralische Status menschlicher Embryonen. Pro und contra Spezies-, Kontinuums-, Identitäts- und Potentialitätsargument*, Berlin, New York.

Michael J. Sandel

The ethical implications of human cloning[1]

In this lecture, I will consider the ethics of reproductive and therapeutic cloning. But I want also to advance a more general claim: The cloning issue, and related debates about genetic engineering, will change the way philosophers think about their subject. Much of the debate about cloning and genetic engineering is conducted in the familiar language of autonomy, consent, and individual rights. Defenders of »liberal eugenics« argue that parents should be free to enhance the genetic traits of their children for the sake of improving their life prospects.[2] Ronald Dworkin argues, for example, that there is nothing wrong with the ambition "to make the lives of future generations of human beings longer and more full of talent and hence achievement."[3] In fact, he maintains, the principle of ethical individualism makes such efforts obligatory. Many opponents of cloning and genetic engineering also invoke the language of autonomy and rights. For example, Jürgen Habermas worries that even favorable genetic enhancements may impair the autonomy and individuality of children by pointing them toward particular life choices, hence violating their right to choose their life plans for themselves.[4]

But talk of autonomy and rights does not address the deepest questions posed by cloning. In order to grapple with the ethical implications of cloning and genetic engineering, we need to confront questions largely lost from view in the modern world – questions about the moral status of nature, and about the proper stance of human beings toward the given world. Since questions such as these verge on theology, or at least involve a certain view of the best way for human beings to live their lives, modern philosophers and political theorists tend to shrink from them. But our new powers of biotechnology make these questions unavoidable.

In the United States today, no federal law prohibits human cloning – either for purposes of reproduction or for purposes of biomedical research. This is not because most people favor reproductive cloning. To the contrary, public opinion and almost all elected officials oppose it. But there is strong disagreement about whether to permit cloning for biomedical research. And the opponents of cloning for biomedical research have so far been unwilling to support a separate ban on reproductive cloning, as Britain has enacted. Because of this stalemate, no federal ban on cloning has been enacted.

The ethics of reproductive cloning

I turn first to the ethics of reproductive cloning, and then to cloning for biomedical research. The case for banning human reproductive cloning is not difficult to make, at least for now. Most scientists agree that it is unsafe, and likely to lead to serious abnormalities and birth defects. But suppose that, one day, producing a baby through cloning were no more risky than natural reproduction. Many believe – and I agree – that it would still be ethically objectionable. But it is not easy to say why.

The autonomy argument against cloning is not persuasive, for it wrongly implies that, absent a genetically designing parent, children can choose their physical characteristics for themselves. But none of us has a right to choose our genetic inheritance. The alternative to a cloned or genetically enhanced child is not an autonomous one, but a child at the mercy of the genetic lottery.

Some argue that cloning is wrong because it departs from natural, sexual procreation.[5] But this objection also fails to reach the heart of the matter. What makes reproductive cloning morally troubling is that its primary purpose is to create children of a certain kind. In this respect, it is similar to other forms of genetic engineering by which parents seek to choose the traits of their children – sex, eye color, perhaps one day even their intellectual attributes, athletic prowess, and musical ability. Although a few eccentric narcissists might aspire to create a genetic replica of themselves, the real market for designer children lies elsewhere – in the desire of parents to produce children with genetic traits superior to their own.

The desire to control the genetic characteristics of one's offspring points to the heart of the ethical issue. The moral problem with reproductive cloning lies not in its asexual character, but in its assault on the understanding of children as gifts rather than possessions, or projects of our will, or vehicles for our happiness.

It might be replied that cloning and genetic engineering are in principle no different from other ways in which parents go to great lengths to produce children of a certain kind, or »designer children«. But rather than giving us reason to embrace cloning, this observation may give us reason to worry about existing practices of childrearing.

What is most troubling about human cloning and bioengineering is not that they represent a radical departure, but that they carry to full expression troubling tendencies already present in our culture, especially in the way we regard and treat children. We have already traveled some distance down the path of regarding children as vehicles for our own ambitions or fulfillment. Consider the chilling discrepancy in sex ratios in China, South Korea, and parts of India, where boys now outnumber girls by up to 30 per cent.[6] But think also of the enormous pressure parents put on children in the USA and many other Western societies to qualify for admission to the best schools – not only at the university level, but even, in Manhattan at least, at the preschool level (age 3).

Sometimes, the drive to produce successful children begins even earlier. The Harvard college newspaper recently carried an advertisement from a couple seeking an egg donor. They did not want just any egg donor. The ad specified that the donor should be attractive, athletic, at least 5 feet, 10 inches tall, and with a college entrance exam score of 1400 or above. For an egg from a donor meeting these stringent qualifications, the couple was offering a payment of $ 50,000![7]

The impulse to create designer children is already present – as temptation and social practice. The notion of life as a gift, replete with mystery and limits, is under siege. Cloning to produce children is threatening precisely because it carries these tendencies and temptations to their ultimate expression.

The notion that the project of mastery and choice is subject to certain limits is at odds with the spirit of contemporary liberalism. That is why many who are uneasy with human cloning try to cast their objections in the language of autonomy and rights, arguing, that choosing the traits of one's children, by cloning or otherwise, violates their rights. The European Assembly has maintained, for example, that human cloning is wrong because it is a violation of human rights. But the language of rights misses the point. The problem is not that parents usurp the autonomy of the child they design. It is not as if the child could otherwise choose her gender, height, and eye color for herself. The problem lies in the hubris of the designing parents, in their drive to master the mystery of birth. Even if this hubris does not make parents tyrants to their children, it disfigures the relation of parent and child. It deprives the parents of the humility and enlarged human sympathies that an openness to the unbidden »otherness« of our progeny can cultivate.

Like the autonomy objection, the argument that focuses on the asexual character of reproductive cloning misses the point. Understood simply as a departure from sexual procreation, cloning would not represent a serious threat. Sex will survive perfectly well on its own – without the help of federal legislation. By contrast, the sense of life as a gift we cannot summon or control is fragile and vulnerable. In the face of the Promethean drive to mastery that animates modern societies, an appreciation of the giftedness of life is in constant need of support.

The ethics of cloning for biomedical research

I turn now to the ethics of cloning for biomedical research. It is here that the greatest disagreement prevails. The United States Senate is split between those who want to ban all cloning and those who want to ban reproductive cloning but not cloning for stem cell research and regenerative medicine.[8] As in the case of reproductive cloning, the concepts of autonomy and rights cannot by themselves resolve the moral question. The reason is that, in order to assess the moral permissibility of cloning for stem cell research, we need to determine the moral status of the early embryo. If the six-day, pre-implantation embryo (or blastocyst) is morally equivalent to a person, then it is wrong to extract stem cells from it, even for the sake of curing devastating diseases such as Parkinson's disease, Alzheimer's disease, and diabetes. If the embryo is a person, then not only should all therapeutic cloning be banned; so also should all embryonic stem cell research.

Before turning to the moral status of the embryo, I would like to consider one influential argument against cloning for biomedical research that stops short of opposing embryonic stem cell research as such. Some opponents of research cloning support embryonic stem cell research, provided it uses »spare« embryos left over from fertility clinics. They are troubled by the deliberate creation of embryos for research. But since in vitro fertilization (IVF) clinics (at least in the U. S.) create many more fertilized eggs than are ultimately implanted, some argue that there is nothing wrong with using those spares for research: If excess embryos would be discarded anyway, why not use them (with donor consent) for potentially life-saving research?

This seems to be a sensible distinction. But on closer examination, it does not hold up. The distinction fails, because it begs the question whether the »spare« embryos should be created in the first place. Consider: If it is immoral to create and sacrifice embryos for the sake of curing or treating devastating diseases, why isn't it also objectionable to create and discard spare IVF embryos in the course of treating infertility? Or, to look at the argument from the opposite end: If the creation and sacrifice of embryos in IVF is morally acceptable, why isn't the creation and sacrifice of embryos for stem cell research also acceptable? After all, both practices serve worthy ends, and curing diseases such as Parkinson's disease, Alzheimer's disease, and diabetes is at least as important as enabling infertile couples to have genetically related children.

Of course, bioethics is not only about ends, but also about means. Those who oppose creating embryos for research argue that doing so is exploitative, and fails to accord embryos the respect they are due. But the same argument could be made against fertility treatments that create excess embryos bound for destruction. In fact, a recent study found that some 400,000 frozen embryos are languishing in American fertility clinics, with another 52,000 in the U. K. and 71,000 in Australia.[9]

If my argument is correct, it shows only that stem cell research on IVF spares and on embryos created for research (whether natural or cloned) are morally on a par. This conclusion can be accepted by people who hold very different views about the moral status of the embryo. If cloning for stem cell research violates the respect the embryo is due, then so does stem cell research on IVF spares, and so does any version of IVF that creates and discards excess embryos. If, morally speaking, these practices stand or fall together, it remains to ask whether they stand or fall. And that depends on the moral status of the embryo.

The moral status of the embryo

There are three possible ways of conceiving the moral status of the embryo – as a thing, as a person, or as something in between. To regard an embryo as a mere thing, open to any use we may desire or devise, is, it seems to me, to miss its significance as nascent human life. One need not regard an embryo as a full human person in order to believe that it is due a certain respect. Personhood is not the only warrant for respect; we consider it a failure of respect when a thoughtless hiker carves his initials in an ancient sequoia – not because we regard the sequoia as a person, but because we consider it a natural wonder worthy of appreciation and awe – modes of regard inconsistent with treating it as a billboard or defacing it for the sake of petty vanity. To respect the old growth forest does not mean that no tree may ever be felled or harvested for human purposes. Respecting the forest may be consistent with using it. But the purposes should be weighty and appropriate to the wondrous nature of the thing.

One way to oppose a degrading, objectifying stance toward nascent human life is to attribute full personhood to the embryo. I will call this the »equal moral status« view. One way of assessing this view is to play out its full implications, in order to assess their plausibility: Consider the following hypothetical: Suppose a fire broke out in a fertility clinic. You had time to save either a five year old girl, or a tray of ten embryos. Would it be wrong to save the girl?

A further implication of the equal moral status view is that harvesting stem cells from a six day old blastocyst is as morally abhorrent as harvesting organs from a baby. But is it? If so, the penalty provided in the proposed USA anti-cloning legislation – a million dollar fine and ten years in prison – is woefully inadequate. If embryonic stem cell research is morally equivalent to yanking organs from babies, it should be treated as a grisly form of murder, and the scientist who performs it should face life imprisonment or (in some American states) the death penalty.

A further source of difficulty for the equal moral status view lies in the fact that, in natural pregnancies, at least half of all embryos either fail to implant or are otherwise lost. It might be replied that a high rate of infant mortality does not justify infanticide. But the way we respond to the natural loss of embryos or even early miscarriages suggests that we do not regard these events as the moral or religious equivalent of infant mortality. Otherwise, wouldn't we carry out the same burial rituals for the loss of an embryo that we observe for the death of a child?

The conviction that the embryo is a person derives support not only from certain religious doctrines but also from the Kantian assumption that the moral universe is divided in binary terms: everything is either a person, worthy of respect, or a thing, open to use. But this dualism is overdrawn.

The way to combat the instrumentalizing impulse of modern technology and commerce is not to insist on an all-or-nothing ethic of respect for persons that consigns the rest of life to a utilitarian calculus. Such an ethic risks turning every moral question into a battle over the bounds of personhood. We would do better to cultivate a more expansive appreciation of life as a gift that commands our reverence and restricts our use. Human cloning to create designer babies is the ultimate expression of the hubris that marks the loss of reverence for life as a gift. But stem cell research to cure debilitating disease, using six day old blastocysts, cloned or uncloned, is a noble exercise of our human ingenuity to promote healing and to play our part in repairing the given world.

Those who warn of slippery slopes, embryo farms, and the commodification of ova and zygotes are right to worry but wrong to assume that cloning for biomedical research necessarily opens us to these dangers. Rather than ban stem cell cloning and other forms of embryo research, we should allow it to proceed subject to regulations that embody the moral restraint appropriate to the mystery of the first stirrings of human life. Such regulations should include licensing requirements for embryo research projects and fertility clinics, restrictions on the commodification of eggs and sperm, and measures to prevent proprietary interests from monopolizing access to stem cell lines. This approach, it seems to me, offers the best hope of avoiding the wanton use of nascent human life and making these biomedical advances a blessing for health rather than an episode in the erosion of our human sensibilities.

Notes

1 This article is based on a public lecture delivered in Berlin on May 14, 2003. Sandel serves on the US President's Council on Bioethics, but this article reflects his personal views.

2 See Agar, N. (1999): *Liberal Eugenics*, in: Kuhse, H., Singer, P. (eds.): Bioethics, Oxford; Buchanan, A., Brock, D. W., Daniels, N., Wikler, D. (2000): *From Chance to Choice: Genetics and Justice,* Cambridge; Dworkin, R. (2002): *Playing God: Genes, Clones, and Luck*, in: Dworkin, R.: Sovereign Virtue: The Theory and Practice of Equality, Cambridge, 427–452.

3 Dworkin ibid., 452.

4 Habermas, J. (2003): *The Future of Human Nature,* Cambridge, U. K.

5 Kass, L. R.,Wilson, J. Q. (1998): *The Ethics of Human Cloning,* Washington, D. C., in which Kass emphasizes the departure from sexual procreation.

6 Nicholas Eberstadt, testimony to President's Council on Bioethics, October. 17, 2002, at www.bioethics.gov/transcripts/oct02/session2.html.

7 Kolata, G. (1999): *$ 50.000 Offered to Tall, Smart Egg Donor*, in: The New York Times, 3.3.1999, 10.

8 For the American debate on human cloning, see Kass, L. R. (ed.) (2002): *Human Cloning and Human Dignity:The Report of the President's Council on Bioethics,* New York.

9 Wade, N. (2003): *Clinics Hold More Embryos Than Had Been Thought*, in: The New York Times, 9.5.2003, 24.

Cloning and reproduction

Harry Griffin

Experiences with the production of cloned animals

The first mammal cloned from an adult cell was born on the 5th July, 1996 at Roslin Institute in Scotland.[1] Dolly the sheep was created by fusing a mammary gland cell from a six-year old female sheep with an egg whose own nucleus had been removed. The announcement of her birth in February 1997 started a media and public fascination with all things cloned, a fascination that shows no signs of abating six years later.

For scientists the birth of the first adult clone overturned one of the fundamental tenets of developmental biology. All mammals are normally derived from a single diploid cell resulting from the fertilisation of an egg by a sperm. During early development, that single cell divides and multiplies and as the implanted embryo develops in a foetus, the cells progressively specialise into different cell types and tissues. By the time the animal is born, it contains many billions of cells of over 200 different cell types. Most scientists believed that this differentiation was irreversible – that once a cell became a muscle cell, a nerve cell or a mammary gland cell, that cell was fixed in its role.

The birth of Dolly – and of many hundred of adult clones since – has overturned that belief and shown that the cells in our bodies are much more versatile than anyone thought.

For the press and media – and regrettably some scientific commentators – the birth of Dolly heralded a »brave new world« of cloned children and »designer babies«.[2] Separating fact from fiction and sensible predictions about the future from outrageous speculation has occupied much of my time and that of my colleagues at Roslin over the past few years.

In this contribution I review the progress (or otherwise) in the art of nuclear transfer since 1996.

Progress AD (After Dolly)

At first Dolly was a clone alone and there was some speculation as to whether her creation was repeatable or even a »mistake«. In 1997, a group from Hawaii reported creation of over 50 mice cloned from cumulus cells.[3] Since then research groups around the world have cloned mice, sheep, cattle, goats, rabbits and one cat. By contrast – and despite equally competent efforts – no success has yet been reported in the cloning of rats, dogs or monkeys.

The overall success rate of cloning is low, with only 1–2% of embryos created by nuclear transfer resulting in live births. Failure can and does occur at all stages of development.[4] Some cloned embryos fail to divide and multiply normally or to become blastocysts. When cloned embryos are implanted, failure of the foetal development can occur at all stages of pregnancy, up to and soon after birth. A significant number of cloned animals die within a few weeks after birth.

Cloned animals show a wide range of different abnormalities, which tend to vary with species or even cell type.[5] Cloned calves and sheep can often be much larger than normal. In mice implanted with cloned embryos, the placenta can be by three or more fold heavier than in naturally mated dams. Post-mortem examination of clones, that have died prematurely, have shown abnormalities of different tissues, including kidneys, heart and lungs. One cloned lamb born at Roslin in 2001, hyperventilated from birth and had to put down at 10 days of age. Subsequent post-mortem analysis showed that the smooth muscle in the arterioles in the lungs was much thicker than normal, suggesting that this was the cause of the breathing problems. In France, a cloned calf died suddenly at 56 days of age and a retrospective analysis of accumulated blood samples showed that this was due to a sudden loss of both red and white blood cell production.[6]

Such anecdotal evidence from individual animals is increasingly joined by more statistically meaningful results, particular from cloned mice and cloned cattle. In one experiment, cloned mice lived for only two thirds of the time of mice created by natural mating or by IVF. The cloned mice succumbed to infection with TB, suggesting that their creation by cloning had somehow compromised their immune system.[7] By contrast, other experiments with cloned mice showed they had a normal life span.[8]

Success rates in cattle tend to be higher than in other species, with up to 5–10% of cloned embryos developing to term. In part this appears to be due to past technical investment in embryo transfer in this species – bovine oocytes can readily be matured in vitro, which means there is an unlimited supply of bovine oocytes for research and techniques for in vitro culture of bovine embryos and their non-surgical implantation. Many cloned cattle appear to be normal[9], but with cattle living to 30 years of age, most cloned cattle are still relatively young. Other researchers have queried whether, given the limited evidence yet available, any clone can be considered to be »normal«.

Why is cloning inefficient?

Given that cloning of adult animal cells was thought to be impossible just a few years ago, it should be of little surprise that the process is so inefficient. Nevertheless, if cloning is going to be practically useful (or even useful for research purposes) success rates need to be improved dramatically.

Most attention was focussed on comparing the »reprogramming« of the DNA provided by the egg and sperm in creating a normal embryo with the changes in DNA occurring in embryos created by nuclear transfer. The egg and sperm each provide a single set of chromosomes but during their creation in the ovaries and testes – which takes years and weeks respectively – the DNA undergoes major changes, not in sequence but in so-called epigenetic mechanisms. The DNA is completely repackaged, with histones replaced by protamines and a relatively loose tertiary structure converted into sheets which gives sperm DNA a very dense structure. Both egg and sperm DNA undergo more subtle changes, for example in methylation and acetylation state. One consequence is the phenonomen of imprinting whereby one or other of the copies of over 100 genes inherited from the parents is silenced. After fertilisation, the protamine in the chromosomes provided by the sperm are quickly replaced by histones. As the embryo develops and its cells progressively differentiate, new patterns of methylation and acetylation are established that determine which genes are expressed and as a consequence define the different cell types.

The overall epigenetic state of the DNA of sperm and egg is therefore very different from that of a mammary gland cell or any other fully differentiated cell and this provides a very plausible explanation of the problems associated with cloning. Cloned embryos show different patterns of methylation than do normal embryos in both cattle and mice and such differences persist into adulthood. Gene expression is also much more variable in clones.[10] Where a gene involved in early development is inappropriately reprogrammed, the embryo simply fails. The gene might affect inappropriate reprogramming of placentation and lead to abortion of the foetus. Alternatively, inadequate reprogramming might only reveal itself much later in life when the clone is subject to the stress of infection.

The presumption is that the effects are stochastic (i. e. random) and cloning is a lottery.

Recent results suggest further complication of cloning of some species, including humans. Despite much effort, no one has yet cloned a primate. Gerry Schatten and his colleagues report[11] that the problem is a result of mechanisms involved in separating chromosomes during cell division. When chromosomes replicate during cell division, the two pairs of chromosomes are segregated into two daughter cells by mechanisms involving spindle formation. In monkeys, some of the key proteins involved are tightly associated with the maternal nucleus and their removal during enucleation of the egg prior to nuclear transfer, compromises normal segregation of chromosomes. Cloned monkey embryos divide and multiply to the blastocyst stage but it is their unequal distribution of chromosomes that prevents the embryo developing normally.

Preliminary evidence suggests the same proteins are tightly associated to the maternal nucleus in human eggs and this would account for the fact that none of the much publicised »cloned human embryos« have developed beyond the 4 to 6-cell stage. There may be ways to address this problem, for example, by removing the maternal nucleus after transfer of the donor nucleus and activation.

At present, cloning is a lottery. There is no guarantee that any one cloned embryo will develop normally. There is no way to screen an embryo to pick up the subtle differences in epigenetic reprogramming that might predict success or failure and none is in prospect: the confident assertions of Professor Antinori and Panos Zavos and of Clonaid – now thankfully silent – that they have or will soon be able to produce healthy cloned children are wholly unfounded. Given the subtleties of epigenetic reprogramming and that it affects the expression of any or many of the 40,000 or so genes, it is difficult to see how this issue can be addressed.

Cloning has practical applications in agriculture, where the replication of the very best farm animals has potential to improve dissemination of genetic progress achieved through conventional selection. Our own hopes for nuclear transfer were to provide a route for precise genetic modification of livestock species and nuclear transfer clearly provides an exceptional new tool to study the role of epigenetic mechanisms in early mammalian development. Cloning research will and should continue in animals and could lead to radical new ways of improving the current low success rates.

With this prospect, it therefore is important that the ethical debate about whether it would be right to clone a child should be continued with urgency. This author believes, that on balance, it would be wrong to create a child in this way but this is a decision for society, not scientists, to make. So far attitudes in Europe have been based on instinct but for the current overwhelming opposition to stand the test of time and prevail in other jurisdictions, we need to improve the quality of debate and find ways of bringing it to a conclusion. Meetings such as this are critical.

Notes

1 Wilmut, I., Schnieke, A. E., McWhir, J., Kind, A. J. , Campbell, K. H. S. (1997): *Viable offspring derived from fetal and adult mammalian cells*, in: Nature 385, 810–813.

2 Wilmut, I., Griffin, H. (1997): *Seven days that shook the world*, in: New Scientist, 22.03.1997, 22.

3 Wakayama, T., Perry, A. C., Zuccotti, M., Johnson, K. R., Yanagimachi, R. (1998): *Full-term development of mice from enucleated oocytes injected with cumulus cell nuclei,* in: Nature 394, 369–374.

4 Wilmut, I., Beaujean, N., De Sousa, P. A., Dinnyes, A., King, T. J., Paterson, L. A., Wells, D. N., Young, L. E. (2002): *Somatic cell nuclear transfer,* in: Nature 149, 583–586.

5 Rhind, S. M., Taylor, J. E., De Sousa, P. A., King, T. J., McGarry, M., Wilmut, I. (2003): *Can we clone humans safely?*, in: Nature Biotechnology (in press).

6 Renard, J. P., Chastant, S., Chesne, P., Richard, C., Marchal, J., Cordonnier, N., Chavatte, P., Vignon, X. (1999): *Lymphoid hypoplasia and somatic cloning,* in: Lancet 353, 1489–1491.

7 Ogonuki N., Inoue, K., Yamamoto, Y., Noguchi, Y., Tanemara, K., Suzuki, O., Nakayama, H., Doi, K., Ohtomo, Y., Satoh, M., Nishida, A., Ogura, A. (2002): *Early death of mice cloned from somatic cells,* in: Nature Genetics 3, 253–254.

8 Wakayama, T., Shinkai, Y., Tamashiro, K. L., Niida, H., Blanchard, D. C., Blanchard, R. J., Ogura, A., Tanemura, K., Tachibana, M., Perry, A. C., Colgan, D. F., Mombaerts, P., Yanagimachi, R. (2000): *Cloning of mice to six generations,* in: Nature 407, 819.

9 Lanza, R. P., Cibelli, J. B., Faber, D., Sweeney, R. W., Henderson, B., Nevala, W., West, M. D., Wettstein, P. J. (2001): *Cloned cattle can be healthy and normal,* in: Science 288, 665–669.

10 Cf. Rhind et al. 2003.

11 Schatten, G., Prather, R., Wilmut, I. (2003): *Cloning claim is science fiction, not science,* in: Science 299, 344.

Eckhard Wolf, Regine Schönfeld, Valeri Zakhartchenko

Experiences in the production of cloned animals

Definitions

A clone (Greek: κλων: branch, shoot) is a group of genetically identical cells or organisms produced by division (asexual reproduction) of a single cell or a single organism.

Hence, one could consider monozygotic twins or multiple births to be a clone in the same way as animals deliberately produced by microsurgical division of early embryonic stages, so-called embryo splitting.[1] In popular usage animals of this kind, which have been created by nuclear transfer techniques like, for instance, the sheep »Dolly«[2], are also called clones. Strictly speaking these individuals are not real clones but genomic copies. They do have identical nuclear genetic information but their mitochondrial DNA may be different.[3]

Milestones of nuclear transfer cloning

The technique of nuclear transfer stems from the ideas of the German developmental biologist Hans Spemann (1869–1941). By means of partial, temporary segmentation of salamander embryos, he conducted pioneer experiments in the field of cloning.[4] Briggs and King succeeded in 1952 in undertaking the first transfer of nuclei of embryonic donor cells to enucleated oocytes in frogs of the species *Rana pipiens*: the resulting embryos developed into tadpoles.[5] Gurdon[6] obtained adult, fertile frogs from nuclear transfer experiments with the frog species *Xenopus laevis*. The donor cells came from the intestinal tissue of tadpoles which means that differentiated nuclei were transferred for the first time. Other researchers did, however, point out that undifferentiated germ cells are also to be found in the intestinal tract which could perhaps be responsible for the success of the experiments. In mammals nuclear transfer experiments were conducted for the first time in 1983 with the exchange of pronuclei between fertilised mouse oocytes.[7] Soon after this, Willadsen[8] produced the first sheep by fusing a blastomere from an 8-cell embryo with the enucleated half of an oocyte. This nuclear transfer technique was then established with embryonic donor cells for other mammalian species: mouse,[9] cow,[10] rabbit,[11] pig,[12] goat,[13] rhesus monkey,[14] and rat.[15]

The birth of the sheep Dolly[16] proved for the first time that the cloning of mammals by means of nuclear transfer is also possible with somatic cells as the nucleus donor. This technique was then applied in the following mammals: mouse,[17] cow,[18] goat,[19] pig,[20] rabbit,[21] cat,[22] and mule.[23] The possibility of genetically modifying farm animals by means of reproductive cloning was put into practice for the first time in 1997 with the birth of the sheep Polly.[24]

Efficiency of nuclear transfer cloning in different species of animals

The cloning of mammals by the nuclear transfer of somatic cells to enucleated oocytes has been undertaken around the world with very differing results. An overview of the experiments published up to now and their efficiency is given in Table 1.[25] The efficiency of cloning can be defined using the parameter »offspring per transferred embryos« which describes the obtaining of viable, cloned animals from nuclear transfer embryos. The value varies considerably depending on the species of animal examined and the respective working group. Overall, the efficiency of nuclear transfer cloning is far higher in the cow than in other species of animals. In various working groups including our own, a series of clinically healthy bovine clones were produced. This also applies to animals produced from genetically modified nuclear donor cells.[26]

However, the assessment of the efficiency of cloning by nuclear transfer with somatic cells must be supplemented from some angles. On the one hand, the fate of the transferred embryos which did not develop into viable clones must be examined. On the other hand, it must be examined how healthy the viable animals or how »normal« the healthy clones really are.

Furthermore, it is also of interest to know how similar the phenotype of the obtained clones is to the nuclear donor or how similar the clones are to each other.

In the case of all the above species a large proportion of transferred embryos do not succeed in inducing or maintaining gestation in the recipient animal. This is particularly problematic in multiparous animals like pigs and mice. In the pig at least four embryos must become implanted and develop in order to induce and maintain gestation without additional hormone treatment.[27] If the embryo recipients still conceive, complications may occur in the course of gestation which differ in terms of expression and frequency from animal species to animal species.

Cows and sheep have the same type of placenta, a *placenta multiplex sive cotyledonaria*. In the case of nuclear transfer with somatic cells, high losses of embryos are observed in the species above all in the first and second month of gestation. The main reason is the unsatisfactory development of the placenta.[28] In the third trimester of gestation some working groups describe dysfunctions and abnormalities in the placenta of cattle like hydroallantois and oedemas in up to 50% of the recipient animals.[29] At the end of gestation the Large Offspring Syndrome (LOS) frequently occurs in cows.[30] This syndrome not only means a higher weight of foetuses or neonates at birth, there may also be an increased abortion rate, delayed induction of birth, difficult birth, stillbirth, or pathological changes in the foetuses and increased morbidity or mortality in the neonates.[31]

In sheep LOS has been associated with the aberrant expression of imprinted genes like *IGF2R.*[32] »Imprinting« is an epigenetic effect which makes gene expression dependent on the origin of the gene during the ontogenesis of an organism. In the case of these genes the allele inherited from the mother or the father becomes active in various phases of development.[33] Imprinted genes play a role for reproduction, placentation, homoeostasis of energy metabolism, lactation and behaviour.

Enlargements of the placenta were described in nuclear transfer experiments with mouse somatic cells.[34] When using the nuclei of embryonic stem cells there were also reports of pathological changes of the placenta[35] and overgrown foetuses.[36]

Most of the cloned mouse embryos are resorbed shortly after nidation in the uterus.[37] When searching for the cause for this phenomenon, the expression of some imprinted genes, which are of importance for embryonic development, was examined in foetuses from somatic nuclear transfer cloning.[38] The seven genes examined had been correctly expressed which meant that the authors suspected that the reasons for the early abortions had to do with other genes. Current results from Bortvin[39] provide a possible explanation: when examining gene expression in mouse blastocysts from somatic nuclear transfer cloning, aberrant expression patterns were found for a group of genes related to the *Oct 4* gene. Because of the inability to activate these important embryonic genes, there could be an interruption in embryonic development.

Nuclear transfer embryos from the pig, goat, rabbit and cat are also mainly resorbed in early gestation. In the pig there were some reports of reduced weight at birth.[40] In the goat and pig there were prolonged gestations.[41] In studies describing more than five live born offspring from somatic nuclear transfer, 42–85% (sheep), 50–100% (cow), 57–100% (pig), 74–100% (mouse), 77–100% (goat) and 66% (rabbit) of the neonates survived the first week of life. The reasons for a high mortality rate as observed in some studies vary both between and within the species.

Young animals from somatic nuclear transfer cloning, whose pre-natal and neonatal development was clinically normal, grow as a rule into clinically healthy, fertile representatives of their species. However, there are also reports of late effects of nuclear transfer. A French working group described a case of lethal immunodeficiency in a seven week old, cloned calf.[42] In goats from nuclear transfer cloning, impairments of the immune system were also observed.[43] Studies by Tamashiro et al.[44] reported obesity caused by a modified metabolism in mice from somatic nuclear transfer from the age of 8–10 weeks upwards. If one continued to breed these mice, one would obtain offspring with a normal body weight.[45] The fact that this disruption of the metabolism was not passed on to offspring either from the maternal or paternal side, points to epigenetic modifications as the cause, which were eliminated or corrected during gametogenesis in the clones.[46] In other species, too, it has been shown that the offspring of cloned animals are, as a rule, normal.

In some studies there were also reports of a shortening of the lifespan of cloned animals. In the case of 12 normal weight, male mice from somatic nuclear transfer, a shortening of the mean survival time to 550 days compared with 1,028 days in the control group was observed in an observation period over three years. The autopsy of the cloned mice revealed, besides pneumonia as the primary cause of death, pathological changes to the liver.[47] Studies over ten months in transgenic pigs from somatic nuclear transfer also reported increased mortality in adult animals.[48]

In conjunction with the life expectancy of cloned animals, a shortening of the chromosome ends (telomeres) was frequently discussed as a cause of »premature aging«.[49] The length of the telomeres, repetitive DNA sequences at the ends of chromosomes, is shortened in somatic cells in older animals and results in a loss of cell division capacity.[50] If somatic cells are used as the donor in nuclear transfer, this raises the question whether the shortened telomere lengths are retained after introduction into the oocyte or are again lengthened in the course of the reprogramming of the donor nucleus. In contrast to the original observation of a shortening of telomeres in cloned sheep, a lengthening of the telomeres was even observed in nuclear transfer experiments with senescent fibroblasts in the cow during the development of nuclear transfer embryos. This was interpreted as a »rejuvenation« of the donor cytoblast.[51] Extended telomere lengths or those corresponding to the age of the clone have since been described in several studies involving cloned cows and mice.[52]

When assessing the late effects of somatic nuclear transfer, one should bear in mind the outlay and cost of studies of this kind. If one were to conduct a long-term study in cloned cows, then in theory they would have to be carefully monitored for 15 years.

Reasons for the low efficiency of nuclear transfer cloning in mammals

The incomplete or abnormal epigenetic reprogramming of the donor nucleus after transfer to the oocyte was suspected as the cause for the low efficiency of nuclear transfer with somatic cells.[53] The fact that offspring from somatic nuclear transfer do not necessarily develop the same phenotype as the nuclear donor can also be explained by this. In addition, environmental effects in the uterus of the different recipient animals and maternal cytoplasmic effects (amongst others mitochondrial DNA)[54] may also play a role.

The phenomenon of epigenetic gene regulation involves interaction between mechanisms which determine via the alignment of the DNA in the nucleus (chromatin structure) which genes are activated when and where.[55] This is the only way of explaining the morphological and functional diversity of the tissue in a complex organism, whose cells contain the same genotype aside from the germ cells and lymphocytes.

In the case of somatic nuclear transfer the determined differentiated gene expression in the donor nucleus, which is created through epigenetic modifications to the chromatin, is revised. In order to achieve the totipotency of a nucleus after transfer to an enucleated oocyte, epigenetic programmes must be redefined. The following mechanisms may be affected in the course of epigenetic reprogramming of the donor nucleus after introduction into the oocyte:[56]

- DNA methylation
- »imprinting« of genes
- X chromosome inactivation (in female nuclei)
- remodelling of the chromatin
- modification of the histones
- maintenance of telomeres
- hereditary transmission of epigenetic markings

Up to now the changes in the global DNA methylation pattern have been examined the most. The methylation of cytosine residues plays a role in epigenetic modifications like imprinting and X chromosome inactivaton and in the maintenance of genome stability and inactivation of retrotransposons or genes in cancer cells. During embryonic development there are two phases in which there are dramatic changes in the global DNA methylation. One involves the development of germ cells, the other the early embryonic development up to the blastocyst.[57]

Shortly after fertilisation, rapid global demethylation of DNA in the male pronucleus takes place in cows and mice. This is probably caused by an active process. In the further course of development the maternal DNA is also demethylated, albeit far more slowly which can be explained by an exclusion of DNA methyle transferase I from the nucleus and, as a consequence, a passive dilution of DNA methylation in replication. Roughly from the morula phase onwards, there is global remethylation in the cow which means that at the blastocyst stage strong methylation signals can be recognised both in the inner cell mass and in the trophectoderm.[58] When analysing the methylation patterns in nuclear transfer embryos, different findings were obtained in the various studies. A few studies, conducted in co-operation with the working group of Wolf Reik in Cambridge, showed that after nuclear transfer there was a rapid demethylation of the originally strongly methylated donor nuclei. In the further course of development, some of the embryos did, however, experience premature remethylation already at the 4–8 cell stage.[59] A more recent study produced at least some indications that disruptions in the reprogramming of DNA and histone methylation patterns go hand in hand with the reduced development capacity of nuclear transfer embryos.[60] Cézar[61] found a significantly lower proportion of methylated cytosine residues (7%) in spontaneously aborted cow foetuses from somatic nuclear transfer than in foetuses of the same age from artificial insemination (29%). However, the proportions of methylated cytosin residues given in this study are unreasonably high.

Applications of nuclear transfer technology in mammals

A major application of nuclear transfer technology is basic research in the field of epigenetic gene regulation. Nuclear transfer cloning offers a unique model for studying processes of epigenetic reprogramming from the chemical modification of DNA and the histone proteins down to functional nuclear architecture. The decisive questions in this context are: which epigenetic mechanisms normally determine the activation or inactivation of genes? Which factors in the oocyte influence these mechanisms in such a manner that the original gene expression of the donor nucleus is temporarily inactivated? Which factors in the oocyte then induce the expression of embryonic genes? Initial attempts have already been made to answer these questions through the targeted influencing of specific epigenetic mechanisms.[62] The goal of these experiments is not only to improve the efficiency of nuclear transfer cloning but also to understand transdifferentiation processes: the change in gene expression patterns of differentiated cells without prior nuclear transfer to an oocyte which could possibly also be used for therapeutic purposes.[63]

Besides basic research nuclear transfer cloning offers an opportunity for targeted genetic changes in farm animals for biotechnological applications,[64] e. g. in the area of gene farming, production of therapeutically active substances in genetically modified farm animals,[65] or the genetic modification of pigs in order to make their organs compatible for xenotransplantation to human patients.[66]

Summary

Nuclear transfer cloning is now more or less well established for various species of mammals whereby the best efficiency by far is achieved in cows.

Offspring from nuclear transfer can be clinically healthy and reproduce normally, at least in the case of the cow.

Changes, which are frequently observed in gestation and offspring from nuclear transfer, can probably be attributed to incorrect or incomplete epigenetic reprogramming.

Nuclear transfer cloning is an excellent model for examining epigenetic mechanisms.

The nuclear transfer technology makes possible, for the first time, the targeted genetic modification of farm animals for biotechnological applications like gene farming and xenotransplantation.

Table 1: Efficiency of reproductive cloning by means of nuclear transfer of somatic donor cells in various mammal species (modified according to: Shi et al. 2003)

Species	Donor cell	Morulae or blastocysts per fused or injected oocytes	Offspring per transferred embryos	Reference
Cow	Cumulus cells	18/47 (38%)	5/6 (83%)	Kato et al. 1998
	Oviduct cells	20/94 (21%)	3/4 (75%)	Katoet al. 1998
	Granulosa cells	383/552 (69%)	10/100 (10%)	Wells et al. 1999
	Udder epithelial cells	36/140 (26%)	1/4 (25%)	Zakhartchenko et al. 1999
		48/149 (32%)	2/45 (4%)	Kishi et al. 2000
	Foetal fibroblasts	24/92 (26%)	7/8 (87%)	Urakawa et al. 2001
	Skin cells from the ear calf	n.c.(n.c.)	1/6 (17%)	Renard et al. 1999
	Skin cells from the ear Cow	49/82 (60%)	1/16 (6%)	Zakhartchenko et al. 1999
		80/197 (41%)	2/43 (4.7%)	Kishi et al. 2000
	Adult fibroblasts	131/440 (30%)	6/54 (11%)	Kubota et al. 2000
	Foetal and post-natal cells	980/2529 (39%)	24/172 (14%)	Kato et al. 2000
	Primordial germ cells	n.c.	17/394 (4%)	Forsberg et al. 2002
	Transgenic foetal fibroblasts	33/276 (12%)	4/28 (14%)	Cibelli et al. 1998
		87/1896 (5%)	6/79 (8%)	Lanza et al. 2000
		205/1041 (20%)	n.c. (n.c.)	Kuroiwa et al. 2002
		n.c.	24/126 (19%)	Brophy et al. 2003
		89/198 (44%)	4/20 (20%)	Chen et al. 2002
	Recloned foetal fibroblasts	82/482 (17%)	6/61 (9%)	Kuroiwa et al. 2002
	Transgenic fibroblasts ($G_{0)}$	324/508 (64%)	15/102 (15%)	Wells et al. 2003
	Transgenic fibroblasts ($G_{1)}$	42/128 (33%)	9/24 (37%)	Wells et al. 2003
Efficiency		5–69%	4–87%	
Sheep	Udder epithelial cells	29/227 (12%)	1/29 (3%)	Wilmut et al. 1997
	Transgenic foetal fibroblasts	42/201 (20%)	3/40 (7%)	Schnieke et al. 1997
		80/417 (19%)	14/80 (18%)	McCreath et al. 2000
		141/845 (17 %)	7/120 (6%)	Denning et al. 2001
Efficiency		12–20%%	3–18%	

Goat	Granulosa cells	n.c.(n.c.)	2/54 (4%)	Keefer et al. 2002
	Foetal fibroblasts	n.c.(n.c.)	2/20 (10%)	Behboodi et al. 2001
		n.c.(n.c.)	7/91 (7.7%)	Keefer et al. 2002
	Transgenic foetal fibroblasts	89[1]/125 (71%)	3/67 (4%)	Baguisi et al. 1999
		n.c.(n.c.)	1/27 (4%)	Keefer et al. 2001
		225[7]/396 (57%)	5/184 (3%)	Reggio et al. 2001
		52/125 (41%)	5/38 (13%)	Zou et al. 2002
Efficiency		n.c.	3–13%	
Pig	Granulosa cells	n.c.(n.c.)	5/72 (7%)	Polejaeva et al. 2000
	Foetal fibroblasts	58[7]/210 (27%)	1/110 (0.9%)	Onishi et al. 2000
		25/108 (23%)	2/773 (0.25%)	Boquest et al. 2002
		(1–5%)	1/46 (2%)	De Sousa et al. 2002
	Transgenic foetal fibroblasts	53/557 (10%)	4/458 (0.9%)	Park et al. 2001
	Knockout foetal fibroblasts	n.c.(n.c.)	7/338 (2%)	Lai et al. 2002
		n.c.(n.c.)	6/2513 (0.2%)	Dai et al. 2002
	Double knockout foetal fibroblasts	n.c.(n.c.)	5/n.c.(n.c.)	Phelps et al. 2003
Efficiency		1–23%	0.2–7%	
Mouse	Cumulus cells	1385/2468 (56%)	16/1385 (1%)	Wakayama et al. 1998
	Foetal ovarian cells	108/191 (56%)	4/108 (3.7%)	Wakayama, Yanagimachi 2001
	Foetal testicular cells	114/212 (54%)	2/112 (1.8%)	Wakayama, Yanagimachi 2001
	Immature Sertoli cells	210/646 (33%)	7/215 (3.3%)	Ogura et al. 2000a
	Foetal fibroblasts	278/932 (30%)	5/272 (1.8%)	Ono et al. 2001
	Tail tips fibroblasts	341/633 (54%)	3 (0.5%)	Wakayama, Yanagimachi 1999
	Transgenic fibroblasts	281/832 (34%)	8/301 (2.7%)	Ogura et al. 2000b
	Foetal brain cells from the entire cerebral cortex	32/91 (35%)	5/32 (15.6%)	Yamazaki et al. 2001
Efficiency		30–59%	0.5–15.6%	
Rabbit	Cumulus cells	371/612 (61%)	6/371 (1.6%)	Chesne et al. 2002
Cat	Cumulus cells	n.c.(n.c.)	1/87 (1.1%)	Shin et al. 2002

Notes

1 Willadsen, S. M. (1979): *A method for culture of micromanipulated sheep embryos and its use to produce monozygotic twins*, in: Nature 277, 298–300.

2 Wilmut, I., Schnieke, A. E., McWhir, J., Kind, A. J., Campbell, K. H. (1997): *Viable offspring derived from fetal and adult mammalian cells*, in: Nature 385, 810–813.

3 Overview in: Wolf, E. (2000): *Kerntransfer und Reprogrammierung – Anwendungen in Biotechnologie und Tierzucht*, in: Nova Acta Leopoldina NF 318, 19–33.

4 Spemann, H. (1938): *Embryonic development and induction*, New Haven, CT.

5 Briggs, R., King, T. (1952): *Transplantation of living nuclei from blastula cells into enucleated frogs eggs*, in: Proceedings of the National Academy of Sciences of the USA 38, 455–463.

6 Gurdon, J. B. (1966): *"Fertile" intestine nuclei*, in: Nature 210, 1240–1241.

7 McGrath, J., Solter, D. (1983): *Nuclear transplantation in mouse embryos*, in: Journal of Experimental Zoology 228, 355–362.

8 Willadsen, S. M. (1986): *Nuclear transplantation in sheep embryos*, in: Nature 320, 63–65.

9 Tsunoda, Y., Yasui, T., Shioda, Y., Nakamura, K., Uchida, T., Sugie, T. (1987): *Full-term development of mouse blastomere nuclei transplanted into enucleated two-cell embryos*, in: Journal of Experimental Zoology 242, 147–151.

10 Prather, R. S., Barnes, F. L., Sims, M. M., Robl, J. M., Eyestone, W. H., First, N. L. (1987): *Nuclear transplantation in the bovine embryo: assessment of donor nuclei and recipient oocyte*, in: Biology of Reproduction 37, 859–866.

11 Stice, S. L., Robl, J. M. (1988): *Nuclear reprogramming in nuclear transplant rabbit embryos*, in: Biology of Reproduction 39, 657–664.

12 Prather, R. S., Sims, M. M., First, N. L. (1989): *Nuclear transplantation in early pig embryos*, in: Biology of Reproduction 41, 414–418.

13 Yong, Z., Yuqiang, L. (1998): *Nuclear-cytoplasmic interaction and development of goat embryos reconstructed by nuclear transplantation: production of goats by serially cloning embryos*, in: Biology of Reproduction 58, 266–269.

14 Meng, L., Ely, J. J., Stouffer, R. L., Wolf, D. P. (1997): *Rhesus monkeys produced by nuclear transfer*, in: Biology of Reproduction 57, 454–459.

15 Roh, S., Guo, J., Malakooti, N., Morrison, J. R., Trounson, A. O., Du, Z. T. (2003): *Birth of rats by nuclear transplantation using 2-cell stage embryo as donor nucleus and recipient cytoplasm*, in: Theriogenology 59, 283–283.

16 Wilmut, I. et al. 1997.

17 Wakayama, T., Perry, A. C., Zuccotti, M., Johnson, K. R., Yanagimachi, R. (1998): *Full-term development of mice from enucleated oocytes injected with cumulus cell nuclei*, in: Nature 394, 369–374.

18 Cibelli, J. B., Stice, S. L., Golueke, P. J., Kane, J. J., Jerry, J., Blackwell, C., Ponce de Leon, F. A., Robl, J. M. (1998): *Cloned transgenic calves produced from nonquiescent fetal fibroblasts*, in: Science 280, 1256–1258.

19 Baguisi, A., Behboodi, E., Melican, D. T., Pollock, J. S., Destrempes, M. M., Cammuso, C., Williams, J. L., Nims, S. D., Porter, C. A., Midura, P., Palacios, M. J., Ayres, S. L., Denniston, R. S., Hayes, M. L., Ziomek, C. A., Meade, H. M., Godke, R. A., Gavin, W. G., Overstrom, E. W., Echelard, Y. (1999): *Production of goats by somatic cell nuclear transfer*, in: Nature Biotechnology 17, 456–461.

20 Polejaeva, I. A., Chen, S. H., Vaught, T. D., Page, R. L., Mullins, J., Ball, S., Dai, Y., Boone, J., Walker, S., Ayares, D. L., Colman, A., Campbell, K. H. (2000): *Cloned pigs produced by nuclear transfer from adult somatic cells*, in: Nature 407, 86–90.

21 Chesne, P., Adenot, P. G., Viglietta, C., Baratte, M., Boulanger, L., Renard, J. P. (2002): *Cloned rabbits produced by nuclear transfer from adult somatic cells*, in: Nature Biotechnology 20, 366–369.

22 Shin, T., Kraemer, D., Pryor, J., Liu, L., Rugila, J., Howe, L., Buck, S., Murphy, K., Lyons, L., Westhusin, M. (2002): *A cat cloned by nuclear transplantation*, in: Nature 415, 859.

23 Woods, G. L., White, K. L., Vanderwall, D. K., Li, G.-P., Aston, K. I., Bunch, T. D., Meerdo, L. N., Pate, B. J. (2003): *A mule cloned from fetal cells by nuclear transfer*, in: Science Online: 10867431-0

24 Schnieke, A. E., Kind, A. J., Ritchie, W. A., Mycock, K., Scott, A. R., Ritchie, M., Wilmut, I., Colman, A., Campbell, K. H. (1997): *Human factor IX transgenic sheep produced by transfer of nuclei from transfected fetal fibroblasts*, in: Science 278, 2130–2133.

25 Adapted from: Shi, W., Zakhartchenko, V., Wolf, E. (2003): *Epigenetic reprogramming in mammalian nuclear transfer*, in: Differentiation 71, 91–113.

26 Zakhartchenko, V., Mueller, S., Alberio, R., Schernthaner, W., Stojkovic, M., Wenigerkind, H., Wanke, R., Lassnig, C., Mueller, M., Wolf, E., Brem, G. (2001): *Nuclear transfer in cattle with non-transfected and transfected fetal or cloned transgenic fetal and postnatal fibroblasts*, in: Molecular Reproduction and Development 60, 362–369.

27 Polejaeva, I. A. et al. 2000.

28 Hill, J. R., Burghardt, R. C., Jones, K., Long, C. R., Looney, C. R., Shin, T., Spencer, T. E., Thompson, J. A., Winger, Q. A., Westhusin, M. E. (2000): *Evidence for placental abnormality as the major cause of mortality in first-trimester somatic cell cloned bovine fetuses*, in: Biology of Reproduction 63, 1787–1794; De Sousa, P. A., King, T., Harkness, L., Young, L. E., Walker, S. K., Wilmut, I. (2001): *Evaluation of gestational deficiencies in cloned sheep fetuses and placentae*, in: Biology of Reproduction 65, 23–30.

29 Hill, J. R., Roussel, A. J., Cibelli, J. B., Edwards, J. F., Hooper, N. L., Miller, M. W., Thompson, J. A., Looney, C. R., Westhusin, M. E., Robl, J. M., Stice, S. L. (1999): *Clinical and pathologic features of cloned transgenic calves and fetuses (13 case studies)*, in: Theriogenology 51, 1451–1465; Heyman, Y., Chavatte-Palmer, P., LeBourhis, D., Camous, S., Vignon, X., Renard, J. P. (2002): *Frequency and occurrence of late-gestation losses from cattle cloned embryos*, in: Biology of Reproduction 66, 6–13.

30 Heyman, Y. et al. 2002.

31 Young, L. E., Sinclair, K. D., Wilmut, I. (1998): *Large offspring syndrome in cattle and sheep*, in: Reviews in Reproduction 3, 155–163.

32 Young, L. E., Fernandes, K., McEvoy, T. G., Butterwith, S. C., Gutierrez, C. G., Carolan, C., Broadbent, P. J., Robinson, J. J., Wilmut, I., Sinclair, K. D. (2001): *Epigenetic change in IGF2R is associated with fetal overgrowth after sheep embryo culture*, in: Nature Genetics 27, 153–154.

33 Overview in: Shi, W. et al. 2003.

34 Wakayama, T., Yanagimachi, R. (1999): *Cloning of male mice from adult tail-tip cells*, in: Nature Genetics 22, 127–128.

35 Suemizu, H., Aiba, K., Yoshikawa, T., Sharov, A. A., Shimozawa, N., Tamaoki, N., Ko, M. S. (2003): *Expression profiling of placentomegaly associated with nuclear transplantation of mouse ES cells*, in: Developmental Biology 253, 36–53.

36 Eggan, K., Akutsu, H., Loring, J., Jackson-Grusby, L., Klemm, M., Rideout, W. M., Yanagi-

machi, R., Jaenisch, R. (2001): *Hybrid vigor, fetal overgrowth, and viability of mice derived by nuclear cloning and tetraploid embryo complementation*, in: Proceedings of the National Academy of Sciences of the USA 98, 6209–6214.

37 Wakayama, T. et al. 1998; same, Yanagimachi, R. 1999.

38 Ogura, A., Inoue, K., Ogonuki, N., Lee, J., Kohda, T., Ishino, F. (2002): Phenotypic effects of somatic cell cloning in the mouse, in: Cloning Stem Cells 4, 397–405.

39 Bortvin, A., Eggan, K., Skaletsky, H., Akutsu, H., Berry, D. L., Yanagimachi, R., Page, D. C., Jaenisch, R. (2003): *Incomplete reactivation of Oct4-related genes in mouse embryos cloned from somatic nuclei*, in: Development 130, 1673–1680.

40 Polejaeva, I. A. et al. 2000.

41 Wilmut, I., Beaujean, N., De Sousa, P. A., Dinnyes, A., King, T. J., Paterson, L. A., Wells, D. N., Young, L. E. (2002): *Somatic cell nuclear transfer*, in: Nature 419, 583–586.

42 Renard, J. P., Chastant, S., Chesne, P., Richard, C., Marchal, J., Cordonnier, N., Chavatte, P., Vignon, X. (1999): *Lymphoid hypoplasia and somatic cloning*, in: Lancet 353, 1489–1491.

43 Keefer, C. L., Baldassarre, H., Keyston, R., Wang, B., Bhatia, B., Bilodeau, A. S., Zhou, J. F., Leduc, M., Downey, B. R., Lazaris, A., Karatzas, C. N. (2001): *Generation of dwarf goat (Capra hircus) clones following nuclear transfer with transfected and nontransfected fetal fibroblasts and in vitro-matured oocytes*, in: Biology of Reproduction 64, 849–856.

44 Tamashiro, K. L., Wakayama, T., Blanchard, R. J., Blanchard, D. C., Yanagimachi, R. (2000): *Postnatal growth and behavioral development of mice cloned from adult cumulus cells*, in: Biology of Reproduction 63, 328–334.

45 Tamashiro, K. L., Wakayama, T., Akutsu, H., Yamazaki, Y., Lachey, J. L., Wortman, M. D., Seeley, R. J., D'Alessio, D. A., Woods, S. C., Yanagimachi, R., Sakai, R. R. (2002): *Cloned mice have an obese phenotype not transmitted to their offspring*, in: Nature Medicine 8, 262–267.

46 Ibid.

47 Ogura, A. et al. 2002.

48 Carter, D. B., Lai, L., Park, K. W., Samuel, M., Lattimer, J. C., Jordan, K. R., Estes, D. M., Besch-Williford, C., Prather, R. S. (2002): *Phenotyping of transgenic cloned piglets*, in: Cloning Stem Cells 4, 131–145.

49 Shiels, P. G., Kind, A. J., Campbell, K. H., Waddington, D., Wilmut, I., Colman, A., Schnieke, A. E. (1999): *Analysis of telomere lengths in cloned sheep*, in: Nature 399, 316–317.

50 Harley, C. B., Futcher, A. B., Greider, C. W. (1990): *Telomeres shorten during ageing of human fibroblasts*, in: Nature 345, 458–460.

51 Lanza, R. P., Cibelli, J. B., Blackwell, C., Cristofalo, V. J., Francis, M. K., Baerlocher, G. M., Mak, J., Schertzer, M., Chavez, E.A., Sawyer, N., Lansdorp, P. M., West, M. D. (2000): *Extension of cell life-span and telomere length in animals cloned from senescent somatic cells*, in: Science 288, 665–669.

52 Tian, X. C., Xu, J., Yang, X. (2000): *Normal telomere lengths found in cloned cattle*, in: Nature Genetics 26, 272–273; Betts, D., Bordignon, V., Hill, J., Winger, Q., Westhusin, M., Smith, L., King, W. (2001): *Reprogramming of telomerase activity and rebuilding of telomere length in cloned cattle*, in: Proceedings of the National Academy of Sciences of the USA 98, 1077–1082; Wakayama, T., Shinkai, Y., Tamashiro, K. L., Niida, H., Blanchard, D. C.,

Blanchard, R. J., Ogura, A., Tanemura, K., Tachibana, M., Perry, A. C., Colgan, D. F., Mombaerts, P., Yanagimachi, R. (2000): *Cloning of mice to six generations*, in: Nature 407, 318–319.

53 Overview in: Shi, W. et al. 2003.

54 Hiendleder, S., Schmutz, S. M., Erhardt, G., Green, R. D., Plante, Y. (1999): *Transmitochondrial differences and varying levels of heteroplasmy in nuclear transfer cloned cattle*, in: Molecular Reproduction and Development 54, 24–31; Steinborn, R., Schinogl, P., Zakhartchenko, V., Achmann, R., Schernthaner, W., Stojkovic, M., Wolf, E., Mueller, M., Brem, G. (2000): *Mitochondrial DNA heteroplasmy in cloned cattle produced by fetal and adult cell cloning*, in: Nature Genetics 25, 255–257; Hiendleder, S., Zakhartchenko, V., Wenigerkind, H., Reichenbach, H.-D., Brüggerhoff, K., Prelle, K., Brem, G., Stojkovic, M., Wolf, E. (2003): *Heteroplasmy in bovine fetuses produced by intra- and intersubspecific somatic cell nuclear transfer: neutral segregation of nuclear donor mitochondrial DNA in various tissues and evidence for recipient cow mitochondria in fetal blood*, in: Biology of Reproduction 68,159–166.

55 Overview in: Shi, W. et al. 2003.

56 Ibid.

57 Overview: ibid.

58 Dean, W., Santos, F., Stojkovic, M., Zakhartchenko, V., Walter, J., Wolf, E., Reik, W. (2001): *Conservation of methylation reprogramming in mammalian development: aberrant reprogramming in cloned embryos*, in: Proceedings of the National Academy of Sciences of the USA 98, 13734–13738.

59 Ibid.

60 Santos, F., Zakhartchenko, V., Stojkovic, M., Peters, A., Jenuwein, T., Wolf, E., Reik, W., Dean, W. (2003): *Epigenetic marking correlates with developmental potential in cloned bovine preimplantation embryos*, in: Current Biology 13, 1116–1121.

61 Cezar, G. G., Bartolomei, M. S., Forsberg, E. J., First, N. L., Bishop, M. D., Eilertsen, K. J. (2003): *Genome-wide epigenetic alterations in cloned bovine fetuses*, in: Biology of Reproduction 68, 1009–1014.

62 Shi, W., Hoeflich, A., Flaswinkel, H., Stojkovic, M., Wolf, E., Zakhartchenko, V. (2003): *Induction of a senescent-like phenotype does not confer the ability of bovine immortal cells to support the development of nuclear transfer embryos*, in: Biology of Reproduction 69, 301–309.

63 Kocher, A. A., Schuster, M. D., Szabolcs, M. J., Takuma, S., Burkhoff, D., Wang, J., Homma, S., Edwards, N. M., Itescu, S. (2001): *Neovascularization of ischemic myocardium by human bone-marrow-derived angioblasts prevents cardiomyocyte apoptosis, reduces remodeling and improves cardiac function*, in: Nature Medicine 7, 430–436.

64 McCreath, K. J., Howcroft, J., Campbell, K. H., Colman, A., Schnieke, A. E., Kind, A. J. (2000): *Production of gene-targeted sheep by nuclear transfer from cultured somatic cells*, in: Nature 405, 1066–1069.

65 Schnieke, A. E. et al. 1997.

66 Lai, L., Kolber-Simonds, D., Park, K. W., Cheong, H. T., Greenstein, J. L., Im, G. S., Samuel, M., Bonk, A., Rieke, A., Day, B. N., Murphy, C. N., Carter, D. B., Hawley, R. J., Prather, R. S. (2002): *Production of alpha-1,3-galactosyltransferase knockout pigs by nuclear transfer cloning*, in: Science 295, 1089–1092.

Heiner Niemann, Andrea Lucas-Hahn, Wilfried A. Kues,
Joseph W. Carnwath, Christine Wrenzycki

Somatic cloning: A novel tool in biological research and transgenic production

Introduction

The word »clone« stems from the Greek words »clonos«, »twig« and »clonizo« »to cut twigs«. Scientifically a clone is defined as a group of genetically identical individuals derived asexually from the parent organism. Cloning of mammals involves mainly somatic nuclear transfer by which the haploid genetic material of an unfertilized ovum is replaced by the diploid genetic material of a somatic cell derived from fetal or adult tissue. However, the derived clones frequently differ in a number of characteristics, because the two cytoplasms involved contain different maternal proteins, RNAs and mitochondrial DNA. In addition, a number of other epigenetic and environmental factors contribute to differences amongst groups of clones. The technical aspects of nuclear transfer in mammals have already been established in the 1980ties.[1] However, attempts to multiply laboratory or farm animals by employing embryonic donor cells (embryonic cloning) have met with modest success. The assumption was that the closer the nuclear donor is developmentally to the early embryonic stage, the more successful nuclear transfer is likely to be. This was mainly based on earlier findings in frogs, in which cloning with embryonic cells was possible with the production of normal offspring whereas cloning with adult cells was only compatible with the development to tadpoles.[2] This assumption dominated biology until the birth of Dolly in 1996 – the first cloned sheep generated from an adult mammary gland cell.[3] Somatic cloning is already an essential new tool in basic biological research and holds great application perspectives when the technology is efficient and free of pathological side effects. The following is a short summary based on the experience of the authors' laboratory. Nuclear transfer technology employing somatic cells has been established in cattle and swine in our laboratory to study basic aspects of reprogramming and dedifferentiation and to develop improved protocols for the production of transgenic animals.

Technical aspects and efficiency of nuclear transfer

Somatic nuclear transfer involves five major steps, including the enucleation of the recipient oocyte, preparation and transfer of the donor cell, fusion and activation of both components and a temporary culture of the reconstructed embryos until transfer to foster mothers.[4] Enucleation is performed by sucking out a small portion of the oocyte's cytoplasm containing the maternal haploid genome, i. e. metaphase II chromosomes plus the first polar body, into a small bevelled pipette. To avoid damage of the cytoplasm, the oocyte is treated with a cytoskeleton inhibitor, usually cytochalasin B. Absence of the chromosomes can be confirmed by fluorescent staining specific for DNA, which should be visible inside the enucleation pipette. In a second step, a single donor cell (entire cell, i. e. nucleus plus cytoplasm) is inserted under the zona pellucida closely apposed to the cytoplasmic membrane of the oocyte. Both components are subsequently fused by short, but high voltage pulses at right angles to the juxtaposition of the two cells. In mice instead of fusion, the Piezo-controlled microinjection method is used, by which the donor cell is disrupted by repeated suction into a sharp glass needle and the remaining nucleus is injected into the oocyte's cytoplasm.[5] The reconstructed embryos are activated either by electrical pulses or temporary exposure to chemical substances regulating the calcium influx and/or the cell cycle. The next step is a temporary in vitro culture up to the desired stage of development before the cloned embryos are transferred to foster mothers.

Cells from a variety of fetal and adult origin (cumulus, skin, granulosa, lung, liver, mammary gland, muscle, sertoli, uterus, leukocytes, etc.) have been successfully used to produce viable clones in ten mammalian species until today (Table 1). Nuclear transfer technology is still characterized by low success rates and abnormalities frequently observed in the cloned offspring known as the »Large Offspring-Syndrome« (LOS). Only in cattle success rates can reach 15–20% viable offspring from cloned embryos; in all other species success rates are 1–3%.[6] Pre- and postnatal development can be severely compromised and up 20–40% of the offspring have been reported to die soon after birth.[7]

Species	*% viable offspring*	*Estimated total no. cloned animals*[8]
Cattle	15–20	< 3000
Sheep	5–8	< 400
Goat	3	< 400
Pig	< 1	< 250
Cat	< 1	1
Mouse	< 2	> 250

Rabbit	< 1	6
Mule	< 1	1
Horse	< 1	1
Rat	< 1	2

Table 1: Current efficiency of somatic nuclear cloning

These complications are thought to be caused by improper reprogramming of the somatic donor nucleus, imprinting failures and/or aberrant gene expression patterns caused by deficient culture conditions for the reconstructed embryos.[9] Oversize of the offspring is the pre-eminent feature of LOS; placental abnormalities, higher pre-and postnatal losses and various organ specific pathologies have also been described. Interestingly, LOS has been observed predominantly in ruminants and mice. A primary mechanism may be alterations in the methylation of genes, including those that are subject to imprinting.[10]

Effects of bovine donor cells on the success of nuclear transfer

In cattle, a protocol was developed that was compatible with a high proportion (~ 30%) of the reconstituted embryos to progress to the blastocyst stage.[11] In vitro matured bovine oocytes were collected from slaughterhouse material. The metaphase plate and the polar body were aspirated at 18–20 hrs after in vitro maturation (= enucleation). The effects of different primary donor cell lines on pre-implantation development and in vivo development upon transfer to recipients have been investigated. Female primary fetal (from days 50 to 65 of gestation) and adult (ear skin) fibroblasts in early passages were serum starved for 3 days and then used as donors in somatic nuclear transfer. At 26 hrs after onset of IVM the donor cells were inserted into the cytoplast and both components were fused by 1 to 2 DC-pulses at 0.7 kV for 30 μsec. The complexes were then activated by a sequential incubation with ionomycin and DMAP. The activated reconstituted embryos were then cultured for 6 to 8 days in Synthetic Oviduct Fluid medium (SOF) supplemented with BSA.[12]

When comparing the development of reconstituted embryos derived from either fetal or adult cell lines, no differences were found with regard to fusion rate, cleavage and development to blastocysts (73.0% vs. 71.0%; 70% vs. 76.3%; 23.5% vs. 26.2%). However, the pregnancy rate was higher (45%) in embryos derived from adult donor cells vs. those derived from fetal donor cells (31%). Interestingly, more pregnancies derived from fetal donor cells went to term but with all offspring showing significant overweight (~ 65 bodyweight; normal: 40–45 kg). Pregnancies derived from adult fibroblast reconstituted embryos were lost during midterm gestation and three live offspring were obtained of which only one was with a normal birth weight.[13] Recently, we have also tested an adult male fibroblast cell line in its efficiency to become reprogrammed and support fetal development upon use in nuclear transfer. While blastocysts could be obtained, no pregnancies were maintained from 11 transfers. These data show that the success of nuclear transfer is critically dependent on the employed donor cells. Our different cell lines provide an excellent model to study epigenetic effects in early preimplantation development.

Nuclear transfer and embryonic gene expression

Bovine in vitro produced (IVP) and nuclear transfer derived embryos differ from their in vivo developed counterparts in several characteristics, including morphology, timing of development, resistance against low temperature, embryonic metabolism, gene expression and in vivo development mainly by the incidence of LOS.[14] Upon nuclear transfer this problem seems to be exaggerated and the proportion of embryonic and fetal losses and postnatal abnormalities is significantly increased.[15] We have developed the hypothesis that persistent deviations from the normal gene expression pattern starting in the early embryo are causally involved in the etiology of LOS.[16] To gain insight into mechanisms causing LOS we have initiated studies to unravel gene expression patterns in cloned versus in vivo and/or in vitro produced bovine embryos. We have determined the relative abundance of eight specific gene transcripts (mRNAs) which are critically involved in several physiological functions in reconstructed blastocysts derived from various modifications of the nuclear transfer protocol.[17] Our data showed that modifications of the nuclear transfer protocol are associated with distinct alterations in the mRNA expression patterns of the resulting embryos. In our study an aberrant expression pattern in NT-embryos was found compared with the in vivo and in vitro »controls« with respect to stress susceptibility, trophoblastic function and DNA methylation during pre-implantation development.[18] Nuclear transfer also affected mRNA expression of X-chromosome linked genes. While the relative abundance of the gene transcript for the Glucose-6-phosphodehydrogenase (G6PD) and the phosphoglycerate dehydrogenase (PGK) were similar in in vitro and in vivo produced and nuclear transfer derived embryos, the level for the X-inactive specific transcript (Xist) was significantly elevated in those embryos derived from adult donor cells vs. those derived from fetal donor cells.[19] Collectively, these findings show that type and treatment of the donor cells affect the mRNA expression pattern of the reconstituted embryos and can thus contribute to deviations from the normal mRNA pattern. Earlier studies from our laboratory had revealed that even the mode of culture and the composition of the culture medium can result in significant deviations from the normal embryonic gene expression pattern and are involved in the elevated incidence of oversized offspring.[20] Genome wide epigenetic alterations, in particular methylation losses, have been observed in cloned bovine fetuses and were associated with developmental failures.[21]

In addition to the sensitive semi-quantitative RT-PCR (reverse transcriptase polymerase chain reaction) assay to determine the relative abundance of gene transcripts in single embryos, we have also developed and validated a cDNA array for single embryo analysis.[22] Recently, differences have been detected with regard to mRNA abundance between cloned and conventionally produced bovine embryos using this cDNA array. Currently, methodology is under development in our laboratory to assess the methylation status of specific genes and to determine chromatin modifications for genes thought to be crucially involved in the incidence of LOS. Expression patterns of marker genes in later stages of fetal development will be investigated to prove the validity of our hypothesis. Results of these studies in bovine will be a valuable model for human assisted reproductive technologies (ART), which have recently been shown to be associated with a higher risk of abnormal development.[23]

Telomeres and somatic cloning

Recently, we have also investigated telomere length in cloned embryos and bovine offspring. Telomeres are the natural ends of linear chromosomes and are crucial for maintaining the integrity of the genome mainly by preventing loss of terminal DNA sequences or end-to-end chromosome fusion. Changes in telomere length have been associated with ageing and cancer.[24] The enzyme telomerase is crucially involved in the maintenance of a normal telomere length.[25] Our study confirmed previous findings of a normal telomere length in cloned cattle[26] in spite of a significant reduction found in the donor cells, i. e. fetal and adult fibroblasts.[27] Today, the shortened telomeres found in Dolly, the sheep[28], are considered to be an exception from the rule after somatic cloning. Employing qFISH (quantitative fluorescent in situ hybridization) for analysis of telomere length in individual nuclei of preimplantation bovine embryos we have for the first time demonstrated that telomeres were restored to normal length during early embryogenesis, i. e. at morula-blastocyst transition. Telomeres were short and at the level of the donor cells in cloned morulae, whereas at the blastocyst stage telomeres were restored to normal length. Telomere lengthening at this stage of embryogenesis was telomerase dependent since it was abrogated in telomerase deficient mice.[29] Morula-blastocyst transition is a critical step in preimplantation development leading to first differentiation into two cell lineages, the inner cell mass (ICM) and the trophoblast. This coincides with a dramatic change in morphology from the compacted morula to the cavity filled blastocyst stage and is associated with massive changes in embryonic gene expression.[30] These data indicate that telomerase dependent telomere lengthening is a developmental program early in embryogenesis that sets the telomere length to a specific time-point.

Nuclear transfer and transgenesis

Microinjection of DNA constructs into pronuclei of zygotes has been the method of choice to produce transgenic animals of the large domestic species. This technology works reliable albeit with the low efficiency of only 1–3% germline transgenic viable offspring. Other disadvantages of microinjection include the random integration of the transgene, variable transgenic expression patterns, position effects, copy number independent transgenic expression, and frequent chimerism in the resulting offspring. Only additive gene transfer is possible and usually no loss of function gene transfer can be achieved. This makes the generation of transgenic animals a labour, resources and time consuming endeavour.[31]

Somatic nuclear transfer holds the greatest promise for significant improvements in the generation of transgenic livestock.[32] A major prerequisite is the availability of suitable primary cells or clonal cell lines compatible with techniques for precise genetic modifications either for gain or loss of function gene transfer. Another prerequisite is a significantly improved knowledge of gene sequences and organization of the livestock genome, which currently is lagging much behind that of mouse and human for which the putative 3 billion bp have been sequenced and approximately 35.000 genes have been mapped.[33]

It has been shown that donor cells can be successfully transfected with different types of gene constructs and viable transgenic offspring with stable integration of the transgenes have been obtained in sheep, cattle, goats, and pigs.[34] The main advantage of this approach is the possibility of selecting the donor cells for optimal integration and expression of the transgenic construct and their direct use in nuclear transfer. Most groups interested in large transgenic animals, specially for pharming, i. e. the production of recombinant pharmaceutical proteins in the mammary gland and for xenotransplantation, i. e. the use of porcine organs and tissue in human organ transplantation, have switched from microinjection to nuclear transfer. Primary cells can also successfully be used for gene targeting via homologous recombination and viable offspring have been obtained in sheep and swine.[35] The precollagen locus was knocked out in ovine fibroblasts and a mammary gland specific human α-antitrypsin (AAT) construct was inserted.[36] A knock-out of the locus for the α-galactosyltransferase has recently been reported.[37] The α-galactosyltransferase gene is primarily responsible for the formation of the α-gal epitopes on the surface of porcine organs which in turn induce the hyperacute rejection response (HAR) in a porcine-to-primate xenotransplantation. A knockout of this locus is expected to lead to significant improvements of the survival of a porcine xenograft.

Our laboratory is involved in xenotransplantation research and has generated (by microinjection) and characterized transgenic pigs expressing human complement regulatory proteins that effectively control HAR.[38] With regard to porcine somatic cloning, we have developed protocols for efficient cell cycle synchronization and analyzed the effects thereof.[39] Upon serum deprivation or treatment with chemical cell cycle inhibitors, the majority of porcine donor cells were synchronized at the presumptive optimal cell cycle stage at G_0/G_1 without compromising their viability.[40] Extended periods of serum deprivation were associated with increased frequency of a non-conventional form of apoptosis.[41] Furthermore, we have identified expression of Polo-like kinase-1 (Plk-1) to be a suitable marker to indicate the appropriate cell cycle stage of porcine donor cells.[42] This contributes substantially to standardize the nuclear transfer protocol.

Recently, we have obtained the first cloned piglets from in vitro matured oocytes.[43] Fetal fibroblasts were employed as donor cells and an improved system for in vitro maturation of porcine oocytes was developed. Upon transfer of ~ 130 nuclear transfer complexes per recipient, two out of four recipient animals became pregnant, one pregnancy was lost and the remaining animal farrowed four piglets of which two were alive and develop normally until now. Further pregnancies with different donor cell types, incl. transgenic cells, are currently underway. We anticipate that the generation of transgenic pigs urgently needed for progress in xenotransplantation research will be significantly facilitated and improved by the use of transgenic donor cells in nuclear transfer.

Normality of cloned animals and products

As pointed out above, somatic nuclear transfer in ruminants is frequently associated with the incidence of LOS. However, when cloned cattle are ~ 6 months of age, they are not different from age matched controls with regard to numerous biochemical blood and urine parameters[44], immune status[45], body score[46], somatotropic axis[47], telomere length[48], reproductive parameters as well as yields and composition of milk[49]. No differences were found between cloned cattle or products (milk and meat) thereof and their conventionally produced counterparts with regard to >35 blood parameters, morphological composition, digestion, allergenicity and mutagenicity of milk and meat.[50] Similarly, a large number of physiological parameters (blood profile) were not different between porcine clones and age matched controls.[51] According to expert committees of the National Academy of Sciences of the USA and from the Japanese Ministery of Agriculture, Forestry and Fisheries there is no scientific basis for challenging the safety of food made from cloned animals. However, due to the few years of somatic cloning research (since 1997) and the long generation intervals in domestic species effects on longevity and senescence cannot yet be fully evaluated.

Summary and conclusions

Since the report of Dolly, the first cloned sheep, great progress has been made in the improvement of the technology and cloned offspring have been derived in ten mammalian species. However, efficiency in general is low (approx. 1–2%) and only in cattle can reach levels of 15–20%. Somatic nuclear transfer allows the creation of transgenic offspring by employing transfected donor cells or donor cells with a targeted genetic modification. The first application is in biomedicine, especially gene pharming and xenotransplantation.[52] Further refinements of this technology will allow numerous novel application models and will enhance productivity and diversification in animal production. Nuclear transfer is also an important tool in human medicine and basic biological research. Important areas in biological research are related to differentiation and totipotency as well as epigenetic aspects.[53] With the advent of somatic nuclear transfer, biology has been revolutionized and a number of dogmas have to be reconsidered. This relates in particular to the question of toti- or pluripotency that now are to be evaluated as the status of an individual DNA and cannot further be permanently related to a certain cell type.

Notes

1 Willadsen, S. M. (1986): *Nuclear transplantation in sheep embryos*, in: Nature 230, 63–65; Willadsen, S. M., Janzen, R. E., McAlister, R. J., Shea, B. F., Hamilton, G., McDermand, D. (1991): *The viability of late morulae and blastocysts produced by nuclear transplantation*, in: Theriogenology 35, 161–170.

2 DiBerardino, M. A. (1987): *Genomic potential of differentiated cells analyzed by nuclear transplantation*, in: American Zoologist 27, 623–644.

3 Wilmut, I., Schnieke, A. E., McWhir, J., Kind, A. J., Campbell, K. H. S. (1997): *Viable offspring derived from fetal and adult mammalian cells*, in: Nature 385, 810–813.

4 Niemann, H., Meinecke, B. (1993): *Klonen*, in: Embryotransfer und assoziierte Biotechniken bei landwirtschaftlichen Nutztieren, Stuttgart, 68–84; Niemann, H., Wrenzycki, C. (1998): *Entwicklungsstand und Anwendungsperspektiven des Klonens von Labor- und Nutztieren*, Wissenschaftliches Gutachten für den Ausschuß für Bildung, Wissenschaft, Forschung und Technologie und Technikfolgenabschätzung des Deutschen Bundestages (im Rahmen des TA-Projekts "Klonen von Tieren"), 105 pages; Colman, A. (2000): *Somatic cell nuclear transfer in mammals: progress and applications*, in: Cloning 1, 185–200.

5 Wakayama, T., Perry, A. C. F., Zuccotti, M., Johnson, K. R., Yanagimachi, R. (1998): *Full-term development of mice from enucleated oocytes injected with cumulus cell nuclei*, in: Nature 394, 369–374.

6 Brem, G., Kühholzer, B. (2002): *The recent history of somatic cloning in mammals*, in: Cloning and Stem Cells 4, 57–64; Wilmut, I., Beaujean, N., De Sousa, P. A., Dinnyes, A., King, T. J., Paterson, L. A., Wells, D. N., Young, L. E. (2002): *Somatic cell nuclear transfer*, in: Nature 419, 583–586.

7 Cibelli, J. B., Campbell, K. H., Seidel, G. E., West, M. D., Lanza, R. P. (2002): *The health profile of cloned animals*, in: Nature Biotechnology 20, 13–14.

8 Worldwide estimation, August 2003.

9 Young, L. E., Sinclair, K. D., Wilmut, I. (1998): *Large offspring syndrome in cattle and sheep*, in: Reviews of Reproduction 3, 155–163; Niemann, H., Wrenzycki, C. (2000): *Alterations of expression of developmentally important genes in preimplantation bovine embryos by in vitro culture conditions: Implications for subsequent development*, in: Theriogenology 53, 21–34; Niemann, H., Wrenzycki, C., Lucas-Hahn, A., Brambrink, T., Kues, W. A., Carnwath, J. W. (2002a): *Gene expression patterns in bovine in vitro produced and nuclear transfer derived embryos and their implication for early development*, in: Cloning and Stem Cells 4, 29–37.

10 Young, Sinclair, Wilmut 1998, 155–163; Niemann, Wrenzycki 2000, 21–34; Niemann et al. 2002a, 29–37.

11 Lucas-Hahn, A., Lemme, E., Hadeler, K. G., Sander, H. G., Niemann, H. (2002): *The source of fibroblast affects in vivo development of cloned bovine embryos*, in: Theriogenology 57, 433; Niemann et al. 2002a, 29–37.

12 Lucas-Hahn et al. 2002, 433.

13 Niemann et al. 2002a, 29–37.

14 Niemann, Wrenzycki 2000, 21–34.

15 Colman 2000, 185–200.

16 Niemann, Wrenzycki 2000, 21–34; Niemann et al. 2002a, 29–37.

17 Wrenzycki, C., Wells, D., Herrmann, D., Miller, A., Oliver, J., Tervit, R., Niemann, H. (2001a): *Nuclear transfer protocol affects messenger RNA expression patterns in cloned bovine blastocysts*, in: Biology of Reproduction 65, 323–331.

18 Wrenzycki et al. 2001a, 323–331.

19 Wrenzycki, C., Lucas-Hahn, A., Herrmann, D., Lemme, E., Korsawe, K., Niemann, H. (2002): *In vitro production and nuclear transfer affect dosage compensation of the X-linked gene transcripts G6PD, PGK and Xist in preimplantation bovine embryos*, in: Biology of Reproduction 66, 127–134.

20 Wrenzycki, C., Herrmann, D., Keskintepe, L., Martins, A. Jr, Sirisathien, S., Brackett, B., Niemann, H. (2001b): *Effects of culture system and protein supplementation on mRNA expression in pre-implantation bovine embryos*, in: Human Reproduction 16, 893–901; Lazzari, G., Wrenzycki, C., Duchi, R., Kruip, T., Niemann, H., Galli, C. (2002): *Cellular and molecular deviations in bovine in vitro produced embryos are related to the Large Offspring Syndrome*, in: Biology of Reproduction 67, 767–775.

21 Cezar, G. G. Bartolomei M. S., Forsberg, E. J., First, N. L., Bishop, M. D., Eilertsen, K. J. (2003): *Genome-wide epigenetic alterations in cloned bovine fetuses*, in: Biology of Reproduction 68, 1009–1014.

22 Brambrink, T., Wabnitz, P., Halter, R., Klocke, R., Carnwath, J. W., Kues, W.A., Wrenzycki, C., Paul, D., Niemann, H. (2002): *Application of cDNA arrays to monitor mRNA profiles in single preimplantation mouse embryos*, in: Biotechniques 33, 376–378.

23 Powell, K. (2003): *Seeds of doubt*, in: Nature 422, 656–658.

24 de Lange, T. (2002): *Protection of mammalian telomeres*, in: Oncogene 21, 532–540.

25 Blasco, M. A., Gasser, S., Lingner, J. (1999): *Telomeres and Telomerase*, in: Genes and Development 13, 2353–2359.

26 Tian, X. C., Xu, J., Yang, X. (2000): *Normal telomere lengths found in cloned cattle*, in: Nature Genetics 26, 272–273; Lanza, R. P., Cibelli, J. B., Blackwell, C., Cristofalo, V. J., Francis, M. K., Baerlocher, G. M., Mak, J., Schertzer, M., Chavez, E. A., Sawyer, N., Lansdorp, P. M., West, M. D. (2000): *Extension of cell life-span and telomere length in animals cloned from senescent cells*, in: Science 288, 665–669; Betts, D., Bordignon, V., Hill, J., Winger, Q., Westhusin, M., Smith, L., King, W. (2001): *Reprogramming of telomerase activity and rebuilding of telomere length in cloned cattle*, in: Proceedings of the National Academy of Sciences of the United States of America 98, 1077–1082.

27 Schätzlein, S., Lucas-Hahn, A., Lemme, E., Kues, W. A., Dorsch, M., Manns, M. P., Niemann, H., Rudolph, K. L. (2003): *Telomere length is reset during early embryogenesis*, (submitted).

28 Shiels, P. G., Kind, A. J., Campbell, K. H., Waddington, D., Wilmut, I., Colman, A., Schnieke, A. E. (1999): *Analysis of telomere lengths in cloned sheep*, in: Nature 399, 316–317.

29 Schätzlein et al. 2003, submitted.

30 Niemann, Wrenzycki 2000, 21–34.

31 Seidel, G. E. Jr. (1993): *Resource requirements for transgenic livestock research*, in: J Anim Sci 71, 26–33; Pursel, V. G., Rexroad, C. E. Jr. (1993): *Status of research with transgenic farm animals*, in: Journal of Animal Science 71, 10–19; Niemann, H., Döpke, H. H., Hadeler, K. G. (2002b): *Production of transgenic ruminants by DNA microinjection*, in: Pinkert, C. (ed.): Transgenic Animal Technology: A Laboratory Handbook. 2nd Edition, San Diego, USA, 337–357.

32 Niemann, H., Kues, W. A. (2000): *Transgenic livestock: premises and promises*, in: Animal Reproduction Science 60–61, 277–293.

33 Baltimore, D. (2001): *Our genome unveiled*, in: Nature 409, 814–816.

34 Schnieke, A. E., Kind, A. J., Ritchie, W. A., Mycock, K., Scott, A. R., Ritchie, M., Wilmut, I., Colman, A., Campbell, K. H. S. (1997): *Human factor IX transgenic sheep produced by transfer of nuclei from transfected fetal fibroblasts*, in: Science 278, 2130–2133; Cibelli, J. B., Stice, S. L., Golueke, P. L., Kane, J. J., Jerry, J., Blackwell, C., Ponce de León, F. A., Robl, J. M. (1998): *Transgenic bovine chimeric offspring produced from somatic cell-derived stem-like cells*, in: Nature Biotechnology 18, 642–646; Baguisi, A., Behboodi, E., Melican, D., Pollock, J. S., Destrempes, M. M., Cammuso, C., Williams, J. L., Nims, S. D., Porter, C. A., Midura, P., Palacios, M. J., Ayres, S. L., Denniston, R. S., Hayes, M. L., Ziomek, C. A., Meade, H. A., Godke, R. A., Gavin, W. G., Overström, E. W., Echelard, Y. (1999): *Production of goats by somatic cell nuclear transfer*, in: Nature Biotechnology 17, 456–461; Park, K. W., Lai, L., Cheong, H. T., Cabot, R., Sun, Q. Y., Wu, G., Rucker, E. B., Durtschi, D., Bonk, A., Samuel,

M., Rieke, A., Day, B. N., Murphy, C. N., Carter, D. B., Prather, R. S. (2002): *Mosaic gene expression in nuclear transfer-derived embryos and the production of cloned transgenic pigs from ear-derived fibroblasts*, in: Biology of Reproduction 66, 1001–1005.

35 Denning, C., Dickinson, P., Burl, S., Wylie, D., Fletcher, J., Clark, A. J. (2001): *Gene targeting in primary fetal fibroblasts from sheep and pig*, in: Cloning and Stem Cells 3, 221–231.

36 McCreath, K. J., Howcroft, J., Campbell, K. H. S., Colman, A., Schnieke, A. E., Kind, A. J. (2000): *Production of gene-targeted sheep by nuclear transfer from cultured somatic cells*, in: Nature 405, 1066–1069.

37 Dai, Y., Vaught, T. D., Boone, J., Chen, S. H., Phelps, C. J., Ball, S., Monahan, J. A., Jobst, P. M., McCreath, K. J., Lamborn, A. E., Cowell-Lucero, J. L., Wells, K. D., Colman, A., Polejaeva, I. A., Ayares, D. L. (2002): *Targeted disruption of the alpha1,3-galactosyltransferase gene in cloned pigs*, in: Nature Biotechnology 20, 251–255; Lai, L., Kolber-Simonds, D., Park, K. W., Cheong, H. T., Greenstein, J. L., Im, G. S., Samuel, M., Bonk, A., Rieke, A., Day, B. N., Murphy, C. N., Carter, D. B., Hawley, R. J., Prather, R. S. (2002): *Production of alpha-1,3-galactosyltransferase knockout pigs by nuclear transfer cloning*, in: Science 295, 1089–1092; Phelps, C. J., Koike, C., Vaught, T. D., Boone, J., Wells, K. D., Chen, S. H., Ball, S., Specht, S. M., Polejaeva, I. A., Monahan, J. A., Jobst, P. M., Sharma, S. B., Lamborn, A. E., Garst, A. S., Moore, M., Demetris, A. J., Rudert, W. A., Bottino, R., Bertera, S., Trucco, M., Starzl, T. E., Dai, Y., Ayares, D. L. (2003): *Production of α1,3-Galactosyltransferase-deficient pigs*, in: Science 299, 411–414.

38 Niemann, H., Verhoeyen, E., Wonigeit, K., Lorenz, R., Hecker, J., Schwinzer, R., Hauser, H., Kues, W. A., Halter, R., Lemme, E., Herrmann, D., Winkler, M., Wirth, D., Paul, D. (2001): *CMV early promoter induced expression of hCD59 in porcine organs provides protection against hyperacute rejection*, in: Transplantation 72, 1898–1906; Lorenz, R., Appiah, R., Hecker, J. M., Loss, M., Kunz, R., Schüttler, W., Niemann, H., Wiebe, K., Kniesch, K., Klempnauer, J., Winkler, M. (2002): *Expression of human CD59 in transgenic porcine kidneys prevents hyperacute rejection in a discordant xenogenic haemoperfusion model*, in: Transplantationsmedizin 14, 114–119.

39 Kues, W. A., Anger, M., Carnwath, J. W., Paul, D., Motlik, J., Niemann, H. (2000): *Cell cycle synchronization of porcine fetal fibroblasts: Effects of serum deprivation and reversible cell cycle inhibitors*, in: Biology of Reproduction 62, 412–419; Kues, W. A., Carnwath, J. W., Paul, D., Niemann, H. (2002): *Cell cycle synchronization of porcine fetal fibroblasts by serum deprivation initiates a nonconventional form of apoptosis*, in: Cloning and Stem Cells 4, 231–243.

40 Kues et al. 2000, 412–419.

41 Kues et al. 2002, 231–243.

42 Anger, M., Kues, W. A., Klima, J., Mielenz, M., Kubelka, M., Motlik, J., Esner, M., Dvorak, P., Carnwath, J. W., Niemann, H. (2003): *Cell cycle dependent expression of Plk1 in synchronized porcine fetal fibroblasts*, in: Molecular Reproduction and Development 65, 245–253.

43 Hoelker, M., Petersen, B., Lucas-Hahn, A., Kues, W. A., Lemme, E., Hassel, P., Halter, R., Niemann, H. (2003): *In vitro and in vivo development of cloned porcine embryos derived from in vitro matured oocytes,* (in preparation).

44 Lanza, R. P., Cibelli, J. B., Faber, D., Sweeney, R. W., Henderson, B., Nevala, W., West, M. D., Wettstein, P. J. (2001): *Cloned cattle can be healthy and normal*, in: Science 294, 1893–1894; Chavatte-Palmer, P., Heyman, Y., Richard, C., Monget, P., LeBourhis, D., Kann,

G., Chilliard, Y., Vignon, X., Renard, J. P. (2002): *Clinical, hormonal, and hematologic characteristics of bovine calves derived from nuclei from somatic cells*, in: Biology of Reproduction 66, 1596–1603.

45 Lanza et al. 2001, 1893–1894.

46 Lanza et al. 2001, 1893–1894.

47 Govoni, K. E., Tian, C., Kazmer, G. W., Taneja, M., Enright, B. P., Rivard, A. L., Yang, X., Zinn, S. A. (2002): *Age-related changes of the somatotropic axis in cloned Holstein calves*, in: Biology of Reproduction 66, 1293–1298.

48 Tian, Xu, Yang 2000, 272–273.

49 Pace, M. M., Augenstein, M. L., Betthauser, J. M., Childs, L. A., Eilertsen, K. J., Enos, J. M., Forsberg, E. J., Golueke, P. J., Graber, D. F., Kemper, J. C., Koppang, R. W., Lange, G., Lesmeister, T. L., Mallon, K. S., Mell, G. D., Misica, P. M., Pfister-Genskow, M., Strelchenko, N. S., Voelker, G. R., Watt, S. R., Bishop, M. D. (2002): *Ontogeny of cloned cattle to lactation*, in: Biology of Reproduction 67, 334–339.

50 Kumugai, S. (2002): *Safety of animal foods that utilize cloning technology*, Report to the Japanese Ministery for Agriculture, Forestry and Fisheries (MAFF).

51 Archer, G. S., Dindot, S., Friend, T. H., Walker, S., Zaunbrecher, G., Lawhorn, B., Piedrahita, J. A. (2003): *Hierarchical phenotypic and epigenetic variation in cloned swine*, in: Biology of Reproduction (in press), published online on April 16, 2003 as DOI: 10.1095/biolreprod.103.016147.

52 Niemann, Wrenzycki 1998.

53 Niemann, Wrenzycki 1998.

Wolfgang Holzgreve

Reproductive cloning: Views of an obstetrician

Cloning can in principle be achieved by cell splitting or by the somatic cell nuclear transfer technology in which nuclear material is removed from a donor egg and the DNA subsequently inserted into the enucleated egg. A reconstituted zygote is formed equivalent to a fertilized ovum with the potential to develope after the implantation of the embryo in the uterus. Only if this fertilized egg is implanted it can develop into offspring which is genetically identical to the nuclear donor.

The so-called »reproductive cloning« can be defined as the creation of genetically identical individuals by a non-sexual method. Successful »reproductive cloning« was first reported in animals already many years ago, e. g. in frogs in 1952 and mice in 1981. It was then thought for a long time that this technique would not work in mammals until the successful cloning of a sheep, Dolly, was published in 1996 after 270 oocytes had been worked on unsuccessfully. In the meantime not only mice and sheep have been cloned, but also cows (1998), goats (1999), cats, pigs (2000) and other species. It has not been possible, however, to clone monkeys yet, despite more than 700 attempts, possibly due to the impairment of the spindle apparatus with the proteins responsible for cell divisions being very close to the chromosomes in primates.

In 2002 the Italian obstetrician Severino Antinori, who previously became known in 1994 for helping a 63 year old woman to carry a baby, announced together with the American citizen Panayiotis Zavis first in an Arabic Country and later in the New Scientist (4/2002) that a cloned baby was on the way in the 8th week of pregnancy at that time. This announcement was immediately doubted, e. g. by the Nobel laureate Renato Dubecchio in the Corriere della Sera 4/2002, and now, more than a year later, there is no documentation that a cloned human child was ever born. In 2002 there was a report from South Korea (Park Se-Pil) of a transfer of human DNA from a human body cell to an enucleated egg cell from a cow and a report from China with a similar approach in rabbits as well as the development of a human clone to the blastocyste state (200 cells). The Advanced Cell Technology Company (ACT, Worcester, Michael West) had already shown that it is possible to obtain stem cells after therapeutic cloning in 1998, but reproductive cloning in humans so far was only claimed successful by Antinori and Zavis as well as the Raelian Sect in 2003 (Brigitte Boisselier), but none of the announced deliveries of cloned babies were proven so far.

Arguments pro reproductive cloning

Dr. Severino Antinori publicly announced: "Cloning will help us put an end to so many diseases, give infertile men the chance to have children. We can't miss this opportunity." The Homepage of Clonaid, the first human cloning company of the Raelian movement which claims, "that a human extraterrestrial race, called the Elokim, used DNA and genetic engineering to scientifically create life on earth", expressed hope to many families who have contacted them to clone a loved one lost during a war, accident or other tragic events. Arnold Schwarzenegger, the current Republican governor in California, was quoted by Extra TV (15.11.2000) with the statement: "I would go for it. I would have been cloned."

An interesting aspect of the cloning development in animals is that according to the German weekly *Der Spiegel* the Copy Cat company which raised money to offer cloning of pets failed, because it turned out that the cloned cats differed too much from the originals in the eyes of those who had given the money to the start-up company.

Arguments against reproductive cloning

It is interesting to realize that the most frequently used arguments are the low efficiency, e. g. that for one cloned animal approximately 100 eggs had to be enucleated and reconstituted, or the medical risks involved regarding malformations and long term negative consequences. These arguments, however, are too »technical« and not holistic enough in the long run from my point of view, because also e. g. in vitro fertilization first had a low efficiency and the long term risks e. g. of the ICSI procedure were not known beforehand. It is true that reproductive cloning has produced developmental abnormalities such as the Large Offspring Syndrome (e. g. oversized offspring with disproportionally sized organs, respiratory as well as circulatory problems) and that the incidence of congenital abnormalities in cloned animals was as high as 35% compared to 3% after natural sexual reproduction, but it is not known whether these severe problems could not eventually be solved in humans. To play devil's advocate, maybe cloning could even make genetic engineering, e. g. replacing diseased genes, easier and maybe the risk of incompletely reprogrammed genes could eventually be minimized by the optimal culture conditions similar to the situation in IVF where technical problems were solved step by step. The dispute about reproductive cloning should not to be break down by technical aspects.

Even for the so-called »therapeutic cloning« technical problems still remain to be solved, e. g. cloned cells in general may be more vigorous and therefore may have a greater risk of becoming cancerous. It also has to be remembered that studies using cloned blood cells in cows came from 100day-old fetuses. In »therapeutic cloning« the main ethical issue is the moral status of the human embryo, because the procedure destroys early embryos, but the abortion legislation in most countries, including Germany and Switzerland, suggests that in certain conflict situations the rights to choose obviously is accepted to supersede the rights of an early embryo. Many countries, including Germany and Switzerland, therefore are in the process of developing laws to allow work with »spare« embryos (embryos originally created for implantation) under strict guidelines as a compromise between conflicting ethical principles.

The opposition against »reproductive cloning«, however, should not only be based on technical, but on more general principals. My basic argument against reproductive cloning is that it would violate the dignity of a human being by forcing it into existence just because of the desired identity with another already existing individual. This rather narssistic wish would be a manifestation of the concept that a human being should genetically be the same as an already existing one unlike the situation in monozygotic twins who originate by accident at the same time. Parents all over the world already have high expectations for their children and the need to explain to a child that he/she only exists because of the identity with e. g. a grandparent, would violate the assumed interest of the child which we as gynecologists have to take into account before we respond with our hands positively to the request of a woman in front of us.

Regarding the public opinion concerning »reproductive cloning« it is interesting, however, to see that the announcement of Antinori and the Raelian sect find more attention than the statements of many professional societies against reproductive clonging. I am happy to see, however, that not only the professional physicians organization around the world but most countries have already banned reproductive cloning by law, e. g. the Swiss Reproduction Medicine Law from 1998 (Art. 32, chapter 2), the "Human Cloning Ban and Stem Cell Research Protection Act of 2003" in the USA, the High Court Decision from 1990 in the UK, the unanimous prohibition of reproductive cloning in Europe and a similar ban in Australia.

The European Board and College of Obstetrics and Gynecology (EBCOG) has clearly stated in its recommendations which I helped drafting (paragraph 7.2.): "Reproductive Cloning is ethically wrong, because it violates human dignity." Let's hope that the United Nations will proceed, despite the differing views of the member countries on therapeutic cloning, to pass a universal ban of reproductive cloning in this.

André Boué

Reproductive cloning from the perspective of human medicine

In all the scenarios which have been suggested for human reproductive cloning, a medical practitioner would always be involved due to the technical requirements.

A fundamental duty for the practice of medicine is the information of the patient. The French Code of Medical Deontology says:

> "Article 32: when a physician agrees to respond to a request, he commits himself to providing the patient with care that is conscientious, loyal and based on the latest scientific data."[1]

> "Article 35: The physician must provide the person he examines, treats or advises, with information that is clear and appropriate concerning the patient's state and the investigations and treatments he proposes."[2]

In all cases the information of patients, consulting the practitioner with an outlook to reproductive cloning, must be oral.

Firstly, how is the practitioner himself informed of the scientific knowledge on reproductive cloning, based on published data? There are data:

1) On medically assisted reproduction
In IVF the success rate ranges between 15 and 20 percent, and this rate has not increased very much in the last twenty years. It may be recalled that in natural heterosexual reproduction, among all the fertilized ovocytes, only one fourth to one third will give birth to a child.

2) On attempts of reproductive cloning in mammals and especially in primates
The data, which will be discussed during this Conference, shows not only wide differences between mammalian species, but also basic molecular dysfunctions in assays on non-human primates.

The information which would be given to the patient can be divided in two chapters.

A) The practical constraints of cloning

1) The donor cells from the subject who will transmit his (or her) genome, from a small biopsy. It is easy to cultivate in vitro cells (usually fibroblasts).

2) The vast experience of IVF has shown that the number of ovocytes obtained after hormonal stimulation is small, around five, rarely more than ten. Even if the patient requiring reproductive cloning is a fertile woman, the chance of success based on a single participation for cloning will be very tiny. Thus in all scenarios a large number of ovocytes would be required for an eventually successful cloning (from data on mammals). There is a need for »donated« eggs from scores of volunteers which suffer the hormonal treatment and the intervention to collect the ovocytes. Thus there is pressure to commercialize egg donation.

3) The last requirement is the need for several surrogate mothers; for the majority of them, if not all, the pregnancy will not go to term.

I quote Ann McLaren: "As far as the resource use is concerned, the thought of all the surrogate mothers that would be needed before the first cloned human was born, the number of egg donors that would be required to produce just one cloned baby, when you think that there are hundreds of infertile women in this country who are being denied treatment at the moment because of the shortage of egg donors, that to me is a big ethical problem and, of course, the one that I have put top of the list, the safety issue, because, that is an overarching ethical problem."[3]

B) The safety issues, the health of the embryo and the offspring

Patients, who would be looking to have recourse to reproductive cloning, are convinced that the offspring would be as perfect as the donor of the cell.

1) Is a preimplantation diagnosis possible?
Current methods may detect chromosomal aberrations and many single gene defects, but which ones should be selected? There are no methods available now and in the foreseeable future to examine the overall epigenetic state of the embryo, which would be an important problem.

The analysis are performed on one, eventually two, embryonic cells. Are they representative of the other cells which will lead to the placenta and the embryo? Recent studies have shown in IVF that two thirds of the 4–8 cell embryos are mosaics.

2) The impressive data on animal cloning shows the high frequency of early arrested development, placental dysfunction, malformations etc. Just a few percent survive to term. Among those which survive, some suffer from different pathological dysfunctions. In any pregnancy the medical care, clinical and biological, is performed in order to detect anomalies. Their diagnosis raises important dilemmas and distressing decisions to the medical staff and the parents, concerning the termination of the pregnancy or the arrest of neonatal intensive care. These difficult situations, which are painful in any pregnancy, would be more disturbing in reproductive cloning where the future parents would expect an offspring with an exceptional genetic quality.

What would be the expected lifetime of an apparently health baby? This is important when the donor of the cells used for cloning is an adult, more than 50 years old in some scenarios. The chromosomes that are transmitted to the offspring will have telomere shortening and the length of the telomere plays an important role in the future number of cell divisions and consequently on life expectancy. In fact, the offspring will have senescent cells.

The information given to the patient should insist on the fact that different pathological situations are not directly related to the genome of the donor cells and thus are unpredictable.

In conclusion, two articles from the French Code of Medical Deontology:

> "Article 37: In all circumstances the physician must avoid all unreasonable obstination in his investigations or treatments."
>
> "Article 39: Physicians must not propose a procedure that is illusory or insufficiently tested."[4]

Notes

1 *Code de déontologie médicale* (1995), in: Journal Officiel 209, 8.9.1995, 13307.

2 *Code de déontologie médicale* (1995), in: Journal Officiel 209, 8.9.1995, 13305.

3 McLaren, A. (1998): *Scientific implications of cloning*, in: Societal, medical and ethical implications of cloning, European Communities, Eur 18180, 34.

4 *Code de déontologie médicale* (1995), Journal Officiel 209, 8.9.1995, 13309.

Dietmar Mieth

Human cloning from the ethical angle

Cloning as a case of a »policy of language«

When the ban on »reproductive cloning« appeared in the European Charter of Fundamental Rights, it was thought that the Charter would be taken over in unamended form into the European Constitution. At that time, many people did not realise that this would prove problematic for two reasons: firstly, the incorporation of such a concrete ban into a constitution is unusual and secondly, a sub-text to this ban could be read between the lines. Hence, no decision was taken about a ban on what has been called »non-reproductive cloning« since 1997. This was criticised as much by the people who completely rejected human cloning as it was by those who would have preferred to see a ban of »reproductive« cloning being restricted to a moratorium.

The Dolly sensation hit the headlines in February 1997. Twenty-two renowned scientists immediately came out in favour of applying this technology in man. The American biophysicist Richard Seed caused a stir early on with his proposal of helping infertile men to have children by means of this cloning technique as did the philosopher Philip Kitcher, who deemed the cloning of offspring to be an acceptable transplantation resource for a sick child. The technique of cloning stem cells caused great public uproar because people thought this meant copying existing human beings. There never can be total genetic identity because environmental factors also influence development. Already from the genetic angle it would be wrong to assume that all »copies« of animals, which had been cloned, would look the same. They do not even have spots at the same point or the same physiological form.

In 1993 there already were attempts in Pittsburgh to replicate embryos through splitting. Of course, these embryos were not implanted afterwards nor were any twins produced in this way. When we talk about cloning today, embryo splitting is always touched on, too, particularly when it comes to *in vitro* cloning techniques which include nuclear transfer to an enucleated oocyte.

A distinction is now made between cloning techniques aiming to bring about *in vivo* development, i. e. to copy human beings and cloning techniques which are restricted to the *in vitro* phase, to the embryo experiments prior to and not involving implantation. By converting these embryo clones into cell cultures, one obviously pursues specific intentions, e. g. in conjunction with the treatment for immune defence in the case of transplantations but also in connection with the development of early forms of human organs.

As these are not yet scientific options, society can adopt a stance on the development of science by drawing on ethical considerations before the techniques as such are developed and applied. The various adviser groups were asked early on to present expertise in order to bring about ethical standardisation: e. g. the Clinton Commission in the USA and the advisory group of the European Commission, which completed its expertise under great pressure of time on 20 May 1997. This was when the distinction between so-called »reproductive« and »non-reproductive« cloning was introduced. This corresponds to the difference between in vivo intentions and in vitro intentions. What is meant by »reproductive« or »in vivo« is that the clone is implanted and a human being results. This presupposes, however, the in vitro situation in the test tube. At the in vitro stage, a decision has not yet been taken whether an early embryo, which has been correspondingly manipulated, will be implanted or not. And if it is not implanted, but experiments with specific, distant therapeutic goals are conducted on it, then this is deemed to be »non-reproductive« cloning.

The advisory group of the European Union came to the conclusion that »reproductive« cloning must be banned. Using the same terminology, the Clinton Commission was only more liberal to the extent that it merely demanded a moratorium “at present”. The phrase “at the present time and in the present social context” was not incorporated into the findings of the European advisory group. This constraint anticipates that the ban will be overtaken either by technical developments or by a change in ethical attitudes. But the fact that all postulates, which are formulated under the present and thus changing conditions, can be overtaken by history goes without saying. To that extent one can say that the Clinton Commission came out rather in favour of a moratorium and the European advisory group argued for a strict ban. Now this strict ban only encompasses – I’ll come back to the justification for a strict ban – the so-called »reproductive« area. With regard to the »non-reproductive« area, i. e. the cultivation of cloned embryos in cell cultures *in vitro*, the EU advisory group said that in countries in which embryo experiments are permitted (for instance Belgium or the United Kingdom), in vitro cloning should not be banned but either subject to the precondition that it pursues high-standing therapeutic goals and also subject to the precondition that a »licensing body«, i. e. an ethics committee empowered to take decisions, is asked and finally subject to the precondition that the manipulated embryos are not implanted with an expectation to develop into independent human beings.

The distinction between »reproductive« and »non-reproductive« cloning was not made on the basis of the *facts* but was shaped by the intention of achieving a distinction in the treatment of »embryos« and »human beings«. In a document from 1994, a declaration by the Ministers Council of the Council of Europe (the

Europe of the 45 nations) on tissue banks, a definition was given for this area of what was meant by »reproductive« and »non-reproductive«. The following were considered to be reproductive: oocytes, spermatocytes and embryos. For that very reason their use as tissue should be banned because they were »reproductive«, i.e. because human beings could develop from them. The term »reproductive« was, therefore, limited intentionally by the advisory groups out of a practical interest to embryos *implanted* in the womb. I call this a *policy of language.* The non-reproductive embryo is the invention of the advisory committees involved in the new cloning techniques.

Today non-reproductive cloning, a new phase in this policy of language, is called »therapeutic cloning« because it has been linked with regenerative biomedicine. The terms therapy or human health play a central role in the policy of language. I would like to explain this, using an example from the Convention on Human Rights and Biomedicine of the Council of Europe. Article 18/2 of the Convention states that the creation of "human embryos for research purposes is prohibited". Article 12 implicitly addresses using embryos although explicitly it is about the possibility of gender choice which is excluded for non-medical purposes (nevertheless practised as »social sexing« in European countries, e. g. in Spain). Gender choice is only possible under this Convention if it serves "health purposes". One example for health purposes is the choice of gender in conjunction with hereditary disease. It is common knowledge that a hereditary disease may be linked to a specific gender. At the same time, Article 12 states that these health purposes also include "research for health purposes". This raises the question as to what is meant by the ban in Article 18/2 on creating embryos for research purposes. Is research for health purposes, which is approved elsewhere, included or excluded? The exclusion of research purposes in Article 18/2 would mean less as long as each biomedically oriented research purpose in this area could be declared to be a »therapeutic« purpose.

This policy of language masks problems to the public at large. This can be demonstrated with other examples. The Biomedicine Convention and also its additional protocol on Cloning, which was signed in January 1998, leaves it to the nation states to decide what a human being is. What has still to be clarified is not what a »human being« is, but rather what status it has and whether one can clearly distinguish between man, (as a subject of piety) and person (as a principle of mutual respect for the law). This is of special importance when it comes to human cloning. It also applies to the Additional Protocol to the Convention mentioned above. Paragraph 1 of the Additional Protocol states that any intervention seeking to create a human being genetically identical to another human being, whether living or dead, is prohibited. Anyone who reads this at face value would believe that any form of human cloning was prohibited. But it's not as simple as that. The misleading policy of language is further strengthened by the fact that in the second paragraph, it states that this ban was so strict that there were no derogations. However, if we look at the official commentary then the situation appears different.

In the commentary it is stated that a distinction had to be made between three levels of cloning. Firstly, the cloning of cells is deemed to be morally unproblematic. I share that opinion. Cloning is morally unproblematic when it does not involve living beings with an independent fate. Secondly, in vitro cloning, and here cautious use is made of the term »embryonic cells«. However, embryos are hidden behind »embryonic cells« in a totipotent condition. Thirdly, the cloning of »human beings«. The cloning of »human beings« is set apart from the cloning of embryonic cells and an explicit reference is made to the fact that this Additional Protocol only referred to the cloning of »human beings«. Now some interpreters of the Convention on Human Rights and Biomedicine say that this did not matter because Article 18/2 stated that embryos could not be created for the purpose of research and that this ruled out the harvesting of stem cells for the creation of embryos. However, I have already drawn attention to the fact that the term »for research purposes« has not yet been clarified. Does this mean that research for health purposes really is excluded? Can we really assume that there is a total ban on human cloning in the Convention on Human Rights and Biomedicine and its Additional Protocol? There is definitely no such ban in the UNESCO Declaration as it only bans »reproductive« cloning.

The importance of this »policy of language« is highlighted by the fact that representatives of the Vatican in their consultations on the UNESCO Declaration lobbied for a ban on »reproductive« cloning as did the German Conference of Bishops in its opinion of March 2001 without knowing that this merely entailed a partial ban. The entire language game is not immediately transparent unless one constantly deals with this material.

This distinction also plays a role in the cloning ban demanded by the World Health Organisation. Almost the same words are used there to ban the creation of a human being identical to another and here they always mean »in vivo«. By contrast, the European Parliament has adopted a stricter stance. In a resolution on human rights of 15 January 1998 it is stated that "having regard to the disquiet caused by the announcement by an American researcher of his intention to clone human beings, whereas human cloning is defined as the creation of human embryos having the same genetic make-up as another human being, dead or alive, at any stage in its development from the moment of fertilisation, without any possible distinction as regards the method used, […] the Parliament reiterates that every individual has the right to his own genetic identity and that human cloning must be prohibited without any exception". Conscious of this policy of language, the European Parliament has done everything to bring about a total cloning ban at least on the EU level. Of course, this is only of importance to the extent that the European Union in conjunction with the Parliament handles research funds and can tie their distribution to ethical criteria. This discussion will take place once again in 2003.

There is obvious agreement in wide circles, on the levels of UNESCO, the Clinton Commission (formerly the President's Council), despite its weaker objection, but also in the European Union and on the level of the Council of Europe in its Convention on Human Rights and Biomedicine that no in vivo cloning should be undertaken, i. e. no cloning leading to the creation of independent human beings as individual copies. Despite of this, efforts are continuing to undertake this type of cloning, besides the proposal of bypassing the infertility of a man by using a stem cell of him in order to be able to produce children in this way with the oocyte of his wife. Another option suggests that a couple which had lost a child through a road accident and now wishes to have a »substitute«, could clone a child by using a cell of that child and thus bring back the parents' zest for life. This option is already problematic not only from the technical angle but also from the psychological angle. Ethicists, whom I know, seriously presented intentions of this kind as not ethically refutable. A third example: a child has, for instance, a kidney problem and the parents produce another child in order to access a second kidney which will then not bring with it any problems of rejection. Stem cell cloning could be a suitable method in order to achieve this homogeneity of organs.

The reasons why options of this kind should be banned are the same on all political advisory levels. The ethical principle is the »non-instrumentalisation« of human beings. The principle of human dignity according to Kant states: "Behave in such a way that you never use anyone else as the means but always only as the end in itself." The human being, whom we are dealing with, should always be seen as an end in itself. This is not an argument against any form of instrumentalisation but against an instrumentalisation of the being and of the so-being of the entire person because the dignity of the human being should be respected. This means that a human being who would be forced to see himself as a copy of a second at the desire of a third party, would have been instrumentalised for the wish of that third party. This would apply to all three listed examples. The wish of the third party, in this case the parents, is not only related, and this is important, to *being*. It is not just a matter of a human being entering the state of being in accordance with the wish for an own child, but also of design; it's about the *so-being* of that human being. This constitutes intervention in the so-being of a future human being in order that it satisfies an end which has been imposed externally.

At first sight this argument seems to make sense particularly in our tradition. However, it should be mentioned that there are strong counter arguments. They do recognise Kant's principle: Behave in such a way that you never use anyone else as the means but always only as the end in itself. This is not an argument against Kant. However, it is claimed that it was not tantamount to total instrumentalisation if a second child were to be produced for the purposes of organ transplantation because this child would not be restricted in terms of what actually constitutes personal dignity, i. e. *a capacity for morality*. This second child was indeed completely free, able to act and had a capacity for morality. As long as the ability to act or the capacity for morality of a future living being was not impaired, this instrumentalisation could be deemed to be compatible with human dignity.

In contrast to this it seems problematic to me when the anthropological qualities, necessary for a capacity for morality, are turned at the same time into the anthropological qualities which are required in order to show respect for other human beings. I believe it is an »ethicistic fallacy«[1] when we use the anthropological preconditions necessary in order to *substantiate* morals, to *apply* morals, too. When we talk about *human beings*, the subject of our recognition and our consideration, we may not turn the justification for this recognition (e. g. the capacity for reasonable action) also into the *constraining* reason for this recognition in the individual. Otherwise those people will always suffer who in some way or another are defective or not yet so far advanced when it comes to their capacity for freedom, action and morality. The reverse conclusion of anthropology reduced to specific abilities, which is used in the *justification* of morals, to the anthropologically conditioned *application* of morals, does not seem possible to me. One cannot, for instance, say that because human dignity for Kant was derived from autonomy (free self-legislation and the capacity for self-obligation), only autonomous individuals were the bearers of human dignity whereas Kant himself sees human dignity in every human being and believes that human beings start to be individuals from the moment of procreation.[2]

Anyone who adheres to the principle of non-instrumentalisation of human beings, will condemn any form of human cloning. However, this raises the question of the extent to which the argument of non-instrumentalisation is applicable *in vitro*. As far as political advice is concerned, the Additional Protocol on Embryo Protection has still to be elaborated for the Convention on Human Rights and Biomedicine of the Council of Europe. Reference is also made to this missing additional protocol on embryo protection in the Additional Protocol on Cloning.[3] A report of the protocol group is now available which has collected the very different arguments and counter arguments. At the same time, it highlights how much the development has overtaken the formulations of the Convention on Human Rights and Biomedicine.

So-called child or baby cloning or cloning as a means of assisted reproduction without the fusion of oocyte and spermatocyte

In July 2002 the American President's Council on Bioethics submitted an ethical study on *Human Cloning and Human Dignity*. The majority of the Council members were of the opinion that one should strictly ban "cloning in order to create children" and should establish a moratorium for biomedical research cloning. Consideration had been given, amongst other things, to finding the right terminology when dealing with cloning. After all, the language up to now – criticised by me often enough – calls child cloning »reproductive« cloning (thereby denying the cloned embryos, which were not to be implanted, the character of reproductiveness, which they undoubtedly have in biological terms). Research cloning was erroneously called »therapeutic« cloning although no applicable therapy is in sight. For the first time in this document the efforts become clear not to indulge in a policy of language in favour of embryo cloning. The minority, too, which did reject baby cloning but demanded not a moratorium but a regulated exemption for research cloning (production of cloned embryos for use in stem cell experiments) adhered to this use of language. We must ask ourselves whether the new language really is germ-free from the moral angle. After all, it insinuates a difference between the baby and the embryo which does not cause a problem in daily language but is a problem when linked to questions of moral status. Nevertheless, we at least know what the different intentions of the »types of cloning« are: a child or the prevention of a child by research which may not implant. Recently Klaus Dörner, the well-known medical historian and humanist, also came out against the use of the term »assisted reproduction«. This constituted a playing down of the seriousness as already the shift of the natural procedure in vitro and the related intervention had to be understood rather as technically assisted reproduction. Even more technical control is necessary when the procedure is not based on the fusion of an oocyte and spermatocyte but on the addition of a somatic cell to an enucleated oocyte. The cloning control of the embryo constitutes a simulacrum of the natural process. We do not even know after our Dolly experience and other experience with deformities in cloned animals whether this will lead to a distorted image or images.

In the United Nations there were in particular negotiations of the German-French initiative for a worldwide human rights convention against baby cloning (unfortunately called »reproductive« cloning there) in 2002. Agreement on this initiative was postponed. Some of the countries, including the USA and the Vatican, were in favour of a more comprehensive cloning ban that would also encompass biomedical research cloning. Given the rather liberal ethical discussion in the USA, this was interpreted as intentional delaying tactics. On the other hand, people are somewhat sceptical about the initiative for a partial ban since research cloning, which remains »in vitro« (because of the implantation ban for the embryos used), increases the know-how for the path to child cloning.

It was in this situation that the Italian doctor Antinori announced his cloned babies. He met with scientific scepticism and criticism as well as strong moral rejection. The scientific and moral world reacted in a similar manner to the Christmas present from the sect of Raelians in Canada represented by the biochemist Brigitte Bosselier who claimed that a cloned baby already existed, according to the Dolly method, and that its clone status would soon be proven scientifically. This revealed that the lack of national, regional and international rules render any action against baby cloning more difficult. We could, therefore, continue to speculate why agreement has not been reached in the United Nations on this ban which would not preclude negotiations about a more extensive ban.

Irrespective of how one assesses the scientific viability of child cloning based on the implantation of an enucleated oocyte combined with a somatic cell, it is clear that a project of this kind, aiming to remedy infertility or even a natural inability for fertility, taking into account a largely unilateral genetic origin, will be dependent on a large number of oocyte donors besides the corresponding somatic cells. Many women will be needed to achieve one sole fertility.

Furthermore, several experiments will be necessary with cloned embryos. The Dolly method and its imitations in mammals have shown that roughly 250–300 embryos must be produced in experiments and then discarded. But this is not the end to discarding and selection. Nine out of ten cloned mammals are found to be damaged after birth. If one wishes to prevent this *damage*, if the goal of a show-piece or perfect baby is to be achieved, if one even can, then the embryo and later foetus must be kept under strict control after implantation by means of visual, invasive or other tests. It can then be assumed that the foetuses, which cannot achieve this, will be aborted.

Anyone who apportions some of the right to life to embryos, which are indisputably members of the human species with their own development dynamics (something that the advocates of embryo experiments do not dispute) must condemn child cloning in the same way that one must condemn the instrumentalisation of women who are sought after as raw material suppliers for endeavours of this kind.

Moral defence intuitions, scientific apprehension and ethical reflection combine to reject child cloning. When it comes to human cloning one should not allow oneself to be confused by the question whether a born human clone had its own identity, whether it had human dignity or whether it could be happy. Such questions can only lead to relative arguments because, independent of their origins, we may not make the human being, who has been created in this way, responsible for this or discriminate against it. What is far more important is how we morally assess the *action* of human cloning. It's actually a matter of judging this action. The following three arguments challenge the legitimacy of this action:

Firstly, the right to one's own child or, as one says in the liberal context, »reproductive freedom« is a defensive right and not an assertive right. A right of defence rules out intervention in normal processes. Nobody may forbid a couple, who is capable of having a child, from doing so. Constraints of that kind are only to be found in countries which do not recognise human rights. An assertive right demands more: the solidarity of society in order to make it possible to have a child, even if this is not possible under normal circumstances. In regulated cases society can, via science, technology and medicine – whose development and installation it finances – show solidarity but there can only be a claim if these cases are declared to be an illness or are generally perceived as such and when in addition this solidarity does not void or endanger the values of society.

Secondly: baby cloning, under the pretext of individual help, destroys a wise culture of natural chance. The cultivation of this natural chance in reproduction did not take place out of ignorance or inability, since one could also have bred human beings like animals using conventional methods. The Nazis who tried to do this were condemned around the world. This cultivation of nature was undertaken with the intention of not turning human beings into the pawns of other people. By leaving nature alone, and not using it, there is a chance for freedom of design and, by extension, an idea of autonomy which corresponds to our ideal concept of education involving as little manipulation as possible. Great freedom is attained by leaving nature alone, little freedom is afforded through planning reason. This should not be misunderstood as a concept of a normative nature. Nature deals with human life in a relatively offhand manner. Leaving nature alone is a far more human moral decision, which we can support. Anyone who does not support this, must have the illusion, as a finite human being, of being able to control the finiteness of human beings at some point. This could be called a God complex.

Thirdly: a chance for personal randomness of origin – without design or other intervention in the so-being – also offers an opportunity for the acceptance of the nascent human being, irrespective of his quality and prospects for success, solely on the basis of personhood. How can a human being feel that he is accepted when he knows from the very beginning that he was planned for specific purposes or that he was instrumentalised to meet certain wishes or that he would not exist if he had not passed the »final control«? It is not without reason that Kant established the imperative: “respect humankind in every human being!” If we move away from this basis and follow those bioethical zealots, who conjure up a specific ideology from ambiguous prospects for success of an overestimated biotechnology, we will design a world which adds anthropotechnical mistakes to our ecological ones.

Research cloning with long-term human medical options

Research cloning differs from child cloning in that there is »no parental project«, the term used in biomedical jargon. This means a departure from the reproduction paradigm. Where research cloning is permitted, like in the United Kingdom or not banned like in the USA, there is an implantation ban in addition to the reproduction paradigm. This is a response to the damage which occurred either in the Dolly experiment, which is said to have used up so many embryos in the process or in cloned animals in vivo. In the EU Advisory Group the opinion that it was immoral to implant embryos of this kind was as predominant as it was in the US President’s advisory group.

The paradigm involved here is, therefore, destroying embryo research. The specificity in cloning is that it does not involve spare embryos but rather embryos »created« for the experiments. It would indeed be possible to replicate the number of spare embryos, as long as they are totipotent and this, too, would constitute a cloning method in vitro. However, this method which has been known since 1993 (Pittsburgh) is not currently deemed to be a research option. It is far more the case that this applies to the Dolly method, described in expert terms as »nuclear transfer« to the enucleated oocyte. This application would be automatically banned on signing the "Convention on Human Rights and Biomedicine" of the Council of Europe because § 18 prohibits the creation of embryos for research purposes. However there is a back door: a country can sign the Convention but deposit a protocol about a paragraph which it does not wish to enforce for its own statutory reasons. The United Kingdom has not yet gone down this path and has not signed the Convention.

What are the reasons for research cloning? The research paradigm is the cultivation and establishment of cells, tissues and preliminary forms of organs to be used to create, at a later stage, transplants with the somatic cells of sick people by means of embryonic cultivation which can heal sick organs. This paradigm which assigned research cloning the euphoric name of »therapeutic« in a propaganda-like manner, has as long-term an orientation as it is dubious. Why, an experienced doctor asked, should an organ with sick cells, e. g. cancer cells, for instance the liver, be healed through the addition of healthy cells? Is it not far more the case that the sick cells could adapt and make the new healthy cells sick, too? To picture this one could say, if you add a healthy apple to a rotten apple, the rotten apple does not become healthy, but the healthy one rotten. However, in cancer therapy it is frequently not about recovery but about slowing down the process.

In the embryonic stem cell debate, consideration was given to the provisional use of embryonic stem cells, including cloned derivatives, which should serve the sole purpose of determining how adult stem cells could be treated in parallel so that they can retain on the one hand their ability for rapid propagation, variability and the actual goal in hand. One assumption is repeated across the board: if one is to overcome immune defence in the case of new transplants aiming to heal organs, which we are familiar with from organ transplantation, then one has to work with the body's own cells, i. e. with adult cells because derivatives of cloned embryos could always carry the mitochondria (which contain genetic information) of the enucleated alien oocyte. Of course, research is constantly in motion but so much is clear: anyone who invests in this research, needs risk capital. Where do you find that? In the 2% risk investment which the rich American pension funds may undertake or from public money for instance from the taxes which pay for the EU research programmes. The big banks are as cautious here as the large pharmaceutical companies. Of course, we can also keep our heads above water with the speculative gains from patents. Biopatents are also a major, moral problem. This is the case, on the one hand, because the »substances«, which the patents lay claim to, cannot be easily classified under the so-called »property rights«[4] and, on the other hand, because their commercial applicability is the condition which social usefulness should correspond to, which in turn seeks to achieve commercialisation and finally is often just an empty promise.

There is no use insisting either on the postulate of the transparency of research or on the precision of the description on the level of research in the media and politics. The fact that it has become, for instance, customary to link research cloning with the treatment of Alzheimer's is complete nonsense even if information of this nature can be found in an article disseminated by dpa or in invitations to company presentations or in politicians' speeches (Tony Blair). All competent research scientists know very well that there is no research cloning paradigm for Alzheimer's. An irresponsible information policy contradicts the research ethos as well as the journalistic and political ethos.

From this short description of the opportunities and options of research cloning, it should have become clear that we already find ourselves on very unsure scientific ground. This is even more true from the ethical angle. Anyone who rejects destroying embryo research, will certainly be unwilling to enter the area of research cloning because he recognises the embryo as a human being with human dignity and a right to life. And the argument that the spare embryos would die anyway and that this was merely another suffering-free alternative cannot be applied to the production of embryos for research cloning. Hence the cloning ban would apply a fortiori where destroying embryo research is banned. Against this backdrop states and parliaments are calling for a »total« cloning ban for baby cloning and research cloning at the same time.

Before they adopt strict positions, ethicists are accustomed to examining all possible counter arguments. Here I would like to briefly touch on the general discussion about the status of the embryo. In this discussion I defend the theory that all arguments, in favour of gradualism, even of »weak« gradualism in the first 14 days, are not convincing and that we should, therefore, adhere to the position of not separating embryo and person. However, a specific status question is raised in conjunction with research cloning.

Nuclear transfer embryos are not derived from the fusion of the oocyte and spermatocyte. The tutioristic definition, whereby man is constituted through this fusion, must examine the question why a research clone is a human being although it is not covered by this definition and, furthermore, there is no intention of bringing about pregnancy with a »homunculus«. If one quotes as the reason for equating the fusion embryos with nuclear transfer embryos the proven potentiality in animal experiments, questions remain about this achievability. Furthermore, the potentiality argument cuts both ways and is rejected by philosophers, like Reiner Wimmer, who see this as masked gradualism – the possible human being instead of the real human being. One must do without arguments based on gradualism, which had been attributed up to now to Catholic tradition, similar to Judaism and Islam, because it has been proven that Thomas Aquinas did not recognise chronological but instantaneous soulfulness.

If one has problems with the concept of potentiality, then one can resort to the slippery slope argument: a homunculus in vitro leads in the long term to a homunculus in vivo. This will not convince those people who anyway believe that all technology is controllable – something which I believe is mostly incorrect and flies in the face of experience. But the argument that reproduction control should not be used for research purposes has something to do with the »sanctity of life«, a religious understanding of the retention of natural chance as a freedom of human so-being.

The European Advisory Group has advanced above all the precautionary principle against research cloning[5]. I would formulate this in the following way: one should not endeavour to solve problems in such a way that the problems which arise from the endeavour, even if it fails, and from the intended problem solution, are bigger than the prospects of a solution. In my opinion this is clearly the case with research cloning.

Notes

1 Cf. Mieth, D. (1998): *Moral und Erfahrung II*, Freiburg/Schweiz, Freiburg i. Br., 51 ff.

2 Cf. Kant, I. (1797): *Metaphysik der Sitten*, quoted in Haker, H. (2002): Ethik der genetischen Frühdiagnostik. Sozialethische Reflexionen zur Verantwortung am Beginn des menschlichen Lebens, Paderborn, 210.

3 Cf. Steering Committee on Bioethics (CDBI) – CO-GT 3 13, Strasbourg, 19 June 2003, Report on the Protection of the Human Embryo.

4 Cf. the revocation of the Edinburgh patents for embryonic cells after a protest by Greenpeace amongst others on 22 July 2002 by the European Patent Office.

5 Opinion 15, 2000.

Axel Kahn

Cloning

On Sunday, 23 January 1997, the world learned of the birth of the sheep, Dolly, which immediately became an international star. Dolly was not the result of fertilisation by a male sheep but was an exact copy, produced through cloning, of an old sheep slaughtered two years before.[1] Dolly had no parents but was carried to term by a surrogate mother and was the twin sister of an already dead animal! Emotions were running high from the very outset. Since this was possible in a sheep, perhaps it was also possible in man and, if so, to what end? After Copernicus had chased man from the centre of the universe and Lamarck and Darwin no longer saw him in the centre of the living world, scientists were now getting ready to hound him from himself.[2] Were barbaric hordes of unleashed clones, completely identical Frankenstein creatures, about to conquer the world? Really? Could the experiment be repeated at all?

The cloning of mammals and its prospects: A stocktaking at the turn of the century

At the end of 2003, the scientific and technical data on the cloning of an adult animal became more precise; reflections on possible indications were intensified and the debate about the ethical legitimacy of a possible application of cloning in man reached its peak.

Since the birth of Dolly on 5 July 1996, various other mammals have been produced by transferring a differentiated cell to enucleated oocytes: other sheep, a few goats and pigs, mice, a cat, a mule, a horse and above all cattle. By the end of 2003, more than one thousand animals had been born by this method.

Several teams attempted to reproduce cloning by nuclear transfer in non-human primates (rhesus monkeys and macaces) but without any success. The cloned embryos degenerated very quickly after only a few divisions. They underwent an accumulation of chromosomal anomalies, whose cause has not been identified. These negative results lead to the conclusion that it is highly unlikely that attempts at human cloning would succeed if they were to be undertaken today.

The American *Advanced Cell Technology, Inc.* reported in November 2001 that it had only succeeded once out of 71 attempts to obtain a cloned human embryo whose development stopped spontaneously after 24 hours when it only had six cells. However, there is no reason to believe that primates, human and non-human, will always be inaccessible for this form of asexual reproduction; it is more likely that the technical obstacles will be gradually overcome as they have been in the seven or eight mammalian species which have already been successfully cloned.

Therapeutic cloning

The production of human embryos by cloning could be undertaken for two indications, two objectives, one therapeutic and the other reproductive. In the first case, it is a matter of obtaining embryonic cells which are genetically and immunologically identical to those of a patient awaiting a cell transplant for a wide range of diseases, including neurodegenative diseases like Parkinson's or Alzheimer's, cancer, diabetes, hepatocellular deficiencies, burns etc.

For the completion of such a programme, biologists must fully master the differentiation of stem cells isolated from a cloned embryo. This is far from being the case today but it is not impossible. In future, a person suffering from Parkinson's disease or diabetes will ask his wife or daughter to donate oocytes or obtain them from paid donors. The doctor would then replace the nucleus of these oocytes with that of a cell from the patient and would cultivate the cloned embryo manufactured in this way for a few days under laboratory conditions. After about seven days, the embryo consists of around one hundred cells shaped like a hollow sphere, called a blastocyst, and with a small tubercle of cells inside. This constitutes the actual foetus. These cells can be removed and cultivated. They retain the potential to differentiate into all types of cells of a adult organism are called embryonic stem cells. If the medical doctor knows how to get them to differentiate into brain or pancreatic cells, by adjusting the culture conditions, they can be transplanted into the patient to treat his Parkinson's disease or diabetes. The transplantation will not be problematic because the transplanted cells will be identical with those of the recipient.

The moral questions raised by the therapeutic use of human cloning depends on the way in which we consider the embryo, a consideration which varies depending on the individual, cultural and religious traditions involved. The production of human embryonic clones as a foundation for cell transplantation certainly leads to an objectification of the embryo, who, in this case, ceases to be a potential person. The ethical debate about this technology focuses especially on the personhood allowed to the embryo and and the placing of a cloned embryo on a par with a »potential person«, to take up the definition of the human embryo proposed by the French Comité Consultatif National d'Ethique (French National Advisory Committee on Ethics).[3]

The definition of the embryo does not appear to be ambiguous: it is a developing organism from its unicellular stage up to its achievement of a form capable of independent life. In man, it has become customary that after three months the embryo is called a foetus. The definition of the embryo does not depend on the kind of events that caused its production: Besides embryos from the fertilisation of a female gamete by a male gamete, there are also parthenogenetic and androgenic embryos, i. e. of only female or only male origin. In plants embryogenesis may be somatic and totally asexual. All scientists, who have succeeded since the 1980s in cloning mammals by nuclear transfer, have talked of the production of embryos by this procedure. In the case of humans it seems obvious that the name »embryo« must be given to every development stage capable of developing to the formation of the fœtus and the newborn child by itself, if the conditions are favourable (i. e. in an uterus). In this context, it may be possible to obtain a human embryo by replacing an oocyte nucleus with the nucleus of a somatic cell if it has been established that it can develop *in utero* into a fœtus or a newborn child.

The subject of the status of the embryo is discussed in a very polemic way and it is unlikely that any *consensus* will be reached on this issue. This embryo is, therefore, defined by an adjective; it is of human and not of simian or murine origin. In some cases, the development of this embryo will lead to the birth of a child. Therefore, there is at least the possibility of a person. Hence, the question can be formulated in the following way: the potentiality which the embryo demonstrates, i. e. the person, has infinite dignity. Which dignity does this afford? French law has not defined the embryo and the person in biological terms or within precise chronological limits. British legislation has chosen a different path. The legal definition determines the appearance of personhood in the embryo within a chronological limit: specifically, after 14 days. The production of embryos by classical procreation for the sole purpose of specific important and promising research in the field of sterility and genetic diseases is accepted by British parliamentarians since 1990. Authorisation is given by the British Human Fertilisation and Embryology Authority. However, the embryos created in this way must be destroyed before the fateful 14-day deadline. The British are of the opinion that prior to the appearance of the embryo's primitive streak and thus the development of the central nervous system we should use the term »pre-embryo« (perhaps we should rather use the term pre-human embryo). In reality, this legislation has no intention of transposing a biological fact into law but reflects the utilitarian and pragmatic tradition of our neighbours on the other side of the Channel. Since it is undeniably useful to undertake research on the human embryo, the British legislator created a virtual subject, a legal fiction, that protects the biologist and his work by circumventing the uncertainty of the embryo's status caused by a whole body of laws protecting the person. The scientific reasoning behind the British logic stems from utilitarianism: the emergence of the nervous system will first enable the foetus and then the child to feel pain, whose avoidance is one of the primary goals of utilitarian morals.

In fact, the freshly fertilised egg, the unicellular embryo, develops gradually. It will acquire its shape and movements; its nervous system will develop up to its birth and beyond. The conduct of the project, therefore, is a dynamic process. In parallel, relations to this nascent person also change and are defined by growing respect. Thus, the human embryo, with the potential of a person with dignity, is never, in my opinion, a trivial matter. However, it is not a person within society withall according rights either.

Assuming that the human embryo is not a trivial object, then it must be seen as a potential person, i. e. as an end in itself and not simply as a means to achieve something else which has nothing to do with the advent of a human life. It is in this context that the creation of human embryos outside any parental project, solely for research or for harvesting therapeutic material, raises questions. When the moral and legal barriers prohibiting the creation of human embryos outside a parental project are crossed, what, factually, will be left of the affirmation that the human embryo may not be objectified?

In order to allow therapeutic cloning to escape from this dilemma, some people have suggested a solution similar to the one chosen by British legislation: by referring to the concept of the pre-embryo it shall be assumed that a cloned embryo is not really a »human embryo« because it will either be destroyed after 14 days or because it does not stem from procreation. This latter proposal is somewhat singular because, as we have seen, in biology the method of embryo production is independent of its definition. Furthermore, a cloned embryo, which was used *in fine* to bring about the birth of a child, would lead in so far to a unique person that it had not come from a regular embryo.

Another argument put forward in order to dehumanise the human embryo is the consideration that it is the intentionality which creates the project[4], which can be questioned, and that the project begets dignity. In this way, the termination of an unwanted pregnancy ceases to pose the slightest ethical problem and the embryo of a *Homo sapiens* created for the purposes of research or to produce therapeutically usable cell material, which has no links to a parental project, would not be human and therefore not the subject of questions of dignity, which otherwise could be claimed. The British legislator probably noticed the flaw in this reasoning when it laid down the 14-day deadline after which the human embryo must be protected in all cases. The argument of intentionality is not pitted against the infanticide of an unwanted child who is born or to the premature induction of pregnancies for the purpose of harvesting foetal organs. Peter Singer, an Australian philosopher of Austrian origin and current holder of the bioethics chair in the University of Princeton, USA, renowned defender of animal rights and author of a controversial treatise on bioethics practice, does not consider this to be in any way ethically reprehensible because *"if we honestly compare the calf, the pig and the hen with the fœtus, using morally significant criteria like rationality, self-consciousness, consciousness, autonomy, pleasure and suffering etc., then* [these animals] *come well before the fœtus whatever the stage of pregnancy. Even a fish shows more signs of consciousness than a three-month foetus."*[5] This extreme vision has only been shared by a minority up to now. The advocates of a system in which only the reality of a parental project would humanise the embryo are in the same time bound, in order to avoid these types of barbarity, to introduce a deadline and, therefore, to reintroduce the concept of the pre-embryo (even if this term is changing) although we have seen how difficult it was to justify it from the angle of biology or even from the angle of common sense. Finally, how can one calmly accept that the nature of things and living beings depends solely on someone else's goodwill? When, in the play by Corneille, Horace says to his brother-in-law Curiace, the lover of his sister Camille, "*So as to avoid any unnecessary talk, Alba has chosen you, I no longer know you*", he subjugates reality to will. But Curiace replies to him, "*But I still know you and that's what kills me*", and thus reveals one of the most obvious and constraining ethical demands: it is in the recognition of tension and not its denial in which lies the basis for its resolution, in the respect of the nature of the facts, things and people.

Thus, it scarcely seems justifiable to deny the embryo cloned by nuclear transfer to a human ovule the status of a human embryo in order to smooth the path for its use outside a procreation project. This view does not seek to close the door on any possible therapeutic use which might arise if the potential benefits were confirmed, something which a growing number of analysts doubts. Even if the difficulties linked to the creation of cloned human embryos could be overcome technically, the strategy of therapeutic cloning does not seem very realistic. For each patient it would involve the creation of a different embryonic clone, an operation which will continue to be difficult and uncertain. The embryonic stem cells, which are gained in small quantities, would then have to be amplified, differentiated and tested before possibly obtaining a transplantable cell population. One can just imagine the huge amount of effort, time and money required to launch a purely individual treatment which is slightly narcissistic, not to say egoistical. In any case, overcoming the ethical tensions, i. e. the contradictions between two moral standards with differing consequences, does not mean that they must be denied. If therapeutic cloning were, however, to gain a foothold, it would be preferable for this to be done by concluding that the expected benefits for the really sick would justify a certain objectification of »potential persons« rather than artificially stripping them of their potential personhood. Furthermore, not denying the ethical difficulty of a development of this kind also means stressing the interest of research which offers the patient the same type of treatment as therapeutic cloning but without going through the stage of creating human embryos for this purpose. Now this option does exist if one makes use of spare embryos which would otherwise be destroyed or uses adult stem cell populations to be found in every individual.

Another ethical challenge of therapeutic cloning can be attributed to the fact that its first phase – the production of human embryos – is naturally identical to the phase intended to lead to the birth of children. As we have seen, at the end of 2001 it was not yet possible to create a human embryo by cloning that would have been capable of developing normally. No-one doubts that the provision of a technique of this kind would give companies and biologists wishing to clone babies the means to carry out their projects. Two groups have already publicly announced that this is their goal, the Raelian sect and the Italian doctor Severino Antinori together with American and Israeli colleagues. The Raelians have even created a biotechnology company for the purposes of human cloning, called »ClonAid«. The subjugation mechanisms of the sect, used on its followers, will easily give the Raelians access to thousands of oocytes and hundreds of wombs to start their experiments as soon as a method of cloning the human embryo was mastered. Finally, the availability of human embryo cloning would perhaps provide an opportunity for beginning research projects with therapeutic goals, but even more likely it would be used toconduct »reproductive« cloning experiments.

A third worry concerns the risks of the additional instrumentalisation of the female body which would inevitably happen in the event of wide-scale use of therapeutic cloning. In fact, the public or private teams involved in these experiments would then have to have access to large numbers of human oocytes. Since demand always generates a market, at least in some countries, it is likely that women in difficult circumstances would be enrolled in large numbers to form cohorts of paid oocyte donors. They would agree, under contract, to undergo repeated ovarian stimulation, accompanied by the necessary health control of the quality of the producers and their production. In a nutshell, if therapeutic cloning were one day to prove successful, i. e. to fulfil the promises that are so complacently made on its behalf today, this would be a perfect example of one of the problems ethical reflection has to deal with. In the Aristotelian tradition, the subject of ethics has, in fact, to do with the morals of action which should resolve the uncertainties and tensions caused by the application of technologies derived from new knowledge in man and his environs. Since the analysed situations have never occurred before, the solution cannot be found in a code of honour of legal or statutory provisions. The main reference of the legitimacy of these actions is Kantian: it is a matter of respect of the rights and dignity of man, here in the confrontation with the innovations of medicine and biotechnology.

The form of the ethical debate is often shaped by the breaking down of tension between two moral rationalities, both of which are legitimate in terms of acceptable criteria but which are leading to opposing conclusions. Here, there is a confrontation between the expected – albeit uncertain – benefits of a therapeutic innovation and hesitation in conjunction with the objectification of the embryo, the worsening instrumentalisation of the female body and the easing of a possible transition to reproductive cloning. Finally, a decision should be made which goes beyond the raised ethical questions without denying them.

Human cloning for reproductive purposes

Reproductive cloning itself would have the goal of producing children. In most cases, they would not be wanted for themselves but as their own end. Hence, we cannot oppose the use of this technology in the name of the Kantian maxim which always stipulates that humankind has to be seen as an end and never just as the means.[6] The main reasons why some people call (or could call) for the use of reproductive cloning are the battle against sterility, the replacement of a dead child and the pursuit of the myth of immortality.

One of the characteristic traits of the last 20 years is the growing intolerance of non-biological procreation. In our societies, the increasingly pressing demand for filiation by blood and genes has prompted the rapid scientific and technical development of medically assisted procreation: classical *in vitro* fertilisation used in cases of male sterility was followed by fertilisation after sperm concentration and finally ICSI (*intracytoplasmic sperm injection*).[7] Some sterile men do not even have any spermatozoa; experiments have thus been undertaken to fertilise oocytes with immature precursors taken directly from the testicle.

The rejection of procreation via the heart and truly humane values in favour of the demand for procreation via genes, corresponds very well to the dual fundamental-naturalist and socio-biological movement which characterises our globalised societies at the beginning of the third millennium. In fact, reproduction in the world of nature, both animal and plant, implies the transfer of part of or the whole parental genetic programme (depending on whether this involves sexual or asexual reproduction). This is the natural order and for some people the divine order of things. Moreover, the mechanisms of evolution draw on the reproductive success of the line of descent with biological properties adapted to the respective environment. In terms of evolution all the reproductive strategies aim to optimise genetic transfer to fertile descendants. After the conceptual revolution of Darwinian evolution, a sole corpus of evolutionary morals has gradually emerged, its main ideologists being the Englishman Herbert Spencer[8] and the German Ernst Haeckel.[9]

According to this moral standard, evil encompasses anything which opposes the success of evolution which is perforce good, a factor of progress, since it leads to the elimination of the less fit and the survival of the fittest. Against this backdrop, human procreation which sets itself up to throw off its evolutionary goals would be immoral. This evolutionary moral remains in the background of the modern sociobiological debate although it is often not so obvious.[10] Sociobiology is based on the sophism whereby man is the subject of nature and a product of evolution. This means it is possible to understand the different aspects of his individual and social history, his cultural creativity and his moral choices thanks to the natural sciences, in fact to the laws of evolution. Since genes, more or less directly, govern human, mental and moral qualities, it is illusory to seek to separate the transfer of emotional and intellectual values from the transfer of genetic hereditary material. Finally, the term »hereditary material« itself offers a possible key to the modern demand for its obligatory transmission to one's children. Our modern world is totally intertwined with the liberal economy developed since the era of Darwin which is influenced today by sociobiology like the transfer of evolutionary mechanisms to human societies which depend on the struggle for life in the natural universe. The competition between individuals and companies aims to further develop hereditary material and its transfer. Since human beings are determined by their genes, they can merely seek to make the best use of them. Culture and values become part of our common heritage, the subject of ongoing consumption from Mexico to Denver and Bangkok. What else could a father pass onto his child, if not part of his »genetic hereditary material«? In this way, the demand for biological procreation and the rejection of adoption or in man the fertilisation of one's spouse by donor sperm, increasingly leads to procreatic relentlessness.[11] This creates a desire to overcome parental infertility, usually on the father's side, by using increasingly daring technologies. For some men, however, it is impossible to envisage using methods of this kind. It may even be the case of a female homosexual couple wishing to have a child who comes from both partners. These people would be entitled to demand that they are not to be excluded from the progress made in the battle against sterility. Men benefited from this progress who, up till then, had been considered to be irreversibly sterile. Thus, nothing can stop us imagining that a spouse without testicles could nevertheless procreate. It would be his child because it would have his genes but it would also be the child of the women who donated the oocyte capable of reprogramming the cytoblast of the spouse. This is the woman who will have carried and nourished this child at her breast and will have given birth to it. The case of menopausal women into whom an embryo is transplanted, which is not naturally their biological embryo, demonstrates very well the capacity for reappropriation of the child even outside the procreation of blood and genes which women have from the very moment they give birth to a child.

The second indication is the creation of a replacement twin. Let's imagine a laughing child with blue eyes which just died after kicking its football a bit too far onto the road. The parents' despair is tremendous. But living cells are taken from the small body which is still twitching. They are fused with the enucleated oocytes of the mother and embryos are reconstituted. One of these embryos develops in the maternal uterus and the woman gives birth nine months later to a twin of the child who died. The parents transfer their attachment from the dead child to the newborn one and regain their zest for life.

Finally, a third indication would be the pursuit of a mythical desire for immortality. If it is possible to be cloned when older, is this not one way of escaping death, of being eternally reborn? This is naturally a mere illusion since the person who is going to die, will die and the person who will be born will be a different person. The concept of a metempsychosis in one's own corporal body, furnished with one's own genes, is nevertheless in harmony with the recurring myths in human societies.

Is human cloning for the purposes of reproduction morally legitimate?

What are the main ethical reactions to the question of the legitimation of asexual reproduction in man?

For some, it is a matter above all of looking at the conditions in which it would be possible to ensure the birth of a child in good health who does not quickly develop different disorders or age prematurely. A five-year moratorium is undoubtedly necessary in order to verify, using animal experiments if possible non-human primates, whether we really are capable of bringing about the birth, with a sufficiently high success rate, of small human organisms without any constitutional handicap. If, by doing so, we respond to deep wishes of couples who are frustrated at not being able to produce their own biological offspring, if we are able to overcome the despair of parents who have lost a child without harming anyone and if this child who will be born will be at comfort, a marvel for his tested father and mother, why ban this? This position is based on the deep logics of the utilitarian approach of the dominant ethics in the United Kingdom and the United States. According to this logic, it is a matter above all else of deciding on the moral legitimation of an action, to understand how it can help to relieve physical or psychological pain. This philosophical tradition undoubtedly explains the difference in tone between the recommendations of the American National Bioethics Advisory Commission[12] and those of the French Ethics Committee (Comité d'Ethique français).[13] The tradition of moral philosophy in France, as in other countries in continental Europe, is – without denying the reality of individual distress – to refer to the fundamental principles, the models of which are Kant's "Kategorical Imperatives". The approach of moral legimitation for reproductive cloning is, according to this stance, quite different from that of utilitarian philosophy. The first aspect examined here is of the limits to the freedom of parents to decide the nature of the child. Parents decide to have a child. Modern methods of birth control enable a fertile couple to have a child if they want, when they want. But beyond that decision which is their own, from what point onwards can we consider that the freedom of choice of the parents will encroach on the freedom of that full person, who is to be born, their child?

The question is already raised with the choice of gender. Tomorrow, with the increasing genetic knowledge, it could be extended to other non-pathological, physical, even mental traits of children.

A cinematographic illustration of this scenario can be found in the film *Gattaca* which describes a society in which, thanks to prenatal and preimplantation diagnostic methods, it is possible to select embryos according to the current ideas of perfection.

As a general rule, people agree on one thing: nothing can justify, from the ethical angle, "a children's shop"[14], or an à la carte child. »The à la carte child« certainly means that the irreversibility of this person who will become the desired, pre-established child of its parents is not taken into consideration. Being parents not only means deciding to have a baby but, above all, helping to steer it towards its independence. A child born by nuclear transfer would be an almost identical twin of the nucleus donor. Consequently, there would be considerable predetermination of several characteristics of that child: determinism of general appearance, sex, eye and hair colour, various character traits, all the characteristics transmitted genetically. This is far more than a selected child, it's a predesigned child. How could one simultaneously reject the idea of an à la carte child whilst accepting the idea of a child with a wholly predetermined genome obtained by nuclear transfer?

Another aspect of these considerations has to do with the conditions in which we must, with difficulty, manifest our freedom and defend it against anyone wishing to attack it. One of our strengths comes from the fact that not only we are unique but above all we are what we are.

No-one wanted us to be like this, our characteristics are not predetermined in line with the wishes of others. According to the biblical religions, we may perhaps have been created in the image of God but certainly not in that of another human being. By what right and under what pretext should we accept that people take advantage of this unique and unprecedented privilege of deciding that others will be born who resemble them so closely because they have decided on so many essential traits?

The family, the couple and their children created by sexual procreation are a strange framework within which the desire to perpetuate the line and the conscious and unconscious experience of being different meet: man and woman, two different people, come together so that other people can be born with unforeseeable characteristics which are unshakeable by the desires and being of their parents. Thanks to the great lottery of heredity factors, a man and a woman can have millions and billions of different types of children. Of course, mothers and fathers look for family resemblances to document the line but they are moved by and marvel at their unpredictability, each being an extraordinary world to be discovered and enriched whilst respecting its uniqueness. The profound aim of parenthood is to promote the differentiated development of unique children, allowing them to grow with their own personality towards the autonomy of an adult. The singularisation process, which could impair children, constitutes a potential handicap for the future and it is not the task of parents to accept a corresponding risk.

In cases of infertility, when the customary techniques of medically assisted procreation don't apply, adoption or even fertilisation with sperm from a donor leads to the dimension of the otherness in procreation move centre stage. This time the child will be completely different, it will even be genetically different. If, in a situation of this kind, one could only imagine to be able to love a child from one's own genetic reproduction, then this would be a narcissistic regression, a denial of the enlightening, altruistic components of procreation. "Why would cloning oppose otherness?", some people ask. Monozygotic twins, which together make up a clone, are two different people. A child born by this method and its clone-parent would not be more similar, quite the contrary, than are monozygotic twins. They would be born, grow up, they would be raised, in a time-delayed manner, which would lead to even more different personalities emerging than with monozygotic twins. All the same, the relationship which unites monozygotic twins has one major difference from that unites a man or a woman to the child which they would create through nuclear transfer. Monozygotic twins were not wanted as such, neither one of them decided to have a double. They are, from that angle, perfectly free and equal, the one with the other. In no case is there any form of submission of the one to the other.

In January 1999, an article published in the major British medical journal *The Lancet*[15] stressed the fact that since reproductive cloning would become unavoidable, rather than wasting time with lost battles, it was important to prepare to welcome these persons in the best way possible. Efforts had to be made to avoid them becoming the victims of any kind of stigmatisation and to ensure that their dignity was respected. Who would not support the good sentiments of the editor of the *Lancet*! In fact, there would be even more reasons for protecting beings of this kind as they might find themselves in a very fragile situation, threatened both by the eyes of others and by their own difficulty in acquiring a unique identity. However, the argument in the *Lancet* is based on an obvious sophism: by requesting readers to fully support incontestable principles, it turns their attention away from the real question for debate which it presents as already resolved. According to the same logic, one could call for the rights of slaves to be respected since slavery is unavoidable, or show affection for child prostitutes in large cities because this phenomenon cannot be stopped. Yes, of course, but only after the most energetic battle against slavery and child prostitution has been led at the risk of masking an inexcusable complicity with fine sentiments. One finds similar sophisms in the discourse of supporters of the moral legitimacy of human reproductive cloning: since cloned human beings could not be excluded from the right to dignity, human cloning would not in any way constitute a violation of human rights. If we replace »cloned being« with »raped woman« or »martyred slave« then we could easily identify the completely erroneous nature of these arguments.

And if we talk about the child?

My reflections on the use of cloning to replace a dead child or dying child with his twin were inspired by a letter that a woman gave me after a talk on cloning in 1998. She asked me to read it during my return journey. She explained that she had lost a child and that the idea of replacing it by means of cloning filled her with horror. She explained that if she had ever made use of this method, she would have considered herself guilty of a double betrayal, towards the dead child and towards the one created to replace it. I can only reproduce this letter *in extenso* here:

Having lost a child as the result of illness, I gave birth to another child a few years later. It seems to me to be monstrously egoistical to think abut cloning in such circumstances. Quite simply out of respect for the deceased child who lived as a full individual and for the other child who, also, has the right to grow up in a different way to his older sibling and with his own opportunities. What's more, we would have created a pale copy, a spectre who in any case would never have been able to replace the other child who lives on in us in a different way. The child born afterwards can never be a substitute out of respect for the uniqueness of each being as the guarantee of his own freedom. How can we imagine a mother looking at a child who is an exact physical replica of the child who is gone? How should we imagine the role of the father vis à vis this cloned child which he has not sired himself? There are many other questions which we would have trouble even imagining today?

What this mother wanted me to understand, I think, is the deep anthropological and ethical value of mourning: each person who is close to us, whom we love, and who dies constitutes an irreplaceable loss since that person and his relations to us were unique. Mourning is recognition of the irreversibility of physical separation which leads to a new form of relationship which builds on the continuity of memories. If one replaces this lost life with the illusion of the transfer of one's love to a cloned duplicate, this is a case of infidelity towards the reality of memories. The betrayal is obvious since the new arrival will soon find out that he was not born for himself but to replace someone else who in fact is the recipient of the love which his parents seem to feel for him.

This last observation of the mentally uncomfortable situation in which children will find themselves who are born as the result of asexual reproduction of a person by nuclear transfer allows us, furthermore, to no longer contest the legitimacy of human reproductive cloning on the basis of Kantian ethical principles but on the basis of classical utilitarian morals. Here it is a matter of avoiding the causing of pain and unhappiness. Even if, in physical terms, they were no different from children born of classical fertilisation, the question must be raised whether we should not be concerned about the handicap which small cloned human beings would have to overcome to achieve fully independent development. There are justified fears that they may accumulate several types of well identified handicaps:

difficulties sometimes encountered by monozygotic twins when it comes to distinguishing their identities and their personalities; a burden often borne by substitute children to whom parents transfer the full emotional relations to a dead child (remember Vincent van Gogh who was one such case); suffocation by possessive parents who over-invest in their offspring, infantilise them for as long as possible and sometimes irreversibly damage their development and make their independent integration into the world of adults even more complicated.

The question must be asked whether these cloned children, who grow up in fundamentally different filiations, can free themselves from the double burden of the unavoidable comparison of their life with the time-delayed life of the person whose somatic duplicate they are, and who are having the vital need to distance themselves from the duplicate, or are in denial of, the twin father, twin brother? These are the questions, the conjecture, the concerns. But who is really ready to take this risk?

Whether it be because of the scientific and medical dimensions, whether it's because this debate uncovers the different currents which transverse the nations with varied cultural references, whether it be the moral questions raised or finally the appearance of commercial logic, the prospect of human cloning is one of the most paradigmatic of our age. It is even a symbol of the passage from one millennium to another. In fact, it's a matter of deciding whether the mechanism by means of which a woman and a man cooperate in the creation of another person, outside its obvious evolutionary value, has a deep anthropological significance against the backdrop of otherness in procreation, or whether it is simply a matter of a heritage whose acceptance has become optional in the current stage of development of mankind. The way in which we give a collective response to this question will say a great deal about the evolution of our societies.

Notes

1 Kahn, A., Papillon, F. (1998): *Copies conformes, le clonage en question*, Paris; Renard, J. P. (1998): *Clonage, les bases du débat*, in: Clonage et éthique – La revue de la CFDT 14, 3–18.

2 Steinfeld, T. (1997): *Zweistein – Wie viele ist ein Mensch?*, in: Frankfurter Allgemeine Zeitung, 27.2.1997.

3 *Avis N°3 du Comité Consultatif National d'Ethique of 23.10.1984*, in: Les avis de 1983 à 1993, Comité Consultatif National d'Ethique, Paris, 1993.

4 Frydman, R., Kahn, A. (1999): *Réflexion sur un grumeau de cellules*, in: Le Monde des débats, June, 12–13.

5 Singer, P. (1997): *Questions d'éthique pratique*, Paris.

6 Kant, I. (1986): *Métaphysique des Mœurs*, in: Œuvres philosophiques 3, Paris.

7 Kahn, A. (1996): *La Médecine du XXIe siècle, des gènes et des hommes*, Paris, 88–101.

8 Spencer, H. (1880): *Les bases de la morale évolutionniste*, Paris.

9 Tort, P. (1996), *Haeckel, Ernst Heinrich: 1834–1919*, in: Dictionnaire du Darwinisme et de l'Evolution 2, Paris, 2072–2121.

10 Wilson, E. O. (1975): *Sociobiology. The New Synthesis*, Cambridge.

11 Kahn, A. (2000): *Et l'Homme dans tout ça? Plaidoyer pour un humanisme moderne*, Paris.

12 *Cloning human beings. Reports and Recommendations of the National Bioethics Advisory Commission* (1997), Rockville Maryland, June 1997.

13 *Réponse au Président de la République au sujet du clonage reproductif* (1997), Comité Consultatif national d'éthique, 22.4.1997.

14 Testard, J. (ed.) (1990): *Le Magasin des Enfants*, Paris.

15 *First principles in cloning* (1999), in: Lancet 353, 81.

Friedo Ricken

Cloning and existing as a purpose in itself. Aspects of human dignity[1]

I.

Kant claims in his *Fundamental principles of the metaphysics of morals* that "man and every reasonable being exists as a purpose in itself"[2]. Another formulation of this same idea states that he has a dignity but no price. "Whatever has a price can be replaced by something equivalent. By contrast, anything that is beyond a price and does not lend itself to an equivalent, has dignity."[3] The fact that human beings have dignity is an indication that they have "an absolute inner value"[4]. An absolute inner value is the precondition for moral standards and is, by extension, part of our moral awareness. Without an absolute value there would be no moral obligation. If "all values were conditional, even random, then no supreme practical principle could be applied to reason"[5]. The dignity of man is based on the fact that he is a being "under moral laws"[6]. "Morality and humankind, to the extent that the latter is capable of this, [is] the only thing that has dignity"[7]. The dignity of man is not, therefore, based "on demands, which he makes himself but on demands addressed to him; not on what he wants but on what he should be"[8].

An absolute value, this should be noted first, is a value which is outside any balancing consideration of legally protected goods. Under no circumstances can other values be brought into play which would be deemed to be worthy of preference over it. But from what stage of its development does man or human life acquire this absolute inner value or this dignity? Can an answer be derived from the term dignity or from the absolute inner value? An absolute inner value cannot be granted; a being either has it or doesn't have it. Dignity can be recognised or not recognised but it cannot be granted. The purpose in itself is "something whose *existence in itself* has an absolute value"[9]. A being has dignity irrespective of his characteristics and, by extension, also independently of the stage of his development. It is also independent of the purpose (e. g. research) for which the being was created and independent of whether the conditions for his further development (through implantation) are granted or denied him.[10] An absolute inner value cannot be the subject of a human decision or purpose since then it would not be absolute but conditioned by that very act. Only a value, which is independent of any human decision, can be an absolute value.

The idea of human dignity presupposes a criterion, which is independent of any decision, concerning the point in time from which a being is entitled to this absolute inner value. This cannot be the subject matter of theoretical controversy since then the value would be conditional; whether a being has or does not have it would be dependent on the respective level of science. That's why Kant writes that it is "a completely correct and also necessary idea from the practical angle to deem the act of procreation as being one whereby we [...] place someone in the world".[11] The fact that the dignity of man begins with procreation is not a natural scientific cognition but a necessary practical idea. It results necessarily from the idea that man exists as a purpose in himself. It cannot be denied that the act of procreation, i. e. complete fertilisation, triggers a process. The contentious subject is how the individual phases within this process are to be assessed.[12] Kant presents us with the following alternatives: we either abandon the idea of unconditional human dignity independent of any human interpretation or decision, or we take the act of procreation as the criterion for the beginning of the dignity of man.

II.

Kant's argument is rendered more comprehensible by a comparison with Habermas. Habermas noted that nobody doubted the intrinsic value of human life before birth. Nevertheless, it was not possible in a pluralistic society to reach a clear determination of the moral status of the embryo. Both positions defended in this controversy are based, according to Habermas, on the background of metaphysical assumptions: the ontology of scientistic naturalism, on the basis of which birth is the relevant caesura, or of Christian metaphysics, according to which each biologically determinable example of a species is already a potential person. In the normative dispute amongst a democratic public, Habermas however believes that in the final instance "only moral statements in the strictest meaning of the word count. Only ideologically neutral statements about what is equally good for everyone, may claim to be acceptable for everyone on good grounds."[13]

Here Habermas distinguishes between moral and »ethical« questions. They come into play "when already the description of a conflict situation and the justification of relevant norms depend on the preferred lifestyle and the existential self-understanding, i. e. the identity-bearing interpretation system of an individual or a specific group of people"[14]. The decisive steps in Habermas's argument are now: the ideologically neutral, abstract moral of reason presupposed an ethical self-understanding of the species shared by all moral persons. This, our self-understanding as a species-being, was touched on by dealing with pre-personal human life. This raises the question "whether the technisation of human nature changes the species-ethical self-understanding along the lines that we can no longer understand ourselves as being ethically free and morally equal living beings oriented towards standards and reasons"[15]. In order to illustrate this risk, Habermas chooses the "detour via the purely theoretical opportunity today of liberal eugenics"[16]. Research involving the use of embryos could also only be morally assessed against the backdrop of this risk. "The desensitisation of our view of human nature, which went hand in hand with *acclimatisation* to a practice of this kind, would smooth the path for liberal eugenics."[17]

Like Habermas, Kant asks about the precondition of the moral of reason; Kant's necessary practical idea about the commencement of personal life corresponds in Habermas to the ethical self-understanding of the species. Both are of the opinion that the handling of pre-natal human life touches on the foundations of the morals of reason. They differ in respect of the term person. Habermas stresses that unborn life is not a person within the intendment of the Basic Law as a "carrier of inalienable fundamental rights"[18]; but it is "only in the public arena of a linguistic community that the natural being develops, at the same time, into an individual and person capable of reason"[19]. He distinguishes between "morally saturated legal concepts like single »human rights« and »human dignity«", and "*values*". "Human *rights* violations may not be reduced to violations of *values*. The difference between solid rights and primary and secondary goods after balanced consideration should not be blurred."[20] By contrast, Kant's »person« is not a legal but a value term. When we say of a being that it is a person, then this can be equated with the statement that this being is a purpose in itself or that it has an absolute inner value which never, under any circumstances, could be the subject matter of a balancing consideration of legally protected values. This doesn't mean that this being has rights. It does, however, mean that we have obligations vis a vis a being of that kind (at all events negative ones).[21]

If Kant's theory that human life is removed from any balancing consideration of legally protected values from the moment of fertilisation of the oocyte is followed, then this precludes any form of instrumentalisation. Instrumentalisation is then as such a morally wrong action. Habermas, instead, argues with the consequences: instrumentalisation is morally wrong because it is a step in the direction of liberal eugenics. This is a slippery slope argument. It is difficult to find anything wrong with this argument when it is a matter of cloning techniques where this risk is ruled out. Let's assume that a fertilised oocyte is split. One embryo is implanted and carried to term; the other embryo is frozen in order to harvest organs from it for transplantation should the child become sick. Would a technology of this kind, which does not intervene in the natural process of fertilisation, constitute a step towards liberal eugenics?

According to Habermas, and this brings me to the decisive difference, the statement that human life is from the point of fertilisation a "potential person" is a theory of "Christian metaphysics"[22]; here a description of the facts is ideologically coloured. By contrast, for Kant this is a necessary *practical* idea. Kant does not see this as a theoretical statement, be it in religion, metaphysics or the natural sciences.

The fact that he talks about a *necessary* idea, points in the direction of Habermas's concern about the ethical self-understanding of species. This idea is necessary to the extent that, together with it, we in fact abandon our self-understanding as a purpose in itself. Morals, this is the justified claim of Habermas, cannot be "dependent on a justification of ideologies"[23]. Kant's necessary practical idea does not serve to *justify* the morals of reason. Far more it is implied in the morals of reason in this sense that with it the idea of a community of free and equal, reasonable beings falls.

III.

According to Kant, morality is "the condition under which only a reasonable being can be a purpose in itself because it is only possible through it to be a legislative link in the kingdom of purposes. Hence, morality and humankind, to the extent that it is capable of this, is the only thing that has dignity."[24] The morally acting person is a purpose in itself because his action can be reasonably desired by everyone; in this context goodwill takes on an unlimited, absolute value.

With the help of a potentiality argument this absolute value is also assigned to humankind as the species; it has dignity to the extent that it is capable of morality. The absolute value of goodwill can only be respected along the lines that humanity, to the extent that it is capable of morality, is respected. After all the term »obligation« is not a concept of experience. It is impossible to identify a single case through experience that a human being not only acted according to his obligation but out of obligation.[25] The only thing that we can say is that we are dealing with a being that is *capable* of morality and the sole criterion for being able to recognise that is an affiliation to the biological species man. The ability for morality as such is hence an idea, i. e. a concept of reason which "exceeds the possibility of experience"[26], since we cannot identify a single case with complete certainty where it is involved. Kant refrains from differentiating between the different stages of the capacity for morality. This would contradict the concept of dignity; it is a practical idea and as such never to be identified from experience. By distinguishing between various stages, we would turn it into a concept of experience and turn the corresponding judgements into theoretical hypotheses. The morals of reason are based on the idea of human dignity because without it "all values would be conditional, even random" and hence "no supreme practical principle could be found"[27] for reason. The raison d'être of dignity is the fact that human beings are "the subject of moral, practical reason"[28]. The fact that we have to do with a subject of this kind is confirmed by affiliation to a biological species and the embryo is also an individual of the biological species man.

Only subject to the precondition that affiliation to a species is a criterion for the capacity for morality, can there be something "whose existence in itself has an absolute value"[29]. Affiliation to the species is not the subject matter of decision but of a cognition independent of any metaphysics, religion or science. Knowledge about the link between procreation and birth is part of the age-old phenomena of the human life world and foundations of any culture. If, by contrast, the capacity for morality is bound to a specific phase of development, then the existence of this being no longer takes on an absolute value; it is far more the case that its value is conditional on its stage of development and the judgement of those who attribute this value to it based on its development. This leads to the abandoning of the idea of dignity which is independent of any human interpretation.[30]

IV.

What conclusions can be drawn from the dignity of man for the moral assessment of cloning? A human being is treated as a purpose in itself to the extent that all actions that affect a human being can be defended vis a vis such a human being. Here a distinction must be made between a formal and a contextual aspect: the demand *that* the action must be defensible and the question as to *what* can be defended in terms of content. What can be demanded is not a factual but only a possible or counter-factually assumed consensus: could the person concerned reasonably approve of my action?

The obligation to correspond to the formal demand for dignity exists vis a vis humankind, i. e. vis a vis each individual of the biological species man. However, this criterion does not appear to be applicable to the moral assessment of cloning: a purpose in itself can only ever be an existing individual; the formal obligation can only ever be an obligation vis a vis an existing individual. Cloning, however, not touches on the question about how we should treat an individual but the question about how an individual should even be created. The creation of an individual, this is the answer, is an action and each action must be defensible vis a vis its consequences. The consequence of the action of procreation is the existence of an individual and the type of procreation can have consequences for the individual to be created. The subject affected by the act of creation is the individual to be created. To that extent the type of procreation has consequences for the individual to be created; they must, therefore, be defensible vis a vis the individual to be created. What is required is an anticipatory, counter-factually assumed consensus and not one of an already existing being who is not yet capable of a factual consensus but rather the counter-factual consensus of a non-existing being: would the individual, if it were created in this way, be able to approve the type and form of its creation?

Does cloning violate the dignity of man? A distinction must be made between four cases when it comes to therapeutic cloning:

(1) Cell nuclear transplantation is carried out in order to harvest organs for transplantation. This is a clear case of instrumentalisation.

(2) An embryo is cloned for research purposes. Here, too, a human individual is used solely as a means.

(3) Embryonic stem cells are manufactured "which do indeed form blastocysts beyond the oocyte stage but which are not able, under any circumstances, to be correctly implanted in a uterus"[31]. It could be argued that this procedure does not produce any individual of the species man because the development process is undertaken as a such way that it could never reach its natural conclusion. The question must be asked however whether we are dealing with a human embryo when the oocyte develops up to the blastocyst stage. If that were the case, we would produce a defective embryo and use the intended defect as justification for instrumentalisation; one case of instrumentalisation would then be justified by another.

(4) By means of the systematic suppression of gene expression organs and tissue are manufactured in a targeted manner. The decisive question is whether this cultivation is possible without an interim embryonic stage or whether the organs and tissue can only ever be harvested from a deformed embryo. If there is no interim embryonic stage, then no moral arguments can be advanced against the fact that these organs are cultuivated with the help of an enucleated ovum.[32]

Reproductive cloning is discussed as a technology in order to fulfil a couple's desire for a child which they cannot obtain either through natural procreation or through IVF.[33] The purpose of the action would not be to produce a genetic double. However, that does not change the nature of the action. A genetic double is produced. Because the parents want to have a child, this child is given a specific genome. The discussion about the burden for the child need not be repeated here. The dignity of man demands that it be independent of the coercive arbitrariness of another[34]; forcing another person means that one turns him into the means for one's own purposes. The right to reproductive freedom reaches its limits when it comes up against the obligation vis a vis the person to be produced. It is only the random nature of procreation that protects human beings from outside genetic determination by another person.[35] That is why this random nature of procreation is the only just response to the human being as a purpose in itself. Hence, it has a moral importance.

Reproductive cloning is a decisive step on the path to creating a human being in line with another's wishes and, by extension, to turning him into the means for the fulfilment of that individual's wishes.

V.

Anyone who does not share Kant's position has the following options:

(a) He can dispute the binding of dignity to species affiliation. This means abandoning the idea of dignity and the idea of natural law. Dignity is then not recognised but attributed and attributed dignity is no dignity. Anyone who receives this »dignity« is then a subject of human interpretation and no longer of nature.

(b) We stick to the principle that dignity is bound to species affiliation but allow in the early stages of the development of human life an instrumentalisation for the benefit of allegedly higher goods. The consequences of this position are no different from those of the first. The idea of an absolute inner value, which is attributed to a being solely because of its existence, is abandoned and it then depends on the decision from what stage of its development onwards, this being is to be treated as a purpose in itself.

(c) We uphold the concept of dignity and the link between dignity and species affiliation but we reject the criterion of species affiliation on which Kant's idea is based. The dispute is not, therefore, about the *quaestio iuris* but about the *quaestio facti*. This means abandoning the thought of a necessary practical idea and an absolute inner value. The species-ethical self-understanding is left to the natural sciences. The absolute value of goodwill, this is Kant's answer, can only be upheld through a tutioristic position and the foundations of the ethics of reason can only be insured in this way. The need to adopt a tutioristic approach results from the ranking of goods or values involved. It is undisputed that prior to full fertilisation there is no subject of possible goodwill. The contentious issue is whether its existence begins with completed fertilisation or not until a later stage. The absolute value of goodwill can only be upheld in this way and the foundations of the morals of reason can only be guaranteed if we base this on the further reaching, albeit controversial assumption.

Notes

1 Revised version of the paper presented in Berlin, 14–16 May 2003.

2 Kant, I. (1785): *Grundlegung zur Metaphysik der Sitten*, Akad.-Ausg. IV, Berlin 1968, 428. For an interpretation of the formula of humanity as an end in itself, cf. Ricken, F. (1989): *Homo noumenon und homo phaenomenon. Ableitung, Begründung und Anwendbarkeit der Formel von der Menschheit als Zweck an sich selbst*, in: Höffe, O. (Hg.): Grundlegung zur Metaphysik der Sitten. Ein kooperativer Kommentar, Frankfurt a. M., 234–252.

3 Kant 1785, 434.

4 Kant, I. (1797): *Die Metaphysik der Sitten*, Akad.-Ausg. VI, Berlin 1968, 435.

5 Kant 1785, 428.

6 Kant, I. (1790): *Kritik der Urteilskraft*, Akad.-Ausg. V, Berlin 1968, 448.

7 Kant 1785, 435.

8 Wieland, W. (2003): *Pro Potentialitätsargument: Moralfähigkeit als Grundlage von Würde und Lebensschutz*, in: Damschen, G., Schönecker, D. (Hg.): Der moralische Status menschlicher Embryonen. Pro und contra Spezies-, Kontinuums-, Identitäts- und Potentialitätsargument, Berlin, New York, 149–168, 162.

9 Kant 1785, 428.

10 Vgl. Honnefelder, L. (2003): *Pro Kontinuumsargument: Die Begründung des moralischen Status des menschlichen Embryos aus der Kontinuität der Entwicklung des ungeborenen zum geborenen Menschen*, in: Damschen, G., Schönecker, D. (Hg.): Der moralische Status menschlicher Embryonen. Pro und contra Spezies-, Kontinuums-, Identitäts- und Potentialitätsargument, Berlin, New York, 61–81, 75.

11 Kant 1797, 280 f.

12 Vgl. Honnefelder 2003, ibid.

13 Habermas, J. (2001): *Die Zukunft der menschlichen Natur. Auf dem Weg zu einer liberalen Eugenik*, Frankfurt a. M., 61.

14 Ibid., 71.

15 Ibid., 74.

16 Ibid., 78.

17 Ibid., 122.

18 Ibid., 59.

19 Ibid., 65.

20 Ibid., 68.

21 Vgl. Kant 1797, 281.

22 Habermas 2001, 59, 61.

23 Habermas, J. (2002): *Replik auf Einwände*, in: Deutsche Zeitschrift für Philosophie 50, 283–298, 295.

24 Kant 1785, 435.

25 Ibid., 407.

26 Kant, I. (1781): *Kritik der reinen Vernunft*, Akademie-Ausgabe IV, Berlin 1968, A 320.

27 Kant 1785, 428.

28 Kant 1797, 434.

29 Kant 1785, 428.

30 Vgl. Ricken, F. (1998): *Ist die Person oder der Mensch Zweck an sich selbst?*, in: Dreyer, M., Fleischhauer, K. (Hg.): Natur und Person im ethischen Disput, Freiburg i. Br., München, 147–168.

31 Schöler , H. (2003): *"Deutschland sollte sich davon nicht abkoppeln": Eizellen aus Stammzellen. Was bedeutet das? Fragen an Hans Schöler*, in: Frankfurter Allgemeine Sonntagszeitung 18, 4.5.2003, 55.

32 Vgl. Birnbacher, D. (1998): *Aussichten eines Klons*, in: Ach, J. S., Brudermüller, G., Runtenberg, C. (Hg.): Hello Dolly? Über das Klonen, Frankfurt a. M., 46–71, 66 f.

33 Vgl. Wilson in: Kass, L. R., Wilson, J. Q. (1998): *The Ethics of Human Cloning*, Washington, D. C., 99.

34 Vgl. Kant 1797, 237.

35 Vgl. Honnefelder, L. (2002): *Bioethik und Menschenbild*, in: Jahrbuch für Wissenschaft und Ethik 7, 34–52, 42.

Jochen Taupitz

Introduction to the contributions by professor Brock and professor Lilie

The following section of the conference will continue from this morning's session and will undertake an *ethical* assessment of reproductive cloning. As a lawyer I am very happy that the organisers have adopted a wide meaning for the term »ethics« and have included legal aspects which are covered in the paper by Mr. Lilie. It is indeed the case that people will be able to say that ethics and law in the search for answers to *new* questions and challenges, as presented to us again and again by medicine and the natural sciences, are largely pulling in the same direction. They both have the function of contributing to »certitude«. This means that the question can be answered from a *higher* level: What is actually happening here? *Do we want* those *changes* to occur on the individual and social levels possibly or foreseeable as a consequence of the implementation of scientific results? *May* we *want* these changes *if we* are to remain faithful to our previous ideas? From this angle it becomes clear why the natural sciences frequently see ethics and law as an obstacle. Firstly, research scientists are forced by ethics and law to *justify* what they are doing first to themselves and then to society. They are forced to reflect on things and that takes time. Secondly, in principle the orientation of ethics and law – in contrast to that of natural scientific research – is turned *backwards* since *previous* arguments or rules, which were used to solve questions and conflicts in the *past*, are applied to new questions. However – and this is the challenge facing the natural sciences, law, and ethics *equally* – these prior arguments and rules must now become the subject of critical examination given the changing natural scientific results. They must constantly be rethought and, where appropriate, be modified or at least finely tuned. Against this backdrop, ethics and law – as is always said – are not only the reference framework for the natural sciences but, vice versa, the natural sciences are also a reference framework for ethics and law – without this being reduced to a simple, naturalistic adaptation of ethics and law to the respective natural scientific findings.

The following paper by Professor Brock addresses the social compatibility of reproductive cloning methods and then the paper by Professor Lilie will examine reproductive cloning as a human experiment. If one follows the »natural« development, this is in fact a curious order. After all, before a new biomedical method can be put into social practice, it must first be tested in an individual and then in a controlled clinical trial. The human experiment not only documents the transition from fundamental research involving animal experiments to research in the »human model« but is also the first step towards *application* in man. The order adopted by the organisers is based primarily on the fact that the problem of the *second* step is very much to the fore in debates about the ethical and legal acceptability of cloning. In fact, is it not or not at least first and foremost the *individual* clone which gives cause for concern. After all, it will not be possible to contain individual cases of abuse or individual accidents no matter how good the laws or high-minded ethical principles. It is far more the *consequences* which occur or may occur which turn cloning procedures into *socially accepted methods*.

From the angle of social acceptance, attention turns once again to natural scientists. Can this acceptance be achieved or promoted by more or less clearly avoiding the *deliberately manufactured genetic identity* which is very much to the fore of cloning? Can this be done by initially drawing on arguments which refer to the importance of mitochondrial DNA in the cases of nuclear transfer which do not, in principle, permit the labelling of the clone as genetically »identical« or by referring to the embryogenetic interaction between embryo and mother which leads to the creation of a »unique« being from the initially (almost) genetically identical being at the latest during pregnancy? Or can concerns about cloning be overcome by the »natural sciences«, by arguing that a more or less clear genetic *manipulation* is undertaken and that, perhaps in this way, a random genetic factor is even incorporated? Do the reservations about cloning stand or fall with the scale of the deliberately manufactured genetic identity – although it is otherwise rightly stressed that a human being is far more than the simple sum of its genes?

This all concerns those individuals who carry out or would like to carry out cloning procedures. However, should attention not also turn to society which is also involved or under some circumstances directly co-responsible for the steering of social risks? Is it legitimate for a society to place its bets on an extensive, to a certain degree »flattening« ban without examining whether its *own* behavioural changes would perhaps suffice to control the risk? Is it not perhaps a *challenge* to be accepted by society to deal not only with genetic *inequality* between human beings (as is or at least should be the case when it comes to gender or disease or handicap) but also with genetic *equality*? I myself do not wish to launch a plea for reproductive cloning but I would like to point out that the verdict of the unethical or legally unacceptable can only come at the *end* of a careful weighing up of all relevant arguments but cannot be its *starting point*.

Against this backdrop we can very much look forward to the answers which Professor Brock will (possibly) give us to the question about the social consequences of the introduction of reproductive cloning methods and the conclusions to be drawn from that prediction. Professor Lilie will then explain how human experiments of this kind, which are perforce linked to the introduction of reproductive cloning, are to be assessed. Are the »classical« criteria of research »in« man

»applicable« here where in fact we are talking about the *creation* of a human being? Are, for instance, the criteria of informed consent and non-maleficence relevant here and *who* is the target group for the application of these criteria?

Dan W. Brock

Human reproductive cloning: Some of the moral issues[1]

Let me begin by saying how I'm going to interpret the topic that I was asked to speak on – the social compatibility of human reproductive cloning. I take that to mean how does human reproductive cloning either cohere or conflict with important social and ethical values and what significant harms and benefits, both individual and social, it would likely have. This should tell us how well it would fit within a particular society and the values of that society.

This topic includes at least two different kinds of issues that I will address. One is framed in terms of whether reproductive cloning would violate fundamental moral or human rights, or alternatively whether its prohibition would violate such rights. Ultimately the answer I give to each of these two questions is "probably not." So if rights can't settle the issue – as I believe – then I think we have to ask what the likely harms and benefits of the practice would be, again both to individuals and to the broader society. I want to preface my brief analysis of these issues by stating clearly that whatever one's position is on the issues I'm about to take up, there is no doubt that any attempt of human reproductive cloning at the present time would have ethically unacceptable risks to the clone. Doing so would be wrong and human reproductive cloning should be ethically and legally prohibited so long as it carries these unacceptable risks. This means that the issues I'm going to address will only have practical ethical and policy relevance if and when the safety issues are sufficiently resolved. Whether or when that will happen we simply don't know.

So let me turn to the first question, namely would the use of human reproductive cloning violate any important moral or human rights? Clearly, to answer that question we need to specify what right it is that might be violated. If you look, for example, in the United Nations Universal Declaration of Human Rights you won't find any right not to be cloned. And so it must be some other right that would be violated by this practice. I'm going to pursue two possible answers to what right might be violated by human cloning that have been given in the discussion and literature on cloning.

The first draws on the idea that cloning would in some way violate or undermine the uniqueness of individuals. To put it in terms of rights, it would violate a moral or human right to a unique identity. What is the relevant sense of identity that would be violated by cloning? It would presumably have to be a right to a unique genetic identity; that is, a right to a unique and unrepeated genome. Some have suggested that there can't be any such right because we don't think that the existence of identical twins violates any such right. But I think that is not decisive to the issue because identical twins are brought about, so to speak, by nature, whereas only individual human actions can violate other people's rights. And so it's only in human cloning that someone would deliberately set about to bring into being an individual with the same genome as another person. The question we have to ask is what is the sense of identity that might plausibly be what each person has a right to have uniquely; put somewhat differently, what constitutes the special uniqueness that each of us might have good reason to value in ourselves and in others?

I believe the answer has to be the various properties and characteristics that make each individual qualitatively unique and different from all other individuals. Does having the same genome as another person undermine or violate that unique qualitative identity? I think it should be quite clear that it does not. Only on the crudest genetic determinism, according to which an individual's genome completely and decisively determines everything else about the individual, would having the same genome undermine this uniqueness. That is, one would have to believe that one's genome determines all of one's non genetic features, all of one's phenotypic properties together with all of one's entire history or biography. And of course there is no reason whatever to believe that one's genome determines all of that, no reason to believe that having the same genome as another individual would make one qualitatively identical to that individual. As we now know in the case of identical twins, individuals with identical genomes do remain unique in all the ways we care about being unique – the properties that define us as the individuals we are and that make us different than others. No right to a unique identity would be violated by human cloning.

What is a second moral right that might be violated by cloning? I will call it a right to ignorance or to an open future. The idea here is to capture people's sense that in some way being a clone would impinge on or violate the freedom or autonomy of the clone. Hans Jonas put the point in terms of a right to ignorance. He claimed that a later twin created by human cloning would know, or at least think he knows, too much about himself. Why is that? Because there is already another person in the world, one's earlier twin, who from the same genetic starting point has already made the life choices that are still in the later twin's future. So Jonas's concern was that the later twin will lose the sense of human freedom and possibility in being able to create his own uniquely chosen life path or future. The issue here is whether having the same genome as one's earlier twin would unduly restrict the later twins freedom to choose and lead a different life than one's earlier twin. Before answering that question, let me offer another version of this argument.

Joel Feinberg has argued that children have a right to an open future. The idea here is that children should be raised so as to have a reasonable range of opportunities as they become capable of being autonomous individuals able to choose and construct their own lives. Part of what this requires of parents is that they raise their children in ways that don't unduly close off the future possibilities and opportunities that the child would otherwise have. The goal is not unlimited opportunities, impossible in any case, but a range of opportunities that is reasonable for the society in which the child is raised, possibilities and opportunities which would provide the child a reasonable range of choices of the kind of life to construct for him – or herself.

The issue again for each of these versions of the argument is would having an earlier twin unduly close off one's future choices and possibilities. Would it unduly diminish the clone's freedom? And I think again the answer is no. It may have certain bad psychological effects, including even a feeling of diminished freedom and possibility (to which I'll come a bit later) but I believe it would not in fact unduly close off the choices of the later twin. One reason is that the later twin would be constructing a life for him or herself in very different circumstances than those faced by the earlier twin. The later twin would be constructing a life in very different family circumstances, different social conditions, and a different historical environment, and so inevitably the choices that the later twin faces are going to be quite different from the choices that the earlier twin faced. And even if the later twin faced choices similar to those faced by the earlier twin, having the same genome would not determine how those choices were made. So I think the upshot here is that it's doubtful that any human or moral right either to a unique identity, or to ignorance and an open future, would be violated by human reproductive cloning. These do exhaust the possibilities and no doubt there are other possible moral or human rights that might be violated by cloning, but those are the only two that there is time to pursue here.

Now I want to look at the relation of human reproductive cloning to human or moral rights from the other direction. Is there anything to be said in support of permitting human cloning based on moral or human rights? The most plausible answer is that perhaps a right to reproductive freedom or procreative liberty supports protecting people's access to reproductive cloning if it were to become possible in a safe form. Some right to reproductive freedom is found in many accounts of moral or human rights and in many human rights' documents; it is also a part of the moral and legal systems of many countries. The most familiar aspect of the right of reproductive freedom is the right not to reproduce. So we typically think when people talk about the right to reproductive freedom of the right of access to abortion or contraceptive services which enable one not to reproduce if one chooses not to do so. Voluntary sterilisation could also serve this negative aspect of the right of reproductive freedom by also making it possible for persons to avoid reproduction if they want to.

I think we should also understand a right to reproductive freedom as encompassing a right to reproduce if one wants to do so, not just a right not to reproduce. It includes a right to make use of various assisted reproductive technologies necessary for some people to succeed in reproducing. So access to in vitro fertilisation, sperm or egg donation, and other forms of assisted reproductive technologies is part of the right to reproductive freedom. I would emphasize that as I'm understanding it here, and as relevant to public and legal policy, the right to reproductive freedom is a negative right. It is a right to use assisted reproductive technologies made available by a willing provider without interference by the state or others. Whether anyone is obligated to make any assisted reproductive technologies available to someone who wants them, but cannot afford them or otherwise lacks access to them, is a separate issue requiring a separate argument.

The key question about whether any moral or human right *supports* permitting human cloning is should reproductive cloning be among the means of reproduction that persons should be able to choose from. There is controversy about this. Reproductive cloning is not another form of sexual reproduction and some view it as not really reproduction at all, but rather as manufacture of individuals. From this perspective it should not be included among the means protected by the right of reproductive freedom. On the other hand, I think if we ask what is the fundamental individual interest which underlies the concern about access to other means of assisted reproduction, it is the interest in being able to procreate, to have, and to raise children. And if this is the fundamental interest that the right to reproductive freedom serves, it would seem that human reproductive cloning could serve that same interest in some cases. When, if ever, cloning is necessary for any particular individuals being able to reproduce is a separate question, but at least it seems that cloning could serve the interest in having and raising children in some cases.

If a right to reproductive freedom should include the use of reproductive cloning as a part of the means of reproduction, then there is a presumption that it should be permitted. But there is reasonable disagreement about whether a right to reproductive freedom should include reproductive cloning, and in any case such a right would not be absolute. It could be overridden by other moral considerations. Those considerations would principally be the potential individual and social harms of human reproductive cloning, and so I turn now to what those harms might be.

I start with the potential individual harms of human reproductive cloning. Many have argued that reproductive cloning could produce various kinds of psychological distress or harm to the later twin. The later twin might feel, even if mistakenly, that his fate is already substantially laid out for him by the choices of his earlier twin, especially if he believed, again mistakenly, in some strong form of genetic determinism. He might have difficulty in freely and spontaneously taking responsibility for making his own life for himself. Its important that even if only mistaken beliefs make him feel that way, if he does feel that way there could be a genuine psychological harm to him. His sense of autonomy or self determination could also be substantially diminished, again if he feels, albeit mistakenly, that his future choices are somehow closed off by the existence of his earlier twin. He could experience a diminished sense of his own uniqueness or individuality, again even if as I argued earlier that would be mistaken. Finally, if he was cloned from an individual who was an exceptional person in one or another respect, he could experience pressure to reach the very high levels of ability and accomplishment of the earlier twin. All these are potential psychological harms that the individual could experience, and no doubt there are others as well. Since we have no experience with human cloning, the psychological harms are only speculative; indeed, they could be nothing else at this time. What the harms from human cloning would be is an empirical question that we are not now in a position to answer. I believe the policy issue is whether these harms are sufficiently probable and sufficiently severe to warrant not permitting reproductive cloning. Reasonable people will disagree about that, in part depending on whether they believe there is in fact a presumption that the right to reproductive freedom should protect access to reproductive cloning.

I want to mention one argument that some have used to deny that cloned individuals could be harmed; I believe it is a bad argument. It relies on what has been called the »non identity problem«. The problem is that the only alternatives for the clone, supposing that these psychological harms would occur, is either to exist with these psychological harms or never to exist at all. Some have argued that even if those harms do occur the clone is not worse off by existing with them than not ever existing at all; surely these harms are not so severe as to make his life not worth living. And if the clone isn't worse off by having been brought into existence even with this psychological distress, then the clone isn't harmed in the usual sense of harm, and so in turn hasn't been wronged. This a complex issue, involving as it does our fundamental accounts of harming and wronging; all I want to suggest here is that this argument should not persuade us that no such bad effects of reproductive cloning could make it wrong. Even if the later twin could only exist with these burdens, it still could be morally irresponsible and wrong to bring the clone into existence if it would experience these bad psychological effects. So we shouldn't allow the non identity problem to make us not concerned with harms that aren't serious enough to make the clone's life, all things considered, not worth living.

Another question with regard to potential harms of reproductive cloning is whether it could ever be shown to be sufficiently safe to the clone to go ahead with it. Some believe that the risks of the research with humans would be so great that the research could never be ethically carried out. And if we can't carry out the necessary research to establish the safety of human cloning, then we'll never be justified in doing human cloning. I think, at this time at least, it is uncertain whether the necessary research would unavoidably be ethically impermissible to do. Certainly, further research on cloning with animals, including mammals, can and should be carried out before any human reproductive cloning is attempted; this research should help better define the potential risks to humans of the practice. Whether we will ever get to the point where those risks are both well defined and minimised to a degree sufficient to make the practice acceptable we simply don't know at this point.

Let me turn from potential harms to the individual clone to potential social harms of human reproductive cloning. First, some people worry that reproductive cloning could lessen the worth of individuals and diminish respect for human life. And it would do so, the argument goes, because individuals would come to be seen as replaceable by cloning the individual and creating another genetically identical individual. Now, what's confused in this concern is that it is clear that no individual could ever be fully replaced by a later clone possessing the same genes. Just imagine telling parents whose child was dying of some lethal disease that there is no need to grieve because we can clone your dying child and replace him or her with another genetically identical child. This would be grotesque because their relationship and concern and love is for that child with whom they've shared a history and a life together. So I don't think cloning needs to lead to this diminishment in the value of individuals because they would be seen to be replaceable. Ordinary people understand quite well the way in which individuals are not replaceable.

A second, somewhat related, worry is that reproductive cloning could result in individuals's worth and value seeming diminished because we would now see humans as able to be manufactured or handmade. For some people the alternative is to see individuals as God-given, or for others as nature-given. The problem with this concern, in my view, is that persons's moral value or moral worth depends on their nature and their capacities, not on how they were created. And we quite well recognise a distinction between two kinds of value or worth that individuals have – what can be called their intrinsic moral value or worth and their differential social or instrumental value. For example, Einstein and an untalented physics graduate student have vastly different value as scientists, but they share and are entitled to equal moral value and respect as persons. Even if humans could be easily and cheaply manufactured by cloning, this could at most affect their social or instrumental value, not their intrinsic moral value or worth.

A third concern is that the desire to clone reflects undesirable social or parental attitudes. For example, a child might come to be valued only for its genome, or at least for its genome's expected phenotypic expression. The concern here is that children could be thought of not as gifts but as products. And we often think that if products are disappointing or defective we can return them and get a better one. We certainly don't want this kind of attitude to define parents's relations to their children. Of course parents always have hopes for their children and they take a variety of environmental means to try to shape their children and to help give them satisfying and valuable lives. And we usually think that those means, if not excessive, are acceptable and even desirable. Parents having hopes for their children and wanting them to turn out in certain ways don't have to undermine their non-contingent love and acceptance of their children. But this is a realistic concern, though whether it warrants legal prohibition of human cloning is a separate question. I would just add that in terms of undesirable attitudes, cloning oneself certainly in most circumstances would express what most of us would judge to be excessive and undesirable narcissism, but as I'll come to in a moment, some of the motives for cloning would not express that kind of narcissism.

A fourth concern is that reproductive cloning would divert resources from other more important social and medical needs. I think this would be a good reason for not using public funds to support human cloning, at least if the funds really were redirected to more important ends and needs, and there are certainly more important ends and needs than reproductive cloning. It does not seem, on the other hand, to be a reason either to prohibit private individuals or institutions from using their own resources for research on human cloning or for that matter on human cloning itself.

Fifth, some have been concerned that reproductive cloning might introduce commercial motives for financial gain into reproduction, and be one means of seeking »designer children«. So to put this again in a fairly extreme form, the concern is commercial interests offering genetically certified and guaranteed embryos for sale, perhaps offering a catalogue of different embryos, cloned from individuals with some variety of talents, capacities, and other desirable properties. Now embryos, cloned or otherwise, should not be available to be bought and sold. I think there is a clear social consensus in virtually every country to that effect. But this seems a separate issue from whether there should be cloned embryos which cannot be bought or sold. This moral consensus against any commercial market in embryos, cloned or otherwise, to be used for reproduction should be enforced by law, whatever public policy ultimately might be on reproductive cloning.

Another concern is that human reproductive cloning might be used by governments or other groups for immoral and exploitative purposes. Many of us remember Aldous Huxley's *Brave New World* in which individuals were engineered, though not by cloning, to have limited abilities and capacities to do, but to be happy doing, menial work that the society needed done. And one can imagine other forms of potential exploitation of cloning. This would exploit the clones solely as means for the benefit of others and would violate the equal respect and dignity that they would be owed as persons. Any such use of cloning would be wrong and should be prohibited. But we need not prohibit all cloning in order to prohibit this kind.

A last concern is that if reproductive cloning was used on a very widespread basis, it could have disastrous effects on the human gene pool by reducing genetic diversity. But this is not a realistic concern. Even if available and safe, human cloning would be very unlikely to be widely used. The vast majority of humans seem quite satisfied with the usual sexual means of reproduction; if anything, we get too much reproduction by standard sexual means, not too little.

Let me summarise my very brief assessment of the potential harms of cloning. There are certainly genuine and legitimate concerns about harms from cloning, although some concerns seem unfounded, but their probability and severity is often highly uncertain. So let me turn finally to the potential benefits of human reproductive cloning. Is there any good reason to believe that substantial benefits might come from it? In general my answer will be no, though there are a few limited uses in which it would be important to some individuals.

Some have argued that reproductive cloning would be an important new means of relieving the infertility some persons now experience. Of course, adoption could also be a means of these persons to obtain children, but reproductive cloning could satisfy the desires of some troubled by infertility to have biologically related children. It's also been argued that reproductive cloning would enable couples in which one party risks transmitting a serious genetic disease to reproduce without that risk. Here again, one has to add that there are other means of preventing that risk, such as using donor sperm, egg donation, or genetic testing. And in fact, couples to whom these other practices are unacceptable as a way of preventing the transmission of genetic disease are hardly likely to find cloning an acceptable way of doing so.

Others have suggested the possibility of cloning a later twin in order to enable a person to obtain needed organs or tissues for transplantation. One could only take tissues or organs that were compatible with the well being, health and life of the clone him or herself, but some would still object that doing so uses the clone simply as a means. In the USA, there have been debates about couples having children in the hopes of getting a match for a bone marrow transplant for a child they already have. In one of the best known cases the parents argued that, although they wanted the child in hopes of getting a match for a bone marrow transplant for their sick child, whether or not they got a match they would love and welcome that child into their family the same way they would any another child. The same could be true with cloning.

Others have pointed to the desire that some people would undoubtedly have to clone a child they had lost. The desire to do so would likely be based on a serious confusion that somehow they would be getting the child back again. But nevertheless it might provide some subjective satisfaction to people to be able to do so. Some people are also attracted to cloning in the belief that it would enable the duplication of individuals with great talents or character. This again is based on a deep confusion about genetic determinism. Great individuals's greatness has depended, no doubt, in part on their genome, but also on the particular social and historical circumstances in which they existed. And the social circumstances of the later clone would always be different. These and other potential benefits of human reproductive cloning seem limited at best.

Let me conclude. I want to emphasize again that, whatever one's position on the issues that I've discussed very briefly is, it's clear that any attempt at reproductive cloning at the present time would have ethically unacceptable risks to the clone and should not be permitted. Reproductive cloning was discussed a good bit in the late nineteen-sixties and the nineteen-seventies by theologians and some philosophers. What basically happened is that scientists essentially said that human cloning simply isn't possible, it is just science fiction. And so non-scientists accepted this and the discussion largely stopped. It did not begin again until embryo splitting occurred in the 1990s and not in earnest until Dolly was cloned in 1997.

So I think cloning hasn't had – even with the six years since Dolly was cloned – sufficient serious, careful ethical attention. At this time it seems to me that reproductive cloning does not promise substantial benefits or to uniquely meet any important human needs. And so we should not expect a great deal of benefit from it. On the other hand, many of the moral concerns about it are, in my view, also either confused or not well founded. Many people have emotionally charged reactions to cloning that are not always based on clear reasons. So I believe it's not possible to come to a decisive position that human reproductive cloning should be prohibited or that it should be permitted. The first of two US bioethics commissions that addressed cloning recommended a moratorium on reproductive cloning to allow for further public discussion and professional debate. The more recent Bush Council on Bioethics supported the ban of reproductive cloning. And it's quite clear that there's a great deal of international support for such a ban. However, I'm not persuaded that the reasons against human reproductive cloning are as strong as this support for its prohibition.

Note

1 The views in this paper are the author's and do not represent the policies or positions of the US National Institutes of Health, the Public Health Service, or the Department of Health and Human Services.

Hans Lilie

Cloning as a human experiment: Ethical and legal aspects of research

1. Hypothetical question?

At first glance this subject is a bit like reading tea-leaves and awakens in the medical lawyer, who is also a criminal lawyer, memories of the observation of the hypothetical causality in the case of crimes by omission.[1] Clarification of the question of how human experiments are to be evaluated, which inevitably goes hand in hand with the introduction of reproductive cloning, is still hypothetical. Up to now, we know little about the biological preconditions, the technical details or the repercussions of reproductive cloning for both the individual and society. The boundaries between "what we are by nature and what we can do"[2] are becoming increasingly blurred. If one examines whether reproductive cloning could be implemented as a human experiment, this would imply that the biomedical risks and social imponderables currently under discussion had been overcome.[3] It is, therefore, all the more urgent for risk assessment to be undertaken before the life sciences have reached the stage where they move from theoretical considerations to practical implementation. Hence, it makes sense to examine the legal and ethical dimensions of such actions prior to the possible mastery of known technologies.[4]

Cloning proves in an impressive manner that the discussion about the medical-legal and bioethical questions has long since moved beyond traditional separate disciplines and has become an international issue. Whereas bioscience lawyers, philosophers and theologists look for solutions in national discourse, doctors and biologists work in a global network of laboratories. The globalisation of biomedical research, in particular cell biology, is set against highly fragmented national law which is scarcely even transparent for experts in individual countries.[5] Particularly in the area of cloning, the international legal situation is very diverse and has reached very different levels of development. During the current phase, it has been subjected in most countries to a scarcely reliably understandable legislative activism. The legal diversity in individual countries provokes a need for action under international law.[6] The growing speed of the changes in location of biomedical research brings risks with it. The more restrictive the national legislation, the greater the mobility pressure for individual research scientists.[7]

Already on the national level in most countries the questions of biomedical research are viewed in a controversial manner from the medical, legal and ethical angles.[8] Laws and legislative bills are, therefore, frequently shaped by compromises which are closely linked to social, political and religious pre-understandings. However, if one looks beyond the national level then different national concepts are leading to a greater interweaving of approaches and masking viable solutions. Economic development is taking place in a broad spectrum of ethical diversity of postmodern societies and is caught in their dependencies. Hence, it is hardly surprising that increasing efforts are becoming clear to break through what are often national dead ends in order to establish binding yardsticks for existing or future international law provisions.[9]

The main criticism levied at reproductive cloning is that the deliberate creation of a human being violates the general and internationally recognised concept of human dignity.[10] Before, however, entering into the difficult and scarcely solvable debate about human dignity, it is appropriate to examine whether reproductive cloning is at all reconcilable with customary ethical and legal aspects of research. It is, therefore, logical to take step one before step two and to answer the question whether reproductive cloning is at all defensible as a human experiment given the principles of the Declaration of Helsinki and the related research principles.

2. International legal foundations

The precursors and trailblazers for the regulation of biomedical research under international law are the ten principles of the Nuremberg Code which were declared by the American military court in conjunction with the Nuremberg trials of doctors.[11]

When it comes to research involving human beings the Declaration of Helsinki calls for the highest priority to be given to the safety of the persons concerned by carefully assessing the predictable risks and foreseeable benefits. The well-being of the test person must always prevail over the interests of science and society.[12] Informed consent is another principle whereby consent for persons unable to give their consent can also be obtained from the legal guardian.[13]

Contrary to what it says in the Declaration of Helsinki, a number of international human rights and professional code provisions address reproductive cloning directly.

Reference should also be made to the Universal Declaration of UNESCO on the Human Genome and Human Rights. In Article 11 it explicitly prohibits reproductive cloning. In research on the human genome, it postulates priority for the respect of human rights, fundamental freedoms and the human dignity of individuals over research and research applications. The Resolution on Cloning of the World Medical Association of November 1997, also, calls on doctors and other research scientists to exercise constraint in reproductive cloning until all ethical and legal problems have been solved and every necessary control has been guaranteed. A catalogue of international provisions which explicitly prohibits reproductive cloning could be continued at this point. Special mention should be made here of the efforts of the General Assembly of the United Nations to achieve an international convention against reproductive cloning.[14]

3. Starting situation

Before we, however, examine the admissibility of reproductive cloning on the basis of some of the international conventions and their legal provisions listed above, we must first summarize the reasons given in order to justify reproductive cloning in human beings. The next step should then be to examine whether these measures are to be assessed at all as human experiments. In a third stage the two major preconditions for human experiments must be examined on the basis of the principles of the Declaration of Helsinki. First of all a brief summary of the reasons which supposedly justify reproductive cloning.[15]

Similar to therapeutic cloning the focus here is on medical needs: the cloned human being could act as a donor for organs and tissue. Hereditary diseases could be understood and thus become treatable. A frequently heard argument is that, as in nature, a monozygotic twin could be artificially created through cloning. After all, there is a desire to improve the opportunities for treating infertility or replacing a dead child.

4. Reproductive cloning as a human experiment

Now to my second question: is reproductive cloning at all to be assessed as a human experiment or possibly as a therapeutic experiment? Whereas human experiments are part of research, the therapeutic trial already counts as medical treatment. It possibly even serves the health of the test persons concerned and may only be undertaken after a strict assessment of risks and benefits.

By contrast, human experiments require more of the doctor and research scientist: the experiment does not have the legitimation of treatment. This means that the fundamental principle of individual benefit is abandoned in favour of the community good or at least for a group-specific benefit.[16] This shift forces the research scientist to independently ensure the medical acceptability and the voluntary nature of the test person.

For further assessment it should be stressed once again that human experiments are characterised by the fact that there is no individual benefit for the test person himself.[17] In the case of reproductive cloning the questions of self-interest and benefits for others throw up specific problems. If we look at the person who wants to clone himself, then at first sight it is difficult to classify reproductive cloning as a human experiment if the clone is to serve later as a donor for organs and tissues. In the case of infertility treatment, too, it is scarcely possible to talk about a benefit for others in this context. This also applies indirectly to those cases in which the goal is to avoid genetic hereditary diseases. The creation of a twin would then not solely benefit another person. Hence, at first sight, the criteria of human experiments do not seem to apply when the test person himself expresses the wish for reproductive cloning out of self-interest. Without his request, without his explicit demand the scientists concerned would not have the option of cloning. On the other hand, at least there is agreement today that the emphasis of assessment is on the scientific-experimental character. If, in order to assess whether reproductive cloning is a therapeutic trial or a human experiment, one were only to look at what is to be cloned, then this would indeed lead to a distortion of the situation. This way of viewing the situation masks the far more serious risk for the clone. This must of course have the consequence that the concrete benefit for the person to be cloned takes a back seat here. This way of viewing the situation then leads to the criteria of the human experiment being dominant. Here it is a matter of the further development of biomedical science. That is and remains the decisive aspect which is quoted today as the justification for reproductive cloning. This procedure must then be qualified as a human experiment.

If then on the basis of these comments one comes to the conclusion that reproductive cloning, although it does not fit unequivocally into this category, must in terms of result be deemed to be a human experiment, then the yardsticks required for this must be applied.

5. Yardsticks of the Declaration of Helsinki for human experiments

The admissibility preconditions which apply to human experiments are mainly those set out in the revised version of the Declaration of Helsinki. The principles are listed according to their weighting.[18] In the first place is the scientific acceptability of the procedure, i. e. the expected progress must be weighed against the risk which the test person is exposed to in order to determine whether one then could speak of an acceptable risk. The fact that the precondition of informed consent is to be examined after this criterion is considered to be a rather parternalistic principle.[19]

The main criterion for the admissibility of a human experiment is the scientific admissibility or acceptable risk. It is required that the person concerned may only be exposed to a commensurate relationship between risk and benefit.[20] If one wishes to apply this principle to the human experiment of reproductive cloning, one difficulty becomes clear which we will have to address again later in conjunction with informed consent: the life and health of the person involved in the respective experiment are to be protected. This involves the old principle of "primum nihil nocere"[21]. This non-maleficence principle is interpreted in such a way that a certain degree of risk is admissible. However, the experiment becomes inadmissible when the risk is no longer appropriate because the person concerned runs the risk of serious injury. If the human experiment of reproductive cloning goes in the direction of instrumentalising the clone as an organ donor, then already on the grounds of this principle there is an insurmountable obstacle. After all it is set out in the general principles "that concern for the interests of the subject must always prevail over the interests of science and society"[22]. When examining the acceptable risk the actual problem is that abstract, general well-being must be weighed against the concrete risk for a specific person.[23] On the one hand, we have the somewhat vague progress of medical research with the related healing interests. However, the very thought of cloning individual human beings leads to major concerns because there is a risk that this technology could be used for breeding, i. e. for eugenic purposes.[24] It still has not been clarified what health risks and possible deformities the clone will be exposed to.

Hence for reproductive cloning it is a matter of laying down the boundary for acceptance of the risk and scale of dangers which the legal order is willing to bear. Risks may be accepted when they are closely linked to the interests of the person concerned. In this context, the decisive yardstick is the therapeutic advantage which is to be expected with a high degree of probability as the result of reproductive cloning. Of course, the instrumentalisation of human life cannot be legitimated when the procedure mainly involves research to help others.[25] This would, however, be instrumentalisation if there were intentional plans to breed human beings with specific traits particularly as the clone created in this way would carry in itself the risk of genetic damage from the very outset. Against a truly scientific background, the creation of genetically identical twins could be considered acceptable where, as in the case of the natural development of twins, the result would be genetically identical human beings. But this targeted allocation of the same genetic predetermination is the marked distinction to the natural development of twins. Given the risk, however, it cannot be accepted because the artificial creation of more than one child cannot be deemed to be a relevant progress in medicine. Seen in isolation this is not a high ethical goal of research. At the same time, it means that the creation of even only one embryo for the sole purpose of use as an organ donor violates the rights of this embryo in such an elementary area that this procedure could not be justified by the interests of science and society.

There is another important element. Reproductive cloning is dependent on fertilisable ova. According to the current level of knowledge a large number of ova are required for a successful cloning procedure. It has been reported from animal experiments that between 30 and 100 ova are required. For this it would be necessary to hyper-stimulate the ovaries of many women. There are fears that underprivileged women would be instrumentalised for the purposes of harvesting ova.[26] In the assessment this aspect would have to be treated as the central argument. Such a wide scale instrumentalisation of women of a child-bearing age cannot be justified by the interests of science and society either.

In some cases an attempt is made to avoid the problems of the risk-benefit assessment of reproductive cloning as a human experiment by undertaking pre-natal diagnostics after cloning and implantation as a solution to the conflict. In the case of a diagnosed erroneous development an abortion would prevent the birth of that human being.

All the same, a solution of this kind is exposed to deep-rooted concerns. Similar to the debate about foeticide after sterility treatment, here it is also a question of whether a termination of this kind should be permitted from the very outset as part of the treatment strategy. As in foeticide there is an acceptance of a risk for emerging life but there is an emergency exit in the shape of pregnancy termination. In fact, a pregnancy termination after reproductive cloning throws up special problems, as a human experiment reproductive cloning is dependent on extensive information.

After providing thorough and extensive information, all those persons affected by cloning are to be fully informed about every detail of the risks involved. Then they will also have been informed about the fact that the clone will bear, from the very outset, a disproportionately higher risk of a handicap because of the expected genetic damage. Hence, it seems intolerable to include the escape route via pregnancy termination from the very beginning. Here the fundamental idea of provocation or of actio illicita in causa could come into play. The actio illicita in causa is based on the idea that the provocateur at the time of the defence action is to be denied protection for instance under the above self-defence provision of § 32 German Criminal Code (StGB) because only the existing risk relationship between the result and the prior provocation could be accurately recorded.[27] Finally, the overall assessment must bear in mind that the persons concerned caused the risk themselves.

The idea in § 35 para 1 sentence 2 German Criminal Code is formulated in a similar manner. There the person concerned is not entitled to ward off a risk for life and limb from himself or a person close to him if he has caused the risk himself. This means that it is considered acceptable for him to suffer the risk. Finally, the thought of the forfeiture or the ban of venire contra factum proprium can be applied. In the final instance, this involves the principles of the abuse of law whereby the idea of individual abuse of law could come into play.

That is why reproductive cloning does not have the way out via pregnancy termination. This means that the risk-benefit evaluation cannot be corrected in favour of cloning.

Hence, the risk-benefit assessment already goes against the admissibility of reproductive cloning as a human experiment. Nevertheless, the questions of informed consent must be addressed.

The test persons in human experiments must be in a position to understand the concrete situation, particularly in respect of the goal of the respective research project. The person concerned must be in a position to equally assess the concrete procedures and constraints as well as the risks which he will run and the possible consequences. Based on comprehensive information the test person requires an understanding which will enable him to independently form and express his own wishes.[28] Possibly comparable yardsticks within the framework of a statutory standardised consent can be found in the meantime in § 8 para 2 of the German Transplantation Act in connection with living donations. Similar to human experiments, living donations never serve the donor directly himself. For him the intervention is linked at least physically with considerable disadvantages, dangers and risks. These parallels make it possible to postulate a corresponding application of § 8 para 2 of the Transplantation Act to the preconditions for information and consent. Related to human experiments this means that the test person must be informed about the "type of intervention, scale and possible, also indirect consequences and late effects for his health and about the expected success of the procedure and other circumstances to which he evidently attributes [...] importance".

If one tries to apply the preconditions of informed consent to the cases of reproductive cloning, then one should first look at the clone. Since it does not yet exist, it is not in a position to give its own consent. One could consider applying the principles of consent by proxy consent. The proxy could at best be the person who is going to be cloned. However because of the existing conflict of interest particularly in the case of one-sided interests, he will be excluded from the very outset from this representation. But also the person to be cloned cannot agree to such a procedure in his own right. It's not just a matter of his own interests and objects of legal protection which are up for debate. In the case of reproductive cloning the interests of the clone must also be taken into account. This leads to the failure of the legal admissibility of reproductive cloning as a human experiment at the latest when it comes to consent.

6. Result

Reproductive cloning could at best be deemed to be a human experiment. Of course central, ethical and legal aspects of research stand in the way of admissibility. In particular the expected danger is not in any relationship to the expected advantage offered by this form of research. The preconditions of informed consent cannot be met by reproductive cloning. This means that this procedure violates all preconditions of the Declaration of Helsinki and must be rejected on this basis without applying from the very outset the controversial argument of dignity.

Notes

1 Tanner, K. (2002): *Das Ende der Enthaltsamkeit,* in: Zeitschrift für Evangelische Ethik 46, 2, 144.

2 Ibid.

3 Gordijn, B. (1999): *Das Klonen von Menschen,* in: Ethik in der Medizin 11, 16.

4 Ibid; Taupitz, J. (2002a): *Embryonenforschung zwischen wissenschaftlicher Freiheit und rechtlicher Verantwortung,* in: Kress, H., Racké, K. (Hg.) (2002): Medizin an den Grenzen des Lebens. Lebensbeginn und Lebensende in der biomedizinischen Kontroverse, Münster u. a., 17 ff.

5 An overview of the situation in Europe is given by Lilie, H., Mandla, C., in: Beyleveld, D., Frazer, D., Lilie, H., Mandla, C. (2003): *The Regulation of Embryo Research in Europe,* in: Solter, D. et. al (2003) (ed.): Human Embryo Research in Pluralistic Europe, Europäische Akademie Ahrweiler; for the German discussion, cf. in this volume Rosenau, H. (2003): *Reproduktives und therapeutisches Klonen aus juristischer Sicht*; recently Neidert, R. (2002): *Das überschätzte Embryonenschutzgesetz,* in: Zeitschrift für Rechtspolitik, 467 ff.; for the German discussion, cf. Rosenau, H. u. a. (Hg.) (2003): *Strafrecht – Biorecht – Rechtsphilosophie.* Festschrift für Hans-Ludwig Schreiber zum 70. Geburtstag, Heidelberg, 761 and Lilie, H. (2003): *Biorecht und Politik am Beispiel der internationalen Stammzelldiskussion,* in: Festschrift für Hans-Ludwig Schreiber, 729-730 m. w. zahlreichen Nachweisen, 729; Spickhoff, A.: *Der Schutz von Embryo und Stammzelle im internationalen Straf- und Privatrecht,* 881.

6 Bodendieck, F., Nowrot, K. (1999): *Bioethik und Völkerrecht,* in: Archiv des Völkerrechts 37, 209, with extensive further evidence.

7 Taupitz, J. (2002b): *Biomedizinische Forschung zwischen Freiheit und Verantwortung,* Heidelberg u. a., 1; Lilie, H. (2003). *Entwurf eines Zusatzprotokolls Übereinkommen über Menschenrechte und Biomedizin über biomedizinische Forschung,* Comité directeur pour la bioéthique (CDBI/INF) (2001) 5, abgedruckt in Taupitz, J. 2002b, ibid., 197 f. (German translation preamble).

8 Cf. on this the individual national reports, in: Deutsch, E., Taupitz, J. (Hg.) (1999): *Forschungsfreiheit und Forschungskontrolle in der Medizin. Zur geplanten Revision der Deklaration von Helsinki,* Heidelberg u. a.

9 Bodendiek, F., Nowrot, K. 1999, 178.

10 Rubin, B., Gratwohl, A. A., Reiter-Theil, S. (2003): *Stammzellforschung,* in: Onkologie 9, 128-139; Joerden, J. C. (2002): *Perspektiven der Stammzellforschung und Grundlagen für deren rechtliche Regulierung,* in: Jahrbuch für Recht und Ethik 10, 113.

11 Deutsch, E.: *Das nichttherapeutische Experiment am Menschen – Nationale und internationale Grundsätze,* in: Niedersächsisches Ärzteblatt 83, 303; Radan, W. C., Losch, B. (2000): *Biomedizinische Humanexperimente mit Einwilligungsunfähigen,* in: Archiv für Rechts- und Sozialphilosophie 86, 423–424.

12 Deutsch, E. (2001): *Klinische Forschung International: Die Deklaration von Helsinki des Weltärztebundes in neuem Gewand*, in: Neue Juristische Wochenschrift, 857–860.

13 Deutsch, E., Spickhoff, A. (2003): *Medizinrecht. Arztrecht, Arzneimittelrecht, Medizinproduktrecht und Transfusionsrecht*, Heidelberg u. a., Rdn. 660; Deutsch, E. 2001, ibid., 857.

14 Lilie, H. 2003, 729–740.

15 Taupitz, J. (2002): *Therapeutisches und reproduktives Klonen aus juristischer Sicht,* in: Zeitschrift für ärztliche Fortbildung und Qualitätssicherung 96, 449–455; Bernat, E. (2002): *A Human Right to Reproduce Non-Coitally?,* in: Law Review 21, 1, 20 ff.; Gordijn, B. (1999): *Das Klonen von Menschen,* in: Ethik in der Medizin 11, 12–34.

16 Lilie, H. (1999): *Forschung am Menschen in Deutschland – Rechtsgrundlagen und Rechtsentwicklung,* in: Lippert, H.-D., Eisenmenger, W. (Hg.) (1999): Forschung am Menschen. Der Schutz des Menschen – die Freiheit des Forschers, in: Medizinrecht 3.

17 Taupitz, J. (2002) (Hg.): *Das Menschenrechtsübereinkommen zur Biomedizin des Europarates – taugliches Vorbild für eine weltweit geltende Regelung?*, Berlin, 413.

18 Deutsch, E. 2001, 858.

19 Ibid.

20 Deutsch, E., Spickhoff, A. 2003, Rdn. 683.

21 Deutsch, E. (s. note 11), 306.

22 Revidierte Deklaration von Helsinki, Allgemeine Grundsätze 5.

23 Schreiber, H.-L. (1982): *Juristische des therapeutischen Versuchs am Menschen*, in: Medizin und Gesellschaft. Ethische Verantwortung und ärztliches Handeln, Stuttgart, 185–186; Lilie, H. 1999, in: Lippert, H.-D., Eisenmenger, W. (Hg.) 1999, 4–5.

24 Gordijn, B. 1999, 23–24.

25 Näher dazu Joerden, J. C. (1999): *Wessen Rechte werden durch das Klonen möglicherweise beeinträchtigt?*, in: Jahrbuch für Recht und Ethik 7, 79 ff.

26 Biotech Bulletin 10, Council for Biotechnology Police, www.clonininformation.org.

27 Neumann, U. (1985): *Zurechnung und »Vorverschulden«*, Berlin, 148.

28 For the rationality concept in this context s. Amelung, K. (1999): *Einwilligungsfähigkeit und Rationalität*, in: Juristische Rundschau 45 (47).

Cloning as a method in bioscientific research

Rudolf Jaenisch

The biology of nuclear cloning and the potential of cloned embryonic stem cells for transplantation therapy[1]

Summary

An emerging consensus is that somatic cell nuclear transfer (SCNT) for the purpose of creating a child (also called »reproductive cloning«) is not acceptable for both moral and scientific reasons. In contrast, SCNT with the goal of generating an embryonic stem cell line (»therapeutic cloning«) remains a controversial issue. Although therapeutic cloning holds the promise of yielding new ways of treating a number of degenerative diseases, it is not acceptable to many because the derivation of an embryonic stem cell line from the cloned embryo (an essential step in this process) necessarily involves the loss of an embryo and hence the destruction of potential human life.

In this article, I will develop two main arguments that are based on the available scientific evidence. 1) In contrast to an embryo derived by *in vitro* fertilization (IVF), a cloned embryo has little if any potential to ever develop into a normal human being. This is because, by circumventing the normal processes of gametogenesis and fertilization, nuclear cloning prevents the proper reprogramming of the clone‘s genome, which is a prerequisite for development of an embryo to a normal individual. It is unlikely that these biological barriers to normal development can be solved in the foreseeable future. Therefore, from a biologist‘s point of view, the cloned human embryo, used for the derivation of an embryonic stem cell and the subsequent therapy of a needy patient, has *little if any potential* to create a normal human life. 2) Embryonic stem cells, developed from a cloned embryo, are functionally indistinguishable from those that have been generated from embryos derived by in vitro fertilization (IVF). Both types of embryonic stem cells have an *identical potential* to serve as a source for therapeutically useful cells.

It is crucial that the ongoing debate on the possible therapeutic application of SNCT is based on biological facts. The goal of this article is to provide such a basis and to contribute to a more rational discussion that is founded on scientific evidence rather than on misconceptions or misrepresentations of the available scientific data.

I. Introduction

It is important to distinguish between »reproductive cloning« and »nuclear transplantation therapy« (also referred to as »SCNT« or »therapeutic cloning«). In reproductive cloning a cloned embryo is generated by transfer of a somatic nucleus into an enucleated egg with the goal to create a cloned individual. In contrast, the purpose of nuclear transplantation therapy is to generate an embryonic stem cell line (referred to as »ntES cells«) that is »tailored« to the needs of a patient who served as the nuclear donor. The ntES cells could be used as a source of functional cells that would be suitable for treating an underlying disease by transplantation.

There is now experience from cloning of seven different mammalian species that is relevant for three main questions of public interest: 1) Would cloned human embryo be »normal«? 2) Could the problems currently seen with cloning be solved in the foreseeable future? 3) Would ES cells derived from cloned humans be »normal« and useful for cell therapy? The arguments advanced in this article are strictly based on molecular and biological evidence that has been obtained largely in the mouse. I will not attempt to review the cloning literature but only refer to selected papers on cloned mice. The relevant literature on cloning of mammals can be found in recent reviews.[2] The content of this article is entirely based upon a review commissioned by the President's Council on Bioethics.[3]

II. Most cloned animals die or are born with abnormalities

The majority of cloned mammals derived by nuclear transfer (NT) die during gestation, and those that survive to birth frequently display »Large Offspring Syndrome«, a neonatal phenotype characterized by respiratory and metabolic abnormalities and enlarged and dysfunctional placentas.[4] In order for a donor nucleus to support development into a clone, it must be reprogrammed to a state compatible with embryonic development. The transferred nucleus must properly activate genes important for early embryonic development and also suppress differentiation-associated genes that had been transcribed in the original donor cell. Inadequate »reprogramming« of the donor nucleus is most likely the principal reason for developmental failure of clones.[5] Since few clones survive to birth, the question remains whether survivors are fully normal or merely the least affected animals carrying through to adulthood despite harboring subtle abnormalities that originate in faulty reprogramming but that are not severe enough to interfere with survival to birth or beyond.

III. Reprogramming of the genome during normal development and after nuclear transfer

The fundamental difference between nuclear cloning and normal fertilization is that the nucleus used in nuclear cloning comes from a somatic (body) cell that has not undergone the developmental events required to produce the egg and sperm. Nuclear cloning involves the transplantation of a somatic nucleus into the oocyte from which the nucleus has been removed. However, the genes in the somatic nucleus are not in the same state as those in the fertilized egg because nuclear transplantation short-cuts the complex process of egg and sperm maturation which involves extensive »reprogramming« of the genome, a process that shuts some genes off and leaves others on. Reprogramming during gametogenesis prepares the genome of the two mature gametes with the ability to activate faithfully the genetic program that ensures normal embryonic development when they combine at fertilization (Fig. 1a). This reprogramming of the genome begins at gastrulation, when primordial germ cells (PGCs) are formed, and continues during differentiation into mature gametes resulting in a radically different chromatin configuration of sperm and oocyte.[6]

Experiments have shown that uniparental embryos (embryos whose genomes are derived solely from either the maternal or paternal parent) do not develop normally. Uniparental embryos first seem normal; they direct cleavage (early development to the blastocyst stage) despite profound differences in their epigenetic organization.[7] However, uniparental embryos fail soon after the implantation of the embryo into the wall of the uterus, indicating that both parental genomes are needed and functionally complement each other beginning at this later step of embryogenesis. Presumably, the different epigenetic organization of the two genomes is crucial for achieving normal development. Moreover, it has been well established that the imbalance of imprinted gene expression represents an important cause of embryonic failure.[8]

In order for cloned embryos to complete development, genes, normally expressed during embryogenesis but silent in the somatic donor cell, must be reactivated. This complex process of epigenetic remodeling (i. e., the reconfiguration of the genome by turning on and turning off specific genes) that occurs during gametogenesis in normal development ensures that the genome of the zygote can faithfully activate early embryonic gene expression (Fig.1a).[9] In a cloned embryo, reprogramming, which in normal gametogenesis requires months to years to complete, must occur in a cellular context radically different from gametogenesis and within the short interval (probably within hours) between transfer of the donor nucleus into the egg and the time when zygotic transcription becomes necessary for further development. Given these radically different conditions, one can envisage a spectrum of different outcomes to the reprogramming process ranging from (i) no reprogramming of the genome, resulting in immediate death of the NT embryo; through (ii) partial reprogramming, allowing initial survival of the clones, but resulting in an abnormal phenotype and/or lethality at various stages of development; to (iii) faithful reprogramming producing fully normal animals (Fig.1b). The phenotypes observed over the past five years in cloned embryos and newborns suggest that complete reprogramming is the exception, if it occurs at all.

IV. Development of clones depends on the differentiation-state of the donor nucleus

The majority of cloned embryos fail at an early step of embryonic development, soon after implantation in the wall of the uterus, an early step of embryonic development.[10] Those that live to birth often display common abnormalities irrespective of the donor cell type (Table 1). In addition to symptoms referred to as »Large Offspring Syndrome«, neonate clones often suffer from respiratory distress and kidney, liver, heart or brain defects.[11] However, the abnormalities characteristic of cloned animals are not inherited by their offspring[12], indicating that epigenetic aberrations (i. e., failure of genome reprogramming) rather than genetic aberrations (changes in the sequences within the DNA) are the cause.

The efficiency of creating cloned animals is strongly influenced by the differentiation-state of the donor nucleus (Table 1). In the mouse, for example, only 1–3% of cloned blastocysts derived from somatic donor nuclei, e. g., those prepared fromfibroblasts or cumulus cells, will develop to adult cloned animals (s. note 10). In certain cases, such as those using terminally differentiated B or T cell donor nuclei, the efficiency of cloning is so low as to preclude the direct derivation of cloned animals.[13] In stark contrast to these examples, cloning using donor nuclei prepared from embryonic stem (ES) cells is significantly more efficient (between 15% and 30%, Table 1). This correlation with differentiation-state suggests that embryonic nuclei require less reprogramming of their genome, ostensibly because the genes essential for embryonic development are already active and need not be reprogrammed. In fact, the nucleus of an embryonic cell such as an ES cell may well have the same high efficiency to generate postnatal mice after nuclear transfer as the nucleus prepared from a recently fertilized egg (Table 1, compare Fig. 4). Nonetheless, most if not all mice that have been cloned from ES cell donor nuclei, in contrast to mice derived through natural fertilization from the zygote, are abnormal, indicating that the processes of gametogenesis (development of sperm and of egg) and fertilization endow the zygote nucleus with the ability to direct *normal* development. In summary, these data indicate that the potential of a nucleus to generate a normal embryo is lost progressively with development.

V. Adult cloned animals: how normal are they?

The observation that apparently healthy adult cloned animals have been produced in seven mammalian species (albeit at low efficiency) is being used by some as a justification for attempting to clone humans. In fact, even those that survive to adulthood, such as Dolly, may succumb relatively early in adulthood because of numerous health problems. Insights into the mechanisms responsible for clone failure before and after birth have come from molecular and biological analysis of mouse clones that have reached (i) the blastocyst stage, (ii) the perinatal period and (iii) adulthood.

(i) Most clones fall short of activating key embryonic genes and fail early

As stated above in order for clones to develop, the genes that are normally expressed during embryogenesis, but are silent in the somatic donor cell, must be reactivated.[14] It is the failure to activate key *embryonic* genes that are required for early development that leads to the demise of most clones just after implantation. Recently, a set of about 70 key embryonic genes termed »Oct-4 like« genes has been identified; these genes are active in early embryos but not in somatic donor cells. Importantly, the failure to faithfully activate this set of genes can be correlated with the frequent death of cloned animals during the immediate post-implantation period.[15] These results define »faulty reprogramming« as the cause of early demise of cloned embryos due to the failure to reactivate key embryonic genes that are silent in the donor cell.

(ii) Newborn clones misexpress hundreds of genes

Clones that survive to birth suffer from serious problems, many of which appear to be due to an abnormal placenta. The most common phenotypes observed in animals cloned from either somatic or ES cell nuclei are fetal growth abnormalities such as increased placental and birth weight. This has suggested that surviving clones had accurately reprogrammed the Oct-4 like genes that are essential for the earliest stages of development, i. e. those immediately following implantation of the embryo into the uterus. The abnormal phenotype of those clones that do survive through these early stages and develop to birth indicates that other genes that are important for later stages of development but are not essential for early survival are not correctly reprogrammed. To assess the extent of abnormal expression of various genes in the cells of clones, global gene expression has been assessed by microarray analysis of RNA prepared from the placentas and livers of neonatal cloned mice, i. e., clones that survived development and were viable at birth; these clones had been derived by nuclear transfer (NT) of nuclei prepared either from cultured ES cells or from freshly isolated cumulus cells (somatic cells that surround the egg).[16] Direct comparison of gene expression profiles of over 10,000 genes (of the 30,000 or so in the mammalian genome) showed that for both classes of cloned neonatal mice, approximately 4% of the expressed genes in their placentas differed dramatically in expression levels from those in controls, and that the majority of abnormally expressed genes were common to both types of clones. When imprinted genes, a class of genes that express only one allele (either from maternal or paternal origin), were analyzed, between 30% and 50% were not correctly activated (s. note 8). These data represent strong molecular evidence that cloned animals, even those that survive to birth, suffer from serious gene expression abnormalities.

(iii) Cloned animals develop serious problems with age

The generation of adult and seemingly healthy adult cloned animals has been taken as evidence that normal cloned animals can be generated by nuclear transfer, albeit with low efficiency. Indeed, a routine physical and clinical laboratory examination of 24 cloned cows of 1 to 4 years of age failed to reveal major abnormalities.[17] Cloned mice of a corresponding age as that of the cloned cows (2–6 months in mice vs. 1–4 years in cows) also appear »normal« by superficial inspection. However, when cloned mice aged, serious problems, not apparent at younger ages, became manifest. One study found that the great majority of cloned mice died significantly earlier than normal mice, succumbing with immune deficiency and serious pathological alterations in multiple organs.[18] Another study found that aged cloned mice became overweight with major metabolic disturbances.[19] Thus, serious abnormalities in cloned animals may often become manifest only when the animals age.

Firm evidence about aging and »normalcy« of cloned farm animals is incomplete or anecdotal because cloned animals of these species are still comparatively young (relative to their respective normal life span). For example, the premature death of Dolly[20] is entirely consistent with serious abnormalities in cloned sheep that become manifest only at later ages. Also, two of the analyzed cloned cows developed disease soon after the study on "healthy and normal cattle"[21] had appeared: one animal developed an ovarian tumor and another one suffered brain seizures.[22] While it cannot be ruled out that these are »spontaneous« maladies unconnected with the cloning procedure, a more likely alternative is that these problems were direct consequences of the nuclear transfer procedure.

(iv) Are there any »normal« clones?

It is a key question in the public debate whether it is ever possible to produce a normal individual by nuclear cloning, even if only with low efficiency. The available evidence suggests that it may be difficult if not impossible to produce normal clones for the following reasons: 1) As summarized above, all analyzed clones at birth showed dysregulation of hundreds of genes. The development of clones to birth and beyond despite widespread epigenetic abnormalities suggests that mammalian development can tolerate dysregulation of many genes. 2) Some clones survive to adulthood by compensating for gene dysregulation. Though this »compensation« assures *survival*, it may not prevent maladies to become manifest at later ages. Therefore, most if not all clones are expected to have at least subtle abnormalities that may not be so severe as to result in an obvious phenotype at birth but will cause serious problems later as seen in aged mice. Clones may just differ in the extent of abnormal gene expression: if the key »Oct-4 like« genes are not activated, clones die immediately after implantation. If those genes are activated, the clone may survive to birth and beyond.

As schematically shown in Fig. 2, the two stages when the majority of clones fail are immediately after implantation and at birth. These are two critical stages of development that may be particularly vulnerable to faulty gene expression. Once cloned newborns have progressed through the critical perinatal period, various compensatory mechanisms may counterbalance abnormal expression of other genes that are not essential for the subsequent postnatal survival. However, the stochastic occurrence of disease and other defects at later age in many or most adult clones implies that such compensatory mechanisms do not guarantee »normalcy« of cloned animals. Rather, the phenotypes of surviving cloned animals may be distributed over a wide spectrum from abnormalities causing sudden demise at later postnatal age to more subtle abnormalities allowing survival to advanced age (Fig. 2). These considerations illustrate the complexity of defining subtle gene expression defects and emphasize the need for more sophisticated test criteria such as environmental stress or behavior tests. However, the available evidence suggests that truly normal clones may be the exception.

It should be emphasized that »abnormality« or »normalcy« is defined here by molecular and biological criteria that distinguish cloned embryos or animals from control animals produced by sexual reproduction. The most informative data for the arguments presented above come from the mouse. There is, however, every reason to believe that these difficulties associated with producing mice and a variety of other mammalian embryos by nuclear transplantation will also afflict the process of human reproductive cloning.[23]

(v) Is it possible to overcome the problems inherent in reproductive cloning?

It is often argued that the »technical« problems in producing normal cloned mammals will be solved by scientific progress that will be made in the foreseeable future. The following considerations argue that this may not be so.

A principal biological barrier that prevents clones from being normal is the »epigenetic« difference (such as distinct patterns of DNA methylation)[24] between the chromosomes inherited from mother and from father, i. e. the difference between the »maternal« and the »paternal« genome of an individual. Such methylation of specific DNA sequences is known to be responsible for shutting down the expression of nearby genes. Parent-specific methylation marks are responsible for the expression of imprinted genes and cause only one copy of an imprinted gene, derived either from sperm or egg, to be active while the other allele is inactive.[25] When sperm and oocyte genomes are combined at fertilization, the parent-specific marks established during oogenesis and spermatogenesis persist in the genome of the zygote (Fig. 3A). Of interest for this discussion is that within hours after fertilization, most of the global methylation marks (with the exception of those on imprinted genes) are stripped from the sperm genome whereas the genome of the oocyte is resistant to this active demethylation process.[26] This is because the oocyte genome is in a different »oocyte-appropriate« epigenetic state than the sperm genome. The oocyte genome becomes only partially demethylated within the next few days by a passive demethylation process. The result of these post-fertilization changes is that the two parental genomes are epigenetically different (as defined by the patterns of DNA methylation) in the later stage embryo and remain so in the adult in imprinted as well as non-imprinted sequences.

In cloning, the epigenetic differences that are established during gametogenesis may be erased because both parental genomes of the somatic donor cell are introduced into the egg from the outside and are thus exposed equally to the demethylation activity present in the egg cytoplasm (Fig. 3B). This predicts that imprinted genes should be particularly vulnerable to inappropriate methylation and associated dysregulation in cloned animals. The results summarized earlier are consistent with this prediction. For cloning to be made safe, the two parental genomes of a somatic donor cell would need to be physically separated and separately treated in an »oocyte-appropriate« and a »sperm-appropriate« way, respectively. At present, it seems that this is the only rational approach to guarantee the creation of the epigenetic differences that are normally established during gametogenesis. Such an approach is beyond our present abilities. These considerations imply that *serious biological barriers* exist that interfere with faithful reprogramming after nuclear transfer. It is a safe conclusion that these biological barriers represent a major stumbling block to efforts aimed at making nuclear cloning a safe reproductive procedure for the foreseeable future.

It has been argued that the problems in mammalian cloning are similar to those encountered with IVF 30 years ago: Thus, following this argument, the methods of culture and embryo manipulations just would need to be improved to develop reproductive cloning into a safe reproductive technology that is as acceptable as IVF. This argument appears to be fundamentally flawed. It is certainly correct that merely »technical« problems needed to be solved to make IVF efficient and safe. It is important to distinguish between the perfection of technical skills to imitate a biological event and the development of wholly new science to overcome the blocks to events that have severe biological restrictions. Nuclear cloning faces serious biological barriers that cannot be addressed by mere adjustments in experimental technique. Indeed, since the birth of Dolly *no* progress has been made in solving any of the underlying *biological issues* of faulty gene reprogramming and resulting defective development.

VI. Therapeutic applications of SCNT

(i) Reproductive cloning vs. therapeutic cloning

In spite of the biological and ethical barriers associated with reproductive cloning, nuclear transfer technology has significant therapeutic potential that is within our grasp. There is an enormous distinction between the goals and the end product of these two technologies. The purpose of reproductive cloning is to generate a cloned embryo that is then implanted in the uterus of a female to give rise to a cloned individual. In contrast, the purpose of nuclear transplantation therapy is to generate an embryonic stem cell line that is derived from a patient (referred to as »ntES cells«) and can be used subsequently for tissue replacement.[27]

Many scientists recognize the potential of ntES cells for organ transplantation. This procedure is currently complicated by immune rejection due to immunological incompatibility. Thus, virtually all organ transplants undertaken at present involve the use of donor organs that are recognized as foreign by the immune systems of the recipient and thus are targeted for destruction by these immune systems. To treat this »host versus graft« disease, immunosuppressive drugs are routinely given to transplant recipients in order to suppress this organ rejection. Such immunosuppressive treatment has serious side effects including increased risks of infections and malignancies. In principle, ES cells can be created from a patient‘s nuclei using nuclear transfer. Because ntES cells will be genetically identical to the patient's cells, the risks of immune rejection and the requirement for immunosuppression are eliminated. Moreover, ES cells provide a renewable source of replacement tissue allowing for repeated therapy whenever needed. Finally, if ES cells are derived from a patient carrying a known genetic defect, the mutation in question can be corrected in the ntES cells using standard gene targeting methods before introducing these ES cells (or derived tissue-specific stem cells) back into the patient‘s body.

(ii) Combining nuclear cloning with gene and cell therapy

In a »proof of principle« experiment, nuclear cloning in combination with gene and cell therapy has been used to treat a mouse genetic disorder that has a human counterpart (Fig. 4). To do so, the well-characterized *Rag2* mutant mouse was used as »patient«.[28] This mutation causes *severe combined immune deficiency (SCID)*, because the enzyme that catalyzes immune receptor rearrangements in lymphocytes is non-functional. Consequently, these mice are devoid of mature B and T cells, a disease resembling human *Omenn syndrome*.[29]

In a first step, somatic (fibroblast) donor cells were isolated from the tails of *Rag2*-deficient mice and their nuclei were injected into enucleated eggs. The resultant embryos were cultured to the blastocyst stage and isogenic ES cells were isolated. Subsequently, one of the mutant *Rag2* alleles was targeted by homologous recombination in ES cells to restore normal *Rag2* gene structure and function. In order to obtain somatic cells for treatment, these genetically repaired ES cells were differentiated into embryoid bodies and further into hematopoietic precursors by expressing *HoxB4*, a transcription factor that is responsible for programming the behavior of the hematopoietic stem cells, i. e., those cells that are able to generate the full range of red and white cells in the blood. Resulting hematopoietic precursors were transplanted into irradiated *Rag2*-deficient animals in order to treat the disease caused by their *Rag2* mutation. Initial attempts to engraft these cells were, however, unsuccessful because of an increased level of natural killer (NK) cells in the *Rag* mutant host. ES cell derived hematopoietic cells express low levels of the MHC antigens and thus are a preferred target for NK mediated destruction. Elimination of NK cells by antibody depletion or genetic ablation allowed the ntES cells to efficiently populate the myeloid and to a lesser degree the lymphoid lineages of these mice. Functional B and T cells that had undergone proper rearrangements of their immunoglobulin and T cell receptor alleles as well as serum immunoglobulins were detected in the transplanted mutants. Hence, important cellular components of the immune system were restored in mice that previously were unable to produce these cells.

This experiment demonstrated that embryonic stem (ES) cells derived by NT from somatic cells of a genetically afflicted individual can be combined with gene therapy to treat the underlying genetic disorder. Because Rag2 deficiency causes an increase in NK activity and necessitated the elimination of NK cells prior to transplantation in the above-described experiments, some have concluded that "The experiment failed to show success with therapeutic cloning"[30] and that "This indicates that the only successful therapy using cloned embryos would be through »reproductive« cloning, to produce born clones who can serve as tissue donors for patients."[31] This is a troublesome, indeed willful misrepresentation of the data. (i) It has been shown that ES cell-derived hematopoietic cells can successfully engraft and rescue lethally irradiated mice indicating that increased NK activity is a peculiarity of Rag2-deficiency.[32] Therefore, it would seem that for most diseases, no anti-NK treatment would be required to assure engraftment of ES cell-derived somatic cells. (ii) It is correct that treatment of a human patient with *Omenn syndrome,* which is equivalent to Rag2 deficiency, by SCNT may also require anti-NK treatment to *transiently* reduce NK activity. This would allow the transplanted cells to engraft as in the mouse experiment. Once these cells are successfully engrafted, there is every reason to believe that such anti-NK treatment would no longer be necessary.

In conclusion, the mouse experiment indicates that, unlike the situation with reproductive cloning, no *biological* barriers exist that in principle prevent the use of SCNT to treat human diseases. The *technical* issues in using SCNT and human stem cells for therapeutic purposes need, however, to be solved, but there are no indications at present that these represent formidable problems that will resist relatively rapid solution.

VII. Faulty reprogramming after nuclear transfer: Does it interfere with the therapeutic potential of ES cells derived by SCNT?

As summarized above, most if not all cloned animals are abnormal because of faulty reprogramming after nuclear transfer. Does this epigenetic dysregulation affect the potential of ntES cells to generate functional somatic cells that can be used for cell therapy? To address this question, I will first compare the *in vivo* development of embryos with the *in vitro* process of ES cell derivation from explanted embryos. This will be followed by discussing the epigenetic state of the ES cell genome. Finally, I will contrast the phenotype of cloned mice derived from ES cell donor nuclei with that of chimeric mice generated by injection of ES cells into blastocysts.

(i) The phenotype of an embryo is determined by its donor nucleus

As mentioned repeatedly above, embryos can be derived from the fertilized egg or from a somatic nucleus by SCNT. The potential of the resulting blastocyst, when implanted into the womb, to develop into a fetus and a postnatal animal depends strictly on the nature of the donor nucleus (Fig. 5): (i) When derived from the zygote, most embryos develop to birth and generate a normal animal. (ii) Similarly, most blastocysts cloned from an embryonic stem cell donor nucleus develop to birth but, in contrast to the normally fertilized embryo, the great majority of the cloned animals will be abnormal (»Large offspring syndrome«).[33] (iii) The great majority of cloned blastocysts derived from somatic donor nuclei such as fibroblasts or cumulus cells will die soon after implantation and only a few clones will survive to birth and these too will be abnormal, suffering once again from the Large offspring syndrome.[34] (iv) Finally, the likelihood of cloned blastocysts derived from another type of somatic donor nuclei – those present in terminally differentiated lymphoid cells – to generate a cloned animal is extremely low and has not been achieved except by using a two step procedure involving the intermediate generation of embryonic stem cells.[35] These observations suggest that a blastocyst retains an »epigenetic memory« of its donor nucleus. This memory determines its potential for fetal development: while a fertilized embryo develops normally, any embryo derived by SCNT will be abnormal though the efficiency of a given clone to develop to birth is strongly influenced by the differentiation state of the donor cell (see Table 1). In other words, the cloned embryo after implantation into the womb will be abnormal because the cloned blastocyst retained an epigenetic memory of its donor nucleus and this causes faulty fetal development. This epigenetic memory is erased when a blastocyst, either derived by nuclear cloning or from the fertilized egg, is explanted into tissue culture and grown into an embryonic stem cell. Erasure of the epigenetic memory has major consequences for the »normalcy« of embryonic stem cells.

(ii) The derivation of embryonic stem cells is a highly selective process that erases the »epigenetic memory« of the donor nucleus

Embryonic stem cells, regardless of whether they have been generated from a fertilized egg or by SCNT, are derived from the cells of a blastocyst that have been explanted and propagated in tissue culture. Of the blastocyst cells that are explanted in this way, those that derive from the portion of the blastocyst termed the inner cell mass (ICM) initially express »key« embryonic genes such as Oct-4. However, soon after explantation, most ICM cells extinguish Oct-4 expression and cease proliferating.[36] Only one or a few of the ICM-derived cells will eventually re-express Oct-4 and these few Oct-4-positive cells are those that resume rapid proliferation, yielding the cell populations that we designate as »embryonic stem« cells. These cells represent a cell population that has no equivalent in the normal embryo and may be considered a tissue culture artifact, though a useful one (Fig. 6).

The important point for this discussion is that the propagation of blastocyst cells *in vitro* results in a rare population of surviving cells that have erased the »epigenetic memory« of the donor nucleus. This process results ultimately in ES cells that have, regardless of donor nuclear origin, an identical developmental potential. In other words, ES cells derived from embryos produced by normal fertilization and those produced from cloned embryos are functionally indistinguishable.[37] Because the ES cells that derive from normally fertilized embryos are able to participate in the generation of all normal embryonic tissues, we can conclude that the ES cells derived from cloned embryos have a similar potential to generate the full range of normal tissues.

(iii) ES cells, epigenetic instability and therapeutic potential

Epigenetic instability appears to be a consistent characteristic of ES cells. This was shown when individual ES cells were analyzed for expression of imprinted genes: even cells in a recently subcloned ES cell lines differed strongly in the expression of genes such as H19 or Igf2. The variable expression was correlated with the DNA methylation status of the genes, which switched from an unmethylated to a methylated state between sister cells.[38] This was a surprising result in view of the known potential of ES cells to generate terminally differentiated cells that function normally after transplantation into an animal. Possible explanations include (i) that epigenetic instability in ES cells is a consequence of propagation of cells in tissue culture or (ii) that epigenetic instability is a prerequisite for cells to be pluripotent, i. e., this instability may be a manifestation of a plasticity in the gene expression program that is required to enable the ES cells to generate a wide variety of differentiated cell lineages.

Whatever the explanation for the observed epigenetic instability of ES cells may be, it supports the view that the process of generating ES cells erases all epigenetic memory of the donor nucleus and, as a consequence of the selection process, generates epigenetic instability in the selected cells. In other words, epigenetic instability appears to be an intrinsic characteristic of ES cells regardless of whether derived by SCNT or from a fertilized egg. This is consistent with the conclusion that both types of ES cells have an equivalent potency to generate functional cells in culture and, in the longer term, fully normal differentiated tissues upon implantation of these cells *in vivo*.

(iv) ES cells form normal chimeras but abnormal nuclear clones

As outlined above, faulty reprogramming leads to abnormal phenotypes of cloned mice derived from ES cell donor nuclei. Why is faulty reprogramming and epigenetic instability a problem for reproductive cloning but not for therapeutic applications? The main reason for this seeming paradox is that, in contrast to reproductive cloning, the therapeutic application of NT does not require the formation of a fetus. Therapeutic applications involve the ability of cloned ES cells to form a single tissue or organ, not to recapitulate all of fetal development. For example, normal fetal development requires faithful expression of the imprinted genes. As outlined above, nuclear cloning causes between 30% and 50% of imprinted genes to be dysregulated consistent with the notion that disturbed imprinting is a major contributing factor to clone failure. As most imprinted genes have no known function in the postnatal animal, the dysregulation of imprinting would not be expected to impede functionality of *in vitro* differentiated ES cells because this process does not require the formation of a fetus. Therefore, the functionality of mature cells derived in culture from ES cells would not depend on the faithful reprogramming of the imprinted genes. Dysregulation of some imprinted genes such as *Igf2* is known, however, to cause disease in the adult. Thus, it will be important to test whether dysregulation of such genes has adverse effects on the function of somatic cells derived from ES cells.

When injected into a blastocyst, ES cells form normal chimeras. It appears that the presence of surrounding »normal« cells, i. e. cells that are derived from a fertilized embryo, prevents an abnormal phenotype of the chimera such as the »Large offspring syndrome« that is typical for cloned animals. Any therapeutic application creates, of course, a chimeric tissue where cells derived from ntES cells are introduced into a diseased adult individual and interact with surrounding »normal« host cells. Therefore, no phenotypic abnormalities, such as those seen in cloned animals, would be expected in patients transplanted with cells derived from ntES cells.[39]

VII. SCNT for cell therapy: destruction of potential human life?

A key concern raised against the application of the nuclear transplantation technology for tissue therapy in humans is the argument that the procedure involves the destruction of potential human life. From a biological point of view, life begins with fertilization when the two gametes are combined to generate a new embryo that has a unique combination of genes and has a high potential to develop into a normal baby when implanted into the womb. A critical question for the public debate on SCNT is this one: is the cloned embryo equivalent to the fertilized embryo?

In cloning, the genetic contribution is derived from one individual and not from two. Obviously, the cloned embryo is the product of laboratory-assisted technology, not the product of a natural event. From a biological point of view, nuclear cloning does not constitute the creation of new life, rather the propagation of existing life because no meiosis, genetic exchange and conception are involved. Perhaps more important is, however, the overwhelming evidence obtained from the cloning of seven different mammalian species. As summarized above, the small fraction of cloned animals that survive beyond birth, even if they appear »normal« upon superficial inspection, are likely not so. The important conclusion is that a cloned human embryo would have little if any potential to develop into a normal human being. With other words, the cloned human embryo lacks essential attributes that characterize the beginning of *normal* human life.

Taking into account the potency of fertilized and cloned embryos, the following scenarios regarding their possible fates can be envisaged (Fig. 7). Fertilized embryos that are »left over« from IVF have three potential fates: disposal, generation of normal embryonic stem cells or generation of a normal baby when implanted into the womb. Similarly, the cloned embryo has three potential fates: it can be destroyed or could be used to generate a normal ntES cell line that has the same potential for therapy as an ES cell derived from a fertilized embryo. In contrast to the fertilized embryo, the cloned embryo has little if any potential to ever generate a normal baby. An embryonic stem cell line derived by nuclear cloning may, however, help sustain existing life when used as a source for cell therapy that is »tailored« to the need of the patient who served as its nuclear donor.

If SCNT were accepted as a valid therapeutic option, a major concern of its implementation as a medical procedure would be the problem of how to obtain sufficient numbers of human eggs that could be used as recipients. Commercial interests may pressure women into an unwanted role as egg donors. The recent demonstration that embryonic stem cells can be coaxed into a differentiation pathway that yields oocyte-like cells may offer a solution to this dilemma.[40] If indeed functional oocytes could be generated from a generic human ES cell line, sufficient eggs could be generated in culture and serve as recipients for nuclear transfer without the need of a human egg donor. It seems that technical issues, not fundamental biological barriers, need to be overcome so that transplantation therapy can be carried out without the use of human oocytes.

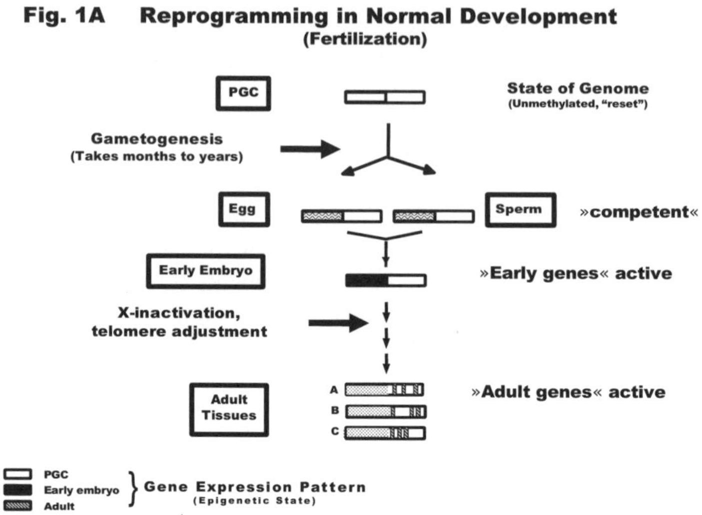

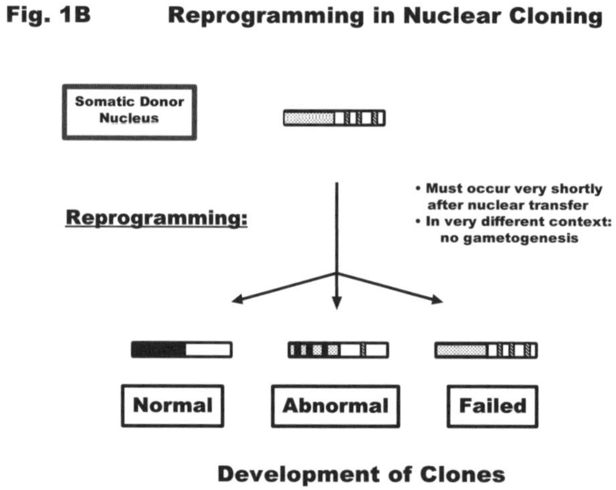

Fig. 1A/B: Reprogramming in normal development and nuclear cloning

A: The genome of primordial germ cells is hypomethylated (»reset«, white boxes). Reprogramming and establishment of parent specific epigenetic marks occur over the course of gametogenesis so that the genome of sperm and egg are competent

to express the genes that need to be activated in early embryonic (box with wavy lines) and later (hatched box) development. During cleavage and early postimplantation development »embryonic« genes, such as Oct 3/4, become activated (black box) and are repressed at later stages (stippled boxes) when tissue specific genes (hatched boxes) are activated in adult tissues (A, B, C). Epigenetic reprogramming of imprinted and non-imprinted genes occurs during gametogenesis in contrast to X inactivation and the readjustment of telomere length which take place postzygotically.
B: Reprogramming of a somatic nucleus following nuclear transfer may result in (i) no activation of »embryonic« genes and early lethality, (ii) faulty activation of embryonic genes and an abnormal phenotype, or (iii) in faithful activation of »embryonic« and »adult« genes and normal development of the clone. The latter outcome is the exception if it occurs at all.

Fig. 2 **Degree of Abnormalities in Clones:**
A Continuum without Defined Stages

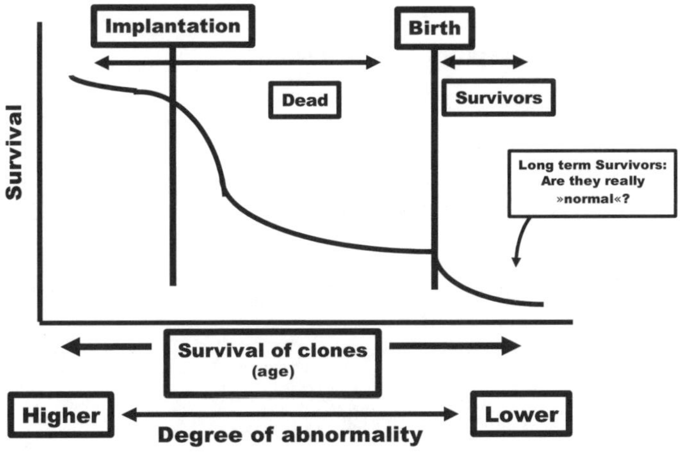

Fig. 2: The phenotypes are distributed over a wide range of abnormalities

Most clones fail at two defined developmental stages: implantation and birth. More subtle gene expression abnormalities result in disease and death at later ages.

Fig. 3A Gametogenesis and Fertilization Establishes Epigenetic Differences in Parental Genomes

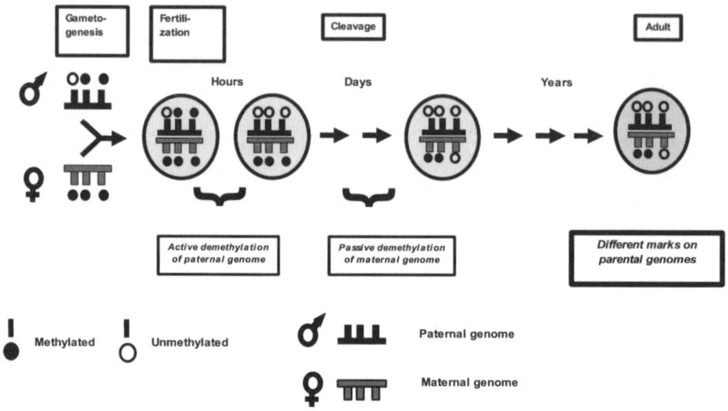

Fig. 3B Nuclear Cloning equalizes the Parental Epigenetic Differences

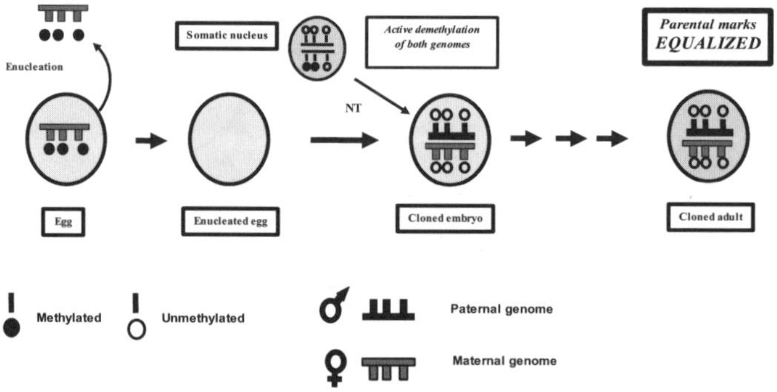

Fig. 3A/B: Parental epigenetic differences in normal and cloned animals

A: The genomes of oocyte and sperm are differentially methylated during gametogenesis and are different in the zygote when combined at fertilization. Immediately after fertilization the paternal genome (derived from the sperm) is actively

demethylated whereas the maternal genome is only partially demethylated during the next few days of cleavage. This is because the oocyte genome is in a different chromatin configuration and is resistant to the active demethylation process imposed on the sperm genome by the egg cytoplasm. Thus, the methylation of two parental genomes is different at the end of cleavage and in the adult. Methylated sequences are depicted as filled lollipops and unmethylated sequences as empty lollipops.
B: In cloning a somatic nucleus is transferred into the enucleated egg and *both* parental genomes are exposed to the active demethylating activity of the egg cytoplasm. Therefore, the parent specific epigenetic differences are equalized.

Fig. 4 Correction of a Genetic Defect by Combination of Therapeutic Cloning and Gene Therapy

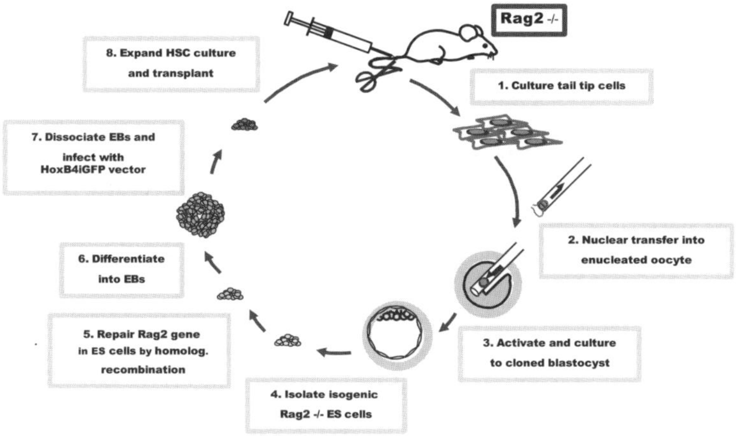

Fig. 4: Scheme for therapeutic cloning combined with gene and cell therapy

A piece of tail from a mouse homozygous for the recombination activating gene 2 (Rag2) mutation was removed and cultured. After fibroblast-like cells grew out, they were used as donors for nuclear transfer by direct injection into enucleated MII oocytes using a Piezoelectric driven micromanipulator. Embryonic stem (ES) cells isolated from the NT-derived blastocysts were genetically repaired by homologous recombination. After repair, the ntES cells were differentiated *in vitro* into embryoid bodies (EBs), infected with the HoxB4iGFP retrovirus, expanded, and injected into the tail vein of irradiated, Rag2-deficient mice.[41]

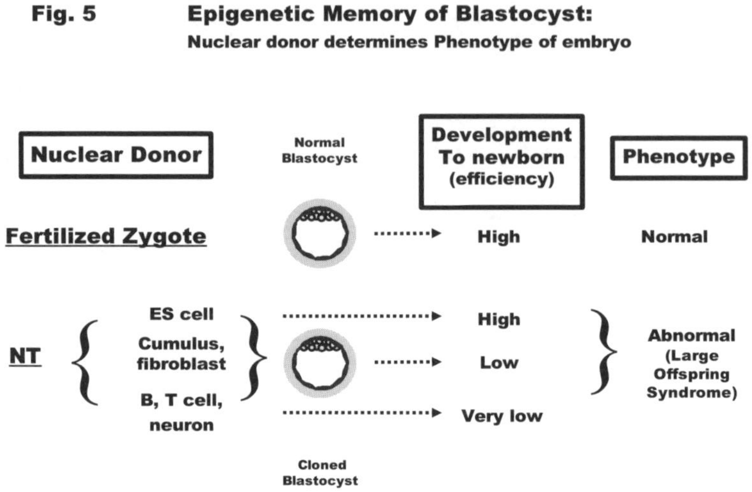

Fig. 5: Blastocysts retain epigenetic memory of donor nucleus

Blastocysts can be derived from the fertilized egg or by nuclear transfer. After implantation development of the embryo strictly depends on the donor nucleus: Blastocysts derived from a fertilized egg will develop with high efficiency to *normal* animals; blastocysts derived by NT from an ES cell donor will develop with high efficiency to *abnormal* animals; blastocysts derived by NT from a fibroblast or cumulus cell donor will develop with low efficiency to *abnormal* animals; blastocysts derived by NT from B or T donor cells will not develop to newborns by direct transfer into the womb (only by a 2 step procedure).[42]

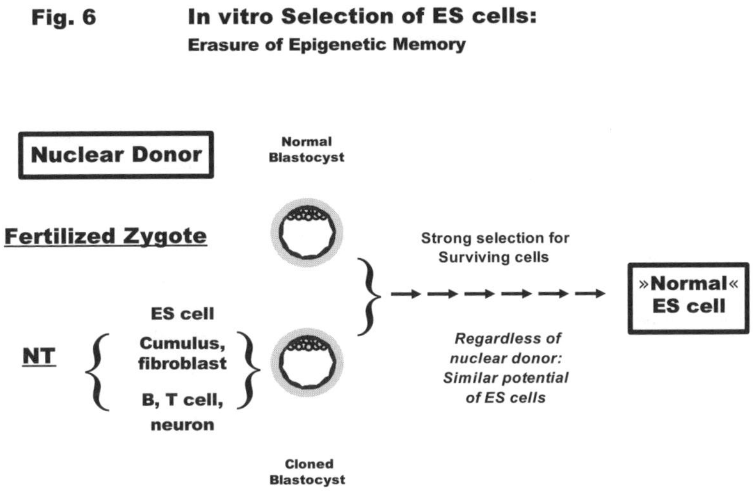

Fig. 6: The establishment of ES cells from blastocysts erases epigenetic memory of donor nucleus

Most cells of the inner cell mass turn off Oct-4 like genes and die after explantation of blastocysts into tissue culture. Only one or a few cells turn on the Oct-4 like genes and proliferate. The surviving cells will give rise to ES cells. During this highly selective outgrowth of the surviving cells all epigenetic memory of the donor nucleus is erased. Therefore, regardless of donor nucleus (fertilized egg or somatic nucleus in cloned embryos), all ES cells have an equivalent potency to generate functional differentiated cells.

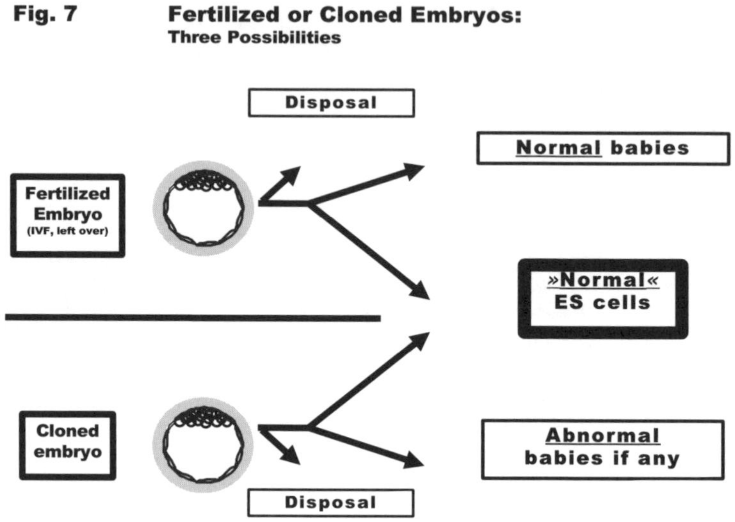

Fig. 7: Normal and cloned embryos have three possible fates

Embryos derived by IVF (»left over embryos«) have three fates: they can be discarded, create *normal* babies if implanted or can generate ES cells if explanted into tissue culture. Cloned embryos have also three fates: they can be discarded, can generate *abnormal* babies if any when implanted or can generate ES cells when explanted. The ES cells derived from an IVF embryo or a cloned embryo are indistinguishable (same potency, see figure 5).

Donor nucleus		Mice (% of blastocysts)	Phenotype	Ref.
Fertilized zygote		30–50%	Normal	
Nuclear transfer from	ES cell	15–30%	Most if not all clones are abnormal	43
	Cumulus cell, fibroblast	1–3%		44
	B, T cell	< 1/3000		45

Table 1

Development of normal embryos and embryos cloned from ES cell and somatic donor nuclei. Note that normal and ES cell derived blastocysts have a similar potency to develop to term if calculated from the fraction of transplanted blastocysts.

Notes

1 I thank my colleagues Bob Weinberg, Gerry Fink, George Daley and Andy Chess for critical and constructive comments on this manuscript.

2 Byrne, J. A., Gurdon, J. B. (2002): *Commentary on human cloning,* in: Differentiation 69, 154–157. Gurdon, J. B. (1999): *Genetic reprogramming following nuclear transplantation in Amphibia*, in: Semin. Cell Dev. Biol. 10, 239–243; Hochedlinger, K., Jaenisch, R. (2003): *Nuclear transplantation, embryonic stem cells, and the potential for cell therapy,* in: N. Engl. J. Med. 349, 275–286; Oback, B., Wells, D. (2002): *Donor cells for cloning-many are called but few are chosen*, in: Cloning Stem Cells 4, 147–168; Rideout, W. M., Eggan, K., Jaenisch, R. (2001): *Nuclear cloning and epigenetic reprogramming of the genome*, in: Science 293, 1093–1098; Wilmut, I. (2001): *How safe is cloning?*, in: Cloning, 3, 39–40; Young, L. E., Sinclair, K. D., Wilmut, I. (1998): *Large offspring syndrome in cattle and sheep,* in: Rev. Reprod. 3 155–163.

3 Jaenisch, R. (2003): *The biology of nuclear cloning: embryonic stem cells and their potential for transplantation therapy, in:* The President's Council on Bioethics, in press.

4 Rideout, Eggan, Jaenisch 2001; Young, Sinclair, Wilmut 1998.

5 Reprogramming: The genome of a somatic cell is in an epigenetic state that is appropriate for the respective tissue and assures the expression of the tissue specific genes (in mammary gland cells, for example, those genes important for mammary gland function such as milk production). In contrast, the genes that are normally expressed in early development are in a »silent« epigenetic state (s. note 9). In cloning, the somatic nucleus must activate those genes that are needed for embryonic development but which are silent in the donor cell in order for the cloned embryo to survive. The egg cytoplasm contains »reprogramming factors« that can convert the epigenetic state (s. note 9) characteristic of the somatic donor nucleus to one that is appropriate for an embryonic cell so it can activate the genes that are needed for embryonic development to proceed. This process is very inefficient leading to inappropriate expression of many genes and causes most clones to fail early.

6 Rideout, Eggan, Jaenisch 2001.

7 Reik, W., Dean, W., Walter, J. (2001): *Epigenetic reprogramming in mammalian development*, in: Science 293, 1089–1093; Reik, W., Walter, J. (2001): *Genomic imprinting: parental influence on the genome*, in: Nat. Rev. Genet. 2, 21–32.

8 Imprinted genes: For most genes, both copies, the one inherited from father and the one inherited from mother, are expressed. In contrast, only one of the two copies of an imprinted gene, either the maternal one or the paternal one, is active. The two copies are distinguished by methylation marks (s. note 24) that are imposed on imprinted genes either during oogenesis (maternally imprinted genes) or during spermatogenesis (paternally imprinted genes). Thus, the two copies of imprinted genes are epigenetically different in the zygote and remain so in all somatic cells. These epigenetic marks distinguish the two copies and cause only one copy to be expressed whereas the other copy remains silent. It is estimated that between 100 and 200 genes (of the total of 30,000 genes) are imprinted. Disturbances of normal imprinted gene expression lead to growth abnormalities during fetal life and can be the cause of major diseases such as Beckwith-Wiedeman or Prader-Willi syndrome.

9 Epigenetic changes: Cells of a multicellular organism are genetically identical but express, depending on the particular cell type, different sets of genes (»tissue specific genes«). These differences in gene expression arise during development and must be retained through mi-

tosis. Stable alterations of this kind are said to be »epigenetic«, as they are heritable in the short term (during cell divisions) but do not involve mutations of the DNA itself.

10 Hochedlinger, K., Jaenisch, R. (2002a): *Nuclear transplantation: Lessons from frogs and mice*, in: Curr. Opin. Cell Biol. 14, 741–748; Oback, Wells 2002; Rideout, Eggan, Jaenisch 2001.

11 Cibelli, J. B., Campbell, K. H., Seidel, G. E., West, M. D., Lanza, R. P. (2002): *The health profile of cloned animals*, in: Nat. Biotechnol. 20, 13–14.

12 Tamashiro, K. L., Wakayama, T., Akutsu, H., Yamazaki, Y., Lachey, J. L., Wortman, M. D., Seeley, R. J., D'Alessio, D. A., Woods, S. C., Yanagimachi, R., Sakai, R. R. (2002): *Cloned mice have an obese phenotype not transmitted to their offspring*, Nat. Med. 8, 262–267.

13 Hochedlinger, K., Jaenisch, R. (2002b): *Monoclonal mice generated by nuclear transfer from mature B and T donor cells*, in: Nature 415, 1035–1038.

14 Ibid. Rideout, Eggan, Jaenisch 2001.

15 Bortvin, A., Eggan, K., Skaletsky, H., Akutsu, H., Berry, D. L., Yanagimachi, R., Page, D. C., Jaenisch, R. (2003): *Incomplete reactivation of Oct4-related genes in mouse embryos cloned from somatic nuclei*, in: Development 130, 1673–1680.

16 Humpherys, D., Eggan, K., Akutsu, H., Friedman, A., Hochedlinger, K., Yanagimachi, R., Lander, E., Golub, T. R., Jaenisch, R. (2002): *Abnormal gene expression in cloned mice derived from ES cell and cumulus cell nuclei*, in: Proc. Nat. Acad. Sci. USA 99, 12889–12894.

17 Lanza, R. P., Cibelli, J. B., Faber, D., Sweeney, R. W., Henderson, B., Nevala, W., West, M. D., Wettstein, P. J. (2001): *Cloned cattle can be healthy and normal*, in: Science 294, 1893–1894.

18 Ogonuki, N., Inoue, K., Yamamoto, Y., Noguchi, Y., Tanemura, K., Suzuki, O., Nakayama, H., Doi, K., Ohtomo, Y., Satoh, M., et al. (2002): *Early death of mice cloned from somatic cells*, in: Nat. Genet. 30, 253–254.

19 Tamashiro et al. 2002.

20 Giles, J., Knight, J. (2003): *Dolly's death leaves researchers woolly on clone ageing issue*, in: Nature 421, 776.

21 Lanza et al. 2001.

22 J. Cibelli, pers. comm.

23 Jaenisch, R., Wilmut, I. (2001): *Developmental biology. Don't clone humans!* in: Science 291, 2552.

24 DNA methylation: Reversible modification of DNA (methylation of the base cytosine) that affects the »readability« of genes: usually, methylated genes are silent and unmethylated genes are expressed. DNA methylation represents an important determinant of the »epigenetic state« of genes and affects the state of the chromatin: methylated regions of the genome are in a »silent« state and unmethylated regions are in an »open« configuration that causes genes to be active.

25 Reik, Walter 2001.

26 Mayer, W., Niveleau, A., Walter, J., Fundele, R., and Haaf, T. (2000): *Demethylation of the zygotic paternal genome*, in: Nature 403, 501–502.

27 Hochedlinger, Jaenisch 2003.

28 Rideout, W. M., Hochedlinger, K., Kyba, M., Daley, G. Q., Jaenisch, R. (2002): *Correction of a genetic defect by nuclear transplantation and combined cell and gene therapy*, in: Cell 109, 17–27.

29 Ibid.

30 Coalition, and Ethics, A. f. R. (2003): *Do no harm - Reality check: proof of "therapeutic cloning"?* on: http://www.stemcellresearch.org/pr/pr_2003-03-10htm.

31 Prentice, D. (2002): *Why the "Successful" Mouse "Therapeutic" Cloning Really Didn't work*, on: http://www.cloninginformation.org/info/unsuccessful_mouse_therapy.htm.

32 Kyba, M., Perlingeiro, R. C., and Daley, G. Q. (2002): *HoxB4 confers definitive lymphoid-myeloid engraftment potential on embryonic stem cell and yolk sac hematopoietic progenitors*, in: Cell 109, 29–37.

33 Eggan, K., Akutsu, H., Loring, J., Jackson-Grusby, L., Klemm, M., Rideout, W. M., Yanagimachi, R., Jaenisch, R. (2001): *Hybrid vigor, fetal overgrowth, and viability of mice derived by nuclear cloning and tetraploid embryo complementation*, in: Proc. Nat. Acad. Sci. USA 98, 6209–6214; Humpherys, D., Eggan, K., Akutsu, H., Hochedlinger, K., Rideout, W., Biniszkiewicz, D., Yanagimachi, R., Jaenisch, R. (2001): *Epigenetic instability in ES cells and cloned mice*, in: Science 293, 95–97.

34 Wakayama, T., Yanagimachi, R. (2001): *Mouse cloning with nucleus donor cells of different age and type*, in: Mol. Reprod. Dev. 58, 376–383.

35 Hochedlinger, Jaenisch 2002b.

36 Buehr, M., Nichols, J., Stenhouse, F., Mountford, P., Greenhalgh, C. J., Kantachuvesiri, S., Brooker, G., Mullins, J., Smith, A. G. (2003): *Rapid loss of oct-4 and pluripotency in cultured rodent blastocysts and derivative cell lines*, in: Biol. Reprod. 68, 222–229.

37 Hochedlinger, Jaenisch 2003; Hochedlinger, Jaenisch 2002b; Rideout et al. 2002; Wakayama, T., Tabar, V., Rodriguez, I., Perry, A. C., Studer, L., Mombaerts, P. (2001): *Differentiation of embryonic stem cell lines generated from adult somatic cells by nuclear transfer*, in: Science 292, 740–743.

38 Humpherys et al. 2001.

39 Hochedlinger, Jaenisch 2003.

40 Hübner, K., Fuhrmann, G., Christenson, L. K., Kehler, J., Reinbold, R., De La Fuente, R., Wood, J., Strauss, J. F., Boiani, M., Schöler, H. R. (2003): *Derivation of Oocytes from Mouse Embryonic Stem Cells,* in: Science 300 (5623), 1251–1256.

41 Rideout et al. 2002.

42 Hochedlinger, Jaenisch 2002b.

43 Eggan, K., Rode, A., Jentsch, I., Samuel, C., Hennek, T., Tintrup, H., Zevnik, B., Erwin, J., Loring, J., Jackson-Grusby, L., et al. (2002): *Male and female mice derived from the same embryonic stem cell clone by tetraploid embryo complementation*, in: Nat. Biotechnol. 20, 455–459; Eggan, et al. 2001; Rideout, W. M., Wakayama, T., Wutz, A., Eggan, K., Jackson-Grusby, L., Dausman, J., Yanagimachi, R., Jaenisch, R. (2000): *Generation of mice from wild-type and targeted ES cells by nuclear cloning,* in: Nat. Genet. 24, 109–110.

44 Wakayama, T., Whittingham, D. G., Yanagimachi, R. (1998): *Production of normal offspring from mouse oocytes injected with spermatozoa cryopreserved with or without cryoprotection*, in:

J. Reprod. Fertil. 112, 11–17; Wakayama, T., Yanagimachi, R. (1999): *Cloning of male mice from adult tail-tip cells,* in: Nat. Genet. 22, 127–128.

45 Hochedlinger, Jaenisch 2002b.

Christoph Rehmann-Sutter

Cloning and totipotency

In the discussions about stem cell research and therapeutic cloning, the question is frequently raised whether a specific cell or a specific biotechnological construct like a nuclear transfer embryo, a nuclear transfer chimera or a parthenote was »totipotent«. The interest behind this question is a moral one. Totipotent cells or constructs are seen as carriers of a »potentiality« along the lines of a nascent human being already worthy of protection in *status potentialis*. The findings on which the answers to this morally relevant question are based, are, by contrast, biological. What happens when biological findings are supposed to produce moral evidence?

As a philosophical observer of research in experimental embryology, I am particularly interested in theoretical interfaces. Interfaces of this kind can be found between three different semantics of the words and sentences used in this area. I mean firstly the scientific-descriptive semantics, secondly the metaphysical-ontological semantics and thirdly the moral-normative semantics. The term »totipotency« occurs on all these levels; to a certain extent it mutates to and fro between them. In my paper I would like to clarify what happens in the case of these, sometimes illegitimate, mutations, and I would like to highlight the different substantiation relationships within the three semantic areas.

I would first like to explain what I mean by the three semantics. There are three different ways in which words and sentences can take on meaning. The scientific-descriptive semantics begin with statements wishing to provide information about the structure and function of cells. Or they are statements about relationships under natural law in biophysico-chemical processes. The statements describe relationships in the world of experience. And they describe them correctly or incorrectly. The term »totipotency«, as a term of scientific experience, can be defined according to the proposal by Henning Beier: A cell can only be described as totipotent when it can be demonstrated in an experiment that, during pregnancy a viable, whole individual can be created from it.[1]

In unclear cases where it is not possible to conduct an *experimentum crucis* – the situation that often applies to human beings for ethical reasons – we are, as outlined above, dependent on indirect evidence: biochemical and structural similarities with those cells which are proven to be totipotent.

The metaphysical-ontological semantics, by contrast, begin with statements about the form of existence of things or about what makes them what they are.

When somebody says a living being was a conglomerate of molecules and cells organised by genetic information and nothing more, then this is not a natural scientific, descriptively intended statement, but rather a theory about the nature of life. The word »totipotency« is frequently used in this way. Totipotent human cells are, therefore, deemed by some participants in the discussion to be morally worthy of protection because they are parts of a whole[2] that have the ability to become a whole human being. We can identify this as the metaphysical-ontological importance of the term »totipotency«: A totipotent cell is a part that has the ability to form a whole individual.

Finally, the moral-normative semantics open with value statements which set down responsibility, obligations or provisions. The totipotency of human cells is a property which justifies protective obligations vis a vis these cells: totipotent human cells require special protection.

As we can see, it is not difficult to distinguish between these semantic levels. Problems do not arise so much within the levels themselves but they are lurking at the interfaces.

A closer look at the word »totipotency« itself, its etymology, clearly reveals the problematic nature of this term:

- Totipotency (Latin)
- Totus – all, every, total
- Potentia – ability, power, rule

Literally speaking »totipotency«, therefore, means the power, the ability to form a whole organism. Power, ability are clearly not operationalisable scientific terms whereas »all« and »every« constitute an empirically examinable criterion. Experiments can merely show that some cells can, in fact, become a whole organism. We can establish which external conditions are necessary for this to succeed. If, however, one wishes to claim that the totipotent cell already carries this power, this ability, *before* it develops its impact, then one is automatically making a metaphysical statement. One interprets the development as the effect of a comprehensive cause and projects this cause into the cell which is at the beginning of this development. The term »totipotency« is, therefore, already a metaphysical-scientific oxymoron from the linguistic angle.

The projection of the comprehensive cause into the original cell cannot be taken for granted. It may possibly be illegitimate. The fact that this projection procedure throws up questions becomes clear in the borderline cases highlighted in more recent experiments. One borderline case of this kind are the embryonic stem cells from mice in the experiments by Nagy et al.[3] where tetraploid blastomers were admixed with embryonic stem cells, these chimeras were transferred into the uterus of a female and a whole mouse was indeed able to develop from the embryonic stem cells. The tetraploid helper cells were involved in the formation of the placenta and yolk sac but only had a limited life duration in the actual embryonic state. Can mouse embryonic stem cells, therefore, be deemed to be totipotent? And what conclusions would have to be drawn if this were also possible in humans? Hans-Werner Denker, who commented on this experiment, comes to the conclusion that experiments should not be carried out involving human embryonic stem cells until totipotency has been refuted: "Based on the above facts it seems appropriate to me to renounce using human embryonic stem cells as long as the suspicion exists that these cells can be deemed to be totipotent."[4]

The second borderline case is the epigenetic reprogramming of somatic cells in nuclear transfer cloning.[5] Is the proof that it is possible to produce a cloned animal from terminally differentiated cells, which B and T cells undoubtedly are, also evidence of the totipotency of these somatic cells? Should we, therefore, place all our somatic cells under protection? That would certainly not be viable. Or are the experiments by Nagy and those of Jaenisch so significantly different that in one totipotency was proven and not in the other? Both experiments were given a big helping hand. In both cases there can be no claim of an *independent* viability of the cells concerned to develop into a whole mouse.

And the third borderline case was announced only a few days ago.[6] Karin Hübner, in the group of Hans Schöler, succeeded in growing in vitro follicles from embryonic stem cells which led to oocytes which also began to divide parthogenetically. Embryonic stem cells can obviously form a germ line. Questions were asked: What does this mean from the ontological angle? What does this mean in normative terms?

I have outlined that »totipotency« is a word which mutates to and from between different semantics. The »potency« part of the word makes it, in the history of language, into a metaphysical term also. There are things which are possible – Aristotle uses the term *dynamei* – and things which are real – *energeia*. Potentiality and actuality are a classical ontological counter-pair. A distinction is made between passive and active potency. For instance, a block of marble, out of which a sculptor creates a statue of Athena, has passive potency. The sleeping sculptor has active potency: he is a sculptor even when he is asleep.

It is interesting to note that for Aristotle potentiality is a form of not being, and not a modality of being. This must be the case so that we can logically pursue the line of thought that a being emerges from a potential: "namely from that which is not really a human being but which has the ability to become one"[7].

The potential is a special form of non-existence. In Aristotle's theory there are various types of non-existence, related to different categories.[8] The non of existence is special in two ways. On the one hand because it is predetermined. It is "only the negation of the reality which is otherwise completely determined"[9]. On the other hand, a temporal reference is made to this reality, "the non of the potential is, therefore, precisely the not yet of reality."[10] As soon as we speak of movement or powers, we are no longer moving in the realm of the potential, but are describing something in reality. Aristotle's fundamental concept is that being is in fact being real whereas being possible is a special form of not or, more precisely, not yet being.

Through the vitalistic doctrine of the so-called *entelechia* of Aristotle, among other things, another concept of potentiality has been introduced which is next to the real and anticipates teleologically the not yet realised. According to this doctrine living creatures would be those beings which have the goal of their development in themselves. And *eidos*, the idea or the nature of the living being, which is already present in the zygote, was the later adult form of that living being.[11]

Biology in the 20th century has borrowed from this old idea of attainment, attributed to Aristotle, the theory of the genetic programme. The idea was that DNA contained a sequence of instructions which guided the cells in structured development. In an encoded form of this kind, the zygote contained the building instructions for the individual. This idea is initially to be found explicitly under the name "genetic programme" in connection with François Jacob and Jacques Monod in the late 1950s[12], but also, phrased differently, with August Weismann in the 1890s. John Maynard Smith and Eörs Szathmáry, two late followers of this theory, observed so appropriately in 1999: "What is transmitted from generation to generation is not the adult structure but a list of instructions for making that structure."[13]

This list of instructions, which is dependent for its implementation on cells, material and a suitable environment, undoubtedly corresponds to an active potency. This is a metaphysical model of explanation. Its semantics are ontological.

It was perhaps an irony of fate that it was molecular biology itself, more particularly genetic developmental biology, that supplied the most powerful arguments to deconstruct the theory of the genetic programme. What it repeatedly finds are processes in which the cell co-determines the actual information content of the DNA. Phenomena like alternative splicing, mRNA editing, regulation by selection, methylation of the genome, nucleosome formation, and the arrangement of chromatine-associated proteins (etc.) point in a different direction from the idea of the list of instructions stored in the genome. It is far more the entire cell, the entire organism which produces genetic information through complex interaction with the genome. Rudolf Jaenisch no longer talks of a genetic programme but of »epigenetic programming« of the genome. This is a very different idea with very different philosophical implications from that of a genetic programme. The subject of programming is the organism and what is programmed is the genome. In the idea of the genetic programme, the opposite was the case.

With this new evidence, the idea that it is not the DNA which controls the development process but the entire system of the organism, which continues to develop itself step by step in a structured manner into what Gunther Stent calls a "historic sequence"[14] of steps, becomes more plausible. In fact, the term programming is even out of place here and it would be better to talk merely of an adjustment of the regulatory condition of the genome. Epigenetic programming actually involves putting aside the regulatory condition of the genome. It, therefore, makes no sense to talk about an epigenetic »programme« because the concept »programme« literally means the prior existence of a provision.

There is a series of textual evidence that the implied doctrine of having-the-(development-)goal-in-itself was falsely attributed to Aristotle. *Entelecheia* can be more plausibly interpreted as itself-being-the-goal of the development process, in analogy to the *praxis-poiesis* distinction in practical philosophy.[15]

All the same, the term epigenetic reprogramming, which has established itself in the context of nuclear transfer experiments, does not, however, reconstruct ontological semantics which had been suggested by the theory of the genetic programme.

I believe we must conclude that totipotency of cells has become a doubtful term in metaphysical-ontological and moral-normative semantics. If the interpretation of the phenomena around the empirical-natural scientific »totipotency« term is ambiguous or if strong plausibility reasons can be put forward in favour of an alternative ontology of becoming, which does not start with the implementation of a predisposition but rather with a step on a path, on which every step regularly results from the previous ones, then a hypothesis of a metaphysical potency, along the lines of the presence of power aiming to achieve realization, only needs a sounding board. The being of organisms at the beginning of development, in the *status potentialis*, can, again, be interpreted as a form of the not yet being of later developments, like *dynamis* with Aristotle. Potentiality along the lines of a real presence of a predisposition organised towards realization would have to be claimed today without any link to experience. However, totipotency cannot effectively justify an obligation when the ontological foundation, from which this obligation is to be derived, is no longer credible.

This is *not* an argument for softening the standards for the protection of embryos. I was focused on the reasons. According to today's level of knowledge, the ability of cells is more plausible from the contextual and relational angles, in the case of pregnancy as two-in-one, and not as an intrinsically present, teleologically organised power. In the in vitro situation embryos are extremely vulnerable beings which rapidly organise themselves into more complex ones which afford protection because of the relationship we undoubtedly have to them. They need this protection because they are becoming human beings. To put it another way: because they are on the way to becoming individuals. This condition takes them into the circle of the recipients of our care and responsibility. We are all only here because we were once embryos. We, therefore, assume the obligations for protection and care from these moral relationships which we have to nascent human life. They are not a deduction from an intrinsically present strength or power in it. The moral *value*, which we bestow by recognising an embryo, is, by contrast, intrinsic.

Notes

1 Beier, H. M. (2002): *Totipotenz und Pluripotenz*, in: Oduncu, F. S., Schroth, U., Vossenkuhl, W. (Hg.): Stammzellforschung und therapeutisches Klonen, Göttingen, 36–54, 46.

2 There is a difference between totipotency and potentiality. The latter means the capacity of an early developmental stage to realize later stages. Cf. Rehmann-Sutter, C. (in press): *Sind Zellen mögliche Menschen?*, in: Gerber, Meisinger (Hg.): Welchen Menschen wollen wir? (working title), Frankfurt a. M.

3 Nagy, A. et al. (1993) : *Derivation of completely cell culture derived mice from early-passage embryonic stem cells*, in: Proceedings of the National Academy of Sciences USA, 8424–8428.

4 Denker, H.-W. (2002): *Forschung an embryonalen Stammzellen*, in: Oduncu, F. S., Schroth, U., Vossenkuhl, W. (Hg.): Stammzellforschung und therapeutisches Klonen, Göttingen, 19–35, 34.

5 Rideout, W. M., Eggan, K., Jaenisch, R. (2001): *Nuclear Cloning and Epigenetic Reprogramming of the Genome*, in: Science 293, 1093–1098. Hochedlinger, K., Jaenisch, R. (2002): *Monoclonal mice generated by nuclear transfer from mature B and T donor cells*, in: Nature 415, 1035–1038.

6 Hübner, K. et al. (2003): *Derivation of Oocytes from Mouse Embryonic Stem Cells*, in: Science Express, 1 May 2003. Online available at: http://www.sciencexpress.org.

7 Aristoteles, *Metaphysik, Bücher VII (Z) – XIV (N)* (1984), Griechisch-Deutsch, trans. Hermann Bonitz, Hamburg, Metaphysik XIV, 1089 a 28 f.

8 Ibid., 1089 a 25 ff.

9 Stallmach, J. (1959): *Dynamis und Energeia. Untersuchungen am Werk des Aristoteles zur Problemgeschichte von Möglichkeit und Wirklichkeit*, Meisenheim am Glan, 58.

10 Ibid., 59.

11 Picht, G. (1987): *Aristoteles' De anima*, Stuttgart.

12 Kay, L. E. (2000): *Who Wrote the Book of Life? A History of the Genetic Code*, Stanford, 221.

13 Smith, J. M., Szathmáry, E. (1999): *The Origins of Life. From the Birth of Life to the Origins of Language*, Oxford, 2.

14 Stent, G. S. (1985): *Thinking in One Dimension. The Impact of Molecular Biology on Development*, in: Cell 40, 1–2; Oyama, S. (2000): *The Ontogeny of Information. Developmental Systems and Evolution.* Cambridge, 2nd ed., Durham; Neumann-Held, E. M. (1999): *The Gene is Dead – Long Live the Gene! Conceptualising Genes the Constructionist Way*, in: Koslowski, P. (ed.): Sociobiology and Bioeconomics. Berlin, 105–137; Rehmann-Sutter, C. (2000): *Die Interpretation genetischer Daten – Vorwort zu einer genetischen Hermeneutik*, in: Mittelstraß, J. (Hg.): Die Zukunft des Wissens, Berlin, 478–498; Rehmann-Sutter, C. (2002): *Genetics, Embodiment and Identity*, in: Grunwald, A., Gutmann, M., Neumann-Held, E. M. (ed.): *On Human Nature. Anthropological, Biological, and Philosophical Foundations*, Berlin, 23–50.

15 Rehmann-Sutter, C. (1996): *Leben beschreiben. Über Handlungszusammenhänge in der Biologie,* Würzburg.

Göran Hermerén

Is consensus on human cloning possible?

First of all, it will be helpful to outline some positions, which can be obtained by combining answers to these questions:

(1) Is consensus on a certain question possible?
(yes, no, not very likely, don't know, etc.)

(2) Is consensus on that question desirable?
(yes, no, not very likely, don't know, etc.)

For some churches and parliamentarians, compromises on cloning of humans may be neither possible nor desirable, given that in their view certain basic values need to be protected and where trade-offs are not possible. However, for others such compromises may be desirable but unfortunately not possible. For again others they may be possible but not desirable, and finally, for some neither possible nor desirable.

In this short speech I will comment very briefly on five questions.

Question 1
In what way can a partial consensus on questions like cloning of humans be expected in the European Union?

For one, the answer to this question will depend on what kind of cloning we are talking about.

There are two important differences between reproductive and therapeutic cloning, which can be described in terms of intentions and consequences. The technique used is the same, in both cases somatic cell nuclear transfer (SCNT), but the intention in so-called »therapeutic cloning« is not to produce another human being, and the result of applying this method will not be a human being.

If one party says absolutely YES and another absolutely NO to cloning of human beings for whatever purpose – partial consensus will not be possible and cannot be expected.

But if there are conditions attached to the positions, the situation may change: YES under certain circumstances, NO under others. Then compromise and/or consensus concerning these conditions could be possible.

Thus the possibility and desirability of a consensus/compromise on cloning of humans will depend to a considerable degree on what exactly the question is. In this area there is a cluster of different issues and it may be possible to arrive at a consensus on some of them but not on others. To see whether this is so we must see what values are at stake, and whether they are conditional or unconditional, instrumental or intrinsic.

So: what values are at stake? They can be classified as donor-related, patient-related, relative-related, recipient-related, business (competitiveness)-related, research-related etc. What are the actual or latent conflicts between these values, which include safety, human dignity, new knowledge, new therapies, as well as new economic opportunities? What, if any, are the underlying conditions or assumptions when these values are regarded as instrumental or intrinsic?

If we cannot agree on a compromise as to whether research on human embryos is ethically acceptable or not, perhaps we can agree on certain kinds of research, research for certain purposes, research using certain methods and research within certain time limits, but avoiding others, like SCNT or creating human embryos for the sole purpose of research.

The difficulties in this debate are also reflected in controversies over definitions and distinctions. Some people insist that there is a distinction to be made between human beings and potential human beings (which will develop into human beings under certain conditions). But others deny that such a distinction can be maintained and argue that human beings and potential human beings have the same rights and interests.

Similarly, some insist that there is a distinction between human life (when a human egg has been fertilised by a human sperm) and human beings. Then they ask if there are such conditions and situations that human life may be sacrificed in order to save the life of human beings. But others do not want to describe the issue in this way. Moreover, are we talking about therapy or research?

If therapy is in focus, we have to ask: therapy with what purpose, for what diseases, and with which risk? And when? Moreover, could there be compromises and/or consensus on who should have access to this therapy or who should pay for it? These are different issues and need to be considered separately. And, if we are talking about research, are we focusing on:

- Research under certain conditions?
- Research with certain purposes?
- Research with certain methods?
- Research within certain time limits, say 14 days after fertilisation?
- Research provided that certain safety measures are taken?

- Research provided that informed consent is obtained in a certain strict way?
- Import and/or export of human embryonic stem cell lines under certain conditions?
- Private financing under certain conditions?
- Public financing under certain conditions?

We may like to think of a green YES box and red NO box, with sharp borders between them. Then it is hard to see possibilities for consensus. But as soon as conditions and distinctions between different kinds of research are introduced, the two-box picture has to be abandoned. Then there could be some possibilities for consensus and compromises.

Question 2
In which area – concerning what issue precisely – is there consensus, in which one dissent, in relation to cloning of humans?

As you may know, the EGE position on »therapeutic cloning«, somatic cell nuclear transfer and creation of embryos for the sole purpose of research is essentially a guarded no. We did not consider the scientific reasons for accepting this to be strong enough, and in our view there are several ethical reasons against it. In fact, we wrote: "The Group takes into account interest in performing somatic cell nuclear transfer (SCNT) with the objective of studying the conditions necessary for »reprogramming« adult human stem cells. It is also aware that, in view of future cell therapy, the creation of embryos by this technique may be the most effective way to derive pluripotent stem cells genetically identical to the patient and consequently to obtain perfectly histocompatible tissues, with the aim of avoiding rejection after transplantation. But, these remote therapeutic perspectives must be balanced against considerations related to the risks of trivialising the use of embryos and exerting pressure on women, as sources of oocytes, and increasing the possibility of their instrumentalisation. Given current high levels of inefficiency in SCNT, the provision of cell lines would require large numbers of oocytes."[1]

And

"It is not sufficient to consider the legitimacy of the pursued aim of alleviating human sufferings, it is also essential to consider the means employed. In particular, the hopes of regenerative medicine are still very speculative and debated among scientists. Calling for prudence, the Group considers that, at present, the creation of embryos by somatic cell nuclear transfer for research on stem cell therapy would be premature, since there is a wide field of research to be carried out with alternative sources of human stem cells [...]"[2]

Certainly, there is consensus on NO to reproductive cloning, possibly YES to cloning as a method of research for certain purposes, at least on imported stem cells or stem cell lines, in most countries, even in Germany. There is certainly consensus on NO to buying and selling stem cells, and possibly NO to creation of human embryos for the sole purpose of research (with some exceptions).

Consensus on YES not to interfere with such research in countries where it is legally permitted under national law (with reference to the European pluralism emphasised in many EU documents) but probably NO consensus on whether such research should be funded by FP6.

Thus, judging from the regulations existing, there is Consensus and Dissent:

	Consensus	Dissent
No to buying and selling of embryos	yes	
No to Reproductive cloning	yes	
Research on imported human embryonic stemcells	yes	minor
No to creation for the sole purpose	yes	minor
Fund such research if permitted	yes	
Fund such research within FP6	no	major

More and more nations in Europe seem to be prepared to allow research on supernumerary embryos during 14 days after fertilisation (time in freezer not counted), provided that informed consent in a certain strict way has been obtained.

Question 3
How should one deal with this dissent?

The starting point has to be the principles of pluralism and tolerance, and it should be emphasized (again and again) that toleration should be mutual. To say that the others have to tolerate our point of view – but we do not have to tolerate theirs – is a misuse of the principle of tolerance.

Tolerance requires understanding of *what* others think, and *why* – political system, historical traditions, the shadows of the past, and to achieve such understanding dialogue is necessary. Dialogue requires time, meeting places, frank exchanges, and respect.

The dialogue could be fruitfully devoted to explore in some detail the consequences and costs of the various positions. Suppose they could be spelled out, and, if possible, agreement achieved on the likelihood of the various scientific, therapeutic, economic and other consequences. Obviously we cannot and should not only think of the rights of the embryo but also of the rights and interests of those patients suffering from incurable diseases, like Parkinson's disease or Alzheimer's disease.

Moreover, it is necessary to be honest and realistic about what can be expected from this research: how many diseases may be cured, how long it will take, how much it will cost, and so forth. It will probably take a long time, before we will have the first effective therapy of diseases like Parkinson's, diabetes, or Alzheimer's. If the expectations are too high, there will be disappointment, frustration and a backlash; if they are too low, that could mean missed opportunities.

Question 4
What means "European Framework Program for Research" in this context, and to what extent is it characterised by common shared values of the member states in the EU?

This is a difficult question to answer. It can be understood as a request for empirical information or as a request for a normative statement. There is a consultation process behind the FP6, where different parties are heard in order to find out common shared values by the member states in the EU. But as an empirical statement it is not clear that necessarily each member state supports every sentence, nor is it (as a normative statement) necessarily desirable that this is the case. If there are overriding good reasons from a European point of view for carrying out the research, it could be carried out in other countries than in those which do not approve of it.

Question 5
How should one handle the problem of cloning humans for research purposes (that is to say, not reproductive purposes, not therapeutic purposes), considering the need to promote European research?

Continuing dialogues between the three European institutions – the Council, the Parliament, the Commission – like the meeting we had a few weeks ago in Brussels, may be a solution. These dialogues have to be informed and enlightened by a recognition that there are different values at stake, and that the freedom of research may have to be balanced against these other interests. They include the interest of protecting human dignity, of improving existing therapies, of promoting new knowledge, of furthering European competitiveness and economic interests. When there are different and opposing views on a matter, it is essential to avoid making these conflicts personal. It is also essential to be able to discuss openly and clearly *what* the differences are, *what* they consist of, *why* they exist, and what would make a difference to one's own views. What would make one reconsider or change one's view?

Notes

1 EGE (European Group on Ethics in Science and New Technologies to The European Commission (EGE) (2000): *Ethical aspects of Human Stem Cell Research and Use. Opinion No 15, November 14, Article 2.7*, Brussels, 16.

2 Ibid.

Jan P. Beckmann

Reflections on the ethical analysis approach to human cloning

1. Is it too early for the ethical analysis of human cloning?

At present, major doubts are being expressed by scientists as to whether the common procedure adopted by reproductive, therapeutic and research cloning in humans would lead to usable results. Results can only be obtained in the animal model in a few species and with difficulties (disproportionate number of experiments, frequently disturbed prenatal development, oversized foetus, respiratory and cardiological problems, renal dysfunction, neurological impairment etc.).[1] Up to now, there has scarcely been any success in non-human primates. Now, a arguments drawing on the biological risks of human cloning face a twofold difficulty: firstly, they can only be decided by a procedure, whose ethical legitimacy still has to be clarified, i. e. through human experimentation; secondly, there may not be lasting counterarguments against reproductive cloning. They apply until the risks concerned have been overcome by scientific improvements of methods. At the same time, one could ask whether ethical analysis is not premature since, at present, we do not know which of the two main forms of cloning, embryo splitting or Somatic Cell Nuclear Transfer, SCNT, will eventually be used in humans. On the other hand, there are no doubts in current research that cloning is *in principle* biologically applicable in humans. If one believes that ethical analysis is a sensible and even necessary thing, then one moves away from the traditional paradigm of viewing the relationship between science and ethics and replaces it with a new one: leave is taken of the paradigm of the *succession* of science and ethics, according to which there is first discovery, research and validation and only after that ethical analysis and reflection. This paradigm is replaced by that of *synchronicity*, possibly the early *integration* of scientific knowledge and ethical analysis. Gordjin speaks of "prospective critical ethical analysis"[2]. Something else is put straight as well: the frequently encountered opinion that one could rely on moral intuition when it came to new developments in the sciences. No matter how important the former is – it is normally the manifestation of the habitualised morals of a society. But moral intuitions are not suited in terms of their nature to replace ethical analysis. After all, the latter is subject to the condition of generalisability; the former, by contrast, are subject to individual specificity.

The paradigm of synchronicity, the integration of scientific research and ethical analysis, is not based on the assumption that scientists require moral »tutoring« before they start their work. An assumption of this kind would already be inappropriate because it is only possible if there were a confusion of the terms »morals« and »ethics«. »Morals« apply to the totality of valid norms concerning actions bringing about good and avoiding evil or failures to take action valid in a society at any given time. »Morals« are, therefore, a direct phenomenon of plurality and historical-social change. »Ethics«, by contrast, involve critical analysis of morals. It is its task to identify conflicting standards and to identify those arguments, by means of which morality, i. e. *moral validity* is established. Despite all its other differences compared with the sciences, ethics and sciences share the common feature that a consistent distinction must be made between the establishment of results on the one hand and their assessment on the other. For ethics this means: the identification of conflicting standards and analysis of the argumentative pros and cons of a new option for action established by the sciences is one thing, the ensuing assessment and decision is quite another.

This new paradigm of viewing the relationship between science and ethics faces a question which the previous paradigm also had to critically examine: how can scientific research and ethical analysis be brought together in a rational relationship. There now follow some reflections on the use of ethical analysis in human cloning.

2. *Can ethical analysis be undertaken with the help of biology?*

The moral question of whether we are allowed to clone, seems at first glance to be both natural and unavoidable: cloning, i. e. the artificial, asexual production of isogenic copies of individual organisms[3], is subject, like all actions of human beings, to claims for justification: Does a method of this kind violate ethical standards? Does it cause damage?[4] Questions of this kind are dependent on clarity about what has to be analysed. If one looks more closely at the situation, then the question whether we are allowed to clone, proves to be methodologically complex: is it possible to directly derive a moral »ought to« or »prohibition« from knowledge about the biological preconditions of this method? Only subject to the acceptance of fallacies of the following kind: nature clones (i. e. through embryo splitting into monozygotic twins), therefore there is no reason to criticise cloning. But unlike man nature is not a subject, who could be held responsible for his commissions and omissions; in the literal sense it must be *responsible*. Nature does not ask questions and does not give answers, not at least in the way in which human beings do as free and self-determined subjects. When the researcher seems »to question« nature in his experiment, then in the form of statutory hypotheses by means of which he renders nature scientifically accessible. The results of this method are not, therefore, solely subject to the conditions of nature but at the same time and again and above all subject to those which man imposes on nature. The legitimacy of this procedure cannot be derived from the fact that nature is familiar with one of the two main variants of cloning in the field of mammals – embryo splitting – nor from the fact that nature does not know the other main variant of cloning – somatic cell nuclear transfer. Normative elements cannot or at least cannot simply be derived from biological facts nor can violations of standards be justified by the lack of biological facts. The former would constitute a so-called »naturalistic«, the latter a so-called »normativistic« fallacy.

If we apply what has been said here to the action of cloning then it becomes clear that even if the argument *prima facie* seems to make sense that we should not clone because we are jeopardising the uniqueness of human beings and reducing the genetic variation width of importance for our survival, then it becomes clear on closer examination that an argument of this kind requires an *additional* assumption for its validity, i. e. that individual uniqueness and genetic variation maintenance constitute cultural or anthropological *standards*. No matter how great the temptation, because of the controversial nature of many ethical arguments, to fall back on biological facts, the apparent safety afforded by nature's facts is deceptive. This safety does not extend beyond the known facts and undergoes constant change because of amendments and innovations in research. Here, ethical analysis seems to face a dilemma: on the one hand it must obtain certainty about the natural scientific, biological facts if it does not want to end up empty handed; on the other it must emancipate itself from the level of scientific facts in order to be able to adequately undertake its task. After all, ethics does not have first and foremost to do with the question of what *is* but of what ought to be and is *permitted* and what isn't. Scientific terminology *describes* phenomena, cultural terminology, by contrast, *allocates* values. J. Habermas pointed this out when he observed in respect of the answer which has still to be given about the moral and legal questions of genetic engineering and reproduction medicine, "Biology itself cannot give this to us"[5].

3. »Natural« in terms of nature or of culture?

What should be done? In order to shape synchronicity, the integration of science and ethics, in an adequate methodological manner, there is a need for dual analysis. First of all, the normative interpretations used by researchers in conjunction with biological facts must be identified and then the actual character of ethical standards must be examined. In concrete terms: the question about the legitimacy or illegitimacy of human cloning is not decided on the basis of biological facts as such but on the basis of specific scientific and cultural interpretaments. It is a biological fact that a clone is the result of a natural, i. e. according to nature possible procedure. By contrast, as a scientific or cultural result, the clone is the result of an action.

What nature can do is not necessarily anything *natural* along the lines of human beings and their culture. The former does not (yet) have any subject whereas the latter does and is, therefore, a site for possible synchronicity or even the integration of scientific research and ethical analysis. Ethical analysis of a biological method like cloning, therefore, turns out not to be linked to biology but to culture, in particular to anthropology along the lines of the philosophical question about man. *How do we understand ourselves as human beings, we must ask, when reproductive or therapeutic or research cloning is deemed to be morally justifiable?*

In the answer to the last question the above-mentioned difference is confirmed between the area of norm-free biological factuality and norm-based culturality. Whereas reproductive, therapeutic and research cloning are identical *as biological methods*, in normative analysis they prove to be very different. In the case of reproductive cloning an embryo is created with a view to being born; in the case of therapeutic and research cloning there is no prospect of being born: It is purposefully sacrificed for another goal – treatment of the already born or fundamental research. If we consider man to be a being for whom it is better to be born than not to be born, then reproductive cloning appears to raise no concern from the moral angle *in this context*. If it is at all legitimate to create isogenic embryos, then better those which have a chance of being born rather than those which are subjected to an outside purpose at the cost of their non-further development.

4. General or differentiating ethical analysis of cloning?

At all events an initial decision must be taken whether in humans ethical analysis about cloning *in itself*, i. e. in any form *whatsoever*, is to be undertaken or whether, given the different applications of cloning, ethical analysis should also be correspondingly differentiated. Just how important this clarification is, is demonstrated by the efforts, unsuccessful up to now, to obtain a joint international stance by UNESCO or WHO on cloning: some countries wish to see a general rejection of the application of any form of cloning in humans, other countries are in favour of a differentiated stance. If one asks generally about the ethical legitimacy of human cloning, then one bases this on the uniform scientific facts on which this method is based as expressed in the definition of cloning: asexual creation of isogenic copies of individual organisms. In this case it is the ethical quality of this method *as such* which is examined in terms of its applicability in humans.[6] An analytical approach of this kind is based on the assumption that the biological method of cloning, at least in respect of its application in humans, is uniform, so that a differentiating analysis does not appear necessary. Furthermore, it is assumed that cloning concerns fundamental aspects of how we see human beings.

If on the other hand one assumes that the uniformity of application of cloning and the fundamentality of human affectedness cannot, be observed because cloning is an identical biological procedure but its application opportunities are not and because, beyond this, the method can affect people in very different forms, then one will choose the other of the two above-mentioned alternatives of ethical analysis, that of the differentiating consideration of different applications of cloning to varying forms of human existence. In this case one will examine the ethical legitimacy of the two main forms of cloning, embryo splitting and cell nuclear transfer in respect of the different application forms in man – reproductive, research oriented or therapeutic.

The current cloning discussion on the international level is marked by the fact that the majority no longer expects that ethical analysis of the human application of this method will prove, without exception, not to be justifiable. It is indeed the case that reproductive cloning mostly meets with rejection; not, however, therapeutic and research cloning. Hence, differentiating ethical analysis seems more appropriate than general ethical analysis. Furthermore, differentiating analysis is superior to general analysis in that the former can, under certain circumstances, *also* reach a general ethical rejection of any form of cloning but does not have to come to this conclusion whereas the latter must either reject any form of cloning or declare it to be legitimate. Additionally, all ethical arguments which play a role in general analysis, may also appear in differentiating analysis. The reverse, however, is not the case, namely that all ethical arguments of differentiating analysis will also appear in the general one. Of course, this could lead to the voicing of the fear that differentiating ethical analysis of the various forms of cloning based on different forms of human existence could, in fact, make cloning to a certain extent »socially acceptable« and could weaken arguments against ethically clearly inadmissible forms of it. Whether this fear is justified or not cannot be decided in advance.

In differentiating analysis – as in general analysis – the protection of dignity, the protection of life and status arguments are to the fore. In contrast to general analysis, however, there are also theoretical and social aspects. The following section is devoted to these three aspects.

5. Central aspects of a differentiating ethical analysis of human cloning

5.1 The status aspect

Anyone who examines the question of the legitimacy of the various forms of cloning and its applications in humans will also have to address, as in the stem cell debate, the question about the moral status of the result, in this case the cloned embryo. The answer to this may be tackled from the ontological status of the early embryo whereby the continuum, identity and potentiality arguments play a key role. As a rule, they reoccur in some form in respect of the ontological status of the embryo.[7] Status studies naturally lead to a description of traits. Now, the human embryo undoubtedly possesses specific traits from the very beginning: above all a specific human DNA and the potential to develop under normal circumstances into an independent human being. If one bases the ethical discussion solely or mainly on traits of this kind, it may lead to an overlooking of the fact that human beings cannot be reduced to their biological properties. The self-understanding of human beings is primarily a cultural one.[8] The fact that the embryo is seen as a specific form of human existence does not constitute first and foremost a biological but a cultural phenomenon, a cultural phenomenon with, of course, ethical implications. The cultural self-understanding of man is permanently shaped by his relationship to his fellow human beings. This relationship does not depend on the manifestation of factual abilities or declarations of intent. It is far more the precondition of the possibility of a dialogue. If one does not restrict »communication« to the exchange of speech and ideas but also includes the exchange of non-verbal, e.g. body signals, then inter-human communication begins for the embryo with its implantation *in utero*.[9]

The question is whether this understanding of human existence, which extends far beyond biology, also applies to the early embryo created through IVF, i. e. for reproductive purposes, but for external reasons is not given any further development. Is it coherent to extend the understanding of man as a cultural phenomenon to the so-called supernumerous embryos, whose decline is pre-programmed from the very outset? It is difficult to respond to a question of this kind with status considerations since status considerations thrive on ontological predications which primarily draw on biological traits. We have to examine whether the status predications »human dignity« and »protection of life« constitute an albeit prominent exception.

5.2 Protection of dignity and life

As in the stem cell debate, ethical analysis of human cloning also touches on the question how respect of human dignity and protection of life of the early embryonal existence of human beings can be reconciled with the fundamentally guaranteed freedom of research. An attempt was made in the Stem Cell Act by leaving the ban on research with human embryonic stem cells in Germany *in principle* in place because human embryonic stem cells can only be created by accepting the destruction of embryos. However, *under specific, comparatively strict conditions* the import and use of human embryonic stem cells are allowed for high ranking and alternativeless research purposes.[10] Anyone who sees the embryo from the very outset, i. e. from the fusion of the gametes and independent of the existence of other development opportunities, as a form of human existence, must grant it full protection of dignity and life ("absolute protection of dignity and life") and may *not* clone the embryo for non-reproductive purposes like research or treatments (it remains open whether this can be done for reproductive purposes) since all non-reproductive purposes are solely for the benefit of others and would constitute the instrumentalisation of the embryo, a violation of its human dignity.

It is a well-known fact that the concept of human dignity cannot easily be determined in a form which meets with general acceptance. Its negative application is most easily accepted. According to this, anyone who turns a human being into the pure object of another's will violates the dignity of man instead of respecting his free autonomous subjectality (»ban on objectivisation«) and never submitting him *in toto* to ends which benefit others (»ban on instrumentalisation«). Applied to cloning this means asking whether the different types of production of isogenic human copies or the reasons for this turn the embryo into a pure object and submit him in his entirety to serving the purposes of someone else. This is subject to a prior decision whether one views the early, not yet implanted embryo *as* or at least *like* a human being or sees something in him which can develop into a *human being* subject to the corresponding additional conditions. In the first case one will consider *any* non-reproductive cloning given its unavoidable instrumentalisation character as ethically unjustifiable. This will also apply in the second case to the extent that the cloned embryo is especially created for use by others.

By contrast, anyone who does not grant full protection of dignity and life (»graduated protection«) to an embryo produced through IVF (so-called »supernumerous embryo«), which is not transferred for external reasons which have to do with the oocyte donor, will not consider the use of the embryo including cloning from the outset as being ethically questionable but will make this dependent on the ethical weight of the cloning purpose. He will see the cloning of »supernumerous embryos« by splitting as not violating their dignity if the embryos, instead of being passed on for direct destruction, are used for high ranking research and therapy purposes for which there is no other alternative. This does not mean that prior to implantation the human embryo is seen as a mere accumulation of cells. Instead, it must be considered and respected as something which could lead to a human individual if its development is uninterrupted. It must thus be respected and protected as well as possible; however this claim to protection is not the same from the very outset as it is for the later embryo and foetus but rather »grows gradually« with the consequence that his claim to protection is not yet so developed in the first two weeks that it may not be modified for the benefit of high ranking goals like saving the chronically ill, who cannot be helped in any other way.

This explains why the law in Germany seems to protect the embryo *in vitro* more than the embryo *in utero*. This is not because they differ in terms of status but because the risk of abuse varies, i. e. it is by far greater in the case of the embryo *in vitro* than in the case of the embryo *in utero*. It is thus not the status of the human embryo but the scale of its exposure to abuse which is the decisive factor. A society that permits the artificial creation of human embryos, has an obligation to offer them commensurate protection. An embryo, however, which is left over from IVF and for whose further development society does not offer any opportunities, would be misused if it were to be used for purposes aside from high ranking ones. However, when, under the strict monitoring of the state, a supernumerous embryo of this kind is used for research and therapy purposes in conjunction with the chronically ill, for whom there are currently no alternatives, then the state obligation vis a vis patients with diseases of this kind seems to be rated higher than the obligation to the embryo.

Anyway, it must be examined in this case whether the balancing of the protection of life for the embryo against the obligation to help the chronically ill automatically affects the dignity of the embryo. If so, then this violation of dignity also applies to embryos created for IVF purposes where it is accepted from the very outset that some will not receive further development and will die; in this case one would have to describe the admission of the status of possible »supernumerousness« as a violation of dignity. If, however, one assumes that protection of life and dignity in the case of the early embryo are not automatically linked, then one adopts a similar position to that found in another context (in the abortion issue) by permitting the possibility of an assessment: between the right to life of the supernumerous embryo which is not (no longer) guaranteed and the protection of life of chronically ill patients who cannot be helped in any other way. One must either consider that the dignity of such embryos is violated already by their calculated destruction during the IVF procedure or that such a violation does not occur. Nor can it then occur through use for high ranking purposes, provided that appropriateness, necessity and proportionality of its use are to be accepted on the grounds of strict examination.

Here, too, it becomes clear that in contrast to the implanted embryo, the decisive factor for the ethical assessment of the use of the early embryo is less its status than the question about the legitimacy of handling it. This becomes even clearer when one looks at the social aspects of reproductive cloning in the human area.

5.3 Social aspects

In the case of reproductive cloning, ethical analysis must also examine whether it can be justified that human cloning leads to *inequality* no matter what *factual impact* this may have and irrespective of how cloning and non-cloning are *individually assessed*. The inequality lies in the fact that in the case of human cloning, besides individuals of normal origin, individuals are created whose genetic constitution is not a random result. It cannot, therefore, be accepted as unplanned or at least tolerated but owes his existence to the will and model of another. Even if the cloned individual and his environment were to not assess this situation in a negative way or possibly even view it in a positive one, this does not change anything about the fact of the *difference*: not to have been brought into life like the other individuals in full ignorance of their genetic constitution but in knowledge – and *because* of this knowledge – of their genetic peculiarity.

The (important) condition does not change anything about the above-mentioned *difference* that man and, by extension, cloned man is not the product of his nuclear genotype. In the case of the cloned individual, too, genotype is not the same as phenotype as it is well known from »natural cloning«, from monozygotic twins. However, with the current and in future increasing opportunities to gain insight into the genetic conditions of health and illness, the cloned human being, in contrast to the non-clone, will not be able to assume that he would have been born even without knowledge opportunities of this kind.

A further obstacle to the admissibility of reproductive cloning lies in the change of previous social constants. Whereas the natural parents of non-clones are not accountable for the genetic constitution of their child, because it is genetically a random product, the producer of the clone may be exposed under certain circumstances to demands for justification which as a rule he will scarcely be able to comply with. This is a clear indication that reproductive cloning would bring with it complex social consequences. This is particularly noticeable in that the clone knows that he is dependent in a very different way on the desire and ideas of his creator in contrast to the non-clone. The latter knows that he owes his existence but not his genetic so-being to the ideas of his parents. The clone, by contrast, knows that in the truly literal sense of the word he has been »pre-programmed«. Habermas rightly notes that this leads to a "so far unknown type of interpersonal relation between the genetic model and copy. The intentional determination of the genetic material means that a clone is handed down a life sentence by someone else prior to his birth." According to Habermas, there is also a clear asymmetry, which would not otherwise exist, between the producer of the clone and the clone, "The clone knows that he could not in a random manner or in a general manner make the same kind of decision for his producer as his producer did for him." Habermas fears that cloning "were to violate the condition of symmetry in the relationship between adult persons, on which the idea of mutual respect of equal freedoms is based."[11]

The above comments aim to draw attention to the fact that already the question of the ethical analysis *approach* to human cloning requires special attention. Whether a general or differentiating approach, whether status or action analysis, whether ontological predication or consequentialistic analyses: the corresponding decision always has lasting consequences for the ethical assessment of a scientific procedure, the biological background of which cannot constitute a basis as such for ethical analysis. Safe territory is only reached when the scientific and, more particularly, the cultural interpretaments linked to cloning are taken into account. What a human being *is*, is decided not least by *what* he *makes himself into*. The problematic possibility of human cloning is just one, albeit a particularly momentous, example for this.

Notes

1 Jaenisch, R., Wilmut, I. (2001): *Don't Clone Humans!*, in: Science 291, 2552.

2 Gordijn, B. (1999): *Das Klonen von Menschen. Eine alte Debatte – aber immer noch in den Kinderschuhen*, in: Ethik in der Medizin 11, 12–34.

3 Committee on Science, Engineering, and Public Policy/National Research Council/Board on Life Sciences (ed.) (2002): *Scientific and Medical Aspects of Human Reproductive Cloning*, chap. 2, 24: Cloning: Definitions and Applications, Washington, 24–73.

4 Siep, L. (1999): *Klonen. Die künstliche Schaffung des Menschen?*, in: Aus Politik und Zeitgeschichte. Beiträge zur Wochenzeitung *Das Parlament*, B 6, 5.2.1999, 22–29.

5 Habermas, J. (1998): *Nicht die Natur verbietet das Klonen. Wir selbst müssen entscheiden*, in: Die Zeit 9.

6 Eser, A. et al. (1997): *Klonierung beim Menschen. Biologische Grundlage und ethische Bewertung (Stellungnahme für den Rat für Forschung, Technologie und Innovation beim BMFT)*, in: Honnefelder, L., Streffer, C. (Hg.): Jahrbuch für Wissenschaft und Ethik 2, 357–372.

7 Honnefelder, L. (2003): *Pro Kontinuumsargument: Die Begründung des moralischen Status des menschlichen Embryos aus der Kontinuität der Entwicklung des ungeborenen zum geborenen Menschen*, in: Damschen, G., Schönecker, D. (Hg.): Der moralische Status menschlicher Embryonen. Pro und contra Species-, Kontinuums-, Identitäts- und Potentialitätsargument, Berlin, New York, 61–81. Opposed to this: Kaufmann, M. (2003): *Contra Kontinuumsargument: Abgestufte moralische Berücksichtigung trotz stufenloser biologischer Entwicklung*, in: Damschen, G., Schönecker, D. (Hg.), ibid., 83–98.

8 Hauskeller, Chr. (2002): *Sprache und Diskursstruktur. Ethische Implikationen und gesellschaftliche Kontexte des Forschungsfeldes humane Stammzellen*, in: Oduncu, F. S., Schroth, U., Vossenkuhl, W. (Hg.): Stammzellenforschung und therapeutisches Klonen. Göttingen, 103–118.

9 Vossenkuhl, W. (2002): *Der ethische Status von Embryonen*, in: Oduncu, F. S., Schroth, U., Vossenkuhl, W. (Hg.), ibid., 163–169.

10 StZG § 1 Abs. 1 bzw. Abs. 3; cf. Beckmann, J. P. (2003): *Ethik nach Vorgaben des Gesetzes? Überlegungen zur Aufgabe der Ethik gem. §§ 5 und 6 Stammzellgesetz (StZG)*, in: Amelung, K. et al. (Hg.) (2003): Strafrecht, Biorecht, Rechtsphilosophie (Festschrift H.-L. Schreiber), Heidelberg, 593–602.

11 Habermas, J. 1998.

Jens G. Reich

On totipotency as a criterion for the status of the human embryo in vitro

In the bioethical debate the term »totipotency« lies somewhere between an empirical description and an ontological statement. In the empirical realm it is defined by what can arise from an entity, i. e. an embryo developing in the womb and finally a born individual of the species *Homo sapiens* (in animal experiments in a similar way for other species). In the ontological realm it specifies what the entity is, i. e. a human being with all the ensuing consequences for moral judgements and normative provisions. In the case of the zygote created in a natural way (fertilised oocyte) and the entities derived from it if there is no disruption (earlier embryo, morula, blastocyst, implanted embryo etc.), there is no contradiction between the two areas. Even when one transfers the first phases of human life to the petri dish (in vitro fertilisation, IVF), thousand-fold experience in assisted human reproduction shows that there is no friction between the two statements. It is only when we start experimenting with entities, created in a different way from nature, that both observations, i. e. that this could lead to pregnancy and birth and that the entity was a human being, are not immediately obvious and require exact analysis. If the experiment does not aim at all to bring about pregnancy and birth but rather to obtain knowledge about cytobiological links in the early phase of development or the production of regenerated cell material for medical treatment, then the ontological premises of normative judgement are dependent on the criterion of demonstrating the empirical facts of totipotency. In this paper the practical difficulties of this demonstration are examined against the backdrop of more recent developmental biological findings.

The organism developing from the fertilised oocyte is described as a human embryo on conclusion of the development of the main organs after eight embryonic weeks. The oocyte is deemed to be fertilised when a spermatocyte penetrates its membrane and unites with it. It is called the zygote, the »conjoined«. The zygote initially contains two pronuclei, each with 23 chromosomes; one pronucleus comes from the man, the other from the woman. The zygote also contains the so-called second polar body, which contains the other half of the chromosomes of the woman recombined in the ovary through the first maturation division. This polar body is expelled and degraded after activation of the oocyte by the spermatocyte.

It no longer has anything to do with the embryo but can be used for the indirect diagnosis of the genes from the woman without damaging the future embryo.

In the zygote the two pronuclei are initially separate. They move towards each other but do not fuse immediately, only after 24 hours, at the same time as the first replication of the genome and the segmentation of the zygote. There is no individual diploid genome with 46 chromosomes in each cytoblast until the two-cell phase. This diploid genome contains each nucleated cell of the organism for the entire future life. With the fusion of the oocyte and spermatocyte the future genome of the new individual is specified but not yet completed. Before this, the expulsion of the nucleolus and the actual unification of the parental chromosomes in the cytoblast must take place.

It is not disputed that human life begins with the fusion of the oocyte and spermatocyte. Opinions merely differ as to the degree of protection to be enjoyed by the embryo from which point in time onwards. This is a judgement which lies beyond biological facts. Furthermore, opinions may also differ about the exact beginning whether it is the fusion of the oocyte and spermatocyte detectable under the microscope or the production of the diploid genome approximately 24 hours later. This is of importance for the diagnosis and selection of embryos for assisted reproduction but not, however, for the variants of therapeutic and reproductive cloning.

In the case of cloning using SCNT (somatic cell nuclear transfer) from a diploid cell to an enucleated oocyte, a »reconstructed« cell is created. Under the microscope it looks like a zygote and has a full set of diploid chromosomes. This cell can be activated, i. e. encouraged to divide and develop and become a multi-cell entity, the blastocyst. Both types of blastocysts, created by fertilisation or by cell nuclear transfer, look similar and have functional communalities. It has been proven in animal experiments that gestation can also occur as a consequence of SCNT after transfer to the uterus which, in exceptional cases, can lead to the birth of a new individual (»Dolly«).

In the case of experimental and diagnostic procedures with human subjects or parts of subjects, it is of considerable importance for moral judgement whether they have the ability to develop into a complete organism, i. e. into an implanted embryo, then a foetus and finally a born human being. This capacity is described as totipotency. In this context totipotency can be attributed to a single cell, i. e. to the zygote or the isolatable cells of the first stages of the division up to the eight-cell organism. Totipotency may also mean a union of cells if together they can develop into a born human being but no longer the isolated individual cells in the union. In this context the blastocyst is totipotent but the individual embryonic stem cells in their germ disk are no longer totipotent, at least according to the prevailing interpretation of observations available up to now.

When considering an individual cell the term »totipotency« is used for two non-identical circumstances. The ethical and legal literature was mainly interested in the totipotency of the individual cell and its ability to develop on like a zygote. Totipotency is the capacity of a cell to develop into a finished organism. In the case of in vitro activities, this is bound to pre-conditions, i. e. above all mild culture conditions and transfer to the uterus of a woman. In the literature on developmental biology, many authors consider a cell to be totipotent if it can be inoculated into an embryo (blastocyst) (chimera formation) and is capable there of participating in the formation of each type of specialised body tissue, including the germ line. Other authors described this capacity as »pluripotent«. The difference between these two terms is not clear. This is demonstrated by the fact that when a single embryonic mouse stem cell is transferred to a non-viable tetraploid blastocyst, it can form the entire embryoblast, i. e. the entire future organism.[1] Here the pluripotency of the stem cell for totipotency is enhanced by transfer to a »tetraploid complement«, i. e. to a milieu conducive to implantation. Since, in this way, a complete clone of the organism, which donated the original embryonic stem cell, can be produced, this reveals that there's no clear-cut dividing line between totipotency and pluripotency. This causes problems when a distinction is considered to be critical for a moral judgement.

In the ethical and political judgements totipotency is considered to be a criterion for the presence of a human living being. In the case of the natural creation path of gamete fusion, it is undisputed and proven through thousand-fold experience in assisted reproduction that a zygote created in vitro and the cells up to the eight-cell phase are totipotent, too. In the case of entities created through experimental manipulation this allocation of totipotency is not so immediately obvious particularly as, in the case of humans, the production of evidence involving experiments leading to pregnancy and a baby is rejected for ethical grounds. The strict application of the criterion would mean that totipotency would have to be tested in experiments, i. e. the actions would have to be carried out, the results of which would then justify their being banned. It is as if one would first have to commit a crime in order to determine that it constitutes a crime.

One can free oneself from this dilemma if one introduces an analogue argument. This argument is based on experiments with mammals (mouse, sheep, cow, goat etc.) which are closely related to human beings and have a similar early embryonic development. Since in their case »zygotes« and then finished individuals were obtained by means of SCNT, i. e. totipotency was obviously experienced, it seems appropriate to consider this conclusion to be sufficiently justified for human products of somatic cell nuclear transfer, too.

This is the stance adopted by numerous expert reports on the status of the embryo created by means of cell nuclear transfer. In 2002 the President's Council on Bioethics in the USA defined the human clone as follows: A cloned embryo is "an embryo arising from the somatic cell nuclear transfer process as contrasted with an embryo arising from the union of egg and sperm"[2]. Elsewhere the Council addresses the alternative definition which refers to totipotency[3], and comes to the conclusion that it was "too ambiguous". The existence of an exact genetic copy of a human being is not used as the criterion for the justification of the ethical analysis of cloning although it is very relevant for the normative assessment of the consequences. This means that the Council has decided in favour of an action undertaken, i. e. SCNT and not of an ontological entity, totipotency, as the criterion for human cloning.

This position has also been adopted by many experts in Germany. Cloning is seen as the artificial production of the functional equivalent of a zygote, by circumventing the natural path of gamete fusion. It is argued that the first stages of cloning of humans are identical, irrespective of whether the final goal is to clone a human being or to obtain cell preparations for experimental or therapeutic cloning. From this homogeneity the same judgement is derived for both cloning variants, i. e. that each clone (therefore each production of a totipotent human »entity«) was to be rejected since it constituted a violation of human rights. It is the capacity of an »entity« to develop as a human being into a born human being which is relevant for such moralistic and, more particularly, constitutional law judgements.

However, this leads to some difficulties. Firstly, the induction chain described above from animals to humans is not complete. Secondly, it has not been clarified whether and, if so, which procedure for the production of cell material with regenerative capacity must go through the phase of totipotency. Thirdly, it is unfortunate that in the experimental realm of embryonic cell research it is relatively easy and will soon become even easier to switch totipotency on and off through simple manipulations, already in a preparatory manner in the preliminary stages before one can even talk about a human organism. This means that clearly non-totipotent entities (somatic cell nuclei) can be »re-programmed« into clearly totipotent ones. On the other hand, steps can be taken to avoid the creation of totipotent entities. Fourthly, it is unsatisfactory if the criterion for the determination of a status (or even a legal fact) can neither be proven to be definitely present or absent. These arguments are to be briefly outlined before any ways of solving them are presented.

The induction chain is not complete. The cloning of animals is an experiment that is so ineffective that in test series it only succeeds, if at all, in the percentage or even per mille range. That alone would not be an argument since it does sometimes succeed and one could, therefore, refer to the evidence of principle. However, it is worrying that cloning has never been successful in primates despite many attempts. The claims that it has been successful in human beings have not been scientifically validated. Gerald Schatten et al. recently published findings which pointed to the fact that the preparation of the oocyte for somatic cell nuclear transfer in primates cannot succeed using the Dolly procedure. They come to the conclusion that "with current approaches, nuclear transfer to produce embryonic stems cells in nonhuman primates may prove difficult – and reproductive cloning unachievable"[4]. Of course, this could also apply to human beings in their capacity as primates. The counter argument is that these could be purely technical problems ("current approaches") which could be overcome by a suitable procedure. However, such a procedure has not yet been published. Furthermore, it would dismantle the entire induction chain since no cloning would be undertaken any more according to SCNT (»Dolly«). The conclusion by analogy would have to be completely established afresh. In particular for constitutional debates it is doubtful whether a non-complete induction conclusion about the existence of a human being would be sufficient in order to do away with freedom of research.

This consideration leads to the second problem. If cloning means creating a human being with the same genes as an already existing human being, then the moral or legal judgement cannot be undertaken solely on the basis of somatic cell nuclear transfer by referring to the fact that only in this procedure have efforts been successful to obtain such copies in animal experiments. It would be premature to believe that SCNT will remain the only option of producing clones. Furthermore, procedures could be developed which are similar to or the same as cloning which do not go through the phase of cellular totipotency. For instance, the working group of Schöler has succeeded in creating oocytes and then blastocysts in a cell culture of embryonic mouse stem cells.[5] These blastocysts are parthenotes, i. e. formed by activating the oocytes created from the stem cells (so-called parthenogenesis). According to available embryological experience they can never develop into a mammal organism. Parthenotes are not, therefore, totipotent; however they do not die until around the 11th day of gestation (mouse gestation: 19 days). Schöler described these blastocysts as »totipotent«. He obviously meant this in the above sense of »pluripotency«, i. e. the individual cells of the blastocyst are capable with their offspring of contributing to each part of the mouse embryo, i. e. therefore of also becoming differentiated cells, this being one of the goals of therapeutic cloning. Parthenotes are diploid, have the full set of chromosomes which stems from the first maturation division of the oocytes. All gene sequences of the oocyte carrier are found in the oocytes but are arranged through recombination in different ways on the homologous chromosomes. In the case of the first maturation division of the oocyte progenitors, gene variants are exchanged to a significant degree between the same positions on the homologous chromosomes (»recombination through crossing over«). The decision would have to be taken whether the parthenotes created are to be considered clones because they have the same gene variants or not because the arrangement is not identical. For most functions of genes it is probably unimportant which of the two chromosomes they have been »threaded on to«. However, there are exceptions. This leads to the question as to how strictly the criterion of genetic identity is to be interpreted. Furthermore, it would have to be decided whether one would like to draw on these experiments in mice for an analogy conclusion about totipotency similar to that for the Dolly method. These decisions would be necessary for the observation whether the group around Schöler created oocytes and blastocysts which perhaps would be suitable for therapeutic research without them having previously gone through a totipotent stage. In the case of complicated cytobiological experiments it would be very difficult to decide whether and, if so, when totipotency has been passed through.

We consider the possibility described above, of producing[6] real clones in a laboratory mouse, by introducing embryonic stem cells into an artificially obtained blastocyst, which cannot form an organism because of the experimentally produced tetraploidy (spare sets of chromosomes) and is not, therefore, totipotent but which can form a trophoectoderm and then a placenta for the inoculated embryonic stem cell. This leads to the creation of a chimera, a mouse embryo, whose placenta stems from the tetraploid and hence non-totipotent blastocyst whereas the inner cell mass and the later organism comes from the introduced embryonic stem cell. Since embryonic stem cells themselves are no longer totipotent (according to the ethical or legal understanding defined at the beginning) only pluripotent sources are used here and yet therapeutic cloning would be possible. In conjunction with its possible application in man, an experimental approach of this kind leads to the question about intermittent totipotency. In all these thought experiments it should be pointed out that the moral judgement is also affected when the production of the required non-totipotent embryonic stem cells in animal experiments was dependent up to now on the use of a blastocyst, i. e. an embryo.

Numerous emerging opportunities of experimenting in animal experiments with variants of cloning lead to another problem, i. e. that a criterion which can be changed by means of all kinds of experimental manipulations and culture conditions is poorly suited for proving whether a human being exists or not. In the case of therapeutic cloning, tissue is produced from a human somatic cell which is obviously not a complete organism in itself, which could be used for medical treatments because it is immunocompatible and could be regenerable. At some point during this reprogramming of a somatic cell totipotency is created or it is activated and is at least passed through as an interim stage of the experiment. This is the basis for the judgement which equates reproductive cloning with research cloning. It is already possible during the preparation (i. e. the somatic cell nucleus or the oocyte in the case of SCNT) to take steps to ensure that, under no circumstances, a full organism can be created. Methods could be developed in order to silence genes which are essential for the development of a finished cloned human being but not for the creation of a specialised human somatic cell. Cells of this kind would have the same empirical status as an embryonic stem cell but would only be pluripotent and not totipotent.

A normative judgement could be based on the fact that it is irrelevant how totipotency is created whether naturally or through experimental manipulation. The only decisive factor is whether a totipotent phase was achieved or passed through in the experiment. If, however, one also wishes to include those objects, which would have become totipotent if the experimenter had not himself taken previous steps to counter this and if one wishes to argue that the addition of a defect, which strips it of its viability, has not changed the moral relevance of the action on the embryo, then once again one would have to consider that the prior history and the intention of the action were relevant. Against the backdrop of the experiment one cannot ignore the intentions of the person taking the action and the way in which a non-totipotent entity was created when it comes to determining a normatively relevant situation. Independence from the intended purpose was, however, the very reason why »reproductive« and »therapeutic« cloning were subsumed under the same normative judgement.

The previous considerations lead to a further difficulty. Each regulation based on a normative judgement about a totipotent object, whether law or provision, must introduce an empirical criterion for totipotency. Its existence, however, cannot be clearly proven in experiments because human experiments would be necessary for this. Its absence cannot be unequivocally proven either since reference can always be made to the non-complete »additional conditions« for totipotency. In order to determine a situation requiring regulation, in particular a criminal act, the criterion of totipotency can practically not be used in the field of experimental research.

This raises the question how a clear empirical status judgement can be determined as the basis for a normative judgement in the field of experimental cell research in human gametes and stem cells.

One possibility would be to lay down a simpler empirically viable definition of totipotency for the experimental area. Depending on the effect it could be wider or narrower than the criterion used for embryos created by means of in vitro fertilisation. The criterion could assume that mammal embryos are not spontaneously viable but absolutely dependent on implantation in the female uterus. This is in clear contrast to other mammals, whose embryos laid in eggs can survive without such support (some snakes simply bury their eggs in the sand; many fish spawn in water). A practical and easy-to-use formulation of the criterion could be that for the achievement of totipotency in human beings as mammals there must be complete implantation. The in vitro phase would be declared a preliminary stage. This solution would however »define away« numerous moral objections to therapeutic cloning.

An alternative, stricter criterion could be that any production of zygote or blastocyst equivalent human objects through suitable further manipulations could lead to cloned human beings and, therefore, comes under moral judgement. This would encompass all experiments in which cell nuclear transfer takes place in the oocytes or gametes are activated in order to produce embryonic stem cells or embryonic stem cells would be complemented into embryos.

The first proposal would remove the grey area of status determination as the transfer to the uterus is a clearly observable action. In the second case, most cytobiological experiments could be more clearly classified.

In both cases the judgement would refer less to an ontological predicate (totipotency = "there is a human being here") and more to an intended action. This ethical judgement would give priority to the ends over the means. The spontaneous reaction of many people who reject cloning is, in any case, oriented more towards intention and consequence. For the layman it is not so relevant whether a microscopic object shows totipotency in the case of implantation or not; what is far more important is the unease about technical manipulation in the intimate area of human procreation. People do not wish to see its unavailability eroded and perhaps even put to commercial use. The rejection of reproductive cloning is not directed against the clone itself which would have to be considered as a born human being with full rights. It stems from the unease about the fact that human cloning would dismantle the non-disposability of the genetic constitution and would, therefore, violate the fundamental condition that human beings can recognise one another as being of the same origin. It is unacceptable that there would be two kinds of human beings, procreated and manufactured. When it comes to arguments of this kind, the debate about therapeutic cloning would have to concentrate on the question, which would probably be given a controversial answer, whether the values violated or jeopardised by cloning are placed on so high a level that no fundamental or therapeutic research could be allowed even in the unclear experimental grey area.

Form this analysis I conclude that practical decisions in the field of research cloning require a more suitable operative criterion for the laying down of a moral judgement than the more or less conclusively claimed existence of totipotency. The rapid development of biomedical research will force us to develop a criterion of this kind.

Notes

1 Eggan, K., Akutsu, H., Loring, J., Jackson-Grusby, L., Klemm, M., Rideout, W. M., Yanagimachi, R., Jaenisch, R. (2001): *Hybrid vigor, fetal overgrowth, and viability of mice derived by nuclear cloning and tetraploid embryo complementation*, in: Proceedings of the National Academy of Sciences of the US 98, 6209–6214.

2 The President's Council on Bioethics (2002): *Human Cloning and Human Dignity*, Washington D. C., 229.

3 "*Totipotent* – A cell with an unlimited developmental potential, such as the zygote and the cells of the very early embryo, each of which is capable of giving rise to (1) a complete adult organism and all of its tissues and organs, as well as (2) the fetal portion of the placenta." (48)

4 Simerly, C., Dominko, T., Navara, C., Payne, C., Capuano, S., Gosman, G., Chong, K., Takahashi, D., Chace, C., Compton, D., Hewitson, L., Schatten, G. (2003): *Molecular Correlates of Primate Nuclear Transfer Failures,* in: Science 300, 297.

5 Hübner, K., Fuhrmann, G., Christenson, L. K., Kehler, J., Reinbold, R., De La Fuente, R., Wood, J., Strauss, J. F., Boiani, M., Schöler, H. R. (2003): *Derivation of Oocytes from Mouse embryonic Stem Cells,* in: Science 300, 1251–1256.

6 Eggan, K. et al. 2001. There are numerous older findings indicating that a viable animal can arise from embryonic stem cells if the extra-embryonic involucrum and nutritive tissue are available.

Alfonso Gómez-Lobo

The ethical evaluation of human cloning for biomedical research[1]

For the original presentation I was asked to address criteria for the ethical evaluation of different methods of cloning for scientific research. From a moral point of view, what matters, in my opinion, is not what method is used, but whether or not a specific procedure leads to the generation of a human embryo, that is, to the generation of a whole, well-formed organism of our species, endowed with the genetic program that can lead him or her to become an adult, if provided with the proper sustaining conditions. Methods that employ cloning techniques for other ends, for example, for cell propagation and organ production, without generating a human embryo, do not give rise to an equivalent moral concern and will not be discussed in what follows.

In the limited space at my disposal, I shall try both to say something about the debate in the US President's Council on Bioethics and to sketch a line of argument to question the morality of human cloning as a research tool.

In the United States, as elsewhere, the moral and political debate on human cloning has been decisively shaped by the distinction between reproductive and research cloning. The latter used to be called »therapeutic« cloning, but, due perhaps in part to the recommendations of the President's Council, many people today admit that the procedure itself does not cure anyone and that it is more accurate to characterize it as "cloning for biomedical research"[2]. The proximate goal of this research is really the advancement of biological knowledge, in the hope, of course, that some day the knowledge thus obtained will lead to therapeutic applications. In this sense the expression »biomedical research« is slightly better than »biowissenschaftliche Forschung« for it is fair to the professed ultimate goal of its practitioners.

Reproductive cloning was unanimously rejected by the President's Council.[3] Although several arguments were deployed against this procedure (they commanded different degrees of allegiance on the part of the members), it is clear that the key criterion to judge that it is morally unacceptable to generate, implant and bring to birth a human being is the serious risk of physical harm both to the child and to the mother. We had a chance to review a report of the National Academy of Sciences that recorded tumors, malformations, birth defects, early deaths etc. of cloned mammals and reasoning by analogy we reached the same conclusion the panel from the Academy had reached: that if attempted in humans, reproductive cloning would most probably have the same disastrous consequences.[4]

The moral principle that individual freedom may be restricted when there is actual or expected harm to others is deeply embedded in the American public ethos and it was not surprising that unanimity could be reached on the basis of such a criterion. Some of us argued that even if (counterfactually) there were no risk of harm, there might still be considerations of dignity or justice that should lead us to oppose reproductive cloning. But we were in the minority.

When it came to the morality of cloning for biomedical research the Council was deeply divided.[5] One of the goals of research cloning is to harvest embryonic stem cells, usually when the blastocyst stage has been reached, and the procedure itself requires the intentional destruction of embryos, probably hundreds if not thousands of them. Whether this is morally permissible or not depends on the so-called »moral status of the embryo«.

My personal opinion is that it was a serious shortcoming on the part of the Council not to have engaged in an in-depth discussion of the nature of human embryos and the respect they are due. In order to partly remedy the void, Professor Robert George from Princeton University and I worked on an appended statement to the Report in which we argued for the full moral status of a human embryo from fertilization onwards.[6] I shall later return briefly to some of those arguments. I would here like to turn on to a prior, more fundamental, moral question.

From the outset of the deliberations of the Council it seemed to me that the way the items in the distinction were presented tended to obscure key facts about the distinction itself. To call one form of cloning »reproductive« seems to deny this property to the other one, but it is clear that *all* cloning is reproductive. It intends to produce a second organism with the same DNA as the first one. Moreover, cloning for biomedical research was introduced in the report of the National Academy of Sciences, as follows: "There is a very different procedure, here termed *nuclear transplantation to produce stem cells* – but variously called nonreproductive cloning, therapeutic cloning, research cloning, or somatic cell nuclear transfer (SCNT) to produce stem cells – whose aim is the creation of embryonic stem cells (ES cells) for clinical and research purposes."[7]

This formulation talks about (a) "a very different procedure" and (b) describes it as the production or creation of stem cells. With regard to (a) a quick glance at the two next pages of the report (ES–6 and ES–7) show that it is simply false that research cloning is a different procedure. At the stages of cloning itself (before a decision is made concerning the product of the procedure) it is clear that the technologist does exactly the same thing in both cases. (b) It is also clear that the description of the procedure obscures the fact that the stem cells are produced only because a human embryo has been generated and allowed to develop to a stage at which the stem cells have differentiated from the trophoblast. In this way the grave moral concerns are simply ignored. If stem cells could be produced directly, just as, for example, synthetic insulin can be produced today, there wouldn't be a moral problem at all.

For the purpose of reaching an ethical evaluation of human cloning as a whole we should distinguish three different kinds of action:

(i) the act of cloning itself, that is, the transfer of human genetic material into an enucleated human ovum with the aim of generating a human embryo,

(ii) the act of implanting a human embryo in a uterus with the aim of letting him or her develop through pregnancy, birth and beyond, and

(iii) the act of dismantling a human embryo with the aim of harvesting stem cells for research.

Invoking a bit of traditional terminology, it can be said that (i) represents the *finis operis*, the goal of the action itself, whereas (ii) and (iii) can be subsumed under the *finis operantis*, the goal the researcher sets for herself once she has a cloned human embryo on the petri dish.

How should we judge the morality of the act of cloning itself? For various reasons I regard this as a very difficult philosophical question. In the present climate in the US where utilitarian, or more generally consequentialist, modes of thought are quite prevalent, it goes against the grain to try to judge a kind or species of action by itself and not by exclusive consideration of its consequences. Some critics would say that the act of cloning should be judged, for example, by considering whether an infertile couple that strongly desires to have a genetically related child would thereby be made happy. The preference of the couple and the resulting satisfaction would be enough to justify the action, provided it has become safe.

But if we reject preference utilitarianism (on the basis of arguments that cannot be set forth here) and turn to the more classical quest for the morality of the act itself, we run into several difficulties as well. In traditional ethics, in order to judge an action it is standard procedure to establish under which moral species the action falls. If taking a coat can be subsumed under *theft*, we judge it very differently from the way we would judge it if it were to be subsumed under *borrowing*. Presumed consent and the intention to return the coat would suffice for the act to fall under borrowing. But, under what moral species does the act of human cloning fall? I don't think we have a reply yet. This kind of action is so unprecedented that Western ethical tradition is silent about it.

If we turn to a strategy to block consequentialism that is closer to contemporary liberalism and ask "What right (or rights) would be thereby violated?" we face similar difficulties. Moral rights are notoriously elusive and here we have the further difficulty that we have no clear answer to the question "A right to what?"

Let me take some tentative steps. I will first explore a distant analogy in the hope of reaching some kind of agreement (or Socratic *homología*) on a criterion that could command international acceptability.

Anglo-American law describes an offense called »battery« as an intentional and wrongful physical contact with a person without his or her consent that entails some injury or offensive touching.[8] What is interesting for our purposes is that battery covers a broad range of actions going from the use of force to mere touching without consent. The closest German equivalent I can think of is the range that goes from »Körperverletzung« to »tätliche Beleidigung».

An earlier edition of Black's Law Dictionary also explains that a surgical operation is technical a battery regardless of its result, and is excusable only when there is express or implied consent by the patient.[9]

What this offense embodies, I would suggest, is a moral principle of considerable importance, the principle namely of the inviolability of the human body. According to this principle it is impermissible not only to intervene, penetrate, cut into the human body, but also to touch the skin or hair or even the clothes of a person without her consent.

The consent required to avoid a violation of the principle can be assumed in certain circumstances, such as the case of a person who is unconscious as a result of an accident or of a young or unborn child whose parents can be consulted. But in these cases the principle is not violated *only if* the intervention is genuinely therapeutic, i. e. if it is intended to restore the health of an individual who cannot give consent. Consent by proxy to experiment on, or extract organs from, an unconscious person or a child would be an egregious violation of the principle, and thus a serious case of battery.

Does the very act of cloning a human being have any similarity to battery? Does it in any way constitute a violation of the principle of inviolability, a principle that I (and any reasonable person) would invoke if someone initiated an invasive procedure into my body?

Let us observe the similarities and the dissimilarities between the two kinds of action. In the case of battery there is an already existing human being whose body is violated. That body has a good called »health« that can be the goal of a justifiable intervention, if there is explicit or assumed consent. If the consent is lacking, even an intervention in pursuit of that good is unjustifiable.

In the act of cloning a human being there is no human being previously in existence. The act of cloning is a procedure that is meant to generate a human being whether the further intention of the technologist is to implant or to destroy the resulting embryo. In this sense it is not, strictly speaking, »an intervention«. There is an intervention into an ovum, but a female ovum is not a human being. It is only a body part.

Express consent to be generated by cloning is, of course, impossible. Can there be assumed consent? I think not, because the key condition for valid assumed consent is not satisfied. Cloning is not a therapeutical procedure that can be justified by reference to the health of the patient. Previously, there is no body whose health the procedure aims to restore.

At this point someone might say that existence or life is a good, and that the procedure aims at the good of life. Once a cloned human being is alive, he or she would have good reasons to have consented to having been cloned. This reply is connected to a host of metaphysical problems that cannot be discussed here. Once again, I shall argue by analogy. If a child is intentionally conceived by parents who have, say, a known genetic disease, and the sick child nevertheless views her life as a good, this circumstance does not entail that the parents have done something morally correct. Likewise, although the life of human being generated by cloning would be a good, this does not entail that it is morally correct to generate a human being by cloning.

Why not? I submit that the deeper reason is that it is a violation of the principle of inviolability, broadly understood. Not only is it a violent procedure; it goes to the very core of the physical constitution of a human being. Someone else imposes on a human being, deliberately and from the outside, the genetic program that is going to govern key aspects of his or her body. This is the closest one can come to the total transformation of a human being into a manufacture, into an object produced by human hands with some goal in mind.

People who prefer to think about these grave problems in terms of rights sometimes ask: "What rights would the act of cloning violate?" and they often suggest that it is the right to a unique genome. And this right is then rejected by pointing to the fact that identical twins share the same genome.[10]

Artificial replications of natural events, however, are not always morally correct. Homicides, after all, replicate natural deaths, and it is not at all clear that the natural existence of twins justifies the artificial production of twins. I think the right violated by the act of cloning is not the right to a unique genome, but rather the right of non-interference into one's generation, the right not to have deliberately imposed upon oneself a specific genome, no matter how valuable the goals of the technologist imposing it.

Indeed, the best-known attempts to justify reproductive cloning usually invoke some beneficial goal to which the cloned individual would be subservient (relief of infertility, avoiding hereditary disease while preserving biological kinship, generating a twin who can later provide organs or tissues for transplantation into the older twin etc.).[11]

These are all forms of instrumentalization of a human being. They are ways of generating a human being as a means for a further goal, and this initial instrumentalization will not disappear if later in life the cloned human being is treated as an end in himself or herself. Now, research cloning takes instrumentalization and, quite literally, battery, to an extreme because the embryos need to be dismantled. We should conclude, I submit, that research cloning is a more serious moral offense to a human being than reproductive cloning, and that therefore the law, both national and international, should not allow it, no matter how attractive the benefits to be expected from this procedure.

There is a further practical difficulty to be taken into consideration. In the US Senate at the moment of this writing there is legislation pending that would allow research cloning while banning reproductive cloning.[12] The difficulty lies in the fact that a cloned embryo is indistinguishable from a non-cloned embryo, and once you have hundreds, if not thousands, of cloned embryos in the laboratories, it would be difficult to prevent attempts at implantation in an uterus. Moreover, if the implantation were successful and known to the authorities, the law would seem to require the agents of the state to mandate a forced abortion, surely an unacceptable legal injunction.

Some critics would say that strict regulations coupled with stiff penalties would block the step from research to reproductive cloning. Such regulations may or may not be effective, but such a barrier is vital for anyone advocating the permissibility of research cloning.

Assuming for the moment that the barrier is impassable, what reasons could be invoked to justify the destruction of nascent human life for the sake of research? It seems to me that there two basic possibilities.

The first one is to deny altogether that a human clone would be a human being (a position defended by one member of the President's Council). But a reply is ready at hand: if Dolly was a sheep at the embryonic stage, a cloned human embryo would be undeniably human at that same stage. Indeed, the whole point of cloning for biomedical research is that a human embryo be generated from which human stem cells could be retrieved.

The second consists in accepting that well-formed, successfully generated human clones would be indeed human, but that they (as well as non-cloned embryos) are not entitled to strict inviolability at this early stage. This is sometimes expressed by saying that they are not persons, and that only persons deserve full respect. There are in turn two versions of this option. The first would claim that an early human embryo does not deserve respect at all, the other one that an early human embryo occupies an »intermediate« position, that he or she deserves some respect, but not full respect.

The second version seems to acknowledge that there are grounds to be concerned with "the wanton use of nascent human life" and accordingly calls for regulations for embryo research[13] but regulations that basically specify how, under what conditions and for what reasons those embryos *may* be destroyed do not really enforce respect. The key ingredient of respect is surely that the object of our respect *not* be destroyed. When it comes to research, then, the »intermediate« conception does not block consequentialist justifications and thus may be said to coincide with the first version, the one that holds that experimentation on human embryos, cloned or not cloned, is morally permissible because they do not have the moral status that adult persons have. An »intermediate« moral status is of little or no value.

I do not have the space to present all of the main arguments to show why moral status is independent of age and will limit myself to a sketch of a few points that, I hope, can command general assent and international consensus.[14] But before I do so I would like to dispose of a claim that is often made in the US and was also mentioned in the deliberations of the President's Council on Bioethics, namely, that attribution of moral status or personhood to a human embryo is a matter of religious belief. This is surely false. The sources of our major religious traditions (Jewish, Christian and Muslim) were written before the rise of modern embryology and when they make embryological claims, for example, about the male fetus being »formed« at forty days, they are usually relying on Aristotle. The extent to which some representatives of religious traditions held to the forty day milestone (perhaps without awareness of the Aristotelian origin of the doctrine) can be readily seen in their testimonies to President Clinton's National Bioethics Advisory Committee.[15]

Today there can be no doubt that humans (like all other mammalians) begin their lives roughly by the end of the process of fusion of the pronuclei of the gametes. Cloning, in fact, is an effort to replicate that beginning by inserting in an enucleated ovum the full complement of chromosomes that would result if fertilization had taken place. From then on the resulting organism undergoes continuous growth and alteration, but it is the same organism it was from the start. Some of these claims require further elucidation and argument, but under our present understanding sameness in DNA coupled with spatio-temporal continuity provides a reasonable criterion for identity through time. I have today in everyone of my cells the same basic DNA program that I acquired at conception and that has been in my cells as I have moved from one place to the next throughout my life. Unless I have reason to believe that I come from outside the biological process (and I can find no such reason), I have to say that I started to live when my body started to live. And if inviolability is a claim about *me*, it seems reasonable to think that it attaches to me at any stage of my life, even at the early ones. Furthermore, if I claim inviolability for myself, impartiality requires that I acknowledge the inviolability of any other human being, at any stage of his or her life.

In this presentation I have distinguished the act of cloning itself from the acts that make use of a clone to attempt reproduction or to carry out research. I have tentatively argued that cloning itself bears a certain analogy with battery and that it would constitute a violation of the principle of inviolability of the human body. I then went on to argue that the destruction of cloned (and non-cloned) human embryos required for research is morally wrong under the moral rule or criterion that holds that a human being should never be treated as mere means.

As a foreign guest, I greatly admire the German position on the treatment of nascent human life. Germany, in my view, should remain an example to the world in its refusal to embark on the new form of experimentation on, and abuse of, human subjects that is part and parcel of human research cloning.

Postscript (June 2003). I would like to append a few thoughts that occurred to me after the Conference as a result of further reflection on some of the excellent expositions I heard. From both the philosophers and the jurists who spoke I learnt better to appreciate the central importance of the concept of human dignity (*Würde*) in the debates about human cloning. My original argument avoided a direct appeal to dignity and started from the common law notion of battery, seeking to secure approval of the underlying principle of the inviolability of the human body.

Even at the risk of some repetition, I would like briefly to submit an argument that appeals to dignity and seeks to show that the attribution of dignity must be coextensive with the existence of a human being. To hold that dignity is coextensive with other human attributes, such as possession of the primitive streak, sentience or self-consciousness, is, I think, inadequate. The reason is this. The social role of the acknowledgment of dignity in a human being is doubtless to raise a moral protective fence around an individual that should then be reinforced by means of legal protections. Human dignity can always be violated, but, we hope, not with impunity.

The ultimate violation of dignity is the intentionally caused death of an innocent human being. If the death is caused for the sake of some clear goal (for example, to obtain an inheritance), the value of the victim is debased to that of an instrument. If the death is caused arbitrarily (as in some recent random shootings in Washington D. C.), the affront to dignity is even worse, and in both cases there is no possibility of redress, as in certain instances of humiliation, such as torture.

If dignity were an intermittent attribute or property, it would be worthless. If I had dignity every week from Wednesday to Sunday, but it were morally permissible to kill me on Monday or Tuesday, then dignity during those later days would cease to be a meaningful attribute for me. It would not afford the moral protection that is part of its conceptual core because I may no longer be there to be protected. I could have been eliminated in a morally acceptable way in the earlier days.

During the Conference, if I understood him correctly, Professor Ludwig Siep advanced the view that human life should be protected from implantation onwards. I'm afraid this cannot be correct. It would be the equivalent of letting dignity begin by noon on Monday, when the week has already started. Is this true? Both Jean-Paul Renard and Rudolf Jaenisch stated that human life begins at fertilization, and apart from their authority some persuasive lines of argumentation can be developed. For implantation to take place there has to be an embryo in existence that has certain features that allow it to implant. It must be a blastocyst endowed with the required coating, it must be of a certain size, and above all it must be »programmed« to interact with a human uterus. This last remark is equivalent to saying that the embryo must be genetically human (I am considering normal fertilization). Implantation does not contribute genetic material, and paternal heredity, of course, is present before implantation. The possibility of twinning (which deserves separate treatment) is not an objection because it does not entail the denial of the previous existence of at least one embryo for implantation to take place.

As I argued in my presentation, human cloning closely tracks fertilization. It bypasses the fusion of the pronuclei of the gametes by inserting the total genome in the expectation that it will actively function just as it would if it were the result of a recent fusion. If it doesn't become active, the cloning has failed. If it does, the resulting organism would be admittedly human and already in possession of the genetic program it would keep throughout its life, if, like Dolly, it would be allowed to live. A human clone thus deserves the respect and protection due to any human being. To knock off some of its genes so as to make it impossible for it to implant or to further develop, would be the equivalent of mutilating a human being at a later stage. It would be morally wrong to do it. Cloning for biomedical research, we must conclude, is an activity in which scientists, mindful of human dignity, should simply not engage.

Notes

1 This article does not convey the official views of the US President's Council on Bioethics. The views expressed are strictly personal opinions of one of its members. The deliberations and recommendations of the Council can be accessed on line at www.bioethics.gov.

2 The President's Council on Bioethics (2002): *Human Cloning and Human Dignity. An Ethical Inquiry*, Washington, D. C., 37–55.

3 Ibid., 202.

4 National Academy of Sciences (2002): *Scientific and Medical Aspects of Human Reproductive Cloning*, Washington, D. C., ES2–5. The devastating results of most animal cloning were illustrated by E. Wolf and H. Niemann during the Berlin conference. Those results were later reinforced by Rudolph Jaenisch.

5 The President's Council 2002, 202.

6 Ibid., 258–266.

7 National Academy 2002, ES5 (the emphasis is in the original publication).

8 Black, C. H. (1990): *Black's Law Dictionary*, St. Paul, Minnesota, *sub voce* »Battery«.

9 Black, C. H. (1968): *Black's Law Dictionary*, St. Paul, Minnesota, *sub voce* »Battery«.

10 Tooley, M. (2002): *Moral status of cloning humans*, in: Olin, J., Barry, V. (eds.): Applying Ethics, Belmont, California, 288–289.

11 Brock, D. W. (1998): *Cloning human beings: an assessment of the ethical issues pro and con*,

in: Nussbaum, M., Cass, S. (eds.): Clones and Clones. Facts and Fantasies about Human Cloning, New York, 146–149.

12 The bill pending in the Senate, known as the Kennedy-Feinstein Bill, is designated as S. 1758 (Congressional Record. 107th Congress, 1st session).

13 The President's Council 2002, 294–296.

14 Damschen, G., Schönecker, D. (Hg.) (2003): *Der moralische Status menschlicher Embryonen*, Berlin, is a book that presents with masterful clarity the four main arguments for holding that human embryos deserve respect. The volume includes powerful criticisms of these arguments as well.

15 National Bioethics Advisory Commission (2000): *Ethical Issues in Human Stem Cell Research, Vol. III, Religious Perspectives*, Rockville, Maryland, C–4, G–4, G–5, H–3, H–4.

Vardit Ravitsky

Embryonic stem cell research and therapeutic cloning: An Israeli point of view[1]

Israel as a »Jewish-Democratic« State

Israel defines itself as a »Jewish-democratic« state, in the sense that it seeks a balanced combination of Jewish and democratic values in the shaping of its cultural narrative and its legal system. Demographically, about 80% of the population define themselves as Jewish and lead lives that are based, to some degree or another, on Jewish culture. In many instances, Jewish law (*halakha*) and Jewish tradition play an important role in shaping public conceptions and public policy, even with regards to novel issues such as embryonic research and cloning.[2]

Jewish religious and cultural sources are very rich and diverse. Different voices are represented in these sources regarding almost any question. It would be misleading to assume that Jewish thought is monolithic and inaccurate to speak of it in terms of »*the* Jewish point of view«. However, in many cases, one can discern a cultural narrative that is more dominant than others. For example, although different Rabbis who have *Halakhic* authority may rule differently with regards to the use of novel technologies, in some cases a dominant »voice« unfolds overtime and becomes an acknowledged position of Jewish law.

This paper explores the Israeli point of view on several ethical aspects of Embryonic Stem (ES) cell research and therapeutic cloning. It will demonstrate how this point of view is nourished and significantly influenced by some dominant cultural assumptions derived from Jewish law and tradition.

Legal and Regulatory Background

In 1999, Israel enacted a law that created a five year moratorium on cloning for reproductive purposes and on germ-line gene therapy, in order to allow time for the study of possible ethical, legal, social and scientific implications.[3] The law[4] bans in-utero implantation of blastocysts created by cloning, but does not set specific provisions on the issue of therapeutic cloning and embryonic research. According to the regulations on experiments on humans, such research must be approved on a case-to-case basis by the Minister of Health, who relies on the recommendations of the Supreme Helsinki Committee.[5]

The law requires an advisory committee to review relevant scientific and ethical developments. The committee is supposed to report to the Minister of Health, advising him/her and making recommendations on whether to extend the validity of the law and/or to modify it. The committee's report is due soon, since the law will expire in 2004. These recommendations will relate to ES cell research and to therapeutic cloning. It is therefore reasonable to assume that when the law is extended, it will regulate these issues as well.

Another important document that already exists, is the report published in 2001 by the Bioethics Advisory Committee of the Israeli Academy of Sciences and Humanities.[6] This report was written by a group of leading and well-respected scientists and thinkers. Although it has no legal standing, it is referred to in public and professional discussions of the issue and is considered a notable expression of the Israeli position. This position will also be taken into consideration in the future recommendations of the committee advising the legislators.

The report does not ban ES cell research or therapeutic cloning, but rather suggests the conditions under which such research may be considered ethical. Some of its recommendations will be mentioned below, after a following brief account of their cultural background.

Relevant Jewish Cultural Attitudes

A. The paramount value of saving lives and curing disease

Jewish tradition ascribes overriding value to any attempt to cure and save lives and encourages open-minded attitudes towards research efforts that have therapeutic aims. When ethical concerns are involved, as in the case of embryonic research, the therapeutic *goal* is the key element in permitting the research. For example, the Israeli public debate tends to endorse the use of the term »therapeutic cloning«, thus emphasizing the ultimate goal of the process, even when – as is the case to date – it is unattainable yet.

B. »Playing God« arguments

Jewish thought does not regard human efforts to intervene in nature as an assault on divine will, but rather as an appropriate use of the powers with which God endowed mankind. The Babylonian Talmud tells the story of a sick man who approached Rabbi Akiva and Rabbi Yishmael and asked whether attempting to heal his condition would be considered an interference in God's will. Their answer was given through an analogy: just as God created wheat but it is man who must complete the process by harvesting it and making the bread, so God created man but it is man who must work to preserve and advance his own health and well-being.

Since man was created in the image of God, he is not only entitled, but even mandated to create himself. Thus, attempting to find new ways to cure disease may be perceived as legitimate, even when it implies fundamental changes in the »original creation«.

When Jewish law is confronted with a new challenge involving the potential to save lives, the premise is to permit unless there is a specific reason to ban. Put simply, when human life is at stake, the Jewish attitude may be phrased in terms of asking "Why Not?" rather than "Why Yes?".

C. »Erecting barriers«

Jewish law usually acknowledges the use of »barriers« (*s'yag*) as a precautionary principle. For example, when a certain act is prohibited during the *Shabbat* (i. e. writing), a »barrier« is created around it by prohibiting any manipulation of the object required for the performance of that act (i. e. a pen). Even manipulations that would be permissible in principle, may become prohibited on the basis of this logic. Prohibited acts are thus surrounded by »safety zones« that protect people form possible infringements.

In the case of ES cell research, the same type of logic could have been applied. One could argue that even if the research in itself is morally permissible, it may lead human society down a slippery slope towards other actions that are morally questionable (such as reproductive cloning). However, the importance of the therapeutic goal and the value of saving human lives are revered to such a point that in this specific case the »barrier logic« is rejected and the act is permitted.

The Status of the Embryo: The Jewish Perspective of Gradual Respect

In Jewish tradition, human status and personhood are not acquired at the moment of conception but rather progressively, during embryonic development. For example, according to the Orthodox Jewish view, the status of the pre-implantation embryo outside the womb is comparable to that of gametes, namely, it should not be wasted in vain but may be manipulated for therapeutic purposes. Moreover, even inside the uterus, the embryo acquires the status of »formed embryo« only forty days after conception. According to some sources, until that point in time it is considered "like water"[7].

The Jewish conception may be characterized as based on the idea of »gradual respect«. Whereas persons deserve utmost respect, the embryo is not considered to be a »person« but rather a biological entity, which deserves some other degree of respect. The embryo, even in its earliest stages of development, has a unique status that demand some respect, because is it causally and continuously related to full-fledged human beings.

Based on traditional Jewish guidelines, the Report of the Bioethics Advisory Committee of the Israeli Academy of Sciences and Humanities allows the donation of *excess* embryos from IVF (prior to implantation) for therapeutic research, provided parental donors give informed consent and the medical team performing the IVF is distinct from the research team using the ES cells. However, researchers may not create embryos from gamete donors for any reason other than implantation. These embryos may be used for research only when parents choose not to implant them.

Although pre-embryos are not considered human beings, there is concern that creating embryos from gamete donors for the sole purpose of research may offend donors, lead to the abuse and commercialization of gamete donations and, more generally, cause the public to fear that IVF technology is being misused.

Therapeutic Cloning

Within the Israeli debate, the ethical question of therapeutic cloning is framed as follows: "Is it ethical to create human pre-embryos through nuclear transfer for the purpose of conducting research, in the hope of producing transplantable tissue, thus minimizing risks of rejection of implants and saving the lives of patients?"

According to the report of the Bioethics Advisory Committee of the Israeli Academy of Sciences and Humanities, the act of cloning itself is considered "morally neutral"[8]. Cloning gains its moral value on the basis of its goal and on the basis of what is intended to be achieved through its use. Since, as mentioned above, the value of saving lives is of supreme importance in Jewish law and culture, this emphasize on the goal of the research endorses the acceptance of the practice by the public sphere.

The report thus recommends allowing researchers to clone embryos for research purposes. This is explained by the importance of such research for possible life-saving discoveries, coupled with the fact that cloned embryos, like excess embryos, have no potential to become human beings since their implantation is prohibited under current Israeli law.

Therefore, contrary to the understanding expressed in the "Universal Declaration on the Human Genome and Human Rights"[9], the Jewish point of view does not necessarily perceive cloning *per se* as an affront to human dignity.

For this reason, the UN "International Convention Against the Reproductive Cloning of Human Beings" poses an interesting challenge for Israel. While wishing to contribute to international efforts to control what is now a medically and ethically unsafe method of reproduction, Israel finds it difficult to support limitations on cloning for therapeutic research and may even be reluctant to support a ban on reproductive cloning, if it is based *solely* on the assumption that cloning offends human dignity.

Conclusion

The Israeli approach to ES cell research and to therapeutic cloning is inspired and guided by assumptions and attitudes that govern Jewish culture and Jewish law (*halakha*). In contrast – for example – to the Catholic view, which treats the embryo as a person from the moment of conception, Jewish tradition sees the embryo as progressively acquiring human status during development. Coupled with the paramount value ascribed to saving lives, it is understandable why the Jewish attitude towards ES cell research is generally permissive and overrides the usual requirement of »erecting barriers« around practices that are ethically challenging. The value of research aimed at saving lives also serves to ethically justify cloning for therapeutic purposes. In Jewish eyes, this practice is not usually perceived as an affront to human dignity nor to divine will.

Notes

1 I wish to thank Prof. Asa Kasher for the opportunity to present this paper. I also wish to thank Shane H. Morris and Gali Ben-Or for their useful and enlightening comments.

2 Prainsack, B. (2003): *Negotiating Life: The Regulation of Human Cloning and Embryonic Stem Cell Research in Israel*, unpublished manuscript, available by contacting: Barbara Prainsack, Dept. of Political Science University of Vienna, Neues Institutsgebäude, Universitätsstraße 7, A-1010 Wien. Email: b.prainsack@gmx.at.

3 Ben-Or, G. (2000): *The Israeli Approach to Cloning and Embryonic Research,* in: Heidelberg Journal of International Law 60, 3–4, 763–770.

4 *Prohibition of Genetic Intervention (Human Cloning and Genetic Manipulation of Reproductive Cells) Law – 1999*. SH 1697, 47.

5 The Supreme Helsinki Committee is appointed based on the National Health Regulations of 1980 (5741–1980 Regulation code 4189), and approves all genetic experiments involving human subjects, human tissue and human embryos.

6 Bioethics Advisory Committee of the Israel Academy of Sciences and Humanities (2001): *Report on the Use of Embryonic Stem (ES) Cells for Therapeutic Research*, at: http://www.academy.ac.il/bioethics.html

7 Babylonian Talmud, Yevamot 69b.

8 *Report on the Use of Embryonic Stem (ES) Cells for Therapeutic Research*, Section 5, I: "The commandment to save lives supersedes many other laws in Judaism. Creating embryos by cloning for therapeutic purposes such as deriving cells for transplantation could thus be jus-

tified. Given that the materials for stem cell research can be procured in permissible ways, the technology is »morally neutral«, i. e., it gains its moral value on the basis of what we do with it."

9 *Universal Declaration on the Human Genome and Human Rights* (1997). United Nations Educational, Scientific and Cultural Organization, Article 11: "Practices which are contrary to human dignity, such as reproductive cloning of human beings, shall not be permitted."

Panel

Trutz Rendtorff

The ethical-legal discussion. An international comparison

The topic of the panel is to deal with the ethical and legal discussion, first of all in the light of the scientific aspects of "Cloning in Biomedical Research and Reproduction".

The subtitle of this conference targets the "ethical and legal *limits*". And there can be no question that the public debate is mostly a debate on the limits to be drawn in accordance with ethical judgements or with the means of legislation.

Of course, the quest for limits can imply different meanings of what the limits are. Ethics and Law move as academic disciplines within their specific traditional and methodical limits, and they have to struggle with the problem, in the first place, to understand the outcome of scientific research to be in an informed position to discuss the possible consequences and applications of scientific research. On the other hand ethicists and lawyers are pointing at the limits of scientists wherever consequences and applications come under discussion. The necessary interdisciplinary debate therefore may sometimes come close to a contra-disciplinary confrontation.

The ethical and legal discussion is, furthermore, shaped by limits of national traditions und fundamental cultural and religious convictions. In this perspective we have to do with the problems of international and intercultural *comparison.* Comparison has to be understood as the primary virtue of education and culture. The modern history of higher education is closely linked to learned comparison as a method to clarify and to understand cultural differences which always imply social and political differences. Science because of its cross-cultural methodology challenges nowadays the virtue of comparison particularly to ethics in a not only foundational but even more practical sense. This is what the turn to bioethics as »applied ethics« stands for.

The panel will offer the opportunity to compare the different and distinct approaches to the ethical and legal problems, their complexity in relation to nuclear biology and its medical application and to identify the state of debate as far as legal regulations and ethical judgements are concerned. The contributions at this conference so far have shown that there is a broad understanding of the limits of reproductive cloning, both in the perspective of biological research and in ethical and legal terms. Within these limits the need for a deeper understanding of the therapeutic perspectives in the field of cloning techniques urges to discuss and to formulate the criteria to balance the necessary limits and the likewise necessary scientific progress on an international level.

On todays panel, international comparison will be represented personally by the participants coming from far and near East and from far and near West. We have to be very grateful for your joining of this conference:

From Australia: Nicholas Tonti-Filippini, Consultant ethicist and research fellow in the Department of General Medical Care at the University of Melbourne.

From China: Ren-Zong Qiu, Professor at the School of Humanities, Central Chinese University of Science & Technology, member of the Ethics Committee of the Human Genom Organisation.

From Japan: Rihito Kimura, Director of the Waseda University Institut of Bioethics and BioLaw. Among others: Chairperson of the International Commission, Japanese Association of Bioethics.

From Canada: Madam Lise Lavoie, Assistant Director of the Health Science Policy Division within Health Canada; she represented Canada at the UN Committee with regard to the International Convention against Reproductive Cloning of Human Beings.

From Israel: Madam Zelina Ben-Gershon, Senior Scientific Director of the Chief Scientist Office, Ministry of Health, Jerusalem.

From France: Andre Boue, Professor of Medical Genetics, Rene Descartes University of Paris, former Member of National Ethics Committees in France.

From Germany: Frau Kristiane Weber-Hassemer, Presiding Judge (Vorsitzende Richterin) at the Oberlandesgericht Frankfurt and member of the National Ethics Council to the Chancellor of the Federal Republic of Germany.

From Switzerland: Christoph Rehmann-Sutter, Leader of the Working Group on Ethics in the Biosciences, University of Basel, and President of the National Ethics Commission in Medicine.

Nicholas Tonti-Filippini

The debate on human cloning and stem cells in Australia

1. Debate about sources of human stem cells

The major issue in the human stem cell debate was about the sources of the stem cells. Stem cells may be obtained from

a) embryonic stem cells
- cloned embryos (SCNT)
- »left over« IVF embryos created to treat infertility;

b) somatic stem cells
- stem cells isolated from ordinary human tissues.

The debate in Australia was mainly between those who supported human somatic cell nuclear transfer (SCNT) in order to obtain stem cells that would be histocompatible for transplantation to treat diseases such as Parkinson's disease, diabetes, and heart disease, and those who rejected the creation and destruction of human embryos by SCNT for this purpose.

The term »therapeutic cloning« was rejected by the Australian National Health and Medical Research Council (NHMRC) because it is deceptive. The harvesting of stem cells is not therapeutic for embryos, it destroys them. The NHMRC had earlier adopted the terminology of therapeutic and non-therapeutic experimentation on human embryos and did not want the issue confused.

There was social unease about creating embryos by SCNT for research purposes. Some scientists argued that they needed to harvest stem cells for research from those that were left over or excess on IVF programs.

The debate was polarized between those supporting harvesting stem cells from embryos and those who held that human embryos should be protected.

2. A scale of views about the human embryo

The arguments over the protection of human embryos reflected the facts that

- there is a broad range of views in the community;
- the issue of creating embryos for destructive uses is less complicated and separate from abortion issues which would involve a State intervening in a woman's body;
- there is a degree of democratic consensus that human embryos in the laboratory have a status that warrants some level of protection.

In relation to the human embryo, there is a scale of views in the community.

At one end, there are those who hold that human embryos only have value because they have utility or are valued by someone, such as the parents or the researcher. In the middle ground, there are those who recognize that the human embryo has some *inherent* status because of their potential to develop to human adulthood. At the other end, there are those who hold that an embryonic human being possesses inherent human dignity as a member of the human family and has equal and inalienable rights. By »inherent«, is meant belonging to the individual as a permanent feature of his or her own nature rather than being acquired or earned. In the use of the phrase »equal and inalienable«, »equal« means belonging to without distinction or preferment to every individual and 'inalienable' means that it cannot be taken away, given away or sold.

3. Some consensus on the human embryo

Despite the different points of view, there seems to be an overlapping consensus of opinion that biologically the embryo is a member of the human species with radical inherent capacity for rational autonomy determined by possessing human genome and capacity for embryonic development to human adulthood in favourable environment. There is broad agreement that human embryos

a) are to be distinguished from animals;
b) have at least some status;
c) are due some protection.

4. An argument from necessity for legislation?

However, there is a dominant view in Australia that accepts the possibility of an argument *from necessity* for destructive research on embryos in relation to embryos that will never be transferred and permitted to develop – the so-called »spare« IVF embryos.

On the basis of an assessment of the above, the Australian Prime Minister, with the agreement of the State Premiers, introduced legislation to be passed as uniform legislation by the Commonwealth and the States and Territories. The legislation was in response to community concerns about the possible application of cloning technology (Somatic Cell Nuclear Transfer) to human beings and the destructive use of human embryos as a source of stem cells.

The legislation was in two parts:

a) *Prohibition of Human Cloning Act 2002*
Prohibits human SCNT, that is, forming a human embryo except by fertilization of an ovum by sperm, and it contains a number of offences related to human-animal hybridisation and the import or export of human embryos.

b) *Research Involving Human Embryos Act 2002*
Prohibits destructive research involving human embryos except for those embryos that are left over on IVF programs and would otherwise be destroyed.

In December 2002, the Australian Parliament passed the legislation.

5. The Research Involving Human Embryos Act 2002

The *Research Involving Human Embryos Act* establishes a national licensing authority for embryo experimentation that receives applications for destructive experiments on human embryos on a case-by-case basis. The authority may give approval for destructive embryo research (including harvesting stem cells) provided that:

a) The embryos are »excess« frozen human embryos on IVF programs and are no longer wanted to achieve pregnancy.

b) There is consent from those responsible for the embryos including the man and the woman who provided the gametes and the woman (and her partner if any) from whom the embryo was formed.

c) The information could not be obtained in any other way.

d) The embryos were produced before April 2002. (No new embryos to be used for destructive experiments.)

The *argument* offered for the legislation was basically an *argument from necessity*:

a) cures of major diseases (e. g. Diabetes, Parkinson's disease, Alzheimer's disease, heart disease) by transplantation of stem cells;

b) research:
- differentiation studies
- new drug research
- toxicology studies

6. *Interest in human ES cells generated by New Cloning Technology*

Embryonic stem cells have been known and identified for over forty years in animals and, in humans, since IVF research in late 1970s. The current interest only began after 1997, when human cloning became possible and could be used to generate embryos that would have histo-compatible stem cells (by fusing a patient's cells with enucleated human eggs).

The *political* debate in Australia focused not on embryo research but on obtaining stem cells for therapy. However, the *actual scientific research interest* appears not to be in stem cell transplants from IVF excess embryos. The political debate was mistaken in thinking that use of pre 5/4/2002 IVF excess embryos was a necessity because they were unlikely to be used for therapy:

- The excess IVF would be unlikely to be histo-compatible for transplant.
- Culture mediums in stem cells from pre 5/4/2002 embryos involve animal products so the stem cells are considered to be xenotransplants – (highly restricted and banned in some countries – risk of spreading animal diseases to humans).
- No cloning is permitted, so there would be no obtaining compatible ES cells.

- Embryonic stem cells are highly proliferative and difficult to control – so far ES cell transplants have only resulted in teratomas – not successful therapies.
- Alzheimer's disease is a global brain disease and not amenable to repair by the replacement of some brain cells; and stem cells may develop as the right kind of differentiated cell but actually forming the necessary structures is a different matter.

The ethical issues involved in developing ES Cells for therapy include

- the predicament of women who could supply ova (family pressure, surgery and anaesthesia, side effects of ovarian hyperstimulation including life threatening risks);
- embryo destruction;
- open door to cloned children if cloning is permitted for therapy;
- bio-safety issues – cloned embryos are mostly abnormal and cell-lines may be abnormal;
- immunological problems in relation to source in an allograft ova.

7. Australian law not used by IVF couples

Since the Australian law has passed there have been difficulties in obtaining open consent to using embryos to obtain de-identified stem cell lines. Why? Some possible answers may be

a) unease or discomfort with embryo experimentation.

b) Genomically related information may be obtained which is medically relevant to them and to their family – a majority of Australians appear to not wanting genomic information unless there is a treatment available.

c) The emphasis given to commercial exploitation of stem cells, which under the law are owned by the researchers and their companies, and the exclusion of IVF couples from benefiting – the stem cells are de-identified.

d) They may feel that they have some responsibility for permitting end-use:
- exportation to less democratic, less regulated societies
- reproductive use
- biowarfare use
- unethical use

8. Possible reproductive uses of human embtyonic stem cells

The issue of possible reproductive uses for stem cells is probably significant for Australian couples with excess IVF embryos. The absence of regulation on embryonic stem cells in the legislation, the fact that they may be exported to less regulated environments to informed couples, and the lack on any requirement that the couples are informed of the uses to which their ES cells may be put, would mean that they could not stop embryos, and even children, being developed from their ES cells once they consented to the embryos being used to harvest the ES cells.

There are two types of successful experiments that show that mouse ES cells may be used reproductively.

a) Deriving a whole being from ES cells

In 1993, Andras Nagy et al. described a procedure in which his team produced "a completely ES-cell derived mouse"[1]. What Nagy et al. did was to aggregate the ES cells with a tetraploid embryo of a different mouse strain. Tetraploid embryos are incapable of progressing through development themselves, but are able to provide an environment in which ES cells could do so. The significance of the Nagy experiment is that in the individual mouse that eventuated, no cells had been derived from the tetraploid embryos. This was not a case of chimera formation. The individual that eventuated was wholly derived from the ES cells.

The Nagy experiment was not unique. In 1991, Rossant et al., from the same laboratory, reported to the *Serono Symposium on Preimplantation Embryo Development* a similar experiment in which aggregated mouse ES cells had developed to the fetal stage before they died.[2] What is unique to the later Nagy experiment is that, with the environmental influence contributed by the tetraploid blastocyst, they produced a normal, viable mouse from ES cells.

b) Producing eggs from stem cells

The Germline Development Group at the School of Veterinary Medicine, University of Pennsylvania, has discovered that embryonic stem cells can be cultured to produce eggs. Their discovery has been published in a major peer reviewed scientific journal.[3]

At the time that the Australian legislation was passed, it was assumed that cultured embryonic stem cells were pluripotent rather than totipotent in the sense that all cells of the human body can develop from them. It was thought impossible to develop germ cells (sperm or eggs) from human embryonic stem cells. Thus it was thought that embryonic stem cells had no reproductive use.

The discovery by Karin Hübner et al. changes all that. Now that it is clear that embryonic stem cells can be used reproductively by generating ova that might then be fertilised by sperm in an in vitro fertilisation procedure, there is a problem. The legislation does not restrict the use of stem cells and under the legislation they can be sold or exported to jurisdictions that might allow them to be used reproductively.

Under the legislation the couples consent to the use of their embryos for research but they have nothing to say over embryonic stem cells derived from those embryos once they are donated. The embryonic stem cells are de-identified and may be imported, exported, bought and sold. The couples are not informed about the use of the stem cells once they are separated from the embryos, and they lose all connection with them.

One would imagine that the couples would be concerned that children could be produced without their knowledge using eggs developed from their embryos. To know that they might have a child somewhere in the hands of strangers would be very upsetting to many.

There is strong pressure on the supply of eggs. Human eggs are hard to obtain as they can normally only be obtained from womenby surgery. The Hübner discovery means that there may be unlimited supplies of human eggs available for reproductive purposes from embryonic stem cells. The legislation places no restriction on the use of eggs generated in that way. There is a need to amend the legislation so that at least

a) information about the possible reproductive end-uses of the embryonic stem cells is given to couples;

b) there is control of the end-uses to prevent the embryonic stem cells being sold or distributed to those who might develop eggs from them for use in reproductive procedures.

9. No necessity for using human embryonic stem cells

There is no necessity for using human embryonic stem cells:

- All human stem cell therapy successes have been with somatic stem cells because they are compatible and it is easier to control differentiation.
- Human somatic stem cell therapy is now well-established, especially in the treatment of cancer.
- Research possibilities in animal studies, especially primate studies, as the ova are obtainable without destroying protected species and stem cells could be obtained proliferatively.

There are now many treatments using stem cells from adults including cells from the

- brain to treat stroke[4]
- bone marrow to treat retina and cornea (eye)[5]
- bone marrow to treat gut[6]
- bone marrow to treat muscle (inc. cardiac)[7]
- muscle to treat bone defects[8]
- bone marrow to treat cancer[9]
- bone marrow to treat multiple sclerosis[10]
- bone marrow to treat arthritis[11]
- bone marrow and olfactory (nose) to treat auto-immune diseases[12]
- bone marrow to treat anemias[13]
- bone marrow to treat viral infection[14]
- bone marrow to treat blood and liver disease[15]
- hair follicle stem cells to grow skin[16]

These treatments have the advantage that the patient's own cells can be used and there is the possibility of establishing human stem cell banks from cord blood and from donors. It would appear that the use of adult stem cells is far more advanced than research using embryonic stem cells. There are many obstacles to be overcome for the latter to be useful, including the ethical issue of cloning human embryos. Currently they can be used destructively to obtain embryonic stem cells.

The above would indicate that there is no necessity for using human embryonic stem cells.

10. Issues in cloning children

The technology for using stem cells from cloned embryos opens the door to cloning children. The major issues involved in cloning children would be

a) premature aging and other medical dangers;

b) loss of individuality and identity:
- narcissistic motivation by instigators
- false expectations based on genetic determinism;

c) loss of right to have, to know, to have access to, and be cared for by parents[17]:
- Does a clone have parents or just a sibling?
- no parents in a conventional relational sense.

11. Drafting problems in the Australian prohibition of Human Cloning Act 2002
a) No definition of »embryo«

There are particular difficulties in drafting legislation and other regulations in a field that is changing very rapidly. Defining terms is a particular issue. There are some concerns I have with respect to the Act actually achieving its stated objectives.

After it became apparent that one of the IVF teams in the Australian State of Victoria had used the term »embryo« flexibly so that they did not have to keep statutory records of embryos formed that had not been transferred to a woman, it was felt necessary in the 1995 Victorian Act to adopt much more stringent definitions, which depended like the definition of »human embryo« in the current Act, in relation to an identifiable stage in the fertilisation process. That, of course, provided difficulties when in 1987 somatic cell nuclear transfer became a way of creating an embryo without fertilisation.

The current Act has attempted to include embryos formed not by fertilisation by

i) defining a human embryo in terms of a stage of fertilisation (the appearance of 2 pro-nuclei);

ii) including "the initiation of embryos formed by other means".

The problem here is one of circularity: "*human embryo* means a live embryo [...]" One cannot define a term by using the same term.

This leaves open the question as to what is an embryo that is formed by other means. In the broad range of possibilities for experimenting with somatic cells and germ cells and their constituent parts, when could a Court conclude that as a matter of law involving severe penalties, what had been formed was no longer just cells, but in fact had become an embryo "initiated by other means"? The definition gives no clue as to what essentially a human embryo is, or what conditions are required before one must conclude, as a matter of law, such an embryo has come to be.

It is also important to note that the word »embryo«, as a distinction from »human embryo«, is used in other prohibitions and that these uses of the term »embryo« are not defined. Thus the use of the word »embryo« in the hybridization clauses could be entirely flexible. There is something of a presumption that the word »embryo« has a meaning that is unambiguous. Unfortunately, this is not the case. Experience tells us otherwise. I would suggest that there should be an additional definition in the Act.

»Embryo« means

i) the cell formed by the fusion of an ovum and a sperm and the organism that develops from that cell; or

ii) any cell or organism, however formed, that may be distinguished from ordinary cells by having a potential, if placed in a suitable environment, to develop in an integrated way, similar to the potential of the cell formed by the fusion of an ovum and a sperm.

There is a problem also with the definition of »human embryo« in the reference to the appearance of two pro-nuclei. In fact an unfertilized ovum also has two pro-nuclei. When fertilisation takes place leading to the inclusion of an additional pro-nucleus from the sperm, one of the ovum's pro-nuclei is excluded from the cytoplasm and absorbed into the membrane of the ovum. This process is usually referred to as the extrusion of the second polar body. The fact is that, in the ovum, the process of meiosis (by which a nucleus is formed that is haploid - has one set rather then two sets of chromosomes) has indeed occurred within the cell causing two pro-nuclei to form, but both sets remain within the cell. Thus the first appearance of two pro-nuclei is actually prior to fertilisation, with the appearance of the ovum. This problem could be rectified by adding the words »after sperm penetration« following the word »pro-nuclei« in the definition of »human embryo«.

b) Defining human-animal hybridization

The Act defines human-animal hybridization in a way that leaves open the possibility of forming human-animal hybrids by fusing *parts of* the human nucleus with animal ova. The definition of »hybrid embryo« could be much more categorical: *Hybrid embryo* means an embryo that contains genetic material substantially from both animal and human sources.

c) Defining human embryo clone

The Act defines »human embryo clone« in relation to genetic copying. This would still allow the possibility of a variety of forms of asexual reproduction – embryos formed other than by fertilisation. There is a ban at clause 12 on producing embryos other than by fertilisation. But that would still allow fertilisation using genetically altered sperm or ova. A simpler way of handling these issues would be to ban producing an embryo with a human genome or an altered human genome other than by the fusion of a genetically unaltered sperm with a genetically unaltered ovum.

d) Importing or exporting human embryo clone products

The Act prohibits importing or exporting human embryo clones. I suggest that this includes products derived from human embryo clones. Otherwise they could simply go offshore to clone embryos and then bring back the stem cells or other products from cloned embryos.

Notes

1 Nagy, A., Rossant, J., Nagy, R., Abramow-Newerly, W., Roder, J. (1993), *Derivation of completely cell culture-derived mice from early-passage embryonic stem cells,* in: Proceedings of the National Academy of Sciences USA 90, 8424–8428.

2 Rossant, J. et al., *Report to the Serono Symposium on Preimplantation Embryo Development*, New York, 157–165.

3 Hübner, K., Fuhrmann, G., Christenson, L. K., Kehler, J., Reinbold, R., De La Fuente, R., Wood, J., Strauss, J. F., Boiani, M., Schöler, H. R. (2003), *Derivation of Oocytes from Mouse Embryonic Stem Cells*, in: Science 1.

4 Arvidsson, A., Collin, T., Kirik, D., Kokaia, Z., Lindvall, O. (2002), *Neuronal replacement from endogenous precursors in the adult brain after stroke,* in: Nature Medicine 8 (9); Kondziolka, D. et al.(2000), *Transplantation of cultured human neuronal cells for patients with stroke*, in: Neurology 55, 565–569.

5 Otani, A., Kinder, K., Ewalt, K., Otero, F. J., Schimmel, P., Friedlander, M. (2002), *Bone marrow – derived stem cells target retinal astrocytes and can promote or inhibit retinal ang-*

iogenesis, in: Nature Medicine 8 (9); Hertzberg, H. et al. (2001), *Recurrent disseminated retinoblastoma in a 7-year-old girl treated successfully by high-dose chemotherapy and CD34-selected autologous peripheral blood stem cell transplantation*, in: Bone Marrow Transplant 27 (6), 653–655.

6 Okamoto, R., Yajima, T., Yamazaki, M., Kanai, T., Mukai, M., Okamoto, S., Ikeda, Y., Hibi, T., Inazawa, J.,Watanabe, M., Lindvall, O. (2002), *Damaged epithelia regenerated by bone marrow – derived cells in the human gastrointestinal tract,* in: Nature Medicine 8 (9).

7 Gussoni, E. et al. (1999), *Dystzophin expression in the mdx mouse restored by stem cell transplantation*, in: Nature 401, 390–394.

8 Lee, J.-Y. et al. (2001), *Effect of Bone Morphogenetic Protein-2-Expressing Muscle-Derived Cells on Healing of Critical-Sized Bone Defects in Mice,* in: The Journal of Bone and Joint Surgery 83-A, 1032–1039; Robinson, D. et al. (2001), *Characteristics of cartilage biopsies used for autologous chondrocytes transplantation"*, in: Cell Transplant, 10, (2), 203–208; Horwitz, E. M., et al. (1999), *Transplantability and therapeutic effects of bone marrow-derived mesenchymal cells in children with osteogenesis imperfecta*, in: Nature Medicine 5, 309–313.

9 Dunkel, I. J. (2000), *High-dose chemotherapy with autologous stem cell rescue for malignant brain tumors*, in: Cancer Invest. 18, 492–493; Abrey, L. et al. (1999), *High dose chemotherapy with autologous stem cell rescue in adults with malignant primary brain tumors*, in: J. Neurooncol. 44, 147–153; Finlay, J. (1999), *The role of high-dose chemotherapy and stem cell rescue in the treatment of malignant brain tumors: a reappraisal*, in: Pediatr. Transplant 3 Suppl. 1, 87–95; Dunkel, I. et al. (2000), *Successful treatment of metastatic retinoblastoma*, in: Cancer 89, 2117–121; Stiff, P. et al. (2000), *High-dose chemotherapy and autologous stem-cell transplantation for ovarian cancer: An autologous blood and marrow transplant registry report*, in: Ann. Intern. Med. 133, 504–515; Schilder, R., Shea, T. (1998), *Multiple cycles of high-dose chemotherapy for ovarian cancer*, in: Semin. Oncol. 25, 349–355; Nieboer P. et al. (2001), *Long-term haematological recovery following high-dose chemotherapy with autologous bone marrow transplantation or peripheral stem cell transplantation in patients with solid tumours*, in: Bone Marrow Transplant 27, 959–966; Waldmann, V. et al. (2000), *Transient complete remission of metastasized merkel cell carcinoma by high-dose polychemotherapy and autologous peripheral blood stem cell transplantation*, in: Br. J. Dermatol. 143, 837–839; Blay, J. et al. (2000), *High-dose chemotherapy with autologous hematopoietic stem-cell transplantation for advanced soft tissue sarcoma in adults*, in: J. Clin. Oncol. 18, 3643–3650; Lafay-Cousin, L. et al. (2000), *High-dose thiotepa and hematopoietic stem cell transplantation in pediatric malignant mesenchymal tumors: a phase II study*, in: Bone Marrow Transplant 26, 627–632; Michon, J., Schleiermacher, G. (1999), *Autologous haematopoietic stem cell transplantation for paediatric solid tumors"; Baillieres Best Practice Research*, in: Clinical Haematology 12, 247–259; Schilder, R. et al. (1999), *Phase I trial of multiple cycles of high-dose chemotherapy supported by autologous peripheral-blood stem cells*, in: J. Clin. Oncol. 17, 2198–2207; Bhatia, S. et al. (2000), *High-dose chemotherapy as initial salvage chemotherapy in patients with relapsed testicular cancer*, in: J. Clin. Oncol. 18, 3346–3351; Hanazawa, K. et al. (2000), *Collection of peripheral blood stem cells with granulocyte-colony-stimulating factor alone in testicular cancer patients*, in: Int. J. Urol. 7, 77–82; Laughlin, M. et al. (2001), *Hematopoietic engraftment and survival in adult recipients of umbilical-cord blood from unrelated donors*, in: New England J. of Medicine 344, 1815–1822; Tabata M. et al. (2000), *Peripheral blood stem cell transplantation in patients over 65 years old with malignant lymphoma-possibility of early completion of chemotherapy and improvement of performance status*, in: Intern Med 40, 471–474; Koizumi M. et al. (2001), *Successful treatment of intravascular malignant lymphomatosis with high-dose chemotherapy and autologous peripheral blood stem cell trans-*

plantation, in: Bone Marrow Transplant 27, 1101–1103; Ohnuma, K. et al. (2001), *Cord blood transplantation from HLA-mismatched unrelated donors as a treatment for children with haematological malignancies*, in: Br. J. Haematol. 112 (4), 981–987; Lindahl, J. et al. (2001), *High-dose chemotherapy and APSCT as a potential cure for relapsing hemolysing AILD*, in: Leuk. Res. 25 (3), 267–270; Bensinger, W. et al. (2001), *Transplantation of bone marrow as compared with peripheral-blood cells from HLA-identical relatives in patients with hematologic cancers*, in: New England J. of Medicine 344, 175–181 (review of new procedures involving stem cell transplantation); Margolis, J. et al. (2000), *New approaches to treating malignances with stem cell transplantation*, in: Semin. Oncol. 27, 524–530; Gorin, N. et al. (2000), *Feasibility and recent improvement of autologous stem cell transplantation for acut myelocytic leukaemia in patients over 60 years of age: importance of the source of stem cells*, in: Br. J. Haematol. 110, 887–893; Marco, F. et al. (2000), *High Survival Rate in Infant Acute Leukemia Treated With Early High-Dose Chemotherapy and Stem-Cell Support*, in: J. Clin. Oncol. 18, 3256–3261; Nagler, A. et al. (2000), *Second allogeneic stem cell transplantation using nonmyeloablative conditioning for patients who relapsed or developed secondary malignancies following autologous transplantation*, in: Exp. Hematol. 28, 1096–1104; Bruserud, O. et al. (2000), *New strategies in the treatment of acute myelogenous leukemia: mobilization and transplantation of autologous peripheral blood stem cells in adult patients*, in: Stem Cells 18, 343–351 (review of autologous stem cell treatment strategies noting a variety of positive results); Vesole, D. et al. (1999), *High-Dose Melphalan With Autotransplantation for Refractory Multiple Myeloma: Results of a Southwest Oncology Group Phase II Trial*, in: J. Clin. Oncol. 17, 2173–2179; Damon, L. et al. (2000), *High-dose chemotherapy and hematopoietic stem cell rescue for breast cancer: experience in California*, in: Biol. Blood Marrow Transplant 6, 496–505; Paquette, R. et al. (2000), *Ex vivo expanded unselected peripheral blood: progenitor cells reduce posttransplantation neutropenia, thrombocytopenia, and anemia in patients with breast cancer*, in: Blood 96, 2385–2390; Stiff, P. et al. (2000), *Autologous transplantation of ex vivo expanded bone marrow cells grown from small aliquots after high-dose chemotherapy for breast cancer*, in: Blood 95, 2169–2174; Koc, O. et al. (2000), *Rapid Hematopoietic Recovery After Coinfusion of Autologous-Blood Stem Cells and Culture-Expanded Marrow Mesenchymal Stem Cells in Advanced Breast Cancer Patients Receiving High-Dose Chemotherapy*, in: J. Clin. Oncol. 18, 307–316; Kawa, K. et al. (1999), *Long-Term Survivors of Advanced Neuroblastoma With MYCN Amplification: A Report of 19 Patients Surviving Disease-Free for More Than 66 Months*, in: J. Clin. Oncol. 17, 3216–3220; Josting, A. (2000), *Treatment of Primary Progressive Hodgkin's and Aggressive Non-Hodgkin's Lymphoma: Is There a Chance for Cure?*, in: J. Clin. Oncol. 18, 332–339; Kirita, T. et al. (2000), *Primary non-Hodgkin's lymphoma of the mandible treated with radiotherapy, chemotherapy, and autologous peripheral blood stem cell transplantation*, in: Oral Surg. Oral Med. Oral Pathol. Oral Radiol. Endod. 90, 450–455; Yao, M. et al. (2000), *Ex vivo expansion of CD34-positive peripheral blood progenitor cells from patients with non-Hodgkin's lymphoma: no evidence of concomitant expansion of contaminating bcl2/JH-positive lymphoma cells*, in: Bone Marrow Transplant 26, 497–503; Childs, R. et al. (2000), *Regression of Metastatic Renal-Cell Carcinoma after Nonmyeloablative Allogeneic Peripheral-Blood Stem-Cell Transplantation*, in: New England J. of Medicine 343, 750–758; Childs, R. (1999), *Successful Treatment of Metastatic Renal Cell Carcinoma With a Nonmyeloablative Allogeneic Peripheral-Blood Progenitor-Cell Transplant: Evidence for a Graft-Versus-Tumor Effect*, J. Clin. Oncol. 17, 2044–2049.

10 Mancardi G. et al. (2001), *Autologous hematopoietic stem cell transplantation suppresses Gd-enhanced MRI activity in MS*, Neurology 57, 62–68.

11 Verburg, R. et al. (2001), *High-dose chemotherapy and autologous hematopoietic stem cell transplantation in patients with rheumatoid arthritis: results of an open study to assess feasibil-*

ity, safety, and efficacy, in: Arthritis Rheum. 44 (4), 754–760; Wulffraat, N. et al. (2001), *Prolonged remission without treatment after autologous stem cell transplantation for refractory childhood systemic lupus erythematosus*, in: Arthritis Rheum. 44 (3), 728–731.

12 Rosen, O. et al. (2000), *Autologous stem-cell transplantation in refractory autoimmune diseases after in vivo immunoablation and ex vivo depletion of mononuclear cells*, in: Arthritis Res. 2, 327–336; Rabusin, M. et al. (2000), *Immunoablation followed by autologous hematopoietic stem cell infusion for the treatment of severe autoimmune disease*, Haematologica 85 (11 Suppl.), 81–85; Papadaki, H. et al. (2000), *Assessment of bone marrow stem cell reserve and function and stromal cell function in patients with autoimmune cytopenias*, in: Blood 96, 3272–3275; Traynor, A. et al. (2000), *Treatment of severe systemic lupus erythematosus with high-dose chemotherapy and haemopoietic stem-cell transplantation: a phase I study*, in: Lancet 356, 701–707; Burt, R., Traynor, A. (1999), *Hematopoietic Stem Cell Transplantation: A New Therapy for Autoimmune Disease*, in: Stem Cells 17, 366–372 (review of stem cell treatments to combat juvenile rheumatoid arthritis; multiple sclerosis; rheumatoid arthritis; systemic lupus erythematosus); Burt, R. et al. (1999), *Hematopoietic stem cell transplantation of multiple sclerosis, rheumatoid arthritis, and systemic lupus erythematosus*, in: Cancer Treat. Res. 101, 157–184; Traynor, A., Burt, R. (1999), *Haematopoietic stem cell transplantation for active systemic lupus erythematosus*, in: Rheumatology 38, 767–772; Martini, A. et al. (1999), *Marked and sustained improvement 2 years after autologous stem cell transplant in a girl with system sclerosis*, in: Rheumatology 38, 773; Hawkey, C. et al. (2000), *Stem cell transplantation for inflammatory bowel disease: practical and ethical issues*, in: Gut 46, 869–872; Burt, R. et al. (1999), *Autologous hematopoietic stem cell transplantation in refractory rheumatoid arthritis: sustained response in two of four patients*, in: Arthritis & Rheumatology 42, 2281–2285; Burt, R. et al. (2000), *Gene-marked autologous hematopoietic stem cell transplantation of autoimmune disease*, in: J. of Clinical Immunology 20, 1–9; Ziegner, U. et al. (2001), *Unrelated umbilical cord stem cell transplantation for X-linked immunodeficiencies*, in: J. Pediatr 138 (4), 570–573; Amrolia, P. et al. (2000), *Nonmyeloablative stem cell transplantation for congenital immunodeficiencies*, in: Blood 96, 1239–1246; Cavazzana-Calvo, M. et al. (2000), *Gene therapy of human severe combined immunodeficiency (SCID)-X1 disease*, in: Science 288, 669–672.

13 Ayas M. et al. (2001), *Congenital sideroblastic anaemia successfully treated using allogeneic stem cell transplantation*, in: Br. J. Haematol 113, 938–939; Anagnostopoulos A. et al. (2001), *High-dose chemotherapy followed by stem cell transplantation in patients with resistant Waldenstrom's macroglobulinemia*, in: Bone Marrow Transplant 27, 1027–1029; Gurman, G. et al. (2001), *Allogeneic peripheral blood stem cell transplantation for severe aplastic anemia*, in: Ther. Apher. 5 (1), 54–57; Steen, R. et al. (2001), *Improved cerebrovascular patency following therapy in patients with sickle cell disease: initial results in 4 patients who received HLA-identical hematopoietic stem cell allografts*, in: Ann. Neurol. 49 (2), 222–229; Gonzalez, M. et al. (2000), *Allogeneic peripheral stem cell transplantation in a case of hereditary sideroblastic anaemia*, in: British J. of Haematology 109, 658–660; Kook, H. et al. (2000), *Rubella-associated aplastic anemia treated by syngeneic stem cell transplantations*, in: Am. J. Hematol. 64, 303–305; Wethers, D. (2000), *Sickle cell disease in childhood: Part II. Diagnosis and treatment of major complications and recent advances in treatment*, in: Am. Fam. Physician 62, 1309–1314; Yesilipek et al. (2000), *Peripheral stem cell transplantation in a child with amegakaryocytic thrombocytopenia*, in: Bone Marrow Transplant 26, 571–572.

14 Fujii, N. et al. (2000), *Allogeneic peripheral blood stem cell transplantation for the treatment of chronic active epstein-barr virus infection*, in: Bone Marrow Transplant 26, 805–808; Oka-

mura, T. et al. (2000), *Blood stem-cell transplantation for chronic active Epstein-Barr virus with lymphoproliferation*, in: Lancet 356, 223–224.

15 Matthes-Martin, S. et al. (2000), *Successful stem cell transplantation following orthotopic liver transplantation from the same haploidentical family donor in a girl with hemophagocytic lymphohistiocytosis*, in: Blood 96, 3997–3999; Sezer, O. et al. (2000), *Nov.el approaches to the treatment of primary amyloidosis*, in: Exper. Opin. Investig. Drugs 9, 2343–2350.

16 Coghlan, A. (2001), *Hair today, skin tomorrow*, in: New Scientist 170 (19).

17 UN Convention on the Rights of the Child.

Ren-Zong Qiu

Cloning in biomedical research and reproduction: Ethical and legal constraints – A Chinese perspective

Uniqueness of new genetics and its technologies

New genetics based on the genome research and the technologies developed from it are unique in the way they raise ethical issues. In physical sciences and technologies developed from them, ethical issues usually are raised at the later stages of research or even at the stage of application. For instance, almost no ethical issue is raised in connection with the research of the structure of atoms or molecules except those issues related to resource allocation or scientists' misconduct, such as fraud or fabrication of data. Ethical issues are raised at the stage of the application of atomic energy: using it for peace or for war? Unlike this case, in human genetic research ethical issues are raised at the start: how should we take DNA samples from human donors? Should donor's informed consent be obligatory or optional?

Unlike conventional biological technologies, genetic manipulation invokes issues that are global and involve future generations, non-human living beings and entire eco-systems. For instance the discussion of ethical issues raised in xenotransplantation concern the great risk of possible cross-species infection which may cause a second HIV-like pandemic that threatens mankind. Genetic intervention with human germ-line cells may cause a change that might influence future generations. Genetic manipulation for animals and plants raises ethical issues that involve human responsibilities for animals and plants. And the spreading of genetically modified crops may cause irreversible changes in eco-systems.

Genetic manipulation causes the public's unease and worries in ways that are unprecedented. These worries may be caused partly by the public's ignorance of this technology and partly by their value or belief system. Scientists can explain that the piece of gene taken from an animal and transferred into a plant is nothing but a series of organic molecules, but Buddhists and vegetarians feel unease. They worry that eating this kind of GMF will break their taboo. Even those who have some genetic knowledge, worry both about the possible change in the food after the gene was transferred and about possible changes within their body after eating it.

Genetic manipulation opens an ethical Pandora's box. Before genetics were applied to prenatal diagnosis, the delivery of a normal or defective baby by pregnant women was determined by chance. Now (although not all) disease causing genes can be found by genetic testing and screening. With this application of genetic technologies a series of ethical issues are raised: If the *BRAC1-gene* that may cause breast or/and ovarian cancer at the late stage of the life is found in a 19 years old girl, should we tell her the truth? Should we suggest removing her breast and ovary in order to prevent the possible late onset of cancer? Or should we suggest that she still enjoys her life; marriage, pregnancy and child birth, even though the probability that she will suffer from cancer is 85%? Or should we provide all necessary information and let her make the decision? Another thorny problem is if we discover that a 16 year old smart and brilliant boy, who will enter Berlin University this fall, is carrying a gene causing Huntington Disease. Should we tell him the truth: Probably it will spoil his career and cause him to suffer a lot. Should we hide this information or does he have the right not to know, that he can enjoy his life for thirty or even fifty years? It really opens a Pandora's box.

Furthermore, there are lots of factors that are uncertain in genetic manipulation. Nobody can predict the probable results of somatic cell gene therapy or germ-line cell gene therapy with certainty, let alone the genetic intervention for enhancement. Nobody can predict the probable consequences of transplanting genes from a pig into a human body or the consequences of ecological impact wide plantation of genetically modified crops (GMC). There are also many unknown and uncertain factors in therapeutic cloning. This makes the well-known method of cost-benefit analysis or risk assessment almost impossible.

These unique features of genetic manipulation or intervention render the traditional bioethical approach inadequate, because it focuses on individuals and relatively short-term consequences. What is needed instead is a bioethic, which is capable of addressing wide-range and long-range issues.

Human cloning has been the hottest topic since the sheep Dolly was publicized in Nature in 1997.[1] Debate on human cloning in China is a remarkable event in the scientific circle as well as in the public. People have a perpetual interest in this topic. Hundreds of articles on this topic have been published in academic journals, popular magazines or newspapers, and there have been a lot of TV programs on it. Decision-makers began to concern ethical, legal and social issues in science and medicine. For the first time in history the Minister of Health convened an expert meeting to discuss the implications of nucleus transfer technology. And the Government decided to join the efforts made by France and Germany to suggest that the United Nation endorse a resolution to prohibit human reproductive cloning despite of that not few scientists or philosophers favor it. Bioethics became a highlighted discipline. The debate is still going on.

Ethical constraints on human cloning in China

There is a longstanding and deeply entrenched cultural tradition in China, that is the Three Teachings: Confucianism, Taoism and Buddhism. Confucianism is the most popular in China, and also very influential in other East Asian countries, such as Korea and Japan. Confucianism teaches us how to live a moral life: Everybody is born as a biological human, but he/she will become a moral human only after learning how to be a human. Confucian view of society, human life and interpersonal relationships has been embodied in conventions and etiquettes in these countries.

Art of ren

For Confucianism, medicine as well as science and genetics should be the art of humaneness (*ren*).[2] The human being or person is the end itself that medicine, genetics or science serve.

In *The Analects*[3], the term »ren« appears 105 times, more than any other term. It has been variously translated as benevolence, humanity, humaneness, compassion, kind-heartedness. I prefer the word »humaneness« translated by the German sinologist Paul Unschuld[4] for the following reasons. *Ren* is a relational term and is used to describe the relational/social nature of man. The Chinese ideograph for *ren* is composed of two characters »human« and »two«, denoting that whatever else the term may mean, its meaning is intended to be accomplished through human relationships. The Chinese word »ren« is rooted in an ancient ritual/etiquette in which two people are courteously or ceremoniously facing each other, bowing to each other to greet and pay respect to each other. It is a kind of body language which denotes a basic interactive relationship between people, and reveals an interpersonal consciousness marked by mutuality, equality and affectivity found in the ancient tribal people.

Once Fan Chi, one of Confucius' disciples asked him about *ren*, Confucius replied: "It is to love men."[5] *Ren* is love, care and doing good to others. Golden rules of *ren* are: (1) Do not do to others what you do not want them to do you.[6] (2) Establish yourself and help others to establish, develop yourself and help others to develop.[7] However, *ren* does not only refer to an inner character or virtue, or as an aspect of the outward action, but as a dynamic process of »person-making«. This person-making process is an integrative one in which the self with his disintegrative preoccupation with selfish advantage is transformed into »the profoundly relational person«. The feature of this relational person is the ability to show deference to the others, including care, respectfulness, tolerance, trustworthiness, reverence and generosity. So to love in the Confucian sense of actualizing *ren* is to take the other into one's own sphere of concern, interest, value and viewpoint, and in the process, the other becomes an integral part of one's own person. In this exchange each allows oneself to be defined by the other in a mutual and dynamic process of person-making. *Ren* as love is negatively expressed as "do not do to others what you do not want them to do you" and positively it means "establish yourself and help others to establish, develop yourself and help others to develop."

Duty to others

Ren is a noble emotion which entails duty. Everybody has the feeling of commiseration and the heart that cannot bear other's suffering.[8] There come duties to others. Using oneself as the analogical point of reference to assess or treat others, one projects oneself into the circumstances of the other to find out what the other person wants or does not want; but this does not entail that one abandons one's own identity or compromises one's own values. Those two features of person-making: others regarding and retaining the self as the point of reference suggest the interdependency and interpenetration between self and others.

Actualizing *ren* begins with family. "*Xiao* (filial piety toward parents) and *ti* (fraternity toward brothers/sisters) are the root of *ren*" (Confucius).[9] If a man cannot even reciprocate the intimate human affections experienced within the family bond, it is not likely that person-making can be achieved in the less intimate environment outside the family circle. However, *ren* should not be confined in the family bond, instead it should be extended to the outside of family, neighbors and friends, professional relationships, community, society at large, nonhuman animals and eco-environment. One of the requirements from *ren* is *bo shi ji zhong*: to benefit and help people as extensive as possible.[10]

The normative implications of *ren* for scientists/physicians is they should do good (*gong*) to others(patients, clients, people), and benefit people as extensive as possible, and should not harm their health and life or make profits by taking advantage of their vulnerability. For Confucianists, *ren* entails respect (*jing*)[11], including respect for human dignity, for "Among all beings between Heaven and Earth, humans are the most precious" (*Book of Filial Piety*), or "Only human is the primate among myriad of things" (*Book of History*).[12] They should not be innocently killed, harmed, enslaved, exploited, oppressed, stigmatised, discriminated, battered, manipulated, treated as mere means, sold and bought, and the last but not the least, not be manufactured.

Cosmos in Chinese culture

For Confucianists and Taoists the universe and all of its inhabitants are composed of *qi*, a physico-psychological entity with capacity for creation, change and transformation, which has two basic forms, *yin* and *yang*. The generation, change and transformation of all things are produced by their interaction. The universe and its inhabitants are uncreated but participant in an organic whole that interact in a self-generating cosmos. There is no ultimate cause, no creator, no external will, or judge. The universe had always existed (there had never been a time when it did not exist) and therefore the question of a creative act simply could not logically arise.

According to *qi* theory, life is a product of *qi* evolution or transformation with the interaction between *yin* and *yang*. As Zhaung Zi claimed, "Life is the assembling of *qi*, and death is the dispersion of *qi*", and "human is born with the assembly of *qi*."[13] The author of the first medical classics *Interior Classics: Questions and Answers about Living Matter* claimed that "the root of life lies in *yin* and *yang*."[14] "*Yin-Yang* is the *tao* of Heaven and Earth, the law of all things, the cause of changes and the basis of life and death."[15] In the evolution of *qi*, different forms of *qi* assembling produce things in different, and different degree of qi refinement form things in different degree.

A human embryo is a product of the *yin* and *yang* interaction (a clone is not). There are many transformations in the process from embryo to newborn. Embryo (*pei*) or fetus (*tai*) in Chinese means »bud« or »mold«, and the transformation from embryo/fetus to newborn is something like from bud to leave or flower or from seed to shoot and plant. There is continuity between bud and flower or from seed to plant, but bud and flower or seed and plant are both different in kind and in degree. In the same vein, human embryos will develop or transform into human persons, but it is not a human person yet, though it has inherent teleology or self-actualization to develop into a human person. So Xun Zi, the Third Great Confucianist in Chinese history claimed that "personhood begins with birth and ends with death."[16]

Legal constraints

There are also legal constraints to human cloning in China. China's laws endorse Xun Zi's view that personhood begins with birth. In Article 9, Chapter II Citizen (Natural Person), Section 1 Capacity for Civil Rights and Capacity for Civil Conduct, *General Principles of the Civil Law* which was promulgated in 1986 it is stipulated that: "A citizen shall have the capacity for civil rights from birth to death and shall enjoy civil rights and assume civil obligations in accordance with the law."[17] According to this article it is obvious that a natural person begins with birth. Then a human embryo or fetus is not a person.

However, in the Article 28, Chapter IV Disposition of the Estate, *Law of Succession* which was promulgated in 1985 it is stipulated that: "At the time of the partitioning of the estate, reservation shall be made for the share of an unborn child."[18] It implies that although an unborn child is not treated as a natural person, it has preceding interest just because it is a human fetus which is an entity capable to develop into a natural person. It also implies that an unborn child, a human fetus or human embryo enjoys due respect.

Furthermore, in Article 302, *Criminal Law* which was promulgated in 1997 it is stipulated that: "Whoever steals or insults a corpse shall be sentenced to fixed-term imprisonment of no more than three years."[19] It implies that a dead human body has extended interest although as a natural person it does not exist. And it also implies that a dead human body enjoys due respect.

Arguments for and against human reproductive cloning

Arguments for human reproductive cloning

Human reproductive cloning can be defined as to produce a child with the nucleus transfer technique, i. e. with the technique of transferring a nucleus of somatic cell into a denucleated egg. At the early stage of the debate in China some arguments for human reproductive cloning were easily rejected, such as cloning a child for providing organs for transplantation, or cloning a child for research, or cloning a child for curiosity, etc. All these reasons were easily rejected by the arguments that cloning a child in such a way that it is used as merely mean but not the end itself cannot be morally justified. The remaining arguments for human reproductive cloning are the followings[20]:

(1) Human reproductive cloning (HRC) is no different from in vitro fertilization (IVF). Because IVF has been morally justified and accepted, so HRC should be morally justified and accepted.

(2) A person has the right to reproduction, HRC is a kind of reproduction, so a person has the right to have a child with HRC.

(3) It is impossible to prohibit HRC, so it is wise to not prohibit it.

Here are my counter-arguments to them:

First, HRC is substantially different from IVF. Human reproduction is a process which consists of steps including producing gametes, sexual intercourse, insemination/fertilization in the Fallopian tube, implantation into an uterus, pregnancy and childbearing. The key step is insemination/fertilization (*yin yang* interaction). In IVF the steps which is replaced are sexual intercourse and the site of insemination/fertilization, that is insemination/fertilization without sexual intercourse and the site of insemination/fertilization not being in the Fallopian tube, but instead in a test tube. The central factor of human reproduction, insemination/ fertilization itself is not changed or replaced. The words »human reproduction«

imply the meeting of gametes and subsequent insemination/fertilization. We are talking human reproduction, but not reproduction of a microbe. So the inference (1) is invalid. (1) should be changed to:

> (1') Human reproductive cloning (HRC) is substantially different with in vitro fertilization (IVF). So from that IVF has been morally justified and accepted, it does not follow that HRC should be morally justified and accepted.

Secondly, HRC is not human reproduction, but a kind of producing or manufacturing. As argued above, in HRC there is one crucial step of the process of human reproduction, i. e. insemination/fertilization missing. Furthermore, if the techniques concerned are perfected, such numerous eggs can be retrieved from fetuses or dead women's bodies, the nucleus transfer can be done by machine and controlled by computer, and an artificial uterus is invented, human beings can be manufactured in large scale in production lines as A. Huxley described in his novel.[21] So the right to reproduce -is not applicable in the case of HRC, and the inference (2) is invalid too. (2) should be changed to:

> (2') A person has the right to reproduction, HRC is not reproduction, but production or manufacturing, so the right to reproduction -is not applicable in this case, and it cannot be morally justified that a person has the right to have a child with HRC.

Thirdly, so far we have not taken measures to prohibit HRC, how can we say the prohibition is impossible. Even if the prohibition is difficult or even »impossible«, »impossible to prohibit« is not an ethical argument for what is ethically permissive. A great number of Chinese scientists and philosophers use »impossible to prohibit« to argue against the prohibition of HRC and argue for its permission. I refuted that »impossible to prohibit« is an ethical argument. There are a lot of practices in China as well as in the world that should be prohibited but are not. However, the failure or »impossibility« is not an ethical reason to permit these practices. These practices include corruption and bribery of officials, drug trafficking, women and children trafficking, and weapon trafficking etc. Can we say that because we are not successful to prohibit them with crackdown, so these practices should not be prohibited? Of course not. On the contrary, we will make every effort to improve our work in order to reduce and finally eliminate such criminal practices. Thus, the inference (3) is invalid too. (3) should be changed to:

> (3') We have no reason to predict *a priori* that it is impossible to prohibit HRC, and even though the prohibition of HRC is difficult, it is not an ethical reason to not prohibit it.

Arguments against human reproductive cloning

My arguments against HRC consist of non-maleficence arguments and human dignity arguments.

Non-maleficence arguments

According to the requirements of *ren*, we have the obligation to avoid to do harm to others, especially avoidable and foreseeable harms with no definite benefits. HRC will cause lots of harm to lots of people.

First, HRC will bring great harm to the cloned child. Reproductive cloning is a kind of asexual reproduction. An organism born from asexual reproduction will keep its genome unchanged, without the participation of new genes. A set of unchanged genes is easily mutated with the elapse of time. And the experiences with animal cloning showed that errors are unavoidable in reprogramming and with epigenetic factors. Reprogramming in natural reproduction needs several months or even a couple of years time, but reproductive cloning forces the reprogramming to complete in several days or even several hours. It explains why so many serious defects are avoidable in cloned animals. And so far many defects of cloned fetuses cannot be detected before delivery. So if the cloned child is born alive, the harms and sufferings to it would be very grave or unimaginable. If the cloned child is born in a family, its status is not definite as a natural child. If the nucleus of the somatic cell is taken from the father, is the cloned child his son or his brother then, is it the mother's son or her brother-in-law, is it an uncle of their children or a brother of them? Everybody will be in confusion. This will bring grave psychological pressure to the cloned child.

Secondly, HRC will do harm to others. It needed 277 sheep eggs for producing a Dolly. Now suppose to clone a child 100 human eggs are needed, we need at least dozens of women who donate their eggs. These women would be harmed during the retrieval of the eggs without positive benefits, for probably most of embryos or fetuses would be miscarried and a few might be born with grave defects. The use of hormones to stimulate egg production would increase their incidence for cancer. During the practice those who donate somatic cells and donate eggs would experience psychological harms. In particular, those who would take care of the cloned child after it is born, would pay unreasonable and avoidable physical, mental and financial costs for rearing it.[22]

Thirdly, HRC will do harm to the society at large, widen the gap between poor and rich. The society would be forced to allocate scarce resources to spend on the research and practice of HRC, and also on the welfare of these unfortunate cloned children and their family, and these scarce resources would have been allocated to more urgent societal needs, such as flood, drought, starvation, unemployment, women and children abuse, AIDS, SARS etc. This is injustice in resources allocation. Moreover, the research and practice of HRC would be expensive, only the rich could afford it, and the poor donate or sell their eggs, this would widen the gap between the poor and the rich.

I also want to argue against animal cloning. The experiences have already demonstrated that animal cloning led to cloned animals born with grave defects and diseases and brought unnecessary harm to them. We have the duty not to harm them further.

Human dignity arguments

As argued above, HRC is a way of producing or manufacturing children. The human being has an internal worth, and thus should not be manufactured in the way any material product is done. Reproductive cloning will make it impossible to prevent other cloning, such as cloning a child just for organs to be transplanted or just for curiosity. Reproductive cloning will create a moral slippery slope along which human dignity will be further neglected, say, leading to *Brave New World*.

Arguments for human therapeutic cloning

Human therapeutic cloning (HTC) refers to using the technology of nucleus transfer to create a human embryo from which totipotent stem cells can be derived to develop cells, tissue or even organs for therapeutic purpose.

Arguments for HTC are mainly based on beneficence arguments. HTC allows scientists to create a possibility to cure a huge number of fatal, currently incurable diseases and relieve millions of people's sufferings. The probable benefits far outweigh possible risks according to current assessment. However, there are many factors uncertain in it. So therapeutic cloning should be taken as permissive.

Nonetheless, that whether HTC is morally justifiable or not depends in a great degree upon the position on human embryo's moral status.

Moral status of human embryo

According to accepted Confucian view personhood begins with birth. A person is an entity which has body (*ti*) or shape (*xing*) and psyche (*shen*), and has rational (*li*), emotional (*qing*) and social-relationship (*qun*) capacity. So human embryos are not persons, not human personal lives. Destroying embryos as well as abortion should not be taken as »killing persons«.

However, a human embryo is a human biological life, a precursor of a person, not merely a stuff like placenta, nor a thing having a price. So it deserves due respect. If there isn't a sufficient reason, it won't be permissive to manipulate or destroy it. Saving millions of human lives could be a sufficient reason. And it also should be disposed with due process. Undue disposal will violate human dignity.

According to the above view if there are alternative sources to derive totipotent stem cells for research, such as the use of aborted fetal primordial germ cells or the use of the spared human embryo after the success of IVF, or making adult stem cells totipotent, we have no reason to create human embryos. However, under the condition that the alternatives are not available for research in the near future (e. g. making adult stem cells totipotent), or thatthe use of nucleus transfer to create embryos to derive stem cells is not absolutely prohibitive for therapeutic purposes, it should be deemed as permissive (or even necessary to prevent immune rejection in the case of therapy), but should be subject to strict regulation.

A controversial report

On September 7, 2001 a report was published on *Beijing Youth Daily*[23]. Professor Chen, Zhongshan Medical University, transferred a skin cell nucleus from a 7 years old boy into a rabbit's denucleated egg, and created a "human" embryo, and derive totipotent "human" stem cells which "can be used for therapeutic purpose". The reason is "the difficulty to obtain human egg".

Lots of questions were raised from this report: Is the embryo a *human* embryo? Are these stem cells *human* stem cells? Can these be used to treat human diseases? In my opinion, the embryo Chen produced is not a human embryo, even if there are 99.999% human genes in it, but there are still a few rabbit genes in its mitochondria. In the same vein, the stem cells retrieved from it are not "human" stem cells, because there are rabbit's mitochondria in cell plasma. The reason why Chen used a rabbit's denucleated egg is the difficulty to obtain human eggs. If so, why did he not use an aborted female fetus' germ cells or eggs from a dead female body with informed consent? And the stem cells with rabbit mitochondria would cause mitochondria disease, and lead to the failure of some vital organs. The embryo and these stem cells are neither a rabbit's. This embryo is a chimera embryo and these stem cells are chimera stem cells.

Now the further question is: Is a chimera between a human and an animal permissible? On the basis of the human dignity argument, creating a chimera by the fusion of a human and an animal embryo, or the hybrid between a human's and an animal's gametes should be prohibited. However, if it is for research, a chimera between a human nucleus and an animal mitochondria may be permissive only within 14 days since fertilization or nuclear transfer and only if there is sufficient reason to do so. But Professor Chen did not have a sufficient reason. Now he stopped his research.

On the basis of the debate a Proposal of Ethical Principles and Regulation on Human Embryonic Stem Cell Research has been drafted by the Ethics Committee, the Ministry of Health in November 2001. And The Ethical Guidance on Human Embryonic Stem Cell Research is being drafted by the Ministry of Science & Technology and the Ministry of Health since April 2003.[24]

International context

In coping with the differences of HRC and HTC in an international context with different cultures the following principle may be appropriate: Seeking common grounds while reserving differences. It may be wise to endorse an international convention on banning human reproductive cloning first. There is still sufficient time to negotiate on the issue of human embryonic stem cell research/therapeutic cloning.

Notes

1 Wilmut, I., Schnieke, A. E., McWhir, J., Kind, A. J., Campbell, K. H. S. (1997): *Viable Offspring Derived from Fetal and Adult Mammalian*, in: Nature 385, 810–813.

2 Cited from Zhang H. Z. et al. (eds. 2000): *A Survey of Chinese and Foreign Medical Moral Standards*, Tianjin 198, 300.

3 See Chan, W.-T. (1973): *A Source Book in Chinese Philosophy*, Princeton, 18–48.

4 Unschuld, P. U. (1979): *Medical Ethics in Imperial China – A Study in Historical Anthropology*, Berkeley, 99.

5 Cited from Chan 1973, 40.

6 Ibid., 39.

7 Ibid., 31, but my translation is somewhat different.

8 Ibid., 54, 65.

9 Ibid., 20.

10 Ibid., 31, but my translation is somewhat different.

11 Zhang, S.-T. (1974): *Concise Commentaries to Xun Zi*, Shanghai, 142.

12 Cited from Xue, G.-C. (ed. 1999): *Confucianism, Taoism and Buddhism in Medicine*, Beijing, 47.

13 Ibid., 274.

14 He, W.-B. et al. (eds. 1998): *An Interpretation of Interior Classics: Questions and Answers about Living Matter*, Beijing, 14.

15 Ibid., 27.

16 Zhang 1974, 209. The First Great Confucianist is Confucius and the Second is Mencius.

17 Editing Team (2000): *Laws of the People's Republic of China* 1, 1980–1994, Beijing, 222.

18 Ibid., 178.

19 Editing Team (2000): *Laws of the People's Republic of China* 2, 1995–1999, 2168.

20 The main proponent of these arguments is Professor He, Z.-X., a physicist and an Academician of Chinese Academy of Science. See Lin, P. (ed. 1997): *Cloning Shock*, Beijing.

21 Huxley, A. (1982): *Brave New World*, Granada, London.

22 Qiu, R.-Z. (1997): *Cloning Technology and its Ethical Implications*, in: Studies in Dialectics of Nature 13, 6, 1–6.

23 *Beijing Youth Daily*, 7.9.2001.

24 The draft process was interrupted by the SARS epidemic. Proposal of Ethical Principles and Regulation on Human Embryonic Stem Cell Research were not officially published.

Ribito Kimura

Ethical-legal issues relating cloning technologies in Japan

First of all, the cloning of humans is prohibited in Japan according to article three of "The Law Concerning the Regulation of Cloning Technologies and Other Similar Technologies Relating to Humans". This law became effective on the 6th of June in 2001.

Article three provides that "No person shall transfer a human somatic clone embryo, a human or animal amphimictic embryo, a human-animal hybrid embryo or a human-animal chimeric embryo into an uterus of a human or an animal". The violation of this article would cause imprisonment no longer than 10 years and the fine will be no more than 10 million yen, or both according to article 16.

It is quite clear that almost unanimously the Japanese public is in favor of the ban of human cloning. On the other hand, particular Japanese medical scientists, together with the people who are suffering some severe diseases, see the future possibility of the cure of diseases by developing these cloning related technologies.

This Japanese law, it seems to us, was carefully written to give new definitions and categories for the specified embryonic cell for the research purpose. This means if a fertilized egg is not transferred to the womb of a mother or animal, researchers would be able to do their research work in regenerative medicine as they wish for the purpose of finding out the key to cure the disease. For example, the implantation of human cells into fertilized animal eggs for medical research work will be allowed.

Second, one of the most important fundamental issues relating to the legal and moral status of embryos and/or fetuses was not really taken as an agenda for discussion by this committee. The Bioethics Committee of the Science Council, which was established by the Ministry of Education, Culture, Sports, Science, and Technology, has had an intensive discussion session in the process of making this law in order to prohibit the cloning of humans. This is the reason the special sub-committee is now tackling this issue in the closed session and there has not been any outcome yet for making final recommendations on issues relating to an embryo's status.

In the public policy making process till the middle of the 1980s, faced with the advancement of biomedical technologies in Japan, various council and committees of the ministries concerned with some relevant issues usually summoned experts to deal with the controversial issues and made that the draft of recommendation prepared by the bureaucrats was accepted within the requested time schedule. This traditional style of the public policy making process is now changing.

Some ethical problems in biomedical issues, such as debates about "Brain Death Criteria and Organ Transplantation", "Gene Therapy Research" and "Assisted Reproductive Technologies", have challenged the whole system of traditional bureaucratic preparation and planning to more open public participation in the related ministry's committees, reflecting the fundamental approach and process in bioethical public policy making since the 1990s in Japan. The particular committee's draft of the recommendation usually appeared on the homepage of the ministry to get public comments by Internet within some limited time schedule.

Third, it is important to mention that the last sentence of the article one states a purpose of this law is to harmonize "the social and peoples' life" with "the development of science and technology".

The notion of harmony is one of the principles of Japanese bioethics as I mentioned in the article that appeared in the Encyclopedia of Bioethics in the 1995 edition.[1]

It is a wisdom of the Japanese way of life and we are always trained in Japanese society to think about the similar elements of each different person's way of thinking rather than emphasizing differences and the distinct uniqueness of individual opinions.

We have to start from the common elements of our own opinions among many peoples. In this sense, this law relating cloning technologies has positively common and agreeable elements in these following statements for the Japanese.

We have to prohibit the transfer of embryos made by human cloning technologies, hybrid or chimera into the uterus of a woman or an animal.

We have to take measures to ensure the proper handling of embryos made by human cloning technologies, hybrid or chimera or other similar technologies.

We need to prevent the creation of a human being, which is genetically identical to a certain human already born.

We need to prevent the creation of existence, which is difficult or impossible to define whether human being or not, because it will cause a threat to human dignity, the safety of individuals and the maintenance of social order.

I believe this framework of Japanese regulation, to ban human cloning, makes the common ground for proposing the international convention of harmony in bioethical principles towards the future of global humanity.

Finally, we need to learn from our history to proceed with caution and with a deep sense of social harmony in our continued scientific and technological development, such as cloning and reproductive technologies.

Particularly, for the Japanese, it is an unforgettable historical fact that enormous amounts of human genetic data have been collected from the survivors of

Hiroshima and Nagasaki. These were the base for one of the most promising scientific research work in this century, known as the Human Genome Project, initiated originally by the US Energy Department (formerly The Atomic Energy Commission/Atomic Bomb Casualty Commission).[2] We would not be as optimistic towards the future if we seriously recognized the great number of suffering survivors and victims of human experimentations. Bioethical consciousness in historical perspective and an institutional safeguard system for human rights protection should be the two important aspects to create the new notion of human-centered science and technology.[3]

Notes

1 Kimura, R. (1995): *Contemporary Japan, Medical Ethics, History of ...*, in: Reich, W. (ed.), Encyclopedia of Bioethics 3, New York, 1496–1505.

2 Cook-Deegan, R. (1994): *The Gene Wars, Science, Politics, and the Human Genome*, New York, London, 94–110.

3 Kimura, R. (1986): *Bioethik als metainterdisziplinäre Disziplin,* in: Medizin – Mensch – Gesellschaft 11, 4, 247–253; Kimura, R. (1991): *Das japanische Forschungsprojekt,* in: Sass, H.-M. (Hg.), Genomanalyse und Gentherapie, Berlin, 163–170.

Lise Lavoie

The ethical and legal aspects of human cloning: The Canadian experience

Background

Historically, the Government of Canada has addressed the issue of »human cloning« within the context of its policies regarding assisted human reproduction (AHR) technologies. As early as 1989, the Government of Canada established the Royal Commission on New Reproductive Technologies. Simply stated, the mandate of the Commission was to examine how these technologies should be handled in Canada. The Royal Commission recommended that the Government of Canada ban certain activities, such as human cloning, and establish an independent regulatory body to govern permissible AHR activities.

Beyond making recommendations, the Commission »set the tone« for the Canadian approach to issues related to AHR, including human cloning. Thus, according to the Commission, AHR issues were not perceived at root to be a medical matter; rather, they were treated as a social matter reaching into law and ethics, as well as into health, research and science policies to name a few. Further, the Commission consulted Canadians widely. The issue of human cloning was, and continues to be, addressed within such a comprehensive and consultative approach.

As a first step in its comprehensive strategy to AHR, in July 1995, the Government of Canada introduced an interim voluntary moratorium on nine problematic applications, including the cloning of human embryos. Among the other eight applications were: germ-line alteration; sex selection for non-medical purposes; and ectogenesis. An advisory committee was established the following year to help monitor compliance by health professionals and the research community.

In 1996, Health Canada introduced regulations with respect to the use of donated semen in order to protect the health and safety of Canadians using AHR technologies to build their families. That same year, *Bill C-47 The Human Reproductive and Genetic Technologies Act* was introduced in Parliament and approved by the House of Commons Standing Committee on Health. However, the Bill died on the order paper with the dissolution of Parliament, which was due to the call of the 1997 general election. Bill C-47 proposed to legislate a ban on the activities covered by the interim moratorium, as well as five others including research on human embryos later than 14 days after conception and the creation of embryos for research purposes only.

During 2000, in preparation of draft legislation, Health Canada consulted with stakeholders and provincial and territorial representatives. In May 2001, the Minister of Health took the very unusual step of introducing *Proposals for Legislation Governing Assisted Human Reproduction* and asking the House of Commons Standing Committee on Health to review the proposals and provide recommendations before a bill was formally tabled in Parliament. The Government of Canada decided to proceed in this way because the issues raised by the legislation speak to the core values of our society. Society as a whole, through the Parliamentary review process, could and would continue to participate in the discussions regarding AHR and related issues such as human cloning. Canadians from various communities – religious, ethical, infertility, research, academic, policy, and women's groups – expressed their views and perspectives before the Standing Committee and their presentations were reported in the media and recorded in Parliament's *Hansard*.

Following on the Standing Committee's recommendations tabled in December 2001, the Minister of Health introduced *Bill C-13, An Act respecting assisted human reproductive technologies and related research* in May 2002.

Bill C-13. A synopsis

The proposed legislation will provide the legislative framework to: protect the health and safety of Canadians using AHR to build their families by regulating ethically acceptable practices such as *in vitro* fertilization; prohibit certain unacceptable practices such as human cloning; ensure that AHR related research, which may help find treatments for infertility and serious diseases, takes place in a regulated environment; and, establish a regulatory body, called the Assisted Human Reproduction Agency of Canada (The Agency) which will license, monitor and enforce the AHR Act and regulations.

Bill C-13 and two particular issues: Human cloning and the status of the human embryo

Human cloning

Bill C-13 prohibits any and all types of human cloning.The Government of Canada regards human cloning as a particularly offensive activity. Consequently, as stated in the proposed legislation, anyone engaged in human cloning would be liable to:

a fine ($ 500,000 Cdn) or up to ten years imprisonment, or both, on conviction on indictment; or, a fine ($ 250,000 Cdn) or up to four years of imprisonment, or both, on summary conviction.

In Bill C-13, the approach taken with respect to human cloning is to prohibit the result rather than the method of cloning. The approach was chosen when, during discussions leading to the introduction of Bill C-13, it became apparent to the policy-makers that it would be impossible for legislation to stay ahead of science's capacity to develop new methods to create a human clone. It was not difficult to come to the conclusion that it would be counter-productive to list and ban the means by which a human clone could be created (e. g., somatic cell nuclear transfer or SCNT, parthenogenesis etc.), since any unanticipated method of human cloning would then not be covered by the legislation. Instead, Bill C-13 prohibits human cloning no matter how it is done.

Moreover, the proposed legislation explicitly prohibits the creation of a human clone and states the purposes for which a human embryo can be created (refer to Section 5 of Bill C-13). The verb »create« was deliberately used given that it includes other concepts such as manufacture, make and produce.

The ban on cloning in the proposed legislation is also an expression of concern for the health and well-being of any cloned child. Although many individuals understand that such a child would be as unique and individual as a natural twin, others for whom the clone was created could be expecting an exact genetic copy, in fact, a »reincarnation«. Such expectations could burden the cloned child in ways that are ethically at odds with Canadian values. Moreover, in performing its »duty of care« and protecting the health of women and children through Bill C-13, the Government of Canada recognizes the number and severity of the health risks which have been documented in cases of animal cloning.

The status of the human embryo

Science has provided our society with the capacity to create a human embryo outside the body of a woman. However, it is society that provides status to that human embryo, a status by which science is compelled to abide. In accordance with a series of Supreme Court of Canada decisions, the human embryo is not considered to be a person for purposes of exercising independent legal rights.

However, Bill C-13 recognizes the »special status« of the human embryo by regulating or controlling all uses of the *in vitro* human embryo. The Agency will be responsible for regulating the creation and uses of the *in vitro* human embryo in order to ensure that the latter is treated with respect. The Agency will be implementing the provisions of the proposed legislation which sets the legislative framework that encompasses the purposes for which an embryo can be created, i. e., reproduction or the creation of a human being. It is the Agency that will issue licenses to clinics or facilities to improve or provide instruction regarding fertility treatments. The Agency will also determine, through regulations, under which conditions such instruction can be carried out.

The provisions in the proposed legislation regarding research are themselves a reflection of the special status accorded to the *in vitro* human embryo. Of interest is the fact that Bill C-13 gives those for whom the embryo is created decision-making power over the fate of that embryo. It is these individuals who will decide whether or not any existing *in vitro* human embryo not transplanted into a woman can be donated for other purposes such as research. This research would be regulated by the Agency. Bill C-13 provides specific guidance with respect to research and the *in vitro* embryo by stating that the Agency must be "satisfied that the use is necessary for the purpose of the proposed research." Moreover, should Canadians using AHR not consent to the use of their embryos for purposes of research, there would not be any research involving *in vitro* human embryos in Canada.

Embedding the prohibitions within a set of principles: The ethical underpinnings of the Canadian approach

Unlike many other laws, Bill C-13 contains a Statutory Declaration that describes a set of principles recognized by the Parliament of Canada. These principles could be used by the Courts as an interpretative guide if required. They provide the fundamental underpinnings of the Canadian approach to AHR issues in general and human cloning in particular. These principles reflect and embody Canada's values as a society.

The proposed legislation begins with a statement of the value of AHR procedures and the importance of protecting the health and well-being of children born as a result of AHR activities and individuals, especially women, using AHR. The proposed Act asserts the need to preserve and protect human individuality and diversity, and the integrity of the human genome. It protects Canadians from discrimination based on sexual orientation or marital status. Free and informed consent is a fundamental condition of AHR, and Bill C-13 addresses the ethical and health concerns raised by the commercialization of the human reproductive capacity. Human dignity, although a difficult concept to define with accuracy and precision, is a value at the heart of Bill C-13. Canada, as a signatory of UNESCO's *Universal Declaration on the Human Genome and Human Rights* believes that Bill C-13 conforms with Article 2 which states that everyone "has a right to respect for their dignity", which "makes it imperative not to reduce individuals to their genetic characteristics and to respect their uniqueness and diversity."

As we look to the future

Over the past decade, Canadians have been involved in public discussions and consultations regarding AHR issues in general and human cloning in particular. In January 2003, a public opinion poll confirmed that 84% of Canadians would prohibit human cloning. However, 53% of Canadians would be favourable to the cloning of human embryos in order to obtain stem cells. While most Canadians are supportive of the proposed legislation, it is not surprising that the issues raised in Bill C-13 can generate a spectrum of opinions. For example, some academics have expressed concern regarding the use of the criminal law power by the Government of Canada, while some provincial and territorial representatives have been less supportive of the development of regulations, which they perceive to be an area of provincial responsibility.

The issue of whether or not to prohibit human cloning has not generated heated debates in Canada. The prohibition on human reproductive cloning is strongly supported in most, if not all, quarters of Canadian society, the Raeliens being the most publicized exception. Canadian researchers, with very few exceptions, have acknowledged the need for the prohibition with respect to so-called »therapeutic cloning« or »research cloning«. While Members of Parliament did not perceive the necessity to open the debate regarding the human cloning provisions of Bill C-13, they did put the issue of embryo research at the forefront of their discussions, which revealed divisions of opinion within both the governing and the opposition parties.

This snapshot of Canadian public opinion provides a view into the future of the debate regarding AHR and related issues such as human cloning in Canada. It is a debate that reaches across society from the halls of academia to the homes of families, to Canadians of all walks of life. It is a debate that is focussed in Parliament today and will be in the future, when after three years of being implemented, *An Act respecting assisted human reproductive technologies and related research* is legislated to return to Parliament for review.

Even without a legislated review, the debate would continue given that the advances in science, in particular those with respect to stem cells, are well publicized by the media and that the issues raise many profound social, ethical, legal, and health issues. The debate will be framed by the set of principles in the Statutory Declaration which recognizes that women, more than men, are directly and significantly affected by their application and that their health and well-being, and that of any children born through AHR, must be protected. The principles further acknowledge that research can best benefit individuals and families, as well as society as a whole, if the appropriate measures are taken to protect and promote human health, safety, dignity, and rights.

As the Minister of Health said when introducing Bill C-13: "This legislation addresses some very complex and important issues. Canadians have made it clear that they want safe AHR procedures and the benefit of important medical discoveries, but not at any cost. This proposed Act clarifies what we, as a society, find acceptable". Canadians will continue to help frame and define acceptability with respect to AHR technologies and related issues such as human cloning.

Zelina Ben-Gershon

The ethical-legal discussion: An Israeli perspective

The ethical-legal discussion in Israel on Cloning in Biomedical Research and Reproduction was initiated shortly after the birth of the sheep Dolly. A bill prohibiting cloning was submitted a month later to the recently appointed Committee of Science and Technology of the Knesset – the Israeli Parliament.

In the debates that followed in the Knesset, philosophers, ethicists, investigators, in vitro fertilization (IVF) specialists, lawyers, legislators and leaders of the various religious communities were active participants.

I would like to mention a few comments and opinions voiced during the debates surrounding the legislation, as well as issues that were raised during recent discussions of the National Helsinki Committee for Human Genetic Research.

In 1998, the scientific breakthrough of the birth of Dolly raised ethical, legal and scientific issues, as well as fear: fear of the unknown, fear that battalions of cloned dictators would soon be upon us, fear that we may be »playing God«:

What was the moral status of the clone? Was it different from that of monozygotic twins? Are we determined by our genes?

Jewish teachings and philosophy oppose biological determinism and emphasize both personal responsibility and the imperative to heal and save lives.[1]

> "Hakol Tsafui Veharashut Netuna"
> "Everything is foreseen, yet freedom is given"
> (The Treaty of Principles 3,16)

An eminent Israeli philosopher admitted that, had it been possible, he would have cloned a beloved dead son. Another well-known scholar did not find reproductive cloning objectionable, if it is safe, to help a couple fulfill the commandment of procreation.

Regarding therapeutic cloning, the moral legitimacy of performing research on the human embryo depends, in large measure, on the status that one attributes to the embryo.[2] From the Jewish perspective, the status of the embryo outside the womb is comparable to that of gametes, sperm and oocytes, namely, they should not be wasted in vain but may be manipulated for therapeutic purposes.[3] A detailed outline of the Jewish perspective can be found in the *Report of the Bioethics Advisory Committee of the Israel Academy of Sciences and Humanities* in August 2001.

Most participants in the debate emphasized that, on the basis of existing knowledge, cloning was dangerous and likely to fail, and that it should be prohibited for the time being.

The Law that was passed is designated the "Prohibition of Genetic Intervention (Human Cloning and Genetic Manipulation of Reproductive cells) Law – 5759 -1999."[4]

The focus of the law is the *intention* of the cloning procedure, namely "the creation of a whole human being" and not the technology by which cloning is performed.

"The purpose of this Law is to determine a prescribed period of five years during which no kind of genetic intervention shall be performed on human beings in order to examine the moral, social and scientific aspects of such kinds of intervention and the implication of such on human dignity."[5]

During this period of five years (1999 to January 2004) two types of experiments are prohibited. Section 3 states: "Throughout the period during which this Law is in force, no person shall perform any act of intervention in the cells of any person with one of the following purposes:

1. Human cloning,
2. Causing the creation of a person by use of reproductive cells that have undergone a permanent intentional genetic modification (germline gene therapy)."

The Law then states that the Minister of Health may nevertheless permit the performance of certain types of genetic intervention that are prohibited under section 3 (2), provided that certain conditions are met. These conditions are stated under section 5 (6):[6]

Permission for certain types of genetic intervention	(a) Notwithstanding the provisions of section 3, the Minister may, if he is of the opinion that human dignity will not be prejudiced, upon the recommendation of the advisory committee and upon such conditions as he may prescribe in regulations, permit the performance of certain types of genetic intervention that are prohibited under section 3(2). (b) The performance of genetic intervention permitted under sub-section (a) shall be subject to receipt of advance permission upon conditions that shall be prescribed. (c) The Minister shall prescribe in regulations under this section the conditions for the grant of a permit, the arrangements for granting the permit, the methods of supervising the performance of permitted genetic intervention and the obligation to make reports.

No such permission has been requested or granted to date.

The Minister of Health may not permit human cloning.

The advisory committee mentioned in the Law is the National Helsinki Committee for Human Genetic Research.[7]

The definition of Human Cloning in this Law is as follows: "Cloning of human beings – the creation of a whole individual whose chromosomes are absolutely identical to those of another person or embryo, existing or previously existing."[8] In other words, reproductive cloning is explicitly forbidden up to January 2004. It is important to stress that according to the legal interpretation, this law does not prohibit therapeutic cloning.

The National Helsinki Committee for Human Genetic Research formulates the policy and reviews research involving embryonic stem cells and therapeutic cloning. I would like to mention some issues that were raised during recent discussions.

Supernumerary embryos are embryos that were created by IVF and frozen for more than five years, and which were requested by the couple to be discarded. In this situation, the embryo does not have the potential to become a human being and its use is therefore permissible according to Jewish Law. Likewise, there is no religious objection to the formation of an embryo for research through nuclear transfer since it is certainly not intended to be implanted into a woman's womb, and therefore has no potential to become a human being. The purpose of such research should be therapeutic.

A major cause of concern was the source of the oocytes needed for the therapeutic cloning experiments. In Israel, oocytes are allowed to be collected only from hormonally treated women who undergo an IVF procedure.[9] Remaining oocytes can be donated to research after a suitable number has been used for the woman's own needs, and if she is not ready to make them available to other women for procreation.

Nuclear transfer has not been successful in humans so far. Due to the low efficiency of the procedure, at least 50–100 oocytes would be needed to produce one blastocyst. What will be the source of so many oocytes? How can commercialization be prevented? Given the scarcity of donated oocytes for IVF, the potential source of such large numbers of oocytes for therapeutic cloning research is unclear and may not be morally justified.

Monitoring of therapeutic cloning, if and when it is authorized, was considered imperative in order to ensure supervision of research and to create a framework that will assure that the research is ethically, legally and morally regulated.

As mentioned before, the existing legislation on cloning would be reexamined by the Knesset in the next few months. The existing scientific and medical information on human reproductive cloning indicates that it is still a dangerous procedure.[10] Therefore it may be prudent to recommend that the existing law remains in force for an additional period of five years.

Notes

1 Working group for the elaboration of a mandate to a convention against the Reproductive Cloning of Human Beings, Statement by Ms. Ady Schonmann, 24 September, 2002, http://www.israel-un.org/committees/sixth_main.htm.

2 Report of the Bioethics Advisory Committee of the Israel Academy of Sciences and Humanities (2001): *The use of Embryonic cells for Therapeutic Research,* at: http//stwww.weizmann.ac.il/bioethics/index-h.html.

3 Ibid., 10

4 Sefer Hachukim 1697 (7.1.1999): *Prohibition of Genetic Intervention (Human Cloning and Genetic Manipulation of Reproductive Cells) Law*, 5759-1999, Knesset.

5 Ibid., § 1

6 Ibid., § 5

7 Ibid., § 2

8 Ibid.

9 National Health (In Vitro Fertilization) Regulations, 5747-1987, Regulation Code 5035, 5747, 11 June 1987, 978.

10 U.S. National Academy of Sciences, National Academy of Engineering, Institute of Medicine, National Research Council (2002): *Scientific and Medical aspects of Human Reproductive Cloning*, Washington, D. C.

André Boué

The ethical-legal discussion in France

In July 1994 three laws on bioethics were adopted by the National Assembly and the Senate. An interesting aspect of one of these laws is that it was to be submitted again to the National Assembly and the Senate five years later in order to modify some articles in the light of progress of scientific knowledge. But today, after nine years the modifications are still under discussion.

Just after the publication of the Dolly experiment in February 1997, the President of the French Republic asked the French National Consultative Ethics Committee for Health and Life Sciences (CCNE) for its opinion on questions arising from the possibility of applying cloning to humans.

The reply of the CCNE was published in April 1997 with four chapters: scientific and technical aspects, the issue of applying cloning to the human species, philosophical and ethical points of view and legal considerations.

The CCNE considers that research to establish the possibility of reproductive cloning of a human being, and a fortiori, developmental assistance after scission of an embryo or fusion of cells, according to procedures known as cloning of a viable human being is prohibited by bioethical laws on several accounts.

1. Research on human beings with the purpose of making the production of a population with an identical set of genes possible is contrary to articles added to the Code Civil (Civil Code) as a result of the adoption of the law dated 29th July 1994 which was one of the bioethical laws enacted at the time.

Article 16-4
"No one is permitted to violate the integrity of the human species.
Any eugenic practice with a view to organising a selection of persons is prohibited.
Without prejudice to research for the prevention and treatment of genetic diseases, no modification can be made to genetic traits with the purpose of modifying the descent of a person."

2. An examination of the second law dated 29th July 1994, which modified the Code de la Santé Publique (Code of Public Health), and ruled on donation and use of products of the human body and on medically assisted procreation also reveals legal obstacles to cloning. As far as it is known, cloning in its present form requires

a »medically assisted« procedure which can hardly be said to have been authorised by legislation.

3. The CCNE considers that debate on the subject of recent scientific discoveries has served to confirm the soundness of the principles enacted in France in 1994. Whilst expressing firmly a basic concept, namely the protection of human dignity, which led to a ban on procedures which could modify a person's descent, on a more technical matter legislation provided a status for medically assisted procreation. The CCNE is unanimous in thinking that an analysis of the situation created by the »Dolly« experiment does not motivate a renewed examination of principles involved.

The law, as it stands now, and supported by its examination by the Conseil Constitionnel, condemns reproductive cloning of a human being. There is no need for new legislation except for purposes of clarification.

This particularly important article of the Civil Code could be overburdened with a long list of bans and forfeit its positive universal scope. A society which has agreed on a most solemn assertion of principles safeguarding human dignity has nothing to gain by periodically reopening a Pandora's box of the more bizarre scientific applications.[1]

During these last years it appeared possible to use cloning techniques for therapeutic perspectives with the development of embryonic stem cells, so-called »therapeutic cloning«, just when the politicians were discussing the modifications of the bioethics law.

We witnessed a flood of discussions, publications, meetings on both forms of cloning, by scientists, clinicians, philosophers, priests, jurists etc.

The CCNE published two opinions : N° 60 in July 1998 and a more argumentative one, N° 67 in January 2001 which reflected the divergent views on therapeutic cloning among the different members of the CCNE.

In January 2002 the National Assembly adopted a bill for the modification of the bioethics law which contained some articles related to cloning. But the word »cloning« was never used and the Assembly did not tackle the problem of therapeutic cloning clearly. In fact the discussion took place a few weeks before the renewal of the Assembly. "Any intervention for the purpose of making possible the birth of a child or the development of a human embryo that would not come from the gametes of a man and a woman is prohibited. The fact of proceeding with an intervention for the purpose of making possible the birth of a child or the development of a human embryo that do not come directly from the gametes of a man and a woman is a crime punished by twenty years imprisonment. Any person who agrees to have his cells or gametes taken in order to be used to make possible the birth of a child not coming directly from the gametes of a man and a woman is punished with five years imprisonment."[2]

In January 2003 the Senate adopted a new bill.

Research on embryos and embryonic cells

Any intervention for the purpose of making the birth of a child genetically identical to another human person, either living or dead, possible, is prohibited.

The in vitro conception of an embryo or the constitution by cloning of a human embryo for research purposes is prohibited.

A human embryo cannot be conceived or constituted by cloning or used for commercial and industrial purposes.

The constitution by cloning of a human embryo for therapeutic purposes is also prohibited.

On crimes against the human species
Crimes of eugenics and reproductive cloning

"The fact of proceeding with an intervention for the purpose of making possible the birth of a child genetically identical with another person, either living or dead, is a crime punished with thirty years imprisonment and a fine of 7,500,000 euros. Any person who is a party to the taking of cells or gametes for the purpose of making the birth of a child genetically identical to any other person, either living or dead, possible, is punished with ten years imprisonment and a fine of 150,000 euros. French law applies in the event the offense is committed outside of France by a French citizen or a person residing habitually in a French territory. The fact of proceeding with the in vitro conception or the constitution by cloning of human embryos for research purposes is punished with seven years imprisonment and a fine of 100,000 euros. The fact of proceeding with the constitution by cloning of human embryos for therapeutic purposes is punished with seven years imprisonment and a fine of 100,000 euros."[3]

This bill will be submitted again to the newly elected National Assembly next fall and will be defended by the Minister of Health Jean François Mattei, who is an excellent clinical geneticist. The text of the Senate may be adopted by the National Assembly.

Notes

1 French National Consultative Ethics Committee for Health and Life Sciences (CCNE) (1997): *N°54 Reply to the President of the French Republic on the subject of reproductive cloning*, 22.4.1997.

2 *National Assembly Bill*, 22.1.2002.

3 *National Assembly Bill*, 22.1.2002.

Kristiane Weber-Hassemer

The ethical-legal discussion: An international comparison

Preliminary comments

My paper focuses on the problems of cloning for research purposes, so-called »therapeutic cloning«. The discussion about reproductive cloning does not have any specific German features. The unanimous rejection differs perhaps in the weighting of the unacceptable health risks or the social or emotional burden for the clone, however the core reference point is – as in the international discussion, too – the violation of human dignity by instrumentalising the clone. Habermas formulates a special objection since he warns of a destruction of the ethical self-understanding of the species man as a consequence of breeding and selection processes.[1]

I.

Whereas in the final instance reproductive cloning is also unanimously rejected in Germany, even if out of very different reasons, the discussion about cloning for research purposes is very contentious, controversial, and frequently emotional. Furthermore, the resolution of the Bundestag of 20 February 2003, where an overwhelming majority wishes to see a ban of any form of cloning, did not obscure this fact. It does however highlight a specifically German handling of embryo research at least in the public debate. The experience that doctors, during the National Socialism era, conducted terrible human experiments and inhumane research, has anchored itself deeply in the collective awareness of the Germans and was reflected in the German Constitution of May 1949. Article 1 of the Basic Law *Grundgesetz* as the foundation for all fundamental rights stipulates the inviolability of human dignity and turns its protection into a state obligation.[2]

Human dignity was not defined – Theodor Heuss described it as "an uninterpreted maxim" – a definition was not deemed to be necessary. The shockwaves experienced by Christian thought and the strong anchoring of general moral convictions in the traditions of German idealism formed a fundamental consensus whereby in the meaning of Kant any form of objectivisation of human beings was excluded.[3]

Utilitarian arguments do not have an easy time and are viewed suspiciously. The omnipresent concern about misuse, about the renewed objectivisation of human beings has led to an awareness about genetic engineering research in public opinion and also to placing theories under taboo and, sometimes, the stigmatisation of people who think differently.

II.

This attitude also underlies the Embryo Protection Act (EschG) from 1990 which is unmatched in its severity when compared internationally. The Embryo Protection Act is based on criminal law, the legal object to be protected is apparently the embryo, yet ultimately human dignity, also and explicitly in conjunction with a ban of any form of cloning.[4]

Efforts to protect the embryo as far as possible from abuse have led to by no means insignificant contradictions in interpretation and inconsistent provisions which, however, can be set aside here.[5]

In principle, the Act intends to establish a total ban on any form of cloning. Whether this has succeeded de lege lata is still the subject of some controversy particularly amongst criminal lawyers with respect to the relevant provisions (§ 6 and § 8 of the Embryo Protection Act) whereby different assessments of the nuclear transfer method and embryo splitting should perhaps be undertaken once again.[6]

When this Act came into force on 1 January 1991, these techniques were known but no thought had been given to their possible effects. The sheep »Dolly« had not yet appeared. In the course of more recent research the genesis and function of germ cells (§ 5 Embryo Protection Act) will probably be seen in a new light which means that the central terms of the Act, i. e. embryo, totipotency and germ line, must be re-examined.

III.

Ultimately, the Embryo Protection Act is not more than an orientation point whether cloning for research purposes is to be made a punishable offence, because it is illegitimate from the legal ethical and constitutional angles, or whether ethical and constitutional arguments do, in fact, point towards limited approval. This issue is the subject of a highly controversial debate in Germany which, in many areas, draws on similar or the same arguments as for stem cell research and pre-implantation diagnostics. As the discussion in other countries also shows, some scientists and politicians already reject cloning for research purposes because they are worried about the slippery slope towards human cloning. Of course, this concern is not specifically German but the fear of abuse is omnipresent, particularly because of the reasons mentioned at the beginning. It is highly questionable whether bans could be a sensible and efficient way of counteracting the risk of borderline violations.

Besides the fundamental issue whether constitutional and ethical principles oppose the production method of cloning for research purposes with regard to the embryo, the criticism of the inadmissible instrumentalisation of women as »suppliers of raw material« must also be taken seriously. This special problem may have been overcome or defused thanks to more recent research linked to the names of Karin Hübner and Hans Schöler, when for instance embryonic stem cells are all that is required for the harvesting of oocytes. These research results may create new ethical and legal problems, whose scale is difficult to identify at the present time.

According to the current level of knowledge the central ethical and legal problems in the German discussion are not affected (yet). The dispute focuses on the »embryo« and »totipotency« – the Stem Cell Act from 2002 already defines any totipotent cell as an »embryo«.[7]

Here, on the one hand, the postulates of human dignity and protection of life are set against freedom of research in respect of its long term goal of new therapy opportunities on the other. The arguments differ about cloning techniques; the ethical and constitutional discourse focuses above all on nuclear transfer.

In the discussion in Germany two fundamental positions can be identified – despite differences in the reasons given. According to the opinion prevailing till now, human life begins with the nuclear fusion of ovum and spermatocyte. From this point on human status is afforded. The three standard arguments are: from this point onwards the embryo had the potential to develop into a human being, its identity had been established and its development towards becoming a human being was an ongoing process.[8]

In line with this moral and constitutional status, unlimited dignity and protection of life are postulated for the embryo. The argument is mainly that any curtailment of protection of life constituted at the same time a violation of human dignity. This ethical and, more particularly, legal constitutional interpretation of Article 1, Para 1 in conjunction with Article 2, Para 2 Basic Law (Grundgesetz) is derived by its advocates especially from the judicature of the Federal Constitutional Court regarding the ban on abortion.[9]

This position is also transferred to the moral and legal status of the embryo which has been created by cloning for research purposes. The only decisive factor was the potentiality for anthropogenesis even if the creation of a human being was not intended at any time and totipotency was merely a »transitional phase«.

The counter position, which is predominant above all but not only in the younger generation of constitutional lawyers and ethicists, firstly points out that the term »human dignity« in Article 1 of the Basic Law is so vague that it can only be interpreted in the light of very different aspects and that it is not open to a positive definition and that at any rate a violation of life is not identical with a violation of human dignity. According to Article 2 Para 2 Basic Law the protection of life does not apply in an unlimited manner, it is subject to the proviso of weighing up the pros and cons, in contrast to Article 1 Para 1 Basic Law which defines the dignity of man as inviolable and thus removes it from any weighing up procedure. The destruction of life would, therefore, not necessarily constitute a violation of human dignity. Our legal order did permit killing which by no means went hand in hand with a violation of human dignity. Reference is made to the criminal law standards in abortion law (§ 218 ff. Criminal Code) but also to our cultural and communicative patterns and the ethical ideas of the Christian West which automatically assumed a graduated right to life.

Biological arguments are used to counter the categories of potentiality, continuity and individuality used by the first-mentioned position in order to postulate dignity and protection of life from the very outset – the influence of the maternal body in conjunction with the nidation of the embryo had, for instance, by no means been completely researched. These categories are also criticised as not being sufficiently viable to justify the legal positions.[10]

The arguments are weighty. In many cases German law distinguishes between the nasciturus and the born human being. It is not possible to go into any more detail within this paper. Furthermore, it is highly questionable whether dignity can be perceived as a subjective right of the embryo and if it should not rather be viewed as a mere protection obligation of the state to be derived from Article 1 Para 1 Basic Law. In any case, it seems impossible to describe human dignity in an abstract, generalising, positive manner. Any violation could only be recognised and assessed in context which is why the destruction of life in an embryo cannot be automatically equated with violations vis a vis the adult human being.[11]

The Federal Constitutional Court has indeed formulated along the lines of Kant: "The dignity of man also lies for unborn life in its being for its own sake"[12]. However, it did not say anything about the beginning of this dignity but did limit itself to the point that the embryo undoubtedly afforded human dignity and protection of life from the moment of nidation in the uterus.

Furthermore, it seems questionably that the previous discussion has sufficiently highlighted the specific problem of cloning for research purposes or therapeutic cloning. According to more recent research results differentiated cells appear to be reprogrammable under suitable conditions from pluripotent embryonic cells down to blastocyst formation. Embryos created through nuclear transfer can easily be modified in such a way that syngenetic information is no longer present which means that no clone within the legal meaning exists. They can also be modified in such a way that they are not capable of nidation under any circumstances. In theory, oocytes can be manufactured from male embryonic cells etc. Under these circumstances, however, the terms »embryo« and »totipotency« become blurred and the ethical, moral and legal demarcation function becomes questionable.

IV.

There is agreement in the German discussion that all research as far as it is undertaken with potentially human life and produces embryos under the current definition that are used for the purposes of others as well as cloning for research purposes in general, must justify its aims.[13]

Also those constitutional lawyers and ethicists who place embryonic life under the weighing up proviso pursuant to Article 2 Para 2 Basic Law, not only base their arguments on the constitutionally protected fundamental right of freedom of research (Article 5 Para 3 Basic Law) but also, with varying nuances, include the hope of long-term recovery as an aspect of protection of life within the intendment of Article 2 Para 2 Sentence 1 Basic Law, as well as social issues. The defenders of the concept of unrestricted dignity and protection of life will perhaps relativise their position if programming processes are recognised and used which do not go beyond the stage of totipotency within the meaning of potentiality for anthropogenesis. When the heuristic value of this concept disappears in conjunction with the asexual cloning procedure for research purposes and it no longer sums up the ethical core, an understanding may possibly be reached by both sides that is not derived directly from the Constitution but is still influenced by its values reflected in Articles 1, 2 and 5 of the Basic Law. The moral and legal fundamental principle of the ban on instrumentalisation of human life will continue to impose limits on research without these limits being clearly determined in advance.

Notes

1 Habermas, J. (2001): *Die Zukunft der menschlichen Natur auf dem Wege zu einer liberalen Eugenik*, Frankfurt a. M.

2 Dreier, H. (1996), in: same (Hg.): *Grundgesetz. Kommentar* I., Art. 1, Rn. 32 ff. Tübingen.

3 Kant, I. (1785/86): *Grundlegung zur Metaphysik der Sitten*, Werkausgabe VII, hg. v. W. Weischedel, Darmstadt 1963–1964, 61.

4 § 6 RegEntwESchG, BT-Drucks. 11/5460, 11; Günther, H.-L., (1992) § 6 Rn. 3 in: Keller, R., Günther, H.-L., Kaiser, P. (Hg.): *Embryonenschutzgesetz. Kommentar zum Embryonenschutzgesetz*, Stuttgart, Berlin, Köln.

5 Günther, H.-L. 1992, *Einf.* B IV Rn. 26 ff.; Gutmann, T., (2001): *Auf der Suche nach einem*

Rechtsgut. Zur Strafbarkeit des Klonens von Menschen, in: Roxin, C., Schroth, U. (Hg.), Medizinstrafrecht, 2. Aufl. Stuttgart u. a., 353–379.

6 Eser, A., Koch, H.-G. (2003): *Rechtsprobleme biomedizinischer Fortschritte in der vergleichenden Perspektive zur Reformdiskussion um das deutsche Embryonenschutzgesetz,* in: Im Spannungsfeld von Medizin, Ethik und Strafrecht, in: Gedächtnisschrift für Rolf Keller (hg. von den Strafrechtsprofessoren der Tübinger Juristenfakultät), Tübingen, 15–36.

7 *Gesetz zur Sicherstellung des Embryonenschutzes im Zusammenhang mit Einfuhr und Verwendung menschlicher embryonaler Stammzellen* (Stammzell-Gesetz – StZG).

8 Honnefelder, L. (2002): *Die Frage nach dem moralischen Status des menschlichen Embryos*, in: Höffe, O., Honnefelder, L., Isensee, J., Kirchhof, P. (Hg.): Gentechnik und Menschenwürde, Köln, 79–110; Kunig, P. (2000) in: v. Münch, I., Kunig, P.: *Grundgesetz-Kommentar* I, München, Rn. 14 zu Art. I, Rn. 49 zu Art. 2.

9 Bundesverfassungsgericht (1975) Az.: 1 BvF 1/74, in: *Entscheidungen des Bundesverfassungsgerichts*: BVerfGE, hg. von den Mitgliedern des Bundesverfassungsgerichts, Tübingen, Band 39, 1–95; BVerfGE 1993, Az.: 2 BvF 2/90 und 4, 5/92 Band 88, 205–366.

10 Dreier, H. (1996), ibid., Art. 1 I. Rn. 58 ff.; Hilgendorf, E. (2001*): Klonverbot und Menschenwürde – vom Homo sapiens zum Homo xerox? Überlegungen zu § 6 Embryonenschutzgesetz*, in: v. Gleis, M.-E., Lorenz, D. (Hg.): Staat, Kirche, Verwaltung, Festschrift für Hartmut Maurer, München, 1146–1164; Rosenau, H. (2003): *Reproduktives und therapeutisches Klonen*, in: v. Amelung, K., Beulke, W., Lilie, H., Rosenau, H., Rüping, H., Wolfslast, G. (Hg.): *Strafrecht, Biorecht, Rechtsphilosophie*, Festschrift für Hans-Ludwig Schreiber, Heidelberg, 761–781.

11 Denninger, E. (2003): *Embryo und Grundgesetz. Schutz des Lebens und der Menschenwürde vor Nidation und Geburt,* in: Kritische Vierteljahresschrift für Gesetzgebung und Rechtswissenschaft 86, 2, Baden-Baden, 191–209.

12 BVerfGE 88, 252.

13 Taupitz, J. (2001): *Der rechtliche Rahmen des Klonens zu therapeutischen Zwecken,* in: Neue Juristische Wochenschrift 47, 3433–3440.

Christoph Rehmann-Sutter

About the negotiations at the UNO. A Swiss perspective[1]

Last year, as a member of the Swiss Delegation, I took part in the negotiations concerning a ban of reproductive cloning under international law at the United Nations in New York. Negotiations continued for over two weeks in February and September but unfortunately no result was achieved because of the irreconcilable positions about the inclusion of therapeutic cloning. This experience brought home to me that there is a clear difference between a national perspective of legislation within the procedural rules of a democratic constitutional state, and the international perspective of the joint elaboration of a binding convention which must be able to encompass all state subjects.

Reproductive cloning was unanimously rejected by all delegations and an international convention against reproductive cloning was generally considered to be necessary and urgent. Furthermore, several sides stressed that international law on the level of the United Nations was the only way of achieving a binding international instrument which can also have a preventive effect. National legislation is not enough when it comes to banning reproductive cloning since the cloning engineers would simply look for a country in which it is permitted (or work on the high seas). A mere declaration is not enough either because the players are not bound by it. A declaration is not linked to any form of sanction.

The situation was completely different in the case of therapeutic cloning. There is no consensus either in terms of content in the ethical debate or between countries. Secondly and this is far more important: in the different cultural contexts there are various, ethically based attitudes towards therapeutic cloning which we initially have to recognise against the backdrop of intercultural tolerance and international respect. On the national level there are also repeated situations of substantiated dissent. But there, at least in democratic states, we can fall back on the majority rule. Through their social contract, on which the state is based, minorities accept, as far as possible and at least provisionally, majority decisions (up to the next election or vote) to the extent that this does not impinge on their fundamental rights. The 6th (legal) Committee of the UN General Assembly, where the negotiations took place, has no such contract. Because the result would be without authority we were not able to overcome the conflict about therapeutic cloning simply by holding a vote.

The efforts to achieve a binding agreement through the United Nations highlighted the fact that there must be some form of consensus between the countries. In this framework, a powerful country has far more opportunities to prevent a resolution which it does not like than an individual citizen within a nation state. This situation makes it even more difficult, in the reverse scenario, to amend an instrument which has been decided upon at a later stage. Against the backdrop of these different legitimation and procedural contexts it is clear that we must apply different yardsticks to assessing the goals on the level of the United Nations and those within a nation state.

Both Switzerland and Germany have a national ban on both types of cloning. In Switzerland one could conduct an open debate whether the wording in the Federal Constitution whereby "all types of cloning" are banned, should actually encompass therapeutic cloning. This is because the article was set down without any thought been given to the inclusion of therapeutic cloning. De facto, however, we have a clear general ban. Despite this Switzerland adopted the position which was also adopted by Germany and France last year, i. e. a step-by-step approach, whereby we immediately and effectively ban reproductive cloning for which there is a consensus and only then move on to discuss therapeutic cloning. Hence, this question will be left open without creating a bias for therapeutic cloning.

I think, this stance does not constitute a contradiction to the dual ban in force in one's own country. It was far more the stance which should have enabled countries which permit therapeutic cloning in national law (e. g. the United Kingdom) and countries which have not yet taken any decision about therapeutic cloning who wish to keep this option open, to be brought on board for a ban of reproductive cloning. Another reason for this step-by-step position, in my view, is the following: it would not be fair if countries were forced to accept a ban of therapeutic cloning without any prior clarification of the fundamental ethical issues simply because they are under pressure to ban reproductive cloning because of their sincere ethical responsibility. Therefore, I continue to believe that a procedure whereby therapeutic cloning for the time being is simply put at the end of the queue, constitutes a just way in order to achieve an international convention against human cloning.

Furthermore, I never felt that there was this close link between the ethical assessment of reproductive and therapeutic cloning, as claimed by the advocates of the dual ban at the United Nations. Both strategies do indeed use nuclear transfer technology. However, reproductive cloning is criticised because it causes unacceptable risks for human beings and because it would have negative social consequences etc. The act of nuclear transfer itself into an enucleated oocyte was not the stumbling block but the fact that nuclear transfer is to be used to create a child. On the other hand therapeutic cloning is discussed in a controversial manner because it involves the destruction of embryos not created for their own purpose. Here again, the act of nuclear transfer to an enucleated oocyte is not itself the subject matter of the ethical controversy. However, this nuclear transfer is in fact the only binding link between reproductive and therapeutic cloning.

It was also said that it was not possible to ban reproductive cloning alone because once the embryo has been produced, it develops further by itself. I don't see this as a strong argument. In order to be able to ban reproductive cloning, it would suffice to prohibit the transfer of an embryo produced through nuclear transfer to the uterus of a woman as well as all experiments to further develop cloned embryos outside the body. These are facts of the case which can be clearly determined.

Note

1 Version of the panel contribution revised by the editors and the author.

Summary and outcomes

Ortwin Renn

"What are we fighting about?"
The dispute on cloning

Given the diversity of the arguments presented, given the interdisciplinary nature of the approaches, given the plurality of the evaluations undertaken in this conference, and given the spectrum of subjects addressed, it is not possible for me at the end of this two-day conference to present a summary which would do justice to all the contributions. Furthermore, all the important contributions are summed up in writing in these proceedings which means that there is no need for a final synopsis of the contributions. Hence, this final contribution is undertaken from the angle of sociological reflection. I would like above all to address the question which is the subject of dispute at this conference and amongst the public at large when we talk about "Therapeutic and Reproductive Cloning of Human Beings".

A classification of conflicts

In sociological conflict theory, a distinction is made between four main fundamental types of conflict encountered in reality:

Conflicts of knowledge: these are conflicts where there are different opinions about the level of truth in a statement. Conflicts of knowledge are typical for the sciences but also for many life-world experiences involving the cognitive correctness of a statement or prognosis.

Conflicts of interpretation: conflicts of interpretation occur when factual statements are classified according to a specific yardstick of evaluation. This classification can either be categorical (category applies, does not apply) or quantitative (applies to a certain degree). For instance, a conflict may arise about whether a specific concentration of a contaminant in the air induced health damage or not or with what probability the measured concentration can trigger health damage.

Conflicts of interest: if different expectations of benefits are linked to specific actions or interpretation options, there are conflicts of interest. Each option constitutes a disadvantage or a benefit for one or the other party. There may be zero-sum gains, in which gains of one party necessarily mean the losses of the other or variable-sum gains, i. e. an openness for gains by all parties.

Conflicts of values and norms: these conflicts involve conflicting values or norms. Here, values describe orientations for directing one's own action, norms describe action provisions. If, in a given situation, several self-excluding or competing orientations or provisions are activated, there will always will be conflict.

I would now like to address the question about the type of conflict which is most likely to be encountered in the field of the cloning of human cells.

Conflicts of knowledge

Conflicts of knowledge deal with the question about the validity of evidence claims and the related reliability of factual proof. Conflicts are to be expected in particular when statements are highly complex and uncertain. Complexity is involved when there are many intervening variables in a causal system between trigger and consequence which render a clear attribution of cause and effect more difficult. Uncertainty can be expected when the contributory factors have not yet been identified or not identified to a sufficient degree, or future contributory factors cannot be anticipated with sufficient certainty. Undoubtedly the factual issues, which we are dealing with in cloning, are linked to a high degree of complexity and uncertainty. Nevertheless, it would be difficult to argue that there is far more complexity and uncertainty in this area than in comparable areas of knowledge which are also still at the beginning of their development. What happens with cloning from the molecular biological angle is understandable at least as far as basic principles are concerned, even if possible further development steps have not been clearly determined. A high degree of uncertainty can possibly be identified when it's a matter of defining the concept »totipotency«. Would it, for instance, emerge that a cell cloned for therapeutic purposes was unable to develop into a viable human being even under the best accompanying circumstances, then a reappraisal of the development capacity of this cell would certainly be necessary. However, as long as it can be assumed that totipotent cells can develop under favourable conditions into a full human being, the assessment basis is clear.

The dispute about the cloning of human cells is frequently presented as a conflict of knowledge between groups in society. The claim is made again and again that therapeutic cloning may only be permitted if it can help to heal serious human diseases. However, a promise of this kind cannot, in principle, be kept in the case of technologies which are in their infancy. According to the current level of knowledge it can be postulated that therapeutic cloning has the potential to heal many diseases, but no-one can offer a guarantee. At the same time, no matter which areas of research one looks at, not one of them can offer guarantees for specific applications in advance. It is frequently the case that particularly promising research areas go nowhere whereas other, more peripheral branches achieve the desired success. We are forced to live with this uncertainty. In any case, I believe that a link anchored in norms between a desired application of research and approval for research methods is questionable. When it comes to the emerging research branches of gene therapy I believe this to be completely unrealistic. Hence I come to the conclusion that in the field of cloning of human cells there are no unusual conflicts of knowledge. Nor do I believe that solutions based on the tying of approval to research goals can overcome the existing unease.

Conflicts of interest

Of course, all those who take part in the debate about the cloning of human cells have their own interests. Researchers stress their interest in freedom of research whereas other groups in society present themselves in the discussion as the trustees of the potential interests of those who are not yet born. This constellation, too, is by no means unusual. Particularly in the field of environmental protection and nature conservation we find many social groups, which in their capacity as caretakers or trustees of those who cannot take part in the discussion on fundamental grounds, represent the interests or supposed interests of the general public. The whole debate about sustainability aims to prevent today's generation impinging through its behaviour on the rights and opportunities of future generations, who are unable to defend themselves at the present time. If one takes a look at the debate about the cloning of human cells, it seems to me that there is no greater conflict in the case of these interests than in the above mentioned examples.

Of course, we also come across attempts to stylise the debate about cloning as a conflict of interest. However, this venture normally fails. This is because there is broad agreement across all camps that freedom of research is an important good and that this freedom of research may be constrained if elementary ethical principles are violated. Hence, the interests involved are not as diametrically opposed as is often assumed. It is far more the case that the values of freedom of research and the integrity of the individual are interpreted in different ways in this conflict. I will come back later to this interpretation conflict. First, however, we must clarify whether this debate is a conflict of values or norms.

Conflicts of values and norms

It is undoubtedly the case that the subject of therapeutic and reproductive cloning touches on central values. Hence it is only natural that most observers of the debate consider the dispute about this question to be a conflict of values and norms. If one looks at this debate more closely then the opinion that this is a typical conflict of values seems less accurate. Aside from a few exceptions all the fundamental premises for the assessment of cloning are identical in all camps. No-one disputes that

- human life is worthy of protection and preservation,
- the end does not justify the means,
- human dignity is an important and valuable good,
- freedom of research is important and worth keeping,
- research has to subordinate itself to ethical norms and
- people may not do everything they are capable of.

There is largely agreement about these principles between all those concerned. Here there is scarcely any pattern of competing values and norms which rule each other out or reveal completely different forms of behaviour. Here it is scarcely of any importance whether one bases one's arguments on utilitarian or deontological ethics or whether one considers the debate from a legal or virtue-ethical perspective. What is to be evaluated and protected is scarcely disputed by the participants in the debate. What they are fighting about is far more whether these values are applicable to a specific situation or not. What are involved here are interpretation conflicts!

Before I look more closely at this type of interpretation conflict, I would like to add a few observations about the values debate. Conflicts of values often lead to the parties and persons involved in the conflict indulging in reciprocal moralising and frequently also emotionalising the positions linked to the individuals. When I spoke recently to a committed sceptic of cloning at a congress about cloning in Switzerland, she happened to say to me that Professor X, an active cloning researcher, had actually turned out to be a »really nice guy« who wouldn't harm a fly. She could not understand that this person would defend cloning experiments. The debate leads all too quickly to moral accusations and then to assessments and judgements of other people. The moralisation of the debate does not lead to a constructive solution to the problems because, in fact, people talk around the actual conflict and, at best, seek to demonstrate their own moral superiority.

One counter example for a real conflict of values would be animal protection where conflicting values do indeed come up against each other to the extent that the infliction of suffering on beings capable of pain can be justified in the interests of humankind. In contrast, the counter parties in the debate about human cloning base their positions on almost identical values and norms according to which they classify actions as good or evil. They feel that their intentions are completely misunderstood when the other side moralises positions in the mistaken belief that this is a conflict of values and then frequently disqualifies the people involved.

At this point I would like to briefly touch on reproductive cloning. Particularly because most people in this debate have similar values, unanimous rejection of reproductive cloning is scarcely surprising. Here there is scarcely any scope for interpretation conflicts. The sole motivation for reproductive cloning is the vanity of the cell donor who wishes to render his own personality immortal. Aside from absurd, pseudoreligious justifications, there are not, in my opinion, any other understandable justifications for reproductive cloning. Most observers and evaluators of reproductive cloning agree on this. Whether the cloned human being would really suffer so many social disadvantages and identity problems, as is frequently claimed, is also extremely questionable (hence there are in this case indeed real conflicts of knowledge). When it comes to the moral assessment of reproductive cloning, the question about psychological and social consequences to be expected from the empirical angle are somewhat secondary.

Interpretation conflicts

If one follows my argument it becomes clear that I would classify the conflict about human cloning as an interpretation conflict. It is a typical categorical interpretation conflict. Are cloned cells a cluster of cells which is not to be assessed as anything other than basic biological material or do they constitute potential life which should enjoy the special protection of society in a similar way to life which already exists? Most participants in the conflict tend either more towards the first or the second opinion whereby both extremes can scarcely be justified in a stringent manner. At this conference, too, a number of philosophers have presented thought experiments which showed how intuitively absurd the one or the other extreme position is. The example of fire in a biological research institute is particularly enlightening. If the firemen only had time to save a living child or a test tube with an oocyte or several fertilised oocytes, no-one would understand if the fireman were to decide in favour of the test tube. Vice versa, it would be difficult to understand if the fireman in a situation of having to decide between a test tube with fertilised oocytes and yeast dough, were to save the yeast dough. Despite the intuitive absurdity of the two extreme paths, the dispute today about therapeutic cloning has been sparked by the fundamental question about the moral status which the cloned human cell has. If one tends rather towards the opinion »cluster of cells« then only limited protection measures and research conditions are necessary. If one tends towards the other side and recognises that the cloned cells have the potential for life, then more extensive protection measures down to a ban on research with stem cells are appropriate.

Ways out of the crisis

Interpretation conflicts are particularly difficult to solve because neither increased knowledge nor a fair balancing of interests can resolve the conflict. Of course, more knowledge is always an advantage but in this case it only introduces new insights to a limited degree which would facilitate a solution to the interpretation conflict. Only if it can be proven that cells, which had till now been deemed to be omnipotent, are unable, even under the most favourable conditions, to produce viable human life, could the interpretation conflict be diffused. All other improvements in knowledge, above all those directed towards the application of therapeutic cloning for the healing of disease, will not be able to resolve the fundamental interpretation conflict.

Attempts to identify a compromise between the interests of the researchers and the interests of the trustees for nascent life will do little to satisfy both sides. The same is true for ethics committees, which are supposed to give politicians orientation aids. They will not offer much assistance when they are expected to solve the conflict. They can give valuable orientation when they highlight the framework conditions for a discourse for the treatment of interpretation conflicts between politics and the general public and themselves endeavour to initiate a discourse of this kind and to structure its arguments.

How should a discourse of this kind be shaped which corresponds to the special conditions of the interpretation conflict? First of all it is a matter of awakening understanding in the discussion for the fact that typical interpretation conflicts were rarely solved in the past but that, at best, ways could be found of signalling to all the stakeholders that their interests could be rendered comprehensible to everyone else involved and that pragmatic ways could be found of defusing the conflict without fundamentally overcoming it. A precondition for this is that all parties to the conflict respect the interests and views of the other parties and esteem them as an expression of a fundamental moral position without having to approve or even take them on board. Furthermore, agreement can be reached in such a discourse on the factual and normative consequences that could be linked with the different proposals for regulating therapeutic cloning. The analysis of consequences does not necessarily lead to a clear evaluation of the different options but may be helpful when it comes to finding pragmatic solutions. Finally, it is necessary in a discourse of this kind to stress that pragmatic solutions require discretionary judgements. These judgements can be undertaken in a clear manner but they do not necessarily derive from arguments or consensual values. The only essential feature is that future actions depend on the binding power of such discretionary prerogatives. When and how they take place is neither a question of negotiation nor an act of benevolent arbitrariness. It is not by chance that all the major world religions and philosophies have undertaken judgements of this kind when it comes to the question of the beginning of human life. Whether it's fusion of the oocyte and spermatocyte, the third month of pregnancy, 40 days after fertilisation or even birth itself, no society or community of values can get round the need for making this specification. Once one has recognised the need for discretionary judgements without any strict need for justification for the actual level or degree requiring special protection, it is much easier to negotiate on pragmatic grounds a consensus in the discourse since nobody expects or can demand complete justification.

I described this type of discourse elsewhere as a pragmatic reflective discourse.[1] This discourse is determined by five objectives:

- mutual bridging of possible gaps in knowledge among all participants in the discourse,
- respect for the different positions of all participants involved in the discourse,
- acceptance of the need for discretionary judgements and conventions,
- acceptance that these judgements must be examined at regular intervals and, if necessary, revised (cannot claim to be valid forever);
- acceptance of the legitimacy of plural interpretations,
- acceptance of the need for pragmatic agreements and abandonment of the expectation for invariant substantial conflict solutions.

Looking back on the many contributions and discussion fora at this two-day event, I am confident that we will succeed in staging this pragmatic reflection discourse in Germany, too. The organisers deserve recognition, thanks and respect for the excellent scientific and organisational backup to this interdisciplinary conference. The success of this event is also due to the many constructive papers and discussion contributions which sought further understanding. I have also learned a great deal at this conference. I would like to express my sincere thanks for this to all the participants.

Note

1 Renn, O. (1999): *Diskursive Verfahren der Technikfolgenabschätzung*, in: Petermann, T., Coenen, R. (Hg.): Technikfolgenabschätzung in Deutschland. Bilanz und Perspektiven. Frankfurt a. M., 115–130.

Autoren/Contributors

Autoren

Beckmann, Jan P.,
Prof. Dr. phil.
Professor em. für Philosophie an der FernUniversität, Hagen (Deutschland). Mitglied im Direktorium des Instituts für Wissenschaft und Ethik (IWE, Bonn/Essen) und Mitglied im Direktorium des Deutschen Referenzzentrums für Ethik in den Biowissenschaften (DRZE, Bonn). Stellvertretendes Mitglied der Zentralen Ethik-Kommission für Stammzellenforschung (ZES, Berlin).

Ben-Gershon, Zelina,
Dr.
Leitende wissenschaftliche Direktorin, Chief Scientist Office, Gesundheitsministerium, Jerusalem (Israel). Stellvertretende Vorsitzende des Nationalen Helsinki Komitees für humangenetische Forschung und Stellvertretende Vorsitzende des Rates zu Tierversuchen. Mitglied des Steering Committee des israelischen medizinischen Forschungsrates.

Boué, André,
Prof. Dr. med.
Professor em. für Humangenetik an der René Descartes Universität, Paris (Frankreich). Direktor der INSERM Forschungsabteilung zu Genetik und Fetalpathologie (1973–1993). Mitglied des Comité Consultatif National d'Ethique (CCNE, 1983–2000). Forschungsschwerpunkte: Pränatale Biologie und Genetik.

Brock, Dan W.,
Prof.
Leitender Wissenschaftler der Abteilung Klinische Bioethik an den National Institutes of Health, Bethesda, Maryland (USA). Professor em. für Philosophie an der Brown University, Providence RI. Mitglied des Direktoriums des Hastings Center. Forschungsschwerpunkte: Bioethik, Priorisierung von Gesundheitsressourcen, Moralphilosophie.

Bulmahn, Edelgard,
Bundesministerin für Bildung und Forschung, Berlin (Deutschland).

Düwell, Marcus,
Prof. Dr. phil.
Lehrstuhl für Philosophische Ethik an der Philosophischen Fakultät der Universität Utrecht (Niederlande). Wissenschaftlicher Direktor des Ethiek Instituuts der Universität Utrecht. Vorstand der Akademie für Ethik in der Medizin. Schriftleitung der Zeitschrift *Ethik in der Medizin.* Forschungsschwerpunkte: Moralphilosophie, Angewandte Ethik, Bioethik, Ästhetik.

Engels, Eve-Marie,
Prof. Dr. phil.
Professorin für Ethik in den Biowissenschaften in der Fakultät für Biologie der Universität Tübingen (Deutschland). Sprecherin des Interfakultären Zentrums für Ethik in den Wissenschaften der Universität Tübingen und des dortigen Graduiertenkollegs Bioethik. Mitglied im Nationalen Ethikrat der Bundesrepublik Deutschland und Mitglied in der Ethik-Kommission von HUGO-International.

Gómez-Lobo, Alfonso,
Prof. Dr. phil.
Ryan Professor für Metaphysik und Moralphilosphie an der Georgetown Universität, Washington D. C. (USA). Mitglied des US President's Council on Bioethics. Forschungsschwerpunkte: Griechische Philosophie, Geschichte der Ethik, Ethik, Bioethik.

Griffin, Harry,
BsC MBA Dr.
Stellvertretender Direktor am Roslin Institute, Edinburgh (UK).
Forschungsschwerpunkte: Angewandte Genetik, Ethik der neuen Technologien.

Hermerén, Göran,
Prof. Fil. Dr.
Professor für Medizinische Ethik an der Universität Lund (Schweden). Präsident der europäischen Gruppe für Ethik der Naturwissenschaften und der neuen Technologien. Vorsitzender des wissenschaftlichen Beirates des Deutschen Referenzzentrums für Ethik in den Biowissenschaften (DRZE, Bonn) und Vorsitzender des Ethik-Komitees des schwedischen Forschungsrates (Stockholm). Mitglied der Academia Europea, Royal Society of Letters (Stockholm). Forschungsschwerpunkte: Angewandte Ethik, Bioethik, Medizinphilosophie, Ästhetik.

Höffe, Otfried,
Prof. Dr. phil. Dr. h. c.
Professor für Philosophie an der Universität Tübingen (Deutschland). Leiter der Forschungsstelle für Politische Philosophie. Herausgeber der *Zeitschrift für Phi-*

losophische Forschung. Mitglied der Heidelberger Akademie der Wissenschaften. Forschungsschwerpunkte: Politische Philosophie, Rechtsphilosophie, Angewandte Ethik, Aristoteles, Kant.

Holm, Søren,
Prof. Dr. med. sci.
Professor für Klinische Bioethik an der Universität Manchester (UK). Professor für Medizinische Ethik an der Universität Oslo (Norwegen). Direktor des Instituts für Medizin, Recht und Bioethik an der Universität Manchester. Forschungsschwerpunkte: Bioethik, Ethik der Genetik.

Holzgreve, Wolfgang,
Prof. Dr. med. Dres. h. c. MS
Vorsteher der Universitäts-Frauenklinik Basel (Schweiz). Präsident der Schweizerischen Gynäkologischen Chefärzte-Konferenz. Designierter Präsident der Schweizerischen Gesellschaft für Gynäkologie und Geburtshilfe. Ehemaliger Präsident der International Fetal Medicine and Surgery Society. Mitglied der Gesellschaft für gynäkologische Forschung und Mitglied der Gesellschaft für Fetomaternale Medizin. Forschungsschwerpunkte: Feto-maternale Medizin, Pränatale Medizin, Genetik, Stammzellen.

Honnefelder, Ludger,
Prof. Dr. phil. Dr. h. c.
Professor em. für Philosophie an der Universität Bonn (Deutschland). Geschäftsführender Direktor des Institutes für Wissenschaft und Ethik (IWE, Bonn) sowie Geschäftsführender Direktor des Deutschen Referenzzentrums für Ethik in den Biowissenschaften (DRZE, Bonn). Mitglied der Deutschen Delegation im Lenkungsausschuss für Bioethik des Europarates. Forschungsschwerpunkte: Ethik, Metaphysik, Bioethik.

Jaenisch, Rudolf,
Prof. MD
Mitglied des Whitehead Instituts für biomedizinische Forschung und Professor für Biologie am Massachusetts Institute of Technology, Cambridge (USA). Mitglied der Nationalen Akademie der Wissenschaften und Mitglied der Amerikanischen Akademie der Künste und Wissenschaften. Assoziiertes Mitglied der European Molecular Biology Organisation (EMBO). Forschungsschwerpunkte: Krebs, epigenetische Regulation, Entwicklungsbiologie, Zellkerntransfer (nuclear cloning) und therapeutisches Klonieren.

Kahn, Axel,
Prof. Dr. sci. Dr. med.
Vorsitzender des Cochin Instituts, Paris (Frankreich). Mitglied des Comité Consultatif National d'Ethique (CCNE). Forschungsschwerpunkte: Genetik, Biologie, Biotechnologie.

Kimura, Rihito,
Prof. (LL.B. LL.M.)
Professor an der School of Human Sciences der Waseda Universität und Direktor des Internationalen Instituts für Bioethik und Biorecht der Universität Waseda, Tokio (Japan). Vorsitzender des Klinischen Ethikkomitees des Tokyo Metropolitan Government und Vorsitzender des Internationalen Komitees des japanischen Verbands für Bioethik. Forschungsschwerpunkte: Bioethik und Recht, Studien zu den Menschenrechten, Vergleichende Rechtswissenschaften.

Lanzerath, Dirk,
Dr. phil.
Geschäftsführer und Leiter der Wissenschaftlichen Abteilung des Deutschen Referenzzentrums für Ethik in den Biowissenschaften (DRZE), Bonn (Deutschland). Lehrbeauftragter für Philosophie an der Universität Bonn. Gastdozent an der Loyola Marymount University, Los Angeles. Forschungsschwerpunkte: Angewandte Ethik, Bioethik, Philosophie der Biologie.

Lavoie, Lise,
Stellvertretende Direktorin der Abteilung für Health Sciences Policy von Health Canada, Ottawa (Kanada).

Lilie, Hans,
Prof. Dr. jur.
Universitätsprofessor der Martin-Luther-Universität, Halle-Wittenberg (Deutschland). Geschäftsführender Direktor des Interdisziplinären Zentrums Medizin-Ethik-Recht. Mitglied der Deutschen Delegation im Ad Hoc Committee der UNO zur International Convention Against the Reproductive Cloning of Human Beings und Mitglied der Ständigen Kommission Organtransplantation der Bundesärztekammer (BÄK). Vorstandsmitglied des Arbeitskreises Ärzte und Juristen (Arbeitsgemeinschaft der Wissenschaftlichen Medizinischen Fachgesellschaften AWMF). Forschungsschwerpunkte: Strafrecht, Medizinrecht, Bioethik.

Mieth, Dietmar,
Prof. Dr. theol. habil.
Professor für Theologische Ethik/Sozialethik an der Katholisch-Theologischen Fakultät der Universität Tübingen (Deutschland). Mitglied des Wissenschaftli-

chen Rates des Interfakultären Zentrums für Ethik in den Wissenschaften (IZEW) der Universität Tübingen und Mitglied der Enquete-Kommission des Deutschen Bundestages Ethik und Recht in der modernen Medizin. Forschungsschwerpunkte: Ethik in den Wissenschaften, Sozialethik, Narrative Ethik, Mystik und Lebenskunst.

Niemann, Heiner,
Prof. Dr. med. vet. Dr. habil.
Leiter des Forschungsbereiches Biotechnologie am Institut für Tierzucht (FAL) Mariensee und Apl. Professor für Reproduktionsbiologie an der Tierärztlichen Hochschule Hannover (Deutschland). Mitgliedschaften: International Embryo Transfer Society (Ehemaliger Präsident, Programme chair); Society for the Study of Reproduction (SSR, USA); Society for Reproduction and Fertility (SRF, UK); Wissenschaftlicher Beirat und Aufsichtsrat des Deutschen Primatenzentrums (DPZ, Göttingen). Forschungsschwerpunkte: Regulation der Embryonalentwicklung, Somatisches Klonen und Reprogrammierung, De- und Redifferenzierung; Transgene Tiere und ihre Verwendung in der Biomedizin.

Qiu, Ren-Zong,
Prof.
Professor em. für Wissenschaftsphilosophie und Bioethik am Institut für Philosophie der Chinesischen Akademie für Sozialwissenschaften, Beijing (China). Direktor des Zentrums für Bioethik der Zentralchinesischen Universität für Wissenschaft und Technik. Leitender Forscher im Programm für Bioethik im gesundheitswissenschaftlichen Zentrum der Universität Peking. Vorsitzender des Akademischen Komitees des Zentrums für Bioethik, Peking Union Medical College. Präsident des Asiatischen Verbands für Bioethik. Vize-Präsident der Chinesischen Gesellschaft für Naturphilosophie, Wissenschaft und Technologie. Mitglied des International Institute of Philosphy und Mitglied in der Ethik-Kommission von HUGO-International. Forschungsschwerpunkte: Wissenschaftsphilosophie, Bioethik.

Rapp, Ulf R.,
Prof. Dr. med.
Direktor und Institutsleiter des Instituts für Medizinische Strahlenkunde und Zellforschung (MSZ) der Julius-Maximilians Universität Würzburg (Deutschland). Mitglied der European Molecular Biology Organisation (EMBO) und Mitglied der Zentralen Ethik-Kommission für Stammzellenforschung (ZES). Forschungsschwerpunkte: Stammzellbiologie, experimentelle Krebsforschung, Biochemie zellulärer Signalwege.

Ravitsky, Vardit,
Dr.
Graduiertenprogramm für Bioethik an der philosophischen Fakultät der Bar-Ilan Universität, Ramat-Gan (Israel). Forschungsschwerpunkte: Bioethik (vor allem: reproduktive Technologien, Ethik und Genetik, Ethik der klinischen Forschung), Politische Philosophie.

Rehmann-Sutter, Christoph,
Prof. Dr. phil. dipl. biol.
Leiter der Arbeitsstelle für Ethik in den Biowissenschaften an der Universität Basel (Schweiz). Präsident der Schweizer Nationalen Ethikkommission im Bereich Humanmedizin. Mitglied der Schweizer Delegation im Lenkungsausschuss für Bioethik des Europarates. Forschungsschwerpunkte: Grundlagen der Bioethik, Naturphilosophie, theoretische und ethische Probleme der Gentherapie und genetischer Tests.

Reich, Jens,
Prof. Dr. med.
Arbeitsgruppenleiter für Bioinformatik am Max-Delbrück-Centrum für Molekulare Medizin, Berlin (Deutschland). Mitglied des Nationalen Ethikrates. Forschungsschwerpunkt: Medizinische Genomforschung.

Renard, Jean Paul,
Dr.
Forschungsdirektor am Institut National de la Recherche Agronomique (INRA), Jouy en Josas Cedex (France). Consulting Professor am Institut National Agronomique Paris-Grignon (INA-PG). Ehemaliges Mitglied des Comité Consultatif National d'Ethique (CCNE). Forschungsschwerpunkte: Entwicklungsbiologie und Reproduktion bei Säugetieren.

Rendtorff, Trutz,
Prof. Dr. theol. Dr. jur. h. c.
Professor em. für Systematische Theologie und Ethik an der Universität München (Deutschland). Erster Vorsitzender des Instituts für Technik-Theologie-Naturwissenschaften an der Universität München. Mitglied der Bioethik-Kommission der Bayerischen Staatsregierung.

Renn, Ortwin,
Prof. Dr. rer. pol.
Professor für Umwelt- und Techniksoziologie an der Universität Stuttgart (Deutschland). Leitender Direktor der Akademie für Technikfolgenabschätzung in Baden-Württemberg. Mitgliedschaften: Europäische Akademie der Wissen-

schaften (Wien); US-amerikanische Akademie der Wissenschaften (Washington); Umweltrat der evangelischen Landeskirche in Baden-Württemberg; Ökologischer Arbeitskreis der katholischen deutschen Bischofskonferenz; Nachhaltigkeitsbeirat des Landes Baden-Württemberg. Leiter der im Auftrag der Bundesregierung Deutschlands eingesetzten Nationalen Kommission zur Harmonisierung der Risikostandards. Forschungsschwerpunkte: Risikoforschung, Partizipationsforschung, Technikfolgenabschätzung.

Reusser, Ruth,
Dr. iur.
Stellvertrende Direktorin, Leiterin der Hauptabteilung Privatrecht des Bundesamtes für Justiz, Bern (Schweiz).

Ricken, Friedo,
Prof. Dr. phil. Dr. theol.
Professor für Geschichte der Philosophie und Ethik an der Hochschule für Philosophie München (Deutschland). Forschungsschwerpunkte: Allgemeine Ethik, Philosophie der Antike, Religionsphilosophie.

Sandel, Michael,
Prof. Dr. phil.
Anne und Robert Bass Professor of Government an der Harvard University, Cambridge MA (USA). Forschungsschwerpunkte: Politische Philosphie, Ethik.

Siep, Ludwig,
Prof. Dr. phil.
Professor für Philosophie an der Universität Münster (Deutschland). Geschäftsführender Direktor der Forschungsstelle Bioethik an der Universität Münster. Vorsitzender der Zentralen Ethik-Kommission für Stammzellenforschung (ZES, Berlin). Mitglied der Zentralen Ethik-Kommission bei der Bundesärztekammer (Köln). Forschungsschwerpunkte: Allgemeine und Angewandte Ethik, Geschichte der praktischen Philosophie.

Taupitz, Jochen,
Prof. Dr. jur.
Ordinarius für Bürgerliches Recht, Zivilprozessrecht, Internationales Privatrecht und Rechtsvergleichung an der Fakultät für Rechtswissenschaft der Universität Mannheim (Deutschland). Geschäftsführender Direktor des Instituts für Deutsches, Europäisches und Internationales Medizinrecht, Gesundheitsrecht und Bioethik der Universitäten Heidelberg und Mannheim. Mitglied im Nationalen Ethikrat.

Tonti-Filippini, Nicholas,
Dr.
Beratender Ethiker, Melbourne (Australien). Mitglied der International Association of Bioethics. Forschungsschwerpunkt: Medizinische Ethik.

Weber-Hassemer, Kristiane,
Staatssekretärin a. D. im Hessischen Ministerium der Justiz und für Europangelegenheiten. Vorsitzende Richterin am Oberlandesgericht, Frankfurt (Deutschland). Mitglied des Nationalen Ethikrates.

Wiesemann, Claudia,
Prof. Dr. med.
Direktorin der Abteilung Ethik und Geschichte der Medizin der Universität Göttingen (Deutschland). Präsidentin der Akademie für Ethik in der Medizin. Mitglied der Zentralen Ethik-Kommission für Stammzellenforschung (ZES). Forschungsschwerpunkte: Forschung mit humanen embryonalen Stammzellen, Ethik in der Kinderheilkunde und Jugendmedizin, Ethik aus kulturwissenschaftlicher Perspektive.

Wobus, Anna M.,
PD Dr. rer. nat. habil.
Priv. Doz. für Zellbiologie an der MLU Halle-Wittenberg (Deutschland). Leiterin der Arbeitsgruppe In vitro Differenzierung am IPK Gatersleben. Koordinatorin des DFG-Schwerpunktprogramms 1109 Embryonale und gewebespezifische Stammzellen. Mitglied der Zentralen Ethikkommission für Stammzellenforschung (ZES) und Mitglied der Deutschen Akademie der Naturforscher LEOPOLDINA. Ordentliches Mitglied der Berlin-Brandenburgischen Akademie der Wissenschaften (BBAW). Forschungsschwerpunkte: Stammzellforschung: Biologie embryonaler und adulter Stamm- und Vorläuferzellen und Wirkung exogener Faktoren auf Stammzellentwicklung in vitro.

Wolf, Eckhard,
Prof. Dr. med. vet.
Inhaber des Lehrstuhls für Molekulare Tierzucht und Biotechnologie sowie stellvertretender Leiter des Genzentrums der Ludwig-Maximilians-Universität, München (Deutschland). Forschungsschwerpunkte: Reproduktionsbiologie, Transgene Tiermodelle.

Contributors

Beckmann, Jan P.,
Prof. Dr. phil.
Professor em. of Philosophy at the FernUniversität/University of Hagen (Germany). Member of the board of directors of the Institute of Science and Ethics (IWE, Bonn/Essen) and member of the board of directors of the German Reference Centre for Ethics in the Life Sciences (DRZE, Bonn). Alternate member of the Central Ethics Committee for Stem Cell Research (ZES, Berlin).

Ben-Gershon, Zelina,
Dr.
Senior Scientific Director, Chief Scientist Office, Ministry of Health, Jerusalem (Israel). Vice chairperson of the National Helsinki Committee for Human Genetic Research and vice chairperson of the Council for Animal Experimentation. Member of the Steering Committee of the Israeli Medical Research Council.

Boué, André,
Prof. Dr. med.
Professor em. of Human Genetics at René Descartes University, Paris (France). Director of INSERM Research Unit on Genetics and Fetal Pathology (1973–1993). Member of the Comité Consultatif National d'Ethique (CCNE, 1983–2000). Main fields of research: prenatal biology and genetics.

Brock, Dan W.,
Prof.
Senior scientist of the Department of Clinical Bioethics at the National Institutes of Health, Bethesda, Maryland (USA). Professor em. of Philosophy at the Brown University, Providence RI. Member of the board of directors, The Hastings Center. Main fields of research: bioethics, prioritisation of health resources, moral philosophy.

Bulmahn, Edelgard,
Federal Minister for Education and Research, Berlin (Germany).

Düwell, Marcus,
Prof. Dr. phil.
Chair of Philosophical Ethics at the Department of Philosophy at Utrecht University (Netherlands). Research director of the Ethiek Instituut at Utrecht Univer-

sity. Board of the Academy for Ethics in Medicine. Editorial board of the Journal *Ethik in der Medizin*. Main fields of research: moral philosophy, applied ethics, bioethics, aesthetics.

Engels, Eve-Marie,
Prof. Dr. phil.
Professor of Ethics in the Life Sciences at the Faculty of Biology of the University of Tübingen (Germany). Director of the Interdepartmental Centre for Ethics in the Sciences at the University of Tübingen and its Graduate School Bioethics. Member of the German National Ethics Council and member of the HUGO International Ethics Committee.

Gómez-Lobo, Alfonso,
Prof. Dr. phil.
Ryan Professor of Metaphysics and Moral Philosophy at Georgetown University, Washington D. C. (USA). Member of the US President's Council on Bioethics. Main fields of research: Greek philosophy, history of ethics, ethics, bioethics.

Griffin, Harry,
BsC MBA Dr.
Assistant director (science) at the Roslin Institute, Edinburgh (UK).
Main fields of research: applied genetics, ethics of new technologies.

Hermerén, Göran,
Prof. Fil. Dr.
Professor of Medical Ethics at Lund University (Sweden). President of the European Group on Ethics in Science and New Technologies. Chair of the Advisory Group of the German Reference Centre for Ethics in the Life Sciences (DRZE, Bonn) and chair of the Ethics Committee of the Swedish Science Research Council (Stockholm). Member of the Academia Europea, Royal Society of Letters (Stockholm). Main fields of research: applied ethics, bioethics, philosophy of medicine, aesthetics.

Höffe, Otfried,
Prof. Dr. phil. Dr. h. c.
Professor of Philosophy at the University of Tübingen (Germany). Director of the Research Centre for Political Philosophy. Editor of the *Zeitschrift für Philosophische Forschung*. Fellow of the Heidelberg Academy of Sciences. Main fields of research: political philosophy, philosophy of law, applied ethics, Aristotle, Kant.

Holm, Søren,
Prof. Dr. med. sci.
Professor of Clinical Bioethics at the University of Manchester (UK). Professor of Medical Ethics at the University of Oslo (Norway). Director of the Institute of Medicine, Law and Bioethics at the University of Manchester. Main fields of research: bioethics, ethics of genetics.

Holzgreve, Wolfgang,
Prof. Dr. med. Dres. h. c. MS
Chair of the University Gynecological Hospital at Basle (Switzerland). President of the Swiss Conference of Gynecologic Chief Physicans. Designated president of the Swiss Society of Gynecology and Obstetrics. Former president of the International Fetal Medicinie and Surgery Society. Member of the Society for Gynecologic Investigation and member of the Society for Fetal Maternal Medicine. Main fields of research: feto-maternal medicine, prenatal medicine, genetics, stem cells.

Honnefelder, Ludger,
Prof. Dr. phil. Dr. h. c.
Professor em. of Philosophy at Bonn University (Germany). Executive director of the Institute of Science and Ethics (IWE, Bonn) and executive director of the German Reference Centre for Ethics in the Life Sciences (DRZE, Bonn). Member of the Steering Committee on Bioethics of the Council of Europe. Main fields of research: ethics, metaphysics, bioethics.

Jaenisch, Rudolf,
Prof. MD
Member of the Whitehead Institute for Biomedical Research and Professor of Biology at the Massachusetts Institute of Technology, Cambridge (USA). Member of the National Academy of Sciences and member of the American Academy of Arts and Sciences. Associate member of the European Molecular Biology Organisation (EMBO). Main fields of research: cancer, epigenetic regulation, development, and nuclear cloning.

Kahn, Axel,
Prof. Dr. sci. Dr. med.
Chairman of the Cochin Institute, Paris (France). Member of the Comité Consultatif National d'Ethique (CCNE). Main fields of research: genetics, biology, biotechnology.

Kimura, Rihito,
Prof. (LL.B. LL.M.)
Professor at the School of Human Sciences at Waseda University and director of the Waseda University International Institute of Bioethics and Bio-Law, Tokyo (Japan). Chairperson of the Hospital Ethics Committee, Tokyo Metropolitan Government, and chairperson of the International Committee, Japan Association for Bioethics. Main fields of research: bioethics and law, human rights studies, comparative law.

Lanzerath, Dirk,
Dr. phil.
Managing director and head of the Research Department of the German Reference Centre for Ethics in the Life Sciences (DRZE), Bonn (Germany). Lecturer for philosophy at Bonn University. Visiting lecturer at Loyola Marymount University, Los Angeles. Main fields of research: applied ethics, bioethics, philosophy of biology.

Lavoie, Lise,
Assistant director at the Health Sciences Policy Division, Health Canada, Ottawa (Canada).

Lilie, Hans,
Prof. Dr. jur.
Full professor at Martin-Luther-Universität, Halle-Wittenberg (Germany). Excecutive director of the Interdisciplinary Center of Medicine-Ethics-Law. Member of the German Delegation at the United Nations Ad Hoc Committee on the International Convention Against the Reproductive Cloning of Human Beings and member of the Standing Committee Organ Transplantation of the German Medical Association (BÄK). Member of the board of the Working Group Doctors and Lawyers (Association of the Scientific Medical Societies in Germany AWMF). Main fields of research: criminal law, medical law, bioethics.

Mieth, Dietmar,
Prof. Dr. theol. habil.
Professor for Theological Ethics at the Faculty of Catholic Theology at the University of Tübingen (Germany). Member of the scientific board of the Interdepartmental Center for Ethics in the Sciences and Humanities (IZEW) at the University of Tübingen and member of the Enquete-Committee of the German Parliament on Ethics and Law in Modern Medicine. Main fields of research: ethics in the sciences, social ethics, narrative ethics, mysticism and lifestyle.

Niemann, Heiner,
Prof. Dr. med. vet. Dr. habil.
Head of the research area biotechnology at the Institute for Animal Science and Animal Husbandry (FAL) Mariensee and apl. Professor for Reproductive Biology at the School of Veterinary Medicine Hannover (Germany). Memberships: International Embryo Transfer Society (Former President, Programme chair); Society for the Study of Reproduction (SSR, USA); Society for Reproduction and Fertility (SRF, UK); Scientific Advisory Board and Management Board of the German Primate Centre (DPZ, Göttingen). Main fields of research: regulation of preimplantation development, somatic cloning and reprogramming and de- and redifferentiation, transgenic livestock development.

Qiu, Ren-Zong,
Prof.
Professor em. of Philosophy of Science and Bioethics at the Institute of Philosophy, Chinese Academy of Social Sciences, Beijing (China). Director of the Center for Bioethics, Central China University of Science and Technology. Principal investigator of the Programme in Bioethics, Peking University Health Science Center. Chair of the Academic Committee, Center for Bioethics, Peking Union Medical College. President of the Asian Bioethics Association. Vice-president of the Chinese Society for Philosophy of Nature, Science and Technology. Member of the International Institute of Philosophy and member of the HUGO International Ethics Committee. Main fields of research: philosophy of science, bioethics.

Rapp, Ulf R.,
Prof. Dr. med.
Director and chair of the Institute of Medical Radiation and Cell Research (MSZ) at Julius-Maximilians University of Würzburg (Germany). Member of the European Molecular Biology Organisation (EMBO) and member of the Central Ethics Committee for Stem Cell Research (ZES). Main fields of research: stem cell biology, experimental cancer research, biochemistry of signaltransduction.

Ravitsky, Vardit,
Dr.
Graduate programme in Bioethics at the Department of Philosophy at Bar-Ilan University, Ramat-Gan (Israel). Main fields of research: bioethics (especially: reproductive technologies, ethics and genetics, ethics of clinical research), political philosophy.

Rehmann-Sutter, Christoph,
Prof. Dr. phil. dipl. biol.
Head of the Unit of Ethics in Biosciences at the University of Basel (Switzerland). President of the Swiss National Advisory Commission on Biomedical Ethics. Member of the Swiss delegation in the Steering Committee on Bioethics of the Council of Europe. Main fields of research: fundamental issues in bioethics, natural philosophy, philosophical and ethical issues of gene therapy and genetic testing.

Reich, Jens,
Prof. Dr. med.
Head of the Department of Bioinformatics at the Max-Delbrück-Center of Molecular Medicine, Berlin (Germany). Member of the National Ethics Committee of the German Government. Main field of research: medical genome research.

Renard, Jean Paul,
Dr.
Research director at the Institut National de la Recherche Agronomique (INRA), Jouy en Josas Cedex (France). Consulting professor at the Institut National Agronomique Paris-Grignon (INA-PG). Former member of the Comité Consultatif National d'Ethique (CCNE). Main fields of research: developmental biology and reproduction in mammals.

Rendtorff, Trutz,
Prof. Dr. theol. Dr. jur. h. c.
Professor em. for Systematic Theology and Ethics at the University of Munich (Germany). Chairman of the Institute Technology-Theology-Natural Sciences at the University of Munich. Member of the Commission for Bioethics of the Bavarian State Government.

Renn, Ortwin,
Prof. Dr. rer. pol.
Professor of Environmental Sociology at the University of Stuttgart (Germany). Chair of the board of directors of the Center of Technology Assessment in Baden-Württemberg. Memberships: European Academy of Sciences (Vienna); US-Academy of Sciences (Washington); Commission for Sustainable Development of the State of Baden-Württemberg; Environmental Committee of the Catholic German Bishop's Conference; Environmental Board of the Protestant Church in Baden-Württemberg. Chair of the German Federal Committee on the Harmonisation of Risk Standards. Main fields of research: risk analysis (assessment, perception, management, communication), participation research, technology assessment.

Reusser, Ruth,
Dr. iur.
Vice-director, Head of the Private Law Main Division, Federal Office of Justice, Bern (Switzerland).

Ricken, Friedo,
Prof. Dr. phil. Dr. theol.
Professor of History of Philosophy and Ethics at the Munich School of Philosophy (Germany). Main fields of research: general ethics, ancient philosophy, philosophy of religion.

Sandel, Michael,
Prof. Dr. phil.
Anne and Robert Bass Professor of Government at Harvard University, Cambridge MA (USA). Main fields of research: political philosophy, ethics.

Siep, Ludwig,
Prof. Dr. phil.
Professor of Philosophy at Münster University (Germany). Director of the Research Group in Bioethics at the University of Munich. Chairman of the Central Ethics Committee for Stem Cell Research (ZES, Berlin). Member of the Central Ethics Committee at the German Medical Association (Cologne). Main fields of research: ethics, applied ethics, history of philosophy (especially ethics and social philosophy).

Taupitz, Jochen,
Prof. Dr. jur.
Full Professor of Civil Law, Civil Procedure Law, Private International Law and Comparative Law at the Law Faculty of the University of Mannheim (Germany). Managing director of the Institute for German, European and International Medical Law, Public Health Law and Bioethics of the Universities of Heidelberg and Mannheim. Member of the National Ethics Council.

Tonti-Filippini, Nicholas,
Dr.
Consultant ethicist, Melbourne (Australia). Member of the International Association of Bioethics. Main field of research: medical ethics.

Weber-Hassemer, Kristiane,
Former state secretary in the Hesse Ministry of Justice and for European Affairs. Presiding judge at the Higher Regional Court, Frankfurt (Germany). Member of the German National Ethics Council.

Wiesemann, Claudia,
Prof. Dr. med.
Head of the Department for Medical Ethics and History of Medicine at the University of Göttingen (Germany). President of the German Academy of Ethics in Medicine. Member of the Central Ethics Committee for Stem Cell Research (ZES). Main fields of research: the ethics of research with human embryonic stem cells, pediatrics, cultural studies in medical ethics.

Wobus, Anna M.,
PD Dr. rer. nat. habil.
Lecturer for Cell Biology at the MLU Halle-Wittenberg (Germany). Head of the Research Group In Vitro Differentiation at IPK Gatersleben. Coordinator of the DFG Priority Program 1109 Embryonic and tissue-specific stem cells. Member of the Central Ethics Committee for Stem Cell Research (ZES) and member of the German Academy of Natural Scientists LEOPOLDINA. Member of the Berlin-Brandenburg Academy of Sciences (BBAW). Main fields of research: stem cell research: biology of embryonic and adult stem/progenitor cells and analysis of effects of exogenous factors on stem cell differentiation.

Wolf, Eckhard,
Prof. Dr. med. vet.
Holder of the chair for Molecular Animal Breeding and Biotechnology and deputy head of the Gene Center at the Ludwig-Maximilian University, Munich (Germany). Main fields of research: reproduction biology, transgenic animal models.

Personenregister/Index of names